J. R. Strub / J. C. Türp / S. Witkowski / M. B. Hürzeler / M. Kern
Curriculum Prothetik, Band III

Curriculum Prothetik

Band III
Kombinierte und abnehmbare Prothetik
Implantologie
Nachsorge
Psychologie

von

Prof. Dr. med. dent. Jörg Rudolf Strub
Dr. med. dent. Jens Christoph Türp
ZTM Siegbert Witkowski, C.D.T.
Abteilung Poliklinik für Zahnärztliche Prothetik
der Albert-Ludwigs-Universität Freiburg

PD Dr. med. dent. Markus Beat Hürzeler
Privatpraxis München

Prof. Dr. med. dent. Matthias Kern
Klinik für Zahnärztliche Prothetik, Propädeutik und Werkstoffkunde
der Christian-Albrechts-Universität Kiel

2., überarbeitete Auflage

Quintessenz Verlags-GmbH

Berlin, Chicago, London, Paris, Barcelona, São Paulo, Tokio,
Moskau, Prag und Warschau

Die Deutsche Bibliothek - CIP-Einheitsaufnahme

Curriculum Prothetik/von Jörg Rudolf Strub ... - Berlin;
Chicago; London; Paris; Barcelona; São Paulo; Tokio; Moskau;
Prag; Warschau: Quintessenz-Verl.
  ISBN 3-87652-522-5 (1. Aufl.)
  ISBN 3-87652-532-2 (2. Aufl.)

Bd. 3. Kombinierte und abnehmbare Prothetik, Implantologie,
  Nachsorge, Psychologie. - 2. Aufl. - 1999
  ISBN 3-87652-529-2

2. Auflage

Copyright © 1999 by Quintessenz Verlags-GmbH, Berlin

Dieses Werk ist urheberrechtlich geschützt. Jede Verwertung
außerhalb der engen Grenzen des Urheberrechtsgesetzes ist
ohne Zustimmung des Verlags unzulässig und strafbar. Das
gilt insbesondere für Vervielfältigungen, Übersetzungen,
Mikroverfilmungen und die Einspeicherung und Verarbeitung
in elektronischen Geräten.

Druck und Bindearbeiten: WB-Druck GmbH & Co., Rieden am Forggensee
Printed in Germany

ISBN 3-87652-532-2 (Band I-III)
ISBN 3-87652-527-6 (Band I)
ISBN 3-87652-528-4 (Band II)
ISBN 3-87652-529-2 (Band III)

Die Autoren dieses Buches

Prof. Dr. med. dent. *Jörg Rudolf Strub*
Ärztlicher Direktor der
Abteilung Poliklinik für Zahnärztliche Prothetik
Universitätsklinikum Freiburg

Dr. med. dent. *Jens Christoph Türp*
Abteilung Poliklinik für Zahnärztliche Prothetik
Universitätsklinikum Freiburg

ZTM *Siegbert Witkowski*, C.D.T.
Laborleiter der
Abteilung Poliklinik für Zahnärztliche Prothetik
Universitätsklinikum Freiburg

Dr. med. dent. *Markus Beat Hürzeler*
Institut für Parodontologie und Implantologie, München
Clinical Assistant Professor, Department of Stomatology,
Division of Periodontics, University of Texas, Houston

Prof. Dr. med. dent. *Matthias Kern*
Ärztlicher Direktor der Klinik für Zahnärztliche Prothetik,
Propädeutik und Werkstoffkunde
der Christian-Albrechts-Universität Kiel

unter Mitarbeit von:
PD Dr. med. dent. *Kurt Werner Alt*
Institut für Humangenetik und Anthropologie
der Albert-Ludwigs-Universität Freiburg

Prof. Dr. rer. nat. *Heinrich Friedrich Kappert*
Leiter der Zentralen Forschungseinrichtung
Experimentelle Zahnheilkunde
Universitätsklinikum Freiburg

Inhaltsverzeichnis Band I

	Vorworte	6
	Danksagungen	12
1	**Die historische Entwicklung der zahnärztlichen Prothetik**	37
	1.1 Einleitung	37
	1.2 Heilkunst und Kulturgeschichte	37
	1.3 Der kosmetisch-ästhetische Wert der Zähne in Vergangenheit und Gegenwart	40
	1.4 Ernährung und Zahnverlust	42
	1.5 Die Bedeutung archäologisch-prothetischer Fundobjekte für die medizinhistorische Forschung	43
	1.6 Früheste archäologische Quellen zur Zahntechnik aus Ägypten	44
	1.7 Zahnersatz zur Zeit der Antike (Etrusker, Phöniker, Griechen, Römer)	45
	1.7.1 Etrusker	45
	1.7.2 Phöniker	46
	1.7.3 Griechen	47
	1.7.4 Römer	48
	1.8. Zahnersatz vom Ende der Antike bis zum Ausgang des Mittelalters	48
	1.9 Zahnersatz der Neuzeit	51
2	**Einführende anatomisch-prothetische Grundlagen**	63
	2.1 Terminologie, Zahnschemata und Zahnmerkmale	63
	2.1.1 Terminologie	63
	2.1.2 Zahnschemata	68
	2.1.3 Zahnmerkmale	70
	2.2 Phylogenese der Zähne	72
	2.3 Odontogenese, Zahndurchbruch und Milchzähne, Durchbruchszeiten der bleibenden Zähne	78
	2.3.1 Odontogenese	78
	2.3.2 Zahndurchbruch und Milchzähne	82
	2.3.3 Durchbruchszeiten der bleibenden Zähne	85
	2.4 Aufbau der Zähne und des Zahnhalteapparates	86
	2.4.1 Aufbau der Zähne	87
	2.4.2 Aufbau des Zahnhalteapparates	90
	2.5 Makroskopische Anatomie der Perioralregion und der Mundhöhle	95

2.6	Morphologie der bleibenden Zähne	101
2.6.1	Frontzähne	102
2.6.2	Seitenzähne	105
2.7	Gebiß als Ganzes	111
2.7.1.	Zahnbogen und Bezugsebenen - Definitionen	111
2.7.2	Okklusion der Zahnreihen	115
2.7.3	Zahn-zu-Zahn-Beziehungen	116
2.7.4	Okklusionskonzepte der dynamischen Okklusion	120
2.8	Anatomie: Stomatognathes System, Unterkiefer, Kaumuskulatur, Zungenbeinmuskulatur, Kiefergelenk	122
2.8.1	Stomatognathes System	122
2.8.2	Unterkiefer	123
2.8.3	Kaumuskulatur	125
2.8.4	Zungenbeinmuskulatur	131
2.8.5	Kiefergelenk (Articulatio temporomandibularis)	132
2.8.6	Kieferbewegungen	137
3	**Synoptisches Behandlungskonzept**	**145**
3.1	Einleitung	145
3.2	Behandlungskonzept	145
3.3	Diskussion	148
4	**Anamnese**	**151**
4.1	Einleitung	151
4.2	Erläuterungen zum Gesundheitsfragebogen	152
5	**Befundaufnahme und Planung**	**177**
5.1	Einleitung	177
5.2	Erhebungen anhand des Befundbogens	186
5.2.1	Anamnese	186
5.2.2	Befund	186
5.3	Praktische Maßnahmen am (bezahnten) Patienten	196
5.3.1	Situationsabformung in Ober- und Unterkiefer	196
5.3.2	Arbiträre Gesichtsbogenübertragung	201
5.3.3	Zentrisches Wachsregistrat	202
5.4	Arbeiten und Analysen im Labor	204
5.4.1	Montage des Oberkiefermodells im Artikulator (SAM 2)	204
5.4.2	Montage des Unterkiefermodells	205
5.4.3	Kontrolle und Analysen	206
5.5	Komplettierung des Befundbogens	206
5.5.1	Diagnose	207
5.5.2	Prognose	208
5.5.3.	Weitere diagnostische und Behandlungsmaßnahmen sowie Behandlungsplanung mit Terminplanung	208
5.6	Rechtliche Aspekte - Patientenaufklärung	213
6	**Hygienephase: Parodontale Vorbehandlung**	**215**
6.1	Einleitung	215
6.2	Ablauf	215

Inhalt Band I   881

6.2.1	Behandlung akuter Probleme	216
6.2.2	Aufklärung	217
6.2.3	Mundhygienemaßnahmen	217
6.2.4	Mundhygieneinstruktion	217
6.2.5	Ernährungsberatung	217
6.2.6	Zahnsteinentfernung/Zahnreinigung	217
6.2.7	Beeinflussung der Plaque durch chemische Agentien (Spüllösungen)	219
6.2.8	Rekonturieren insuffizienter Füllungen, Entfernen abstehender Kronenränder und Korrektur von falsch gestalteten Brückenzwischengliedern	219
6.2.9	Elimination grober Vorkontakte	221
6.2.10	Provisorische Versorgung kariöser Läsionen und apikaler Aufhellungen	221
6.2.11	Reparatur und provisorische Versorgung von abnehmbarem Zahnersatz	221
6.2.12	Scaling und Root Planing (Feindepuration)	221
6.2.13	Reevaluation der Hygienephase	231

7	**Hygienephase: Aufklärung, Mundhygienemotivation und -instruktion**	**233**
7.1	Einleitung	233
7.2	Aufklärung und Motivation zur Mundhygiene	234
7.3	Instruktion in die Mundhygiene	236
7.3.1	Zahnbürste	236
7.3.2	Zahnputztechniken	238
7.3.3	Elektrozahnbürsten	242
7.3.4	Zahnpasta	242
7.3.5	Interdentalraumreinigung	243
7.3.6	Mundduschen	250
7.3.7	Anwendung von Spüllösungen zur Plaquehemmung	250
7.3.8	Empfehlungen zu Häufigkeit und Dauer der Mundhygienemaßnahmen	251
7.4	Kariesprophylaxe durch Fluoridanwendung	252
7.5	Prothesenpflege	253

8	**Hygienephase: Ernährungsberatung - Der Einfluß der Ernährung auf die Zahngesundheit**	**255**
8.1	Einleitung	255
8.2	Plaque, Kohlenhydrate und Zahngesundheit	256
8.3	Erosionen	258
8.4	Ernährungsanamnese und -beratung	258
8.5	Zuckeraustauschstoffe und künstliche Süßstoffe	262
8.6	Ernährungsempfehlungen	263

9	**Präprothetische Vorbehandlung, Phase I**	**265**
9.1	Einleitung	265
9.2	Möglichkeiten der präprothetischen Vorbehandlung, Phase I	265
9.2.1	Oralchirurgische Vorbehandlung	265

9.2.2 Extraktion nicht-erhaltungswürdiger Zähne und
strategische Extraktionen 266
9.2.3 Provisorische Versorgung, Schienung gelockerter Zähne 267
9.2.4 Endodontische Vorbehandlung 267
9.2.5 Konservierende Vorbehandlung, plastische und
gegossene Aufbauten 277

**10 Funktionelle Vorbehandlung:
Symptome, Epidemiologie, Ätiologie und Klassifikation
von Funktionsstörungen** **293**

10.1 Einleitung 293
10.2 Definition und Leitsymptome 293
10.3 Subjektive und objektive Symptome 294
10.4 Der persistierende (chronische) Schmerz 295
10.5 Epidemiologische Aspekte 297
10.5.1 Verbreitung (Prävalenz) von funktionellen Beschwerden
in der Bevölkerung 297
10.5.2 Der Helkimo-Index 299
10.6 Ätiologie 303
10.6.1 Anatomisch-pathologische Faktoren 303
10.6.2 Traumata 304
10.6.3 Psychosoziale und psychische Faktoren 304
10.6.4 Pathophysiologische, systemische Faktoren 306
10.7 Klassifikation von Funktionsstörungen im
stomatognathen System 306
10.7.1 Intrakapsuläre Störungen: Arthropathien 307
10.7.2 Extrakapsuläre Störungen: Myopathien 319

**11 Funktionelle Vorbehandlung:
Diagnostik von Myoarthropathien des Kausystems** **325**

11.1 Einleitung 325
11.2 Anamnese 326
11.2.1 Derzeitige Beschwerden und ihre Lokalisation 341
11.2.2 Charakteristika der Beschwerden 341
11.2.3 Besonderheiten aus dem Gesundheitsfragebogen
(allgemeinmedizinische Fragen) 342
11.2.4 Psychosoziale Anamnese 342
11.3 Klinische Untersuchung 344
11.3.1 Allgemeine Inspektion des Kopf-Hals-Bereichs 344
11.3.2 Überprüfung der Beweglichkeit des Unterkiefers 345
11.3.3 Untersuchung der Kiefergelenke 349
11.3.4 Palpation der Kau- und Halsmuskulatur 351
11.3.5 Untersuchung zur Beweglichkeit der Halswirbelsäule 352
11.3.6 Intraorale Untersuchung 353
11.4 Weitere klinische Maßnahmen 353
11.5 Bildgebende Verfahren 356
11.5.1 Panoramaschichtaufnahme 357
11.5.2 Schräglaterale transkranielle Röntgenaufnahme 357
11.5.3 Röntgentomographie 358
11.5.4 Arthrotomographie 359

11.5.5	Computer-Tomographie	359
11.5.6	Kernspin-Tomographie (Magnetresonanz-Tomographie)	360
11.5.7	Arthroskopie	361
11.6	Zusätzliche diagnostische Möglichkeiten	361
11.7	Stellen einer (Arbeits-)Diagnose	363

12 Funktionelle Vorbehandlung: Therapie von Myoarthropathien des Kausystems — 367

12.1	Einleitung	367
12.2	Aufklärung	369
12.3	Selbstbeobachtung	370
12.4	Ruhe und Vermeidung	370
12.5	Schienentherapie	371
12.5.1	Stabilisierungsschiene	372
12.5.2	Repositionsschiene	377
12.6	Pharmakologische Therapie	377
12.6.1	Nichtopiat-Analgetika und nicht-steroidale Antiphlogistika (NSA)	378
12.6.2	Muskelrelaxantien bzw. Tranquillantien („minor tranquilizer") als Myotonolytika	379
12.6.3	Weitere Medikamente	380
12.7	Physikalische Therapie (Physiotherapie)	381
12.7.1	Kältetherapie (Kryotherapie)	381
12.7.2	Wärmetherapie	382
12.7.3	Massage	382
12.7.4	Stromtherapie	382
12.7.5	Lasertherapie	385
12.7.6	Krankengymnastik: Muskel- und Bewegungsübungen, Haltungsübungen	385
12.7.7	Gelenkmobilisation	387
12.8	Akupunktur/Akupressur	387
12.9	Psychologische Therapie	387
12.9.1	Streßbewältigung/Muskelentspannung	388
12.9.2	Psychologische Schmerztherapie	388
12.9.3	Gesprächstherapie	389
12.10	Definitive okklusale Maßnahmen	389
12.11	Kieferchirurgie	390

13 Präprothetische Vorbehandlung, Phase I: Kieferorthopädie und orthognathe Kieferchirurgie — 393

13.1	Einleitung	393
13.2	Kieferorthopädische Vorbehandlung	393
13.2.1	Indikationen	393
13.2.2	Kontraindikationen	394
13.2.3	Ziele	394
13.2.4	Behandlungsmittel und -grundsätze	395
13.2.5	Interdisziplinäres Behandlungskonzept (Kieferorthopädie/Prothetik)	396
13.2.6	Stabilität des Behandlungsergebnisses	399
13.3	Kieferchirurgische Vorbehandlung	400

**14 Präprothetische Vorbehandlung, Phase II:
Parodontal- und oralchirurgische Eingriffe**   **403**

14.1   Einleitung   403
14.2   Reevaluation der präprothetischen
        Vorbehandlung, Phase I   403
14.3   Lokalanästhetika   404
14.3.1   Dauer und Art des Eingriffs   404
14.3.2   Vorerkrankungen des Patienten   404
14.3.3   Höchstdosis   405
14.4   Eingriffe während der präprothetischen
        Vorbehandlung, Phase II   406
14.4.1   Gingivektomie und Gingivoplastik   407
14.4.2   Mukogingivale Chirurgie: Freies
        Schleimhauttransplantat   413
14.4.3   Modifizierte Widman-Lappenoperation   418
14.4.4   Apikaler Verschiebelappen (chirurgische
        Kronenverlängerung) mit gleichzeitiger
        Osteoplastik bzw. Ostektomie   423
14.4.5   Tunnelierung, Hemisektion/Trisektion/Prämola-
        risierung, Wurzelamputation   430
14.4.6   Wurzelspitzenresektion (WSR)   435
14.4.7   Geführte parodontale Geweberegeneration   436
14.4.8   Kieferkammaufbau   438
14.4.9   Enossale Implantate   444
14.4.10   Präparation und provisorische Versorgung
        der Pfeilerzähne   444
14.4.11   Provisorische Versorgung zahnloser
        Kieferabschnitte   444
14.5   Komplikationen nach Parodontaloperationen   444
14.6   Reevaluation der präprothetischen
        Vorbehandlung, Phase II   445

Sachregister Band I bis III   **447**

Inhaltsverzeichnis Band II

15 Artikulatoren		**495**
15.1	Einleitung	495
15.2	Einteilung von Artikulatoren	496
15.2.1	Einteilung nach Einstellmöglichkeiten	496
15.2.2	Einteilung nach der Art der Gelenksimulation	499
15.3	Unterschiede SAM 2 - Condylator	500
15.3.1	Charakteristika des SAM 2-Artikulators	500
15.3.2	Charakteristika der Condylatoren „Individual" bzw. „Vario"	501
16 Farbe, Farbbestimmung und Farbangleichung		**505**
16.1	Physikalische Aspekte des Farbsehens	505
16.2	Physiologische Aspekte des Farbsehens	505
16.3	Farbvalenzen und Farbklassen	506
16.4	Primär-, Sekundär-, Komplementär-, Kompensationsfarben	507
16.5	Einflüsse auf die Farbempfindung	507
16.6	Metamerie und ihre Konsequenzen	509
16.7	Farbordnungssysteme - Das Munsell-Color-System	510
16.8	Grundlegende Prinzipien für die Farbbestimmung in der Zahnmedizin	511
16.9	Farbringsysteme	512
16.10	Farbbestimmung durch Zahntechniker oder Zahnarzt?	514
16.11	Spezifische Einflüsse auf Farbbestimmung und Farbangleichung	516
16.12	Spezielle Aspekte zur Farbbestimmung in der Metallkeramik	517
16.13	Perspektiven	518
17 Ästhetik in der Zahnmedizin		**521**
17.1	Einleitung	521
17.2	Prinzipien der Ästhetik	521
17.3	Kosmetik	526
17.4	Ästhetik im Gesichtsbereich	526
17.5	Ästhetik in der Mundregion: Der Weichteilrahmen	532
17.6	Ästhetik in der Mundregion: Die Sichtbarkeit der Zähne	533
17.7	Morphologie der Zähne aus ästhetischer Sicht	538
17.8	Klinische Konsequenzen	541
17.8.1	Festsitzender Zahnersatz	542

17.8.2	Kombinierter Zahnersatz	543
17.8.3	Abnehmbarer Zahnersatz: Modellgußprothetik	543
17.8.4	Abnehmbarer Zahnersatz: Hybrid- und Totalprothetik	543
17.9	Schlußbetrachtung	544

18 Provisorische Versorgung 547

18.1	Einleitung	547
18.2	Provisorien bei festsitzendem Zahnersatz	547
18.2.1	Anfertigung direkt im Mund	547
18.2.2	Schalenprovisorien	550
18.2.3	Langzeitprovisorien laborgefertigt (ohne oder mit Gerüst)	557
18.2.4	Langzeitprovisorien mit NEM-Gerüst	562
18.3	Provisorien bei abnehmbarem Zahnersatz	568

19 Abformmassen, Abformlöffel, Abformmethoden 573

19.1	Einleitung	573
19.2	Anforderungen an Abformmassen	574
19.3	Einteilung von Abformmassen	574
19.4	Beispiele für die klinische Anwendung von Abformmassen	575
19.5	Abformlöffel	580
19.6	Abformmethoden	581
19.7	Desinfektion von Abformungen	582

20 Präparationstechnik 585

20.1	Einleitung	585
20.2	Erhaltung der Zahnstrukturen und Schutz der Pulpa	585
20.3	Schutz des marginalen Parodonts	587
20.4	Retentions- und Widerstandsform	587
20.5	Werkstoffkundliche und konstruktionsbedingte Kriterien	589
20.6	Ästhetische Kriterien	590
20.7	Weitere zu beachtende Faktoren	590
20.8	Präparationsformen	590
20.9	Präparationssatz „Prothetik" der Universitäten Freiburg und Kiel	592
20.10	Hilfsmittel bei der Präparation	594
20.11	Kontrolle der Präparation	594
20.12	Schutz des präparierten Stumpfes	595
20.13	Abformung und Präparation	595
20.14	Empfohlene Präparationsformen	595
20.15	Tendenzen	596

21 Metalle in der Zahnmedizin und ihre Verarbeitung aus klinischer Sicht 599

21.1	Einleitung: Metallische Eigenschaften	599
21.2	Die für den Zahnersatz unnötigen und störenden metallischen Eigenschaften	599

21.3	Die für den Zahnersatz nützlichen metallischen Eigenschaften	600
21.4	Physik der metallischen Bindung	602
21.5	Die Frage nach der Verantwortung	602
21.6	Dentallegierungen: Einteilung und Normung	607
21.7	Kennzeichnung von Dentallegierungen	609
21.8	Titan	610
21.8.1	Mechanisch-physikalische Eigenschaften	611
21.8.2	Herstellen von Zahnersatz aus Titan	613
21.8.3	Verblendtechniken	613
21.9	Galvanotechnik	614
21.9.1	Grundlagen der Galvanotechnik	615
21.9.2	Das Prinzip	616
21.9.3	Feingold	617
21.10.	Allgemeine Forderungen für gute Dentallegierungen	617
21.10.1	Biologische Verträglichkeit	618
21.10.2	Mechanische Dauerfestigkeit	619
21.10.3	Forderungen bezüglich Zusammensetzung und Gefüge	620
21.11	Zusammenfassung	625

22 Keramik als zahnärztlicher Werkstoff — 631

22.1	Einleitung	631
22.2	Keramik als zahnärztlicher Werkstoff	631
22.3	Materialtechnische Aspekte von Oxidkeramiken	633
22.3.1	Aluminiumoxid	633
22.3.2	Zirkoniumoxid	634
22.4	Metallkeramik	636
22.4.1	Niedrigschmelzende Massen	637
22.4.2	Metall-keramischer Verbund	640
22.4.3	Klinische Bewertung	640
22.5	Vollkeramik	641
22.5.1	Zusammensetzung	641
22.5.2	Festigkeitssteigerung bei Vollkeramik	645
22.5.3	Festigkeitsprüfung	650
22.5.4	Korrelation zur klinischen Beanspruchung	652
22.5.5	Klinische Bewertung	654
22.5.6	Anwendungsbereiche für vollkeramische Systeme	656

23 Einführung in die Kronen-Brücken-Prothetik — 661

23.1	Definition von Kronen und Brücken	661
23.2	Historische Entwicklung des Kronen- und Brückenersatzes	661
23.3	Einteilung, Indikationen und Kontraindikationen von Kronenzahnersatz	663
23.3.1	Einteilung von Kronenzahnersatz	663
23.3.2	Indikationen von Kronenzahnersatz	664
23.3.3	Kontraindikationen von Kronenzahnersatz	665
23.4	Aufbau, Einteilung, Aufgaben, Indikationen und Kontraindikationen von Brückenzahnersatz	666
23.4.1	Aufbau von Brückenzahnersatz	666

23.4.2	Einteilung von Brückenzahnersatz	666
23.4.3	Aufgaben von Brückenzahnersatz	669
23.4.4	Indikationen von Brückenzahnersatz	670
23.4.5	Kontraindikationen von Brückenzahnersatz	670
23.5	Verblockungsarten	670
23.6	Langzeitresultate bei konventionellem festsitzendem Zahnersatz (Vollguß, Metall-Kunststoff, Metallkeramik)	671

24 Metall- und Vollkeramiksysteme in der Kronen-Brücken-Prothetik — 675

24.1	Einleitung	675
24.1.1	Metallkeramische Systeme	675
24.1.2	Vollkeramische Systeme	676
24.2	Metallkeramische Systeme	677
24.2.1	Gußtechnisch hergestellte Gerüste	677
24.2.2	Galvanotechnisch hergestellte Gerüste	679
24.2.3	Mittels Sintertechnik hergestellte Metallgerüste	681
24.2.4	Durch Kaltverformung hergestellte Gerüste (Folientechniken)	682
24.2.5	Durch Maschinenfräsung hergestellte Gerüste	684
24.3	Vollkeramische Kronensysteme	687
24.3.1	Einleitung	687
24.3.2	Keramische Verbundsysteme	688
24.3.3	Nicht-Verbundsysteme	689
24.3.4	Durch Maschinenschleifung/-fräsung hergestellte Keramikrestaurationen	691
24.3.5	Durch Sonoerosion hergestellte Keramikrestaurationen	692
24.4	Klinische Betrachtungen	692

25 Zahntechnische Gesichtspunkte zum ästhetischen Erfolg bei festsitzendem Zahnersatz — 697

25.1	Einleitung	697
25.2	Angleichung von Rekonstruktionen an den Restzahnbestand	697
25.3	Anfertigung von Restaurationen ohne Korrespondenz zum Restzahnbestand	702
25.4	Systematisches Behandlungskonzept für optimale ästhetische Erfolge bei festsitzendem Zahnersatz	703

26 Kronen-Brücken-Prothetik: Zahntechnische Arbeitsunterlagen — 709

26.1	Einleitung	709
26.2	Sägemodellherstellung	709
26.2.1	Richtlinien zur Sägemodellherstellung	709
26.2.2	Lagerung und Vorbehandlung der Abformungen	710
26.2.3	Die Herstellung des Zahnkranzes	712
26.2.4	Der Modellsockel mit integriertem Magnetsplit-Cast	718
26.2.5	Segmentierung des Zahnkranzes	722
26.2.6	Die Modellstumpfvorbereitung	723

Inhalt Band II 889

26.3	Die flexible Zahnfleischmaske für das Arbeitsmodell	725
26.4	Die Herstellung eines individuellen Frontzahnführungstellers	728
26.5	Das Aufwachsen von Zahnformen (Wax-up)	731

27 Kronen-Brücken-Prothetik: Herstellung von Gußteilen   **735**

27.1	Einleitung	735
27.2	Die Wachsmodellation	736
27.2.1	Die äußere Kontur	736
27.2.2	Die Paßgenauigkeit des Käppchens insgesamt	736
27.2.3	Paßgenauigkeit im Randbereich	739
27.3	Gerüstgestaltung für die verblendete Restauration (mit Keramik oder Kunststoff)	740
27.3.1	Unterstützung der Keramik	741
27.3.2	Stabilität des Gerüstes	743
27.3.3	Gerüstgestaltung aus ästhetischer Sicht	744
27.3.4	Konturierung im marginalen Bereich	746
27.3.5	Zwischengliedgestaltung	747
27.3.6	Lötverbindungsflächen	749
27.3.7	Übergang vom Metall zur Keramik	750
27.3.8	Gerüstgestaltung für die Kunststoffverblendung	752
27.4	Setzen der Gußkanäle	754
27.4.1	Syfon-Guß (Schlaufenguß)	754
27.4.2	Direktes Anstiften	755
27.4.3	Direktes Anstiften mit Extrareservoir	755
27.4.4	Direktes Anstiften bei Brücken	756
27.4.5	Balkenguß	756
27.4.6	Kühlrippen zur Lenkung der Erstarrung	757
27.5	Wahl der Muffel	758
27.6	Lage des Gußobjekts in der Muffel	758
27.7	Einbetten und Vorwärmen	759
27.7.1	Muffeleinlage	759
27.7.2	Expansionssteuerung	759
27.7.3	Vorwärmen der Gußmuffel	760
27.8	Das Vergießen von Dentallegierungen	762
27.9	Ausbetten	764
27.10	Feinaufpassung der Gußteile	765

28 Kronen-Brücken-Prothetik: Klinischer und labortechnischer Ablauf   **769**

28.1	Einleitung	769
28.2	Labor: Diagnostische Präparation	769
28.3	Klinik: Farbauswahl, Präparation am Patienten	769
28.3.1	Zirkuläre Stufenpräparation	770
28.3.2	Zirkuläre Hohlkehlpräparation (Seitenzähne)	773
28.3.3	Zirkuläre Hohlkehlpräparation (untere Frontzähne)	775
28.4	Klinik: Postpräparatorische Maßnahmen am Patienten	777
28.4.1	Abformung	777
28.5	Labor: Modellherstellung	781

28.6 Klinik: Gesichtsbogenübertragung, Kieferrelationsbestimmung (zentrisches Wachsregistrat) 781
28.7 Labor: Vom Gipsmodell zur gegossenen
Restauration 781
28.8 Klinik: Gerüstanprobe 782
28.9 Die Verblendung von Gerüsten 785
28.9.1 Die keramische Verblendung 785
28.9.2 Die Kunststoffverblendung 790
28.10 Klinik: Rohbrandanprobe (Keramik) 791
28.10.1 Allgemeines 791
28.10.2 Oberflächenkorrektur an der Keramik 792
28.11 Labor/Klinik: Fertigstellung und Anprobe der Arbeit 798
28.12 Klinik: Eingliederung der festsitzenden Arbeit 799
28.12.1 Vorgehen beim Zementieren mit
Zinkoxid-Phosphat-Zement 800
28.12.2 Vorgehen beim Zementieren mit
Glasionomerzement (GIZ) 801

29 Extensionsbrücken 805

29.1 Definition 805
29.2 Indikationen 805
29.3 Kontraindikationen 806
29.4 Klinische und labortechnische Voraussetzungen 806
29.4.1 Klinik 806
29.4.2 Labor 807
29.5 Langzeitstudien 807

30 Festsitzende prothetische Versorgung im parodontal stark reduzierten Gebiß 811

30.1 Einleitung 811
30.2 Behandlungsplanung und Behandlungsablauf 812
30.3 Langzeitstudien 820
30.4 Schlußfolgerung 820

31 Einführung in die Adhäsivprothetik 823

31.1 Definition 823
31.2 Geschichte der Adhäsivprothetik 824
31.3 Metall - Kleber - Verbund 825
31.3.1 Makromechanische Methoden 826
31.3.2 Mikromechanische Methoden 827
31.3.3 Mechano-chemische Methoden 827
31.4 Indikationen von Adhäsivbrücken 829
31.5 Kontraindikationen 830
31.6 Langzeitresultate von Adhäsivbrücken 831
31.7 Zusammenfassung: Vor- und Nachteile von
Adhäsivbrücken 832
31.8 Tendenzen 833
31.9 Extrakoronale Adhäsivverankerung 833

Inhalt Band II 891

32 Adhäsivprothetik: Klinischer und labortechnischer Ablauf   837

32.1	Klinik: Anamnese, Befundaufnahme, Situationsabformung, Gesichtsbogenübertragung, Kieferrelationsbestimmung, Diagnose, Planung	837
32.2	Labor: Herstellung von Studienmodellen, Modellanalyse	837
32.3	Klinik: Hygienephase, präprothetische Vorbehandlung, Reevaluation der Vorbehandlung	837
32.4	Labor: Diagnostische Präparation, evtl. diagnostisches Wax-up	838
32.5	Klinik: Präparation am Patienten	839
32.6	Klinik: Definitive Abformung, Gesichtsbogenübertragung, Kieferrelationsbestimmung	842
32.7	Labor: Modellherstellung, Modellmontage im Artikulator	842
32.8	Labor: Technische Vorgehensmöglichkeiten bei der Herstellung von Adhäsivbrücken	842
32.9	Labor: Modellation des Gerüstes in Wachs	843
32.10	Labor: Einbetten, Gießen, Ausarbeiten	844
32.11	Klinik: Gerüstanprobe und Farbauswahl	845
32.12	Labor: Verblendung von Adhäsivbrücken	846
32.13	Klinik: Anprobe der Verblendung (Keramik: Rohbrandanprobe)	846
32.14	Labor: Fertigstellung	847
32.15	Klinik: Anprobe der fertigen Arbeit	847
32.16	Labor: Metallkonditionierung	847
32.17	Klinik: Eingliederung von Adhäsivbrücken	848
32.18	Klinik: Kontrolle und definitives Ausarbeiten der Ränder	849
32.19	Klinik: Nachsorge	850
32.20	Klinik: Wiederbefestigung von Adhäsivbrücken	850
32.21	Behandlungsablauf bei extrakoronalen Adhäsivverankerungen	851

Sachregister Band I bis III   853

Inhaltsverzeichnis Band III

33	**Einführung in die Teilprothetik**	**903**
33.1	Zahnverlust und seine Folgen	903
33.2	Aufgaben von partiellem Zahnersatz	904
33.3	Die historische Entwicklung des partiellen Zahnersatzes	905
33.4	Einteilung der Lückengebisse	905
33.4.1	Einteilung nach Kennedy	906
33.4.2	Einteilung nach Wild	909
33.4.3	Einteilung nach Eichner	909
33.5	Einteilung der partiellen Prothesen	913
33.5.1	Topographische Einteilung	913
33.5.2	Einteilung nach Tragedauer	913
33.5.3	Einteilung nach dem Material oder der zugrundeliegenden zahntechnischen Konstruktion	913
33.5.4	Einteilung nach dem Funktionswert (funktionelle Einteilung)	913
33.5.5	Einteilung nach der Abstützungsmöglichkeit	916
33.6	Das Gerüst einer partiellen Prothese	918
33.6.1	Zahntragende Sattelteile	918
33.6.2	Großer Verbinder	919
33.6.3	Kleine Verbinder	921
33.6.4	Verankerungselemente	922
33.7	Forderungen an eine parodontal-tegumental gelagerte Teilprothese	922
34	**Zahntechnische Gesichtspunkte zum ästhetischen Erfolg bei herausnehmbarem Zahnersatz**	**925**
34.1	Einleitung	925
34.2	Angleichung einer individuellen Verblendung an die Prothesenzähne bei kombiniertem Zahnersatz	925
34.3	Die Position von Halteklammern im sichtbaren Bereich	926
34.4	Die Teilprothese unter Berücksichtigung der Prothesenzahnlänge und des Gingivaverlaufs	927
34.5	Totalprothetik	928
35	**Einführung in die Modellgußprothetik**	**933**
35.1	Einleitung	933
35.2	Statische Grundlagen	933
35.3	Werkstoffkundliche Aspekte	935

35.3.1	Der Elastizitätsmodul	936
35.3.2	Elastische Verformung	936
35.3.3	Die 0,2 %-Dehngrenze	937
35.3.4	Korrosionsfestigkeit und Biokompatibilität	937
35.3.5	Titan	938
35.4	Bestandteile einer Gußklammer	938
35.5	Vor- und Nachteile von Gußklammern	940
35.6	Empfohlene Gußklammerformen	940
35.7	Langzeitresultate	945

36 Modellgußprothetik: Klinischer und labortechnischer Ablauf — **949**

36.1	Einleitung	949
36.2	Klinik: Vorbehandlung des Restgebisses	949
36.3	Zahnarzt/Labor: Planung der Modellgußprothese	950
36.4	Klinik: Präparation und postpräparative Maßnahmen	950
36.5	Herstellung der Arbeitsmodelle und, sofern nötig, Herstellung von Registrierschablonen	951
36.6	Klinik: Kieferrelationsbestimmung	952
36.7	Labor: Aufstellen der Prothesenzähne in Wachs	952
36.8	Klinik: Anprobe der Wachsaufstellung	952
36.9	Zahnarzt: Komplettierung der Arbeitsunterlagen für das Labor	952
36.10	Labor: Endgültige Vermessung und Gerüstherstellung	953
36.11	Klinik: Gerüstanprobe	957
36.12	Zahntechniker/Klinik: Vorbereitung und Durchführung einer Kompressionsabformung bei vorhandenen Freiendsätteln	958
36.13	Zahntechniker/Patient: Fertigstellung der Modellgußprothese	958
36.14	Patienteninstruktion	959
36.15	Nachsorge	959

37 Einführung in die Geschiebeprothetik (mit klinischem und labortechnischem Ablauf) — **963**

37.1	Einleitung	963
37.2	Teilhülsengeschiebe	963
37.3	Semipräsizisions- und Präzisionsgeschiebe	964
37.4	Steggeschiebe und Steggelenke	971
37.5	Scharnier- und Resilienzgelenke	972
37.6	Klinisches und labortechnisches Vorgehen	973
37.7	Langzeitergebnisse	977

38 Geschiebeprothetik: Doppelkronensysteme - Einführung — **979**

38.1	Einleitung	979
38.2	Vor- und Nachteile von Doppelkronen	980
38.3	Zylinderteleskope	981
38.4	Konuskronen	983
38.5	Doppelkronen mit zusätzlichen Hafteelementen	984
38.6	Verblendung von Doppelkronen	986

38.7	Gestaltung des Modellgußgerüsts bei Doppelkronen	988
38.8	Langzeituntersuchungen	989

39 Geschiebeprothetik: Doppelkronensysteme – klinischer und labortechnischer Ablauf — 993

39.1	Einleitung	993
39.2	Planung	993
39.3	Klinik: Präparation und Abformung der Pfeilerzähne	995
39.4	Labor: Herstellung von Präparationsmodell (Sägemodell) und Innenkronen	996
39.5	Klinik: Anprobe der Innenkronen und Fixationsabformung	998
39.6	Labor: Herstellung von Konstruktionsmodell und Registrierschablone	1001
39.7	Klinik: Gesichtsbogenübertragung, Kieferrelationsbestimmung und Modellmontage	1001
39.8	Labor: Zahnaufstellung in Wachs	1003
39.9	Klinik: Anprobe der Zahnaufstellung in Wachs	1004
39.10	Labor: Herstellung der Außenkronen und des Modellgußgerüsts	1004
39.11	Klinik: Anprobe des Modellgußgerüsts zusammen mit der definitiven Zahnaufstellung in Wachs	1006
39.12	Labor: Fertigstellung der Doppelkronenkonstruktion	1007
39.13	Klinik: Anprobe der fertigen Arbeit und Zementieren	1008
39.14	Nachsorge	1011

40 Einführung in die Hybridprothetik — 1013

40.1	Einleitung	1013
40.2	Indikationsstellung und Voraussetzungen	1013
40.3	Verankerungselemente	1014
40.4	Gestaltung der Wurzelstiftkappe	1015
40.5	Gerüstgestaltung	1016
40.6	Okklusionskonzept	1018
40.7	Langzeitprognose	1018

41 Hybridprothetik: Klinisches und labortechnisches Vorgehen — 1021

41.1	Klinik: Präparation der Pfeilerzähne und Abformung der Wurzelkappen	1021
41.2	Labor: Herstellung der Wurzelstiftkappen und eines individuellen Löffels	1022
41.3	Klinik: Anprobe der Wurzelstiftkappen und Abformung	1022
41.4	Labor: Herstellen der Meistermodelle und der Registrierschablonen	1022
41.5	Klinik: Gesichtsbogenübertragung und intraorale Registrierung	1023
41.6	Labor: Einartikulieren der Meistermodelle und Zahnaufstellung in Wachs	1023
41.7	Klinik: Anprobe(n) der Zähne in Wachs/Labor: eventuelle Korrekturen	1023

41.8	Labor: Verschlüsselung der Situation, Auswahl der Verankerungselemente, Erstellung eines Einbettmassenmodells, Anfertigung der Wachsmodellation des Gerüsts	1023
41.9	Klinik: Anprobe der Wurzelstiftkappen und des Gerüsts	1024
41.10	Labor: Zahnaufstellung in Wachs	1024
41.11	Klinik: Wachsanprobe der Aufstellung/Labor: Fertigstellung in Kunststoff	1024
41.12	Klinik: Anprobe der fertigen Arbeit, Einkleben der Matrizen, Eingliederung der fertigen Arbeit	1024
41.13	Klinik: Kontrolle; Nachregistrierung	1025

42 Einführung in die Totalprothetik — 1029

42.1	Einleitung	1029
42.2	Geschichte der Totalprothetik	1031
42.3	Besonderheiten der zahnärztlichen Anamnese in der Totalprothetik	1032
42.4	Abformmethoden in der Totalprothetik	1036
42.5	Merkmale des Totalprothetikkonzepts nach Gerber	1037
42.6	Die Frontzahnauswahl	1038
42.7	Die Frontzahnaufstellung beim Totalprothetikkonzept nach Gerber	1041
42.8	Die Seitenzahnaufstellung beim Totalprothetikkonzept nach Gerber	1046
42.9	Andere Aufstellungskonzepte	1053
42.9.1	Aufstellung nach Gysi	1053
42.9.2	Aufstellung nach Hiltebrandt	1055
42.9.3	Aufstellung nach Haller	1056
42.9.4	Aufstellung nach Fehr	1057
42.9.5	Front-Eckzahn-kontrollierte Aufstellung	1058
42.10	Das Ausmodellieren der Prothesenaußenfläche	1058
42.11	Das Reokkludieren	1059
42.12	Das Einschleifen	1059
42.12.1	Einschleifen der Zentrik	1059
42.12.2	Einschleifen der Protrusion	1060
42.12.3	Einschleifen des Seitschubs nach rechts und links	1060
42.12.4	Einschleifen der Retralbewegungen	1061
42.12.5	Feineinschleifen	1061
42.13	Nachsorge	1061
42.14	Langzeitstudien	1062

43 Totalprothetik: Klinischer und labortechnischer Ablauf — 1065

43.1	Einleitung	1065
43.2	Klinik: Situationsabformung	1065
43.3	Labor: Herstellen von Situationsmodellen und individuellen Abformlöffeln	1068
43.4	Klinik: Löffelanprobe, Kerr-Rand-Gestaltung, modifizierte mukostatische Abformung	1069
43.5	Labor: Herstellung der Meistermodelle und der Registrierschablonen	1073

43.5.1	Modellherstellung	1073
43.5.2	Herstellung der Registrierschablonen	1075
43.6	Klinik: Vertikale Kieferrelationsbestimmung	1077
43.7	Labor: Vorbereitung des Artikulators, provisorisches Einartikulieren der Meistermodelle und Herstellen der Registrierbehelfe für eine Gerber-Registrierung	1080
43.7.1	Vorbereitung des Artikulators	1080
43.7.2	Provisorisches Einartikulieren	1081
43.7.3	Herstellung der Registerbehelfe	1082
43.8	Klinik: Extraorale Registrierung, definitives Einartikulieren des Unterkiefer-Meistermodells, horizontale Kieferrelationsbestimmung, Frontzahnauswahl	1083
43.8.1	Extraorale Registrierung	1083
43.8.2	Einartikulieren des Unterkiefermodells	1085
43.8.3	Horizontale Kieferrelationsbestimmung	1086
43.8.4	Frontzahnauswahl	1088
43.9	Labor: Definitives Einartikulieren des Oberkiefermeistermodells, Modellanalyse, Frontzahnaufstellung in Wachs	1089
43.9.1	Modellanalyse	1089
43.10	Klinik: Registratkontrolle, Anprobe der Frontzahnaufstellung	1090
43.11	Labor: Seitenzahnaufstellung in Wachs, Ausmodellierung der Wachsaufstellung	1091
43.12	Klinik: Gesamtanprobe in Wachs	1092
43.13	Labor: Einbetten, Pressen des Kunststoffs, Polymerisieren, Reokkludieren, Ausarbeiten	1093
43.13.1	Einbetten der Wachsaufstellung	1093
43.13.2	Ausbrühen und Vorbereiten der Küvette zum Kunststoffpressen	1094
43.13.3	Das Kunststoffpressen	1096
43.13.4	Das Reokkludieren	1096
43.13.5	Das Ausarbeiten der eingeschliffenen Prothesen	1097
43.14	Klinik: Anprobe der fertigen Prothesen, Trimmen der Ränder, Patienten-Instruktion	1097
43.15	Klinik: Nachregistrierung intra- und extraoral	1100
43.16	Labor: Remontage, Einschleifen	1101
43.17	Nachsorge; Unterfütterung	1102

44	**Einführung in die dentale Implantologie**	**1109**
44.1	Einleitung	1109
44.2	Die zwölf Faktoren der erfolgreichen Osseointegration	1110
44.3	Spezielle Implantatsysteme	1120
44.3.1	Sofortimplantate	1120
44.3.2	Spätimplantate	1121
44.4	Langzeitresultate	1122
44.4.1	Zahnlose Patienten	1122
44.4.2	Lückengebiß	1125
44.4.3	Einzelzahnersatz	1126
44.5	Zukunft der enossalen oralen Implantologie	1126

45 Implantatmaterialien und ihre Biokompatibilität   **1129**

45.1	Einleitung	1129
45.2	Biokompatiblität	1129
45.3	Einteilung der Implantatmaterialien	1129
45.4	Der implantogingivale Abschluß	1135
45.5	Wertung, Ausblick, Weiterentwicklung der Implantatwerkstoffe	1136

46 Zahntechnische Konstruktionsprinzipien für implantatretinierte und -getragene Suprastrukturen   **1141**

46.1	Einleitung	1141
46.2	Konstruktionsmerkmale von prothetischen Hilfsteilen (systemübergreifend)	1144
46.3	Implantatretinierte Hybridprothese	1151
46.3.1	Druckknopf	1151
46.3.2	Steggeschiebe oder -gelenk	1151
46.3.3	Magnetische Retentionen	1153
46.4	Implantatgetragene Extensionsbrücke	1154
46.5	Implantatgetragene Einzelzahnversorgung	1156
46.5.1	Einzelzahnimplantate	1156
46.5.2	Die Befestigung von Kronen auf Einzelzahnimplantaten	1158

47 Implantologie: Klinisches und labortechnisches Vorgehen   **1161**

47.1	Einleitung	1161
47.2	Operatives Vorgehen	1161
47.2.1	Vorbereitung des OP-Raums und des Patienten	1161
47.2.2	Erforderliches Instrumentarium (Implantation)	1161
47.2.3	Prämedikation und präoperative Maßnahmen	1163
47.2.4	Chirurgische Phasen	1163
47.2.5	Komplikationen	1169
47.2.6	Nachsorge	1169
47.3	Prothetisches Vorgehen	1170
47.3.1	Einzelzahnersatz	1170
47.3.2	Einzelzahnersatz mit „konventioneller" Einzelzahndistanzhülse	1170
47.3.3	CeraOne®-System	1172
47.3.4	Brückenversorgung beim Teilbezahnten: EsthetiCone®-System und abgewinkelte Distanzhülsen	1174
47.3.5	Extensionsbrücke nach dem Brånemark®-Konzept (unbezahnter Kiefer)	1178
47.3.6	Hybridprothese (unbezahnter Kiefer)	1189

48 Ursachen und Therapie der periimplantären Destruktion   **1195**

48.1	Einleitung	1195
48.2	Ursachen der periimplantären Destruktion	1195
48.3	Mikrobiologische Aspekte	1196
48.4	Prävention von periimplantären Krankheiten	1197

48.5	Behandlung der Implantatoberfläche	1197
48.6	Therapiemöglichkeiten der Mukositis und Periimplantitis	1198
48.7	Zusammenfassung	1201

49 Nachsorge in der Prothetik — 1205

49.1	Einleitung	1205
49.2	Ablauf der Anamnese und Befundaufnahme im Rahmen der Nachsorge	1206
49.2.1	Anamnese	1206
49.2.2	Befundaufnahme	1206
49.3	Therapie im Rahmen der Nachsorge	1210
49.3.1	Patientenaufklärung	1210
49.3.2	Mundhygiene-Remotivation und -Reinstruktion	1211
49.3.3	Entfernung von Plaque, Zahnstein und Konkrementen	1211
49.3.4	Zahnreinigung und Politur	1211
49.3.5	Fluoridierung	1211
49.3.6	Weitere Maßnahmen	1212
49.3.7	Festlegen eines Nachsorgeintervalls	1212

50 Maxillofaziale Prothetik (Epithetik, Defektprothetik) – eine Übersicht — 1215

50.1	Einleitung	1215
50.2	Geschichte der maxillofazialen Prothetik	1216
50.2.1	Epithetik	1216
50.2.2	Obturatoren	1216
50.3	Folgen von Kiefer-Gesichts-Defekten und Funktionen maxillofazialer Prothesen	1217
50.4	Heute verwendete Werkstoffe	1218
50.5	Abformung für die Herstellung von maxillofazialen Prothesen	1219
50.6	Verankerungsmöglichkeiten von maxillofazialen Prothesen	1220
50.7	Behandlungsablauf bei der Herstellung von maxillofazialen Prothesen	1220

51 Mundschutz (Zahnschutz) im Sport — 1223

51.1	Einleitung	1223
51.2	Definition	1223
51.3	Hauptaufgaben und Vorteile eines Mundschutzes	1224
51.4	Mögliche Nachteile eines Mundschutzes	1224
51.5	Anforderungen an einen Mundschutz	1225
51.6	Materialien	1225
51.7	Mundschutztypen und deren Herstellungstechniken	1225
51.8	Verhaltensmaßregeln und Nachsorge	1227
51.9	Schlußbewertung	1228

52	**Psychologische Aspekte des Zahnverlusts und der prothetischen Rehabilitation**	**1231**
52.1	Symbolwert von Zähnen	1231
52.2	Patientenreaktionen auf Zahnverlust und Zahnersatz	1232
52.3	Konsequenzen für den Zahnarzt	1233
53	**Wechselwirkungen zwischen zahnärztlichen Materialien und menschlichem Organismus**	**1237**
53.1	Einleitung	1237
53.2	Systemische oder lokale Toxizität	1237
53.3	Allergische oder neuro-allergische Reaktion	1238
53.4	Kanzerogene Wirkung	1240
53.5	Galvanismus	1240
53.6	Korrosion	1242
53.7	Dentale Werkstoffe und Plaque-Interaktionen	1243
53.8	Schlußfolgerungen für die zahnärztliche Praxis	1243
54	**Arbeitssystematik**	**1245**
54.1	Einleitung	1245
54.2	Belastungen im Zahnarztberuf	1245
54.3	Arbeitsplatzgestaltung	1247
54.4	Patientenlagerung	1248
54.5	Arbeitshaltung	1248
54.6	Absaug- und Haltetechnik	1249
54.6.1	Rechter Oberkiefer (Zähne 18 bis 14)	1249
54.6.2	Oberkiefermitte (Zähne 13 bis 23)	1250
54.6.3	Linker Oberkiefer (Zähne 24 bis 28)	1251
54.6.4	Linker Unterkiefer (Zähne 34 bis 38)	1252
54.6.5	Unterkiefermitte (Zähne 43 bis 33)	1252
54.6.6	Rechter Unterkiefer (Zähne 44 bis 48)	1253
54.7	Infektionsprophylaxe	1253
Sachregister Band I bis III		**1255**

Seite 903-924	Einführung in die Teilprothetik	**33**
Seite 925-932	Zahntechnische Gesichtspunkte zum ästhetischen Erfolg bei herausnehmbarem Zahnersatz	**34**
Seite 933-948	Einführung in die Modellgußprothetik	**35**
Seite 949-962	Modellgußprothetik: Klinischer und labortechnischer Ablauf	**36**
Seite 963-978	Einführung in die Geschiebeprothetik mit klinischem und labortechnischem Ablauf	**37**
Seite 979-992	Geschiebeprothetik: Doppelkronen-Systeme – Einführung	**38**
Seite 993-1012	Geschiebeprothetik: Doppelkronen-Systeme – Klinischer und labortechnischer Ablauf	**39**
Seite 1013-1020	Einführung in die Hybridprothetik	**40**
Seite 1021-1028	Hybridprothetik: Klinisches und labortechnisches Vorgehen	**41**
Seite 1029-1064	Einführung in die Totalprothetik	**42**
Seite 1065-1108	Totalprothetik: Klinisches und labortechnisches Vorgehen	**43**

44	Einführung in die dentale Implantologie	Seite 1109-1128
45	Implantatmaterialien und ihre Biokompatibilität	Seite 1129-1139
46	Zahntechnische Konstruktionsprinzipien für implantatretinierte und -getragene Suprakonstruktionen	Seite 1141-1160
47	Implantologie: Klinisches und labortechnisches Vorgehen	Seite 1161-1194
48	Ursache und Therapie der periimplantären Destruktion	Seite 1195-1203
49	Nachsorge in der Prothetik	Seite 1205-1213
50	Maxillofaziale Prothetik (Epithetik, Defektprothetik) - eine Übersicht	Seite 1215-1222
51	Mundschutz (Zahnschutz) im Sport	Seite 1223-1229
52	Psychologische Aspekte des Zahnverlustes und der prothetischen Rehabilitation	Seite 1231-1236
53	Wechselwirkungen zwischen zahnärztlichen Materialien und dem menschlichem Organismus	Seite 1237-1244
54	Arbeitssystematik	Seite 1245-1254

33 Einführung in die Teilprothetik

33.1 Zahnverlust und seine Folgen
(*Fröhlich* und *Körber* 1977, *Brunner* und *Kundert* 1988)

Der Verlust einzelner Zähne hat in vielen Fällen eine direkte Auswirkung auf die Position der Nachbarzähne und Antagonisten. So können Nachbarzähne rotieren, wandern und/oder kippen, ehemals antagonistische Zähne können elongieren. Diese Positionsänderungen schlagen sich in Veränderungen der statischen und dynamischen Okklusion nieder. Dadurch bedingt können okklusale Frühkontakte und Gleithindernisse bei exzentrischen Unterkieferbewegungen und eine erhöhte Attrition der betroffenen Zähne, eine Traumatisierung und ein Umbau bzw. Abbau des Zahnhalteapparats und Zahnlockerung bis hin zu Zahnverlust mit folgendem Knochenabbau auftreten. Darüber hinaus können Unstimmigkeiten im dentalen Bereich mitverantwortlich für das Auftreten von funktionellen Problemen im Bereich von Kiefergelenk und Kaumuskulatur sein (vgl. Kap. 10).
Dem Patienten können solche Veränderungen u. a. dadurch bewußt werden, daß eine Verschlechterung der Kieferfunktionen (v. a. der Kaufunktion) eintritt und daß Veränderungen in der Ästhetik (im Frontzahnbereich z. B. durch Lückenbildung) und Phonetik (Sigmatismus) stattfinden. Nicht selten gehen mit Zahnverlust psychische Probleme einher (s. Kap. 52).
Es gibt aber auch Fälle, in denen das Vorliegen eines Lückengebisses nicht zu einer Ausweitung des vorhandenen Gebißschadens führt. In diesen Situationen kommt es nicht zu Störungen der Kaufunktion, der Unterkieferbeweglichkeit oder der Sprachfunktion oder zu Destruktionen des Parodonts. Stattdessen findet im Rahmen einer Adaptation ein funktioneller Umbau statt; das Lückengebiß befindet sich in einem stabilen Gleichgewicht. Solch ein kompensierter Gebißschaden (*Strack* 1946) ist in der Regel nur bei einzelnen Zahnverlusten zu erwarten, wobei die der Lücke benachbarten Zähne in habitueller Interkuspidation durch ihre Antagonisten deutlich fixiert sein müssen. Aber auch beim Fehlen sämtlicher Molaren kann der Schaden kompensiert sein. Bei einem kompensierten Gebißschaden ist die Frage berechtigt, ob Zahnersatz überhaupt indiziert ist, denn heute gilt es als unbestritten, daß aus funktionellen Gründen nicht in jedem Lückengebiß ein Zahnersatz angefertigt werden muß (*Brunner* und *Kundert* 1988, *Battistuzzi* et al. 1991). Oft erfordern aber ästhetische Gründe die Anfertigung von Zahnersatz im stabilen Lückengebiß.
In den meisten Fällen kommt es jedoch zu den zuvor genannten Veränderungen und Folgen; es liegt ein unkompensierter Gebißschaden vor. Hier ist im Gegensatz zum kompensierten Gebißschaden eine prothetische Therapie im Sinne einer künstlichen Kompensation zwingend erforderlich.
Neben einem kompensierten und unkompensierten differenziert *Strack*

(1946) noch einen sog. völligen Gebißschaden, der dadurch gekennzeichnet ist, daß eine weitere Schädigung nicht möglich ist, weil bereits alle Zähne verlorengegangen sind.
Auch der Zustand des Zahnhalteapparats spielt im Lückengebiß eine nicht unbedeutende Rolle. Ist das Parodont der Restzähne gesund („parodontale Resistenz"), so treten Stellungsänderungen dieser Zähne weniger schnell auf als bei einem erkrankten Zahnhalteapparat (Parodontis marginalis, Zahnlockerung) („parodontale Insuffizienz") (*Fröhlich* 1959). Letztgenannter Zustand ist fast immer mit schlechter Mundhygiene korreliert.
Man kann die Beurteilungen nach *Strack* (1946) und *Fröhlich* (1959) auch miteinander kombinieren. Die schlechteste Prognose hat demnach ein unkompensierter Gebißschaden bei gleichzeitigem parodontal insuffizientem Gebißzustand.

33.2 Aufgaben von partiellem Zahnersatz

Partiellen Prothesen kommen genauso wie festsitzendem Zahnersatz verschiedene Funktionen zu (vgl. Kap. 17):

1. Wiederherstellung der (Kau-)Funktion
    - Sicherung von statischer und dynamischer Okklusion
    - Verhinderung von Elongationen der Antagonisten und Stellungsänderungen der Nachbarzähne
    - Verteilung der Kaukräfte auf das Restgebiß, die zahnlosen Kieferabschnitte und die antagonistischen Zähne.
2. Wiederherstellung der Phonetik
3. Wiederherstellung der Ästhetik
4. Verhütung weitergehender direkter oder indirekter Destruktionen im stomatognathen System (prophylaktische Funktion).

Die Hauptprobleme bei der Konstruktion einer Teilprothese betreffen zum einen den Pfeilerzahn (Ausmaß seiner Beweglichkeit, Möglichkeit einer Verankerung des Zahnersatzes an ihm) und zum anderen das Prothesenlager (die dem Knochen aufliegende Schleimhaut). Letzteres weist eine zehnmal höhere Resilienz und Rückstellfähigkeit (Viskoelastizität) auf, als ein Zahn mit physiologischer Beweglichkeit intrudierbar ist (*Marxkors* 1991). Aufgrund dessen ist eine starre körperliche Fassung von Pfeilerzähnen mit Klammerprothesen, im Gegensatz beispielsweise zu Zahnersatz, der über Doppelkronen verankert ist, häufig nicht zu erreichen.

Battistuzzi et al. (1991) weisen darauf hin, daß die möglichen negativen Folgen, die sich aus der Therapie mit einer Teilprothese ergeben, in der Lehre zu wenig Beachtung finden. Viele Studien zeigen, daß durch die Inkorporation einer partiellen Prothese, auch wenn diese richtig konstruiert wurde, Destruktionen hervorgerufen werden können. Die möglichen Schäden beziehen sich sowohl auf Pfeiler- und Nachbarzähne (erhöhte Plaqueanlagerung, vermehrte Karies, gingivale und parodontale Destruktionen, zunehmende Zahnbeweglichkeit) als auch auf zahnlose Kieferabschnitte (Schleimhautveränderungen, beschleunigte Kieferkammresorptionen). Dies unterstreicht die große Bedeutung, die Mundhygienemaßnahmen und regelmäßigen Nachkontrollen zukommt. Kompensationsmöglichkeiten für häufige Schwachstellen im Rahmen einer prothetischen Versorgung ergeben sich auf zwei Ebenen:

1. Durch die Art der Konstruktion des Zahnersatzes:
   Zum Beispiel maximale Extension der Sättel; bei Freiendprothesen spezielle Abformung der zahnlosen Bereiche (sog. Altered-cast-Methode; *Marinello* 1987) und reduzierte Zahnaufstellung im distalen Sattelbereich; Wahl geeigneter Verankerungselemente).
2. In Form eines gut angelegten Nachsorgeprogramms.

33.3 Die historische Entwicklung des partiellen Zahnersatzes
(*Hoffmann-Axthelm* 1985)

Die Klammerverankerung partieller Prothesen wurde im wesentlichen erst im 19. Jahrhundert als Alternative zu den Wurzelstiftverankerungen und der Befestigung mit Silber- und Golddraht entwickelt. Anfänglich handelte es sich durchwegs um einfache Halteelemente, die Zahnärzte wie J. Gall (1779 bis 1849) und C.F. Delabarre (1787 bis 1862) in großer Vielfalt vorstellten. Die dabei verwendeten Klammern wiesen zunächst noch keine Auflagen auf. Den ersten komplizierteren Halte- und Stützelementen, wie der Stegprothese nach H. A. Parr (1890), dem Kugelgeschiebe nach F. E. Roach (1907) und dem T-Geschiebe nach Stern (1929), folgten im Verlauf des 20. Jahrhunderts weitere starre und bewegliche Verbindungselemente, die zwischen Prothese und Restzähnen angebracht waren. Zu erwähnen sind hier etwa das Ney-Klammersystem (1965), die Konus-Teleskopkronen nach K.-H. Körber (1968) sowie Präzisionsverankerungselemente wie Federn, Gelenke und Geschiebe.
Chrom-Nickel-Stahl-Legierungen, das klassische Material für Gerüste von Teilprothesen, wurden in der Zahnmedizin seit 1919 benutzt, als F. Hauptmeyer (1882 bis 1950) die erste Edelstahl-Prothese im Prägeverfahren herstellte. Die Vorteile dieses Materials sind seine Härte, Festigkeit und Korrosionsbeständigkeit.
Nach der Entwicklung von verarbeitungsfähigen Kobalt-Chrom-Legierungen Anfang der 30er Jahre (Vitallium) wurden die geprägten Modellgußplatten aus Chrom-Nickel Stahl allmählich durch gegossene CoCr-Gerüste abgelöst, die noch heute die Standardversorgung darstellen.

33.4 Einteilung der Lückengebisse

Teilprothesen kommen im Lückengebiß, d. h. bei verkürzten und/oder unterbrochenen Zahnbögen (Freiendsituation, Schaltlücke, Kombination aus beiden), zur Anwendung.
Körber (1985) hat errechnet, daß es theoretisch über 268 Millionen (!) ver-

schiedene Möglichkeiten eines unvollständig bezahnten Gebisses gibt. Schon aus diesem Grund erscheint eine zweckmäßige Einteilung der Lückengebißsituationen sinnvoll und erforderlich.
Von den vielen Vorschlägen, die in diesem Jahrhundert vorgestellt wurden, haben heute eigentlich nur drei Klassifikationen eine gewisse Bedeutung behalten, nämlich die auf jeweils einen Kiefer bezogene rein topographische Einteilung nach *Kennedy* (1932) und die Klassifikationen nach *Wild* (1949) und *Eichner* (1955), welche beide Kiefer zueinander in Beziehung setzen. So nützlich solche Klassifikationen auch sind - man darf nicht vergessen, daß sich mit ihnen immer nur ein Teil des Gebißschadens aufzeichnen läßt. So sagt z. B. die *Kennedy*-Einteilung nichts über die Okklusionsverhältnisse aus, während die *Eichner*-Klassifikation keine Aussagen über die Anzahl vorhandener Lücken macht. Über den Zustand des Parodonts gibt keine der Einteilungen Auskunft.

33.4.1 Einteilung nach Kennedy

Die älteste Klassifikation ist die topographische Einteilung nach *Kennedy* (1932). Bei ihr werden die Lückengebisse in vier Grundklassen (Hauptklassen) eingeteilt, die mit römischen Zahlen angegeben werden.
Entsprechend unterscheidet man folgende *Kennedy*-Grundklassen:

Kennedy-Klasse I: beidseitig verkürzte Zahnreihe
II: einseitig verkürzte Zahnreihe
III: einseitig, doppelseitig oder mehrfach unterbrochene Zahnreihe
IV: über die Mittellinie reichende frontale bzw. frontolaterale Schaltlücke

Ein Zahnbogen gilt als verkürzt, wenn (neben dem Weisheitszahn) mindestens der zweite Molar fehlt. Je nachdem, ob die *Kennedy*-Grundklassen I bis III eine oder mehrere (für *Kennedy*-Klasse III: weitere) Schaltlücken aufweisen, kann eine genauere Differenzierung in Unterabteilungen vorgenommen werden, wobei dies durch die arabischen Ziffern 1 bis 3 hinter der jeweiligen römischen Ziffer angegeben wird (Abb. 399a bis d, 400a bis d, 401a bis d, 402). Dabei ist zu beachten, daß der Übergang von Unterklasse 2 zu Unterklasse 3 nicht präzise definiert ist, da sich unter dem Begriff „nur noch geringer Restzahnbestand" jeder etwas anderes vorstellt. Zur Klassifizierung eines Lückengebisses in eine *Kennedy*-Klasse I - III schaut man zunächst, ob noch zweite (bzw. falls vorhanden, dritte) Molaren vorhanden sind. Ist dieses in beiden Kieferhälften der Fall, handelt es sich unabhängig eventuell vorhandener zusätzlicher Lücken auf jeden Fall um einen unterbrochenen Zahnbogen, also um eine *Kennedy*-Klasse III. Sind die genannten Molaren nur noch in einer Kieferhälfte vorhanden, so liegt eine *Kennedy*-Klasse II vor. Die *Kennedy*-Klasse IV ist ein Spezialfall der Klasse III. Sie weist keine weitere Unterteilungsmöglichkeit in Unterklassen auf. Sobald nämlich zusätzlich zu einer frontalen oder frontolateralen Schaltlücke eine weitere Schaltlücke oder eine Freiendsituation dazukommt, handelt es sich nicht mehr um eine *Kennedy*-Klasse IV, sondern um eine Klasse III, II oder I.

Einteilung der Lückengebisse

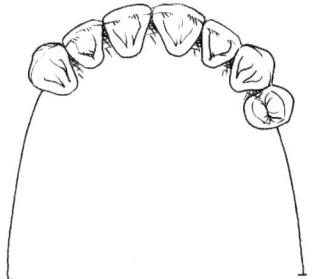

Abb. 399 a *Kennedy*-Klasse I (Grundklasse): Bilateral verkürzte Zahnreihe.

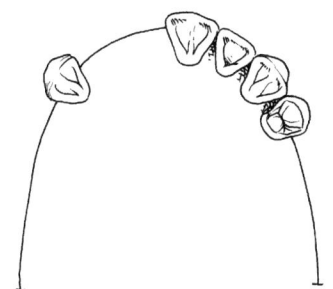

Abb. 399 b *Kennedy*-Klasse I_1: Bilateral verkürzte Zahnreihe und eine Lücke.

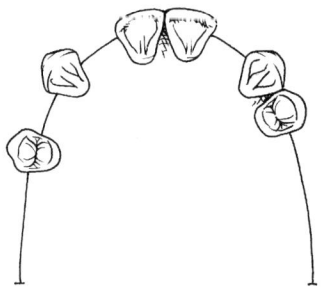

Abb. 399 c *Kennedy*-Klasse I_2: Bilateral verkürzte Zahnreihe und mehrere Lücken.

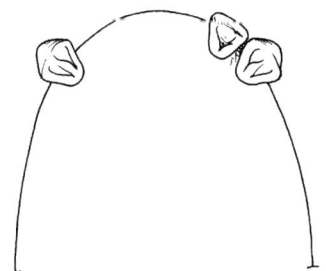

Abb. 399 d *Kennedy*-Klasse I_3: Bilateral verkürzte Zahnreihe bei nur noch geringem Restzahnbestand.

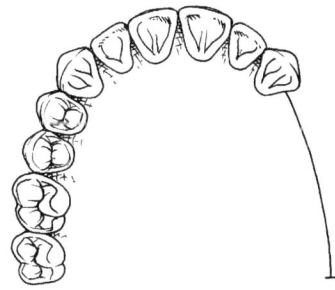

Abb. 400 a *Kennedy*-Klasse II (Grundklasse): Unilateral verkürzte Zahnreihe.

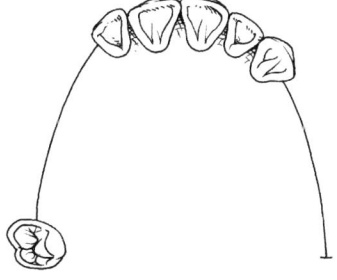

Abb. 400 b *Kennedy*-Klasse II_1: Unilateral verkürzte Zahnreihe und eine Lücke.

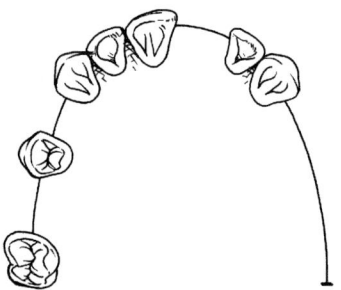

Abb. 400 c *Kennedy*-Klasse II_2:
Unilateral verkürzte Zahnreihe und mehrere Lücken.

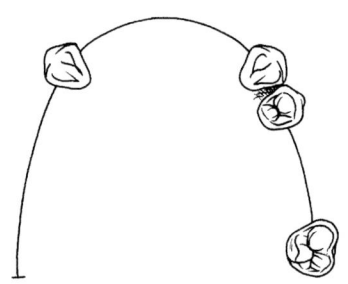

Abb. 400 d *Kennedy*-Klasse II_3:
Unilateral verkürzte Zahnreihe bei nur noch geringem Restzahnbestand.

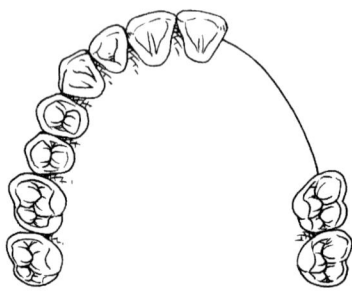

Abb. 401 a *Kennedy*-Klasse III (Grundklasse):
Durch eine Lücke unterbrochene Zahnreihe.

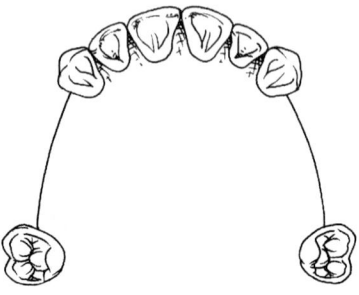

Abb. 401 b *Kennedy*-Klasse III_1:
Durch zwei Lücken unterbrochene Zahnreihe.

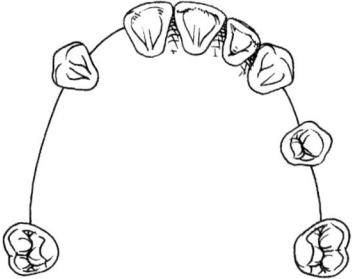

Abb. 401 c *Kennedy*-Klasse III_2:
Durch mehrere Lücken unterbrochene Zahnreihe.

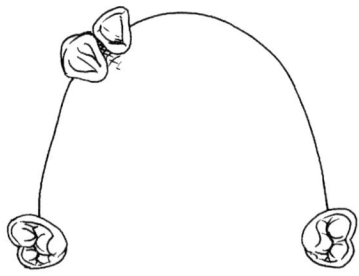

Abb. 401 d *Kennedy*-Klasse III_3:
Durch mehrere Lücken unterbrochene Zahnreihe bei nur noch geringem Restzahnbestand.

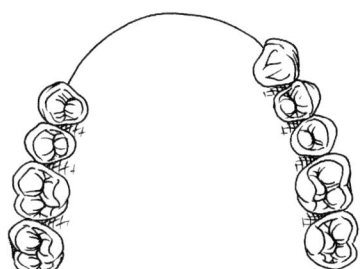

Abb. 402 *Kennedy*-Klasse IV: Frontal (über die Mittellinie reichende) unterbrochene Zahnreihe.

Heute ist allgemein anerkannt, daß auch eine nur bis zum ersten Molaren reichende lückenlose Bezahnung eine volle Funktionsfähigkeit des Kauorgans sicherstellt. Daher ist in einem solchen Fall im Prinzip keine prothetische Versorgung notwendig, es sei denn, ein im Gegenkiefer vorhandener zweiter Molar wird nicht von einem Antagonisten abgestützt, und zur Vermeidung einer Elongation wird eine prothetische Lösung geplant. Fehlen bei einem Patienten bei ansonsten voller Bezahnung und normalen skelettalen Beziehungen der Kiefer zueinander nur die zweiten und dritten Molaren, so wären die Zahnbögen zwar verkürzt, bedürften aber keiner Therapie.

33.4.2 Einteilung nach Wild

Hierbei handelt es sich um eine rein deskriptive Einteilung (verkürzt, unterbrochen oder kombiniert verkürzt und unterbrochen). Nach *Wild* (1949) fallen Lückengebisse in eine von drei Kategorien:

Wild-Kategorie I: Verkürzte Zahnreihe (unilateral, bilateral).
Wild-Kategorie II: Unterbrochene Zahnreihe (unilateral, bilateral, frontal, frontolateral, multipel [mehrere Lücken]).
Wild-Kategorie III: Kombination von unterbrochener und verkürzter Zahnreihe (z. B. bilaterale Verkürzung mit frontolateraler Unterbrechung, unilaterale Verkürzung mit kontralateraler Unterbrechung).

33.4.3 Einteilung nach Eichner

Die Klassifikation nach *Eichner* (1955) fußt auf dem von *Steinhardt* (1951) eingeführten Begriff der Stützzone. Man versteht darunter den antagonistischen Kontakt zwischen Prämolaren bzw. Molaren. Ein vollständiges Gebiß, Normalbißlage vorausgesetzt, besteht aus vier Stützzonen, die durch den Kontakt zwischen antagonistischen Prämolaren und Molaren gekennzeichnet sind.

1. Stützzone: Prämolaren der linken Seite
2. Stützzone: Prämolaren der rechten Seite
3. Stützzone: Molaren der linken Seite
4. Stützzone: Molaren der rechten Seite

Frontzähne bleiben bei der Stützzonenbetrachtung unberücksichtigt.

Nach der *Eichner*-Einteilung wird der Funktionswert eines Lückengebisses durch die Anzahl der noch vorhandenen Stützzonen gekennzeichnet. Drei Hauptgruppen werden unterschieden:
In Gruppe A weisen alle vier Stützzonen antagonistischen Kontakt auf (Abb. 403a bis c). In Gruppe B ist in weniger als vier Stützzonen antagonistischer Kontakt vorhanden (Abb. 404a bis d), während Gruppe C (Abb. 405a bis c) durch fehlenden antagonistischen Zahnkontakt charakterisiert ist.

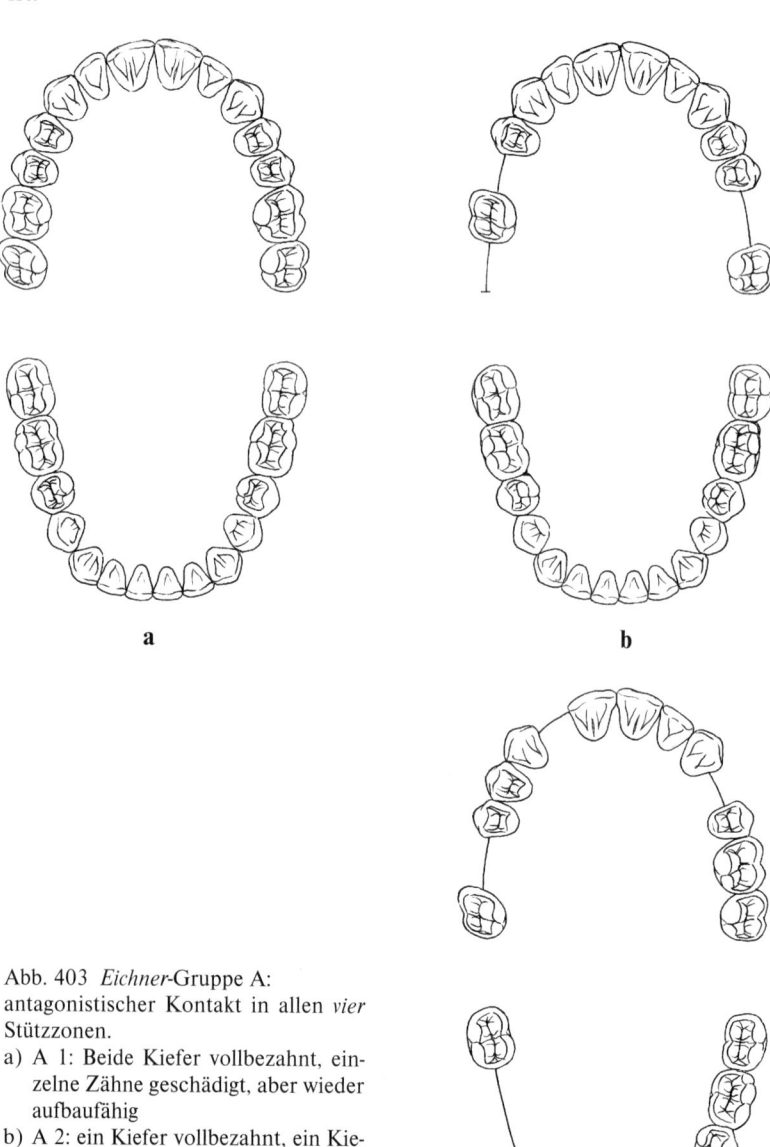

Abb. 403 *Eichner*-Gruppe A: antagonistischer Kontakt in allen *vier* Stützzonen.
a) A 1: Beide Kiefer vollbezahnt, einzelne Zähne geschädigt, aber wieder aufbaufähig
b) A 2: ein Kiefer vollbezahnt, ein Kiefer mit zahnbegrenzten Lücken
c) A 3: beide Kiefer mit Lücken, volle Abstützung in vier Stützzonen

Einteilung der Lückengebisse

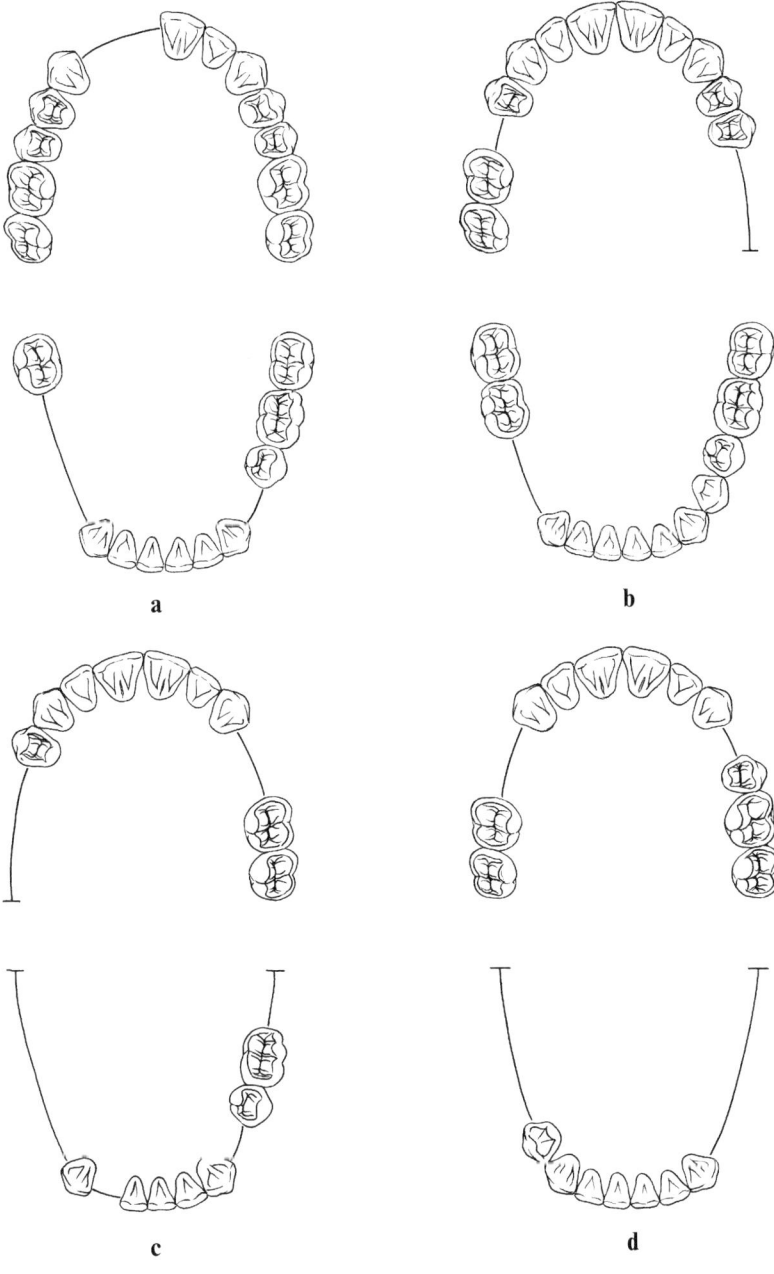

Abb. 404 a bis d *Eichner*-Gruppe B:
antagonistischer Kontakt nicht in allen vier Stützzonen.
a) B 1: Nur in *drei* Stützzonen antagonistischer Kontakt
b) B 2: Nur in *zwei* Stützzonen antagonistischer Kontakt
c) B 3: Nur in *einer* Stützzone antagonistischer Kontakt
d) B 4: Antagonistischer Kontakt nur *außerhalb* der Stützzonen (im Frontbereich)

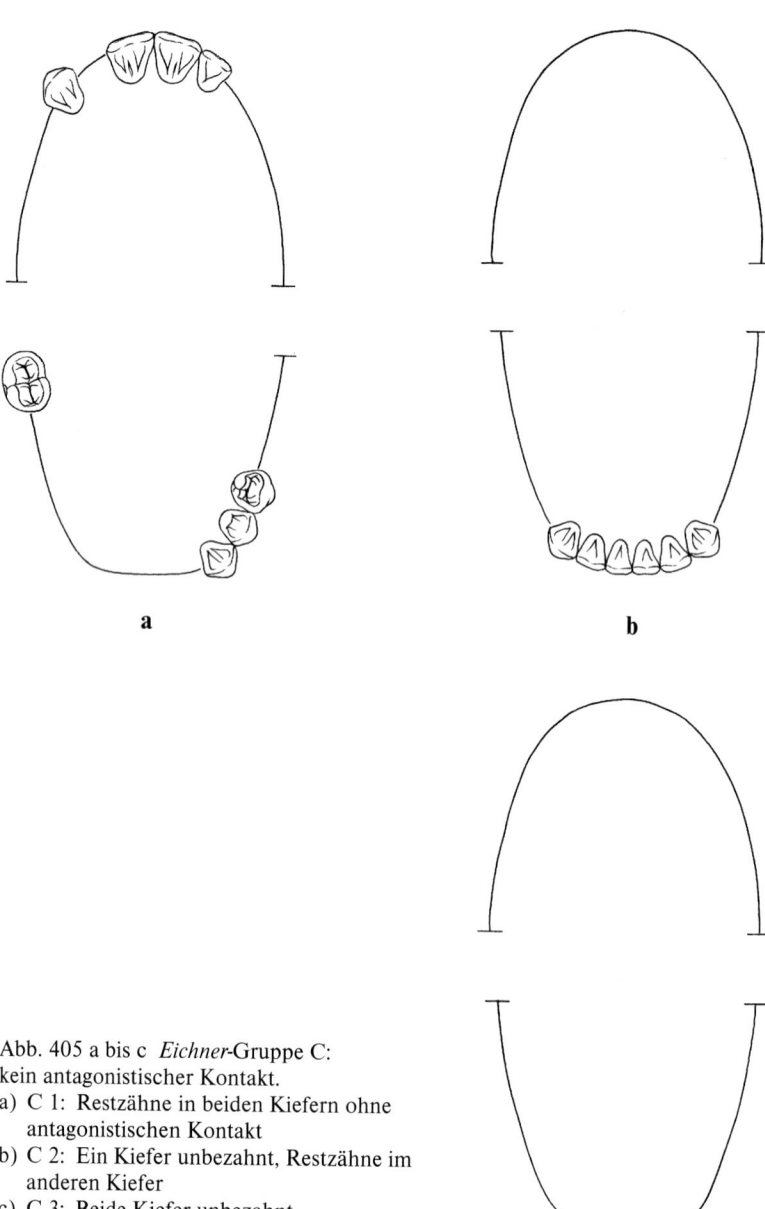

Abb. 405 a bis c *Eichner*-Gruppe C: kein antagonistischer Kontakt.
a) C 1: Restzähne in beiden Kiefern ohne antagonistischen Kontakt
b) C 2: Ein Kiefer unbezahnt, Restzähne im anderen Kiefer
c) C 3: Beide Kiefer unbezahnt

33.5 Einteilung der partiellen Prothesen
(*Lehmann* 1988)

Teilprothesen lassen sich auf verschiedene Arten einteilen:

33.5.1 Topographische Einteilung (*Elbrecht*, 1937)

(= Einteilung der partiellen Prothesen nach der Art des Lückengebisses)
Bei einer Verkürzung der Zahnreihen (*Wild*-Kategorie I) kommen Freiendprothesen (Verlängerungsprothesen) zum Einsatz. Durch die Freiendsättel dieser Prothesen wird die Zahnreihe verlängert. Je nachdem, ob der Zahnbogen nur an einer oder an beiden Seiten verkürzt ist, unterscheidet man einseitige von doppelseitigen Verlängerungsprothesen.
Bei Unterbrechungen der Zahnreihen (*Wild*-Kategorie II) sind Schaltprothesen indiziert. Die Schaltsättel können je nach Restzahnbestand ein- oder doppelseitig vorhanden sein. Durch sie wird der unterbrochene Zahnbogen geschlossen. Die bei Unterbrechungen in der Front hergestellten Prothesen werden zum Teil besonders benannt und auch als Schließungsprothesen bezeichnet.
In Kombinationsfällen (verkürzte und unterbrochene Zahnreihe) kommen Kombinationsprothesen (Schalt-Freiend-Prothesen) zum Einsatz.

33.5.2 Einteilung nach Tragedauer

Prothesen lassen sich in auf einen bestimmten Tragezeitraum beschränkte Interimsprothesen (vgl. Kap. 16) und definitive Prothesen einteilen.

33.5.3 Einteilung nach dem Material oder der zugrundeliegenden zahntechnischen Konstruktion

Entsprechend dem verwendeten Material lassen sich Kautschuk- von Kunststoffprothesen unterscheiden. Kautschukprothesen werden bei besonderer Indikation (Allergien gegen dentale Kunststoffe) auch heute noch von einigen Zahnärzten verwendet.
Nach Art der Verankerung spricht man von Klammer-, Modellguß-, Teleskop-, Konus- und Geschiebeprothesen.

33.5.4 Einteilung nach dem Funktionswert (funktionelle Einteilung)

(= Einteilung nach der Art der Gewebsbelastung [*Elbrecht*, 1937] sowie nach Art der Belastung im Vergleich zur Situation beim natürlich Bezahnten)
Nach dieser Klassifikation unterscheidet man rein parodontal (= dental), parodontal-tegumental (= dental-tegumental) und rein tegumental (= mukosal) (Schleimhaut) getragenen bzw. abgestützten Zahnersatz. Von diesen Formen läßt sich, bedingt durch die Erfolge in der oralen Implantologie,

ein rein enossal befestigter sowie ein kombiniert enossal-parodontal, enossal-tegumental und enossal-parodontal-tegumental getragener Zahnersatz abgrenzen (Kap. 44).

33.5.4.1 Parodontal getragen (Abb. 406)

Die Abstützung des Zahnersatzes erfolgt ausnahmslos auf dem Restgebiß, weshalb die Kraftübertragung ausschließlich auf den Restzähnen bzw. deren Parodontien stattfindet (dentale bzw. parodontale Lagerung). Daher spricht man auch von einer physiologischen Abstützung. Die Abstützung sollte immer sattelnah, d. h. an den lückenbegrenzenden und der Schaltlücke zugekehrten Seiten der Pfeilerzähne erfolgen (z. B. bei Schaltlücke 4 5, 4 6: Abstützung 4 4 distal, 4 7 mesial). Auf die Schleimhaut findet keine Kaudruckweiterleitung statt, weshalb die Ausdehnung der (Schalt-)Sättel (Prothesenbasis) kleinflächig gestaltet werden kann und soll.

Parodontal abgestützter Zahnersatz ist indiziert bei unterbrochener Zahnreihe im Seitenzahngebiet sowie bei kleinen Lücken im Frontzahnbereich (physiologischer Zahnersatz). Sofern Eckzähne vorhanden sind, wird wie beim festsitzenden Zahnersatz eine Eckzahn-/Frontzahnführung gewählt. Fehlen die Eckzähne, weicht man auf eine Gruppenführung aus.

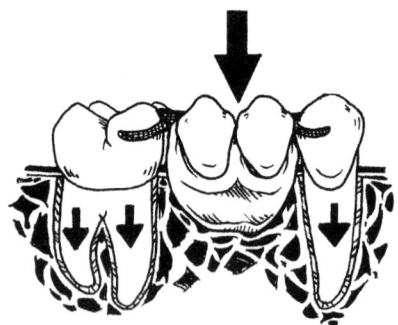

Abb. 406 Parodontal getragener Zahnersatz (Klammern sind okklusal abgestützt).

33.5.4.2 Parodontal - tegumental getragen (Abb. 407)

Die Abstützung erfolgt zum einen Teil auf dem Restgebiß (bzw. den Pfeilerzähnen), zum anderen Teil auf der Schleimhaut (bzw. auf dem Kiefer-

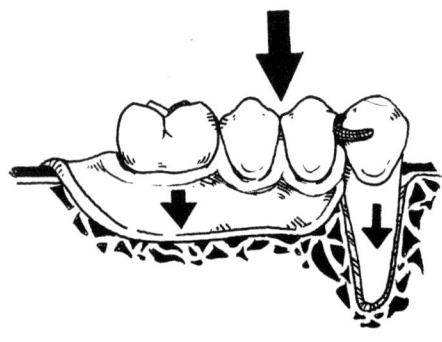

Abb. 407 Parodontal-tegumental getragener Zahnersatz (hier: sattelnahe Abstützung).

kamm) (halbphysiologische Abstützung, halbphysiologischer Zahnersatz). Dies kommt bei großen Schaltlücken im Frontzahnbereich sowie bei Freiendsituationen vor. Die typische Situation ist eine anteriore Restbezahnung mit bilateraler Freiendsituation (*Kennedy*-Klasse I).
Je weiter mesial der Prothesensattel belastet wird, umso mehr Kaudruck wird auf den oder die Pfeilerzähne weitergeleitet; je weiter distal die Belastung stattfindet, desto mehr Kaudruck wird auf Schleimhaut und Kieferknochen übertragen. Daraus folgt, daß die Belastbarkeit des Sattels einer parodontal-tegumental gelagerten Freiendprothese nach distal hin abnimmt. Um eine größtmögliche Verteilung des Kaudrucks auf die zahnlosen Kieferpartien zu erreichen, sollte der hintere Prothesenbereich distal auf alle belastbaren Kieferabschnitte extendiert werden (Schneeschuh-Prinzip).
Bezüglich der parodontalen Abstützung von Freiendprothesen stehen theoretisch drei Möglichkeiten offen (*Hohmann* und *Hielscher* 1989):

1. Sattelnahe Abstützung wie beim rein parodontal gelagerten Zahnersatz, d. h. Abstützung auf der sattelzugekehrten Seite des distalen Pfeilerzahns.
   Diese Abstützungsmöglichkeit führt vor allem bei bilateralen Freiendsituationen nach Belastung der zahntragenden Sättel zu einer relativ starken Rotation des Zahnersatzes um die Auflage; Folge ist eine Einlagerung des Zahnersatzes in die Schleimhaut.
   Die Distalkippung und Einsenkung des Prothesensattels ist umso deutlicher ausgeprägt, je kürzer der Freiendsattel gestaltet ist. Beschleunigter Knochenabbau in diesem Bereich ist eine typische Folgeerscheinung. Gleichzeitig kann es zu Irritation und Gewebeabbau im distalen Bereich des marginalen Parodonts der Pfeilerzähne kommen. Dabei kann der endständige Pfeilerzahn an Beweglichkeit zunehmen und nach distal kippen.
2. Sattelferne Abstützung auf der sattelabgekehrten Seite des an die zahnlosen Kieferteile angrenzenden Pfeilerzahns, d. h. bei Freiendprothesen mesial am endständigen Pfeilerzahn (satteloffene Klammergestaltung). Diese Abstützungsart führt bei Freiendprothesen zu einer indirekten Verlängerung des Freiendsattels nach mesial, was sich für die Statik der Teilprothese günstig auswirkt. Eine Einsenkung des Zahnersatzes findet zwar noch statt, aber in geringerem Ausmaß als bei sattelnaher Abstützung.
3. Sattelferne Abstützung auf einem sattelfernen Zahn am Restgebiß. Die Einsenkung der Prothesen bei Belastung ist nun noch idealer; sie geht beinahe parallel vonstatten und ist umso gleichmäßiger, je länger der Sattel gestaltet wurde. Als Nachteil ist jedoch zu werten, daß bei einer solchen sattelfernen Abstützung der Kaudruck viel mehr auf die Schleimhaut als auf den Zahnhalteapparat weitergeleitet wird.

Unserer Meinung nach ist bei parodontal-tegumental getragenem Zahnersatz die sattelferne Abstützung auf der sattelabgekehrten Seite des an die zahnlosen Kieferteile angrenzenden Pfeilerzahns zu bevorzugen (Möglichkeit 2.), da diese die besten Voraussetzungen für eine möglichst geringe Traumatisierung des stomatognathen Systems durch eine eingegliederte Teilprothese bietet.

33.5.4.3 Tegumental getragen (Abb. 408)

Die Abstützung findet nicht auf dem Restgebiß, sondern ausschließlich auf Schleimhaut und Kieferkamm statt (unphysiologische Abstützung, unphysiologischer Zahnersatz).
Die Belastbarkeit einer solchen Prothese ist in der Mitte des Prothesensattels am höchsten. Die Prothesenbasis soll im Sinne einer maximalen Extension auf alle belastbaren Kieferpartien ausgedehnt werden. Aus Stabilitätsgründen ist eine bilateral balancierte Okklusion anzustreben.
Zu beachten ist, daß die Belastbarkeit einer rein tegumental getragenen Prothese im Durchschnitt nur bis zu 1/3 der Belastbarkeit einer natürlichen Zahnreihe beträgt.

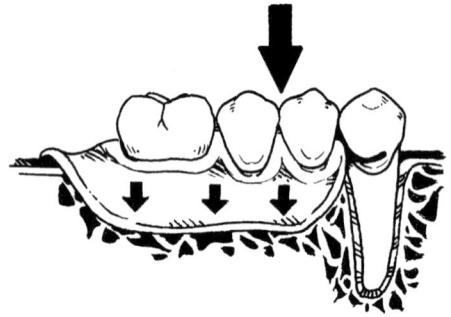

Abb. 408 Tegumental getragener Zahnersatz.

33.5.5 Einteilung nach der Abstützungsmöglichkeit (*Steffel* 1962)

Entsprechend der möglichen Abstützung einer Teilprothese am Restgebiß, was primär vom Restzahnbestand und sekundär von der Planung abhängt, kann man folgende Differenzierungen vornehmen (Abb. 409):

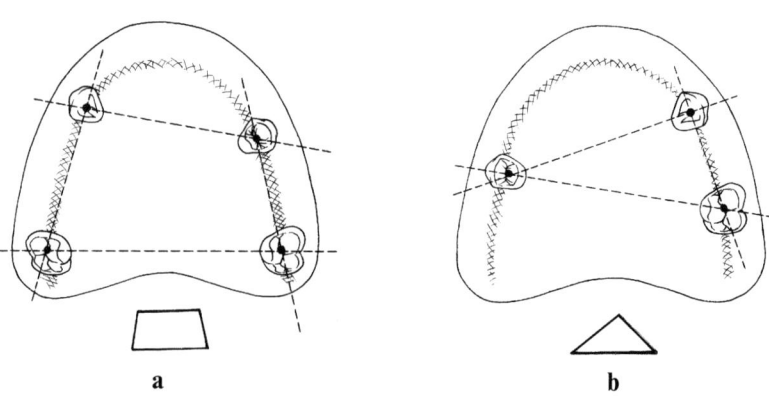

a   b

Einteilung der partiellen Prothesen

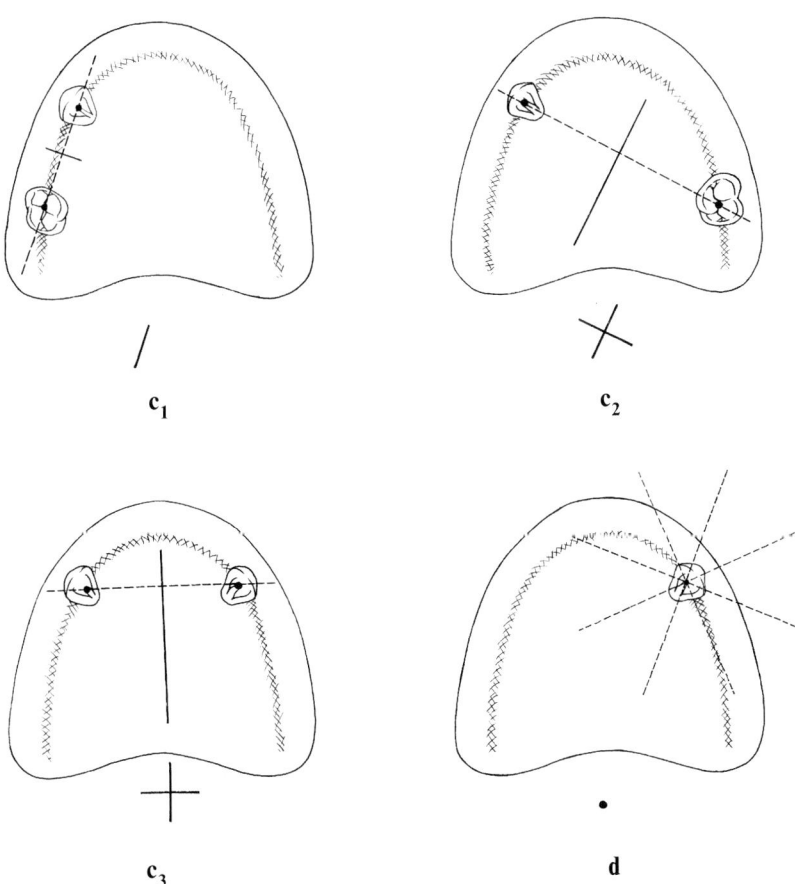

Abb. 409 Einteilung nach *Steffel*
a) quadrangulär
b) triangulär
c_1) linear: sagittal
c_2) linear: diagonal
c_3) linear: transversal
d) punktuell

a) Quadranguläre Abstützung (Vierpunktabstützung)
b) Trianguläre Abstützung
c) Lineare Abstützung (bipodale Abstützung)

  - sagittal (anterior/posterior)
  - diagonal
  - transversal

d) Punktuelle Abstützung.

33.6 Das Gerüst einer partiellen Prothese
(Graber 1986, *Brunner* und *Kundert* 1988)

Das Gerüst einer partiellen Prothese besteht aus vier Anteilen (Abb. 410):

a) zahntragende Sattelteile (Prothesensattel, bestehend aus unterfütterbaren Retentionen, künstlichen Zähnen und Kunststoff der Prothesenbasis);
b) großer Verbinder (Stabilisierungs- und Versteifungselement = Ausgleichselement) (Platten, Bänder, Bügel);
c) kleine Verbinder (Verbinder zwischen Prothesenkörper und Verankerungselementen)
[a) bis c) werden auch unter dem Begriff „Prothesenkörper" zusammengefaßt];
d) Verankerungselemente zur (lösbaren) Verankerung des Prothesenkörpers am Pfeilerzahn:

- direkt: gebogene oder gegossene Klammern (Einstückgußprothese)
- indirekt: bei kombiniert festsitzend - herausnehmbarem Zahnersatz.

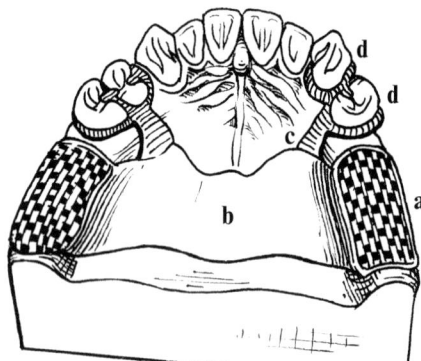

Abb. 410 Gerüst einer partiellen Prothese im Oberkiefer.
a Zahntragende Sattelteile
b Großer Verbinder
c Kleiner Verbinder
d Verankerungselemente

33.6.1 Zahntragende Sattelteile

(Unterfütterbare Retentionen plus Basiskunststoff plus Prothesenzähne)

Vom Metallgerüst wird eine genügende Steifigkeit (Formstabilität) gefordert. Es wird netzförmig und damit unterfütterbar gestaltet und sollte auf der Mitte des Kieferkamms liegen.
Aus parodontalen und ästhetischen Gründen können bei Schaltlücken und Freiendsituationen die den Pfeilerzähnen benachbarten künstlichen Kaueinheiten in Form sattelfreier und mit dem Prothesenkörper verbundener sog. Pontics zur Anwendung kommen (*Brunner* und *Kundert* 1988).

Für den Ersatz der Zähne bzw. der Kaufläche kommen drei Materialien zur Anwendung:

- Keramik
- Kunststoff
- Metall

Keramikzähne zeichnen sich im Vergleich zu Kunststoffzähnen durch größere Abrasionsfestigkeit, höhere Farbbeständigkeit und eine bessere Ästhetik aus. Der frühere Nachteil, nämlich der nur auf mechanischem Wege (über Crampons) erzielbare Verbund zum Prothesenkunststoff, besteht heute aufgrund der Möglichkeit der Silanisierung von Keramikzähnen nicht mehr, so daß mit diesem Verfahren ein chemischer Verbund zum Kunststoff erzielt werden kann (vgl. Kap. 31).
Kunststoffzähne kommen vor allem bei Interimsersatz zur Anwendung. Bei definitivem Zahnersatz sollten sie nur in Ausnahmefällen verwendet werden (z. B. Unterkiefer-Frontzähne).
Kauflächen aus Metall werden insbesondere bei Patienten mit Bruxismus gewählt. Auch zum Zwecke der Bißhebung (nach vorheriger Austestung der neuen Bißhöhe mit einer Michigan-Schiene) haben sich Metallkauflächen bewährt.

33.6.2 Großer Verbinder

Dem großen Verbinder, im Oberkiefer als Platte oder Band, im Unterkiefer als Lingualbügel konstruiert, kommt die Aufgabe zu, die auf einen Teilbereich der Prothese auftreffenden Kräfte auf die Gesamtkonstruktion zu verteilen und auf die Pfeilerzähne und zahnlosen Kieferpartien weiterzuleiten. Aus diesem Grunde muß ein großer Verbinder möglichst starr sein, sollte aber gleichzeitig in seiner Dimensionierung so gestaltet werden, daß er für die Zunge so wenig wie möglich als Störfaktor empfunden wird. Der Mindestabstand sollte vom Tegumentalrand im Oberkiefer aus parodontalhygienischen Gründen mindestens 4 bis 6 mm, im Unterkiefer (Oberrand des Lingualbügels) 3 bis 5 mm betragen (*Brunner* und *Kundert* 1988).

Der typische große Verbinder im Oberkiefer ist das Transversalband (= Palatinalband), das dem harten Gaumen breitflächig anliegen soll (Abb. 411).

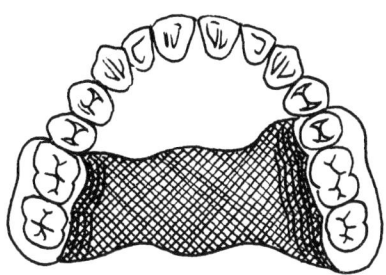

Abb. 411 Transversalband (Palatinalband)

Die Form des Transversalbands hängt von der Anordnung der Restzähne ab. Falls diese es zulassen, sollte das Palatinalband aus Gründen der Phonetik und der Geschmacksempfindung im hinteren Drittel des harten Gaumens liegen. Um einen glatten Übergang zwischen Transversalband und Gaumenschleimhaut zu erreichen, wird das Modell im Randbereich des großen Verbinders leicht radiert (ventral und dorsal mit einem Lecron-Instrument, ca. 0,2 bis 0,3 mm). Werden obere Frontzähne ersetzt (frontale Schaltlücken), kommt man allerdings nicht umhin, das Band in den vorderen Gaumenbereich zu verlegen. In solchen Fällen hat sich das hufeisenförmig gestaltete Palatinalband bewährt (Abb. 412), das sich im Vergleich zu Rahmenkonstruktionen durch eine bessere Stabilität auszeichnet. Es ist darauf zu achten, daß durch das Band die Phonetik nicht beeinträchtigt wird.

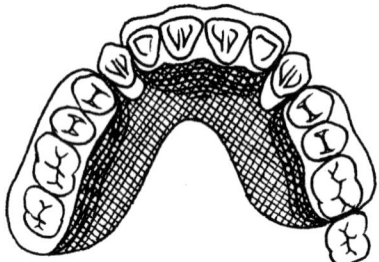

Abb. 412   Hufeisenförmig gestaltetes Palatinalband

Weitere Formen großer Verbinder im Oberkiefer sind die skelettierte Platte (Abb. 413) und, bei frontalen Schaltlücken, die Lochplatte.
Ähnlich dimensioniert wie der Sublingualbügel im Unterkiefer ist der sog. Palatinalbügel (*Körber* 1985). Dieser liegt unmittelbar vor der Ah-Linie.
Als kontraindiziert ist die Kragenplatte anzusehen, weil sie das marginale Parodont nach außen hin abschließt und zusätzlich mechanisch reizt, wodurch der Destruktion des Zahnhalteapparats der Restzähne Vorschub geleistet wird.

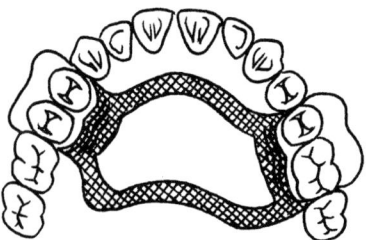

Abb. 413   Skelettierte Platte

Der große Verbinder des Unterkiefers ist der Lingualbügel (Sublingualbügel). Sein Querschnitt sollte bei Co-Cr-Mo-Legierungen 3 x 2 mm, bei Goldlegierungen aufgrund ihres geringeren E-Moduls 4 x 3 mm betragen (*Graber* 1992). Das Profil sollte tropfen- oder halbbirnenförmig gestaltet sein. Der Lingualbügel kann je nach Lage bzw. Bewegungsamplitude des Mundbodens aufrecht, schräg oder horizontal angeordnet werden (Abb. 414a bis c). Als Mindestabstand vom Marginalsaum der Zähne werden 5 mm gefordert; nur bei horizontaler Gestaltung des Bügels können auch 3 mm ausreichend sein. Reicht der Platz nicht aus, so kann eine Verbreiterung der lingualen angewachsenen Gingiva mit Hilfe eines freien Schleimhauttransplantats notwendig sein. Bei Freiendprothesen ist ein Abstand zwischen Bügel und Schleimhaut von 0,2 bis maximal 0,7 mm notwendig, um eine Traumatisierung der Schleimhaut durch die bei Belastung der Prothesensättel auftretenden Bewegungen (Rotationen) des Bügels zu vermeiden. Wichtig ist, daß der Lingualbügel die Zungenfunktion nicht beeinträchtigt.

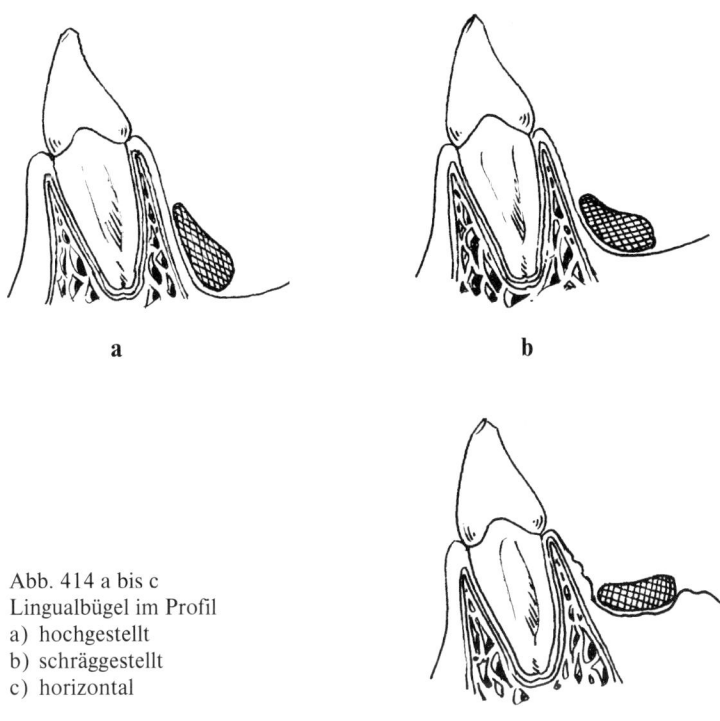

Abb. 414 a bis c
Lingualbügel im Profil
a) hochgestellt
b) schräggestellt
c) horizontal

33.6.3 Kleine Verbinder

Kleine Verbinder stellen den Übergang zwischen den Verankerungselementen und den großen Verbindern oder dem Sattel dar. Auch bei den kleinen Verbindern ist eine parodontalfreundliche Gestaltung von besonderer Wichtigkeit. Sie sollten geradlinig zum Prothesenkörper führen und im Bereich des marginalen Parodonts durchspülbar sein. Es sollten nur so viele kleine Verbinder verwendet werden wie unbedingt notwendig, da jeder unnötige Teil des Gerüsts eine zusätzliche Plaque-Retentionsstelle darstellt. Ein abgerundeter dreieckiger Querschnitt hat sich für die kleinen Verbinder als vorteilhaft erwiesen. Grundsätzlich lassen sich zwei Arten der kleinen Verbinder unterscheiden, nämlich sattelnahe (v. a. bei Schaltprothesen indiziert) und sattelferne (v. a. bei Freiendprothesen).

33.6.4 Verankerungselemente

Verankerungselemente dienen der lösbaren Verankerung des Prothesenkörpers an den Pfeilerzähnen.
Sie besitzen fünf Funktionen:

1. Haltefunktion (Retentionsfunktion)
   Durch die Verankerungselemente muß die Prothese gegen einwirkende Kräfte in ihrer Lage gesichert werden. Diese Kräfte können untergliedert werden in vertikal gerichtete Zugkräfte, vertikale Druckkräfte (Kaudruck) und horizontal gerichtete Kräfte (Schubkräfte; sagittale, transversale, schräge Bewegung der Prothese auf der Gewebsunterlage). Da extrudierende Kräfte bis zu einem Wert von etwa 10 N bei gesunden Zahnhalteapparaten keine Schädigung des Parodonts bewirken, sollten Verankerungselemente einen Retentionsspielraum zwischen 5 und 10 N aufweisen.
2. Abstützungs- und Kraftverteilungsfunktion
   Die Abstützung des Okklusionsfelds der Ersatzzähne muß soweit wie möglich auf den Pfeilerzähnen erfolgen. Kaukräfte sollten vom Prothesensattel möglichst axial auf das Parodont der Pfeilerzähne übertragen werden.
3. Verblockungsfunktion
   Die Teilprothese sollte mit dem Restgebiß möglichst starr verbunden sein, ohne auf die Zähne Kräfte auszuüben (passiver Sitz).
4. Führungsfunktion
   Durch die Verankerungselemente sollte eine definierte Bahn vorgegeben werden, die der Prothesenkörper beim Ein- und Ausgliedern beschreibt.
5. Kippmeiderfunktion
   Durch eine möglichst körperliche Umfassung der Pfeilerzähne durch die Verankerungselemente soll gewährleistet werden, daß freiendende Sattelteile nicht abkippen.

Generell lassen sich direkte von indirekten Verankerungselementen unterscheiden. Die typischen direkten Verankerungselemente stellen die gegossenen Klammern von Modellgußprothesen dar. Indirekte Verankerungselemente kommen bei kombiniert festsitzend-abnehmbarem Zahnersatz vor: Ein Teil der Verankerung ist fest mit dem Pfeilerzahn verbunden, ein anderer Teil ist in die abnehmbare Teilprothese integriert. Beispiele sind über Doppelkronen (Konusse, Teleskope) und über konfektionierte Präzisionsgeschiebe verankerte Prothesen.

33.7 Forderungen an eine parodontal-tegumental gelagerte Teilprothese

Unter Berücksichtigung bereits erwähnter Gesichtspunkte sowie daraus abzuleitender weiterer Überlegungen können an parodontal-tegumental abgestützte Teilprothesen (Freiendprothesen) folgende Forderungen gestellt werden (*Brunner* und *Kundert* 1988):

1. Freiendsättel sollen nach distal, vestibulär und (im Unterkiefer) lingual maximal extendiert werden und bis in die Grenzbezirke der angewachsenen Gingiva reichen. Im Unterkiefer soll der Kunststoff lingual die Linea mylohyoidea umfassen, wobei die Bewegungsamplitude des Mundbodens die Länge limitiert. Im Oberkiefer soll das Tuber maxillae, im Unterkiefer das Trigonum retromolare mitüberdeckt sein. Durch eine solche Ausdehnung wird gewährleistet, daß bei Belastung der Teilprothese auftretende Druckkräfte auf eine große Schleimhautfläche auftreffen und sich so auf eine große Fläche verteilen. Dadurch werden die zahnlosen Kieferanteile weniger belastet; eine Druckatrophie findet in geringerem Ausmaß statt. Hier kommt das sog. Schneeschuhprinzip zum Tragen: Über einer mit tiefem Schnee bedeckten Oberfläche sinkt man mit speziellen, breiten Schuhen (sog. Schneeschuhen) weniger tief ein als z. B. mit Stöckelschuhen.
2. Die zahntragenden Satteilteile sollen trotz der in 1. genannten Prinzipien weder die Zunge noch die Kaumuskulatur behindern.
3. Um eine unerwünschte Kaudruckbelastung im distalen Drittel des Freiendsattels zu vermeiden, sollte, wenn möglich, auf die Aufstellung eines zweiten Molaren verzichtet werden. Falls notwendig (z. B. bei vorhandenem zweiten Molaren im Oberkiefer bei Gefahr der Elongation desselben), kann der 7er durch einen Prämolaren ersetzt werden.
4. Uni- und bilaterale Freiendprothesen sollten sattelfern auf der sattelabgekehrten Seite des endständigen Pfeilerzahns abgestützt werden; Schaltprothesen sollen eine sattelnahe Abstützung aufweisen.
5. Um die nach Zahnverlust eintretende Resorption des Kieferkamms im Rahmen der Nachsorge durch entsprechende Unterfütterungen ausgleichen zu können, müssen die Sättel unterfütterbar gestaltet werden. In diesem Zusammenhang ist zu beachten, daß ein gewisses Ausmaß einer Druckbelastung der Schleimhaut durch den Prothesensattel gewünscht wird, da nicht belastete Kieferabschnitte im Sinne einer Inaktivitätsatrophie einem verstärkten Abbau unterworfen sind. Andererseits führt aber auch ein zu starker Druck, wie er typischerweise in Form von kleinflächigen Druckzonen bei paßungenauen Prothesensätteln vorkommt, zu einem von Individuum zu Individuum unterschiedlich stark ausgeprägten beschleunigten Knochenabbau (*Marxkors* 1991) (Abb. 415). Dies unterstreicht die Notwendigkeit regelmäßiger Kontrollen und Unterfütterungen.
6. Die vestibulären Flächen der Prothesen sollen Wangenkontakt aufweisen. Im Bereich von Wangenbändern müssen in die Prothese entsprechende Passagen eingeschliffen werden („muskelgriffige" Gestaltung wie bei Totalprothesen).
7. Eine optimal eingeschliffene statische und dynamische Okklusion wirkt sich auf Funktion, Passung und Tragekomfort der Teilprothese vorteil-

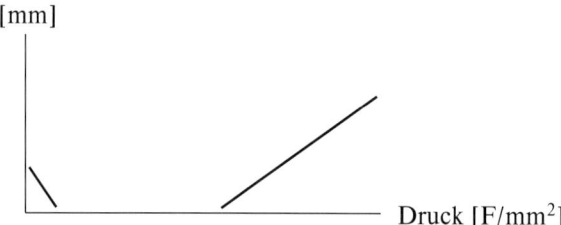

Abb. 415 Zusammenhang zwischen Knochenabbau und dem auf die Schleimhaut bzw. den Knochen ausgeübten Druck.

haft aus und ermöglicht eine atraumatische Belastung des Prothesenlagers (geringerer Knochenabbau).
8. Teilprothesen sollen parodontalfreundlich gestaltet werden. Plaqueretentive Nischen müssen so weit wie möglich eliminiert werden. Dem Patienten muß die Durchführung optimaler Mundhygienemaßnahmen möglich sein. Die eingesetzte Teilprothese sollte die Reinigung bestimmter Zahnflächen erleichtern (Gestaltung von Führungsflächen zur Reinigung mit Interdentalbürstchen).
(*Marxkors* 1991)

Literatur

Battistuzzi P. G., Käyser A. F., Keltjens H. M., Plasmans P. J.: Teilprothesen. Planung, Therapie, Nachsorge. Deutscher Ärzte-Verlag, Köln 1991.

Brunner Th., Kundert M.: Gerüstprothetik. 2. Auflage. Karger, Basel – München 1988.

Eichner K.: Über eine Gruppeneinteilung der Lückengebisse für die Prothetik. Dtsch Zahnärztl Z 1955; 10: 1831–1834.

Elbrecht A.: Systematik der abnehmbaren partiellen Prothese. Barth, Leipzig 1937.

Fröhlich E.: Gewebsveränderungen im Lückengebiß bei parodontaler Insuffizienz und Resistenz. Dtsch Zahnärztl Z 1959; 14: 448–456.

Fröhlich E., Körber E.: Die prothetische Versorgung des Lückengebisses. 2. Auflage. Hanser, München 1977.

Graber G.: Partielle Prothetik. Farbatlanten der Zahnmedizin, Band 3. 2. Auflage. Thieme, Stuttgart 1992.

Hoffmann-Axthelm W.: Die Geschichte der Zahnheilkunde. 2. Auflage. Quintessenz, Berlin 1985.

Hohmann A., Hielscher W.: Lehrbuch der Zahntechnik. Band 1. 3. Auflage. Quintessenz Berlin 1989.

Kennedy E.: Partielle Zahnprothesen und ihre Herstellung. Meusser, Berlin 1932.

Körber K.-H.: Zahnärztliche Prothetik. 3. Auflage. Thieme, Stuttgart 1985.

Lehmann K. M.: Einführung in die Zahnersatzkunde. 6. Auflage. Urban & Schwarzenberg, München 1988.

Marinello C. P.: Die Altered-Cast-Methode. Schweiz Monatsschr Zahnmed 1987; 97: 465–472.

Marxkors R.: Lehrbuch der zahnärztlichen Prothetik. Hanser, München 1991.

Steffel V. L.: Planning removable partial dentures. J Prosthet Dent 1962; 12: 524 – 535.

Steinhardt G.: Über den Kaudruck und dessen Bedeutung für die prothetische Versorgung des Lückengebisses. Zahnärztl Welt 1951; 6: 291–294.

34 Zahntechnische Gesichtspunkte zum ästhetischen Erfolg bei herausnehmbarem Zahnersatz

34.1 Einleitung

Bei herausnehmbarem Zahnersatz unterscheidet man Prothesen, die allein durch Saugwirkung ihren Halt am Kiefer finden (Totalprothesen) und solche, die durch Halteelemente am Restgebiß retiniert sind (Teilprothesen, Hybridprothesen). Bei den Halteelementen von Teilprothesen handelt es sich entweder um in Kronen oder Zwischenglieder integrierte Geschiebe, oder um Doppelkronen bzw. Klammern, die am Restgebiß Verankerung finden. Diese Grundtypen sollen hier unter dem zahntechnischen Gesichtspunkt der Ästhetik diskutiert werden.

34.2 Angleichung einer individuellen Verblendung an die Prothesenzähne bei kombiniertem Zahnersatz

Die in eine Teilprothese zu integrierenden Prothesenzähne müssen hinsichtlich Form und Farbe dem Restgebiß angeglichen werden. Dies setzt ein individuelles Nachkonturieren der Fabrikzähne voraus. Je nach Art des Materials müssen Kunststoff oder Keramik nach dem Beschleifen wieder aufpoliert bzw. nochmals gebrannt werden.
Die farbliche Angleichung von Prothesenzähnen an das Restgebiß oder an eine bereits vorhandene Verblendung stellt aufgrund der unterschiedlichen Materialien und der limitierten Individualisierungsmöglichkeiten ein besonderes Problem dar. Prothesenzähne aus Keramik können nur oberflächlich bemalt und umgebrannt werden, was nur eingeschränkte Veränderungen zuläßt. Bei Prothesenzähnen aus Kunststoff besteht die Möglichkeit, diese zu reduzieren und mit z. B. lichthärtendem Komposit individuell zu ergänzen. Dies setzt den Einsatz von entsprechenden Verbundsystemen (z. B. Dentacolor® Connector; Heraeus-Kulzer, D-Wehrheim) zwischen PMMA-Zähnen und Kompositverblendung voraus.

Das Einfügen von Verblendungen in die Zahnreihe führt in den meisten Fällen, so z. B. bei einer Außenkonuskrone, zu einer Überkonturierung. Nur bei einer adäquaten Zahnreduktion sowie einer grazilen Gerüstgestaltung können solche Verblendungen in Form und Farbe dem Restgebiß bzw. den Prothesenzähnen optimal angepaßt werden.

34.3 Die Position von Halteklammern im sichtbaren Bereich

Die Klammer als Halteelement stellt aufgrund ihrer material- und formbedingten Größe im Frontzahnbereich ein ästhetisches Problem dar. In Fällen, in denen sich eine Klammer nicht vermeiden läßt, muß in der Planungsphase eine verkürzte Gestaltung des sichtbaren Klammerarms in Erwägung gezogen werden. Konzepte wie z. B. das Rotationsgerüst nach *Krol* (1981) (*Jacobsen* und *Krol* 1982) erlauben in bestimmten Situationen den vollständigen Verzicht auf Klammern im Frontzahnbereich (Abb. 416 und 417). Der Halt der Teilprothese wird im Frontzahnbereich durch die untersichgehenden Approximalflächen (ohne Klammern) und im Seitenzahnbereich mit Hilfe von Klammern erreicht. Das gleiche Prinzip läßt sich auch für Schaltlücken im Seitenzahnbereich anwenden; auf diese Weise kann auf Klammern im Prämolarenbereich verzichtet werden.

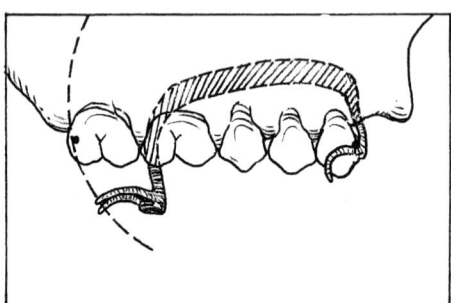

Abb. 416 Das Prinzip der Rotationsprothese. Startposition beim Eingliedern.

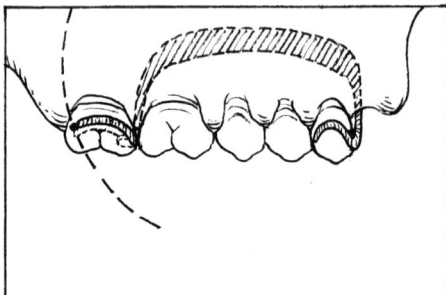

Abb. 417 Rotationsprothese eingegliedert.

Als Grundregel gilt: Klammern sollen so unauffällig wie möglich positioniert werden. Dies ist bereits in der ersten Planungsphase am Situationsmodell zu berücksichtigen.
Hat man bei den relativ elastischen handgebogenen Klammern kaum Möglichkeiten einer Modifikation hinsichtlich ihres Verlaufs oder ihrer Form, so bieten sich bei Gußklammern häufig günstigere Alternativen an. Bei Umklammerungen von Oberkiefer-Frontzähnen mit gegossenen E-Klam-

mern kann der Retentionsarm palatinal gelegt werden, während labial lediglich ein Anschlag plaziert wird (*Brunner* 1970). Eine ästhetische Alternative zu konventionell geführten labialen Federarmen stellt die Stichklammer dar. Bei dieser Variante verläuft der elastische Arm direkt aus der inzisalen Auflage in den untersichgehenden Bereich einer distalen approximalen Fläche.
Wichtig ist allerdings, darauf zu achten, daß bei diesen Modifikationen auf keinen Fall funktionelle und parodontalhygienische Aspekte außer acht gelassen werden dürfen. Aus diesem Grund sind allen zugunsten der Ästhetik ausgeführten Veränderungen relativ schnell Grenzen gesetzt (*Fischer* 1980).

34.4 Die Teilprothese unter Berücksichtigung der Prothesenzahnlänge und des Gingivaverlaufs

Bei der ästhetischen Gestaltung von Teilprothesen müssen vor allem die Prothesenzahnlänge und der Gingivaverlauf berücksichtigt werden. Zu beachten ist, daß die Kontur des tegumentalen Saumes des Restgebisses einerseits und die Kieferkammhöhe im Bereich der zu ersetzenden Zähne andererseits wegen des eingetretenen Zahnverlustes und der damit einhergehenden Alveolarkammatrophie unterschiedlich verlaufen. Diese Unterschiede müssen durch den Zahnersatz (Ersatzzähne und rosafarbenen Kunststoff) ausgeglichen werden (Abb. 418 und 419).
Die Zahnlänge der zu ersetzenden Zähne soll aus ästhetischen Gründen die gleiche Länge wie die des Restgebisses aufweisen. Dieser Grundsatz

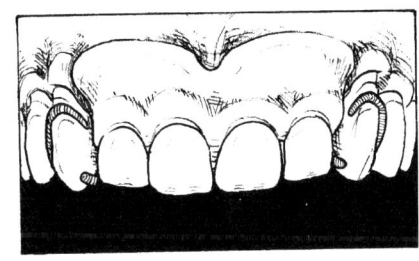

Abb. 418 Ersatzzähne der Teilprothese sind kürzer als das Restgebiß. Ungünstiger Klammerarmverlauf an den Zähnen 1 3 und 2 3.

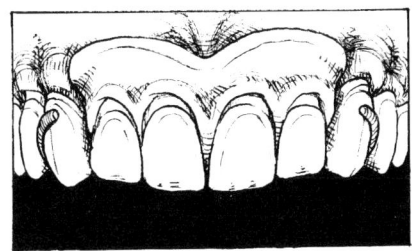

Abb. 419 Ersatzzähne der Teilprothese weisen einen harmonischen Verlauf der Zahnlänge mit dem Restgebiß auf. Als Klammern wurden Stichklammern gewählt.

gilt für den Front- und Seitenzahnbereich gleichermaßen. Im Seitenzahnbereich wird dieses Ziel aufgrund der notwendigen basalen Gerüstretention jedoch häufig erschwert. Liegt eine geringe Kieferkammatrophie vor und sind die klinischen Zahnkronen des Restgebisses kürzer, als dies normalerweise der Fall ist, so gestaltet sich die Unterbringung eines Prothesenzahns in die zu schließende Zahnlücke schwierig. Generell muß in Situationen, in denen das vertikale Höhenangebot nicht ausreicht, eine Prothesenzahngestaltung wie bei einem aufliegenden Brückenzwischenglied (Pontic) in Erwägung gezogen werden. Durch eine derartige Gestaltung kann darüberhinaus im sattelnahen Bereich die Hygienefähigkeit des Restgebisses erleichtert werden. Da bei dieser Technik kein rosafarbenes Basismaterial als Sattel verwendet wird, ist unter ästhetischen Gesichtspunkten eine solche Lösung dem Brückenglied des festsitzenden Zahnersatzes als ebenbürtig anzusehen.

Die obengenannten Ausführungen zeigen, daß bei der prothetischen Planung einer Teilprothese eine Abschätzung des für die Prothesenzähne vorhandenen vertikalen Platzangebotes erfolgen muß. Dabei sind folgende Größen- bzw. Längenverhältnisse am Restgebiß zu überprüfen:

1. Die Länge der klinischen Zahnkronen des Restgebisses.
   (Die Kronen der Prothesenzähne müssen die gleiche Länge wie die klinischen Kronen des Restgebisses aufweisen.)
2. Das Größenverhältnis zwischen anatomischer Zahnkrone und Zahnhals.
3. Die Kontur und Farbe des Zahnhalses.

Für die Planung der zu ersetzenden Zähne und die darauf abgestimmte Gerüstgestaltung der Teilprothese sind folgende Überlegungen bedeutsam:

1. Wenn am Restgebiß lange klinische Zahnkronen vorhanden sind, sollten diese an den Prothesenzähnen reproduziert werden.
2. Inwieweit würde eine Kunststoffbasis die klinische Zahnkrone an der Prothese verkürzen?
3. Wie groß ist das Platzangebot für eine Gerüstretention?
4. Liegt der Übergang von Sattelbasis zu Kieferkamm im sichtbaren Bereich?
5. Kann der zu ersetzende Zahn vorgefertigt verwendet werden oder muß ein Gerüst (Retention) individuell verblendet werden?

All diese Aspekte sind in der Planungsphase mit Hilfe der Situationsmodelle und einer diagnostischen Zahnaufstellung in Wachs zu klären. Die Gerüstgestaltung der Teilprothese erfolgt entsprechend der Stellung und Größe der zu ersetzenden Zähne und nicht umgekehrt. Nur durch diese Vorgehensweise läßt sich das Gerüst der Zahnsituation individuell anpassen und ästhetisch und hygienisch optimal gestalten.

34.5 Totalprothetik

Der Ästhetik von Totalprothesen wird in vielen Fällen zu wenig Beachtung geschenkt. Dies gilt sowohl im Hinblick auf die Zahnaufstellung als auch auf die Prothesenbasisgestaltung und deren Einfärbung. Ein ästhetisch ansprechendes individuelles Erscheinungsbild von Totalprothesen läßt sich nur durch zahntechnischen Mehraufwand erreichen (*Frush* und *Fisher* 1957). Einer der zentralen Faktoren ist dabei die Individualisierung von fabrikmäßig hergestellten Garniturzähnen. Fabrikzähne müssen eigentlich als Rohlinge betrachtet werden; zur Erzielung eines optimalen ästhetischen Ergebnisses sind sie daher entsprechend dem Alter des Patienten umzuarbeiten (Abb. 420a bis c). Dieses kann bereits durch kleinere Schleifkorrekturen an der Schneidekante bzw. Eckzahnspitze zur Darstellung von Abrasionen bzw. Attritionen erfolgen (Abb. 421). In nicht wenigen Fällen bringt jedoch erst ein Umbrennen der Keramik eine für den Patienten positive Veränderung der Zähne.

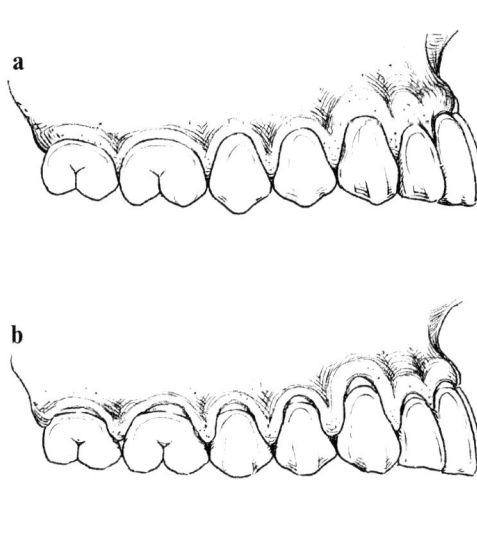

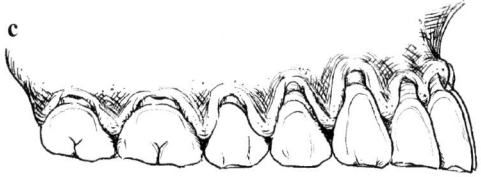

Abb. 420 a bis c
Individualisierte Prothesenzähne und Zahnfleischanteil für den jungen (a), mittelalten (b) und alten Menschen (c).

Abb. 421 Altersbedingte Abrasionen des Eckzahns.
Links: jung, Mitte: mittleres Alter, rechts: fortgeschrittenes Alter.
Der Verlauf der Gingiva paßt sich ebenfalls dem Alter an.

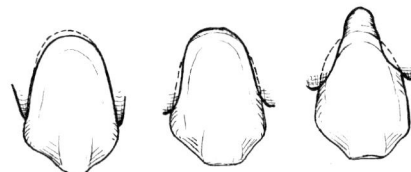

Das schrittweise Umarbeiten von keramischen Prothesenzähnen kann wie folgt durchgeführt werden:

1. Rekonturierung mit Diamanten.
2. Gestaltung der Oberflächentextur.
3. Vorpolitur mit dem Silikonpolierer.
4. Oberflächenbemalung und Brand.
5. Schaffung des Oberflächenglanzes mit einem Filzkegel und Diamantpaste bzw. Bimsmehl.

Eine Individualisierung der Prothesenbasis bezieht sich auf ihre Form und Farbe. Hinsichtlich der Form gelingt es häufig, durch die Nachahmung von z. B. Rezessionen im Marginalbereich und die Gestaltung eines neuen Gingivaprofils die Mundverhältnisse eines natürlich Bezahnten zu simulieren. So wird bei zunehmendem Alter die Interdentalpapille kürzer und später zusätzlich breiter (Abb. 422a bis c).

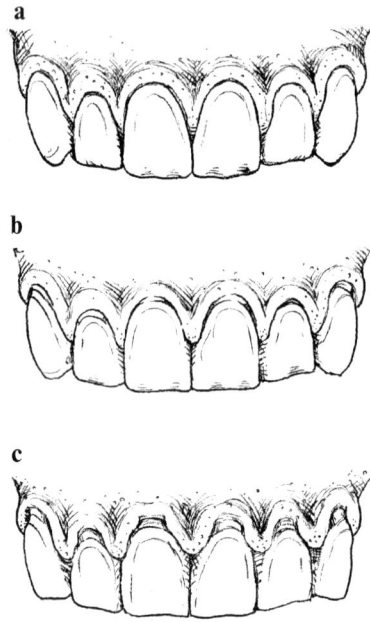

Abb. 422 a bis c Gestaltung der Interdentalpapille mit individueller Anpassung an das Alter des Patienten bzw. der Prothesenzähne: jung (a), mittleres Alter (b), fortgeschrittenes Alter (c).

Der Einsatz von Intensivfarben für die farbliche Charakterisierung des Prothesenbasiskunststoffs erlaubt darüber hinaus, die Farbe der natürlichen Gingiva besser nachzuempfinden, als dies in einer nicht-eingefärbten „Standardversion" der Fall ist. Die Intensivfarben (z. B. Denture Stain Kit; Kay Sec Dental, USA-Kansas City) werden mit Hilfe der Streutechnik in die Küvette eingebracht. Dafür ist es wichtig, daß die Küvette geöffnet und das Basismaterial über die gestreuten Intensivmaterialien gestopft werden kann. Diese Technik kann nicht beim Injektionsverfahren angewendet werden, da sonst die gestreute Schichtung zerstört werden würde.

Durch auf diese Art und Weise individuell gestaltete Zähne und Gingivaanteile fällt es dem Betrachter schwer, den Unterschied zwischen einer natürlichen Bezahnung und Prothesenzähnen zu bemerken. Dadurch kann oftmals das Selbstbewußtsein des Patienten erhöht werden. Ein erfolgreiches Konzept für die individuelle Gestaltung von Totalprothesen stammt von *Frush* und *Fisher* (1958) und wird in der heutigen Zeit von *Stuck* (1993) mit modernen Materialien in ihrer natürlich erscheinenden Wirkung vollendet.

Literatur

Brunner Th.: Die Klammer im Frontzahnbereich – ein ästhetisches Problem. Schweiz Monatsschr Zahnmed 1970; 80: 351-365.

Fischer J.: Die Teilprothese aus ästhetischer Sicht. In: Schärer P., Rinn L.A., Kopp F.R.: Ästhetische Richtlinien für die rekonstruktive Zahnheilkunde. Quintessenz, Berlin 1980, 211-219.

Frush J.P., Fisher R.D.: The age factor in dentogenics. J Prosthet Dent 1957; 7: 5-13.

Frush J.P., Fisher R.D.: The dynesthetic interpretation of dentogenic concept. J Prosthet Dent 1958; 8: 558-581.

Krol A.J.: Removable partial denture design. 3 Aufl. University of the Pacific Press, School of Dentistry, San Francisco 1981.

Jacobsen T. E., Krol A. J.: Rotational path removable partial denture design. J Prosthet Dent 1982; 48: 370-376.

Stuck J.: So falsch – wie echt, Totalprothese. Teil I und II. Videoprogramm Neuer Merkur, München 1993.

35 Einführung in die Modellgußprothetik

35.1 Einleitung

Eine dental oder dental-tegumental abgestützte partielle Prothese sollte möglichst starr mit dem Restgebiß verbunden sein. Bei ein- oder beidseitiger Krafteinwirkung (z. B. im Zuge des Kauvorgangs) darf sie nicht abhebeln. Gleichzeitig sollen die Pfeilerzähne möglichst in ihrer Längsachse bzw. so gering wie möglich extraaxial belastet werden. Aufgrund der unvollständigen Pfeilerzahnumfassung sind diese Forderungen insbesondere bei ein- oder beidseitig freiendenden Modellgußprothesen häufig schwer zu erfüllen. Um sie so weit wie möglich umzusetzen, kommt einer genauen Planung, die die statischen Prinzipien berücksichtigt, eine entscheidende Rolle zu.

35.2 Statische Grundlagen
(*Brunner* und *Kundert* 1988, *Graber* 1992)

Verbindet man in einem Kieferabschnitt die okklusalen Auflagen einer Modellgußprothese miteinander, so erhält man eine gedachte Linie, die sog. Stützlinie (Abb. 423). Kommen in einem Kiefer mindestens drei Stützlinien vor (d. h. sind drei okklusale Abstützungen vorhanden), dann begrenzen diese eine Fläche, die als parodontales Stützfeld oder Abstützungspolygon bezeichnet wird (Abb. 424).

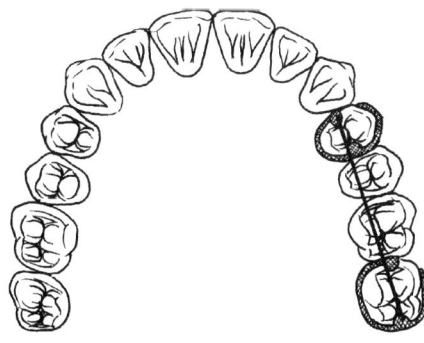

Abb. 423 Als Stützlinie wird die Verbindung zweier okklusaler Auflagen einer Modellgußprothese bezeichnet.

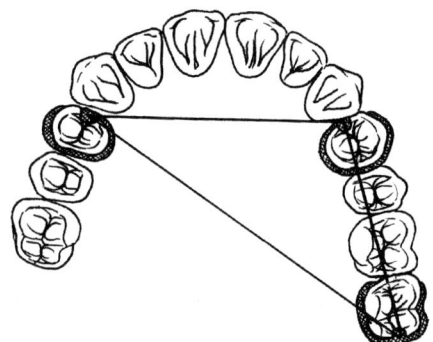

Abb. 424 Parodontales Stützfeld oder Abstützungspolygon.

Belastungen, die innerhalb eines Stützfelds auftreten, bewirken bei korrektem Sitz der Prothese keine Lageveränderung des Zahnersatzes. Außerhalb dieses Polygons einwirkende Kräfte können demgegenüber entweder zu einer körperlichen Verschiebung (Translation) oder zu einer Drehung (Rotation) der Prothese um eine Achse (Kippung) führen. Die bei einer Rotation entstehende Drehachse ist immer mit einer Stützlinie identisch. Daraus folgt, daß Stützlinien als äußere Begrenzung eines Abstützungspolygons potentielle Rotationsachsen darstellen. Damit abhebelnde Kräfte nicht schon beim Kauen auftreten, sollte in einem Kieferabschnitt die gemittelte Verbindungslinie der okklusalen Kontakte (die sog. Belastungslinie) möglichst innerhalb des parodontalen Stützfelds oder an dessen Grenze (d. h. auf der Stützlinie) liegen.

Abhängig vom Zahnbestand läßt es sich jedoch oftmals nicht vermeiden, daß sich bestimmte okklusale Belastungsabschnitte der Modellgußprothese außerhalb des Abstützungspolygons befinden. Dies ist bei frontalen Schaltprothesen (Schließungsprothesen) sowie bei uni- und bilateralen Freiendprothesen der Fall (vgl. Kap. 33.5.1). Bei Belastung der jenseits des parodontalen Stützfelds befindlichen Ersatzzähne (Abbeißen, Kauen) entsteht zwischen der als Rotationsachse wirkenden Stützlinie und dem Kraftangriffspunkt ein Hebelarm (Kraftarm). Dieser verursacht eine Lageveränderung (Rotation) der Prothese, sofern nicht ein möglichst großer Widerstandsarm (Lastarm) vorhanden ist, der dem Hebelarm entgegenwirkt. Ein Widerstandsarm ist definiert als der Abstand zwischen der als potentielle Rotationsachse wirkenden Stützlinie und den Retentionselementen, die am weitesten von dieser Achse entfernt liegen. Letztere befinden sich bei frontalen Schaltprothesen distal, bei Freiendprothesen mesial. Bei frontalen Schaltlücken sind praktisch keine Möglichkeiten vorhanden, die Länge des Hebelarms zu beeinflussen, da die Stellung der Frontzähne durch die Funktion und Ästhetik vorgegeben ist (Abb. 425). Im Falle von bilateral verkürzten Zahnreihen hingegen läßt sich der Hebelarm in einem bestimmten Ausmaß kürzer gestalten, beispielsweise dadurch, daß die Zähne nur bis zum ersten Molaren ersetzt werden (Abb. 426). Zusätzlich wird die Statik dadurch verbessert, daß neben der Gestaltung eines stabilen großen Verbinders und der Wahl retentiver Klammern die Prothesensättel so weit wie möglich extendiert werden (Schneeschuhprinzip) und am endständigen Pfeilerzahn eine sattelferne Auflage angelegt wird.

Werkstoffkundliche Aspekte

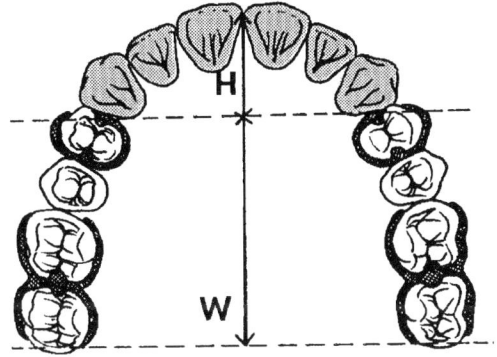

Abb. 425 Hebelarm (H) und Widerstandsarm (W) bei frontaler Schaltlücke. Bei vorhandenem Seitenzahnbestand wird ein langer Widerstandsarm erzielt, während der Hebelarm nur gering ausgeprägt ist.
Graue Schraffierung: Ersatzzähne.

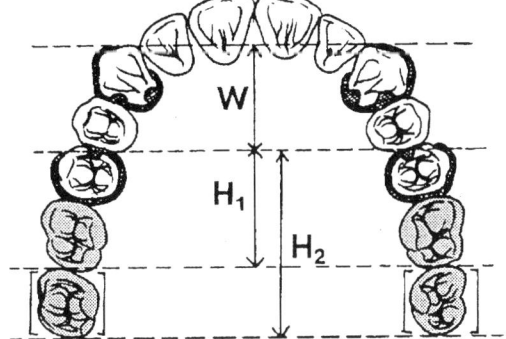

Abb. 426 Hebel- und Widerstandsarm bei bilateralem Freiend. Je stärker das Freiend ausgeprägt ist, d. h. je mehr Zähne im posterioren Bereich verlorengegangen sind, umso länger wird der Hebelarm und umso kürzer der Widerstandsarm.
Graue Schraffierung: Ersatzzähne.

35.3 Werkstoffkundliche Aspekte
Heinz F. Kappert

Im Vergleich zu allen anderen metallischen Restaurationen, wie z. B. Füllungen oder festsitzende Brücken, ist Zahnersatz in Form einer Modellgußprothese durch eine große Kontaktfläche zur Schleimhaut und durch ein großes Volumen gekennzeichnet. Darum werden solche Prothesen von vielen Patienten als störend und irritierend empfunden. Aus diesem Grund sind zwei wichtige Forderungen zu stellen: Modellguß muß

- möglichst grazil gestaltet und
- möglichst biokompatibel sein.

Für die dafür verwendeten Legierungen bedeutet das, daß sie einen besonders hohen Widerstand gegen mechanische Belastungen und gegen Korrosion besitzen sollen. Diese Kombination von notwendigen Eigenschaften ist am besten bei den CoCr-Legierungen gegeben.

35.3.1 Der Elastizitätsmodul (Tab. 35)

Eisen-, Nickel- und Kobaltlegierungen weisen einen Elastizitätsmodul in der Größenordnung von 200 GPa auf (1 Giga Pascal [GPa] ist 10^9 Pa oder 10^3 MPa). Damit ist ihr Widerstand gegen elastische Verformung, also bei Zug-, Biege- oder Torsionsbelastungen, bei gleichen geometrischen Strukturen immer mindestens zweimal so groß wie der der Edelmetallegierungen oder der von Titan, die alle Elastizitätsmodule in der Größenordnung von nur 100 GPa besitzen.

Tabelle 35 Maßgebliche Materialeigenschaften für Modellgußwerkstoffe

Werkstoff	E-Modul in GPa	0,2% Dehngrenze in MPa	Dichte in g/cm^3	Wärmeleitf. in W/mK
CoCr	ca. 200	600–800	8,5	40– 60
Pd-Leg.	90–150	400–700	11,5	75–120
Au-Leg.	80–110	400–700	14–18	120–300
Ti	100	ca. 500	4,5	22

35.3.2 Elastische Verformung

35.3.2.1 Zugbelastung

Bei jeder elastischen Verformung ist neben den Materialeigenschaften auch die geometrische Abmessung von Bedeutung. Die einfachste Verformung ist die Dehnung durch Zugbelastung. Hier ist unmittelbar einsichtig, daß der elastische Widerstand gegen diese Verformungsart zum einen durch den Elastizitätsmodul und zum anderen durch den Querschnitt des Werkstücks bestimmt wird. Je größer die Werte sind, um so geringer ist bei gleicher Belastung die Dehnung.

35.3.2.2 Biege- und Torsionsbelastung

Die bei Zahnersatz am häufigsten auftretende Verformung wird durch Biegebelastung hervorgerufen. Hierbei ist als Formfaktor das Flächenträgheitsmoment J des Werkstücks zu beachten. Für rechteckige Querschnitte (z. B. Platten) ist $J_o = (b \times h^3)/12$, wobei b die Breite und h die Höhe oder Dicke des Werkstücks in Biegerichtung bedeutet. Für runde Werkstücke (z. B. Klammern) beträgt das Flächenträgheitsmoment $J_o = (\pi \times d^4)/64$, wobei d der Durchmesser ist. Hierdurch wird beschrieben, daß der Widerstand gegen elastische Verformung durch Biegung (also die Biegesteifigkeit) mit der dritten Potenz der Dicke oder Stärke des Werkstücks in der Biegerichtung ansteigt. Platten, die sich in der Dicke um einen Faktor 2 unterscheiden, lassen sich also nur mit der 8-fachen, Klammern mit rundem Querschnitt mit der 16-fachen Kraft in die gleiche Biegeauslenkung bringen. Geht durch einen kleineren Elastizitätsmodul die Hälfte des Widerstands verloren – z. B. bei Verwendung einer Goldlegierung oder von Titan statt einer CoCr-Legierung -, so muß zur Erzielung des gleichen Biegewiderstands wie bei hohem Elastizitätsmodul eine Platte um $\sqrt[3]{2}$ = 1,26-fach und eine Klammer um $\sqrt[4]{2}$ = 1,19-fach dicker gestaltet werden.

35.3.3 Die 0,2 %-Dehngrenze (Tab. 35)

Die Grenze der elastischen Verformbarkeit wird bei Dentallegierungen grob durch die 0,2%-Dehngrenze beschrieben. Die Mindestanforderung für Modellgußlegierungen liegt hier nach DIN EN ISO 6871-1 bei 500 MPa. Tatsächlich erreichen die meisten CoCr-Legierungen Werte bis zu 700 oder 800 MPa. Die Minimalanforderung für Edelmetallegierungen nach DIN EN ISO1562 (Typ 4) liegt bei 450 MPa im ausgehärteten Zustand. Bei Titan liegt die 0,2%-Dehngrenze bei etwa 500 MPa. Der hohe Widerstand gegen eine elastische Verformung (beschrieben durch den Elastizitätsmodul) wird also bei den CoCr-Legierungen günstig durch eine hohe elastische Grenzbelastung (beschrieben durch die 0,2%-Dehngrenze) ergänzt, bei deren Überschreitung die Verformung plastisch und damit bleibend wird. Um plastische Verformungen, durch die die Passung und die Funktionalität einer Prothese vermindert oder sogar ganz zerstört werden, zu vermeiden, sollten alle Elemente so gestaltet und dimensioniert sein, daß bei funktionellen Belastungen ein ausreichender Sicherheitsabstand (Faktor 2) zur 0,2%-Dehngrenze eingehalten wird. Dem Wunsch nach einer grazilen Gestaltung von Prothesen kann also mit CoCr-Legierungen am besten entsprochen werden.

35.3.4 Korrosionsfestigkeit und Biokompatibilität

Die Korrosionsfestigkeit von CoCr-Legierungen beruht darauf, daß durch Chrom- und Molybdänoxide eine Passivschicht an der Oberfläche aufgebaut werden kann. Da das Gefüge solcher Legierungen häufig grobkörnig, dendritisch, inhomogen und mehrphasig ist, kommt es darauf an, daß jede Legierungsphase noch ausreichend viel Chrom und Molybdän enthält. Korrosionsuntersuchungen und die Erfahrung zeigen, daß ein Chromgehalt von mindestens 25 % und ein Molybdängehalt von mindestens 4 % eine ausreichende Sicherheit bieten. Dies entspricht auch den Mindestanforderungen nach DIN EN ISO 6871-1. Gute CoCr-Legierungen können dadurch in ihrer Korrosionsfestigkeit vergleichbar mit Edelmetallegierungen werden.
Für die Bioverträglichkeit eines Zahnersatzes ist eine gute Korrosionsfestigkeit immer eine nützliche Forderung. Hier sollte das technisch Machbare so weit wie möglich ausgenutzt werden. Darüber hinaus ist natürlich die ionenspezifische Allergenität oder lokale Toxizität zu berücksichtigen. Es ist durchaus möglich, daß ein Patient Korrosionsraten von Kobalt oder Chrom besser toleriert als z. B. die korrosiv gelösten Ionen von Kupfer oder Indium aus einer Edelmetallegierung - oder umgekehrt. Die individuelle Empfindlichkeit eines Patienten, die beispielsweise durch einen Allergiepaß zum Ausdruck kommen kann, muß hier immer Berücksichtigung finden.

35.3.5 Titan

Muß aus klinischen Gründen (z. B. Allergiepatienten) ein anderes Metall gewählt werden, so ist Titan nach einer guten CoCr-Legierung die beste Wahl. Hinsichtlich mechanischer Festigkeit und Korrosionsresistenz ist Titan den Edelmetallegierungen ebenbürtig, in puncto Biokompatibilität wegen der ausgezeichneten Verträglichkeit sogar noch überlegen. Die gegenüber CoCr-Legierungen geringere Festigkeit kann durch eine etwas stärkere Dimensionierung, wie schon oben beschrieben, ausgeglichen werden. Da Titan eine sehr geringe Dichte (Tab. 35) von nur 4,5 g/cm³ besitzt, fällt diese etwas massivere Gestaltung nicht ins Gewicht. Im Gegenteil: Eine gleichwertige Modellgußprothese aus Titan wiegt etwa nur halb so viel wie die entsprechende Prothese aus einer Kobalt-Chrom-Molybdän-Legierung. Bei Edelmetallegierungen mit Dichten von mindestens 11,3 g/cm³ für Pd-Legierungen und bis zu 18,5 g/cm³ für Hochgoldlegierungen könnte bei der notwendigen massiveren Gestaltung das zwei- bis dreifache Gewicht gegenüber einer gleichwertigen CoCr-Modellgußprothese auftreten. Die geringe Wärmeleitfähigkeit (Tab. 35) des Titans, die noch weit unter der von CoCr-Legierungen liegt, ist ein weiterer Grund, diesem Metall gegenüber einer Edelmetallegierung den Vorzug zu geben. Gerade bei großflächigen Konstruktionen ist die Wärmedämpfung bei heißen und bei kalten Einflüssen für den Patienten angenehm.

35.4 Bestandteile einer Gußklammer
(Graber 1992)

Gußklammern bestehen aus fünf Anteilen, die sich am besten an der „klassischen" Klammer, der E-Klammer, zeigen lassen (Abb. 427):

a) Retentionsarm (Federarm, elastischer Klammerarm)
b) Führungsarm (Stabilisierungsarm, starrer Klammerarm)
c) Klammerschulter
d) Klammerauflage
e) Kleiner Verbinder (Klammerstiel).

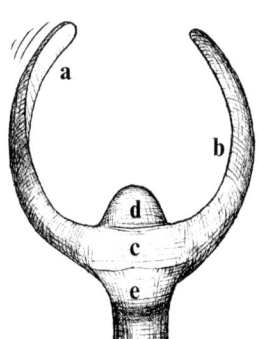

Abb. 427 Bestandteile einer Gußklammer.
a Retentionsarm
b Führungsarm
c Klammerschulter
d Klammerauflage
e Kleiner Verbinder

Der Retentionsarm liegt in der Endposition mit seinem elastischen Ende in den untersichgehenden Bezirken des Zahns und wirkt auf diese Weise auftretenden Zugkräften entgegen. Die den Zahn bezüglich der Einschubrichtung in eine Supra- und eine Infrawölbung (untersichgehender Bezirk) teilende Linie wird auch prothetischer Äquator (Klammerführungslinie) genannt (vgl. Kap. 36). Dem Retentionsarm gegenüber liegt der Führungsarm, der sich während seiner ganzen Länge immer oberhalb des prothetischen Äquators befindet. Er bildet gegenüber dem Retentionsarm ein Widerlager, wenn dieser beim Ein- und Ausgliedern der Prothese den Äquator passiert und dabei auf den Klammerzahn eine extraaxiale Kraft ausübt (reziproke Wirkung). Da der (starre) Führungsarm auch in der Endstellung der Klammer dem Zahn anliegen muß (Abb. 428), müssen koronal dieser Position eventuell vorhandene Konvexitäten des Zahnschmelzes mit einem feinen Diamanten beseitigt werden.

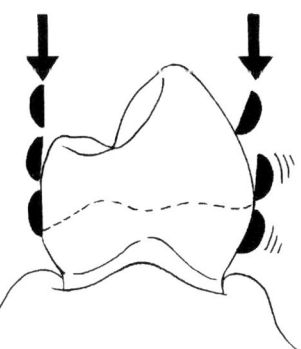

Abb. 428 Lage des Führungsarms einer Gußklammer beim Ein- und Ausgliedern einer Einstückgußprothese.

Retentions- und Führungsarm werden durch die Klammerschulter verbunden, die in die Klammerauflage übergeht. Schulter und Auflage wirken zusammen als funktionelle Einheit, indem sie (nach entsprechendem Einschleifen des Klammerbetts) in diesem Bereich für die parodontale Abstützung der Modellgußprothese sorgen. Zum Zwecke einer idealen (axialen) Belastung des Zahns sollte die Klammerauflage in einem rechten oder leicht spitzen Winkel zur Zahnachse präpariert werden (Abb. 429).

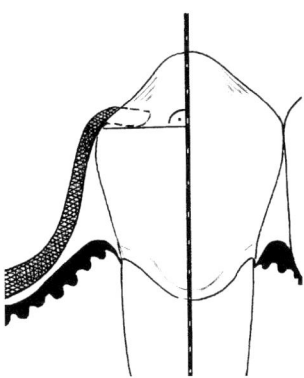

Abb. 429 Präparation der Klammerauflage in einem leicht spitzen Winkel zur Zahnachse

Retentionsarm, Klammerschulter und Führungsarm sollen den Zahn weit umfassen, um eine möglichst starre Verbindung zwischen Modellgußprothese und Zähnen zu erreichen und horizontal angreifende Schubkräfte weiterleiten zu können.

Der kleine Verbinder, der bei Modellgußprothesen auch als Klammerstiel bezeichnet wird, verbindet die Klammer mit dem Prothesengerüst. Bei seiner Konstruktion ist auf eine parodontal offene Gestaltung zu achten. Es sollte ein solcher Abstand von Zahn und Gingiva eingehalten werden, daß bei eingesetzter Prothese eine Reinigung mit einem Interdentalbürstchen möglich ist.

35.5 Vor- und Nachteile von Gußklammern

Gußklammern haben in erster Linie eine Retentions- und Abstützungsfunktion. Dabei müssen sie aber so gestaltet sein, daß sie der Ausbreitung von Karies und Parodontalerkrankungen so wenig wie möglich Vorschub leisten.

Im Vergleich zu handgebogenen Drahtklammern sind gegossene Klammern durch eine höhere Paßgenauigkeit und Stabilität gekennzeichnet. Durch Vermessung läßt sich die beim Ein- und Ausgliedern der Modellgußprothese auftretende Kraft relativ genau bestimmten.

Hauptvorteile der Gußklammerverankerung sind das non-invasive Vorgehen aufgrund der nur in geringem Ausmaß notwendigen Pfeilerzahnpräparation, der geringere Aufwand bei der Herstellung und die verglichen mit kombiniertem Ersatz geringeren Kosten.

Nachteilig bei den Gußklammern im Vergleich zu Verankerungselementen wie Doppelkronen oder konfektionierten Geschieben ist die nur bedingt körperlich-starre Fassung des Zahnes. Wegen des flächenhaften Anliegens der Klammern und konstruktionsbedingter erschwerter Möglichkeiten zur Mundhygiene ist immer eine latente Gefahr zur Entstehung von Karies und parodontalen Erkrankungen vorhanden. Als Nachteil ist auch anzusehen, daß sich im Laufe der Zeit durch wiederholtes Ein- und Ausgliedern ein Retentionsverlust der Prothese ergeben kann. Ferner kann es aufgrund einer Überlastung der Legierung zu Klammerfrakturen kommen.

Bei klammerverankerten Prothesen läßt es sich häufig nicht vermeiden, daß Anteile der Klammern beim Sprechen und Lachen sichtbar werden. Dieser die Ästhetik beeinträchtigende Faktor wird von Patienten bzw. deren Umfeld häufig negativ beurteilt.

35.6 Empfohlene Gußklammerformen

Aufgrund der im vorhergehenden Abschnitt dargelegten Nachteile von gegossenen Klammern sollten nur Klammerformen verwendet werden, die einerseits eine genügende Retention bieten und zum anderen eine Plaqueanlagerung nicht unnötig fördern. Für jede Klammer ist ein Klammerbett einzuschleifen.

Die früher benutzten fünf klassischen Ney-Klammern besitzen in ihrer Gesamtheit heute nur noch historische Bedeutung. Von ihnen kommen heute lediglich die Doppelarmklammer mit Auflage (Ney-Klammer 1) (Abb. 430) und, in leicht veränderter Form, die Ringklammer (Ney-Klammer 5) (Abb. 435) zur Anwendung.

Im **Seitenzahnbereich** sind die typischen Klammern die E-Klammer (Doppelarmklammer mit Auflage, Akers-Klammer) (Abb. 430) und die Bonwill-Klammer (Doppelklammer) (Abb. 431), die aus zwei im Bereich der Klammerschultern verbundenen E-Klammern besteht. E-Klammern können grundsätzlich so gestaltet werden, daß der Retentionsarm sattelwärts offen (Verlauf des Retentionsarms von mesial nach distal, Indikation bei Freiendprothesen) (Abb. 432a) oder sattelwärts geschlossen verläuft (Verlauf von distal nach mesial, Indikation bei Schaltprothesen) (Abb. 432b).

Häufig weisen E-Klammern eine zusätzliche Auflage auf, durch die eine weitere okklusale Abstützung erreicht wird. Mit Hilfe von Bonwill-Klammern läßt sich eine besonders gute Retention erzielen. Sie sind im vollbezahnten Seitenzahnbereich (frontale Unterbrechung) und bei unilateraler Verkürzung der Zahnbögen indiziert.

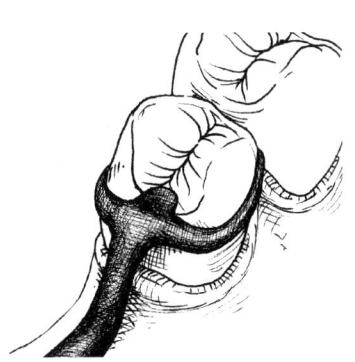

Abb. 430 E-Klammer

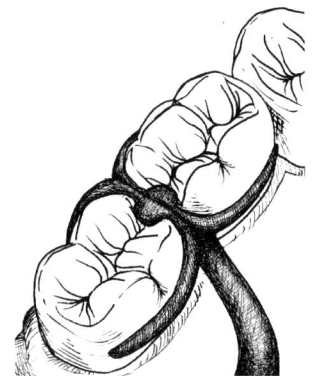

Abb. 431 Bonwill-Klammer

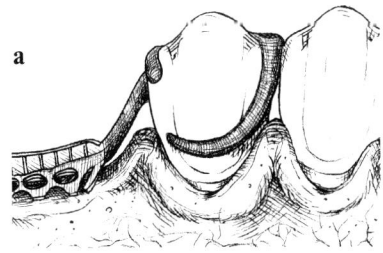

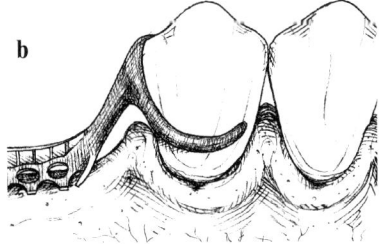

Abb. 432 a und b Verlaufsmöglichkeiten einer E-Klammer
a Sattelwärts offen
b Sattelwärts geschlossen

Von der parodontalhygienischen und ästhetischen Seite her ist anstelle einer Bonwill-Klammer eine Verbindung aus einer E-Klammer und einer Back-Action-Klammer als günstiger anzusehen (modifizierte Bonwill-Klammer) (Abb. 433).

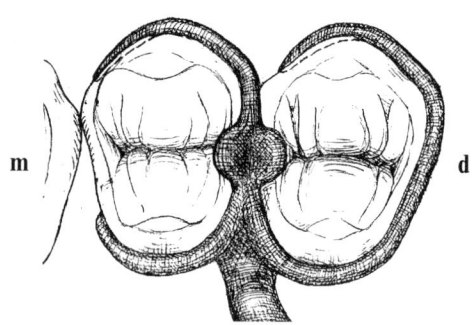

Abb. 433 Modifizierte Bonwill-Klammer: Verbindung einer E-Klammer mit einer Back-Action-Klammer als Alternative zu einer klassischen Bonwill-Klammer. (m = mesial, d = distal)

Back-Action-Klammern können auch alleine verwendet werden und stellen bei Freiendsituationen eine Alternative zur E-Klammer dar. Eine Back-Action-Klammer gelangt von oral über einen sattelfernen Verbinder an die Mesialfläche des endständigen Pfeilerzahnes, wo sie ihre einzige okklusale Auflage hat. Von dort verläuft der starre Klammerarm oralwärts nach distal, umfaßt ihn disto-approximal und endet als Retentionsarm an der Vestibulärfläche, wobei die Klammerspitze dem Sattel abgewendet ist und in Richtung des mesialen Approximalraums zeigt (Abb. 434). Sie hat gegenüber der E-Klammer mit sattelferner Auflage ästhetische Vorteile, da der bukkale Klammerverlauf weniger sichtbar ist, weist aber eine geringere Retentions- und Kippmeiderfunktion auf.

Ein vierter Klammertyp im Seitenzahnbereich ist die bei einzelstehenden, gekippten, endständigen Molaren (Schaltlücke) indizierte (offene) Ringklammer (Abb. 435). Der aus dem Sattel hervorgehende Klammerstiel endet in einer sattelnahen (mesialen) Auflage. Von dieser führt der starre Klammerarm zu einer sattelfernen (distalen) Auflage, von der der Retentionsarm abgeht, der mit seiner Klammerspitze wiederum sattelnah endet. Ihr Vorteil liegt in einer körperlichen Fassung des Zahns. Der Retentionswert einer Ringklammer ist allerdings gering.

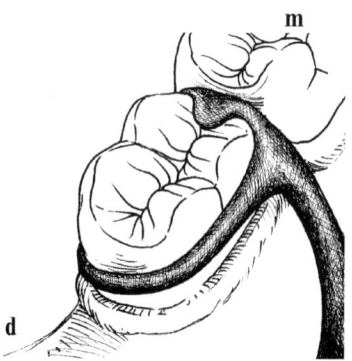

Abb. 434 Back-Action-Klammer

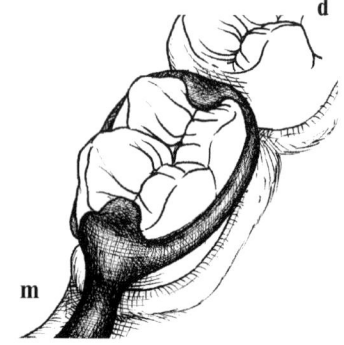

Abb. 435 Ringklammer

Empfohlene Gußklammerformen

Fortlaufende (Abb. 436a und b), gestielte (Abb. 437a und b) und zusammengesetzte gestielte Klammern (Abb. 438a und b) weisen gegenüber den beschriebenen Klammern keine Vorteile auf und sind vor allem parodontalhygienisch eher als ungünstig anzusehen.

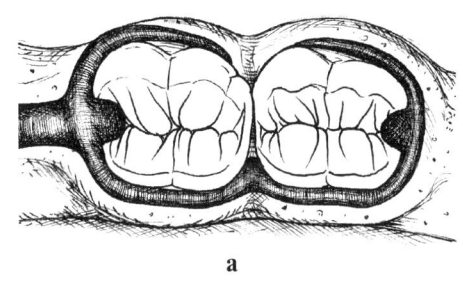

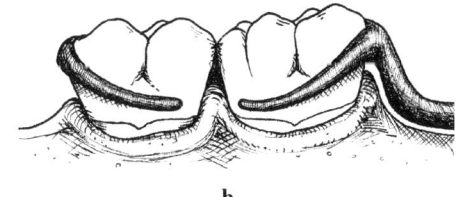

Abb. 436 a und b
Fortlaufende Klammer
a) von okklusal
b) von bukkal

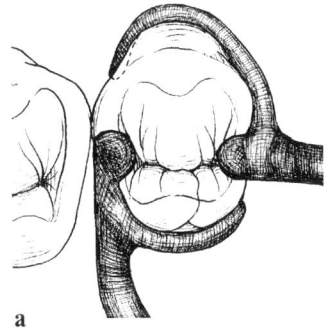

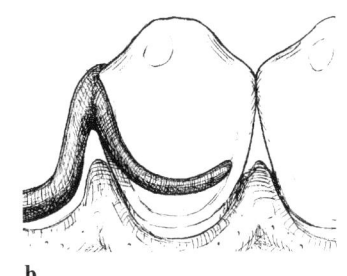

Abb. 437 a und b Gestielte Klammer
a) von okklusal
b) von bukkal

Im **Frontzahnbereich** ist die E-Klammer die Gußklammer der Wahl. Sie besitzt in der Regel eine mesiale und eine distale muldenförmige Inzisalauflage.
Aus Gründen der Stabilität wird der Führungsarm häufig bis auf die Approximalfläche, die der (Haupt-) Auflage gegenüberliegt, geführt, wo sie ebenfalls aufliegt (Abb. 439a und b). Diese zusätzliche Auflage wird auch als Anschlag oder Kralle bezeichnet.

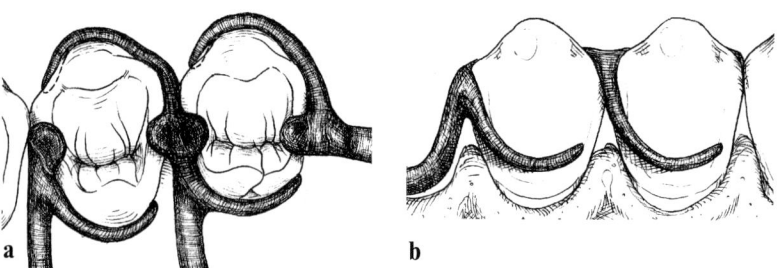

Abb. 438 a und b Zusammengesetzte gestielte Klammer
a) von okklusal
b) von bukkal

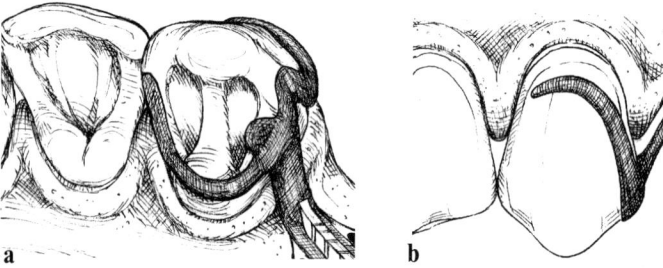

Abb. 439 a und b E-Klammer im Frontzahnbereich
a) von palatinal
b) von frontal

Will man aus ästhetischen Gründen auf die Kralle des Führungsarms verzichten, kann im Bereich des Tuberkulums oder des lingualen Kronenabhangs zusätzlich eine muldenförmige oder eine kerbenförmige bzw. balkonförmige Auflage eingeschliffen werden (*Brunner* und *Kundert* 1988) (Abb. 440a und b).

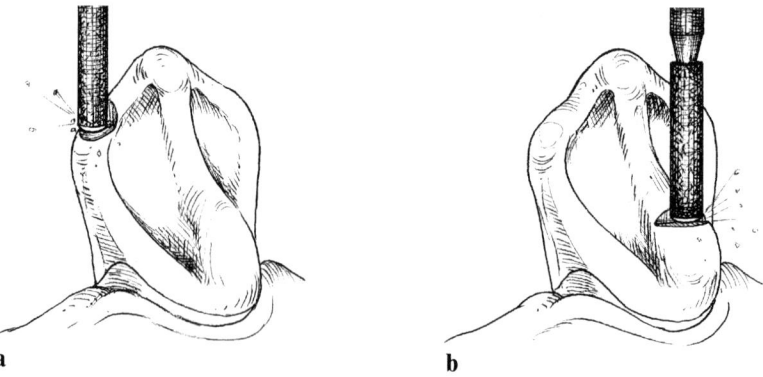

Abb. 440 a und b Präparation von Auflagen für die Anlage von Gußklammern an Frontzähnen.
a) Muldenförmige Auflagenpräparation
b) Kerben- oder balkonförmige Auflagepräparation

Klammerformen wie die Gabel- oder Greiferklammern (Abb. 441/442a und b) oder die verschiedenen Typen der Roach-Klammern (Abb. 443) weisen gegenüber der E-Klammer entscheidende Nachteile auf (geringere Retention bzw. Stabilität; parodontal ungünstigerer Verlauf), so daß auf sie verzichtet werden sollte.

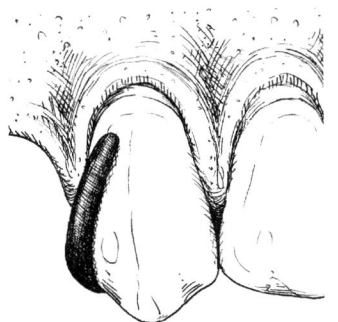

Abb. 441 Gabelklammer

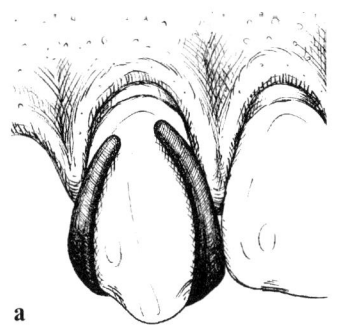

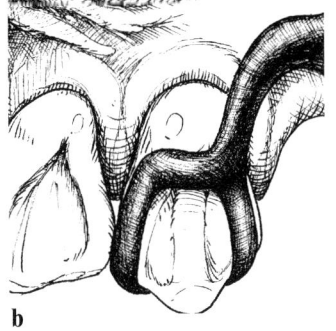

Abb. 442 a und b Greiferklammer
a) von labial
b) von lingual

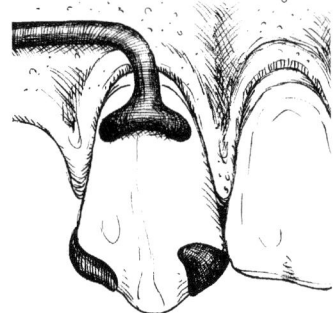

Abb. 443
Roach-Klammer

35.7 Langzeitresultate

Carlsson et al. (1976) wiesen im Zuge einer Nachuntersuchung bei Patienten, die 13 Jahre zuvor mit Teilprothesen versorgt worden waren, nach, daß die Funktionsdauer von (gußklammerverankerten) Modellgußprothesen beschränkt ist, wenn der Patient keine gute Mundhygiene betreibt und nicht regelmäßig zahnärztlich nachkontrolliert wird. Von 68 angefertigten Prothesen waren 23 noch in Gebrauch. 14 Prothesen waren erneuert, 3 durch festsitzenden Zahnersatz (Brücken) und 7 durch Totalprothesen ersetzt. 21 Prothesen waren nicht mehr in Gebrauch und wurden durch keinen anderen Zahnersatz ersetzt. Von ursprünglich 44 Patienten, denen eine Totalprothese im Ober- und eine Modellgußprothese im Unterkiefer angefertigt worden waren, erschienen 27 zur Nachuntersuchung. Die meisten dieser Patienten waren aus zahnerhaltenden oder prothetischen Gründen therapiebedürftig. Die Ergebnisse zeigten, daß nur durch aktive Mitarbeit des Patienten und einem begleitenden Nachsorgeprogramm parodontalen und kariösen Läsionen, die bei einigen Patienten der o.g. Studie zu beobachten waren, vorgebeugt werden kann.

Zu einem ähnlichen Ergebnis kamen *Bergman* et al. (1982) in einer zehn Jahre dauernden Longitudinalstudie an 27 Patienten, die mit Modellgußprothesen versorgt worden waren. Sie zeigten, daß sich größere biologische und zum Teil auch technische Mißerfolge vermeiden lassen, wenn eine sorgfältige prothetische Planung und Behandlung sowie regelmäßige jährlichen Korrekturen, Reparaturen und Nachkontrollen (mit Remotivation, Reinstruktion und, falls erforderlich, Behandlung) durchgeführt werden. Der durchschnittliche Tragezeitraum der Modellgußprothesen betrug in ihrer Untersuchung 8 Jahre. Allerdings mußten in diesem Zeitraum fast 60 % der Zähne wegen Karies und erneuerungswürdiger Füllungen behandelt werden.

In seiner Habilitationsschrift präsentierte *Vermeulen* (1984) die Ergebnisse nach Versorgung mit Teilprothesen, die zehn Jahre lang getragen worden waren. Für gußklammerverankerte partielle Prothesen kam er zu folgenden Resultaten: In 40 % der Fälle war auch nach einem Zeitraum von fünf Jahren keine restaurative Therapie notwendig geworden. Nach fünf Jahren waren noch 75 % der Modellgußprothesen in Ober- und Unterkiefer funktionstüchtig, nach zehn Jahren 50 %, wobei die Teilprothesen im Oberkiefer länger in Funktion blieben als im Unterkiefer. 17 % der Prothesen mußten nach fünf Jahren, 30 - 40 % nach zehn Jahren repariert werden; der Anteil der zu reparierenden Freiendprothesen lag dabei höher. Die Zahl der nichtgetragenen Prothesen lag im Unterkiefer doppelt so hoch (8 %) wie im Oberkiefer.

Die durchschnittliche Überlebensrate von gußklammerverankerten Modellgußprothesen nach 8 - 9 Jahren gaben *Kerschbaum* und *Mühlenbein* (1987) in einer Langzeitstudie mit knapp unter 76 % an (Gesamtzahl der Prothesen: n = 677). Hinsichtlich der Überlebensraten von abnehmbarem Zahnersatz fanden sie für die von ihnen untersuchte Gruppe von privatversicherten Patienten keine Unterschiede zwischen mit Gußklammern und mit Präzisionselementen verankertem Zahnersatz.

In einer Fünfjahresstudie verglichen *Budtz-Jørgensen* und *Isidor* (1990) bzw. *Isidor* und *Budtz-Jørgensen* (1990) teilbezahnte ältere Patienten, deren Unterkiefer- Freiendsituation mit Extensionsbrücken (n = 27) oder mit Modellgußprothesen (n = 26) versorgt worden war. Im Oberkiefer waren jeweils Totalprothesen vorhanden. Es zeigte sich, daß in der Modellgußgruppe die durchschnittlichen Plaque- und Gingiva-Indizes während der gesamten Beobachtungszeit höher lagen als in der Patientengruppe mit Extensionsbrücken. Karies trat bei den mit Modellgußprothesen versorgten Patienten sechsmal häufiger auf. Zudem hatte sich in dieser Gruppe nach 5 Jahren die okklusale Stabilität verschlechtert und die Anzahl der Patienten mit funktionellen Beschwerden erhöht. Auch diese Studie unterstreicht die Wichtigkeit einer guten Mundhygiene und regelmäßiger Kontrolltermine durch den Zahnarzt.

Literatur

Bergman B., Hugoson A., Olsson C.-O.: Caries, periodontal and prosthetic findings in patients with removable partial dentures: A ten-year longitudinal study. J Prosthet Dent 1982; 48: 506-514.

Brunner Th., Kundert M.: Gerüstprothetik. 2. Auflage. Karger, Basel - München 1988.

Budtz-Jørgensen E., Isidor F.: A 5-year longitudinal study of cantilevered fixed partial dentures compared with removable partial dentures in a geriatric population. J Prosthet Dent 1990; 64: 42-47.

Carlsson G. E., Hedegård B., Koivumaa K. K.: Late results of treatment with partial dentures. J Oral Rehabil 1976; 3: 267-272.

Graber G.: Partielle Prothetik. Farbatlanten der Zahnmedizin, Band 3. 2. Auflage. Thieme, Stuttgart 1992.

Isidor F., Budtz-Jørgensen E.: Periodontal conditions following treatment with distally extending cantilever bridges or removable partial dentures in elderly patients. A 5-year-study. J Periodontol 1990; 61: 21-26.

Kerschbaum Th., Mühlenbein F.: Longitudinale Analyse von herausnehmbarem Zahnersatz privatversicherter Patienten. Dtsch Zahnärztl Z 1987; 42: 352-357.

Vermeulen A.H.B.M.: Een decennium evaluatie van partiële prothesen. Med Habil, Nijmegen 1984.

36 Modellgußprothetik: Klinischer und labortechnischer Ablauf

36.1 Einleitung

Modellgußprothesen stellen im Vergleich zu anderen Formen des herausnehmbaren Zahnersatzes eine kostengünstige Alternative dar, wobei auch der Behandlungsaufwand in der Regel geringer ist. Dies bedeutet allerdings nicht, daß es sich hierbei um eine Art Schnellversorgung handelt, bei der das in Kapitel 3 dargestellte Behandlungskonzept nicht gilt. Das praktische Vorgehen bei der Versorgung mit Modellgußprothesen kann in drei Behandlungsabschnitte untergliedert werden, die einen gleich hohen Stellenwert besitzen:

a) Adäquate Vorbehandlung des Restgebisses.
b) Planung, Herstellung und Eingliederung der Modellgußprothese.
c) Nachsorge.

Nur wenn jedem dieser Abschnitte ausreichend Bedeutung zugemessen wird, wird es möglich sein, Schäden am Restgebiß möglichst gering zu halten und den partiellen Zahnersatz über einen langen Zeitraum hin funktionstüchtig zu erhalten.
Die prinzipielle Vorgehensweise unterscheidet sich nicht von der, die bei anderen Formen des Zahnersatzes gewählt wird; daher folgt auch hier auf Anamnese, Befundaufnahme, Situationsabformung, Modellanalyse, Diagnose und Planung die Hygienephase.
Von großer Bedeutung ist die Mundhygienemotivation des Patienten, weil durch Plaqueansammlung bedingte kariöse Läsionen und parodontale Entzündungen einen nicht selten vorkommender Grund für einen Mißerfolg in der Versorgung mit Modellgußprothesen darstellen.

36.2 Klinik: Vorbehandlung des Restgebisses

Nachdem der Patient die Hygienephase durchlaufen hat (vgl. Kap. 6 bis 8) (oder parallel mit ihr), erfolgt, sofern notwendig, die präprothetische Vorbehandlung (vgl. Kap. 9 bis 14). Sind Amalgamfüllungen auf prospektiven Klammerzähnen notwendig, so ist darauf zu achten, daß im Bereich der späteren Lage der Klammerauflage die Unterfüllung flach gestaltet wird. Die Amalgamfüllung muß so weit ausgedehnt werden, daß sich nach der Präparation der Auflage zwischen der präparierten Mulde und der unversehrten Zahnoberfläche eine Amalgamschicht von mindestens 1,5 bis 2 mm Breite befindet. Im Unterkiefer kann, zum Beispiel bei zu geringer oder fehlender angewachsener Gingiva, zwecks Verbesserung des Lagers für den Lingualbügel das Legen eines freien Schleimhauttransplantats sinnvoll sein (vgl. Kap. 14.4.2).

Es ist wichtig, spätestens vor Beginn der prothetischen Phase den Patienten über seine geplante Versorgung mit einer Modellgußprothese aufzuklären. Empfehlenswert ist es, ihm die spätere Sichtbarkeit der Gußklammern an seinen Zähnen zu demonstrieren. Hierzu eignet sich gut ein wasserfester schwarzer Filzstift, mit dem die vorgesehenen Klammerverläufe auf den sichtbaren Zahnanteilen angezeichnet werden. Die markierten Stellen können später leicht mit einem in Alkohol getränkten Wattepellet entfernt werden. Der Patient wird durch das Einzeichnen in die Lage versetzt, sich die Sichtbarkeit der Klammern realistisch vorzustellen. Dadurch wird einer späteren Enttäuschung vorgebeugt.

36.3 Zahnarzt/Labor: Planung der Modellgußprothese

Ist die Vorbehandlung abgeschlossen, sind oft erneute Situationsabformungen und die Herstellung von Studienmodellen, welche schädelbezüglich einartikuliert werden, und eine erneute Modelanalyse notwendig. Die Modellanalyse erfolgt sowohl im Artikulator (inter-, intramaxillär) als auch im Parallelometer (Bestimmung der Unterschnitte vgl. Kap. 36.10) (*Marinello* und *Flury* 1984 b). Unter Beachtung der in Kapitel 33 und 35 dargelegten Konstruktionsprinzipien folgt durch den Behandler (!) die Auswahl der Pfeilerzähne sowie die Bestimmung der okklusalen Klammerauflagen, der Klammerformen und der Ausdehnung des Prothesengerüstes. Vor der diagnostischen Präparation an den Studienmodellen empfiehlt sich eine Fixierung der gewählten Protheseneinschubrichtung, z. B. mit Hilfe eines Rosenbohrerschafts, der, eingespannt im Parallelometer, in einem vorgebohrten Kanal in das Studienmodell gebracht und dort mittels Autopolymerisat befestigt wird (*Marinello* und *Flury* 1984 b). Mit Hilfe von rotierenden Instrumenten führt der Behandler dann eine Probepräparation der Pfeilerzähne durch. Es hat sich bewährt, wenn der Zahnarzt zum Abschluß das geplante Gerüstdesign (mit einem Stift) auf den Situationsmodellen anzeichnet. Dadurch kann auch abgeschätzt werden, in welchem Maße ästhetische Einbußen aufgrund sichtbarer Klammeranteile auftreten. Anschließend werden im Labor individuelle Löffel hergestellt.

36.4 Klinik: Präparation und postpräparative Maßnahmen

Der Zahnarzt führt am Patienten die Schleifmaßnahmen durch. Schleifkorrekturen und das Einschleifen von Klammerschultern können vorteilhaft mit den zylindrischen Diamanten (Instrument-Nr. 2 a und 2 b bzw. 3 a und 3 b des Präparationssatzes Prothetik) ausgeführt werden. Mit Hilfe eines Kugeldiamanten (Nr. 9 a, 9 b) werden die muldenförmig zu gestaltenden Okklusalauflagen an Molaren und Prämolaren präpariert (Abb. 444). Sie sollen in bukko-lingualer und mesio-distaler Richtung ca. ein Drittel der Zahnbreite betragen (Richtwert: 2 bis 2,5 mm) und 1 bis 1,5 mm tief sein. Es soll möglichst nur im Schmelz oder innerhalb von Amalgamfüllungen präpariert werden. Wird Dentin angeschliffen, sollte aus kariesprophylaktischen Gründen eine Füllung gelegt werden. An Eck- und Schneidezähnen ist approximal eine muldenförmige Auflage und am Tuberkulum zusätzlich eine balkon- oder kerbenartige Auflage erwünscht (vgl. Abb. 440a und b). Hierfür eignet sich ein zylindrischer Finierdiamant (Walze) (Nr. 2 b oder 3b). Bei jeglicher Präparationsmaßnahme sind scharfe Kanten zu vermeiden, da sie abformungs- und gußtechnisch zu Schwierigkeiten führen. Nach der Politur der präparierten Schmelzoberflächen erfolgt mit Hilfe eines individuellen Löffels die Abformung. Dazu eignen sich additionsvernetzende Silikone und/oder gummielastische Massen, aber auch Alginat (in der Applikationsspritze appliziert). Zum Abschluß werden die präparierten Kavitäten fluoridiert und Zahnfarbe und -form ausgewählt.

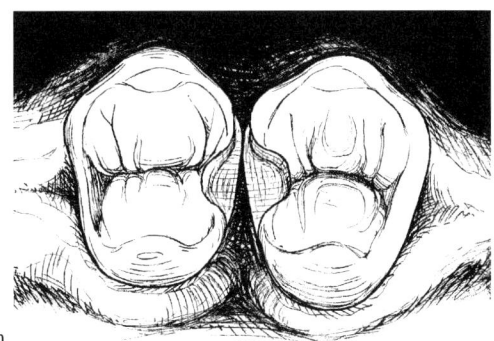

Abb. 444 Eingeschliffene Auflagen im Seitenzahnbereich.

36.5 Herstellung der Arbeitsmodelle und, sofern nötig, Herstellung von Registrierschablonen

Nach der Herstellung der Arbeitsmodelle (Superhartgips) schließt sich bei Verlust der Abstützung im Seitenzahnbereich die Herstellung von Registrierschablonen (Kunststoffbasis und Wachswall) für ein zentrisches Wachsregistrat oder eine intraorale Stützstift-Registrierung an. (Registrierschablonen wurden früher auch als „Bißschablonen" bezeichnet.)

36.6 Klinik: Kieferrelationsbestimmung

Mit Hilfe der Registrierschablone erfolgen die Kieferrelationsbestimmung in zentrischer Kondylenposition (zentrisches Wachsregistrat oder intraorale Stützstift-Registrierung) und die Gesichtsbogenübertragung.

36.7 Labor: Aufstellen der Prothesenzähne in Wachs

Nach der schädelbezüglichen Übertragung der Arbeitsmodelle in den Artikulator ist in vielen Fällen ein Aufstellen der Prothesenzähne in Wachs sinnvoll, um auf diese Weise sich eventuell ergebende Probleme bezüglich Okklusion, Ästhetik und Gerüstgestaltung zu erkennen (*Marinello* 1983). Als Basis für die Aufstellung kann oftmals die Kunststoffplatte der Registrierschablone verwendet werden.

36.8 Klinik: Anprobe der Wachsaufstellung

Diese Wachsaufstellung wird anschließend am Patienten einprobiert. Dabei werden gleichzeitig die Kieferrelationsbestimmung und die Zahnaufstellung bezüglich Okklusion, Statik und Ästhetik überprüft.

36.9 Zahnarzt: Komplettierung der Arbeitsunterlagen für das Labor

Zu den bereits vorhandenen vermessenen diagnostisch präparierten und mit einer Gerüstzeichnung versehenen Studienmodellen und den einartikulierten Arbeitsmodellen sollte der Zahntechniker mit dem Arbeitsauftrag eine vom Zahnarzt angefertigte Skizze der geplanten Gerüstkonstruktion (Arbeitszeichnung) erhalten (Abb. 445).

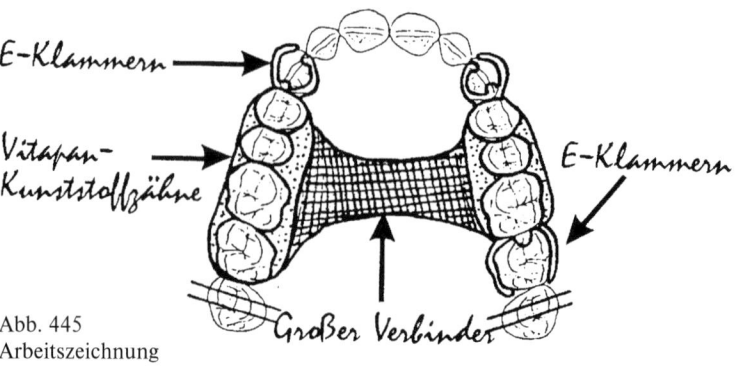

Abb. 445 Arbeitszeichnung

36.10 Labor: Endgültige Vermessung und Gerüstherstellung

Nun folgt die endgültige Vermessung des Arbeitsmodells. Beim Vermessen geht es darum, im Verband der zu umklammernden Zähne die vorteilhaftesten retentiven Zonen festzustellen. Dazu werden durch Kippung des in den Parallelometer eingespannten Modells zunächst mit einem im Parallelometer eingespannten Suchstab Ausmaß und Lage der untersichgehenden und damit retentiven Bereiche (sog. Infrawölbungen) der Klammerzähne festgestellt (Abb. 446). Hat man im Parallelometer eine für diesen Zweck optimale Modellpositionierung gefunden, wird für jeden Zahn der prothetische Äquator (Klammerführungslinie) mit einer Graphitmine markiert (Abb. 447). Dieser gibt die nur für diese spezielle Modell-Positionierung gültige Trennungslinie zwischen der zervikal des prothetischen Äquators liegenden Infrawölbung (negative Region) und der okklusal befindlichen nicht-untersichgehenden und daher nicht-retentiven negativen Suprawölbung an. Auf diese Weise wird für die später an der Prothese direkt befestigten Klammern eine gemeinsame Einschubrichtung festgelegt.

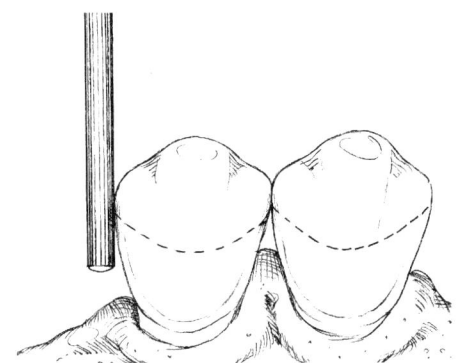

Abb. 446 Aufsuchen von Infrawölbungen (unterhalb der gestrichelten Linie).

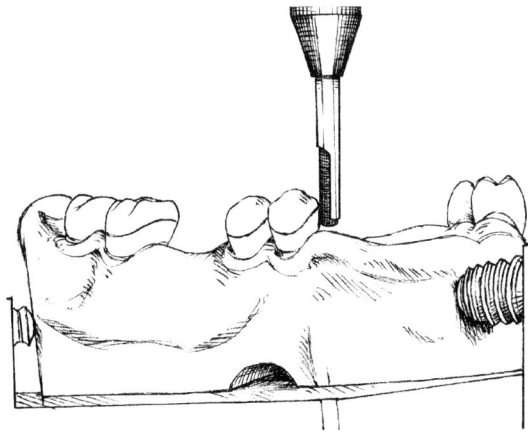

Abb. 447 Einzeichnen des prothetischen Äquators mit einer im Parallelometerstab befindlichen Graphitmine.

Anschließend erfolgt die Bestimmung des Federwegs (Unterschnittstiefe, Eindringtiefe), den die Spitze des elastischen Endteils des Retentionsarms der Klammer beim Ein- und Ausgliedern der Modellgußprothese zurücklegt (maximale Auslenkung). Bei dem am weitesten verbreiteten Meßsystem nach Ney (Neyco Dental, CH-Basel) stehen dafür Meßstäbe mit Meßtellern verschiedenen Durchmessers zur Verfügung. Je nach der Entfernung des Meßstab-Schafts zum Rand des Meßtellers (0,25 mm, 0,5 mm, 0,75 mm) unterscheidet man im Grundset drei verschiedene Meßstäbe (Nr. 10, 20, 30) (Abb. 448). In speziellen Tabellen lassen sich die für die verschiedenen Zähne und Klammerformen gewünschten Unterschnittstiefen ablesen. Der Meßstab wird derart an den Zahn angelegt, daß der prothetische Äquator vom Schaft berührt wird und der Meßteller in einem

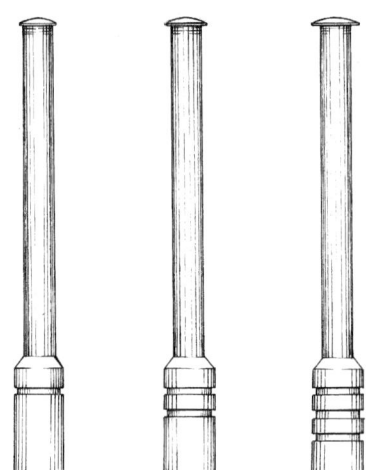

Abb. 448   Meßstäbe im Meßsystem nach Ney

bestimmten Abstand vom Äquator (der sog. Eindringdistanz) im ausgewählten Bereich des Klammerendpunkts am Zahn Kontakt hat (Abb. 449a und b). Auf diese Weise wird ein definierter Federweg erzielt. Der Verlauf der Retentionsarme wird vom festgelegten Klammerendpunkt zur Klammerauflage eingezeichnet. Bei einer nur geringen Konvexität des Zahnes und einer dementsprechend geringen Unterschnittstiefe müssen retentive Bezirke in Form von plastischen Füllungen (Amalgam) oder Gußfüllungen (Gold), durch Überkronung der entsprechenden Klammerzähne oder durch adhäsiv befestigte „Retainer" geschaffen werden.
Die Retentionskraft einer Gußklammer hängt aber nicht nur vom Ausmaß des Federwegs (je größer, desto mehr Retention), sondern auch von der Klammerarmlänge ab (sehr kurze und sehr lange [zunehmende Elastizität] weisen eine geringere Retention auf – größeren Meßteller wählen), ferner vom Klammerarmquerschnitt (je dicker, desto mehr Retention) und von dem materialspezifischen Widerstand gegen elastische Deformation (E-Modul, Einheit N/mm^2; je größer der E-Modul, desto höher der Widerstand und damit der Retentionswert). Aufgrund des vorgegebenen Klammerarmquerschnitts (fabrikmäßig vorgegebene Wachsprofile) und des

bekannten E-Moduls der verwendeten Metall-Legierung (i. d. R. Co-Cr-Mo) werden individuelle Variationen der Haltekraft über die Unterschnitttiefe und Klammerarmlänge vorgenommen. Im Ney-System ist jedoch die Länge des Retentionsarmes ein Faktor, der bei der Bestimmung der Haltekraft der Klammer nicht berücksichtigt wird. Dieser Mangel wurde beim Rapid-Flex®-Klammersystem (Bios-System) (Degussa, D-Frankfurt) dadurch behoben, daß für die Herstellung der Klammern ein vorgefertigtes Wachsprofil verwendet wird, welches auf seiner gesamten Länge ein konstantes Verhältnis von Höhe zu Breite (8 : 10) aufweist (*Kump* 1986) (Abb. 450).

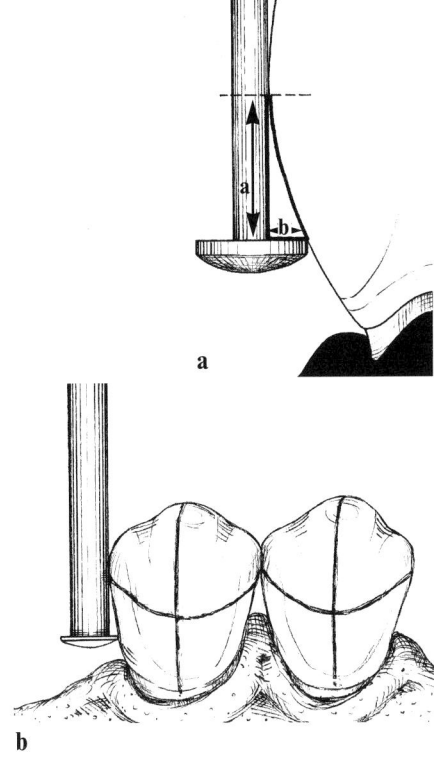

Abb. 449 a und b Bestimmung der Eindringdistanz.
a) Theorie: a Eindringdistanz
b Eindringtiefe
b) Praxis

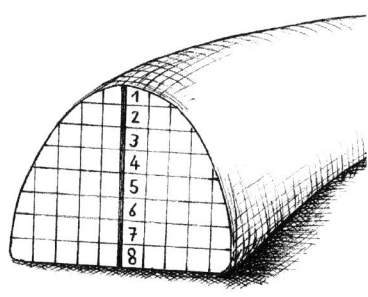

Abb. 450 Wachsprofil des Bios-Systems

Nach dem Vermessen des Meistermodells wird die vom Zahnarzt angefertigte Arbeitsskizze auf das Modell übertragen. Anschließend werden an den Zähnen alle untersichgehenden Stellen, an denen der Modellguß nicht retentiv wirken soll (z. B. in den Bereichen des kleinen Verbinders), mit Wachs ausgeblockt. Auf die zahnlosen Kieferkämme (Unterlegewachs 0,4 bis 0,6 mm) und entlang des geplanten Verlaufs des späteren Lingualbügels (Unterlegewachs 0,2 bis 0,7 mm) wird eine dünne Wachsschicht aufgetragen. Im Bereich der Sättel von Freiendprothesen werden kleine Sattelstops im Unterlegewachs ausgespart. An diesen definierten Stellen liegt das Gerüst später dem Kieferkamm direkt auf, während der Hauptanteil des Gerüsts unterfütterbar und somit basal von Kunststoff bedeckt ist. Das veränderte Meistermodell wird mit Hydrokolloiden oder Silikonen dubliert, um ein Duplikatmodell aus einer feuerfesten Einbettmasse herzustellen. Da Co-Cr-Mo-Legierungen erst bei ca. 1300 bis 1600° C schmelzen, sich Gips aber bereits bei rund 1200° C zersetzt, ist eine gipsfreie, christobalitgebundene Einbettmasse zu verwenden. Auf diesem feuerfesten Arbeitsmodell wird mit Hilfe von fabrikmäßig vorgefertigten Wachsprofilen das Gerüst modelliert (*Spiekermann* und *Gründler* 1983, *Marinello* und *Flury* 1984 b).

Um die Klammerposition des Wachsprofils am Zahn an die gleiche Position zu plazieren wie am vermessenen Meistermodell, ist die Einschubrichtung des Gipsmodells auf das Einbettmassenmodell zu übertragen. Dies geschieht mittels speziell dafür hergestellter Anschläge, die mit Hilfe des Parallelometers an das Meistermodell mit Wachs fixiert und später durch die Dubliermasse in das Einbettmassenmodell übertragen werden. Dieser geschaffene Anschlag im Einbettmassenmodell ermöglicht das Wiederausrichten des Einbettmassenmodells auf dem Modelltisch zum Zwecke der endgültigen Vermessung und der Markierung der Klammerpositionen für die Wachsprofile am Duplikatmodell. Eine weitere Möglichkeit, die vermessene Klammerposition am Meistermodell auf das Einbettmassemodell zu übertragen, kann durch eine vor dem Dublieren angebrachte Markierung, z. B. mit Wachs in Form einer Stufe am Meistermodell, durchgeführt werden.

Die Stärke des großen Verbinders soll im Randbereich 0,3 bis 0,4 mm, an der Basismitte 0,8 bis 0,9 mm betragen.

Ein anderer Gesichtspunkt für die Gerüstmodellation ist die Berücksichtigung des Gegenkiefers zum Einbettmassenmodell. Es gibt klinische Situationen, bei denen es wünschenswert ist, das Einbettmassenmodell im Artikulator einzustellen. Dies wird z. B. bei Metallkauflächen und Rückenschutzplatten nötig. Mit einem entsprechenden Mehraufwand erlauben einige Dubliersysteme (Neostar®; Dentaurum, D-Bispringen), das Duplikatmodell einzuartikulieren und zum Einbetten mit der Wachsmodellation aus dem Artikulator zu entnehmen.

Die fertige Wachsmodellation sollte vom Zahnarzt auf Übereinstimmung mit der Gerüstzeichnung und auf die Dimensionierung der Wachsteile kontrolliert werden. Mit Hilfe des Meister- und des Einbettmassenmodells werden visuell folgende Punkte kontrolliert:

a) Einschubrichtung
b) Lage aller Teile.

Patient: Gerüstanprobe

Bei der Modellation des Wachses wird überprüft:
1. Klammerstärke.
2. Stärke des kleinen Verbinders.
3. Oberfläche des großen Verbinders (genarbt).
4. Stärke der Retentionen für die Prothesenzähne (Netzretentionen mit ausreichend stabiler Verbindung zum großen Verbinder).
5. Unterfütterbarkeit der Sättel (0,4 bis 0,6 mm durch Unterlegewachs auf dem Meistermodell).
6. Übergang Metallgerüst-Kunststoffsättel (muß überall klar definiert sein; Kontrolle auch am Unterlegewachs auf dem Meistermodell).
7. Okklusale Auflagen.
8. Okklusion bei Kauflächengestaltung in Modellguß.
9. Stops für das Gerüst bei der Freiendsituation im Unterkiefer.
(10. Okklusion unter Berücksichtigung der Auflagen.)
(11. Frontzahnführung ohne Gerüstkontakte.)

Die Punkte 10 und 11 können meistens nicht genau überprüft werden, da das Einbettmassenmodell nicht montiert ist.

Nach Abschluß der Kontrollen wird die Wachsmodellation mit den Gußkanälen versehen und in ein ringloses Muffelsystem eingebettet. Wie beim Goldguß erfolgen nun das Auswachsen, das Vorwärmen der Muffel und schließlich der Metallguß.
Nachdem das in der Muffel befindliche Gerüst auf Zimmertemperatur abgekühlt ist und ausgebettet wurde, wird das Gerüst mit einem Sandstrahlgerät von noch vorhandener Einbettmasse und seiner Oxidschicht befreit. Die Gußkanäle werden abgetrennt und ihre Ansätze am Gerüst verschliffen. Hierauf erfolgt erstmals die Feinaufpassung auf das Meistermodell. Die Politur des Gerüsts schließt sich an (elektrogalvanisches Glanzbad, Gummiräder, Bürstchen) (*Marinello* und *Flury* 1984a).

36.11 Klinik: Gerüstanprobe

Bei der Gerüstanprobe werden folgende Punkte überprüft:
- Einsetzbarkeit des Gerüstes.
- Richtige Endlage der okklusalen Auflagen und Klammerschultern.
- In der Endlage spalt- und spannungsfreier Sitz der Klammerarme (Patienten befragen, ob er ein starkes Spannungsgefühl verspürt).
- Im Unterkiefer: Lage des Lingualbügels;
  im Oberkiefer: Lage und Passung des großen Verbinders
  (Spaltfreiheit; Überprüfung mit Fit-Checker® [G-C Dental International, D-Hofheim]).
- Ausreichende Retention.
- Parodontalfreundliche Gestaltung der kleinen Verbinder.
- Keine statischen oder dynamischen Okklusionskontakte auf Klammeranteilen.
- Ausmaß der ästhetischen Einbußen aufgrund sichtbarer Klammeranteile.
- Im Sattelbereich scharfkantiger Übergang zum späteren Kunststoffteil.

36.12 Zahntechniker/Klinik: Vorbereitung und Durchführung einer Kompressionsabformung bei vorhandenen Freiendsätteln

Bei *Kennedy*-Klasse I und II empfiehlt sich die Durchführung einer speziellen Kompressionsabformung der Sättel (sog. Altered-cast-Abformung; [altered cast: angepaßtes Modell]). Dem vermehrten Arbeitsaufwand steht dabei eine bessere Passung der gingiva-getragenen Prothesenteile gegenüber (*Graber* 1986, *Marinello* 1987).
Dabei wird wie folgt vorgegangen:
Nach erfolgter Gerüstanprobe legt der Zahntechniker am Meistermodell die wahrscheinliche Ausdehnung der Prothesensättel fest. In diesem Bereich werden die Gerüstretentionen mit einer Kunststoffbasis aus lichthärtendem Löffelmaterial versehen. Die Randbereiche dieser Kunststoffbasis werden wie ein individueller Abformlöffel gestaltet. Anschließend erfolgt die Entfernung der Anteile der Freiendsättel am Meistermodell. Es muß sichergestellt sein, daß eine Reponierung des Gerüsts mit der neuen Kompressionsabformung auf dem Modell möglich ist. Am Patienten erfolgen dann damit zunächst eine Kerr-Rand-Gestaltung und schließlich eine (Sekundär-)Abformung mit Zinkoxid-Eugenol-Paste (niedrigviskös im Oberkiefer: Kelly-Paste®; Ubert, D-Berlin; höherviskös im Unterkiefer: S S-White®; Ubert, D-Berlin). Wichtig ist dabei, daß das Gerüst exakt plaziert ist und daß der ausgeübte Druck auf die Auflagen und nicht auf den oder die Freiendsättel gerichtet wird.
Nach der Sekundärabformung wird das reduzierte Meistermodell der neuen Situation angepaßt. Der Zahntechniker setzt die Abformung auf das Meistermodell zurück und bringt mit Ausnahme des dorsalen Bereichs zirkulär eine Wachsmanschette um den Sattelbereich an. Nun werden von dorsal her die Sättel mit Gips unterfüttert. Um einen guten Verbund des Gipses mit dem Restmodell zu erreichen, werden Retentionskerben angelegt und das Modell wird vor dem Unterfüttern gewässert. Nach dem Abbinden des ergänzten Gipses werden Wachsmanschette und Gerüst entfernt. Ergebnis der Prozedur ist ein Sekundärmodell („altered cast"), das die Freiendsättel in leicht komprimiertem Zustand optimal wiedergibt.
Auf diesem Sekundärmodell folgt die Zahnaufstellung in Wachs.

36.13 Zahntechniker/Patient: Fertigstellung der Modellgußprothese

Nach der Aufstellung der Zähne in Wachs wird diese am Patienten anprobiert (Überprüfung von statischer und dynamischer Okklusion, Ästhetik, Phonetik).
Das Okklusionskonzept richtet sich nach dem Ausmaß der Rest- und Gegenbezahnung. Bei Schaltprothesen oder tegumental-parodontal gelagerten Modellgußprothesen ist bei vorhandenen Eckzähnen in der Regel eine Front- bzw. Eckzahnführung möglich, bei unbezahntem Gegenkiefer (Totalprothese) hingegen ist eine bilateral balancierte Okklusion das Okklusionskonzept der Wahl.

Diesem Schritt schließt sich die Fertigstellung der Prothese an. Insbesondere muß auf einen glatten Übergang zwischen Metall und Kunststoff geachtet werden. Um einen spaltfreien Verbund in diesem Übergangsbereich zu erreichen, sollte ein mechano-chemisches Verbundsystem (z. B. Silikatisierung/Silanisierung) eingesetzt werden (vgl. Kap. 31.3). Die Retentionsgitter werden mit rosafarbenem Opaker farblich abgedeckt.

Die Fertigstellung in Kunststoff kann mit Hilfe der Vorwalltechnik und Autopolymerisat erfolgen. Es ist darauf zu achten, daß untersichgehende Bereiche vor dem Anfließenlassen des flüssigen Kunststoffs in den Vorwall mit Wachs ausgeblockt werden. Dadurch wird verhindert, daß die Modellzähne beim Abheben des ausgehärteten Kunststoffs abbrechen und daß ein Einschub der fertiggestellten Prothese im Mund ermöglicht wird. Der Zugang für Hygieneinstrumente darf ebenfalls nicht durch den Kunststoff behindert werden.

Die Arbeit wird am Patienten anprobiert, wobei die korrekte Endlage der Gerüstteile und der Klammern, die Passung, ein spannungsfreier Sitz, ausreichende Retention, parodontalfreundliche Gestaltung der Gerüstelemente, statische und dynamische Okklusion, Phonetik und Ästhetik überprüft und gegebenenfalls angepaßt werden.

36.14 Patienteninstruktion

Der Patient wird angewiesen, die Modellgußprothese jeden Abend mit einer Bürste (spezielle Prothesenbürsten haben sich besonders bewährt) und einer wenig abrasiven Zahnpasta (oder Geschirrspülmittel) zu reinigen. In die Endposition darf sie ausschließlich durch Fingerdruck gelangen. Sollten sich dennoch Klammeranteile verbiegen, so sollte der Zahnarzt aufgesucht werden, genauso wie bei Irritationen am Zahnfleisch oder Kieferkamm, Retentionsverlust oder Paßungenauigkeiten.

Das vorhandene Restgebiß muß vom Patienten regelmäßig mit Zahnbürste, Zahnpasta und weiteren empfohlenen Mundhygienehilfsmitteln gereinigt werden. Zur Kariesprophylaxe ist ein regelmäßiges Spülen mit einer fluoridhaltigen Lösung zu empfehlen.

Die erste Nachkontrolle erfolgt nach ein oder zwei Tagen.

36.15 Nachsorge

Abhängig von dem Ausmaß der zu erwartenden Mitarbeit des Patienten wird dieser zwei- bis viermal pro Jahr zu Nachsorgeterminen einbestellt. Während dieser Nachkontrollen ist vor allem auf kariöse und tegumentalparodontale Läsionen zu achten. Auch sind die Passung der Prothese, die statische und dynamische Okklusion und eine erhöhte Zahnbeweglichkeit zu überprüfen. Ziel ist es, daß die Modellgußprothese über einen langen

Zeitraum hinweg funktionstüchtig bleibt und die oralen Gewebe durch sie nicht geschädigt werden.

Tabelle 36 faßt nochmals das klinische und labortechnische Vorgehen zusammen.

Tabelle 36 Übersicht zum klinischen und labortechnischen Vorgehen

Klinik	Labor
Anamnese, Befundaufnahme, Ok-, Uk-Röntgen (Orthopantomogramm, Rinn-Status), Situationsabformung mit konfektioniertem Löffel, Gesichtsbogenübertragung, Kieferrelationsbestimmung	
	Herstellung von Studienmodellen, schädelbezügliche Montage der Modelle
Modellanalyse im Artikulator und Parallelometer **Diagnose, Planung**	
Hygienephase, präprothetische Vorbehandlung, Reevaluation der Vorbehandlung [evtl. erneute Situationsabformung mit konfektioniertem Löffel, Gesichtsbogenübertragung, Kieferrelationsbestimmung]	
	[Herstellung von Studienmodellen, schädelbezügliche Montage der Modelle]
[Modellanalyse im Artikulator und Parallelometer] [**Diagnose; Planung der Modellgußprothese**]	
Diagnostische Präparation von Auflagen und Schleifkorrekturen am Studienmodell	
	Herstellung eines individuellen Löffels
Prothetische Phase: Präparation von Auflagen und Schleifkorrekturen, Politur, definitive Abformung, Fluoridierung, Auswahl von Zahnfarbe und -form	
	Herstellung der Arbeitsmodelle, Herstellung von Registrierschablonen
Gesichtsbogenübertragung, Kieferrelationsbestimmung, schädelbezügliches Einartikulieren, Montage im Artikulator	

Klinik	Labor
	Aufstellen der Prothesenzähne in Wachs
Anprobe der Wachsaufstellung; Komplettierung der Arbeitsunterlagen für das Labor	
	Endgültige Vermessung; Gerüstherstellung
Gerüstanprobe	
	Bei Kennedy-Klasse I und II*: *Kunststoffsättel als individuelle Löffel anbringen
*Kompressionsabformung der Sättel	
	*Erstellung des Sekundärmodells, *Altered-cast-Modell, Zahnaufstellung in Wachs
Anprobe der Wachsaufstellung	
	Fertigstellung in Kunststoff
Anprobe der fertigen Arbeit, Eingliederung der fertigen Arbeit	
Kontrolle	
Nachsorge	

Literatur

Graber G.: Partielle Prothetik. Farbatlanten der Zahnmedizin. Band 3. Thieme, Stuttgart 1986.

Kump U.: Neues Konstruktionssystem für die optimale Klammergestaltung. Degussa-Informationsbrief, Frankfurt 1986.

Marinello C. P.: Die Altered-Cast Methode. Schweiz Monatsschr Zahnmed 1987; 97: 465–472.

Marinello C. P.: Die orale Rehabilitation mittels einer Teilprothese (I, II). Quintessenz 1983; 34: 2153–2163, 2355–2367.

Marinello C. P., Flury M. M.: Die Teilprothesengerüstherstellung im zahntechnischen Laboratorium. (I, II). Quintessenz Zahntech 1984 a; 10: 23–33, 173–180.

Marinello C. P., Flury M. M.: Die Modellanalyse in der Teilprothetik (I, II). Quintessenz 1984 b; 35: 1857–1866; 2061–2071.

Spiekermann H., Gründler H.: Die Modellguß-Prothese. 2. Auflage. Quintessenz, Berlin 1983.

Weiterführende Literatur

Battistuzzi P. G., Käyser A. F., Keltjens H. M., Plasmans P. J.: Teilprothesen. Planung, Therapie, Nachsorge. Deutscher Ärzte Verlag, Köln 1991.

Brunner Th., Kundert M.: Gerüstprothetik. 2. Auflage. Karger, Basel-München 1988.

Brunner Th., Marinello C. P.: Der Sublingualbügel nach Tryde und Brantenberg-eine noch wenig bekannte Form des grossen Verbindungselementes im Unterkiefer. Schweiz Mschr Zahnheilk 1983; 93: 352-361.

Dittmar K.: Ein individuelles Modellgußsystem im praktischen Einsatz. Quintessenz Zahntechnik 1991; 17: 19-28.

Renner R.P., Boucher L.J.: Removable Partial Dentures. Quintessenz, Berlin 1987.

37 Einführung in die Geschiebeprothetik (mit klinischem und labortechnischem Ablauf)

37.1 Einleitung

Geschiebe sind starre Halteelemente, die aus einer Matrize als äußeres, umschließendes Negativteil und einer Patrize als formanaloges, umschlossenes Innenteil (Positivteil) bestehen.
Die Haltewirkung von Geschieben beruht primär auf Friktion, d. h. auf Haftreibung. Diese kommt durch die vorhandene Parallelität zwischen Matrize und Patrize zustande. Unter Umständen können auch zusätzlich eingebaute retentive Elemente (z. B. aktivierbare Stifte oder Lamellen, Riegel, Federmechanismen, klemmende Randwülste) wirksam werden.
Da ein Geschiebeteil direkt (z. B. Innenkonus) oder über eine Krone (sog. Primärteil des Geschiebes) mit dem Pfeilerzahn fest verbunden und der andere Teil (sog. Sekundärteil) im abnehmbaren Zahnersatz verankert ist, wird diese Art von Zahnersatz als kombiniert festsitzend-abnehmbarer Zahnersatz bezeichnet. Geschiebe werden entweder vom Zahntechniker individuell hergestellt (sog. Semipräzisionsgeschiebe) oder industriell vorgefertigt (sog. Präzisionsgeschiebe).
Folgende Geschiebearten lassen sich unterscheiden:

1. Hülsengeschiebe (Doppelkronen) (s. Kap. 38 und 39)
2. Teilhülsengeschiebe (RS-, RSS-Geschiebe)
3. Konfektionierte Geschiebe (semipräzisions- und präzisionsgefertigte Geschiebe)
4. Steggeschiebe und Steggelenke
5. Scharniergelenke, Resilienzgelenke
6. Druckknopf-Systeme (Hülsenstiftgeschiebe) (s. Kap. 40 und 41).

37.2 Teilhülsengeschiebe

Bei den mit Hilfe der Parallelfrästechnik individuell hergestellten Teilhülsengeschieben wird das auf den Zahn festzementierte hülsen- oder teilkronenartige Innenteil vom Außenteil nur teilweise umfaßt. Eine zervikale Stufe und/oder okklusale Schulter sorgt für eine definitive Endlage des am abnehmbaren Zahnersatz befestigten Sekundärteils (Außenteil). Man unterscheidet:

a) Rillen-Schulter-Geschiebe (RS-Geschiebe)
b) Rillen-Schulter-Stift-Geschiebe (RSS-Geschiebe).

Die Rillen der Teilhülsengeschiebe bewirken eine Vergrößerung der Oberfläche und eine Verbesserung der Haftung. Ihnen kommt vor allem die Aufgabe zu, die auf dem Primärteil befindliche Matrize gegen horizontal angreifende Schub- und Torsionskräfte zu schützen. Ferner dienen sie dem Patienten als Orientierungshilfe beim Eingliedern des Zahnersatzes. Dies ist wichtig, weil es bei Teilhülsengeschieben – wie auch bei der Verwendung von industriell vorgefertigten Präzisionsfertiggeschieben – nur eine Einschubrichtung gibt.

Zusätzlich eingelötete (aktivierbare) Stiftchen (RSS-Geschiebe) erhöhen die Retention deutlich und bewirken zudem eine Sicherung gegen Zugkräfte (Abb. 451).

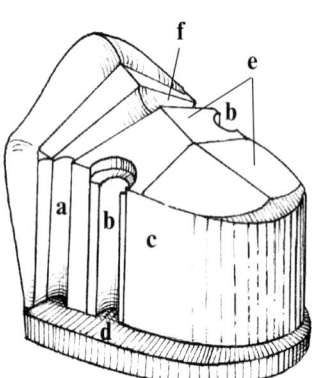

Abb. 451 Prinzip des Rillen-Schulter-Stift-Geschiebes, Matrize.
a Parallele, senkrechte Rillen
b Führungsschiene für die Stiftchen der Patrize
c Parallel gefräste Reibungsfläche
d Zervikale Stufe
e Okklusale Schulter
f Okklusale Querrille

37.3 Semipräsizisions- und Präzisionsgeschiebe

Diese Halteelemente werden nicht individuell vom Zahntechniker hergestellt, sondern sie werden fabrikmäßig konfektioniert angeliefert. Sie sind entweder angießbar (Präzisionsgeschiebe) oder werden als ausbrennbares Kunststoffteil (Semipräzisionsgeschiebe) zusammen mit der Primärrestauration gegossen.

Grundsätzlich können die Geschiebeteile auf verschiedene Arten in die zahntechnische Arbeit integriert werden. Für die Befestigung der Matrize am festsitzenden Primärteil (Krone) lassen sich folgende Möglichkeiten unterscheiden:

a) Vorgefertigte ausbrennbare Kunststoffteile werden zusammen mit der Krone in derselben gewählten Legierung gegossen (sowohl hochgoldhaltige als auch Nichtedelmetall-Legierungen sowie Titan können gewählt werden).

b) Sind die Geschiebeteile aus einer angußfähigen Legierung (HSL = hochschmelzende Legierung) gefertigt, kann der Anguß an ein solches Geschiebe nur mit einer hochgoldhaltigen Legierung erfolgen. Dabei spielt es keine Rolle, ob es sich um eine Gelbgold- oder eine Aufbrennlegierung handelt. Der Einsatz von NEM-Legierungen ist aufgrund ihres viel höheren Schmelzintervalls nicht möglich.

c) Ein Anlöten von Geschiebeteilen an die Primärkronen ist technisch zwar möglich, findet aufgrund der mangelnden Präzision bei der Plazierung des Geschiebes an die Krone aber kaum Anwendung. Das Anlöten von Geschiebeteilen (aus einer hochgoldhaltigen Legierung) an Kronenteile, die aus NEM-Legierungen gefertigt sind, ist darüberhinaus aufgrund der fehlenden Diffusion nicht empfehlenswert.

Patrizen können in dem Sekundärteil austauschbar oder nicht austauschbar befestigt sein. Die austauschbare Lösung wird durch eine Verschraubung (Retentionsschraube) ermöglicht. Die Verschraubung hält die aktivierbare Patrize an der Retentionshülse, welche mit drei Techniken am herausnehmbaren Sekundärteil befestigt werden kann:

- **Anlötung**
  Voraussetzung für die Anlötung der Patrize an das Sekundärteil ist, daß die Patrize aus einer anlötbaren Legierung hergestellt ist. Da das Sekundärteil in den meisten Fällen aus Co-Cr-Mo-Legierungen (Modellgußbasis) besteht, findet bei verwendetem Goldlot keine Diffusion zum Modellguß statt, sondern lediglich eine mechanische Verbindung. Bei dem Lötvorgang kann es durch die thermische Behandlung zu einem Verzug der Metallteile (Modellguß und Patrize) und damit zu einer Beeinträchtigung der Gesamtpassung auf den Primärteilen kommen.
- **Einklebung**
  Das Einkleben der Patrize in das Sekundärteil ist durch die Entwicklung geeigneter Klebematerialien möglich geworden. Voraussetzung für den erfolgreichen Einsatz dieser Kleber ist ein fester und stabiler Verbund zwischen Kleber und Metallgerüst. Der Verbund kann sowohl auf chemischem als auch auf mechanischem Weg erzielt werden. Für eine chemische Verbindung können Silanisierungssysteme zur Anwendung kommen (s. Kap. 31.3). Beispiel für einen chemisch härtenden Kleber ist Nimetic-cem® (Espe, D-Seefeld), für einen dualen Kleber (chemisch und lichthärtend) Twinlook® (Heraeus-Kulzer, D-Friedrichsfeld).
- **Befestigung durch Sattelkunststoff**
  Voraussetzung für die rein mechanische Befestigung der Patrize im Kunststoffsattel sind ausreichend große mechanische Retentionen an dem Patrizenteil.

Die drei genannten Befestigungsmöglichkeiten gelten auch für nicht austauschbare Matrizen. Bei der nicht verschraubbaren Lösung bestehen Patrize und Retentionsteil aus einem nicht trennbaren Stück.

Da Matrize und Patrize konfektioniert sind, weisen sie immer etwas Spiel zueinander auf. Daher sind zusätzliche retentive und stabilisierende Elemente erforderlich. Die Retention ist in der Regel durch Aktivierung der Patrize einstellbar; dies geschieht entweder mittels Anziehen einer Schraube oder Aufbiegen eines Schlitzes.
Im Hinblick auf die in der Regel kleine Dimensionierung der beiden Geschiebeteile ist eine Führungshilfe für das Einführen des Zahnersatzes durch den Patienten wünschenswert. Diese Forderungen werden erfüllt, wenn in der mit dem Geschiebe verbundenen Krone eine Stabilisierungsfräsung (Führungsfräsung) mit zervikaler oder okklusaler Schulter ange-

bracht wird (sog. Umlauf). Der Umlauf geht in eine in dem gegenüberliegenden Approximalraum befindliche Axialrille über, welche in okklusaler Richtung trichterförmig erweitert ist und auf diese Weise als Einschubhilfe fungiert. Neben der Führungshilfe sorgen diese Fräsungen auch für eine körperliche Fassung des Pfeilerzahns.

Bei den konfektionierten Geschieben lassen sich intra- bzw. parakoronale Geschiebe (sog. Profilgeschiebe) von extrakoronalen Geschieben unterscheiden. Die erstgenannten liegen innerhalb (intrakoronal) bzw. dimensionsbedingt auch leicht außerhalb (parakoronal) der künstlichen Zahnkrone und leiten die Kaukraft daher weitgehend axial weiter. Aufgrund ihres relativ großen Platzbedarfs ist es bisweilen nicht zu umgehen, den entsprechenden Pfeilerzahn zu devitalisieren und mit einem Stiftkernaufbau zu versehen. Profilgeschiebe können verschiedene Querschnitte aufweisen, z. B. T-förmige, H-förmige oder ovoid-förmige. Extrakoronale Geschiebe werden demgegenüber deutlich außerhalb der Krone angebracht. Dadurch muß i. d. R. weniger Zahnhartsubstanz abgetragen werden; die Kraftübertragung erfolgt hingegen nicht mehr axial. Insbesondere bei extrakoronalen Geschieben ist es wegen der ungünstigen Pfeilerzahnbelastung wichtig, daß sie an mindestens zwei miteinander verblockten Zähnen angehängt werden. Die entsprechenden Pfeilerzähne sollten durch Vollkronen körperlich gefaßt werden. Lediglich wenn es sich beim Pfeilerzahn um einen nicht erhöht beweglichen Eckzahn handelt, kann aufgrund seiner langen Wurzel auf eine Verblockung mit einem Nachbarzahn verzichtet werden.
Bei allen konfektionierten Geschieben ist auf eine gute Reinigungsmöglichkeit im Bereich der Pfeilerzähne (Freiheit des Interdentalraums durch gingivaoffene Gestaltung) zu achten, um konstruktionsbedingte parodontale Probleme zu vermeiden. Aus diesem Grund ist die parakoronale Gestaltung von Geschieben in der Regel kontraindiziert.

In Sonderfällen können Geschiebe auch zwischen zwei künstlichen Kronen (interkoronal) oder in Zwischengliedern bzw. in oder an Extensionsgliedern von Brücken angebracht werden (*Graber* 1992). Von den Hunderten im Handel erhältlichen vorgefertigten Präzisionsgeschieben seien hier vier beispielhaft genannt:

a) Bioloc®-Geschiebe (Cendres et Métaux, CH-Biel) (Abb. 452)
   Dieses intra- bzw. parakoronale T-Geschiebe wird vorgefertigt in Kunststoffform zum Ausgießen in Metall geliefert. In der Patrize, die im herausnehmbaren Zahnersatz integriert ist, befinden sich zwei Lamellen, die durch Spreizen aktiviert werden können, so daß hier neben der Friktion ein zusätzlicher Halt durch Klemmung erzielt wird (frikativ-klemmendes Geschiebe). Die Anwendung des Bioloc-Geschiebes ist auch für NEM-Legierungen und Titan geeignet, da hier kein Anguß erfolgt, sondern die Matrize ausbrennbar ist.

b) Duolock®-Geschiebe (ZL Microdent-Attachment GmbH, D-Brekerfeld) (Abb. 453 und 454)

Semipräsizisions- und Präzisionsgeschiebe

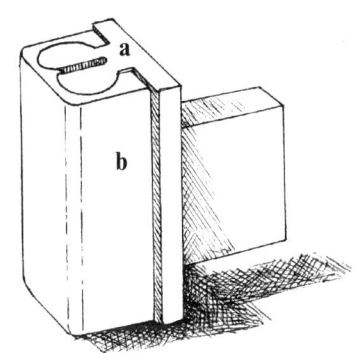

Abb. 452 Bioloc®-Geschiebe, zusammengesetzt.
a Patrize (im abnehmbaren Teil des Zahnersatzes integriert)
b Matrize mit zwei Lamellen

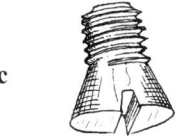

Abb. 453 Duolock®-Geschiebe, Einzelteile.
a Gewindekappe
b Patrize
c Schraube zum Austauschen der Patrize

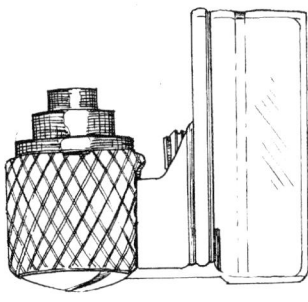

Abb. 454 Duolock®-Geschiebe, zusammengesetzt.

Auch das Duolock-Geschiebe ist ein starres intra- bzw. parakoronales T-Geschiebe. Die Patrize befindet sich in der Prothese und kann durch eine Aktivierungsschraube in ihrer Haltekraft variiert werden. Mittels einer Verschraubung ist die Patrize aus der fest in der Prothese verankerten Gewindekappe herauslösbar. Das Austauschen der Patrize ist daher ohne Beschädigung des Kunststoffsattels möglich. Duolock-Geschiebe sind wahlweise mit einer Appendix-Abwinkelung von 30° bzw. 90° erhältlich. Diese Wahlmöglichkeit erlaubt eine Anpassung für unterschiedliche Kieferkammverhältnisse. Das aktivierbare Teil (Patrize) ist mit und ohne Aktivierungsschraube lieferbar. Im letzteren Fall erfolgt die Aktivierung durch ein Aufspreizen mit einem keilförmigen Instrument.

c) Conex®-Geschiebe nach Spang (Cendres et Métaux, CH-Biel) (Abb. 455 bis 458)

Die Patrize dieses extrakoronalen Geschiebes befindet sich am festsitzenden Teil des Zahnersatzes. In die Matrize ist ein austauschbarer und aktivierbarer Stift eingeschraubt, der in einer konischen (frikativ-klemmendes Geschiebe) und einer konischen, zervikal divergierenden Form (einschnappender Randwulst: frikativ-retentives Geschiebe) geliefert wird.

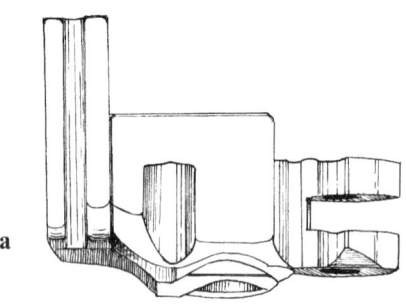

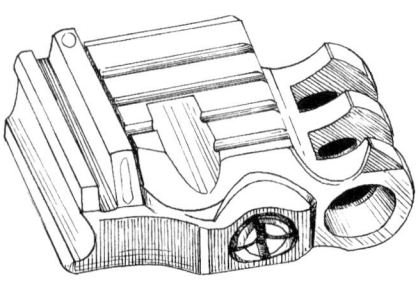

Abb. 455 a und b
Zwei Variationen der Matrize des Conex®-Geschiebes nach Spang, jeweils zusammengesetzt mit Patrize.

Semipräsizisions- und Präzisionsgeschiebe

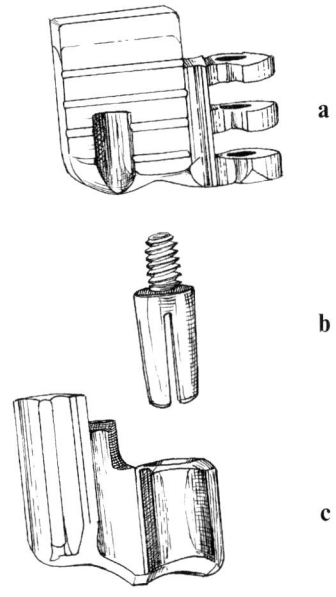

Abb. 456 Das Conex®-Geschiebe
a Matrize
b Konus (frikativ)
c Patrize

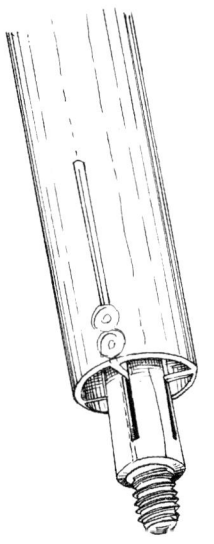

Abb. 457 Conex®-Geschiebe: Konus auf Eindrehinstrument

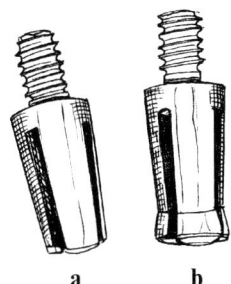

Abb. 458 Conex®-Geschiebe
a frikativer Konus
b retentiver Konus

d) FR-Chip® (Efercon, D-Kaiserslautern) (Abb. 459 und 460)
Bei Verwendung dieses nicht frikativen, individuell gefrästen Geschiebes mit konfektioniertem Retentionselement ist es erstmals möglich, die Kraft, die im Rahmen der Gesamtkonstruktion aufgewendet werden muß, um den abnehmbaren Teil der Prothese von der Primärkrone zu trennen, vorauszubestimmen. Dies geschieht durch die entsprechende Wahl der modular zusammengesetzten Funktionsteile.
Eine sich in einem laserverschweißten Metallkissen befindende S-förmige Feder trägt in ihrer rechtwinklig abgebogenen Verlängerung eine Federwalze, die bei eingegliederter Prothese in eine dazu passende Vertiefung des Primärteils – das eigentliche Federriegellager – greift und somit den Sitz des herausnehmbaren Teils in einer ganz bestimmten, vorher festgelegten Position sichert.

Aufgrund der nicht frikativen Gestaltung des Gegenlagers werden über die gesamte Funktionsdauer der Prothese immer gleichbleibende Abzugskräfte gewährleistet.

Da der Neigungswinkel und die Schräge am eigentlichen Verriegelungsteil des Gegenlagers die Abzugskraft bestimmen, werden Gegenlager mit verschiedenen Winkeln angeboten. Durch die Kombination von Gegenlager und Federmodul lassen sich die Abzugskräfte, mit denen die Prothese abgenommen werden kann, zwischen 60 und 500 g (0,59 und 4,87 N) einstellen. Somit ist die Größe der Abzugskraft bereits bei der Prothesenkonstruktion miteinplanbar.

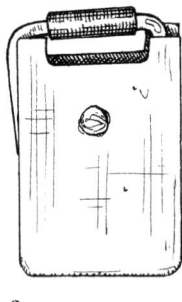
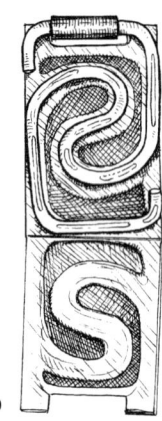
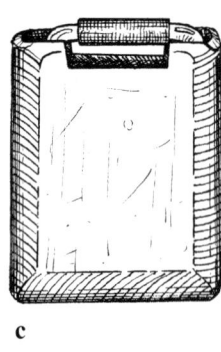

Abb. 459 a bis c FR-Chip®
a) Laserverschweißtes Metallkissen (Federkissen)
b) Federkissen aufgeklappt mit S-förmiger Feder und Federwalze
c) Federkissen im Federkasten (= Federkissenmodul)

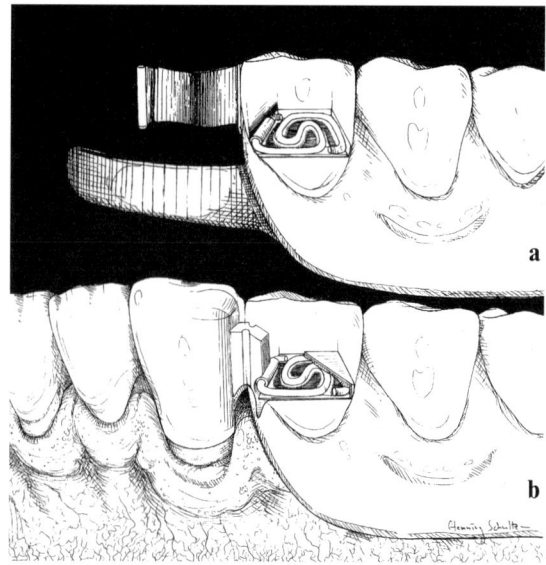

Abb. 460 Teilprothese mit individuellem Geschiebe und FR-Chip®-Retentionselement in Funktion.
a Vor dem Einsetzen
b Nach dem Einsetzen: Federwalze ist in das Federriegellager des Retentionselements am Primärteil eingerastet.

37.4 Steggeschiebe und Steggelenke

Steggeschiebe sind bei nur noch geringem Restzahnbestand indiziert. Sie verbinden zwei oder mehrere Pfeilerzähne eines Kiefers und bewirken eine primäre (direkte) Verblockung. Steggeschiebe bestehen aus einem parallelwandigen Steg (Patrize) sowie einer auf ihm sitzenden Hülse, die in dem herausnehmbaren Teil des Zahnersatzes verankert ist. Sie sind u. a. bei großen Kammdefekten (Knochen und Weichgewebe) im Seitenzahnbereich indiziert, wenn ein Kieferkammaufbau nicht möglich ist, so z. B. nach Tumorresektion oder bei Patienten mit Lippen-Kiefer-Gaumenspalten. In jüngster Zeit haben diese Halteelemente im Zuge der Versorgung mit Implantaten und daran befestigten (abnehmbaren) Hybridprothesen eine Renaissance erfahren.

Stege können fabrikmäßig hergestellt (konfektioniert) oder individuell gefräst sein. Sie sollten einen rechteckigen oder einen im okklusalen Bereich abgerundeten Querschnitt aufweisen. Aus parodontalhygienischen Gründen wird ein Abstand von ca. 2 mm vom Kieferkamm gefordert.

Das bekannteste konfektionierte Steg-Geschiebe ist dasjenige nach *Dolder* (1974) (Abb. 461 und 462). Eine Modifikation stellt das Steggelenk nach *Dolder* (1974) dar, das im Unterkiefer indiziert ist (Abb. 463). Es ist durch einen im Querschnitt eiförmig gestalteten Steg gekennzeichnet, wobei die Spitze des Eiprofils gegen den Kieferkamm zeigt. Zwischen dem Steg und der Steghülse (Reiter) wird bei der Herstellung der Prothese ein halbrunder, 1 mm starker Draht als Platzhalter eingelegt, der (zumindest während der ersten Monate der Inkorporation der Prothese) in Ruhelage für einen Resilienzspielraum von etwa 1 mm sorgt. Bei vertikaler Belastung der Prothese wird dieser Spielraum aufgehoben, so daß es im Stegbereich zu einer dentalen Lagerung der Prothese kommt. Sofern nur ein Steg vorhanden ist (typische Lokalisation in der Unterkieferfront zwischen den Zähnen 3 3 und 4 3), weisen Steg-Gelenk-Prothesen im Gegensatz zu Steg-Geschieben drei Bewegungsmöglichkeiten auf:

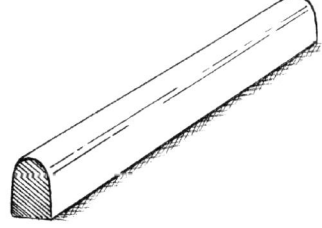

Abb. 461 Steg eines Steg-Geschiebes nach *Dolder* (parallelwandiger Steg).

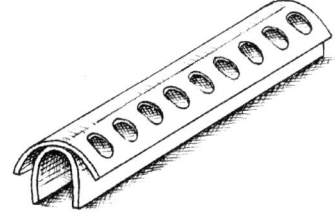

Abb. 462 Steg-Geschiebe nach *Dolder*: Vorfabrizierte Hülse mit Retentionen zur Fixierung im Kunststoff. Dieselbe Hülse kann auch zur Herstellung einer Steg-Gelenk-Prothese nach *Dolder* verwendet werden.

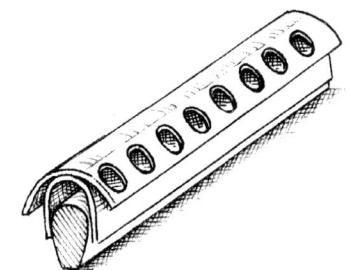

Abb. 463 Steg-Gelenk nach *Dolder:* Hülse beim Aufsetzen auf den Steg (eiförmiges Profil).

a) Rotation um eine fronto-transversale Achse
   Bei bilateraler Belastung der distalen Freiendsättel der Prothese sinken diese in die Mukosa ein, wodurch sich im anterioren Bereich der Reiter um den Steg dreht.

b) Rotation um eine sagittale Achse
   Bei unilateraler Belastung der distalen Prothesensättel senkt sich der Hülsenabschnitt der belasteten Seite von der Ruheposition ausgehend auf den Steg ab.

c) Vertikale Translation
   Bei bilateraler Belastung der Prothese im anterioren Bereich wird die Hülse nach kaudal Richtung Steg gedrückt.

Aufgrund dieser drei Bewegungsmöglichkeiten spricht man auch von einer limitierten dreidimensionalen Bewegungsfreiheit einer Steg-Gelenk-Prothese.
Sinkt die Prothese nach einigen Monaten Tragezeit ganz auf den Steg ab, so sind die beiden letzten Bewegungsmöglichkeiten nicht mehr vorhanden, während die Rotation um die fronto-transversale Achse weiter möglich ist.

37.5 Scharnier- und Resilienzgelenke

Diese gelenkigen Verbindungen gehören im Grunde nicht zu den Geschieben. Sie werden aber aus didaktischen Gründen zusammen mit ihnen abgehandelt. Scharniergelenke sind starre Verbindungselemente, die eine Kippung (Rotation) des Prothesensattels um eine transversale Achse erlauben. Bei Resilienzgelenken handelt es sich um bewegliche Verbindungselemente, die neben der Scharnierbewegung als zweiten Freiheitsgrad eine vertikale Translation ausführen können, die die im Vergleich zur Intrudierbarkeit von Pfeilerzähnen (nur ca. 20 µm) größere Resilienz der Kieferkammschleimhaut ausgleichen soll. Allerdings zeigte eine klinisch-experimentelle Studie, daß die Gesamteinsenkung der Schleimhaut unter starr

abgestützten Prothesensätteln viel geringer ist als eine punktuell gemessene Resilienz eines kleinen Schleimhautbezirks (*Körber* 1983).
Daher werden diese Elemente der beweglichen Lagerung heute im allgemeinen skeptisch beurteilt. Vor allem besteht die Gefahr, daß sie die zahnlosen Kieferkämme überstark belasten und diese daher in vermehrtem Maße einem Abbau unterworfen sind. Zudem kommt es nicht selten relativ rasch zu einer materialbedingten Minderfunktion dieser Gelenke.

37.6 Klinisches und labortechnisches Vorgehen
(vgl. Tab. 37)

Nach der Anamnese und Befundaufnahme sowie der Anfertigung der notwendigen Röntgenaufnahmen (Orthopantomogramm, Rinn-Status) erfolgt in Ober- und Unterkiefer mit Hilfe von konfektionierten Löffeln eine Situationsabformung mit Alginat. Eine Gesichtsbogenübertragung sowie eine Kieferrelationsbestimmung in zentrischer Kondylenposition schließen sich an. Der Herstellung von Studienmodellen im Labor folgt eine schädelbezügliche Montage dieser Modelle im Artikulator (vgl. Kap. 5). Dort und im Parallelometer findet eine Modellanalyse statt. Wenn die endgültige Diagnose und Planung des weiteren Vorgehens abgeschlossen ist, folgt zunächst die Vorbehandlung (Hygienephase und präprothetische Vorbehandlung), nach deren Abschluß eine Reevaluation der intraoralen Situation erfolgt.
Die prothetische Phase der Behandlung wird durch eine diagnostische Präparation der ausgewählten Pfeilerzähne am Studienmodell eingeleitet. Im Labor schließen sich ein diagnostisches Wax-up und ein diagnostisches Set-up sowie die Herstellung individueller Löffel für die Abformung der präparierten Zähne und des Kieferkamms an. Zum Zwecke der provisorischen Versorgung des Patienten bis zur Eingliederung der neuen prothetischen Arbeit ist in vielen Fällen die Herstellung von Schalenprovisorien oder Drahtklammerprothesen notwendig (vgl. Kap. 18). Oftmals kann aber auch eine bereits vorhandene Prothese nach leichten Modifikationen, wie z. B. dem Anbringen von handgebogenen Klammern oder lokaler Erweiterung nach Extraktionen einzelner Zähne, als Interimsersatz weitergetragen werden. Nach der Präparation der Pfeilerzähne, der Abformung und der Auswahl von Zahnfarbe und -form erfolgt im Labor die Herstellung der Arbeitsmodelle und neuer Registrierschablonen. Am Patienten schließen sich dann eine Gesichtsbogenübertragung und eine Kieferrelationsbestimmung in zentrischer Kondlyenposition an. Die schädelbezügliche Montage der Arbeitsmodelle (Sägemodell mit Splitcast) im Artikulator sollte durch den Behandler selbst erfolgen. Im Labor werden ein Wax-up und eine Zahnaufstellung in Wachs (Set-up) ausgeführt, und es werden die Primärteile, d. h. die Kronen mit den darin befindlichen Geschiebeteilen, hergestellt. Bei der Anprobe der Primärteile am Patienten werden Passung, Randschluß, Konturierung sowie statische und dynamische Okklusion überprüft. Mit einem individuellen Löffel folgt über die Primärteile eine Fixationsabformung mit Polyäther-Gummi-Masse. Nach dieser Remontageabformung werden im Labor Remontagemodelle und neue Registrier-

schablonen hergestellt. Die Arbeitsmodelle sollten vorzugsweise mit einem Split-Cast-Sockelsystem ausgestattet sein, um eine spätere Dublierung der Modelle in feuerfestem Modellmaterial zu erleichtern. Eine erneute Gesichtsbogenübertragung und Kieferrelationsbestimmung wird ausgeführt. Anschließend werden die Arbeitsmodelle in den Artikulator montiert. Im Labor wird das Modellgußgerüst mit den daran befestigten Sekundärteilen der Geschiebe hergestellt. An den Primärteilen werden die Verblendungen angebracht. Verblendete Primärteile und Modellgußgerüst werden am Patienten anprobiert. Das Gerüst muß spannungs- und schaukelfrei einsetzbar sein. Die Lage und Passung der großen Verbinder sowie das Ausmaß der Retention der Geschiebe werden überprüft. Bei kleinen Verbindern ist auf eine parodontalfreundliche Gestaltung derselben zu achten. Im Sattelbereich des Modellgußgerüsts muß ein scharfkantiger Übergang zum späteren Sattelkunststoff vorhanden sein.

Liegt ein ein- oder beidseitiges Freiend vor, so wird, nach entsprechender Vorbereitung der Sättel des Modellgußgerüsts, eine Altered-cast-Abformung durchgeführt (s. Kap. 36.12). Auf dem danach gewonnenen Sekundärmodell werden die Zähne in Wachs auf das Modellgußgerüst aufgestellt. Nach der Wachsanprobe am Patienten, bei der statische und dynamische Okklusion, Ästhetik und Phonetik kontrolliert werden, erfolgt die Fertigstellung in Kunststoff. Bei der Anprobe der fertigen Arbeit werden neben den o. g. Punkten die Retention und die parodontalfreundliche Gestaltung der Gerüstteile überprüft und ggf. angepaßt. Der Patient wird entsprechend der bei Modellgußprothetik gegebenen Hinweise instruiert (Kap. 36.14) und in ein Nachsorgeprogramm aufgenommen (vgl. Kap. 49).

Tabelle 37 Übersicht über das klinische und labortechnische Vorgehen

Klinik	Labor
Anamnese, Befundaufnahme, Orthopantomogramm, Rinn-Status, Situationsabformung mit konfektioniertem Löffel, Gesichtsbogenübertragung, Kieferrelationsbestimmung	
	Herstellung von Studienmodellen
Schädelbezügliche Montage der Studienmodelle im Mittelwertartikulator	
Modellanalyse im Artikulator und Parallelometer, **Diagnose, Planung**	
Hygienephase, präprothetische Vorbehandlung, Reevaluation der Vorbehandlung	
Diagnostische Präparation der Pfeilerzähne am Studienmodell	
	Diagnostisches Wax-up und Set-up, u. U. Herstellung von Schalenprovisorien und Drahtklammerprothesen Herstellung individueller Löffel
Prothetische Phase: Präparation der Pfeilerzähne, Abformung mit individuellem Löffel, Auswahl von Zahnfarbe und -form, provisorische Versorgung der Pfeilerzähne	
	Herstellung des Arbeitsmodells (Sägemodell) und von Registrierschablonen
Gesichtsbogenübertragung, Kieferrelationsbestimmung, schädelbezügliches Einartikulieren, Montage im Artikulator	
	Wax-up, Set-up; Herstellung der Primärteile (Kronen mit darin befindlichen Geschiebeteilen)
Anprobe der Primärteile, Remontageabformung mit individuellem Löffel	
	Modellherstellung, Herstellung neuer Registrierschablonen
Gesichtsbogenübertragung, Kieferrelationsbestimmung, Montage im Artikulator	

Klinik	Labor
	Ausführung der Verblendungen der Primärteile, Herstellung des Modellgußgerüsts (mit Sekundärteilen)
Anprobe der verblendeten Primärteile; Anprobe des Modellgusses	
	Bei Kennedy-Klasse I und II*: *Kunststoffsättel als individuelle Löffel anbringen
*Kompressionsabformung der Sättel	
	Erstellung des Sekundärmodells, *Altered-cast-Modell Zahnaufstellung in Wachs
Anprobe der Wachsaufstellung	
	Fertigstellung in Kunststoff
Anprobe der fertigen Arbeit, Eingliederung der fertigen Arbeit	
Kontrolle	
Nachsorge	

37.7 Langzeitergebnisse

Vermeulen (1984) kam in einer Nachuntersuchung an Patienten, die mit unterschiedlichen Formen von herausnehmbarem Zahnersatz versorgt waren, zu folgenden Ergebnissen:
Im Oberkiefer mußten nach fünf Jahren bei 25 % und nach zehn Jahren bei 55 % restaurative Maßnahmen durchgeführt werden. Für den Unterkiefer lauteten die entsprechenden Zahlen 35 % bzw. 60 %. Nach acht Jahren waren noch 50 % der geschiebeverankerten Teilprothesen in situ, wobei Freiendprothesen eine kürzere Halbwertzeit aufwiesen. Damit hatten präzisionsverankerte Teilprothesen eine kürzere Lebensdauer als klammerverankerte Teilprothesen, deren Halbwertzeit in dieser Studie erst nach 10 Jahren erreicht war. Frakturen und Korrekturen betrafen vor allem Freiendprothesen: Nach fünf Jahren wiesen 16 % der Prothesen Frakturen auf. Sättel mußten bei Freiendprothesen im Unterkiefer in 71 % (nach 5 Jahren) bzw. 90 % (nach 10 Jahren), im Oberkiefer in 64 % (nach 10 Jahren) korrigiert werden. In fünf Prozent der Fälle wurden die angefertigten Prothesen nicht getragen, wobei zwischen Ober- und Unterkiefer keine Unterschiede bestanden. Hinsichtlich Knochenabbau und Zunahme der Beweglichkeit hatten Pfeilerzähne eine signifikant schlechtere Prognose als homologe, kontralaterale Nichtpfeilerzähne.

In einer retrospektiven, longitudinalen Analyse fanden *Kerschbaum* und *Mühlenbein* (1987) bezüglich der Überlebensraten von herausnehmbaren Prothesen von privatversicherten Patienten keine Unterschiede zwischen mit Gußklammern und mit Attachments verankertem Zahnersatz. Die Beobachtungszeit betrug 8 bis 9 Jahre.

In einer retrospektiven Untersuchung an 100 Patienten mit kombiniert festsitzend-herausnehmbarem Zahnersatz (mittlerer Beobachtungszeitraum: 6 Jahre) lag die errechnete Mißerfolgsrate nach 8 Jahren bei 31 %; die 80 %-Überlebensrate wurde nach 3,3 Jahren erreicht (*Mäder* et al. 1993).

Zusammenfassend läßt sich feststellen, daß es bislang keinen Nachweis dafür gibt, daß präzisionsverankerter Zahnersatz hinsichtlich der Lebensdauer klammerverankertem Zahnersatz überlegen ist. Die Vorteile von präzisionsverankertem Zahnersatz liegen insbesondere in der besseren Ästhetik und in dem höheren Patientenkomfort.

Über klinische Langzeitbefunde von Steg-Gelenk-Prothesen berichteten zusammenfassend *Dolder* und *Wirz* (1982). Sie kamen zu der Schlußfolgerung, daß durch die Eingliederung einer Steg-Gelenk-Prothese die Inkorporation einer Totalprothese um zehn und mehr Jahre hinausgezögert werden kann.

Literatur

Dolder E.: Steg-Prothetik. 4. Auflage. Hüthig, Heidelberg 1974.

Dolder E., Wirz J.: Die Steg-Gelenk-Prothese. Quintessenz, Berlin 1982.

Graber G.: Partielle Prothetik. Farbatlanten der Zahnmedizin. Band 3. 2. Auflage. Thieme, Stuttgart 1992.

Kerschbaum Th., Mühlenbein F.: Longitudinale Analyse von herausnehmbarem Zahnersatz privatversicherter Patienten. Dtsch Zahnärztl Z 1987; 42: 352 – 357.

Körber K.H.: Dynamischer Mechanismus von Parodontium und Gewebsstrukturen unter herausnehmbarem Zahnersatz. Dtsch Zahnärztl Z 1983; 38: 975-985.

Mäder C., Studer S., Schärer P.: Longevity of the combination fixed-removable prostheses: 8 years results. J Dent Res 1993; 72: 377 (Abstr No 2188).

Vermeulen A.H.B.M.: Een decennium evaluatie van partiële prothesen. Med Habil, Nijmegen 1984.

Weiterführende Literatur

Battistuzzi P. G., Käyser A. F., Keltjens H. M., Plasmans P. J.: Teilprothesen. Planung, Therapie, Nachsorge. Deutscher Ärzte-Verlag, Köln 1991.

Körber K.: Zahnärztliche Prothetik. 3. Auflage. Thieme, Stuttgart 1985.

Marxkors R.: Lehrbuch der zahnärztlichen Prothetik. Hanser, München 1991.

Stüttgen U., Hupfauf L.: Kombiniert festsitzend-abnehmbarer Zahnersatz. In: Hupfauf L. (Hrsg.): Teilprothesen. 2. Auflage. Urban & Schwarzenberg. München 1988.

38 Geschiebeprothetik: Doppelkronensysteme – Einführung

38.1 Einleitung

Doppelkronen bestehen prinzipiell aus einer inneren Krone (auch Primärkrone oder Innenanker genannt), die auf dem Pfeilerzahn festzementiert wird, und einer Außenkrone (auch Sekundärkrone oder Außenanker genannt), an der der (in der Regel) abnehmbare Teil des Zahnersatzes verankert ist. Doppelkronen gelten schon seit langem als bewährte Verankerungselemente in der zahnärztlichen Prothetik. Sie werden in erster Linie zur Befestigung von abnehmbaren Teilprothesen und abnehmbaren Brücken verwendet, können aber in seltenen Fällen auch zum Ausgleich von Pfeilerzahndivergenzen bei festsitzenden Brücken indiziert sein.

Nach *Körber* (1988) können Doppelkronen prinzipiell nach dem Kronenanteil, ihrer Form oder ihrem Haftmechanismus unterschieden werden (Abb. 464a bis j).

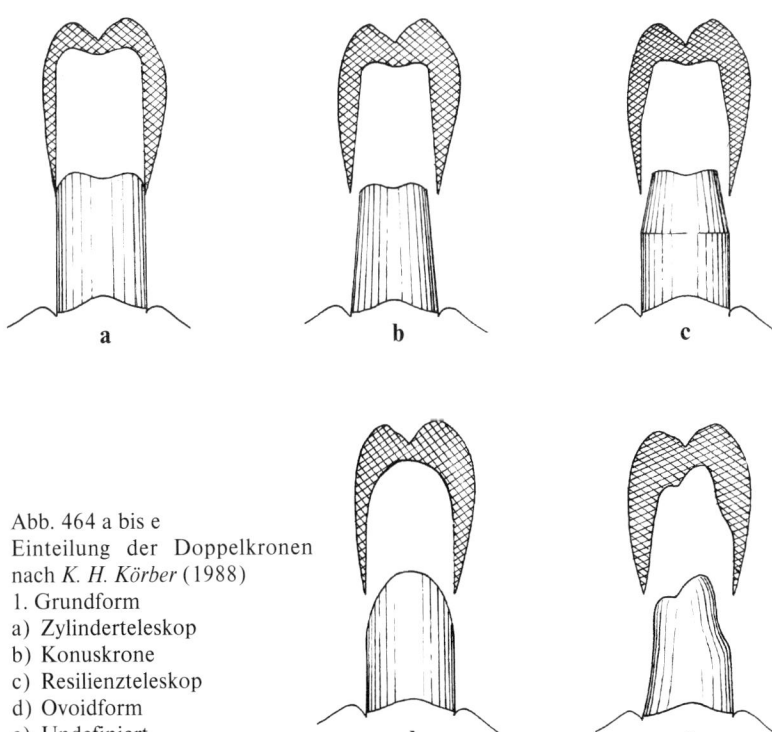

Abb. 464 a bis e
Einteilung der Doppelkronen nach *K. H. Körber* (1988)
1. Grundform
a) Zylinderteleskop
b) Konuskrone
c) Resilienzteleskop
d) Ovoidform
e) Undefiniert

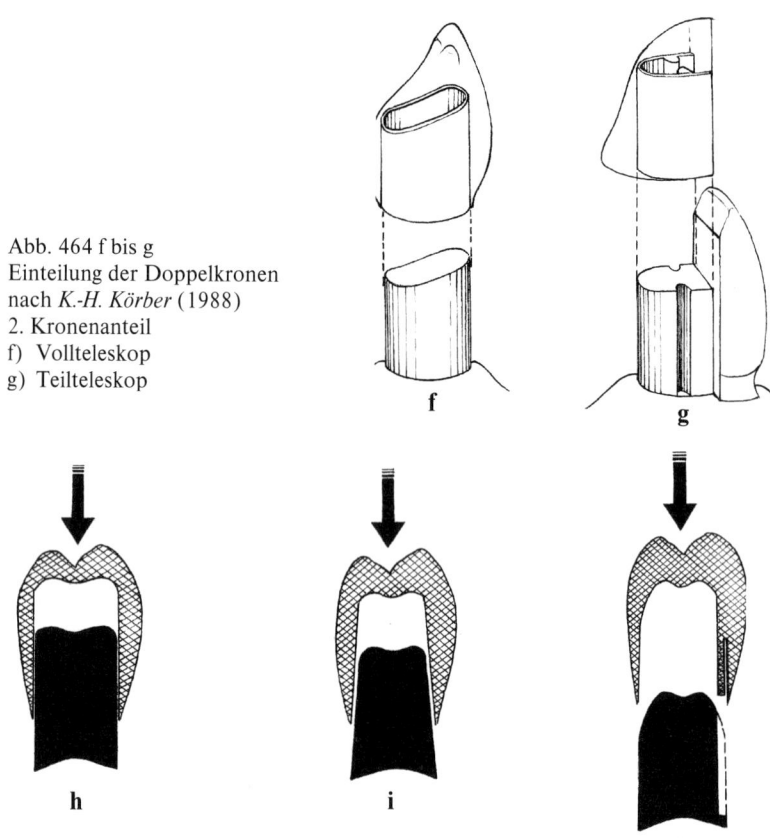

Abb. 464 f bis g
Einteilung der Doppelkronen
nach K.-H. Körber (1988)
2. Kronenanteil
f) Vollteleskop
g) Teilteleskop

Abb. 464 h bis j Einteilung der Doppelkronen nach K. H. Körber (1988)
3. Haftmechanismus
h) Friktion
i) Konuspassung
j) Zusätzliche Haftelemente (z. B. Friktionsstifte)

Doppelkronensysteme haben gegenüber anderen Verankerungselementen vor allem Vorteile hinsichtlich Funktionalität und Praktikabilität, während ihre ästhetische Wirkung oftmals unzureichend ist (*Freesmeyer* 1987).

38.2 Vor- und Nachteile von Doppelkronen

Hauptvorteile der Doppelkronen gegenüber Gußklammern und vielen vorgefertigten Präzisionsverankerungselementen sind die streng körperliche Fassung der Pfeilerzähne sowie die Integrierung von Stütz-, Halte-, Führungs-, Kippmeider- und Schubverteilungsfunktion in einem einzigen Konstruktionselement (*Freesmeyer* 1987, *Körber* 1988). Dadurch, daß keine zusätzlichen Elemente diese Funktionen übernehmen müssen, sind sowohl Planung als auch Herstellung von mit Doppelkronen verankertem Zahnersatz im Vergleich zu anderen Arten des herausnehmbaren Zahnersatzes vereinfacht. Bei gußklammerverankertem Zahnersatz zum Beispiel müssen viele der o. g. Funktionen durch die richtige Planung und Ausführung der Klammern erzielt werden (vgl. Kap. 35 und 36); herkömmliche extrakoronale Geschiebe benötigen eine zusätzliche Umlauffräsung, um eine ausreichende Stütz- und Führungsfunktion zu gewährleisten (s. Kapitel 37.3). Paßgenaue Doppelkronen hingegen erfüllen diese Funktionen optimal.

Nach *Körber* (1988) besteht ein praktischer Vorteil von Doppelkronen darin, daß durch die unbedingte Abnehmbarkeit des gesamten Zahnersatzes die häusliche Mund- und Prothesenhygiene erleichtert wird. Dies ist vor allem bei älteren oder behinderten Patienten ein wichtiger Aspekt. Unter wirtschaftlichen Gesichtspunkten ist die gute Erweiterbarkeit bzw. Umarbeitbarkeit des Zahnersatzes nach Verlust eines oder mehrerer Pfeilerzähne zu erwähnen. Im Gegensatz zu gußklammer- oder geschiebeverankertem Zahnersatz kann nach der notwendigen Extraktion eines Pfeilerzahns die Außenkrone des abnehmbaren Teils direkt am Patientenstuhl mit Kunststoff aufgefüllt und die Arbeit anschließend wieder eingegliedert werden. Die anderen erwähnten Teilprothesen benötigen demgegenüber in der Regel eine aufwendigere Umarbeitung im zahntechnischen Labor.

Hauptnachteile von Doppelkronen sind die kaum vermeidbare Überkonturierung der Pfeilerzähne und ihre damit verbundene unbefriedigende ästhetische Wirkung (*Freesmeyer* 1987). Fertigungstechniken, die eine minimale Schichtstärke der Innenkronen und eine Vollverblendung der Außenkronen zum Ziel haben, haben allerdings in den letzten Jahren zu einer ästhetischen Verbesserung von Doppelkronen beigetragen (*Kern* und *Woerner* 1991, *Körber* und *Johnke* 1992).

Die unbedingte Abnehmbarkeit des gesamten Zahnersatzes für die Mundhygiene kann für den Patienten eine psychische Belastung darstellen. Der Anblick der Innenkronen nach Abnahme der Prothese kann sowohl bei den Patienten selbst als auch bei anderen Personen (z. B. Lebenspartner, Kinder) unangenehme Empfindungen auslösen.

38.3 Zylinderteleskope

Zylindrische parallelwandige Hülsenkronen wurden erstmals 1886 von *Starr* für abnehmbare Brücken beschrieben. Vor allem *Häupl* und *Reichborn-Kjennerud* (1929) und *Böttger* (1961) entwickelten diese Verankerungselemente für die Anwendung in der Teilprothetik entscheidend weiter.

Zylinderteleskope ermöglichen im Gegensatz zu Konuskronen oder Doppelkronen mit zusätzlichen Haftelementen eine resiliente Abstützung des Zahnersatzes. In Fällen, wo eine solche bei vitalen Pfeilerzähnen erwünscht ist, können daher sog. Resilienzteleskope verwendet werden (*Hofmann* und *Ludwig* 1973). Es handelt sich hierbei um modifizierte Zylinderteleskope mit Spielpassung und okklusalem Resilienzspielraum zwischen Innen- und Außenkrone (Abb. 465 a und b). Die Indikation von resilient verankertem Zahnersatz ist heute umstritten. Es zeigte sich, daß der eingearbeitete Resilienzspielraum aufgrund der Einlagerung der Prothese in der Regel verloren geht, während der Retentionswert dieser Teleskope gering ist. Aus diesem Grunde werden Resilienzteleskope von den Autoren abgelehnt.

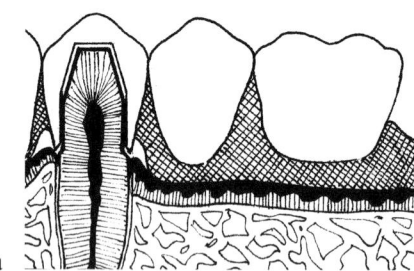

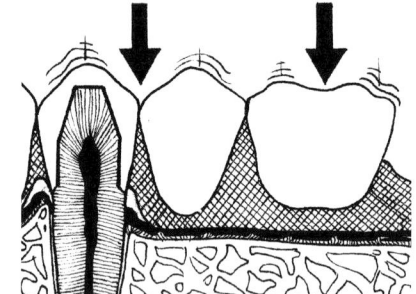

Abb. 465 a und b
Resilienzteleskop als Sonderform des Zylinderteleskopes
a) unbelastet
b) okklusal belastet

Die hauptsächlichen Nachteile der Zylinderteleskope liegen in der schwierig einstellbaren Friktion, die bei kleinsten Ungenauigkeiten in der zahntechnischen Herstellung zwischen Spiel-, Preß- oder Übergangspassung schwankt (*Körber* 1988). Technisch erscheint es unmöglich, daß ein Teleskop beim Einsetzen und Herausnehmen gut gleitet, in der Endlage aber gut haftet, um sich dann beim notwendigen Abnehmen wieder leicht lösen zu lassen. Durch den langen Führungsweg während der Eingliederung von Zylinderteleskopen ist mit einer höheren Abnutzung des Materials zu rechnen als bei anderen Doppelkronenarten. Unter praktischen Gesichtspunkten benötigt das Einsetzen von parallelwandigen Teleskopen eine größere Geschicklichkeit des Patienten als das Einsetzen von konisch gestalteten Doppelkronen. Gleichzeitig ist die Gefahr der Verkantung erhöht (*Körber* 1968, 1988).

Im Hinblick auf die genannten Nachteile werden von den Autoren Zylinderteleskope nicht empfohlen. Konuskronen oder Doppelkronen mit zusätzlichen Haftelementen erleichtern die Einstellung einer definierten Haftkraft und bieten ästhetische Vorteile, da ihre Innenkronen in den ästhetisch wichtigen Bereichen mit minimaler Wandstärke hergestellt werden können.

38.4 Konuskronen

Aufgrund der vielfältigen praktischen und technischen Probleme von parallelwandigen Zylinderteleskopen wurden von *K.-H. Körber* im Jahre 1968 konische Doppelkronen eingeführt. Ihre Hauptvorteile liegen in einer gut bestimmbaren Haftkraft der Anker, einer geringen Abnutzung der Haftflächen und einer leichten Handhabung für den Patienten (*Körber* 1988). Die Haftkraft von Konuskronen ist bei Verwendung einer bestimmten Legierung in erster Linie durch den Konuswinkel definiert. Unter dem Konuswinkel versteht man die Hälfte des Kegelwinkels, der sich aus den zwei einander gegenüberliegenden konischen Wänden ergibt (Abb. 466). Bei hochgoldhaltigen Legierungen wird der Sollwert der Haftkraft von ca. 5 bis 10 N bei einem Konuswinkel von ca. 5 bis 7 Grad erreicht (*Lenz* 1983, *Körber* 1988) (Abb. 467). Dadurch, daß sich Primär- und Sekundärkrone beim Lösen nahezu ohne Reibung voneinander trennen, sind die Rei-

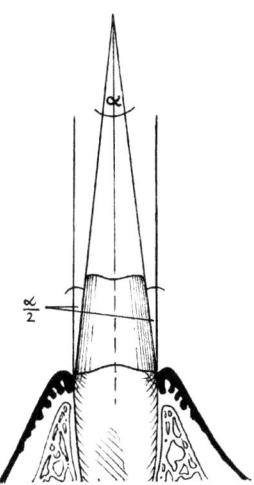

Abb. 466 Konuswinkel α/2 als Hälfte des Kegelwinkels

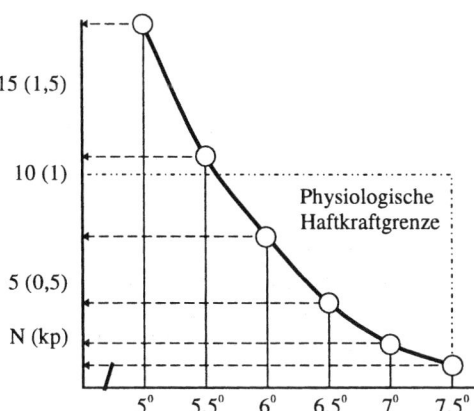

Abb. 467 Abhängigkeit der Haftkraft von Konuskronen vom Konuswinkel α/2 bei hochgoldhaltigen Legierungen (nach *Körber* 1988).

bungsphänomene der Kronen zwischeneinander sowie Verkantungseffekte minimiert. Das Verhältnis von Löse- zu Fügekraft (L/F) bei einem bestimmten Konuswinkel wird in erster Linie von dem dimensionslosen legierungsspezifischen Haftkoeffizienten μ_0 und der Wandstärke der Außenkrone bestimmt, während die Größe der Kontaktfläche nur einen geringen Einfluß hat (*Stenzel* et al. 1980, *Lenz* 1982, 1983). Das Verhältnis L/F beträgt für Restaurationen von klinisch relevanter Dimensionierung etwa 1:3. Praktisch folgt hieraus, daß eine Konuskronenrekonstruktion nur dann ausreichend halten kann, wenn sie zuvor mit einer ausreichenden Fügekraft eingesetzt wurde. Diese Erkenntnis ist vor allem bei Konuskronen im Oberkieferfrontzahnbereich wichtig, bei denen nur durch ein festes Andrücken der Konuskronenprothese mit der Hand eine ausreichende Haftung gewährleistet ist, da die Kaukräfte hier in der Regel nicht axial wirken.

Ein weiterer Vorteil der Konuskrone besteht darin, daß bei einem geringen okklusalen Freiraum zwischen Primär- und Sekundärkrone die Haftkraft durch geringe herstellungsbedingte Ungenauigkeiten – im Gegensatz zum Zylinderteleskop – nicht beeinflußt wird. Dieser okklusale Freiraum beträgt bei richtiger Herstellungsweise 20–40 µm und ermöglicht eine Verkeilung der vertikalen Wände von Innen- und Außenkrone, ohne daß sich die horizontalen Flächen berühren. Durch die konische Gestaltung der vertikalen Wände findet die Verkeilung von Innen- und Außenkrone erst statt, wenn die Außenkrone ihre Endposition nahezu erreicht hat. Theoretisch ist die Materialabnutzung dadurch im Vergleich zum Zylinderteleskop verringert.

Trotzdem wurde gezeigt, daß auch die Haftkraft (= Lösekraft) von Konuskronen im Laufe einer längeren Tragezeit (bei gleicher Fügekraft) abnimmt (*Böttger* 1978, *Stenzel* et al. 1980). Wurde die Haftkraft aber anfänglich im oberen physiologischen Bereich eingestellt, dann ist diese Abnahme klinisch in der Regel unbedeutend.

Nachteile der Konuskronen sind, daß Langzeiterfahrungen nur mit hochgoldhaltigen Legierungen vorliegen und daß eine ästhetische Gestaltung der Kronenkontur und des zervikalen Abschlußrands schwierig ist.

38.5 Doppelkronen mit zusätzlichen Haftelementen

Die Anwendung von Stiftchen zur Verbesserung der Friktion von parallelen Teleskopen ist schon seit längerer Zeit bekannt (*Böttger* 1961, *Böttger* und *Gründler* 1978). In Zusammenhang mit den Kostendämpfungsgesetzen der achtziger Jahre und der damit häufigeren Verwendung von Nichtedelmetallegierungen (NEM) auch für Doppelkronen gewann der Einsatz von Friktionsstiften zum Erreichen einer exakt einstellbaren Haftkraft von NEM-Doppelkronen vermehrt an Bedeutung (*Weber* et al. 1988, *Weber* 1989), denn aufgrund der spezifischen gußtechnischen Probleme der NEM-Legierungen und der erschwerten Kaltbearbeitung ist die Einstellung einer genauen Friktion erschwert und mehr zufallsbedingt (*Weber* et al. 1988, *Müller* 1990). Da die ausgeprägten Oxidschichten dieser Legierungen nach dem Guß entfernt werden müssen, ist die für den Halt von Konuskronen oder Zylinderteleskopen wichtige exakte Passung nur schwierig erreichbar. Mittels der Funkenerosionstechnik ist es möglich, nach dem Aufpassen der Sekundärteile auf die Innenkronen ca. 0,7 bis 0,9 mm dicke parallele Kanäle in die Restauration zu erodieren, die als Rillen je zur Hälfte in der Außenwand der Innenkrone und der Innenwand der Außenkrone liegen. In die Rillen der Außenkronen werden dann entsprechend dimensionierte (evtl. geschlitzte) Friktionsstifte eingelötet (Abb. 468a und b). Vorteile ergeben sich dadurch für die Einstellbarkeit der Friktion und für die Dimensionierung der Innenkronen. Diese benötigen nur noch eine relativ kleine Fläche, die (im Approximalraum) parallel gestaltet werden muß. Dadurch können die übrigen Kronenanteile entsprechend der Form des Zahnstumpfs minimal dünn gestaltet werden. Ein weiterer Vorteil, der sich durch die Verwendung von NEM-Legierungen ergibt, besteht darin, daß für die Doppelkronen und das Modellgußgerüst die gleiche Legierung verwendet werden kann. Damit werden unerwünschte elektrochemische Vorgänge, die durch die Verwendung verschiedener Legierungen in der Mundhöhle verstärkt ablaufen können, minimiert.

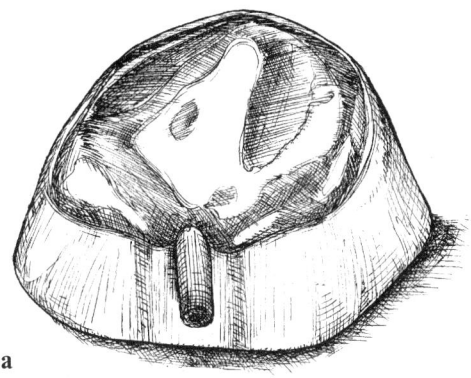

a

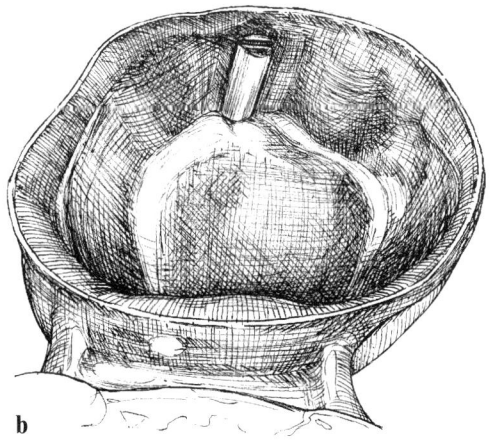

b

Abb. 468 a und b Doppelkronen mit Friktionsstiften.
a) Innenkrone mit Führungsrille
b) Außenkrone mit geschlitztem Friktionsstift (Innenansicht)

Nachteile dieser Methode sind das technisch aufwendige Vorgehen und die noch fehlenden Langzeiterfahrungen. Bei Gestaltung der Kauflächen in NEM ist zudem die hohe Härte dieser Legierungen zu berücksichtigen. Weitere Möglichkeiten zur Verbesserung der Retention von Doppelkronen bestehen in der Anwendung von vorgefertigten Präzisionshaftelementen. Ein Beispiel hierfür sind federnd gelagerte Kügelchen, die in entsprechende Retentionsbohrungen an den Innenkronen einschnappen (z. B. TK-Snap-System; Si-tec, D-Hagen). Solche Elemente können auch nachträglich eingebaut werden und so die Funktionstüchtigkeit von Doppelkronenprothesen mit verlorengegangener Retention wiederherstellen.

38.6 Verblendung von Doppelkronen

Generell ist die ästhetische Gestaltung von Doppelkronen aufgrund ihrer Gesamtschichtstärke durch das doppelte Kronengerüst und die zusätzliche Verblendung erschwert. *Körber* (1988) gab für die Gestaltung von verblendeten Konuskronen Empfehlungen, deren Hauptmerkmal die labiale Ausführung der Kronengerüste mit minimaler Schichtstärke ist (Abb. 469a, Tab. 38).
Durch die geforderte Metallumfassung des Innenkonus ergibt sich ein Metallrand von deutlich über 1 mm Gesamtbreite. Ein so breiter Metallrand wird sichtbar sein, wenn man die aus parodontalprophylaktischen Gründen erhobene Forderung erfüllen will, daß der Kronenrand im ästhetisch wichtigen Bereich maximal 0,5 bis 1 mm subgingival angelegt werden darf. Ein sichtbarer Metallrand z. B. in der Oberkieferfront kann nicht befriedigen. Daher wurde eine Modifikation verblendeter Konuskronen vorgeschlagen (*Kern* und *Woerner* 1991) (Abb. 469b), die in Tabelle 39 zusammengefaßt ist.

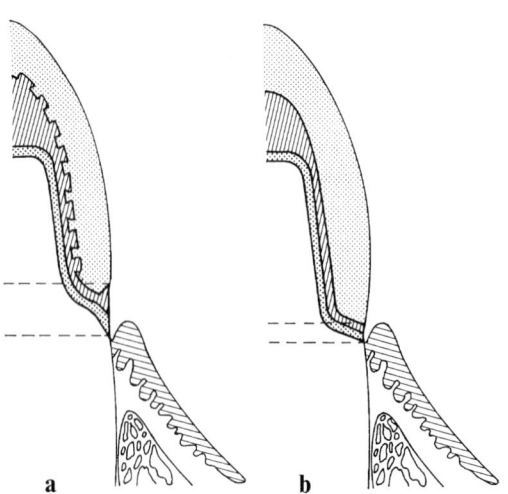

Abb. 469 a und b
Verblendete Konuskronen
a) Nach K. H. Körber
b) Modifiziertes Design

Tabelle 38 Merkmale verblendeter Konuskronen nach *Körber* (1988)
(vgl. Abb. 469a)

- Vertikale Randumfassung des Innenkonus von ca. 1 bis 1,5 mm
- Labialer Abschnitt nur als Folienbedeckung des Stumpfes in Mindestgußstärke von 0,25 mm
- Deutliche Wiedergabe einer Hohlkehlung im Innenkonus
- Konuswinkel verkleinert im Bereich 4 - 5,5 Grad je nach Flächenverlust
- Orale Umfassung bildet mit der labialen Unterhälfte den vorgegebenen Konuswinkel
- Den größten Haftflächenanteil liefern die Approximalflächen

Tabelle 39 Merkmale von Konuskronen mit optimierter Ästhetik
(vgl. Abb. 469b)

- Stufenpräparation der Pfeilerzähne (labial 1,0 bis 1,2 mm)
- Innenkonus mit nachgefräster Stufe ohne Randumfassung
- Verkleinerter Konuswinkel im Bereich von 4 Grad
- Anwendung mechano-chemischer Verbundsysteme für die Verblendung der Außenkrone (Verzicht auf Makroretentionen in ästhetisch wichtigen Bereichen)
- Vollverblendung von Front- und Seitenzähnen mit Komposit-Verblendkunststoffen

Die auf diese Weise gestalteten Konuskronen weisen einen insgesamt ca. 0,5 bis 0,6 mm breiten Metallrand auf. Dieser läßt sich in ästhetisch wichtigen Bereichen subgingival „verstecken". Es wurde gezeigt, daß der Randschluß solcher Innenkronen klinisch besser als 50 µm sein kann, obwohl es sich um gegossene Restaurationen auf einer Stufenpräparation handelt, für die im allgemeinen eine Abschrägung der Stufe gefordert wird (*Kern* et al. 1993). Somit scheint die klinische Paßgenauigkeit dieser modifizierten Innenkonuskronen kein Problem darzustellen.

Die Vollverblendung von Konuskronen, d. h. der Verzicht auf eine Schneidekantenumfassung zum Schutz des Kunststoffs und stattdessen eine Kauflächengestaltung in Kunststoff, erscheint durch die Entwicklung hochabrasionsfester Verblendungskunststoffe auf Kompositbasis möglich. Deren Abrasionswerte sind deutlich geringer als die der frühen PMMA-Verblendkunststoffe und liegen in der Größenordnung von Amalgam (*Galegos* und *Nicholls* 1988, *Körber* und *Johnke* 1992). Die Verwendung mechano-chemischer Verbundsysteme läßt einen Verzicht auf ästhetisch nachteilige Retentionsperlen oder eine zervikale Randumfassung in Metall (Uhrglasfassung) möglich werden. Das gleiche Prinzip zur Gestaltung der Verblendungen kann auch für Doppelkronenverankerungen mit zusätzlichen Haftelementen eingesetzt werden.

Nach den Ergebnissen von Laboruntersuchungen (*Gilde* et al. 1988, *Lenz* et al. 1978, *Ludwig* und *Blum* 1992) wäre auch die keramische Verblendung von Konuskronen technisch möglich. Praktische Überlegungen, wie die erhöhte Bruchgefahr insbesondere nach dem Herausnehmen der Teilprothese zur Reinigung und schwierige Reparaturmöglichkeiten, sprechen jedoch gegen eine Anwendung in der täglichen Praxis.

38.7 Gestaltung des Modellgußgerüsts bei Doppelkronen

Die großen Verbinder (Palatinalband, Sublingualbügel) haben bei mit Doppelkronen verankertem abnehmbarem Zahnersatz prinzipiell die gleiche Aufgabe wie bei den übrigen Formen des teilprothetischen Zahnersatzes, nämlich die verschiedenen Sattelanteile der Teilprothese miteinander zu verbinden. Im Oberkiefer erfüllt das Transversalband zudem die Funktion einer transversalen Versteifung. Die Ausführung der großen Verbinder bei mit Doppelkronen verankertem Zahnersatz folgt daher den in der Einführung in die Teilprothetik (Kap. 33) dargestellten Prinzipien.

In bestimmten Fällen sind jedoch Ausnahmen möglich: Werden bei nur noch geringem Restzahnbestand alle Zähne, die die verschiedenen Sattelanteile voneinander abgrenzen, mit Doppelkronen versorgt, so kann auf große Verbinder verzichtet werden, da die mit den Doppelkronen verbundenen unterfütterbaren Gerüstretentionen diese Verbindung bereits herstellen (Abb. 470a bis d). Die denkbare Befürchtung, daß bei Verzicht auf ein transversales Palatinalband im Oberkiefer die transversale Versteifung des Zahnersatzes zu sehr verringert werde, wird dadurch entkräftet, daß

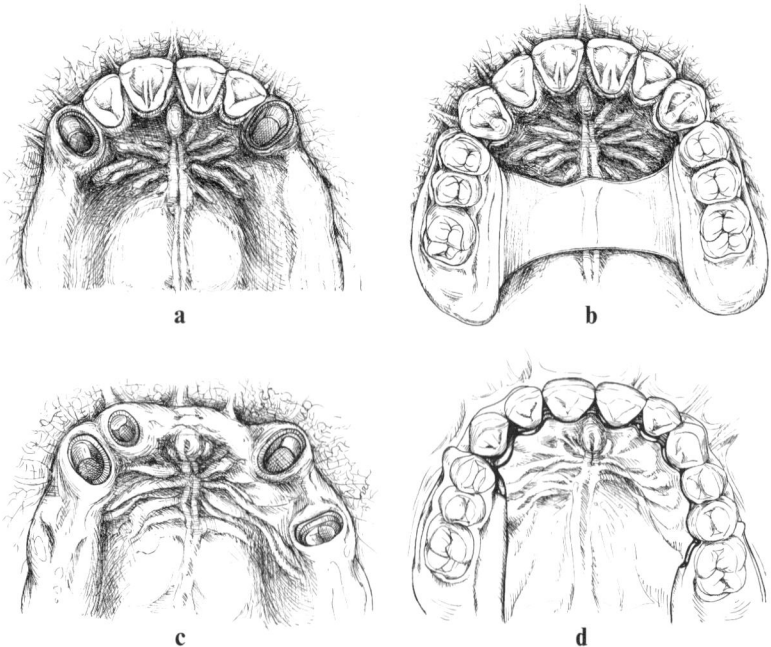

Abb. 470 a bis d   Gestaltung des Modellgußgerüsts bei mit Doppelkronen verankertem Zahnersatz im Oberkiefer.
a) Ist bei Doppelkronen ein prothetisch nicht einbezogener Restzahnbestand vorhanden ...
b) ... kann auf einen großen Verbinder nicht verzichtet werden.
c) Werden bei geringem Restzahnbestand alle Zähne mit Doppelkronen versorgt ...
d) ... ist ein großer Verbinder oft nicht notwendig.

im Unterkiefer aus anatomischen Gründen auf einen transversal verlaufenden Verbinder verzichtet werden muß, ohne daß Unterkiefer-Teilprothesen dadurch klinisch zu wenig Stabilität aufweisen oder Berichte über höhere Mißerfolgsquoten vorlägen (*Walther* und *Heners* 1989). Die zahntechnische Herstellung solcher Teilprothesen ohne großen Verbinder muß der stärkeren Beanspruchung der Verbindungsstelle zwischen Außenkrone und Modellgußgerüst dadurch Rechnung tragen, daß diese ausreichend dimensioniert wird. Wird dies berücksichtigt, so sind keine erhöhten technischen Mißerfolge zu erwarten, wie der klinische Vergleich der Häufigkeit von Gerüstfrakturen bei Teilprothesen mit oder ohne Transversalbügel ergab (*Heners* 1990).

38.8 Langzeituntersuchungen

Kontrollierte klinische Studien über mit Doppelkronen verankerten Zahnersatz, die einen mittel- oder langfristigen Zeitraum umfassen, sind selten und liegen bislang nur für Konuskronen vor. Aus einer Reihe von Folgepublikationen über die klinische Bewährung von Konuskronen, die seit 1988 von *Heners* und *Walther* verfaßt worden sind, werden im folgenden die längerfristigen Ergebnisse zusammengefaßt.

Eine neuere Auswertung umfaßt mehr als 700 Teilprothesen, die mit Konuskronen verankert worden waren und sich zwischen 1,5 und 7,5 Jahren in situ befanden. Sie ergab, daß fortgeschrittene pathologische parodontologische Ausgangsbefunde der Pfeilerzähne gegenüber Fällen ohne fortgeschrittene Befunde eine signifikant erhöhte Wahrscheinlichkeit für einen Pfeilerzahnverlust aufwiesen (*Walther* und *Heners* 1992). In dieser Studie wurden erhöhte Zahnlockerung (Grad 2 und höher) und fortgeschrittener röntgenologischer Knochenverlust (Knochenverlust im mittleren Wurzeldrittel und höher) als fortgeschrittene pathologische Befunde bewertet (*Heners* und *Walther* 1992). Nach fünf Jahren Tragezeit betrug bei Teilprothesen ohne Transversalbügel die statistische Wahrscheinlichkeit, noch alle Pfeilerzähne zu besitzen, für Fälle ohne fortgeschrittene Befunde 86 – 90 %, aber nur 64 – 67 % für Fälle mit fortgeschrittenen pathologischen Initialbefunden. Pfeilerverluste aus parodontalen Gründen waren dreimal so häufig wie die nächsthäufigste Ursache, die Pfeilerzahnfraktur.

Eine gesonderte Auswertung von Pfeilerzahnfrakturen bei 209 Konuskronen-Rekonstruktionen ergab in den ersten drei Jahren nach der Eingliederung der Teilprothesen eine Frakturquote von 3,5 %. Weder die Anzahl der Pfeilerzähne noch ihre Lokalisation hatten einen nachweisbaren Einfluß auf das Frakturrisiko (*Walther* 1990).

In einer skandinavischen Langzeitstudie an 23 Konuskronen-Teilprothesen ergaben sich innerhalb der ersten 4 bis 5,5 Jahre nach Eingliederung nur geringe Veränderungen der parodontalen Parameter an den mit Konuskronen versorgten Pfeilerzähnen (*Bergman* et al. 1992). Die Überlebensrate der Teilprothesen betrug nach vier Jahren 92 %. Bei den verbliebenen Behandlungsfällen mußten 7 % der Pfeilerzähne im Laufe der Nachbehandlung extrahiert werden. Bei über 15 % der Pfeilerzähne waren zum Teil mehrmalige Rezementierungen notwendig. Der Prothesenhalt war nach dieser Tragezeit in 81 % der Teilprothesen gut oder sehr gut, in 19 % nur noch schwach.

Insgesamt liegen die Mißerfolgsraten von mit Konuskronen verankertem abnehmbarem Zahnersatz damit höher als bei festsitzendem Kronen- und Brückenersatz (ca. 10 % Funktionsverlust nach 10 Jahren), sind aber – über die angegebenen Zeiträume – vergleichbar bzw. besser als gußklammer- oder geschiebeverankerter Zahnersatz (*Kerschbaum* 1987).

Literatur

Bergman B., Ericson Å., Molin M., Nilsson B.: Long-term clinical results in patients provided with conical crown retained dentures. In: Tsuru H., Preiskel H.W., Matsuo E., Moriya Y. (Hrsg.): Advanced Prosthodontics Worldwide. Proceedings of the World Congress on Prosthodontics. WCP Publications Committee, Hiroshima 1992, S. 244-245, Abstr No 109.

Böttger H.: Das Teleskopsystem in der zahnärztlichen Prothetik. Barth Verlag, Leipzig 1961.

Böttger H.: Zur Frage der Friktion teleskopierender Anker. Zahnärztl Prax 1978;29:347-352.

Böttger H., Gründler H.: Die Praxis des Teleskopsystems. Verlag Neuer Merkur, München 1978.

Freesmeyer W.B.: Konstruktionselemente in der zahnärztlichen Prothetik. Hanser, München 1987.

Gallegos L.I., Nicholls J.I.: In vitro two-body wear of three veneering resins. J Prosthet Dent 1988;60:172-178.

Gilde H., Lenz P., Fuchs N.: Dauerversuche an keramisch verblendeten Konuskronen. Dtsch Zahnärztl Z 1988;43:504-506.

Häupl K., Reichborn-Kjennerud J.: Moderne Kronen- und Brückenarbeiten. Meusser, Berlin 1929.

Heners M.: Zahnerhaltende Prothetik durch gewebeintegrierende Konstruktionsweise. Zahnärztl Mitt 1990;21:2340-2344.

Heners M., Walther W.: Anwendung dichotomer Befundvariablen zur Objektivierung klinischer Langzeitstudien. Dtsch Zahnärztl Z 1992;47: 539-541.

Hofmann M., Ludwig P.: Die teleskopierende Totalprothese im stark reduziertem Lückengebiß. Dtsch Zahnärztl Z 1973;28:2-17.

Kern M., Woerner W.: Versorgung des Lückengebisses mit Doppelkronen: Modifizierte vollverblendete Konuskronen. Parodontologie 1991;2:61-73.

Kern M., Schaller H.-G., Strub J.R.: Marginal fit of restorations before and after cementation in vivo. Int J Prosthodont 1993; 6: 585-591.

Kerschbaum T.: Herausnehmbarer Zahnersatz, in Voß R., Meiners H.. (Hrsg.): Fortschritte der Zahnärztlichen Prothetik und Werkstoffkunde. Hanser, München 1987, S. 147-166.

Körber K.-H.: Konuskronen – ein physikalisch definiertes Teleskopsystem. Dtsch Zahnärztl Z 1968;23:619-630.

Körber K.-H.: Konuskronen: Das rationelle Teleskopsystem. Einführung in Klinik und Technik. Hüthig, Heidelberg 1988.

Körber K.-H., Johnke G.: 15 Jahre Erfahrung mit Isosit-verblendeten Konuskronen. Quintessenz Zahntech 1992;18:1665-1676.

Lenz P., Gilde H., Süßmann K.: VMK-Konuskronen im Dauerverschleißversuch. Dtsch Zahnärztl Z 1978;33:453-455.

Lenz J.: Ein mathematisches Modell zur Berechnung des Haft- und Festigkeitsverhaltens von konischen Teleskpkronen. Dtsch Zahnärztl Z 1982;37:7-15.

Lenz J.: Zum Haftmechanismus von konischen Teleskopkronen. Quintessenz Zahntech 1983;9:569-583.

Ludwig K., Blum M.: Untersuchungen zur Haftkraft und Bruchfestigkeit von keramisch verblendeten Konuskronen. Quintessenz Zahntech 1992;18: 789-804.

Müller H.: Kombinierte Arbeiten in NEM. Teil I. Der kombiniert festsitzend-herausnehmbare Zahnersatz. ZWR 1990;99:572-573.

Starr R.W.: Removable bridge-work - porcelain cap-crowns. Dent Cosmos 1886;28:17-19.

Stenzel K., Gilde H., Lenz P.: Untersuchungen der Einflußgrößen zur Haftkraft von Konuskronen. Dtsch Zahnärztl Z 1980;35:920-922.

Walther W., Heners M.: Transversalbügelfreie Gerüstkonstruktion. Eine Langzeitstudie. Dent Labor 1989;37:169-172.

Walther W.: Kronenfrakturen bei herausnehmbarem Zahnersatz. Eine Fallkontrollstudie durch subsequente Dokumentation. Dtsch Zahnärztl Z 1990;45:542-544.

Walther W., Heners M.: Parodontaler Befund und Verlust von Pfeilerzähnen bei herausnehmbarem Zahnersatz. Dtsch Zahnärztl Z 1992; 47:603-605.

Weber H., Frank G., Diehl J., Geis-Gerstorfer J.: Kombiniert festsitzend/herausnehmbarer Zahnersatz aus Nichtedelmetall. Zahnärztl Mitt 1988;78:1879-1884.

Weber H.: Neue Technologien in der zahnärztlichen Prothetik. Dtsch Zahnärztl Z 1989;44:817-821.

39 Geschiebeprothetik: Doppelkronensysteme – klinischer und labortechnischer Ablauf

39.1 Einleitung

Im folgenden werden der Behandlungsablauf und die zahntechnische Herstellung von Zahnersatz beschrieben, der über Doppelkronen verankert ist. Beispielhaft wird hierbei auf die von den Autoren bevorzugten Doppelkronensysteme, nämlich Konuskronen aus hochgoldhaltigen Legierungen und Doppelkronen mit zusätzlichen Haftelementen aus Nichtedelmetalllegierungen, eingegangen.

Im Rahmen der üblichen präprothetischen Vorbehandlung müssen alle endodontisch behandelten und als Doppelkronenpfeiler vorgesehenen Zähne mit einem speziellen Aufbau versehen werden. Für Doppelkronen ist aus Stabilitätsgründen ein Goldkernstiftaufbau (Stiftkernaufbau) indiziert. Extraaxiale Belastungen der Pfeilerzähne treten aufgrund der starren Verankerung bei allen Freiendsätteln schon in der normalen Funktion und durch das tägliche Herausnehmen und Einsetzen der Teilprothesen auf. Klinisch wurde nachgewiesen, daß die Frakturraten von wurzelbehandelten Pfeilerzähnen für abnehmbaren Zahnersatz signifikant verringert wurden, wenn diese statt mit einem plastischen Aufbau mit einem metallischen Wurzelstift oder Goldkernstiftaufbau versorgt worden waren (*Sorensen* und *Martinoff* 1985).

39.2 Planung

Die konstruktive Planung von Teilprothesen mit Doppelkronenverankerung ist im Vergleich zur Planung von gußklammer- oder geschiebeverankertem Teilersatz einfach: Prinzipiell ist im reduzierten Lückengebiß jeder während der Vorbehandlungsphase als erhaltungswürdig eingestufte Zahn auch zur Aufnahme einer Doppelkrone geeignet. Ist das Restgebiß noch nicht so stark reduziert, daß sämtliche verbliebenen Zähne mit Doppelkronen versehen werden müssen oder sollen, werden in aller Regel die den späteren Prothesensätteln benachbarten Zähne als Pfeiler gewählt (Abb. 471a bis c). Dadurch können die Sattelretentionen direkt an die Außenkronen herangeführt werden, und auf kleine Verbinder kann verzichtet werden. Wenn zwei benachbarte Zähne mit Doppelkronen versehen werden, werden diese miteinander verlötet, ohne daß angrenzende Sattelanteile zusätzlich durch kleine Verbinder miteinander verbunden werden.

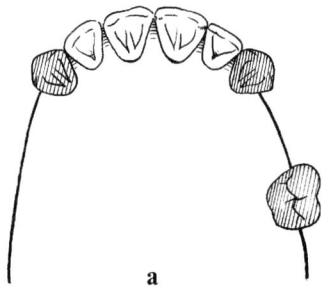
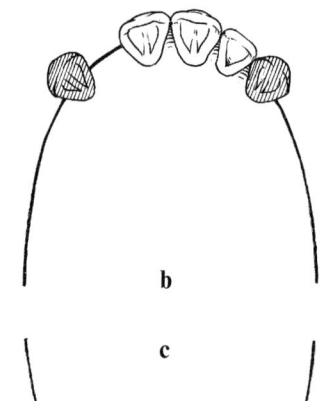

Abb. 471 a bis c Planungsbeispiele Doppelkronen:
Werden nicht alle Zähne in die Rekonstruktion mit einbezogen, so begrenzen die Pfeilerzähne in der Regel die Sättel. Auf einen großen Verbinder kann nicht verzichtet werden.

Werden alle Zähne, die die verschiedenen Sattelanteile voneinander abgrenzen, mit Doppelkronen versorgt, so sind große Verbinder im Sinne eines Transversalbandes oder Sublingualbügels in der Regel unnötig (Abb. 472a bis c). Wird auf ein transversales Palatinalband im Oberkiefer verzichtet, so wird der Tragekomfort für den Patienten deutlich erhöht. Sind allerdings die Tubera im Oberkiefer besonders flach ausgebildet, kann trotzdem ein Palatinalband zur transversalen Versteifung indiziert sein.

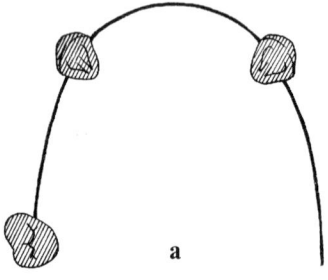
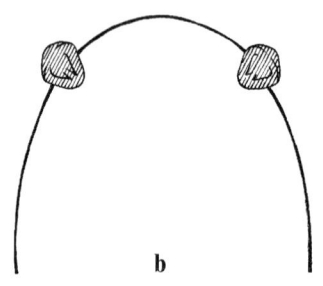
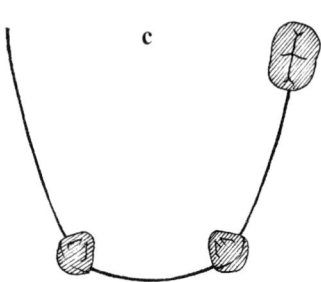

Abb. 472 a bis c Planungsbeispiele Doppelkronen:
Werden alle Zähne in die Rekonstruktion miteinbezogen, kann auf einen großen Verbinder verzichtet werden.

Früher wurde die Auffassung vertreten, daß eine diametrale und diagonale Verteilung der Restzähne als Kontraindikation für die starre Abstützung mittels Doppelkronen anzusehen ist (Abb. 473a bis c) (*Körber* 1985, 1988). Neuere klinische Ergebnisse haben allerdings gezeigt, daß auch in Fällen mit ungünstiger Pfeilerverteilung ein über Doppelkronen (Konuskronen) verankerter Zahnersatz ohne erhöhte Mißerfolgsraten eingesetzt werden kann (*Heners* 1990). Daher ist nach Ansicht der Autoren eine diametrale oder diagonale Verteilung des Restzahnbestands heute nicht mehr als Kontraindikation für die starre Abstützung mittels Doppelkronen anzusehen. Allerdings ist in diesen Fällen mit stark reduziertem Restzahnbestand und ungünstiger Pfeileranordnung die Anwendung von Hybridprothesen als alternatives Behandlungsmittel in Erwägung zu ziehen (vgl. Kap. 40). Sind die als Pfeilerzähne in Frage kommenden Zähne noch vital und können vital erhalten werden, sind doppelkronenverankerte Teilprothesen vorzuziehen. Bei devitalen Pfeilerzähnen sowie bei stark reduziertem und ungünstig verteiltem Restzahnbestand ist eher die Indikation für Hybridprothesen gegeben.

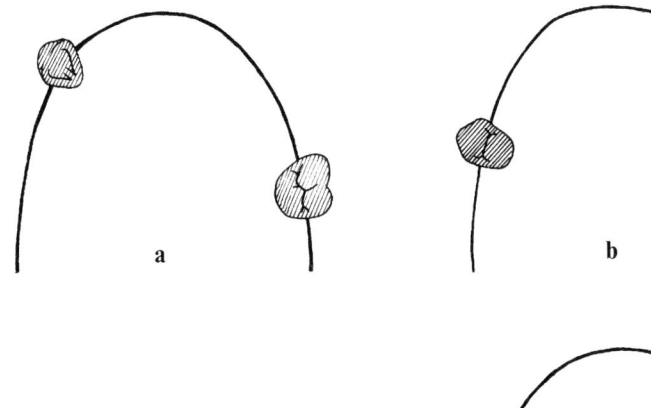

Abb. 473 a bis c Beispiele für eine ungünstige Pfeilerzahnverteilung:
a) Diagonal verteilte Pfeiler
b) Diametral verteilte Pfeiler
c) Unilateral vorhandener Pfeiler

39.3 Klinik: Präparation und Abformung der Pfeilerzähne

Ist die Präparation aller noch verbliebenen Zähne des Patienten geplant, so empfiehlt es sich, vor deren Präparation die natürliche Zahnfarbe zu bestimmen und in der Karteikarte festzuhalten.

Die definitive Pfeilerzahnpräparation wird für Doppelkronen mit zirkulärer Stufe oder ausgeprägter Hohlkehle im nicht-sichtbaren Seitenzahnbereich mit abgeschrägter Stufe ausgeführt. Sie erfolgt gemäß den in Kapiteln 20 und 28 (Präparationstechnik; Kronen-Brücken-Prothetik: Klinischer und labortechnischer Ablauf) dargestellten Prinzipien. Es wird angestrebt, durch die Pfeilerzahnpräparation labial einen Platz von ca. 1 bis 1,2 mm für die Restauration zu schaffen (*Kern* und *Woerner* 1991). Sollen Unterkieferfrontzähne mit Doppelkronen versehen werden, so ist aufgrund ihrer geringen Größe oft eine endodontische Behandlung mit anschließender Eingliederung eines Goldkernstiftaufbaus notwendig. Obwohl bei der Herstellung der Innenkronen Pfeilerzahndivergenzen in gewissen Grenzen ausgeglichen werden können, ist anzustreben, daß alle Pfeiler die gleiche Einschubrichtung aufweisen. Dies darf aber nicht dadurch erreicht werden, daß die Präparation konischer als üblich gestaltet wird, da eine gute Retention der Innenkrone auf ihrem Stumpf für die Funktionsfähigkeit des Zahnersatzes Voraussetzung ist. Um die gemeinsame Einschubrichtung von mehrerern Pfeilerzähnen in verschiedenen Kieferbereichen zu überprüfen, ist es oft sinnvoll, eine Alginat-Kontrollabformung durchzuführen. Diese wird mit schnellabbindendem Abformgips ausgegossen und kann extraoral z. B. mit einem Parallelometer überprüft werden. Werden Pfeilerzahndivergenzen mit Hilfe der Innenkronen ausgeglichen, führt dies in der Regel zu einer ungünstigen Kontur der Doppelkronen mit Nachteilen vor allem für Hygiene und Ästhetik.

Wenn die Präparationsgrenzen in nicht-sichtbaren Bereichen supragingival angelegt werden, kann die Abformung in derselben Behandlungssitzung durchgeführt werden. In ästhetisch wichtigen Bereichen wird die Präparation knapp einen Millimeter subgingival gelegt. In diesen Fällen erfolgt die Pfeilerzahnabformung vorteilhaft erst in einer späteren Sitzung. Dies erlaubt, die Reaktion der Gingiva auf die subgingivale Präparation abzuwarten; außerdem wird die Abformung dadurch erleichtert.

Die Abformung wird mit Hilfe eines auf den Situationsmodellen hergestellten individellen Löffels und elastomerer Abformmassen im Sinne der Doppelmischtechnik durchgeführt.

39.4 Labor: Herstellung von Präparationsmodell (Sägemodell) und Innenkronen

Das Präparationsmodell (Arbeitsmodell 1) für die Herstellung der Innenkronen wird in üblicher Weise aus Superhartgips (Klasse IV) hergestellt (vgl. Kap. 26.2). Bei unklarer Okklusionsebene oder unterschiedlich hoch stehenden Pfeilerzähnen können eine Gesichtsbogenübertragung und eine Kieferrelationsbestimmung in zentrischer Kondylenposition zur Montage des Präparationsmodells und des Studienmodells (Gegenkiefer) vor der Herstellung der Innenkronen sinnvoll sein. In diesem Fall werden erst eine Registrierschablone auf dem Präparationsmodell hergestellt und dann vom Behandler eine Kieferrelationsbestimmung und Montage von Präparationsmodell und Gegenkiefermodell durchgeführt. Für die weiteren Arbeitsschritte ist es notwendig, daß das Sägemodell abnehmbar mit einem Split-Cast-System montiert wird.

Bei regelmäßig stehenden Pfeilerzähnen und lege artis durchgeführter Präparation können die Innenkronen auf dem nicht-montierten Modell in ihrer Mindestkonstruktionsstärke hergestellt werden.

Für Konuskronen aus hochgoldhaltiger Legierung wird bei der Herstellung der Innenkronen folgendermaßen vorgegangen:

Wie in der konventionellen Kronen- und Brückentechnik werden die einzelnen Gipsstümpfe des Sägemodells mit Stumpflack (Platzhalterlack für den Zement) versehen. Die Präparationsgrenze wird mit einem feinen Rotstift eingezeichnet. Nach diesen Vorarbeiten ist das Sägemodell für das Ausrichten des Modells und die Konstruktion der Innenkonusse bereit. Das Modell wird in einem individuell verstellbaren Frästisch montiert, wo die Einschubrichtung des Zahnersatzes festgelegt wird. Je nach Neigungswinkel der Zahnachse der einzelnen präparierten Zahnstümpfe entstehen an den Innenkonussen kleinere oder größere Metallränder. Diese sind durch die Einschubrichtung und den gewählten Konuswinkel bedingt. Beim Standardfall wird für die Innenkonusse ein Konuswinkel von 4 bis 6 Grad gewählt. Mit einem entsprechenden Vermessungsgerät wird das Modell mit Hilfe des Parallelometers in die günstigste Stellung geneigt. Beim Ausrichten des Modells in der Horizontalebene dürfen die Innenkronen an ihren Labialflächen keinen zu dicken Metallrand aufweisen. Dies gilt insbesondere für den Frontzahnbereich. Bedingt durch spätere Ausarbeitungsvorgänge sollte der in Wachs modellierte Metallrand 0,3 bis 0,4 mm betragen. Beim Nachfräsen in Metall wird dieser dann weiter ausgedünnt. Ein weiterer wichtiger Aspekt beim Ausrichten des Sägemodells ist die Berücksichtigung der Mindestschichtstärke der Innenkonusse, die in Wachs 0,4 mm nicht unterschreiten sollte. Nach Festlegung der Einschubrichtung werden für die einzelnen Stümpfe durch Tauchen Wachskäppchen angefertigt. Wie in der konventionellen Kronen-Brückentechnik wird der Überschuß entfernt, und die Ränder werden nach der Modellation individuell mit bleitotem Wachs angeschwemmt. Über die Wachskäppchen wird eine Schicht Fräswachs aufgetragen, das später mit einer 4 bis 6-Grad-Fräse in eine gleichmäßige konische Form gebracht wird. Das Nachfräsen in Wachs erfolgt im Fräsgerät mit niedriger Drehzahl. Es ist wichtig, daß die verwendete Fräse an ihrer Spitze eine runde Form aufweist, die der der entstandenen Hohlkehle des Innenkonus entspricht. Je sauberer in Wachs gearbeitet wird, desto weniger Arbeit wird in Metall nötig sein.

Vor dem Einbetten wird jeweils labial und oral an der gefrästen Außenfläche des Innenkonus ein Retentionskügelchen aufgewachst. Dieses wird dem Innenkonus später ausreichend Halt in der Fixationsabformung geben. Die Wachsmodellationen werden, wie für einen Goldguß üblich, mit poliertem Randbereich eingebettet, in Metall gegossen und ausgebettet. Die Feinaufpassung der Metallkäppchen auf den Sägemodellstümpfen erfolgt nach gründlicher Untersuchung der Konuskroneninnenseite auf Gußperlen (Verwendung eines Stereomikroskops) und deren sorgfältiger Entfernung. Die gegossenen Innenkonusse werden für die Anprobe im Mund nicht weiter ausgearbeitet, da eine saubere Wachsmodellation erfolgte.

Für Doppelkronen mit zusätzlichen Hafteelementen aus Nichtedelmetallegierungen wird die Herstellung der Innenkronen folgendermaßen modifi-

ziert: Für das geplante Retentionselement werden approximal parallele Flächen angelegt. Diese müssen eine Mindestschichtstärke aufweisen, die eine Aufnahme des geplanten Retentionselements (z. B. Stift) ermöglicht. Die verbleibenden Außenflächen der Innenkrone werden der Zahnstumpfform folgend konturiert. Hierbei ist es nicht relevant, welche Gradneigung entsteht. Diese Flächen dürfen lediglich nicht untersichgehend sein.
Die technische Herstellung eines Doppelkronensystems aus einer NEM-Legierung erfolgt in den Grundarbeitsschritten wie bei Verwendung einer hochgoldhaltigen Legierung. Allerdings wird durch die verarbeitungsspezifischen Charakteristiken der NEM-Legierungen der Arbeitsaufwand erhöht und ein größerer Zeitaufwand nötig.

In dieser Behandlungsphase muß ein individueller Löffel angefertigt und dieser zusammen mit den Innenkronen auf dem Modell an den Behandler zur Anprobe gegeben werden.

39.5 Klinik: Anprobe der Innenkronen und Fixationsabformung

Nach Abnahme der Provisorien und sorgfältiger Reinigung der Pfeilerzähne von Zementresten werden die Innenkronen auf ihre Paßgenauigkeit hin überprüft. Wie in der Kronen- und Brückenprothetik wird hierzu ein Fließsilikon (Fit-Checker®; GC-International, D-Hofheim) verwendet, welches nach dem Anmischen dünn in die Innenkronen gestrichen wird. Die Innenkronen werden dann mit mittlerem Druck auf die Pfeilerzähne aufgesetzt und bis zum Abbinden des Silikons in Position gehalten. Durchgedrückte Stellen an den Innenflächen der Kronen werden mit einem Stift markiert und nach Entfernen des Silikonfilms mit einer kleinen Fräse vorsichtig entfernt. Dies wird so lange wiederholt, bis folgende drei Kriterien zutreffen:

- Dünne und gleichmäßige Stärke des Silikonindikators.
- Kein mit feiner Häkchensonde tastbarer Spalt am Kronenrand.
- Definierter, rotationssicherer, aber nicht klemmender Sitz.

Passen alle Innenkronen klinisch akzeptabel, wird sicherheitshalber in habitueller Interkuspidation nochmals überprüft, ob der okklusale Freiraum über den Innenkronen für die Herstellung der Außenkronen ausreichend ist. Erst jetzt wird die Fixationsabformung vorbereitet. Die Fixationsabformung dient dazu, den klinischen Sitz der Innenkronen auf den Pfeilerzähnen exakt auf das Konstruktionsmodell für die Sekundärkonstruktion zu übertragen. Hierdurch wird die Präzision der Gesamtkonstruktion erhöht, da auch bei gutem klinischen Sitz der Innenkronen gewisse Abweichungen zwischen Mund- und Modellsituation zu erwarten sind.
Nach Trocknung der Pfeilerzähne werden die Innenkronen mit zwei winzigen Tropfen provisorischen Zements (Stärke einer Sondenspitze!), die auf zwei einander gegenüberliegende Innenflächen aufgetragen werden, eingesetzt (Abb. 474a). Da die Innenkronen spannungslos auf ihren Pfei-

Klinik: Anprobe der Innenkronen und Fixationsabformung

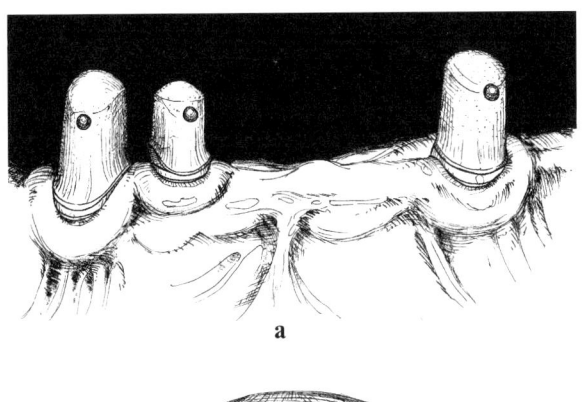

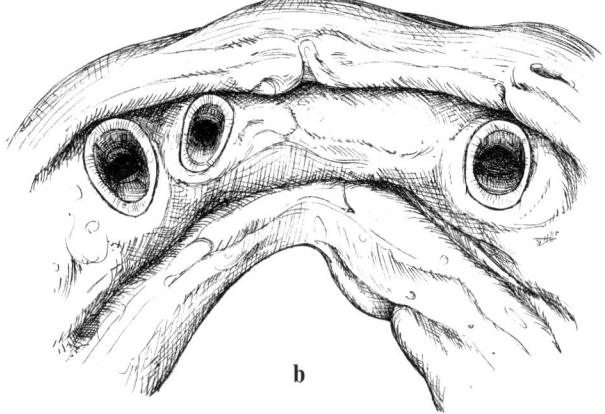

Abb. 474 a und b
Fixationsabformung
a) Innenkronen (Konusse) mit wenig provisorischem Zement im Mund eingesetzt.
b) Entfernte Abformung (Aufsicht auf Gesamtlöffel mit sichtbaren Innenflächen der Stufen der Innenkronen).

lerzähnen sitzen sollen, ist nur durch die Verwendung von etwas provisorischem Zement zu ihrer Befestigung gewährleistet, daß sich die Innenkronen während der Fixationsabformung nicht von ihren Pfeilern lösen. Unbemerkt würde dies zu der Herstellung eines nicht-passenden Modellgußgerüsts führen. Von der Verwendung von Fließsilikon für diesen Zweck ist abzuraten, da die elastischen Eigenschaften des Silikons ein Verrutschen der Innenkronen während der Abformung geradezu fördern.
Der im Labor hergestellte Abformlöffel wird nun am Patienten anprobiert. Die richtige Anpassung der Ränder des individuellen Löffels hat große Bedeutung für die richtige Gestaltung des Modellgußgerüsts und der Prothesenränder. Besonders hervorzuheben ist bei vorhandener anteriorer Restbezahnung der Sublingualraum im Unterkiefer: Wird hier der individuelle Löffel zu weit extendiert, so wird auch die Abformung überextendiert sein. Dies hat zur Folge, daß der Sublingualbügel zu tief gelegt wird

und dieser die Zunge in ihrer Funktion behindert. Daher ist dieser Löffelbereich ähnlich wie bei der Abformung in der Totalprothetik (vgl. Kap. 43.4) auf seine richtige Länge hin zu überprüfen und mit thermoplastischer Masse (Kerr) vor der eigentlichen Fixationsabformung anzupassen. Alle übrigen Randbereiche des Abformlöffels werden gleichfalls auf ihre Länge und Paßgenauigkeit hin überprüft und durch Kürzen und Adaptation mit thermoplastischer Masse angepaßt. Im Bereich der Zähne müssen die Löffelwände einen Abstand von 2 bis 3 mm aufweisen, damit hier ein ausreichender Raum für das Abformmaterial vorhanden ist. Nach Adaptation des individellen Löffels werden die Innenflächen und die Randbereiche mit dem der Abformmasse entsprechenden Adhäsiv bestrichen und die vorgeschriebene Trocknungszeit eingehalten.

Die Fixationsabformung wird vorzugsweise mit einphasiger Polyäthergummimasse (Impregum®; Espe, D-Seefeld) durchgeführt (vgl. Kap. 19), obwohl auch die Verwendung von Abformgips gute Resultate liefert (*Körber* 1988). Nach relativer Trockenlegung des abzuformenden Kiefers werden zuvor offene Interdentalräume zwischen unbeschliffenen Zähnen mit Wachs ausgeblockt. Die nach Herstellervorschrift angemischte Abformmasse wird in Abformmaterialspritze und individuellen Löffel eingefüllt. Die Innenkronen und vorhandene unbeschliffene Zähne werden zügig mit Abformmasse umspritzt, dann wird der mäßig gefüllte Löffel eingebracht. Das Umspritzen der Innenkronen und Zähne mittels Abformmasse minimiert in wichtigen Bereichen die Gefahr von Blasenbildung. Nach dem Ende der Abbindezeit werden Lippen, Mukosa und Vestibulum mit Wasser befeuchtet und die Fixationsabformung ohne große Hebelkräfte mit kräftigem vertikalem Ruck entfernt. Waren auf den Außenflächen der Innenkronen kleine Retentionsperlen angebracht (vgl. Abb. 474a), befinden sich nun alle Innenkronen in der Abformung. Nach Abspülen der Abformung mit Leitungswasser zwecks Entfernung von Speichelresten wird die anschließend getrocknete Abformung genauestens inspiziert. Sie soll folgende Kriterien erfüllen (Abb. 474b):

- Kein Abformmaterial auf der Innenfläche der zervikalen Stufe. Befindet sich hier Abformmaterial, so ist dieses zwischen Innenkrone und Pfeilerzahn gelaufen und deutet auf ein Ablösen der Innenkrone vom Pfeilerzahn während der Abformung oder auf eine schlechte marginale Paßgenauigkeit der Innenkrone hin.
- Kein sichtbarer Spalt zwischen Innenkrone und Abformmaterial. Ist hier ein Spalt sichtbar, wurde die Innenkrone während der Entfernung der Abformung aus ihrer Position im Abformmaterial herausgezogen.
- Blasenfreie Wiedergabe von Prothesenlager und Randbereichen.

Anschließend werden die in den Innenkronen befindlichen Reste des provisorischen Zements vorsichtig entfernt (mit Reinigungslösung [z. B. Orange Solvent®; Hager & Werken, D-Duisburg] getränktes Wattepellet), die Abformung nochmals unter fließendem Wasser abgespült und mit einem geeigneten Desinfektionsmittel desinfiziert (z. B. Impresept®; Espe, D-Seefeld).

39.6 Labor: Herstellung von Konstruktionsmodell und Registrierschablone

Im Labor wird das Konstruktionsmodell (Arbeitsmodell 2, Meistermodell, Remontagemodell) hergestellt.
Da das Konstruktionsmodell zur Herstellung des Modellgußgerüsts dient, darf dieses nicht als Sägemodell angefertigt werden. Wie in der Kronen-Brückentechnik wird ein Arbeitsmodell mit Magnet-Split-Cast hergestellt (vgl. Kap. 5.4.1). Die Arbeitsschritte umfassen das Isolieren der Innenkonusse mit Vaseline, das Ausgießen der Innenkonusse mit Kunststoff und das Einsetzen der Metallpins als Retentionen, das Ausgießen mit Superhartgips und das Sockeln mit einem Split-Cast-System.
Bedingt durch eine fehlende Verblockung der einzelnen Innenkonusse ist es wichtig, daß diese nicht auf den Kunststoffstümpfen rotieren oder schaukeln. Der Sitz der Metallkappen muß eindeutig sein.

Die Art der Kieferrelationsbestimmung hängt stark von der Verteilung der Pfeilerzähne und der vorhandenen Gegenbezahnung ab. Da die Indikation von Doppelkronen-Teilprothesen vor allem im stärker reduzierten Lückengebiß gegeben ist, wird für die Kieferrelationsbestimmung in der Regel eine Registrierschablone mit Basisplatte und darauf befindlichem Hartwachswall hergestellt. Die Registrierschablone wird in der für Totalprothesen üblichen Weise auf dem Konstruktionsmodell hergestellt (Kapitel 43.5), mit dem Unterschied, daß in den Bereichen der Innenkronen das Basismaterial die Innenkronen inzisal bzw. okklusal umfaßt und hier abgestützt ist (Abb. 475).

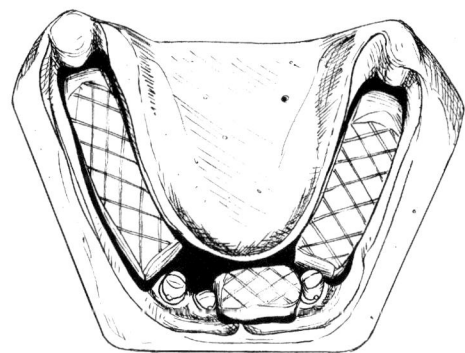

Abb. 475 Registrierschablone im Labor hergestellt.

39.7 Klinik: Gesichtsbogenübertragung, Kieferrelationsbestimmung und Modellmontage

Nach Abnahme der Provisorien und sorgfältiger Reinigung der Pfeilerzähne von Zementresten werden die Innenkronen auf die Pfeilerzähne aufgesetzt. Weisen die Pfeilerzähne eine gemeinsame Einschubrichtung auf, ist es vorteilhaft, wenn die direkt auf den Innenkronen abgestützte Registrierschablone bereits im Labor mittels Sekundenkleber an den Innenkronen fixiert wurde. Dadurch ist ein eindeutiger Sitz der Schablone im Mund gewährleistet. Weisen einzelne Pfeilerzähne eine abweichende Einschubrichtung auf, so muß auf diese Fixierung verzichtet werden. Die Abstützung der Registrierschablone auf den Innenkronen erhöht die Genauigkeit der Kieferrelationsbestimmung gegenüber einem Vorgehen mit nicht parodontal abgestützter Schablone, ohne eine okklusale Sperrung des Bisses zu verursachen. Durch die Abstützung der Registrierschablone auf den Innenkronen wird ihre Lage eindeutig gesichert, und ihr Einlagerungsverhalten entspricht dem der späteren Teilprothese (Abb. 476).

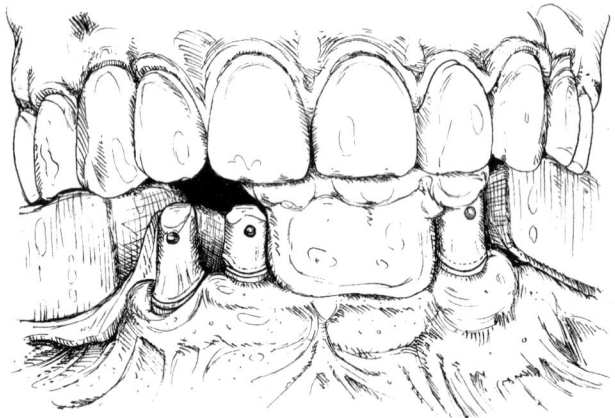

Abb. 476 Auf den Innenkronen abgestützte Registrierschablone.

Entsprechend dem in der Teilprothetik üblichen Vorgehen (Kapitel 37.6) werden die extraorale Gesichtsbogenübertragung des Oberkiefers und die anschließende Kieferrelationsbestimmung in zentrischer Kondylenposition vorgenommen. Das zentrische Wachsbißregistrat wird mehrmals intraoral auf seine Reproduzierbarkeit hin überprüft und dann mit einem zinkoxid-eugenolhaltigen provisorischen Zement (Temp Bond®; Kerr, D-Karlsruhe) verfeinert.
Da bei jedem Wachsbißregistrat die Gefahr der Verziehung gegeben ist, ist es von Vorteil, wenn der Behandler die Modelle sofort mit Abformgips im Artikulator montiert.
Die Auswahl von Zahnform und Zahnfarbe der Ersatzzähne geschieht in Anlehnung an noch vorhandene eigene Zähne oder anhand der vor der Präparation festgehaltenen ehemaligen Zahnfarbe der Pfeilerzähne unter Berücksichtigung der Situationsabformung, die die Zahnform dokumentiert. Sind hierzu keine Angaben vorhanden, weil die Zähne bereits überkront waren, gelten die in der Totalprothetik üblichen Richtlinien zur Auswahl der Frontzähne (vgl. Kap. 43.8). Bezüglich der Bestimmung bzw. Auswahl von Zahnform und Zahnfarbe wird eine direkte Beteiligung des Zahntechnikers angestrebt.

39.8 Labor: Zahnaufstellung in Wachs

Im zahntechnischen Labor erfolgt das Nachfräsen der vorgefertigten zirkulären Stufen an den Innenkronen. Dies kann auf dem Konstruktionsmodell oder auf einem individuell hergestellten Frässockel durchgeführt werden.
Bei Konuskronen aus hochgoldhaltiger Legierung werden die vertikalen Wände auf die gewünschte Minimalstärke von 0,3 mm gefräst und mit einem 4°-Fräser nachgearbeitet. Es ist wichtig, daß die angelegte Hohlkehle der Metallkappe glatt und ohne Fräsmarken an der Oberfläche vorgefräst und dann poliert wird.
Bei NEM-Doppelkronen mit zusätzlichen Hafteelementen werden die jeweiligen Flächen ebenfalls poliert.

Es ist in der Regel sinnvoll, eine Anprobe der Zahnaufstellung in Wachs am Patienten vorzunehmen, bevor die Außenkronen und das Modellgußgerüst hergestellt werden. Vor allem beim Ersatz von Frontzähnen ist die Anprobe der Wachsaufstellung notwendig, da sich die Stellung der Ersatzzähne und die Modellation der Außenkronen gegenseitig beeinflussen. Im Bereich von Schaltlücken, und hier wiederum besonders im Frontzahnbereich, kann die Gestaltung des Gerüsts in Form einer abnehmbaren Brücke sinnvoll sein. In diesem Fall wird auf die Verwendung von rosafarbenem Basiskunststoff verzichtet und das Gerüst wie eine festsitzende Brücke verblendet. Die Gestaltung der Gerüstunterseite wird in der Regel sattelförmig unterfütterbar vorgenommen. Bei kleinen Schaltlücken mit geradem Verlauf, bei denen es durch den eingesetzten Zahnersatz zu keiner Belastung des Kieferkamms kommt, kann das Gerüst in diesem Bereich auch als Tangentialauflage (ponticförmig) gestaltet werden.

Die Zahnaufstellung der zu ersetzenden Zähne wird ganz bewußt vor der Gerüstherstellung durchgeführt, um durch eine Anprobe im Mund überprüft und ggf. korrigiert werden zu können. Durch dieses Vorgehen ist es möglich, den Modellguß (herausnehmbarer Teil) individuell den Zähnen und ihrer Stellung anzupassen. So lassen sich die mechanischen Retentionen günstig unter bzw. hinter die Prothesenzähne plazieren. Des weiteren ist es möglich, bei geringen Platzverhältnissen (Befestigung mit rosa Sattelkunststoff nicht möglich) eine Rückenschutzplatte anzulegen. Bei Rückenschutzplatten ist der linguale bzw. palatinale Anteil der Ersatzzähne aus Metall gestaltet. Am Metall selbst befinden sich Retentionen für die Verblendung mit Kunststoff oder für einen vorgefertigten Prothesenzahn aus Kunststoff oder Keramik. Rückenschutzplatten sind häufig bei Oberkiefer-Frontzähnen mit Tiefbiß notwendig. Durch die korrekte und individuelle Anlage einer Rückenschutzplatte lassen sich die Zähne dauerhaft stabil befestigen.
Wird die Wachsaufstellung der Prothesenzähne für Situationen angefertigt, bei denen die definitive Versorgung einen großen Verbinder aufweist, kann die notwendige Stabilisierung durch eine Kunststoffbasis aus lichthärtendem Löffelmaterial erreicht werden. Bei der Basisherstellung ist darauf zu achten, daß diese zur Aufnahme der Zähne nicht zu dick gestaltet

wird. Die Basis der Registrierschablone kann zu diesem Zweck modifiziert werden. Um die Platzaufteilung der Verblendung der Außenkonusse im Verhältnis zu den Prothesenzähnen ästhetisch gestalten zu können, können über die Innenkonusse Kronen aufgewachst werden. Um der schlußendlichen Situation möglichst nahe zu kommen, wird für das Wax-up zahnfarbenes Wachs verwendet.

39.9 Klinik: Anprobe der Zahnaufstellung in Wachs

Nach Abnahme der Provisorien und sorgfältiger Reinigung der Pfeilerzähne von Zementresten werden die Innenkronen mitsamt dem Wax-up der Außenkronen auf die Pfeilerzähne aufgesetzt, und die Zahnaufstellung wird in Wachs anprobiert. Zunächst werden die eingestellten horizontalen und vertikalen Kieferrelationen sowie die ästhetische Wirkung überprüft. Es gelten die in Kapitel 17 (Ästhetik in der Zahnmedizin) und 43 (Totalprothetik: Klinisches und labortechnisches Vorgehen) dargestellten Prinzipien.

Im Seitenzahnbereich wird die Statik der Zahnaufstellung nach folgenden Kriterien getestet: Die Seitenzähne müssen über der Mittellinie des Kieferkamms aufgestellt sein. Bei okklusaler Belastung der einzelnen Ersatzzähne darf die Basisplatte nicht von der Unterlage abkippen. Voraussetzung für diese Überprüfung ist natürlich ein paßgenauer Sitz der Basisplatte. Notwendige Änderungen der Zahnaufstellung werden direkt am Patienten vorgenommen.

39.10 Labor: Herstellung der Außenkronen und des Modellgußgerüsts

Nachdem die Wachsaufstellung (und ggf. das Wax-up der Kronen) im Munde überprüft wurde, wird diese Situation mit Hilfe eines Vorwalls verschlüsselt und bleibt so für weitere Arbeitsgänge abrufbar bereit. Für die Herstellung der Außenkronen und des Modellgußteils kann die Reihenfolge, ob erst die Krone und dann der Modellguß angefertigt wird oder umgekehrt, frei gewählt werden. Wichtig für die Reihenfolge ist, daß der Verbindungsbereich von Krone und Modellguß richtig geplant wird. Zum Fügen dieser Teile kann entweder eine Hartlötung oder die Klebetechnik gewählt werden. Seit einigen Jahren hat sich die Klebetechnik durchgesetzt, da dies für die Paßgenauigkeit Vorteile bringt. Die mechanische Verbindung für die Klebung wird mit einer Matrize (Teil 1) und Patrize durchgeführt. Wahlweise können die Teile vor dem Verkleben auch verbolzt werden (Bredent-Dental, D-Senn).

Zur Herstellung der Außenkonuskronen (Sekundärkronen) werden die Innenkonusse sorgfältig gereinigt. Die Modellation erfolgt mit ausbrennbarem Modellierkunststoff, der der modellierten Kappe die nötige Stabi-

lität für den Abhebevorgang gibt. Eine dünne Schicht Kunststoff wird über die Innenkrone gebracht, und der restliche Anteil der Krone wird mit Wachs ergänzt. Bei Verblendkronen wird der labiale bzw. bukkale sowie der okklusale Anteil für die Aufnahme einer Verblendung gestaltet. Bei Außenkonussen ohne Verblendung erfolgt die Gestaltung der gesamten Krone als Vollgußkrone. Die approximalen Flächen der Außenkonusse müssen so gestaltet werden, daß eine genügend große Kontaktfläche (Lötfläche) zwischen Krone und Modellguß entsteht. Das bedeutet, daß die Verblendungen der labialen Flächen nicht zu weit nach approximal gezogen werden dürfen. Die Lötflächen liegen approximal und werden zu ihrer Vergrößerung nach palatinal bzw. lingual an der Außenkrone erweitert. Gerade bei wenigen Pfeilerzähnen ist auf eine ausreichend stabile Lötfläche zu achten.
Wichtig hierbei ist, daß der Interdentalraum zweckmäßig offen gestaltet wird. Die Herstellung des Modellgußteils erfolgt mittels Einbettmassenmodell (siehe Kap. 36.10). An diesem Modell kann während der Modellierphase der Vorwall mit den Zähnen an das Einbettmassenmodell angelegt und dadurch eine optimale Modellgußgestaltung erzielt werden.
Falls die Pfeilerzahnverteilung es erlaubt, wird das Gerüst entsprechend der zahnärztlichen Planung mit oder ohne großen Verbinder gestaltet. Wird auf ein transversales Palatinalband verzichtet, erfordert dies, daß labortechnisch auf eine ausreichende Stabilität der Außenkronen und der Verbindungsstellen zum Modellguß geachtet wird.
Für die Anfertigung der Außenkronen aus einer NEM-Legierung gelten bezüglich des Ablaufs die gleichen Grundsätze. Für die zusätzlichen Retentionselemente, wie z. B. Friktionsstifte in den Außenkronen, werden nach dem Fügevorgang von Krone und Modellgußteil Rillen mittels Funkenerosion oder konventionellem Bohren in die Primär- bzw. Sekundärteile versenkt. Die Friktionslöcher befinden sich in ihrem halben Durchmesser im Sekundärteil und in der anderen Hälfte im Primärteil. Anschließend werden Stifte in der Gesamttiefe der Löcher eingelassen und diese am Sekundärteil durch Lötung befestigt. Durch Aktivieren (leichtes Biegen) der Friktionsstifte kann der Halteeffekt der Sekundärteile erhöht werden. Auch kann nach dem Fügen ein geplantes TK-Snap-System (Sitec, D-Hagen) in die Außenkrone integriert werden. Nachdem die Haftelemente fest angelegt wurden, muß die richtige Friktion eingestellt werden. Dies geschieht vorsichtig durch Reduzieren von Schleifspuren an den Innenseiten des Sekundärteils mit rotierenden Gummispitzen.

Ist der Behandler wenig erfahren, empfiehlt sich eine Anprobe der Sekundärkonstruktion, bevor die Außenkronen verblendet werden und die Zahnaufstellung auf den Modellguß übertragen wurde. Der erfahrenere Behandler wird diese Anprobe zusammen mit der Kontrolle von Verblendung und Zahnaufstellung in Wachs vornehmen oder gar erst nach Fertigstellung. Wurde die Fixationsabformung mit funktioneller Gestaltung der Sattelränder vorgenommen, erübrigt sich in der Regel eine Unterfütterungsabformung der Sattelbereiche (Altered-Cast-Methode; s. Kap. 36.12). Ist jedoch eine Unterfütterungsabformung der freiendenden Sattelbereiche notwendig, wird diese jetzt zusammen mit einer Gerüstanprobe durchgeführt.

Vor der Verblendung der Sekundärkronen mit Verblendkomposit muß zusätzlich zu den angelegten mechanischen Retentionen ein chemisches Verbundsystem angewendet werden. Die Verblendung erfolgt durch Auftragen des Opakers und der Verblendmasse, wie in Kapitel 28 beschrieben. Für die Anprobe der gefertigten Teile mit der Kunststoffverblendung werden die Prothesenzähne mittels Vorwall auf dem Gerüst in Wachs befestigt.

39.11 Klinik: Anprobe des Modellgußgerüsts zusammen mit der definitiven Zahnaufstellung in Wachs

Nach Abnahme der Provisorien und sorgfältiger Reinigung der Pfeilerzähne von Zementresten werden die Innenkronen auf die Pfeilerzähne aufgesetzt. Anschließend wird die Sekundärkonstruktion, bestehend aus Modellgußgerüst mit Außenkronen und Wachsaufstellung, eingesetzt.
Es sollte ein paßgenauer, spannungsfreier Sitz der Konstruktion vorhanden sein. Die Außenkronen müssen nahezu spaltfrei an der Stufe bzw. Hohlkehle der Innenkrone abschließen. Ein mikroskopisch sichtbarer Spalt ist hier natürlich immer vorhanden. Er sollte bei präziser zahntechnischer Vorgehensweise jedoch unter 50 µm betragen; damit ist er mit bloßem Auge kaum oder nicht wahrnehmbar. Bei Konuskronen bewegt sich dieser zervikale Spalt zwischen Außenkonus und Innenkonus in der gleichen Größenordnung wie der okklusale Spalt. Wie in der Einführung zu den Doppelkronen-Systemen (Kap. 38) ausgeführt wurde, ist ein minimaler Freiraum zwischen allen horizontalen Flächen bei Konuskronen notwendig, damit es überhaupt zu einem innigen Kontakt der vertikalen Flächen und damit zur Konushaftung kommen kann.
Anschließend wird jede Außenkrone einzeln von okklusal mit Fingerdruck belastet. Dabei darf sich der belastete Anker nicht weiter setzen lassen; kein anderer Anker darf sich von seinem Pfeilerzahn ablösen. Erkennt man bei dieser Prüfung ein Schaukeln in der Gerüstkonstruktion, liegt ein Verzug des Gerüsts vor. Durch das Entfernen einzelner Innenkronen sind der oder die schuldigen Anker ausfindig zu machen. Nach dem Ausschluß möglicher anderer Ursachen (Zementreste auf Pfeilerzähnen, schlechte Passung von Innen- und Außenkrone etc.) wird die betreffende Außenkrone vom Gerüst abgetrennt und mit Kaltpolymerisat direkt im Mund wieder am Gerüst in ihrer richtigen Lage fixiert. In diesem Fall ist zuvor die Wachsaufstellung vom Gerüst zu entfernen und später zusammen mit dem korrigierten Sekundärteil erneut anzuprobieren.
Ist die Passung der Sekundärkonstruktion klinisch akzeptabel, werden die Außenkronen, ihre Verblendungen und die Zahnaufstellung in Wachs klinisch hinsichtlich vertikaler und horizontaler Kieferrelation, Okklusion, Statik der Aufstellung und Ästhetik überprüft (vgl. Kap. 41.7, 43.12, 17.8). Geringe Diskrepanzen zwischen der Mund- und Artikulator-Situation lassen eine erneute Kieferrelationsbestimmung und Remontage notwendig werden. Dies läßt sich relativ einfach durchführen, indem etwas erwärmtes Alu-Wachs auf die Zahnaufstellung und Außenkronen aufgetragen und so ein korrigierter Biß mit minimaler Sperrung genommen wird. Die Kor-

rektur auch geringster Diskrepanzen in diesem Stadium minimiert notwendige Einschleifmaßnahmen am fertigen Zahnersatz.

39.12 Labor: Fertigstellung der Doppelkronenkonstruktion

Zur Fertigstellung der Arbeit gehört auch das Befestigen der Prothesenzähne auf dem Modellgußteil. Dies wird mit einem rosafarbenen Kunststoff bei Sattelsituationen und mit zahnfarbenem Material bei Ponticsituationen (mit oder ohne Rückenschutzplatte) durchgeführt. Da bereits ein Vorwall vorhanden ist, wird dieser in Verbindung mit Autopolymerisat verwendet. Grundsätzlich besteht aber auch die Möglichkeit einer Fertigstellung mit Hilfe der Küvettentechnik. Allerdings muß in diesem Fall die Verblendung der Außenkonusse nach dem Kunststoffpressen durchgeführt werden. In jedem Fall werden die Retentionen am Modellguß mit einem chemischen Verbundsystem vorbehandelt und mit rosafarbenem Opaker abgedeckt. Bei Situationen, in denen der Prothesenzahn nur als Facette vor dem Gerüst sitzt (z. B. bei einer Rückenschutzplatte) und zahnfarbener Kunststoff verwendet wird, muß hier zahnfarbener Opaker das Gerüst abdecken. Bei Verwendung der Vorwalltechnik müssen vor dem Anlaufenlassen des Kunststoffs Bereiche, an denen kein Kunststoff erwünscht ist, mit Wachs oder Vaseline ausgeblockt werden. Diese Bereiche sind:

- Kompositverblendungen, die nicht durch den Vorwall abgedeckt sind
- Ränder der Innen- und Außenkronen
- Rückenschutzplatte
- linguale und palatinale Bereiche der Krone
- Restgebiß auf dem Modell
- Haftelemente bei NEM-Doppelkronen

Wichtig ist, daß in die Wachsmodellation der Prothese Führungsflächen für Mundhygienehilfsmittel eingearbeitet werden. Dadurch wird die Reinigung der approximalen Pfeilerzahnflächen mit eingesetzter Prothese erleichtert oder gar erst ermöglicht.
Bei ästhetischen Problemen am zervikalen Kronenrand (z. B. lange klinische Kronen nach vorangegangener Parodontalbehandlung) kann dieser ebenso wie in der Hybridprothetik mit zahnfleischfarbenem Kunststoff verblendet oder mit Basiskunststoff vollständig abgedeckt werden.

Das Gipsmodell wird gewässert und gegen Kunststoff isoliert. Es ist auf ein exaktes Anliegen des Vorwalls am Modell sowie auf die genaue Plazierung der Zähne im Vorwall zu achten. Die Verarbeitung erfolgt nach den Angaben des Herstellers.
Anschließend folgen das Ausarbeiten, die Politur und die Reinigung der Arbeit. Die abschließende Kontrolle der Haftkraft der Sekundärteile auf den Primärkronen erfolgt mittels eines speziell für Konuskronen entwickelten Meßinstruments (Koni-Meter; Austenal GmbH, D-Köln) (Abb. 477 a und b). Mit diesem Instrument ist es dem Zahntechniker möglich, die vorhandene Haftkraft festzustellen und gegebenenfalls die Haftung zu

verringern. Die Verringerung der Haftkraft geschieht durch vorsichtiges Reduzieren der Schleifspuren an den Innenflächen der Sekundärkrone mittels Gummispitzen. Sollte die Haftkraft einer Doppelkrone zu gering sein (unter 5N), könnte ein Kontakt der Innen- und Außenkronen an ihren Horizontalflächen dafür verantwortlich sein. Kann durch Markierung und Beseitigung vorhandener Kontakte keine ausreichende Haftkraft erreicht werden, ist die Neuanfertigung des Sekundärteils notwendig.

39.13 Klinik: Anprobe der fertigen Arbeit und Zementieren

Die Anprobe der fertiggestellten Arbeit beinhaltet im Prinzip das gleiche Vorgehen, wie es bei der Anprobe der Sekundärkonstruktion mit der Zahnaufstellung üblich ist. Eventuell notwendige Korrekturen werden durchgeführt.
Hinzu kommt eine Überprüfung des Sitzes der Prothesensättel, welche mit und ohne Innenkronen durchgeführt wird. Ohne eingesetzte Innenkronen läßt sich die primäre Paßgenauigkeit aller Sattel- und Prothesenrandbereiche überprüfen, indem Fließsilikon (Fit-Checker®; GC International, D-Hofheim) auf die Sattelinnenflächen aufgetragen wird. Es sollte kein Unterschied zu dem später überprüften Sitz mit eingefügten Innenkonen vorhanden sein. Ohne eingefügte Innenkronen läßt sich die primäre Statik der Zahnaufstellung sehr gut überprüfen, indem jeder einzelne Seitenzahn okklusal belastet wird, wobei die Prothesenbasis nicht von der Unterlage abkippen darf.
Bevor die Rekonstruktion zum definitiven Zementieren vorbereitet wird, empfiehlt es sich, daß der Behandler selbst die Haftkraft jeder einzelnen Doppelkrone mit dem schon erwähnten Koni-Meter überprüft (Abb. 477a und b). Nach dem Zusammenfügen von Innen- und Außenkrone mit definierter Fügekraft (Aufsetzkraft) werden diese wieder voneinander getrennt. Die Aufsetzkraft läßt sich ebenfalls mit dem Koni-Meter definiert durch-

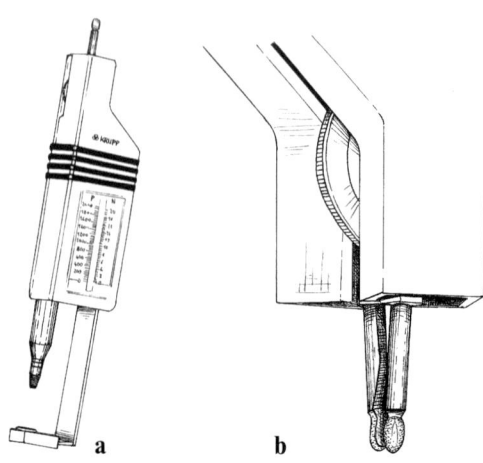

Abb. 477 a und b
Koni-Meter
a) Kunststoffstempel zum Fügen von Innen- und Außenkrone mit definierter Kraft
b) Diamantierte Spannbacken zum Herausziehen der Innenkrone

führen. Dabei gilt als Meßwert der Ring oder Zwischenbereich, der deckungsgleich mit der Unterkante der Meßzylinderführung ist. Die Ringe sind farbkodiert: 40N-gelber Ring, 50N-grüner Ring, 60N-roter Ring. Für die Ermittlung der Abzugskraft wird die Innenkrone mit Hilfe der mit Diamantbelag versehenen Spannbacken des Koni-Meters aus der Außenkrone herausgezogen und die benötigte Kraft gemessen. Die Haftkraft der einzelnen Konuskrone sollte zwischen 5 und 10 N liegen (*Körber* 1988), was wir auch als Richtwert für NEM-Doppelkronen mit zusätzlichen Haftelementen ansehen. Liegt die Haftkraft nicht an allen Doppelkronen im Bereich der geforderten Größe, muß das Sekundärteil neu hergestellt werden. Diese zusätzliche Kontrolle verhindert, daß der Behandler einen zu stark oder nicht haltenden Zahnersatz eingliedert.

Ein provisorisches Einsetzen (Probetragen) der Restauration beinhaltet immer die Gefahr, daß sich einzelne Innenkronen von ihrem Pfeilerstumpf lösen und beschädigt oder gar verloren werden. Werden die Innenkronen jedoch „provisorisch" so gut befestigt, daß diese Gefahr gebannt ist, so ist ein beschädigungsfreies Abnehmen der Innenkronen von ihrem Pfeiler klinisch schwierig oder unmöglich. Aus diesem Grund wird in der Regel auf ein Probetragen des Zahnersatzes verzichtet. Eventuell notwendige Korrekturen am abnehmbaren Prothesenteil lassen sich auch nach Zementierung der Innenkronen relativ einfach durchführen.

Nach nochmaliger Kontrolle der Paßgenauigkeit der Innenkronen auf ihren Pfeilerzähnen werden die Innenkronen mit 50 μm Aluminiumoxid bei 1,5 bis 2,0 bar an ihren Innenflächen abgestrahlt und in 70 %igem Isopropylalkohol gereinigt. Dieser Schritt ist vor der Zementierung jeder gegossenen Restauration durchzuführen, bei Doppelkronen allerdings besonders wichtig, damit die zementierte Innenkrone den bei täglichem Abnehmen auftretenden Kräften standhalten kann.

Das Zementieren entspricht dem üblichen Vorgehen in der Kronen- und Brückenprothetik (vgl. Kap. 28.12) mit folgenden Besonderheiten: Die Innenkronen werden einzeln mit kräftigem Fingerdruck in Position gebracht und mit einem Kronenandrücker unter schaukelnder Bewegung vollends gesetzt. Überschüssiger Zement wird zügig mit Watterollen und Wattepellets entfernt, dann wird die an ihren Innen- und Außenflächen mit Vaseline isolierte Sekundärkonstruktion aufgeschoben. Der Patient wird angewiesen, kräftig auf seine Backenzähne zu beißen. Anschließend wird die Okklusion mit Okklusionsfolie überprüft. Nun werden Watterollen zwischen die Seitenzahnreihen gelegt und der Patient beißt bis zur Zementaushärtung zusammen. Bei Schneidezahnkonuskronen im Oberkiefer ist es aufgrund der dort in habitueller Interkuspidation auftretenden nichtaxialen Belastung der Zähne sinnvoll, wenn der Behandler die Restauration bis zur Zementaushärtung in situ hält.

Die Sekundärkonstruktion wird mit eingesetztem Hirtenstab und leichtem Hammerschlag axial gelockert und entfernt. Anstelle des Hirtenstabs hat sich auch der Kronenabnehmer nach Miller (Carl Martin, D-Solingen) bewährt.

Nach sorgfältiger Entfernung der Zementreste an den Innenkronenrändern (Abb. 478) und Säuberung des Sekundärteils wird dieses wieder eingesetzt (Abb. 479a und b) und es erfolgt eine abschließende Funktionskontrolle. Hieran schließt sich das Üben von Ein- und Ausgliedern der Arbeit durch den Patienten und eine kurze Mundhygieneeinweisung an.

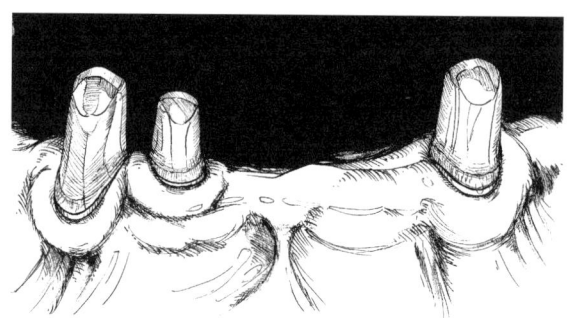

Abb. 478 Innenkonuskronen nach Entfernen der Zementreste

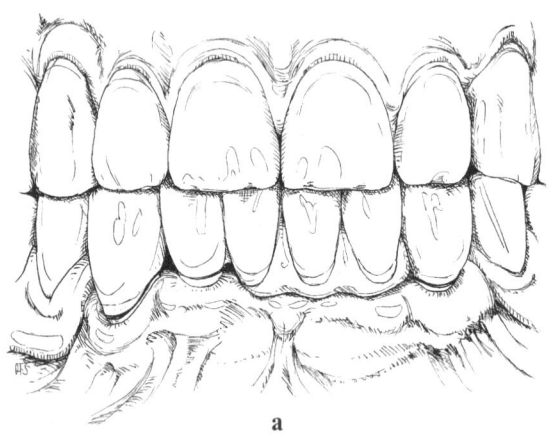

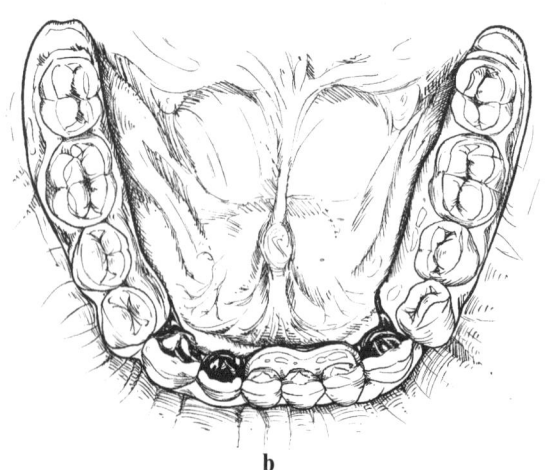

Abb. 479 a und b Sekundärkonstruktion in situ
a) von frontal
b) von okklusal: auf einen Sublingualbügel kann verzichtet werden

39.14 Nachsorge

Möglichst direkt am der Zementierung folgenden Tag wird eine Kontrolle des Behandlungsergebnisses vorgenommen, die eine Kontrolle der Gesamtfunktion der Teilprothese beinhaltet. Zusätzlich wird nochmals kontrolliert, ob eventuell irgendwelche Zementreste übersehen wurden. Der Patient wird nun ausführlich in einer für ihn adäquaten Form der Mund- und Prothesenhygiene unterwiesen. Eine weitere Kontrolle innerhalb der ersten zwei Wochen nach Eingliederung der Rekonstruktion ist angezeigt, um eventuell auftretende Adaptationsprobleme frühzeitig zu erkennen. Weiterhin erlaubt eine Kontrolle nach dieser Zeit die Beurteilung, ob der Patient in der Lage ist, die instruierte Mund- und Prothesenhygiene durchzuführen. Abschließend wird mit dem Patienten ein auf ihn abgestimmtes Nachsorgeintervall vereinbart.

Tabelle 40 faßt den Behandlungsablauf bei der Versorgung mit Doppelkronen nochmals zusammen.

Tabelle 40 Behandlungsablauf bei an Doppelkronen verankerten Teilprothesen

Klinik	Labor
Anamnese, Befundaufnahme, Situationsabformung, Gesichtsbogenübertragung, Kieferrelationsbestimmung, Röntgen (Orthopantomogramm, Rinn-Status)	
	Herstellung von Studienmodellen, schädelbezügliche Montage der Modelle im Artikulator
Modellanalyse im Artikulator und im Parallelometer, **Diagnose, Planung**	
Hygienephase, präprothetische Vorbehandlung, Reevaluation der Vorbehandlung	
	Evtl. diagnostisches Wax-up, Set-up, Herstellung individueller Löffel
Prothetische Phase: Farbauswahl, Präparation, evtl. Abformung der Pfeilerzähne, Provisorien	
Abformung der Pfeilerzähne	
	Herstellung von Präparationsmodell (Sägemodell) und Innenkronen
Anprobe der Innenkronen, Fixationsabformung	

Klinik	Labor
	Herstellung von Konstruktionsmodell und Registrierschablone
Gesichtsbogenübertragung, Kieferrelationsbestimmung, Modellmontage	
	Zahnaufstellung in Wachs, Wax-up der Außenkronen
Anprobe von Außenkronen-Wax-up und Zahnaufstellung in Wachs	
	Herstellung der Außenkronen und des Modellgußgerüsts, Kleben oder Verlöten der Außenkronen mit dem Modellgußgerüst, Verblendung der Außenkronen, Übertragung der Wachsaufstellung auf Gerüstkonstruktion
Anprobe der Sekundärteile mit Modellgußgerüst zusammen mit der definitiven Zahnaufstellung in Wachs	
	Fertigstellung der Doppelkronenkonstruktion
Anprobe der fertigen Arbeit und Zementieren	
Kontrolle	
Nachsorge	

Literatur

Heners M.: Zahnerhaltende Prothetik durch gewebeintegrierende Konstruktionsweise. Zahnärztl Mitt 1990;21:2340-2344.

Kern M., Woerner W.: Versorgung des Lückengebisses mit Doppelkronen: Modifizierte vollverblendete Konuskronen. Parodont 1991;2: 61-73.

Körber K.-H.: Zahnärztliche Prothetik. Georg Thieme Verlag, Stuttgart 1985. Körber K.-H.: Konuskronen: Das rationelle Teleskopsystem. Einführung in Klinik und Technik. Hüthig, Heidelberg 1988.

Sorensen J.A., Martinoff J.T.: Endodontically treated teeth as abutments. J Prosthet Dent 1985;53:631-636.

40 Einführung in die Hybridprothetik

40.1 Einleitung

Unter dem Begriff „Hybridprothese" oder „Overdenture" versteht man die Rekonstruktion von Front- und Seitenzähnen eines Lückengebisses mit Hilfe einer an verdeckten Halteelementen verankerten Totalprothese (*Brill* 1955). Diese Art der prothetischen Versorgung kann über Jahre den ästhetischen und funktionellen Anforderungen der Patienten genügen (*Toolson* und *Smith* 1983, *Brunner* und *Meyer* 1989, *Toolson* und *Taylor* 1989). Aus diesem Grunde sollte die Hybridprothese bei richtiger Indikationsstellung, sorgfältiger Therapie, optimaler Mundhygiene und regelmäßigen Nachkontrollen nicht mehr nur als Übergangslösung zur Totalprothese verstanden werden.

Die hybridprothetische Versorgung des stark reduzierten Lückengebisses zeichnet sich gegenüber einer Totalprothese durch viele biologische und funktionelle Vorteile aus. *Crum* und *Rooney* (1978) konnten zeigen, daß die Resorptionsvorgänge im Unterkiefer bei Hybridprothesenträgern um mehr als das achtfache geringer waren als bei Totalprothesenträgern. Die Erhaltung speziell von Unterkieferfrontzähnen ist deshalb von besonderer Bedeutung, weil die Resorption im frontalen Abschnitt des Unterkiefers viel ausgeprägter ist als im Oberkiefer. Sechs Monate nach der Extraktion beträgt sie im Unterkiefer das Zweifache, nach sieben Jahren sogar das Vierfache von der im Oberkiefer (*Tallgren* 1967). Neben der kammprophylaktischen Funktion der Hybridprothese dürfen die funktionellen Vorteile nicht vergessen werden: Der Erhalt von Zahnwurzeln zur Verankerung von Retentionselementen erlaubt es, den Halt des Zahnersatzes im Vergleich zu einer Totalprothese wesentlich zu steigern und dadurch den funktionellen Komfort für den Patienten zu erhöhen. Erhöhte Kaukräfte und größere Aktivität der Kaumuskulatur der Arbeitsseite (*Sposetti* et al. 1986) sowie eine verbesserte Kaueffizienz (*Kay* und *Abes* 1976) gegenüber Totalprothesenträgern wurde dem Erhalt von Parodontalrezeptoren im Desmodont der verbliebenen Zahnwurzeln zugeschrieben (*Nagasawa* et al. 1979).

40.2 Indikationsstellung und Voraussetzungen

Die Indikation für eine hybride Prothese ist bei Vorhandensein eines stark reduzierten Lückengebisses gegeben. Der noch vorhandene Zahnhalteapparat der Restzähne spielt eine Schlüsselrolle bezüglich der Entscheidung, ob diese Zähne noch als Pfeilerzähne in Frage kommen. Als potentielle Pfeilerzähne kommen die Zähne mit dem besten Kronen-Wurzel-Verhältnis in Betracht (*Becker* und *Kahldahl* 1984); nach der endodontischen Behandlung und dem Kürzen des Pfeilerzahns bis ca. 1 bis 2 mm über der Gingiva sollte das Kronen-Wurzel-Verhältnis wenigstens 1 : 2 betragen. Falls das Kronen-Wurzel-Verhältnis 1:3 beträgt oder sogar noch besser zugunsten der Wurzel ausgeprägt ist und der Zahn vital erhalten werden kann, sollte anstelle eines Hybridelements einer Doppelkrone der Vorzug gegeben werden. Der Nachteil der Hybridelemente liegt darin, daß der Zahn devitalisiert werden muß und daß es sich um sehr feine Retentions- oder Frikationselemente handelt, die relativ frakturanfällig sind. Zähne mit geringerer Beweglichkeit sollten als Pfeilerzähne bevorzugt werden. Da die Sondierungstiefe um Pfeilerzähne nicht größer als 3 mm sein darf (*Toolson* et al. 1982), muß oft vorgängig ein parodontalchirurgischer Eingriff vorgenommen werden, um auf diese Weise die Sondierungstiefe auf maximal 3 mm zu reduzieren. Eine akzeptable Kooperationsfähigkeit und -bereitschaft des Patienten sollten gegeben sein, damit dem hybriden Zahnersatz eine gute Langzeitprognose gestellt werden kann.

40.3 Verankerungselemente

Für die Verankerung von hybridem Zahnersatz an den Pfeilerzähnen stehen eine Vielzahl von Halte- und Verbindungselementen zur Verfügung. Vorzugsweise sollte eine starre Verankerung zur Anwendung kommen, sofern durch eine günstige Restzahnverteilung eine flächenhafte Abstützung oder eine breite parodontale Auflageachse gesichert ist. Starre Verankerungen haben eine geringere Belastung der zahnlosen Kieferabschnitte zur Folge (*Geering* und *Kundert* 1992). Dabei sollte vor allem konfektionierten Hülsen-Stift-Systemen (wie z. B. dem Gerber-Retentionszylinder) (Abb. 480) auf Wurzelstiftkappen der Vorzug gegeben werden. Sie haben eine höhere Haltekraft und sind langlebiger als die frikativ-klemmenden Halteelemente (wie z. B. der Conod-Anker oder der Bona-Zylinderanker). Bei zwei in einem Kiefersegment nahe beieinanderliegenden Restzähnen und gleichzeitig erhöhter resilienter Alveolarschleimhaut in den zahnlosen Kieferabschnitten kann eine gelenkige Verankerung (wie z. B. das Steg-Gelenk nach *Dolder*; vgl. Kap. 37.4) indiziert sein.

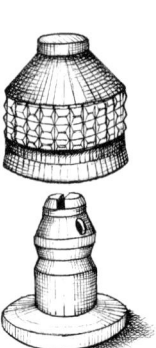

Abb. 480 Gerber-Retentionszylinder

Auf resiliente Verankerungselemente (wie z. B. den Retentionspuffer nach *Gerber*) sollte verzichtet werden, da diese, wie auch andere gelenkige Verankerungen, zu Überbelastungen und somit zu atrophischen Veränderungen der zahnlosen Kieferabschnitte führen. Ein bei der Protheseneingliederung vorhandener vertikaler Resilienzweg geht schon nach kurzer Tragezeit infolge der Kompression der Alveolarschleimhaut und Kammresorption verloren. Zudem widerstehen Resilienzanker infolge ihres komplizierten Aufbaus oft nicht lange der mechanischen Beanspruchung. Abgesunkene oder inaktive Pufferanker können das Parodont der Pfeilerzähne schädigen und begünstigen somit die Entstehung von Parodontopathien.

40.4 Gestaltung der Wurzelstiftkappe

Die Gestaltung der Wurzelstiftkappe ist aus parodontaler und funktioneller Sicht für den therapeutischen Langzeiterfolg von Hybridprothesen von äußerster Wichtigkeit (*Kundert* und *Geering* 1989). Die Wurzelkappe soll so konstruiert werden, daß eine optimale Hygiene der Pfeilerzähne ermöglicht, die Plaqueakkumulation nicht begünstigt, die marginale Gingiva durch die Wurzelkappe nicht mechanisch irritiert und die Ästhetik nicht beeinträchtigt wird. Gleichzeitig sollte die Kappe eine größtmögliche Retention des und körperliche Fassung durch den abnehmbaren Zahnersatz erlauben (*Kundert* und *Geering* 1989). Um diese Forderungen zu erfüllen, müssen Kappenrand, Außenflächen, Oberfläche und Innenfläche entsprechend gestaltet werden:
Der Kappenrand sollte leicht supragingival zu liegen kommen. Bei offener Gestaltung der Hybridprothese kann im sichtbaren Bereich in der Oberkieferfront ein 0,5 mm subgingival verlaufender Kronenrand toleriert werden.
Eine zirkuläre seichte Hohlkehlpräparation der Wurzel ermöglicht die Gestaltung einer Kappenaußenfläche, die der ursprünglichen Wurzelkontur folgt (Abb. 481). Die marginale Gingiva wird dadurch nicht irritiert; gleichzeitig wird die Plaqueakkumulation nicht durch Überkonturierung gefördert. Die Kappenoberfläche sollte möglichst plan gestaltet und scharfkantig gegen die Kappenaußenfläche abgesetzt sein. Zirkulär um die Wurzelkappe sollte eine leichte Hohlkehle eingearbeitet werden, damit das Gerüst der Hybridprothese die Wurzelkappe körperlich umfassen kann und dadurch an der Konstruktion angreifende horizontale Schubkräfte direkt auf die Pfeilerwurzel übertragen werden sowie ein Abbrechen der Verankerungspatrize verhindert wird. Zudem vermeidet eine Hohlkehle spitzwinklig und dünn auslaufende frakturgefährdete Facetten, da genügend Platz für das Gerüst und die Facette vorhanden ist. Aus materialtechnischen Gründen soll eine Facette auf keinen Fall überkonturiert werden, weil dies zu einer Förderung der Plaqueakkumulation führt.
Die Wurzelkappeninnenfläche bestimmt die Retention der Kappe auf der Wurzel und ihre Stabilität. Ein okklusales Inlay mit nur leicht divergierenden, möglichst parallel zur Wurzelstiftachse und zu den Außenflächen der Präparation verlaufenden Wänden bietet die größte Retention. Bei der

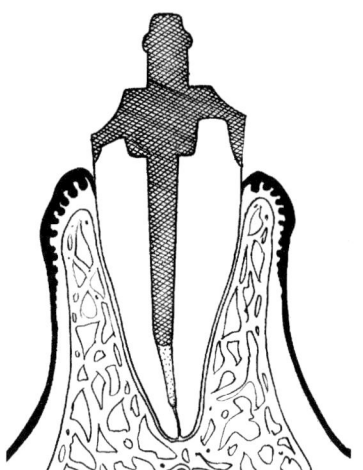

Abb. 481 Durch eine leichte Hohlkehle wird eine Überkonturierung der Wurzelkappe vermieden.
Darüber hinaus wird eine körperliche Fassung durch das Gerüst gewährleistet.

Präparation des okklusalen Kastens sollte darauf geachtet werden, daß eine Restwanddicke der Wurzel von 1 mm nicht unterschritten wird.
Eine zu dicke Gestaltung der Wurzelkappe muß vermieden werden, weil dies zu einer Einschränkung des vertikalen Platzangebots führt und das Anlegen eines adäquaten Verankerungselementes verhindert.
Die empfohlene Art der Wurzelstiftkappenform erlaubt eine kronenförmige Gestaltung und Verblendung des Gerüsts ohne parodontal ungünstige Überkonturierung. Wie bei den Hülsengeschieben ist aus parodontaler Sicht darauf zu achten, daß die Grenzlinie zwischen Primärteil und Sekundärteil supragingival zu liegen kommt (*Graber* 1992).

40.5 Gerüstgestaltung

Die Gestaltung einer Hybridprothese richtet sich mit Ausnahme des Pfeilerbereichs grundsätzlich nach den Prinzipien der Totalprothetik. Um eine Hybridprothese bukkal und oral der Pfeilerzähne nicht zu ausladend zu gestalten, muß die Prothesenbasis in diesem Bereich zurückgeschliffen werden, weil der Alveolarfortsatz im Bereich der Pfeilerzähne nicht resorbiert ist.
Da dadurch die Kunststoffbasis der Hybridprothese im Bereich der Pfeilerzähne geschwächt würde, was zu materialtechnischen Problemen und Brüchen der Prothese führen kann, sollte eine Hybridprothese immer mit einem Gerüst verstärkt werden. Das individuell herzustellende Gerüst wird aus einer CoCr-Basislegierung gegossen.
Je nach Verteilung der Pfeilerzähne kann das Gerüst offen (Abb. 482) oder geschlossen (Abb. 483) gestaltet werden. Bei nur einem Pfeilerzahn im Unterkiefer oder nur zwei oder drei Pfeilerzähnen im Oberkiefer empfiehlt

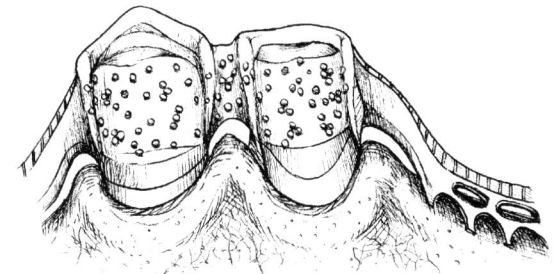

Abb. 482 Offene Gerüstgestaltung.

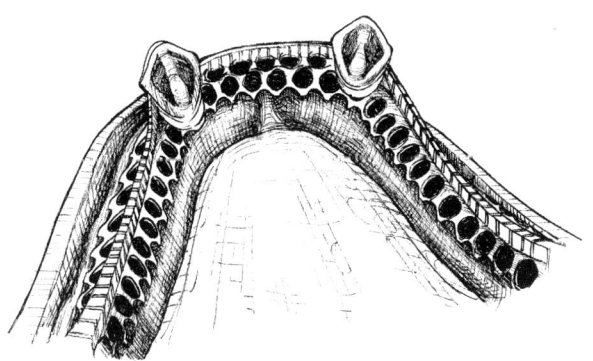

Abb. 483 Geschlossene Gerüstgestaltung.

es sich, das Gerüst vollständig in die Prothese einzuarbeiten (geschlossene Gestaltung). Falls mehr Pfeilerzähne vorhanden sind, sollte versucht werden, die Hybridprothese offen zu gestalten. Auf diese Weise kann eine direkte Traumatisierung der marginalen Gingiva durch den Prothesenkörper vermieden werden. Eine Sogwirkung auf das marginale Parodont, die insbesondere bei ungenügender Mundhygiene Schleimhauthyperplasien zur Folge haben kann, wird so weitgehend ausgeschlossen. In den offenen Spülräumen wird die Speichelzirkulation begünstigt und ein gewisses Maß an Selbstreinigung gewährleistet. Dadurch ist die Plaqueretention an den Pfeilerzähnen vermindert. Da an den verbleibenden Zähnen keine wesentlichen Kammresorptionen stattfinden, muß in diesem Bereich durch die Prothesenbasis kein Gewebeverlust ausgeglichen werden. Eine normale Lippen-, Wangen- und Zungenfunktion bleibt nur erhalten, wenn der Prothesenkörper den Alveolarfortsatz an den Restzähnen nicht überdeckt (*Körber* 1978, *Geering* und *Kundert* 1992, *Graber* 1992). Die offene Gestaltung der Hybridprothese gewährleistet bei größtmöglicher Stabilität und Verwindungssteifheit der Prothesenbasis eine normale Weichteilfunktion. Prinzipiell erfolgt die Gerüstherstellung immer nach der definitiven Einprobe der Wachsaufstellung. Erst zu diesem Zeitpunkt kann mit Hilfe von Gips- oder Silikonschlüsseln die genaue Lage der Verankerungselemente und Ersatzzähne bzw. die definitive Ausdehnung der Prothesenbasis beurteilt und der Verlauf des Verstärkungsgerüsts ohne Veränderung der einprobierten Prothesenform geplant werden (*Geering* und *Kundert* 1992). Die

Herstellung gegossener Verstärkungsgerüste erfordert einen gewissen technischen Mehraufwand, der allerdings langfristig gesehen durch geringere Reparaturkosten wettgemacht wird.

40.6 Okklusionskonzept

In der Regel entspricht die hybridprothetische Okklusionsgestaltung derjenigen der Totalprothetik. Bei mehreren parodontal hochwertigen und günstig verteilten Pfeilerzähnen kann als langfristiges Konzept auch eine unilaterale balancierte oder eine Front-Eckzahnführung im Sinne einer wechselseitigen Schutzokklusion indiziert sein. Eine Ausnahme stellt eine totale Prothese im Gegenkiefer dar; sie bedingt eine bilateral balancierte Okklusion. Dieser Kompromiß drängt sich aus Gründen der Stabilisierung der Totalprothese auf (*Graber* 1992).

40.7 Langzeitprognose

Pacer und *Bowman* (1975) zeigten, welch wichtige Bedeutung die über die Propriorezeptoren des Parodonts gelieferten sensorischen Informationen auf die Kraftentfaltung der Kaumuskulatur haben. Sie wiesen nach, daß bei Totalprothesenträgern die Fähigkeit der Unterscheidung verschieden großer, auf die künstlichen Zähne einwirkender Kräfte deutlich geringer ist als bei mit Hybridprothesen versorgten Patienten oder normal Bezahnten. Dies unterstreicht, daß es sinnvoll ist, wenn möglich zumindest die Zahnwurzeln zu erhalten, weil dadurch Parodontalrezeptoren vorhanden sind und auf diese Weise das Kraftunterscheidungsvermögen und damit die Kaueffizienz näher an die von Eigenbezahnten heranreicht, als es bei Totalprothesenträgern der Fall ist.

Zahnwurzeln besitzen daneben – vor allem im Unterkiefer – eine wichtige Funktion zur Verlangsamung des Knochenabbaus (Kammprophylaxe). *Crum* und *Rooney* (1978) untersuchten den vertikalen Knochenabbau des Alveolarkamms bei Hybrid- und Totalprothesenträgern und stellten nach einer Beobachtungszeit von fünf Jahren fest, daß – bei vorhandener Totalprothese im Oberkiefer und Hybridprothesen im Unterkiefer – der anteriore Kieferkamm vertikal um 0,6 mm, im Falle von Unterkiefer-Totalprothesen aber um 5,2 mm abgebaut wurde.

Regelmäßige Nachsorge und Mundhygieneeinstruktionen haben auch bei hybridprothetisch versorgten Patienten eine entscheidende Bedeutung für deren parodontale Gesundheit und Langzeitprognose (*Ettinger* 1988). Bei nicht richtiger Gestaltung des Hybridprothesenkörpers können sogar bei guter Mundhygiene gingival entzündliche Reaktionen um die Pfeilerzähne auftreten (*Becker* und *Kahldahl* 1984). *Toolson* und *Smith* (1978) konnten zeigen, daß tägliche lokale Fluoridapplikation an hybridprothetischen Pfeilerzähnen deren Risiko, von Wurzelkaries befallen zu werden, erheblich vermindert. In einer anderen Untersuchung fanden *Derkson* und *MacEntee* (1984), daß die tägliche Anwendung von 0,4%igem Fluorid-Gel auch die gingivale Entzündung hemmt. Sie schlossen daraus, daß Fluorid-Gel nicht nur die Wurzelkaries hemmt, sondern auch Gingivitis um hybridprothetische Pfeiler reduzieren kann.

Aber auch bei intensiver Nachsorge kann es zur Verschlechterung des parodontalen Zustandes kommen. *Ettinger* et al. (1984) berichteten, daß von 135 Pfeilerzähnen 94% über eine Zeitperiode von fünf Jahren eine parodontale Therapie benötigten. Nach einer zwölfjährigen Beobachtungszeit stellten sie einen Verlust von 4,2% der hybridprothetisch versorgten Pfeilerzähne fest.

Toolson und *Taylor* (1989) fanden nach einer zehnjährigen Beobachtungszeit von Patienten mit 77 hybridprothetischen Pfeilerzähnen, daß sieben Zähne aufgrund von Karies und vier aufgrund parodontaler Probleme extrahiert werden mußten, d. h. ingesamt wurden elf Pfeilerzähne (14%) extrahiert. Mit diesen beiden Langzeitstudien wurden Patienten erfaßt, die in ein Nachsorgeprogramm integriert waren.

Falls kein Recall angeboten wird, sieht die Langzeitprognose für hybridprothetische Pfeiler wesentlich schlechter aus. Eine Untersuchung von *Reitz* et al. (1981) zeigte, daß von 95 hybridprothetisch versorgten Pfeilerzähnen, die nicht regelmäßig nachkontrolliert wurden, schon in den ersten fünf Jahren 13 (d.h. 14%) verloren gingen.

Zusammenfassend kann man festhalten, daß die Langzeitstudien (*Reitz* et al. 1981, *Ettinger* et al. 1984, *Toolson* und *Taylor* 1989) deutlich belegen, daß eine gute Nachsorge die Prognose von hybridprothetischen Pfeilern erheblich verbessert. Der Grund für die deutlich besseren Resultate bei regelmäßigen Nachkontrollen liegt nicht nur in der eigentlichen parodontalen Therapie (wie z. B. Scaling und Root Planing), sondern zu einem wichtigen Anteil in der wiederholenden Reinstruktion und Remotivation der Patienten.

Literatur

Becker C.M., Kahldahl W.B.: An overdenture technique designed to protect the periodontium. Int J Periodontics Restaurative Dent 1984; 4 (4): 28 - 41.

Brill N.: Adaptation and the hybrid-prosthesis. J Prosthet Dent 1955; 5: 811 - 824.

Brunner T., Meyer T.: Spätergebnisse mit Hypridprothesen bei Patienten mit niedrigem Einkommen. Schweiz Monatsschr Zahnmed 1989; 99: 166 - 173.

Crum R.J., Rooney G.E.: Alveolar bone loss in overdentures: A 5-year study. J Prosthet Dent 1978; 40: 610 - 613.

Derkson G.D., MacEntee M.M.: Effect of 0.4% stannous fluoride gel on the gingival health of overdenture abutments. J Prosthet Dent 1982; 48: 23 - 26.

Ettinger R.L., Taylor T.D., Scandrett F.R.: Treatment needs of overdenture patients in a longitudinal study: Five-years result. J Prosthet Dent 1984; 52: 532 - 537.

Ettinger R.L.: Tooth loss in an overdenture population. J Prosthet Dent 1988; 60: 459 - 462.

Geering A.H., Kundert M.: Total- und Hypridprothetik. 2. Auflage. In: Rateitschak, K. H. (Hrsg): Farbatlanten der Zahnmedizin. Bd. 2. Thieme, Stuttgart 1992.

Graber, G.: Partielle Prothetik.: Farbatlanten der Zahnmedizin, Band 3. 2. Auflage. Thieme, Stuttgart 1992.

Kay W.D., Abes M.S.: Sensory perception in overdenture patients. J Prosthet Dent 1976; 35: 615 - 619.

Körber, E.: Die zahnärztlich-prothetische Versorgung des älteren Menschen. Hanser, München 1978.

Kundert M., Geering A.: Wurzelkappen in der Hypridprothetik. Vorschläge zu Konstruktion und Gestaltung der Wurzelkappe für hybride Prothesen. Schweiz Monatsschr Zahnmed 1989; 99: 1284 - 1289.

Nagasawa T., Okane H., Tsuru H.: The role of periodontal ligament in overdenture treatment. J Prosthet Dent 1979; 42: 12 - 16.

Pacer F.J., Bowman D.C.: Occlusal force discrimination by denture patients. J Prosthet Dent 1975; 33: 602 - 609.

Reitz P.V., Weiner M.G., Levin B.: An overdenture survey: Second report. J Prosthet Dent 1981; 43: 457 - 462.

Sposetti V.J., Gibbs C.H., Alderson T.H., Jaggers J.H., Richmond A., Coulon M., Nickerson D.M.: Bite force and muscle activity in overdenture wearers before and after attachment placement. J Prosthet Dent 1986; 55: 265 - 273.

Tallgren A.: The effect of denture wearing on facial morphology. A 7-year longitudinal study. Acta Odont Scand 1967; 25: 563 - 592.

Toolson L.B., Smith D.E.: A 2-year longitudinal study of overdenture patients. Part I: Incidence and control of caries on overdenture abutments. J Prosthet Dent 1978; 40: 486 - 491.

Toolson L.B., Smith D.E., Phillips C.: A 2-year longitudinal study of overdenture patients. Part II: Assessement of the periodontal health of overdenture abutments. J Prosthet Dent 1982; 47: 4 - 10.

Toolson L.B., Smith D.E.: A five year longitudinal study of patients treated with overdentures. J Prosthet Dent 1983; 49: 749 - 756.

Toolson L.B., Taylor T.D.: A 10-year report of a longitudinal recall of overdenture patients. J Prosthet Dent 1989; 62: 179 - 181.

41 Hybridprothetik: Klinisches und labortechnisches Vorgehen

41.1 Klinik: Präparation der Pfeilerzähne und Abformung der Wurzelkappen

Nach der parodontalen und endodontischen Vorbehandlung und der Auswahl von Zahnfarbe und -form werden Stifte in die auf rund 4 mm über das Zahnfleischniveau gekürzten Pfeilerzähne gesetzt. Diese Stifte geben eine Orientierung für die Präparationsrichtung. Nach der Entfernung der Stifte werden die Pfeilerzähne endgültig bis ungefähr 1 bis 2 mm über den Gingivalsaum gekürzt. Für das Kürzen der Pfeilerzähne eignen sich zylindrische Diamanten (z. B. Instrumenten-Nr. 2a und 2b des Präparationssatzes Prothetik). Die zwecks Parodontal- und Kariesprophylaxe supra-, maximal epigingival zu liegen kommende zirkuläre Pfeilerpräparation (leichte Hohlkehle) wird mit konischen Torpedodiamanten (Nr. 6a und b; Durchmesser an der Spitze 1,0 mm) durchgeführt. Zur Anfertigung eines Inlays, das eine Rotation der Wurzelkappe verhindert, werden die zylindrischen Diamanten verwendet (Nr. 2a und 2b). Zu beachten ist eine minimale Inlaytiefe von 2 mm bei einer verbleibenden minimalen Zahnwandstärke von 1 mm. Die zirkuläre Hohlkehle und das okklusale Inlay sollen möglichst parallel zur Stiftachse präpariert werden. Anschließend erfolgt die Abformung der präparierten Wurzelstümpfe mit kleinen individuellen Löffeln (Abb. 484). Es ist unbedingt notwendig, diese seichten Präparationen mit einem Provisorium zu schützen. Dazu wird ein mit Retentionen versehener Stahlstift in den Wurzelkanal eingebracht und mit Hilfe der Pinseltechnik PMMA-Kunststoff portionsweise um den Stift und auf den

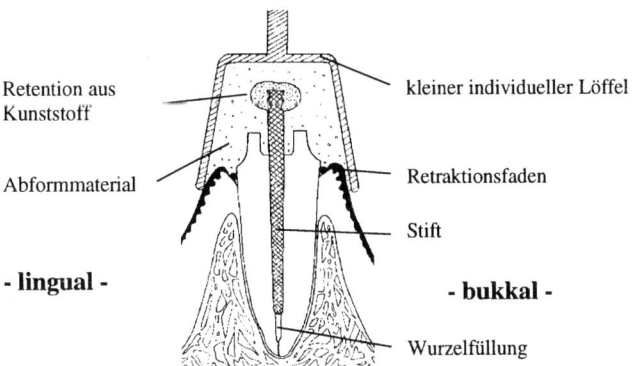

Abb. 484 Abformung des präparierten Wurzelstumpfes mit kleinem individuellem Löffel.

präparierten Stumpf aufgetragen. Nach der Aushärtung des Polymethylacrylats kann das Provisorium entfernt, fein ausgearbeitet und mit einem eugenolfreien provisorischen Zement eingesetzt werden.

41.2 Labor: Herstellung der Wurzelstiftkappen und eines individuellen Löffels

Von der erstellten Abformung wird ein Superhartgipsmodell angefertigt, auf dem die Wurzelstiftkappe modelliert werden kann. Vor der Wachsmodellation wird das Modell isoliert, und der Stift wird in den Kanal gesteckt. Der Stift wird okklusal in seiner Länge nicht gekürzt, da er später bei der Übertragungsabformung als Retention für die Abformmasse dient. Bei der Modellation der Wachskappe ist unbedingt darauf zu achten, daß die Kontur der Wurzel übernommen wird. Eine Über- oder Unterkontur der Wurzelstiftkappen kann zu hyperplastischen Veränderungen der Gingiva führen.

Die aufgewachste Wurzelstiftkappe wird vorsichtig vom Modell abgezogen, eingebettet und mit einer hochgoldhaltigen Legierung gegossen.

Gleichzeitig mit der/den Wurzelstiftkappe(n) wird auf dem Situationsmodell ein individueller Löffel hergestellt. Der individuelle Löffel muß im Bereich der Wurzelkappe(n) einen bzw. mehrere Abformkamine aufweisen. Die Abformkamine sollen nach mesial zeigen, weil dadurch ihr Auffüllen mit Abformmaterial erleichtert wird.

41.3 Klinik: Anprobe der Wurzelstiftkappen und Abformung

Nach der Fertigstellung der Wurzelstiftkappe(n) werden diese mit einem Fließsilikon (z. B. Fit-Checker; GC International, D-Hofheim) im Mund des Patienten einprobiert. Anschließend werden die angrenzenden Weichteile wie in der Totalprothetik mit einer Zinkoxid-Eugenol-Paste (Oberkiefer: Kelly's Impression Paste; Unterkiefer: SS White Impression Paste [Ubert, D-Berlin]) mit dem individuellen Löffel abgeformt. Der Rand des individuellen Löffels muß vorgängig mit Kerr-Masse (Kerr, D-Karlsruhe) adaptiert werden (vgl. Kap. 43.4). Zur Übertragung der Wurzelstiftkappen wird in einem zweiten Schritt ein Polyäthergummi-Abformmaterial (z. B. Impregum®; Espe, D-Seefeld) mit Hilfe einer Spritze unter Druck in die Kamine eingebracht. Diese sind vorher mit Adhäsiv bestrichen worden.

41.4 Labor: Herstellen der Meistermodelle und der Registrierschablonen

Anschließend werden die Meistermodelle hergestellt, auf diesen Basisplatten und Wachswälle modelliert, diese im Munde des Patienten getrimmt und zur Bestimmung der vertikalen und horizontalen Kieferrelation verwendet (vgl. Kap. 43.5).

41.5 Klinik: Gesichtsbogenübertragung und intraorale Registrierung

Nach Anpassen der Wachswälle am Patienten folgt die extra- und intraorale Registrierung (vgl. Kap. 43.6 bis 8).

41.6 Labor: Einartikulieren der Meistermodelle und Zahnaufstellung in Wachs

Die Meistermodelle werden nach erfolgter Kieferrelationsbestimmung mit Hilfe eines Gesichtsbogens in einen Mittelwertartikulator montiert und die Zähne entsprechend den aus der Totalprothetik bekannten Prinzipien aufgestellt (vgl. Kap. 42.7 bis 8, 43.9 und 11).

41.7 Klinik: Anprobe(n) der Zähne in Wachs/Labor: eventuelle Korrekturen

Es erfolgen Anproben der Wachsaufstellung, bis der Patient und der Behandler mit der Funktion und Ästhetik zufrieden sind (vgl. Kap. 43.10 und 12).

41.8 Labor: Verschlüsselung der Situation, Auswahl der Verankerungselemente, Erstellung eines Einbettmassenmodells, Anfertigung der Wachsmodellation des Gerüsts

Die Zahnaufstellung in Wachs wird mit Gips oder einem Silikonmaterial verschlüsselt, und entsprechend dem Platzangebot werden die Verankerungselemente ausgewählt. Das Gerüst, das zur Verstärkung der Hybridprothese dient, wird auf einem Duplikatmodell, das aus einer feuerfesten Einbettmasse hergestellt wurde, aufgewachst. Bei Platznot im Bereich der Pfeilerzähne kann das Gerüst als Rückenschutzplatte gestaltet und der vestibuläre Teil später mit Kunststoff verblendet werden. Bevor das Gerüst mit einer Cr-Co-Legierung gegossen wird, muß die Konstruktion vom Behandler überprüft werden. Dabei sollte darauf geachtet werden, daß es parodontalfreundlich gestaltet wurde und genügend Platz für die Aufnahme der Matrize vorhanden ist.

41.9 Klinik: Anprobe der Wurzelstiftkappen und des Gerüsts

Das Gerüst wird zusammen mit den Wurzelstiftkappen im Patientenmund einprobiert und auf Paßgenauigkeit und einen passiven Sitz hin überprüft.

41.10 Labor: Zahnaufstellung in Wachs

Die Zähne werden nun mit Hilfe des Gips- oder Silikonschlüssels auf das gegossene Gerüst gewachst. Die Gingivaanteile werden ausmodelliert und die Prothesen in Wachs für eine letzte Einprobe am Patienten fertiggestellt.

41.11 Klinik: Wachsanprobe der Aufstellung/Labor: Fertigstellung in Kunststoff

Nach der letzten Wachsanprobe der Aufstellung werden die Hybridprothesen fertiggestellt: Der oder die Retentionszylinder (Patrize) werden auf die Wurzelstiftkappe(n) gelötet. Die Wurzelkappe wird in Löteinbettmasse eingebettet, und die Patrize wird mit einer Löthilfe in Position gebracht. Die Lötung erfolgt mit einem Goldlot nach entsprechendem Vorwärmen des Lötblocks. Auf das Metallgerüst des Modellgusses werden nun die Zähne mit Kunststoff fixiert.

41.12 Klinik: Anprobe der fertigen Arbeit, Einkleben der Matrizen, Eingliederung der fertigen Arbeit

Am Patienten wird/werden die Wurzelstiftkappe(n) zuerst einzeln ohne Prothese einzementiert. Nach der Anprobe der gesamten Arbeit erfolgt ein Abstrahlen der Wurzelstiftkappe(n) mit Aluminiumoxid. Der bzw. die Wurzelkanäle werden mit Alkohol gereinigt und mit Papierspitzen getrocknet. Der bzw. die Pfeilerzähne werden trockengelegt und mit einem Lentulo wird Zinkoxid-Phosphat-Zement in den/die Kanäle eingebracht; gleichzeitig wird/werden die Wurzelstiftkappe an ihrer Unterseite mit Zement bestrichen und vorsichtig eingesetzt. Der Sitz der Kappe(n) wird mit einer feinen spitzen Sonde geprüft, bevor sie der Behandler zwei Minuten fest auf den Pfeilerzahn drückt. Nach einer Abbindezeit von 20 Minuten wird der überschüssige Zement entfernt. Je ein kleines Kofferdamstück (1 x 1 cm; dünnen Kofferdam verwenden!) wird über die Patrize(n) gestülpt, und die Matrize(n) werden aufgesetzt. Die Prothese wird noch einmal eingesetzt, um sicher zu sein, daß genügend Platz für das bzw. die Retentionselement(e) vorhanden ist (Abb. 485). In diejenigen Stellen, wo die Pro-

these Platz für das Retentionselement aufweist, wird wenig chemisch härtendes Kompositmaterial (auf keinen Fall ganz auffüllen!) eingebracht. Nun wird die Prothese in situ gebracht und vom Behandler positioniert und gehalten, bis das Komposit ausgehärtet ist. Die Hybridprothese wird dann entfernt; um die Matrize(n) befindliche Unterschüsse werden mit dem Kompositkleber aufgefüllt. Es sollten nie mehr als zwei Matrizen gleichzeitig einpolymerisiert werden.
Alternativ zum Einpolymerisieren am Patienten kann/können die Matrize(n) auch bereits im Labor eingeklebt werden.

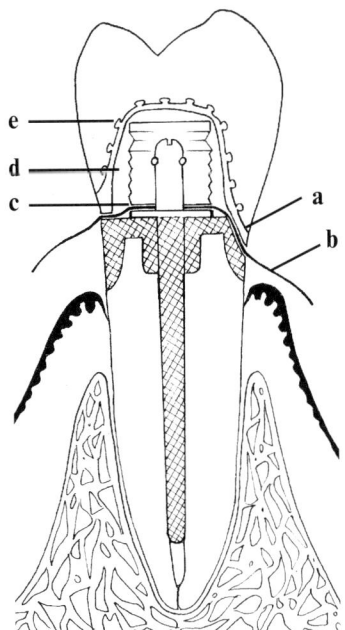

Abb. 485 Retentionselement mit aufgesetzter Prothese im Schnitt
a Goldkappe
b Kofferdamstück
c Retentionselement mit aufgesetzter Patrize
d Platz für die Einpolymerisation der Matrize
e Prothese

41.13 Klinik: Kontrolle; Nachregistrierung

An einem der folgenden Tage findet eine Kontrolle der Arbeit statt.
Zwei Wochen nach dem Eingliedern der Prothesen wird nachregistriert, bevor der Patient in ein regelmäßiges Nachsorgeprogramm aufgenommen wird (vgl. Kap. 43.15 bis 17).
In Tabelle 41 sind die klinischen und labortechnischen Schritte zusammengefaßt.

Tabelle 41 Klinischer und labortechnischer Behandlungsablauf bei der Anfertigung von Hybridprothesen

Klinik	Labor
Anamnese, Befundaufnahme, Röntgen (Orthopantomogramm, Rinn-Status), Situationsabformung mit konfektioniertem Löffel	
	Herstellung von Studienmodellen
Diagnose, Planung	
Hygienephase, präprothetische Vorbehandlung, Reevaluation der Vorbehandlung (evtl. erneute Situationsabformung mit konfektioniertem oder individuellem Löffel)	
	Herstellung eines kleinen/kleiner individueller Löffel(s) für die Wurzelkappe(n) und individueller Löffel mit Abformkaminen im Wurzelkappenbereich für die Gesamtabformung
Prothetische Phase: Auswahl von Zahnfarbe und -form, Präparation der Pfeilerzähne, Abformung der Pfeilerzähne mit kleinen individuellen Löffeln, Stiftprovisorien	
	Herstellung der Wurzelstiftkappen
Anprobe der Wurzelstiftkappen, Abformung der Weichgewebe mit Fixationsabformung der Wurzelstiftkappen	
	Herstellen der Meistermodelle, Herstellung der Registrierschablonen
Gesichtsbogenübertragung, intraorale Registrierung	
	Schädelbezügliches Einartikulieren der Arbeitsmodelle, Aufstellen der Zähne in Wachs

Klinik	Labor
Erste Anprobe der Zähne in Wachs	
	Korrekturen
Weitere Einproben	
	Verschlüsseln der Zahnaufstellung in Wachs mit Gips oder Silikon, Auswahl der Verankerungselemente, Erstellung eines Einbettmassenmodells, Anfertigung der Wachsmodellation des Gerüsts
Wachsmodellation des Gerüsts zur Kontrolle	
	Gießen des Gerüsts, Ausarbeiten und Aufpassen auf das Meistermodell
Gerüstanprobe mit den Wurzelstiftkappen	
	Zahnaufstellung in Wachs (entsprechend Schlüssel)
Wachsanprobe der Aufstellung	
	Fertigstellung in Kunststoff
Anprobe der fertigen Arbeit, Zementieren der Wurzelkappen, Einkleben der Matrize(n), Eingliedern der fertigen Arbeit	
Kontrolle	
Nach 2 Wochen: Nachregistrierung	
Nachsorge	

Empfohlene Literatur

Geering A. H., Kundert M.: Total- und Hybridprothetik. 2. Auflage. Thieme, Stuttgart 1992.

42 Einführung in die Totalprothetik

42.1 Einleitung

Die Indikation von Totalprothesen ist, wie man vom Namen her ableiten kann, der zahnlose Kiefer. Totale Zahnlosigkeit ist vor allem ein Problem des älteren Menschen.
Nach einer Erhebung des Instituts der Deutschen Zahnärzte (IDZ 1991) waren im Jahre 1987 in Westdeutschland rund 27 % der 65-jährigen und älteren zahnlos. Karies und Parodontopathien werden dafür als Hauptursache angesehen. Für die neuen Bundesländer (ehemalige DDR) wird für die Altersgruppe 65 bis 74 Jahre die Zahnlosigkeit mit knapp 50 % angegeben.
Im europäischen Vergleich weisen Schweden (20 %) und die Schweiz (rund 25 %) bessere Werte auf. In vielen Ländern, so in Großbritannien, Dänemark, Finnland, den Niederlanden und Irland, liegen die entsprechenden Zahlen bei den 65-jährigen und älteren oberhalb der 50 %-Marke.
Aufgrund von präventiven und rechtzeitig eingeleiteten zahnärztlich-therapeutischen Maßnahmen ist bereits heute das durchschnittliche Alter der Patienten, die erstmals mit einer Totalprothese versorgt werden, merkbar höher als noch vor wenigen Jahrzehnten. In der Zukunft ist mit einer weiteren Verschiebung dieser Altersgrenze nach oben sowie generell mit einer Abnahme der Zahnlosigkeit in der Gesamtbevölkerung zu rechnen (IDZ 1991).
Zahnlosigkeit hat im Kieferbereich morphologische Veränderungen zur Folge; sie führt zu einer Resorption und damit zu einer Atrophie des Alveolarkammes. Der Knochenabbau ist in den ersten Monaten nach der Extraktion von Zähnen besonders stark ausgeprägt. Die Richtung der resorptiven Vorgänge verlagert den Alveolarfortsatz im Oberkiefer relativ gesehen in orale, im Unterkiefer dagegen in vestibuläre Richtung. Dies bewirkt, daß der Kieferkammbogen im Oberkiefer in transversaler Richtung schmaler wird, im Unterkiefer dagegen an Breite zunimmt (Abb. 486). Aufgrund dieser Umbauvorgänge beträgt bei zahnlosen Kiefern der Winkel zwischen der Okklusionsebene einerseits und der Verbindungslinie der (ehemaligen) Alveolen bzw. der Kieferkämme im Ober- und Unterkiefer andererseits weniger als 90° (Abb. 487). Zu diesen „physiologischerseits" ablaufenden Abbauvorgängen gesellt sich bei Totalprothesenträgern ein weiterer Knochenverlust, der durch den Druck der Prothese auf den Kamm bedingt ist. Man geht davon aus, daß diese Resorption solange relativ gering bleibt, wie sich die Prothesenbasis auf einer möglichst großen Fläche gleichmäßig abstützen kann und die Prothese selbst auch bei unilateraler Belastung lagestabil bleibt (d. h. eine sog. „autonome Kaustabilität" besteht). Sind

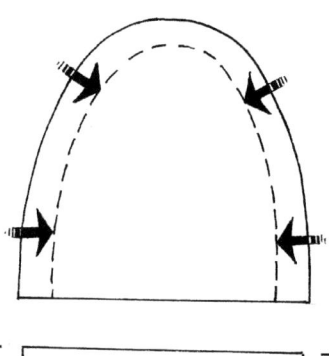

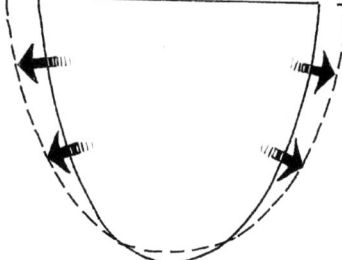

Abb. 486 Knochenresorption nach totalem Zahnverlust: Der Kieferkammbogen im OK wird in transversaler Richtung schmaler, im UK nimmt er an Breite zu.

Abb. 487 Beim Zahnlosen laufen die Verbindungslinien zwischen den Kieferkämmen des Ober- und Unterkiefers auf der rechten und linken Seite nach kranial konisch zu.

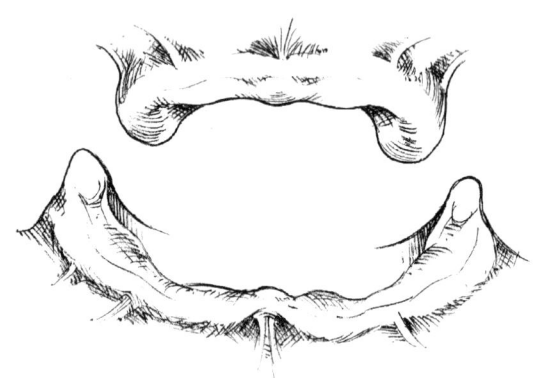

die letztgenannten Voraussetzungen hingegen nicht gegeben, so ist mit einem verstärkten „pathologisch bedingten", d. h. auf übermäßige Druckbelastung zurückzuführenden Knochenabbau zu rechnen. Studien, die diese Auffassungen untermauern, sind bislang allerdings nicht bekannt.
Zahnverlust hat auch auf die Physiognomie direkte Auswirkungen. So fallen die Wangen und Lippen ein, weil die Abstützung durch die Zähne fehlt. Zusätzlich kommt es zu einer vermehrten Faltenbildung. Der Abstand Kinn-Nase ist verkürzt, so daß das untere Gesichtsdrittel verkleinert ist.
Mit den häufig bei Zahnverlust anzutreffenden psychologischen Faktoren beschäftigt sich Kapitel 52.

Die Inkorporation einer Totalprothese bewirkt neben Verbesserungen der Ästhetik und Phonetik auch eine Wiederherstellung der Mastikation. Daß die Kaueffizienz bei Totalprothesenträgern allerdings geringer ist als bei Eigenbezahnten oder mit Hybridprothesen Versorgten, wurde durch *Rissin* et al. (1978) bewiesen. Sie zeigten, daß natürlich Bezahnte eine Kauleistung von 90% (d. h. 90% der zugeführten Nahrung [Möhren] ging nach 40 Kauakten durch ein Sieb einer speziellen Größe hindurch), Hybridprothesenträger von 79% und Totalprothesenträger von 59% aufwiesen. Zugleich war die Kauzeit bei den Vollprothesenträgern verkürzt.

Haraldson et al. (1979) bestätigten, daß Totalprothesenträger, die sie als „orale Invaliden" bezeichneten, in ihrer Kauleistung gegenüber natürlich Bezahnten - deren maximale Kaukraft fünf bis sechs mal höher ist - deutlich eingeschränkt sind. Trotzdem läßt sich mit einem solchen Zahnersatz aber in den meisten Fällen eine für den von Zahnlosigkeit Betroffenen zufriedenstellende Kaufunktion erreichen.

42.2 Geschichte der Totalprothetik
Kurt W. Alt

Totale Prothesen wurden bis zur Mitte des 19. Jahrhunderts im wesentlichen aus Flußpferd-, Walroß- oder Elfenbein geschnitzt, in das teilweise menschliche Zähne oder Porzellanzähne eingesetzt wurden (Abb. 488). Da diese Prothesen aus organischem Material bestanden, wiesen sie keine lange Lebensdauer auf. Seltener waren die seit Bourdet (1757) bekannten Metallbasen aus Gold oder Platin in Gebrauch, deren Platten in einer Stanze geprägt wurden, oder die nach der Methode von Chémant (1804) hergestellten Porzellanbasen. Gemeinsam war diesen Zahnersatzmaterialien, daß die zu ihrer Herstellung notwendigen Grundstoffe sehr teuer waren, weshalb sich nur Wohlhabende Zahnersatz leisten konnten. Prothesenbasen aus Zinn, wie sie seit 1820 von E. Hudson aus Philadelphia auf den Markt gebracht wurden, konnten wegen ihres hohen Gewichts nur im

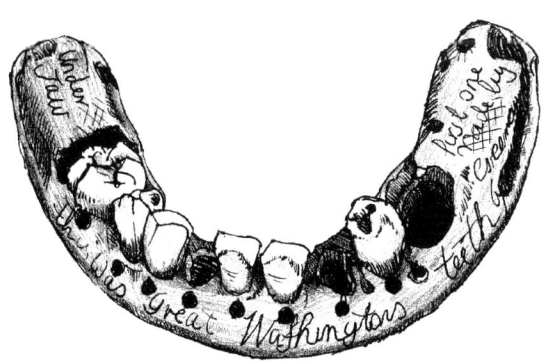

Abb. 488 George Washingtons Zahnersatz, geschnitzt aus Flußpferdbein, mit menschlichen Zähnen (1789).

Unterkiefer eingesetzt werden. Zum Halt von Vollprothesen ohne Gaumenbedeckung wurden unterschiedliche Federkonstruktionen benutzt, da man noch keine individuelle Abformung kannte und deshalb keine saugenden Prothesen herstellen konnte.

Eine entscheidende Erfindung für das Gebiet der Totalprothetik bedeutete 1851 die Einführung des vulkanisierten Kautschuks durch C. Goodyear. Das von A. Delabarre schon 1848 als Prothesenmaterial empfohlene Guttapercha konnte sich dagegen als Werkstoff nicht durchsetzen, da es aus statischen Gründen ein Metallgerüst voraussetzte. Die Anfertigung von Kautschukprothesen wurde durch die Übernahme eines Abformverfahrens begünstigt, das für die Herstellung einer leichten Metallbasis für Kautschukprothesen entwickelt worden war. Nach der Gipseinbettung eines Wachsmodells erfolgte das Vulkanisieren der Kautschukprothesen. Der neuartige Werkstoff erlaubte eine Prothesengestaltung, die den Gaumen einbezog, wobei die Bemühungen auf einen Saugeffekt der Platte am Oberkiefer zielten.

Die vermehrte Herstellung von gaumengeschlossenen Prothesen ging Hand in Hand mit Verbesserungen auf dem Gebiet der Abformmethoden und der dafür verwendeten Materialien. Ein erster Schritt war die Einführung von Abformlöffeln, deren Benutzung schon Delabarre vorgeschlagen hatte. C. Stent hatte 1857 in London eine Zusammensetzung verschiedener bei Mundtemperatur erhärtender Wachse erprobt, die seither als Stentsmasse auf dem Markt ist. Auch das bereits länger bekannte Guttapercha kam als Abformmaterial wieder in Mode. Die Methode, Gips als Abformmaterial zu benutzen, wurde in den vierziger Jahren des 19. Jahrhunderts in den USA entwickelt. Der nächste wichtige Schritt auf dem Weg, den Halt von Totalprothesen zu verbessern, war die Erfindung der Funktionsabformung mit individuellen Löffeln, die auf den Elsässer J. J. Schrott zurückgeht, der sie 1864 auf einer Tagung deutscher Zahnärzte demonstrierte. Kautschuk blieb bis zur Einführung der Kunststoffe das Mittel der Wahl für Prothesenbasen.

Obwohl seit 1869 die Herstellung von Zelluloid möglich war, dessen Nutzung in der Zahntechnik aber an der mangelnden Mundbeständigkeit scheiterte, dauerten die Versuche, einen geeigneten Kunststoff zu entwickeln, bis in die dreißiger Jahre unseres Jahrhunderts. Erst 1936 stand mit dem sogenannten „Naßverfahren" unter Verwendung von Polymer (Pulver) und Monomer (Flüssigkeit) ein heißpolymerisierender Kunststoff (PMMA) zur Verfügung, der alle anderen Werkstoffe für die Prothesenherstellung verdrängte. Autopolymerisierende Kunststoffe (Kaltpolymerisate) für schnelle Reparaturen waren bald darauf im Handel.

42.3 Besonderheiten der zahnärztlichen Anamnese in der Totalprothetik

Der ersten Sitzung, bei der sich der zahnlose Patient zwecks einer (Neu-)Versorgung beim Zahnarzt vorstellt, kommt ein außerordentlich hoher Stellenwert zu, weil sich der Zahnarzt hier ein Bild von den medizinischen

(Erkrankungen), psychologischen und psychischen (Persönlichkeitsstruktur) sowie sozialen (Umfeld) Voraussetzungen machen kann, die im Umgang mit dem Patienten während des Verlaufs der Behandlung eine Rolle spielen können. Ebenso gilt es abzuklären, inwieweit sich die Wünsche und Erwartungshaltungen des Patienten mit dem im Einzelfall Realisierbaren decken. Dabei ist zu differenzieren, ob der Patient bereits vorher eine Totalprothese trug, die nun durch eine neue Prothese ersetzt werden soll, oder ob seine letzten Zähne zur Extraktion anstehen bzw. soeben extrahiert wurden. Im erstgenannten Fall ist der Patient aus eigener Erfahrung bereits mit den Kompromissen vertraut, die man als Träger einer Totalprothese eingehen muß, im letzteren Falle nicht.

Neben rein technischen Aspekten wird der Erfolg einer Totalprothese bei der Herstellung von verschiedenen weiteren Faktoren beeinflußt, wie z. B. den anatomischen Voraussetzungen, dem individuellen Adaptationsvermögen des Patienten, seinen psychologischen Voraussetzungen und nicht zuletzt von der persönlichen Motivation und Bereitschaft, den neuen Zahnersatz zu inkorporieren (vgl. Kap. 52).

Um einen Eindruck bezüglich der Einstellung des den Zahnarzt aufsuchenden Patienten zu bekommen, sollten vor Beginn der eigentlichen Anamnese und Befundaufnahme in Form eines Gesprächs Fragen zur Identifikation und psychischen Verfassung des Patienten gestellt werden:

- Warum kommen Sie zu mir?
- Welche aktuellen Probleme haben Sie (generell, und speziell mit ihren Prothesen)?
- Was ist ihr Hauptanliegen?

Auf diese Weise lassen sich bereits sehr früh Erwartungen, Wünsche, Sorgen und Befürchtungen des Patienten im Hinblick auf die prothetische Versorgung eruieren. Ziel ist es, zwischen Behandler und Patient möglichst früh ein Vertrauensverhältnis zu schaffen und den Patienten für eine aktive und konstruktive Mitarbeit zu gewinnen.

Unabhängig von der individuellen Vorgeschichte stehen für den Patienten selbst zwei Faktoren bei seiner oralen Rehabilitierung im Vordergrund, nämlich die Wiederherstellung der Kaufähigkeit und der Ästhetik (Zähne, Gesichtsbereich). Eng mit der Kaufähigkeit verbunden ist der Aspekt des Prothesenhalts, dem v. a. beim Kauen eine entscheidende Bedeutung zukommt. Während der Prothesenhalt noch einigermaßen objektiv bestimmt werden kann, ist die Beurteilung der Ästhetik stark subjektiv geprägt. Oft gehen die Meinungen von Zahnarzt und Patient hinsichtlich der Ästhetik deutlich auseinander (vgl. Kap. 17). Auch hier muß zusammen mit dem Patienten häufig ein Konsens erzielt werden. Dem Patienten sollte verständlich gemacht werden, daß für den Halt einer Totalprothese verschiedene Faktoren - nämlich anatomische, prothetische und physikalische - eine Rolle spielen und daß die Konstruktion der Prothese den Halt nur zum Teil beeinflußt:

a. Anatomische Faktoren

- Anatomische Gestaltung des Prothesenlagers (Kieferkamm, Schleimhaut).
- Menge und Viskosität (Zähflüssigkeit) des Speichels.
- Anlagerung der akzessorischen Kaumuskulatur (Wangen, Lippen, Zunge) an die (möglichst muskelgriffig gestaltete) Prothese.

b. Prothetische Faktoren

- Ausdehnung der Prothese bzw. der Prothesenbasis.
- Kongruenz zwischen Prothesenbasis und Prothesenlager („Reliefgriffigkeit" nach *Gerber*).
- Gestaltung des Ventilrands.
- Aufstellung (Okklusion) der Ersatzzähne.
- Gestaltung der Prothesenaußenfläche („Muskelgriffigkeit" nach *Gerber*).

c. Physikalische Faktoren

- Durch den (möglichst dünnen) Speichelfilm bedingte Adhäsion der Prothesenbasis am Prothesenlager.
- Atmosphärischer Druck.

Ferner kommt dem neuen Zahnersatz – neben den nicht zu unterschätzenden positiven psychologischen Aspekten, die er für den Patienten haben kann (vgl. Kap. 52) – auch für die Ermöglichung einer korrekten Aussprache (Phonetik) eine große Bedeutung zu.

Erst nach einem einleitenden Gespräch, das die o. g. Punkte beinhaltet, folgt die allgemeinmedizinische Anamnese (Gesundheitsfragebogen). Die auf Seite 1 des Befund- und Planungsbogens abgedruckte zahnärztliche Anamnese kann im Falle der geplanten Anfertigung von Totalprothesen noch durch spezielle Fragen erweitert werden, wie:

- Welche Art von Zahnersatz trugen Sie bereits vorher?
- Wie kamen Sie damit zurecht?

Diese Fragen dienen dazu, festzustellen, ob der Patient einen eventuell früher oder derzeit noch vorhandenen herausnehmbaren Zahnersatz gut toleriert hat. Ist dies nicht der Fall, so sollte versucht werden, so gut wie möglich die Gründe dafür herauszufinden. Möglicherweise spielten eine mangelhafte Prothesenkonstruktion, schlechte anatomische Gegebenheiten oder auch eine mangelnde Kooperationsbereitschaft des Patienten eine Rolle. In bestimmten Situationen (vor allem bei alten Patienten mit verringerter Adaptationsfähigkeit an neuen Zahnersatz) stellt sich die Frage, ob bei dem jeweiligen Patienten die (Neu-) Anfertigung einer Totalprothese überhaupt sinnvoll ist oder ob es stattdessen prognostisch günstiger erscheint, vorhandenen Zahnersatz den neuen intraoralen Verhältnissen entsprechend umzuarbeiten.

An die Anamnese schließt sich die Befundaufnahme an.
Beim extraoralen Befund können auf Seite 2 des Behandlungsbogens (vgl.

Kap. 5) unter „Sonstiges" Auffälligkeiten wie beispielsweise ein verstärkter Muskeltonus der perioralen und bukkalen mimischen Muskulatur oder besonders auffallende Faltenbildungen im Gesicht notiert werden. Beim intraoralen Befund kommt neben den im Befundbogen genannten Aspekten (v. a. auch Speichelmenge und -qualität) der Beschaffenheit des Prothesenlagers eine besondere Bedeutung zu, d. h. der Ausprägung und dem Verlauf der Kieferkämme (Alveolarkämme), der Beschaffenheit des harten Gaumens, dem Ausmaß der Schleimhautresilienzen (vorhandene Schlotterkämme?) sowie einstrahlenden Lippen- und Wangenbändern und der Schleimhautbeweglichkeit im Bereich des Mundvorhofs. Im Oberkiefer wird darüber hinaus insbesondere die Lage und Ausprägung der für den Halt der Totalprothese wichtigen Tubera maxillae überprüft, im Unterkiefer die Lage und Beweglichkeit des Mundbodens (schlucken lassen). Auch eine Einschätzung der Beziehung der beiden Kieferkämme zueinander (sog. intermaxilläre Beziehung) in der Frontal- (u. U. Aufstellung im Kreuzbiß notwendig?) und der Sagittalebene wird vorgenommen. Eine Aufstellung im umgekehrten Frontzahnüberbiß sollte immer vermieden werden. Bei Progenie sollte zumindest eine Kopfbißsituation in der Front erreicht werden.

Ist alter herausnehmbarer Zahnersatz vorhanden, so wird dieser auf Paßgenauigkeit, Funktion und Ästhetik überprüft. Auch muß kontrolliert werden, ob intraoral prothesenbedingte Infekte (z. B. Pilzbefall) oder Irritationen (z. B. Irritationsfibrom) vorhanden sind.

Die Befundaufnahme wird abgeschlossen mit der Anfertigung und Interpretation einer Panoramaschichtaufnahme (Orthopantomogramm).

Am Ende der Befunderhebung sollte der Patient über die Möglichkeiten und Grenzen aufgeklärt werden, die in seinem speziellen Fall bei Neuanfertigung einer Totalprothese bestehen. Auch zur Disposition stehende notwendige oralchirurgische Maßnahmen wie beispielsweise die Entfernung eines impaktierten Weisheitzahns oder eines noch vorhandenen Wurzelrests, die Exzision eines vorhandenen Schlotterkamms oder eines hoch ansetzenden Bändchens oder die Ausführung einer Vestibulumplastik bei kaum mehr vorhandener befestigter Gingiva müssen erörtert werden.

Bei Verdacht auf einen Pilzbefall der Mundhöhle (z. B. Candida albicans) ist ein Abstrich (Microstix®; Heraeus-Kulzer, D-Wehrheim) und bei positivem Befund die Einleitung einer entsprechenden Therapie mit Antimykotika angezeigt. Diese können im Bereich der Mundhöhle in Form von Lösungen (zum Spülen oder Touchieren), als Gel oder als Lutschtabletten angewendet werden. Ein häufig verwendetes Antimykotikum gegen Candida albicans ist das Polyen-Makrolid Nystatin (z. B. Nystatin „Lederle" Tropfen; Lederle, D-Wolfratshausen). Wichtig für einen Therapieerfolg ist eine regelmäßige Anwendung und eine ausreichend lange Behandlungsdauer (BDZ und KZBV 1988).

Generell sollte auch über die Möglichkeit der Insertion von Implantaten gesprochen werden, evtl. verbunden mit einem Knochentransplantat, was v. a. bei ausgeprägter Kieferkammresorption indiziert erscheint (vgl. Kap. 44).

Vorteilhaft ist, wenn der Patient zu einem der darauffolgenden Behandlungstermine ältere Fotos, auf denen seine natürlichen Frontzähne und sein früheres Lachen zu erkennen sind, mitbringen kann. Solche Fotos kön-

nen bei der späteren Herstellung der Totalprothese (Auswahl und Aufstellung der Frontzähne) eine Orientierungshilfe sein.
Auf jeden Fall muß der Patient mit allen vom Zahnarzt vorgeschlagenen Therapiemaßnahmen einverstanden und über das jeweils mögliche und angestrebte Behandlungsergebnis informiert sein. Erst danach erfolgt die definitive Planung.

42.4 Abformmethoden in der Totalprothetik

Allgemein werden die funktionellen Abformungen nach der Belastung in drucklose und Belastungsabformungen eingeteilt, wobei je nach der funktionellen Kontaktlage zwischen Prothesenrand und Weichgewebe funktionelle, extendierende und funktionell-extendierende Abformungen unterschieden werden können. Daneben wird, abhängig vom Einfluß der unbewegten oder bewegten Schleimhautbegrenzungen auf die Randgestaltung, in mukostatische und mukodynamische (oder myostatische und myodynamische) Abformmethoden unterteilt.
Je nach Durchführung lassen sich zwei verschiedene Arten der Belastung des Prothesenlagers während der Abformung unterscheiden (*Kobes* 1991):

- Einzelabformung eines Kiefers, wobei die Belastung des Prothesenlagers während der Abformung durch den Behandler erfolgt. Die Bewegungen der angrenzenden mobilen Gewebe können aktiv und passiv durchgeführt werden (mundoffene Abformung).
- Abformung beider Kiefer gleichzeitig (mundgeschlossene Abformung). Diese kann ohne Belastung, jedoch unter Festlegung der räumlichen Beziehung zwischen Ober- und Unterkiefer während der Erstabformung, oder unter Mitbeteiligung des Patienten durchgeführt werden.

Als Abformmaterialien stehen zur Verfügung:
- Abformgips
- Kompositionsmassen
- Alginate
- Silikone
- Zinkoxid-Eugenol-Pasten
- Autoplastische Akrylate mit verzögerter Polymerisation
- Wachsharze
- Guttapercha
- „Tissue conditioner"

Generell kann zwischen einer anatomischen Abformung (Erstabformung, Situationsabformung) und einer individuellen Abformung (definitive Abformung) unterschieden werden. Die Erstabformung dient der Gewinnung eines Studienmodells, auf dem sich ein individueller Löffel anfertigen läßt. Für die Erstabformung stehen zur Verfügung:

- halbindividuelle Abformlöffel nach Schreinemakers (mundoffene Methode)

- Si-Plast-Träger nach Hofmann (mundoffene und mundgeschlossene Methode)
- HM-Situationsabformlöffel nach Meist (mundoffene Methode)
- Ivotray-Abformlöffel nach Schwarzkopf (mundgeschlossene Methode)

Nach der Herstellung individueller Löffel auf den Studienmodellen und deren Anpassung und Konditionierung im Mund erfolgt die definitive Abformung.

Bei der mundoffenen Belastungsabformung werden Kompositionsmassen benutzt, wobei Überschichtungsabformungen hergestellt werden und dabei die Basis belastet und die Randgestaltung nachträglich durchgeführt wird.

Bei der mundgeschlossenen Belastungsabformung werden unterschiedliche viskose Silikonmassen benutzt, um einen Rahmen für die belastungsfähigen Kieferabschnitte zu erhalten und diese durch entsprechende Korrekturen zu komplettieren.

Bei der drucklosen mukostatischen Abformung wird der individuelle Löffel mittels Kompositionsmasse individualisiert und die Basis mit leichtfließenden Zinkoxid-Eugenol-Pasten abgeformt. Notwendige Entlastungen werden am Arbeitsmodell durch Unterlegen von Zinnfolie durchgeführt.

Für die drucklose mukodynamische Abformung wird der individuelle Löffel kontinuierlich mit Abformmasse bedeckt. Bei zu starkem Kontakt wird diese wieder ausgeschliffen.

Auf die von der Abteilung Poliklinik für Zahnärztliche Prothetik der Albert-Ludwigs-Universität Freiburg empfohlene Methode der modifizierten mukostatischen Abformung wird in Kapitel 43.4 eingegangen.

42.5 Merkmale des Totalprothetikkonzepts nach Gerber

Die wesentlichen Merkmale der Totalprothetik nach dem Konzept von *Gerber* (1960, 1964, 1965) lassen sich vereinfacht wie folgt zusammenfassen:

- Registrierung der individuellen Gegebenheiten beim Patienten (Gesichtsbogenübertragung, extraorale Aufzeichnung der Kondylenbahnneigung, intraorale Stützstiftregistrierung).
- Aufbau einer sagittalen und transversalen „Kompensationskurve" durch (fabrikmäßig eingearbeitete) kalottenförmig gestaltete Kaumulden an den Unterkieferseitenzähnen und entsprechende Gestaltung der korrespondierenden Höcker der Oberkieferzähne (Mörser-Pistill-Prinzip).
- Erzielung einer sog. „autonomen Kaustabilität" an jedem Zahnpaar durch eine bewußte Plazierung der funktionellen Höcker nach lingual (dadurch Vermeidung von Kipp- und Hebelkräften auch bei Speisebolusinterponat).
- Vermeidung eines Vorgleitens („Proglissement") der Unterkieferprothese durch gezielte Festlegung des Kauzentrums.
- Bilateral balancierte Okklusion.
- Unterstützung des Prothesenhalts durch „muskelgriffige" (konkave) Gestaltung der Prothesenaußenflächen.

42.6 Die Frontzahnauswahl

Bei dem Totalprothetikkonzept nach *Gerber* kommen sog. Candulor-Zähne (Candulor, CH-Zürich) zur Anwendung. Diese werden in drei Farbgruppen angeboten. Im Frontzahnbereich gehen mit ihnen zum Teil auch Formunterschiede einher:

J: Jugendlich, mit unversehrter, transparenter Schneidekante.
M: Zunehmendes Alter; mit Abnutzungserscheinungen der zentralen Schneidezähne, Schwinden der transparenten Schneidekanten und Entstehung von Schmelzrissen.
900er-Reihe: Sondertöne entsprechend der Hautfarben hell – mittel – dunkel.
S: Grautöne.

Generell sollten die ausgewählten Zähne nicht zu hell sein, sondern dem natürlichen Vorbild altersentsprechend ausgewählt werden. Nicht zuletzt müssen sie auch zu Haut-, Haar- und Augenfarbe des Patienten passen.
Für einen optimalen ästhetischen (= maximal natürlichen) Effekt ist eine dem Alter des Patienten gemäße Individualisierung der Fabrikzähne notwendig. Dies betrifft sowohl die Form (konfektionierte Zähne haben in der Regel jugendliche Formen) als auch die Farbe bzw. Farbeffekte. So wird beispielsweise empfohlen, für weibliche Patienten im Bereich der oberen Schneidezähne die mesialen und distalen Inzisalkanten eher abzurunden und auf einen geschwungenen Schneidekantenverlauf zu achten; bei männlichen Patienten werden hingegen an den Schneidekanten häufig eckigere Kanten und relativ gerade Linien bevorzugt (*Horn* und *Stuck* 1987).
Mit zunehmendem Alter wird bei natürlich Bezahnten der Unterschied im Höhenniveau zwischen den Inzisivi, die sog. Interinzisal-Distanz (*Horn* 1991), immer geringer. Daher kann sich das gezielte Einschleifen von Abrasionen ästhetisch günstig auswirken. Neben solchen Schleifmaßnahmen können Individualisierungen auch durch ein selektives Einfärben sichtbarer Zahnflächen durch Umbrennen der konfektionierten Keramikzähne und eine altersentsprechende Gingivagestaltung erfolgen. So kann man beispielsweise berücksichtigen, daß im natürlichen Gebiß im Bereich der Oberkieferfront der Eckzahn der dunkelste, der seitliche Schneidezahn der hellste Zahn ist. Da aber nicht jeder Patient Individualisierungsmaßnahmen wünscht, müssen zuvor dessen Wunschvorstellungen sowie die Bereitschaft, die damit verbundenen höheren Kosten zu tragen, abgeklärt werden.

Zum Zwecke der Bestimmung der Breite der auszuwählenden Frontzahngarnitur kann man mit einem speziellen Hilfsmittel, dem Alameter® (Candulor, CH-Zürich), die Breite der Nasenbasis messen. Da die Breite der Nasenbasis der Distanz von Eckzahnspitze zu Eckzahnspitze entspricht (*Lee* 1962), gibt diese Messung einen verläßlichen Hinweis auf den Platzbedarf. Gleichzeitig werden auf dem Alameter, getrennt nach Männern und Frauen, passende Candulor-Zahngarnituren angegeben. Die entsprechenden Werte werden für den Zahntechniker notiert. Anstelle der Benutzung des Alameters kann man auch den Abstand zwischen der Oberkiefer-Mittellinie und der Eckzahnlinie abmessen und daraufhin eine entsprechend breite Zahngarnitur auswählen (Abb. 489a und b).

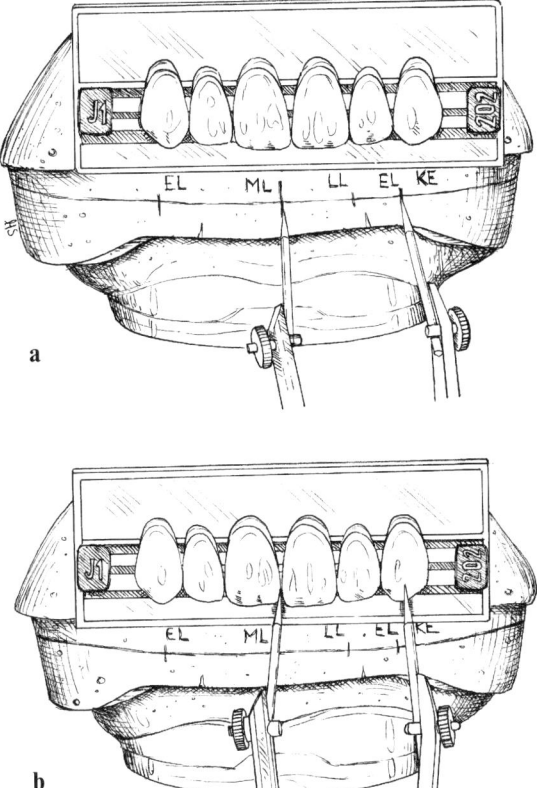

Abb. 489 a und b Auswählen einer geeigneten Zahngarnitur im Frontzahnbereich.
a) Abgreifen des Abstands der vom Patienten auf das Modell übertragenen Oberkiefer-Mittellinie (ML) und der Eckzahnlinie (EL)
b) Dieser Abstand muß der Distanz zwischen Mesialfläche des mittleren Schneidezahns und Spitze des Eckzahns der Zahngarnitur entsprechen.

Bezüglich der individuellen Breite der auszuwählenden Ersatzzähne ging *Gerber* (1960) in seinen Überlegungen auf Prinzipien der Embryonalentwicklung zurück. In der Embryogenese entwickeln sich aus dem Stirnhöcker Stirn, Nase und Zwischenkiefer mit der Anlage der vier oberen Inzisivi. Daraus leitete er sein „embryogenetisches Prinzip" ab, nach welchem das Verhältnis zwischen der Breite von Nasenwurzel und Nasenbasis mit der individuellen Breite der oberen Schneidezähne korrelieren soll (breite Nasenbasis → breite mittlere Inzisivi, schmale Nasenwurzel → schmale seitliche Inzisivi) (Abb. 490a bis d).

Unabhängig vom gewählten Aufstellungskonzept kann man sich, wenn keine entsprechenden Patientenfotos vorliegen, bezüglich der Form der auszuwählenden Frontzähne an verschiedene bewährte Prinzipien halten, die alle das Ziel verfolgen, daß sich die Ersatzzähne harmonisch in das Bild einfügen:

Nach *Williams* (1914) soll die Form der mittleren oberen Schneidezähne der umgekehrten Gesichtskontur (quadratisch, dreieckig oder oval) entsprechen.

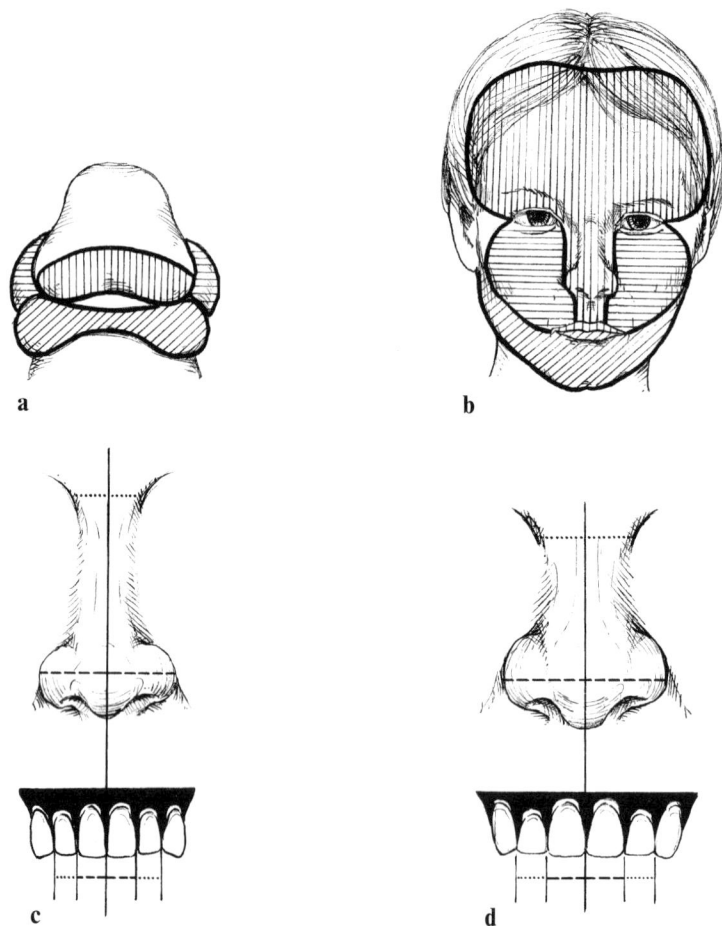

Abb. 490 a bis d Embryogenetisches Prinzip nach Gerber: Zusammenhang zwischen Schneidezahnbreite im Oberkiefer und der Breite von Nasenbasis und Nasenwurzel.

a/b) Aus dem Stirnhöcker (vertikal schraffiert) entwickeln sich Stirn, Nase und Zwischenkiefer mit den Anlagen der Inzisivi (horizontal schraffiert: Oberkieferwulst, schräg schraffiert: Unterkieferwulst (a), und die sich daraus entwickelnden Anteile des Gesichts (b)).

c) Schmale Nasenbasis, schmale Nasenwurzel → schmale mittlere und schmale seitliche Inzisivi

d) Breite Nasenbasis, breite Nasenwurzel → breite mittlere und breite seitliche Inzisivi

Hörauf (1958) postulierte, daß sich die Form der mittleren oberen Schneidezähne an die drei von Kretschmer festgelegten Konstitutionstypen anlehnt (leptosom, athletisch, pyknisch).

42.7 Die Frontzahnaufstellung beim Totalprothetikkonzept nach Gerber

Die Aufstellung der Frontzähne erfolgt nach ästhetischen, anatomischen und phonetischen Gesichtspunkten. Was die anatomischen Kriterien betrifft, so geben die am Patienten ermittelten Referenzlinien wertvolle Hinweise:

- Die Position der mesialen Flächen der vier zentralen Inzisivi entspricht der Lage der eingezeichneten Mittellinie.
- Die Lage der oberen Eckzahnspitzen entspricht der Position der eingezeichneten Eckzahnlinie.
- Die Länge der oberen Frontzähne stimmt mit der Distanz Lachlinie - Lippenschlußlinie überein. In Ausnahmefällen kann dies durch anatomische Gegebenheiten, wie z. B. eine kurze Oberlippe, verhindert werden.
  Es muß allerdings darauf hingewiesen werden, daß nicht um jeden Preis so lange Zähne aufgestellt werden müssen, wie in kranialer Richtung die Lachlinie verläuft (*Bosshart* 1988).

Anatomisch kann im Oberkiefer die Beziehung zwischen der Verbindungslinie der Eckzahnspitzen und der Papilla incisiva als Anhaltspunkt für die Aufstellung dienen: Die Verbindungslinie der Spitzen der Eckzähne verläuft durch die Mitte oder - beim alten Patienten - distal der Papilla incisiva. Eine zu dieser sog. Caninus-Papilla-Caninus-Linie (CPC) liegende, 6 bis 9 mm weiter anterior befindliche Parallele gibt die vordere Begrenzung der Labialflächen der mittleren Inzisivi an. Ferner beträgt in den meisten Fällen der Abstand zwischen der Labialfläche des Eckzahns und dem Ende des seitlichen Ausläufers des ersten Gaumenfaltenpaares rund 10 mm (Abb. 491).

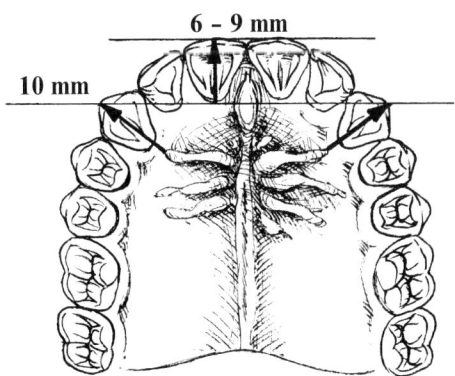

Abb. 491 Anatomische Anhaltspunkte für die Aufstellung der oberen Frontzähne.

Bei der Aufstellung ist darauf zu achten, daß beide Zahnbögen jeweils symmetrisch gestaltet werden. Der Oberkieferzahnbogen weist in seiner Gesamtheit die Form einer Ellipse, der Unterkieferbogen die Form einer Parabel auf.
Bedingt durch die Richtung der normalen Knochenresorption und die verlorengegangene Lippenstütze stehen im Oberkiefer die Frontzähne in der Regel vor dem Kieferkamm. Im Unterkiefer ist häufig eine Aufstellung auf dem Kamm möglich.

Hinsichtlich statischer und dynamischer Okklusion der Frontzähne sind folgende Regeln zu beachten:
Die Frontzähne dürfen in der habituellen Interkuspidation keinen Kontakt aufweisen. Eine freie Protrusionsbewegung von mindestens 1 mm muß gewährleistet sein (Führungsstift des Artikulators bleibt bei Seitwärtsbewegungen mit dem inzisalen Führungsteller in Kontakt), erst dann kommen die Frontzähne in Kontakt. Dabei soll eine Inzisalführung von höchstens 15° (bei Verwendung des 15°-Tellers) entstehen. Bei der Laterotrusion entsteht eine leichte Führung über die Eckzähne, wobei die mesioinzisale Facette des oberen Eckzahns mit der disto-inzisalen Facette des unteren Eckzahns Kontakt hat.

Zunächst werden die oberen, danach die unteren Frontzähne aufgestellt.
Im Oberkiefer überragen – sofern man keine Frontzahntreppe (siehe später) aufstellt – die Schneidekanten der zentralen Inzisivi die Okklusionsebene um rund 1 mm, während die Eckzahnspitzen auf der und die Kanten der lateralen Inzisivi um ca. 0,5 mm tiefer als die Okklusionsebene liegen.
Die Labialachsen der oberen mittleren Inzisivi sind leicht, die der seitlichen Inzisivi deutlicher nach distal gerichtet. Die Zähne stehen etwas protrudiert, die Schneidekanten verlaufen parallel zur Okklusionsebene.
Die Labialachse der Eckzähne ist in der direkten Ansicht der Labialfläche gerade. Die Eckzähne werden entsprechend ihrer Stellung im normalen Gebiß so gedreht, daß zum einen in der Frontalansicht nur die mesiale Fläche sichtbar (distale Fläche nach innen abgedreht) und zum anderen der Zahnhals nach vestibulär geneigt (invertiert) ist (Abb. 492, 493a bis c).

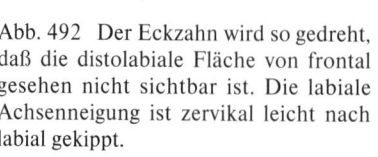
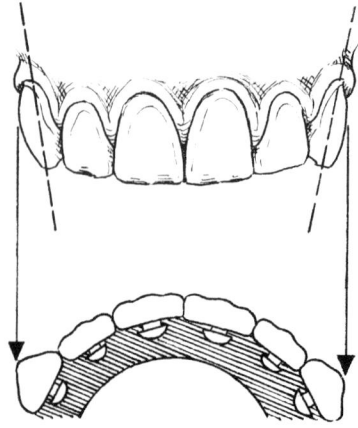

Abb. 492 Der Eckzahn wird so gedreht, daß die distolabiale Fläche von frontal gesehen nicht sichtbar ist. Die labiale Achsenneigung ist zervikal leicht nach labial gekippt.

Die Frontzahnaufstellung beim Totalprothetikkonzept nach Gerber 1043

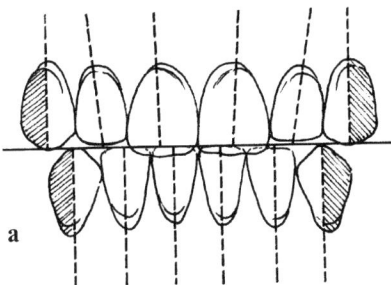

Abb. 493 a bis c Regeln zur Aufstellung der Frontzähne.

a) In direkter Frontalansicht der Labialflächen sind die Labialachsen der oberen Eckzähne und der unteren Frontzähne gerade. Die Labialachsen der oberen mittleren Schneidezähne sind leicht, die der oberen seitlichen Schneidezähne stärker nach distal geneigt.
Die Schneidekanten der oberen mittleren Inzisivi überragen die Okklusionsebene, die Eckzähne schließen mit ihr ab, während die oberen seitlichen Schneidezähne sie nicht erreichen.
Von den Eckzähnen ist in der Frontalansicht normalerweise nur die mesiale Fläche sichtbar.

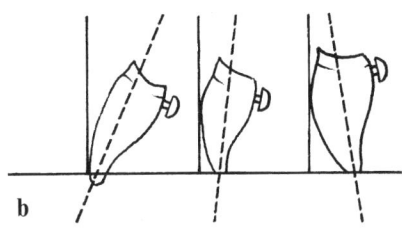

b) In der Ansicht von approximal erkennt man, daß die oberen mittleren Schneidezähne stärker protrudiert stehen als die oberen seitlichen Inzisivi. Der Zahnhals der oberen Eckzähne steht demgegenüber invertiert.

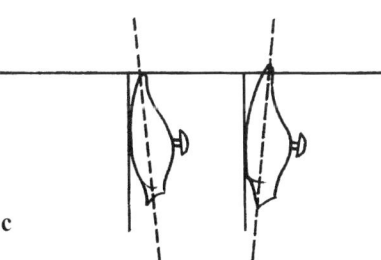

c) Die unteren Inzisivi stehen leicht protrudiert, die unteren Eckzähne leicht invertiert. Die Inzisalkanten der unteren Schneidezähne berühren die Okklusionsebene, während die Kauspitzen der unteren Eckzähne sie zunächst überragen. Durch Beschleifen werden sie aber später auf dasselbe Niveau gekürzt wie ihre mesialen Nachbarzähne.

Die Labialachsen aller unteren Frontzähne sind in der direkten Ansicht ihrer Labialflächen gerade.

Die Unterkiefer-Schneidezähne werden so positioniert, daß die Zähne die Okklusionsebene berühren und wie diejenigen des Oberkiefers leicht nach labial geneigt (protrudiert) sind.

Die Eckzähne überragen diese Ebene zunächst leicht (ca. 1 mm), werden aber später durch Beschleifen bis auf die Höhe der Okklusionsebene gekürzt. Durch das Beschleifen wird zusätzlich erreicht, daß die für ein Altersgebiß „zu unversehrt" gestalteten konfektionierten Zähne eine kantigere Form erhalten. Wie die oberen Eckzähne sind auch die unteren Eckzähne nach distal abgedreht; ihr Zahnhals ist nach vestibulär, die Kauspitze nach oral geneigt (invertiert). Auf diese Weise erhält man eine zusätzliche konkave Fläche für die Anlagerung des M. orbicularis oris. Eckzahnspitze und distale Kaukante sollten sich über der Kieferkammitte befinden.

Sagittale Frontzahnstufe und vertikaler Überbiß sollten gleich groß sein (ca. 1 bis 2 mm). Bei Protrusionsbewegung im Artikulator sollten nach ca. 2 bis 3 mm die oberen mittleren Inzisivi mit den unteren Schneidezähnen Kante-Kante-Kontakt aufweisen. (Zur Überprüfung dieser Bewegungen sind die Schrauben, die zum Feststellen der Artikulatorgelenke dienen, zu lösen.)

Um eine gute ästhetische Wirkung zu erzielen, ist darauf zu achten, daß entsprechend dem natürlichen Vorbild die Schneidezähne nicht zu regelmäßig aufgestellt werden. Bewährt hat sich für die oberen mittleren Inzisivi beispielsweise eine sog. Schmetterlingsaufstellung, bei der die mittleren Inzisivi mit ihren mesialen Flächen leicht nach innen gedreht sind. Die oberen seitlichen Inzisivi können fakultativ mit ihren Mesialflächen zusätzlich nach vestibulär weisen.

Individuell kann man auch Lücken oder Verschachtelungen gestalten oder Zähne nach labial oder oral versetzt aufstellen (*Frush* und *Fisher* 1956a, *Horn* und *Stuck* 1987) (Abb. 494).

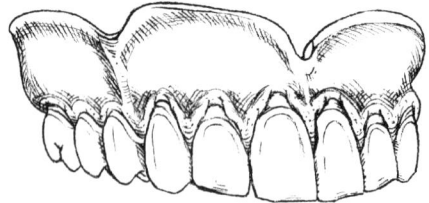

Abb. 494 Eine individuelle Zahnaufstellung und ein individuell gestaltetes Zahnfleisch einer Totalprothese.

Beim Aufstellen ist ferner darauf zu achten, daß der Inzisalkantenverlauf der oberen Zähne mit dem Verlauf der Nasenbasislinie harmoniert (Abb. 495). Dabei kann auch der männliche oder weibliche Charakter einer Prothese erfaßt werden. So gilt eine mehr gerade verlaufende Inzisallinie als männlicher als eine stärker gebogene. Dies kann außerdem mit der Gestaltung der Inzisalkanten bzw. Inzisalstufen verstärkt oder abgeschwächt werden. Eine größere Inzisalstufe soll demnach zu einem mehr weiblichen Erscheinungsbild führen (*Frush* und *Fisher* 1956b) (Abb. 496a und b).

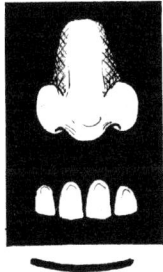 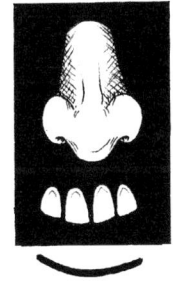 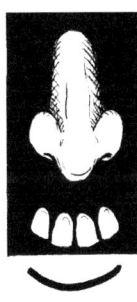

Abb. 495 Korrelation zwischen Inzisalkantenverlauf und Nasenbasislinie.

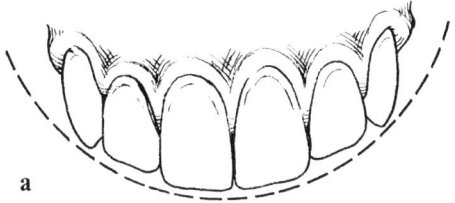

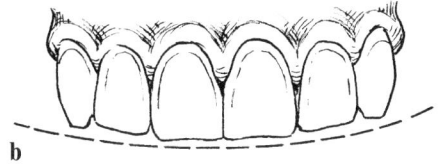

Abb. 496 a und b Inzisalkantenverlauf der oberen Frontzähne mit Einfluß auf Alter und Geschlecht.
a) jung und feminin
b) älter und maskulin

Darüber hinaus müssen sich die oberen Frontzähne bezüglich ihrer Position im Zahnbogen und ihrer Achsenstellung der vorhandenen Gesichtssymmetrie bzw. -asymmetrie anpassen. Solche Informationen bekommt der Zahntechniker am besten in Form eines En-face-Fotos des Patienten aus der Zeit, als er noch natürlich bezahnt war.
Eine Variation bezüglich der Aufstellung der oberen Frontzähne stellt die sog. Frontzahntreppe nach *Ackermann* (1944) dar. Dabei stehen die oberen Eckzähne nicht auf Höhe der mittleren Inzisivi, sondern noch höher (also noch tiefer im Wachs) als die seitlichen Schneidezähne. Auf diese Weise kommt eine „treppenartige" Aufstellung zustande, die häufig eine ästhetisch positive Wirkung hat.
Auch im unteren Frontzahnbereich wird ein natürlicher Effekt dann erreicht, wenn die Zähne nicht absolut regelmäßig aufgestellt sind.
Eine alternative Möglichkeit zur hier dargestellten Frontzahnaufstellung

besteht darin, daß man mit Hilfe der anatomisch ausgeformten Wachswälle zunächst die Oberkieferfront aufstellt.

Da die Länge des Oberkieferwachswalls die Länge der im Frontzahnbereich aufzustellenden Zähne wiedergibt, kann Zahn für Zahn Wachs entfernt und an dieser Stelle ein Zahn befestigt werden. Für die Ausrichtung des Zahns (Länge der Schneidekanten, Position der Zähne in labialer Dimension) geben der noch verbliebene restliche Wachswall bzw. die neu plazierten Zähne genügend Information.

42.8 Die Seitenzahnaufstellung beim Totalprothetikkonzept nach *Gerber*

Steht bei der Frontzahnaufstellung die Ästhetik im Mittelpunkt, so ist es im Fall der Seitenzähne (auch „Diatorics" genannt) die Statik. Generell müssen die Seitenzähne so aufgestellt sein, daß die Stabilität der Prothesen auch bei einseitigen Belastungen, z. B. während des Kauens, gewährleistet bleibt. Für die Seitenzahnaufstellung wird eine bilateral balancierte Okklusion angestrebt. Darunter versteht man, daß bei jeder exzentrischen zahngeführten Unterkieferposition zwischen allen Oberkiefer- und Unterkieferzähnen gleichzeitige und gleich starke Kontakte vorhanden sind (*Horn* und *Stuck* 1987). Diese Okklusionsform erlaubt, daß die Prothesen auch bei Seitwärtsbewegungen am Ort bleiben, weil sie dabei eine beidseitige Abstützung erfahren. Eine bilateral balancierte Okklusion ist nur über eine individuelle Zahnaufstellung zu erreichen, die die anatomischen und funktionellen Gegebenheiten des Patienten berücksichtigt.

Es ist darauf zu achten, daß Okklusionskontakte auf oder lingualwärts der Kieferkammitte bzw. der Kammverbindungslinie zu liegen kommen. Zudem sollten die Kauflächen schmaler sein als der Kieferkamm. Daher wird sehr oft anstelle eines 6ers ein 7er aufgestellt, weil dieser eine schmalere Kaufläche aufweist.

Beim Totalprothesenträger führen stärkere Bewegungen der Prothesen auf dem Prothesenlager (d. h. der Schleimhaut und dem darunterliegenden Knochen) zu einer verstärkten Atrophie der Kieferkämme. Die bilateral balancierte Okklusion gibt eine günstige Voraussetzung zur Erzielung einer Kaustabilität und einer gleichmäßigen Belastung des Prothesenlagers (*Horn* und *Stuck* 1980). Druckbelastungen werden auf das gesamte Lager verteilt, sagittale und transversale Schübe werden minimiert.

Da durch die bilateral balancierte Okklusion abhebelnde Kräfte und Kippmomente weitgehend ausgeschaltet sind, wird durch sie auch der Tragekomfort erhöht.

Für die Seitenzahnaufstellung werden sog. Condyloformzähne verwendet. Aufgrund der im Vergleich zu Kunststoffzähnen deutlich höheren Abrasionsfestigkeit bieten Keramikzähne Vorteile. Jede einzelne Kaufläche der Condyloform-Zähne (Candulor CT Condyloform) ist kalottenförmig nach dem Mörser-Pistill-Prinzip gestaltet: Die pistillförmig gestalteten palatinalen Höcker der Molaren und zweiten Prämolaren des Oberkiefers okkludieren in den mörserähnlichen, in Form von Minikalotten gestalteten zentralen Gruben der entsprechenden Unterkieferzähne (Abb. 497). Einzig für die ersten Prämolaren ist dieses Prinzip umgekehrt gestaltet: Hier ist das Pistill (Stampfer, Höcker) im Unterkiefer und der Mörser (Grube) im Oberkiefer (Abb. 498). Diese Scherstellung soll ein Abbeißen der Nahrung im Bereich der ersten Prämolaren ermöglichen, da ein Prothesenträger aus Stabilitätsgründen nicht mit den Frontzähnen abbeißen sollte, die in der Regel vor dem Kieferkamm stehen. Dadurch, daß die oberen palatinalen Höcker und die unteren Kaumulden, also die funktionellen Anteile der Zähne, nach lingual verlagert sind (sog. lingualisierte Okklusion), wird eine statische Aufstellung begünstigt. Eine Aufstellung kann dann als statisch bezeichnet werden, wenn die Zähne über der Kieferkammitte stehen; bisweilen befinden sie sich sogar leicht lingualwärts von der Kieferkammitte: „überstatische" Aufstellung.

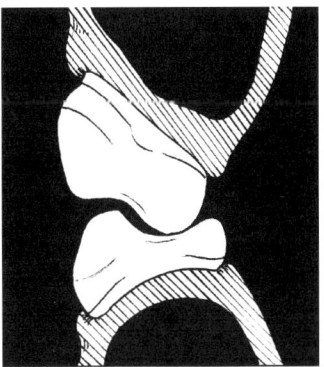

Abb. 497 Das Mörser-Pistill-Prinzip der Condyloformzähne in der Seitenansicht.

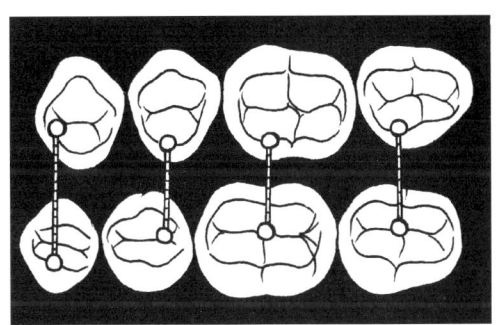

Abb. 498 Das Mörser-Pistill-Prinzip der Condyloformzähne in der Okklusalansicht.

Zusätzlich zum Mörser-Pistill-Prinzip wird die Statik dadurch verbessert, daß man auf bukkale Kontakte - die vestibulär der Kammitte zu liegen kämen - bewußt verzichtet. Dies wird bereits fabrikmäßig durch die flache Gestaltung der vestibulären Höcker begünstigt. Durch diese sog. bukkale Entlastung („bukkale Abrasion") wird vermieden, daß bei Belastung des Zahnersatzes durch Seitschubbewegungen schiefe Ebenen auftreten, die die Prothese destabilisieren. (Eine Ausnahme bezüglich der Anordnung des Mörser-Pistill-Prinzips bilden, wie oben bereits angedeutet, die ersten Prämolaren. Hier trifft der bukkale Höckerabhang des unteren Prämolaren in die mesiale Kaugrube des Antagonisten.)

Mit der Anordnung der Aufstellung der Condyloformzähne wird im Bereich der Kauflächen eine sogenannte Polyvalenz angestrebt, d. h. bei allen zahngeführten Bewegungen des Unterkiefers sollen die Höcker störungsfrei in den Kaumulden der Antagonisten gleiten können. Dadurch trägt die Okklusion direkt zu einer stabilen Prothesenlage bei.

Die Condyloform-Seitenzähne sind nicht nur in vestibulo-oraler, sondern auch in mesio-distaler Richtung kleiner als natürliche Zähne. Ein weiteres Charakteristikum dieser Ersatzzähne besteht in ihrer relativ ausgeprägten bukkalen Wölbung im unteren Zahndrittel, was einen Kontakt mit der Wange erleichtern und damit zur Stabilisierung der Prothese beitragen soll. Aufgrund dieser verschiedenen Modifikationen unterscheiden sich die Condyloform-Zähne morphologisch deutlich von natürlichen Zähnen, weshalb sie auch als „semi-anatomisch" bezeichnet werden.

Zur leichteren Unterscheidung von Zähnen der rechten und linken Seite sind an den Unterseiten der Candulor-Seitenzähne mesial eine (erste Prämolaren bzw. Molaren) bzw. zwei kleine Erhebungen angebracht (zweite Prämolaren bzw. Molaren).

Die Zähne sind im unteren Bereich hohlgelegt, so daß in diesen Raum Kunststoff eingepreßt werden kann. Dies ist notwendig, damit eine mechanische Verankerung zwischen Porzellanzähnen und Prothesenkunststoff erfolgen kann. Durch zwei kleine seitliche Löcher öffnet sich dieser Hohlraum nach außen. Auf diese Weise ist ein Entweichen der beim Stopfen des Kunststoffs eingepreßten Luft gewährleistet.

Auch für die Aufstellung der Seitenzähne muß sich der Artikulator in Nullstellung befinden.

Generell muß man sich bei der Seitenzahnaufstellung nach den vorliegenden Kieferverhältnissen richten. Im folgenden wird das Vorgehen bei durchschnittlichen Verhältnissen beschrieben. Die Aufstellung wird mit einem provisorischen Positionieren des oberen ersten Prämolaren begonnen, der mit senkrechter Längsachse in das Wachs plaziert wird. Hiernach werden alle unteren Seitenzähne aufgestellt.

Die Aufstellung der Unterkiefer-Seitenzähne:

Der untere erste Prämolar wird derart senkrecht gegen den oberen ersten Prämolaren gesetzt, daß die Spitze seiner Kauleiste in die Richtung der mesialen Kaumulde des ersten oberen Prämolaren zeigt (*Horn* und *Stuck* 1987). Nicht selten muß man den ersten Unterkiefer-Prämolaren dabei so aufstellen, daß sich zum unteren Eckzahn hin eine kleine Lücke („Primatenlücke") von rund 1 bis 2 mm Breite ergibt. Die Kauleiste (Kaukante) des unteren ersten Prämolaren steht über der Kiefermitte oder leicht lingual, was durch die deutliche Lingualverlagerung dieses Zahns erleichtert wird. Die Kauspitze befindet sich leicht über der Okklusionsebene. Im Anschluß daran erfolgt zunächst eine Aufstellung der restlichen unteren Seitenzähne.

Die bukkalen und lingualen Höcker der zweiten Prämolaren und der Molaren sollen jeweils gleich hoch gestellt werden, d. h. eine transversale Kompensationskurve muß beim Aufstellen nicht durch das Ausrichten der

Zähne erreicht werden, sondern sie ist bereits in der Form der Kaumulden berücksichtigt. Der zweite untere Prämolar erreicht die Okklusionsebene, seine Bukkalachse wird senkrecht ausgerichtet, und die Kaumulde befindet sich auf der Kieferkammitte oder leicht lingual von ihr. Wenn das sagittale Platzangebot zu gering ist, muß auf die Aufstellung der zweiten Prämolaren zuweilen verzichtet werden.

Der erste untere Molar (breitester Zahn) ist an die tiefste Stelle des Kieferkamms, ins Kauzentrum, zu stellen (sog. kammadaptierte Aufstellung). Auch die Bukkalachse der ersten unteren Molaren ist senkrecht. Die Kaumulde befindet sich auf Kieferkammitte und liegt knapp unterhalb der Okklusionsebene. Häufig wird aufgrund seines geringeren mesio-distalen Durchmessers anstelle des ersten ein zweiter Molar gewählt.

Im aufsteigenden Teil des dorsalen Unterkieferkamms (dorsal) dürfen sich keine Zähne befinden, weil sonst die Prothese auf einer schiefen Ebene belastet und nach vorne rutschen würde (sog. Proglissement). Daher beschränkt man sich in der Regel nur auf einen Molar pro Kieferhälfte (6er oder 7er). Eine solche sagittal reduzierte Okklusion (verkürzte Zahnreihe) reicht für funktionelle Zwecke (Kauen) aus. Sollte in speziellen Fällen, nämlich bei statisch günstigem Kammverlauf (nicht ansteigend), dennoch ein weiterer Molar (oder aufgrund des geringeren mesio-distalen Durchmessers stattdessen ein Prämolar) aufgestellt werden, so überragt dessen distaler Höcker die Okklusionsebene, und zwar umso mehr, je größer der Winkel zwischen sagittaler Gelenkbahn und Okklusionsebene ist. Auf diese Weise werden die stabilisierenden Gleit-Okklusionskontakte dieses Zahnes bei Protrusion sichergestellt (*Horn* und *Stuck* 1987). Die Kaumulde des zweiten Molars liegt wie bei allen Unterkiefer-Seitenzähnen (mit Ausnahme des ersten Prämolaren: Kauleiste) auf der Kieferkammitte. Nicht selten wird an die Stelle eines weiteren unteren Molaren ein unterer erster Prämolar der Gegenseite aufgestellt, wobei diesem dann die Funktion einer Protrusionsführung zukommt, da er in habitueller Interkuspidation keinen Hauptantagonisten besitzt. Der Prämolar der Gegenseite wird bevorzugt, da dann seine lange distale Höckerkante nach mesial zeigt und er somit eine Protrusionsführung besser unterstützt.

Die Aufstellung der Oberkiefer-Seitenzähne:

Nach der Aufstellung der unteren Seitenzähne werden im Sinne des Mörser-Pistill-Prinzips die Oberkieferseitenzähne dagegengesetzt. Der bislang nur provisorisch aufgestellte erste obere Prämolar (Bukkalachse senkrecht) wird gegebenenfalls so im Wachs verschoben, daß seine mesiale Kaumulde mit der vestibulären Kauleiste des unteren ersten Prämolaren (punktförmig) Kontakt bekommt. Die Kaumulde steht über der Kieferkammitte oder leicht palatinalwärts. Der palatinale Höcker sollte nach distal abgedreht werden, so daß der Zunge mehr Platz gewährt wird.

Der zweite obere Prämolar (Bukkalachse senkrecht) hat mit seinem palatinalen Höcker (über oder leicht palatinal der Kieferkammitte) einen Kontakt in der distalen Kaumulde des unteren Zahnes. Der erste obere Molar (Bukkalachse senkrecht) trifft mit seinem mesiopalatinalen Höcker (tragender Höcker) in die zentral gelegene Kaumulde des unteren ersten Molaren. Zusätzlich hat der distopalatinale Höcker des oberen ersten Molaren Einpunktkontakt mit der distalen Randleiste des Antagonisten. Beide palatinalen Höcker befinden sich über der Kieferkammitte. Der zweite obere Molar, der, abhängig von der Situation im Unterkiefer, häufig auch anstelle des ersten Molaren aufgestellt wird, okkludiert mit seinem palatinalen Höcker (auf Kieferkammitte) in der Kaumulde des zweiten unteren Molaren. Die Bukkalachse ist senkrecht, wenn der zweite Molar anstelle eines ersten Molaren aufgestellt wurde. Ansonsten ist die Achse abhängig vom Ausmaß der Anhebung des distalen Höckers des zweiten unteren Molaren geneigt. Die hier skizzierte Aufstellung hat zur Folge, daß die zweiten Prämolaren und Molaren bukkal keine Kontakte aufweisen (bukkale Entlastung).

Aufstellungs-Varianten:
Neben diesem Aufstellungsmodus gibt es alternativ eine zweite Methode, bei der die Reihenfolge wie folgt aussieht: OK 4er, UK 4er, UK 5er, OK 5er, UK 6 er oder 7er, OK 6er oder 7er.
Da Zahl, Anordnung und Auswahl der Prämolaren und Molaren vom sagittalen Platzangebot und von der Kieferkammbreite abhängig sind, kann es individuell bisweilen auch Kombinationen der aufgestellten Zähne geben, wie sie im natürlichen Gebiß selten oder nie vorkommen (z. B. OK 3-4-5-7, UK 3-4-7-5; OK 3-4-6-7, UK 3-4-6-5; OK 3-4-6, UK 3-4-5-4; OK 3-4-6, UK 4-7-7; OK 4-5-7, UK 4-7-4); bei wenig Platz in sagittaler Richtung kann im Oberkiefer anstelle des Eckzahns ein umgeschliffener Prämolar verwendet werden (OK 4-7-5, UK 3-7-5). Die häufig aufgestellte Forderung nach mindestens drei Kaueinheiten pro Kieferseite läßt sich nicht immer realisieren.

Die Kreuzbißaufstellung:
In bestimmten Fällen kommt man nicht umhin, die Molaren im Kreuzbiß aufzustellen. Dies ist der Fall, wenn der Oberkiefer so schmal und der Unterkiefer so breit ist, daß der Winkel zwischen der Verbindungslinie der Mitten ihrer Alveolarkämme einerseits (Interalveolarlinie) und der Okklusionsebene andererseits 80° oder weniger beträgt (Abb. 499). In Übergangsfällen ist jedoch auch eine normale Aufstellung möglich, sofern die

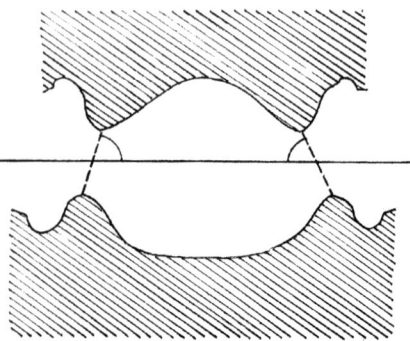

Abb. 499 Ein Interalveolarwinkel ≤ 80° ist Indikation für eine Kreuzbißaufstellung.

Zähne entsprechend beschliffen werden (lingualisierte Okklusion). Bei einer lingualisierten Okklusion werden die Kaugruben der Unterkiefer-Seitenzähne durch Beschleifen in linguale Richtung erweitert; dadurch können diese Zähne weiter nach bukkal gestellt werden. Die oberen Antagonisten werden mit ihre Achsen gering nach palatinal gekippt und ihre bukkalen Höcker leicht beschliffen.
Der Kreuzbiß ist dadurch gekennzeichnet, daß nicht die mesiopalatinalen (erster Molar) bzw. palatinalen Höcker, sondern die bukkalen Höcker der oberen Molaren in die Kaumulden der unteren Molaren beißen. Bei der Aufstellung weisen die ersten Prämolaren im allgemeinen noch einen normalen Überbiß auf, die zweiten Prämolaren stehen aber bereits im Kopfbiß, d. h. bukkale und palatinale Höcker okkludieren miteinander. Zusätzlich werden die oberen Molaren mit dem Zahnhals nach bukkal gestellt, damit bei Unterkieferbewegungen auf der Balanceseite kein Gleithindernis durch einen tiefstehenden palatinalen Höcker entsteht.
Darüber hinaus sind die zweiten Prämolaren und ersten Molaren derart umzuschleifen, daß im Oberkiefer die bukkalen Höcker eine ähnliche runde Form erhalten wie die palatinalen und im Unterkiefer Mulden für die Aufnahme der umgeschlittenen bukkalen Höcker der Oberkieferzähne entstehen (*Horn* und *Stuck* 1987). Zu diesem Zweck wird zuvor der Stützstift des Condylators um zwei Umdrehungen aufgedreht.

- Am oberen zweiten Prämolaren werden die mesialen und distalen Abhänge der bukkalen Höcker beschliffen, während am Antagonisten der distale Abhang des bukkalen Höckers und die distolinguale Höckerleiste einschließlich ihres Übergangs in die distale Randleiste mit einer leichten Mulde versehen werden.
- Beim oberen ersten Molaren wird der mesiobukkale Höcker zurückgeschliffen (mesiale und distale Abhänge einschließlich des Übergangs in die mesiale Randleiste) sowie der distobukkale Höcker relativ stark gekürzt (Abhänge).
Beim unteren Molaren wird die vorhandene Kaumulde (Fossa) mit einem Kugeldiamanten nach mesiobukkal vergrößert; ebenso erhält die distale Randleiste eine leichte Mulde.

Beim Kreuzbiß ist im Oberkiefer, im Gegensatz zum Unterkiefer, nur selten eine statische Aufstellung möglich. In Funktion (Kauen) kann es dennoch zu einer ausreichenden Statik kommen, weil nach palatinal gerichtete schiefe Ebenen auftreten, die die Prothese in ihrer Lage stabilisieren.

Da eine Kreuzbißaufstellung immer auch eine Einengung des Zungenraumes mit sich führt, sollte im Einzelfall geprüft werden, ob diese nicht zugunsten einer lingualisierten Okklusion vermieden werden kann.

Spezielle Aufstellungsvarianten mit Condyloformzähnen:
a) Monson-Aufstellung (Kalottenaufstellung)
Fällt im Unterkiefer der Kieferkamm von der Kammlinie ausgehend sehr stark nach lingual ab, so daß sich die Auflagefläche der unteren Prothese hauptsächlich lingual befindet, so empfiehlt es sich, die Zähne so aufzustellen, daß bei axialer Belastung die Prothese in Richtung des lingualen

Kieferkammbereichs gedrückt wird (Abb. 500). Dieses wird dadurch erreicht, daß zum einen im Unterkiefer die lingualen Höcker der zweiten Prämolaren sowie der Molaren nach lingual geneigt und zusätzlich die Kaumulden durch Schleifmaßnahmen noch mehr nach lingual verlegt, und zum anderen die bukkalen Höcker der entsprechenden oberen Antagonisten deutlich reduziert werden.

Auf diese Weise liegen die Kauflächen der unteren Seitenzähne weitgehend parallel zum Gefälle des Kieferkamms, sind also nach lingual geneigt. Dadurch sind sie so angeordnet, als ob sich die Zähne auf einer Kugelfläche (Kalotte) befinden und sich ihre Längsachsen im Mittelpunkt dieser Kugel treffen würden.

Bei extraaxialer Belastung (Seitschub) kann es zu einem Abheben der Prothese kommen. Daher sind bei einer solchen Aufstellung stärkere Lateralbewegungen zu vermeiden.

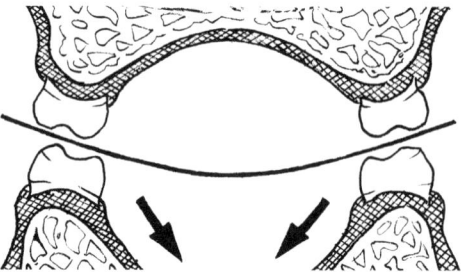

Abb. 500 Kalottenaufstellung (Monson).

b) Anti-Monson-Aufstellung (umgekehrte Kalottenaufstellung)
Wenn im Unterkiefer der Kieferkamm von der (in diesem Fall deutlich lingual liegenden) Kammlinie ausgehend stark nach vestibulär abfällt, kann eine Prothesenstabilität bisweilen nur dann erreicht werden, wenn die untere Prothese bei Belastung in Richtung des vestibulären Kamms gedrückt wird (Abb. 501). Um dieses Ziel zu erreichen, werden im Unterkiefer die lingualen Höcker der zweiten Prämolaren sowie der Molaren höher gestellt als die bukkalen. Zusätzlich werden die bukkalen Höcker derart beschliffen, daß die Verbindungslinie zwischen lingualem und bukkalem Höcker in etwa parallel zum Kieferkammgefälle verläuft. Die oberen Antagonisten werden entsprechend dagegengestellt. Bedingt durch die Art der Aufstellung ist die Prothesenstabilität bei größeren Lateralbewegungen nicht mehr gewährleistet. Daher ist der Patient darüber aufzuklären, daß Seitwärtsbewegungen auf ein Minimum reduziert werden müssen. Bei axialen Belastungen und Vorschubbewegungen hingegen bleibt die Unterkieferprothese lagestabil.

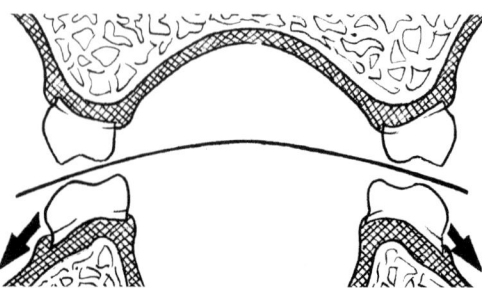

Abb. 501 Umgekehrte Kalottenaufstellung (Anti-Monson).

42.9 Andere Aufstellungskonzepte

42.9.1 Aufstellung nach *Gysi*

In dem Aufstellungskonzept nach *Gysi* (1958) werden Zähne verwendet, die in ihrer Form die natürlichen Zähne nachahmen. Die Steilheit der Höckerflächen der Ersatzzähne steht in sagittaler Richtung in Beziehung zur Gelenkbahnneigung des Kiefergelenks. So gibt es „anatomische", hochhöckerige Zähne mit einer sagittalen Höckerneigung von 32° (und einer Neigung nach bukkal und lingual von 10 bis 20°) und flachere „Mühlsteinzähne" mit einer sagittalen Neigung von 20° (und einer seitlichen Neigung von nur 3°).

Bei der Aufstellung nach *Gysi* (1958) ist folgendes zu beachten (Abb. 502a bis i): Der vertikale Überbiß sollte nicht zu tief sein, weil ansonsten der Prothesenhalt durch auftretende Kipp- und Schubkräfte gefährdet wird. Die oberen 1er und oberen 3er berühren daher die Okklusionsebene. Von frontal betrachtet sind sie mit ihrer Achse leicht nach distal geneigt. Der obere 2er berührt die Okklusionsebene nicht; er weist eine deutlichere Distalneigung auf als seine beiden Nachbarzähne. Von approximal betrachtet steht von allen oberen Frontzähnen der obere 2er mit seinem Zahnhals am weitesten lingual, während sich der Zahnhals des 3ers am meisten vesti-

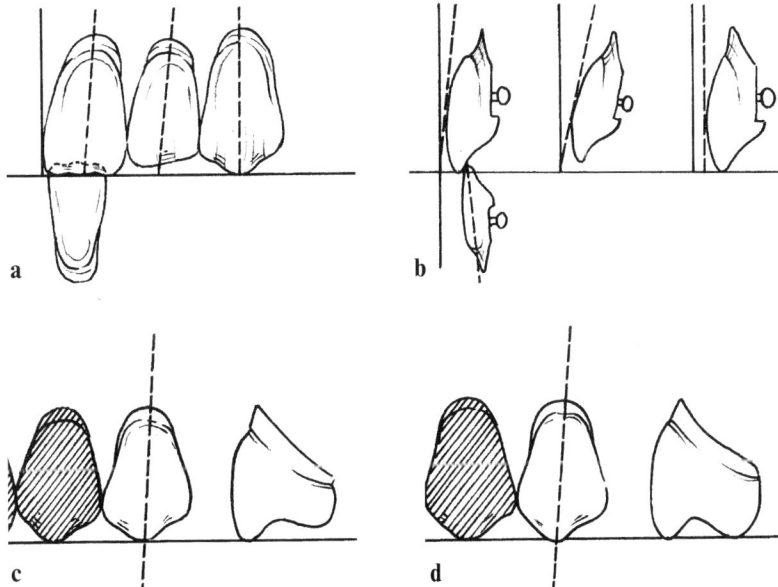

Abb. 502 a bis d Aufstellungskonzept nach *Gysi*
a) Oberkieferfrontzähne werden auf Okklusionsebene gestellt. Der untere Frontzahn hat Kontakt mit seinem Antagonisten
b) Neigung der Oberkiefer-Frontzähne in vestibulo-oraler Richtung
c) Erster Prämolar des Oberkiefers berührt die Okklusionsebene
d) Zweiter Prämolar des Oberkiefers hat mit beiden Höckern mit der Okklusionsebene Kontakt

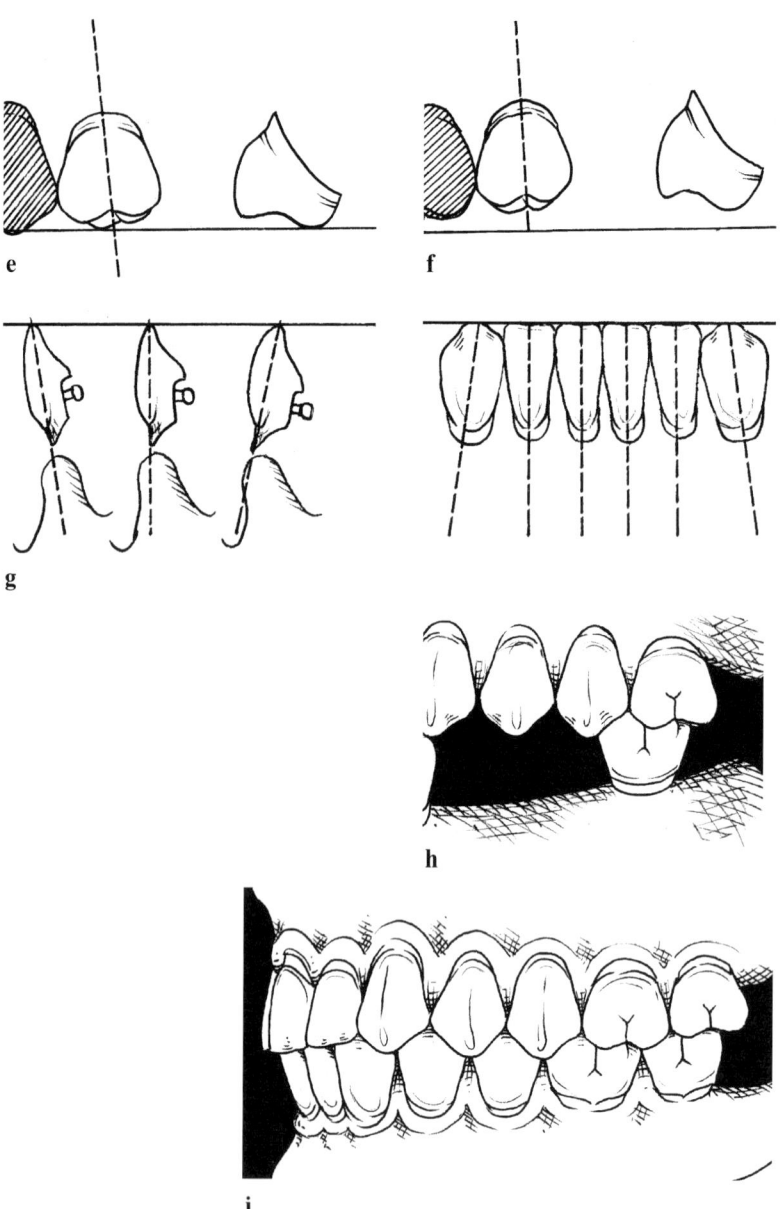

Abb. 502 e bis i Aufstellungskonzept nach Gysi
e) Erster oberer Molar berührt mit mesio-palatinalem Höcker die Okklusionsebene
f) Zweiter oberer Molar wird entsprechend der sagittalen Kompensationskurve plaziert (kein Kontakt mit Okklusionsebene)
g) Untere Frontzähne stehen auf der Kieferkammitte mit der Schneidekante in gerader Linie. Die labiale Achsenneigung zeigt eine Mesialtendenz.
h) Unterer erster Molar in korrekter Position
i) Fertige Zahnaufstellung

Andere Aufstellungskonzepte

bulär befindet. Die Inzisalkanten der unteren Schneidezähne liegen mit den Kaukanten der unteren 3er in einer Linie. In der Ansicht von frontal sind die Zahnachsen der unteren 1er und 2er gerade, während die 3er leicht nach distal gekippt sind. Von approximal betrachtet ist der Inzisalbereich der unteren 1er von allen unteren Frontzähnen am weitesten nach labial bzw. ihr Zahnhals am stärksten nach lingual gekippt. Der untere 2er steht gerade, während der untere 3er umgekehrt wie der untere 1er steht: Sein Zahnhals steht mehr labial, seine Kaukante mehr lingual. Zwischen oberen und unteren Frontzähnen liegen in der maximalen Interkuspidation Kontakte vor.

Nach der Plazierung der Eckzähne werden die oberen Prämolaren aufgestellt. Der obere 4er liegt mit seinem bukkalen Höcker, der obere 5er mit beiden Höckern auf Höhe der Okklusionsebene. Beide Zahnachsen sind leicht nach distal geneigt.

Anschließend werden die unteren Prämolaren derart gegen ihre Antagonisten gestellt, daß ein maximaler Vielpunktkontakt entsteht.

Von den oberen Molaren berührt nur der mesio-palatinale Höcker des 6ers die Okklusionsebene. Durch die Aufstellung der oberen Seitenzähne ergibt sich quasi „automatisch" eine Spee-Kurve. Die Achsen beider oberer Molaren weisen nach mesial. Die unteren Molaren werden im maximalen Vielpunktkontakt gegen ihre Antagonisten gestellt.

42.9.2 Aufstellung nach Hiltebrandt

Beim Aufstellungskonzept nach Hiltebrandt sind die Zahnachsen der oberen Schneidezähne von frontal betrachtet nach distal geneigt (*Hohmann* und *Hielscher* 1989). Die Achse des oberen 3ers steht gerade (Abb. 503a). Bei maximaler Interkuspidation haben die Schneidezähne keinen Kontakt miteinander, d. h. es ist eine größere sagittale Frontzahnstufe vorhanden als beim Gysi-Konzept, ein sog. Inzisalspalt (Abb. 503b).

Als Seitenzähne werden Ersatzzähne mit flachen, „abradierten" Höckern (Abrasionszähne) verwendet (*Hiltebrandt* 1940a,b). Der untere 6er steht mit seiner Längsachse über der Kieferkammitte an der tiefsten Stelle des Kieferkamms und damit senkrecht zur Okklusionsebene (Abb. 503c). Von der Seite betrachtet soll er so aufgestellt werden, daß er sich in der gedach-

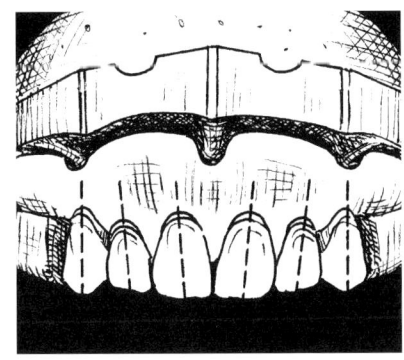
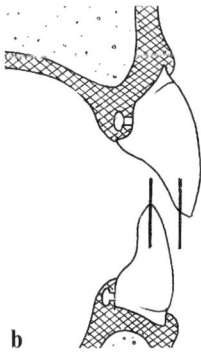

a b

Abb. 503 a und b

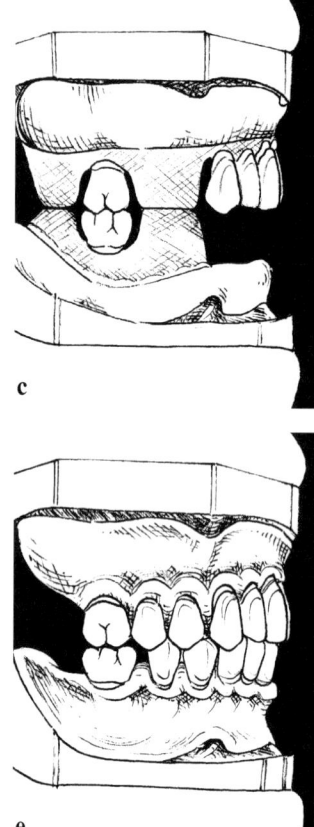
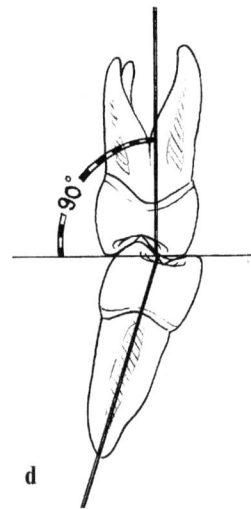

Abb. 503 a bis e Aufstellungskonzept nach Hiltebrandt
a) Aufstellung der Oberkieferfrontzähne (Eckzahn steht senkrecht)
b) Sagittale Stufe zwischen Ober- und Unterkieferfrontzähnen
c) Erster Unterkiefermolar steht an tiefster Stelle des Kieferkamms
d) Aufstellung der ersten Molaren
e) Definitive Zahnaufstellung (endet bei ersten Molaren)

ten Verlängerung der palatinalen Wurzel des oberen 6ers befindet (Abb. 503d). Dadurch bildet sich ein in der Okklusionsebene geknickter, nach lingual offener Winkel von rund 160°. Der obere 6er wird dagegengestellt. Anschließend werden die restlichen Zähne dazwischengestellt. Dorsal der 6er wird kein weiterer Zahn plaziert (Abb. 503e).
Eine weitere Besonderheit bei der Aufstellung nach Hiltebrandt ist, daß auf Kompensationskurven verzichtet wird.

42.9.3 Aufstellung nach Haller

Der große Unterschied des Haller-Konzeptes zu anderen Aufstellungsmethoden besteht in der Form und Aufstellung der Molaren (*Haller* 1943, *Hohmann* und *Hielscher* 1989).
Die unteren 6er werden derart nach distal ansteigend und die unteren 7er nach distal abfallend positioniert, daß von der Seite betrachtet eine Dachform entsteht, wobei die 7er etwas stärker gegen die Okklusionsebene geneigt sind als die 6er. Die Spitze dieses Dachs beißt in die durch die ent-

Andere Aufstellungskonzepte

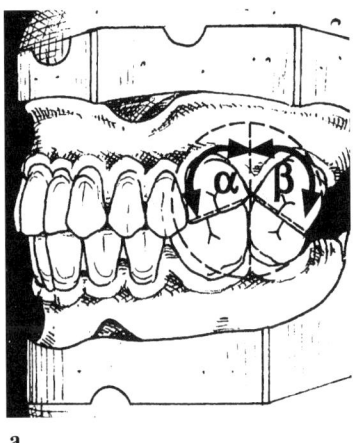
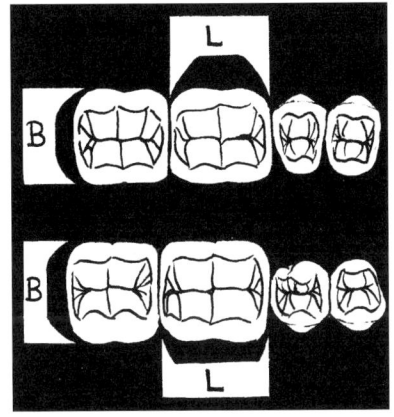

a b

Abb. 504 a und b Zahnaufstellung nach Haller
a) Die vier Molaren werden in einer Kerbstellung zueinander aufgestellt. Die 7er stehen stärker gegen die Kauebene geneigt als die 6er. Der Winkel α ist kleiner als der Winkel β.
b) Ansicht der Molaren von okklusal

sprechende Aufstellung der Oberkiefermolaren entstandene Kerbe (sog. Kerbstellung) (Abb. 504a). Ziel dieser Aufstellung ist es, die Prothesen gut miteinander zu verschlüsseln und die in Funktion entstehenden Kräfte derart senkrecht auf den Kiefer zu verteilen, daß sie sich in der Mitte des Prothesenlagers (zentripetal) treffen. Die verwendeten Molaren (sog. „Haller-Molaren") sind für diesen Zweck okklusal plan gestaltet; zudem sind sie sowohl in mesio-distaler als auch in bukko-lingualer Richtung deutlich breiter als natürliche Zähne (Abb. 504b). Die Aufstellung nach Haller erlaubt lediglich einen Hackbiß; eine Protrusion ist nicht möglich.

42.9.4 Aufstellung nach Fehr

Nach *Fehr* (1953) ist es bei der Aufstellung von Zähnen für eine Totalprothese wesentlich, daß in Bezug zur Kauebene eine Neigung der Kauflächen der Seitenzähne von außen oben nach unten innen vorhanden ist (Abb. 505a). Auf diese Weise werden auftretende Kräfte bei Druck auf die Oberkiefer-Prothese Richtung Gaumen weitergeleitet. Die auf die untere Prothese nach außen wirkende Kraft muß durch seitlich gelegene innere Flügel abgefangen werden.
Vor der Aufstellung der Zähne werden nach dem Konzept von *Fehr* (1953) die Wachsbißwälle am Patienten zunächst kalottenförmig gestaltet (Abb. 505a und b). Im Artikulator werden anschließend die unteren Zähne einer Seite gegen den kurvenförmig gestalteten oberen Wachswall gestellt (Abb.

505c), worauf die antagonistischen Zähne dieser Seite dagegengesetzt werden. Anschließend erfolgt das gleiche Vorgehen auf der anderen Seite (*Hohmann* und *Hielscher* 1989).

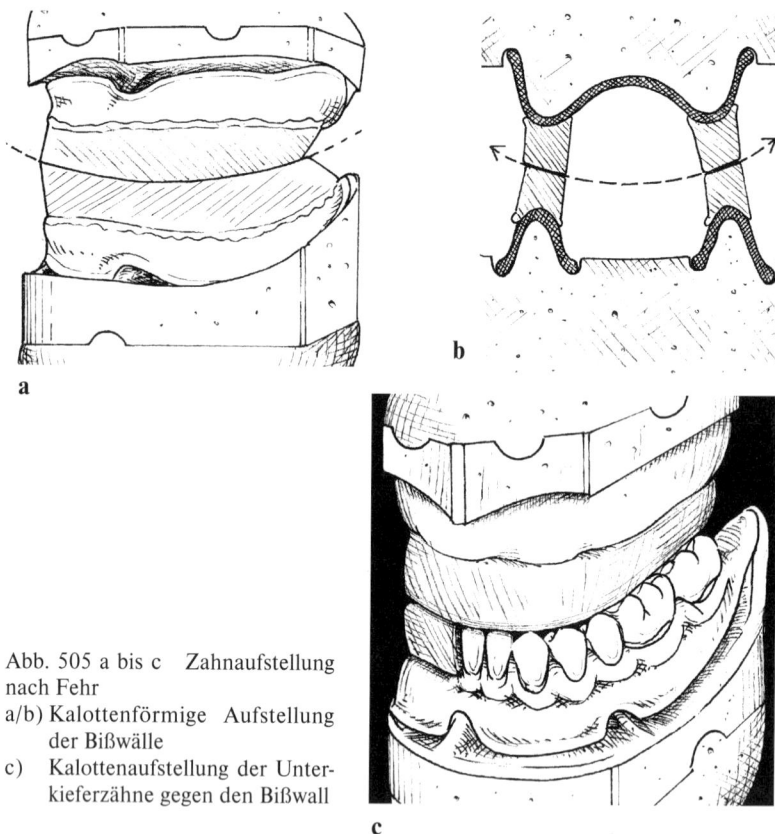

Abb. 505 a bis c   Zahnaufstellung nach Fehr
a/b) Kalottenförmige Aufstellung der Bißwälle
c) Kalottenaufstellung der Unterkieferzähne gegen den Bißwall

42.9.5   Front-Eckzahn-kontrollierte Aufstellung

Alternativ zur allgemein verbreiteten Seitenzahnaufstellung nach dem Prinzip der bilateral balancierten Okklusion entwickelte die Innsbrucker Schule um Gausch seit Mitte der siebziger Jahre das Konzept der Front-Eckzahn-kontrollierten Zahnanordnung bei Totalprothesen (*Gausch* 1986). Im Gegensatz zur balancierten Okklusion disokkludieren die Seitenzähne bei exzentrischen Unterkieferbewegungen.

42.10   Das Ausmodellieren der Prothesenaußenfläche

Durch die Modellation der Prothesenbasis vestibulär bis zum Ventilrand (Funktionsrand), der sich im Bereich der beweglichen Schleimhaut, innerhalb des sog. Funktionsgrenzbereichs, befindet, wird ein guter Halt auf den Kieferkämmen und eine breite Kraftverteilung des Kaudrucks gewährleistet. Zusammen mit einem korrekten Aufliegen der Prothesenunterseite

auf der Kieferschleimhaut sorgt der Ventilrand für eine intraorale Stabilisierung des Zahnersatzes. Zwischen Prothesenbasis und Kieferkamm befindet sich ein dünner Speichelfilm, dessen Kapillarkräfte entscheidend zum Prothesenhalt beitragen. Gerät hingegen aufgrund eines nicht exakten Funktionsrandes Luft unter die Prothesenbasis, können die Kapillarkräfte nicht mehr wirken, und die Prothese löst sich von ihrer Unterlage ab.
Die Muskulatur, insbesondere Wangen-, Lippen- und Zungenmuskulatur, spielt für den Halt der Prothese ebenfalls eine wichtige Rolle. Wenn sich dank einer „muskelgriffigen" Gestaltung der Prothesenaußenfläche die mimische Muskulatur, vor allem der M. orbicularis oris und der M. buccinator, optimal an den Zahnersatz anschmiegen kann, bewirkt dies eine zusätzliche Stabilität. Für diesen Zweck werden im anterioren Bereich nach innen gewölbte (konkave) Auflageflächen für den M. orbicularis oris (sog. anteriores Lippenschild) modelliert. Zusätzlich werden mit Hilfe von rosafarbenen Wachsdrähten (Durchmesser: 3 bis 5 mm) im anterio-lateralen Bereich vestibuläre, konvex gestalteten Randwülste angebracht (*Horn* und *Stuck* 1987). Wangenbandpassagen verhindern ein Abheben der Prothese bei funktionellen Bewegungen.

42.11 Das Reokkludieren

Nach dem Pressen des Kunststoffs und dem Entfernen des Kontergipses werden die Modelle samt der darauf befindlichen Prothesen zum Reokkludieren (= primäres Remontieren) in den Artikulator zurückgesetzt.
Da aufgrund der Polymerisationsschrumpfung des Kunststoffs in der Regel immer eine leichte Änderung der Zahnaufstellung entsteht, müssen diese Okklusionsstörungen durch Einschleifmaßnahmen beseitigt werden. Des weiteren werden im Zuge des Reokkludierens die fabrikmäßig eingearbeiteten Standardradien sowie die von der Aufstellung abhängigen Anstellwinkel der Fossae (Minikalotten) auf die individuelle (von der Gelenkführung abhängige) Situation umgeschliffen. Ist eine vorhandene Bißerhöhung hingegen das Resultat einer zu dicken Preßfahne oder eines Verpressens von Zähnen, so müssen die Zähne neu aufgestellt werden (*Horn* und *Stuck* 1987).

42.12 Das Einschleifen

Nach dem Reokkludieren wird zunächst die Zentrik eingeschliffen. Anschließend folgen das Einschleifen der Protrusion, des Seitschubs und der Retrusion.

42.12.1 Einschleifen der Zentrik

Häufig hat der Stützstift nach dem Reokkludieren keinen Kontakt mit dem Frontzahnführungsteller mehr. Es muß daher bei verriegelter Zentrik so lange (vorsichtig) eingeschliffen werden, bis der Kontakt wieder hergestellt ist. Ziel des Einschleifens ist es, pro Seitenzahn wenigstens einen zentrischen Kontakt zu erreichen. Nach dem Einschleifen sollten möglichst alle

Kontakte, die bereits in Wachs existierten, vorhanden sein. Frühkontakte sind in der Regel im distalen Seitenzahnbereich zu suchen und mit einem kugelförmigen Präparierdiamant (Durchmesser: 2,5 bis 3,5 mm) im Bereich der Kaumulden gezielt zu entfernen. Dabei dürfen die Kauflächen durch das Einschleifen nicht eingeebnet werden. Tragende Höcker (Kauleisten) sollen nicht beschliffen, stattdessen sollen die Fossae vertieft werden. Lediglich zu hohe Randleisten werden reduziert. Ein einmal erreichter Kontaktpunkt darf im Rahmen des Einschleifens nicht wieder verloren gehen.
Am Ende der Einschleifmaßnahmen (der Stützstift hat mit dem Teller Kontakt) müssen alle Seitenzähne gleichmäßig große Kontakte aufweisen.

Für die folgenden, zahngeführten Bewegungen (Protrusion, Seitschub, Retrusion) ist der am Patienten extraoral bestimmte Wert der sagittalen Gelenkbahnneigung am Artikulator eingestellt. Im Zuge der entsprechenden Einschleifmaßnahmen dürfen die bereits erzielten zentrischen Kontakte nicht verloren gehen.

42.12.2 Einschleifen der Protrusion
(z. B. mit schwarzer Okklusionsfolie)

Bei der Protrusion ist ein gleichzeitiger Kontakt im Front- und Seitenzahnbereich erwünscht (sog. äquilibrierte Protrusion = balancierte Protrusion).
Bei Protrusion kommt es im Seitenzahnbereich zu folgenden Relativbewegungen, die sich mit Hilfe von Kontaktfolie in Form von Spuren auf den Zähnen darstellen (*Horn* und *Stuck* 1987):

- Die Kauleiste des unteren ersten Prämolaren gleitet nach mesial in die Kaumulde des oberen ersten Prämolaren.
- Der palatinale Höcker des oberen ersten Prämolaren gleitet auf die mesiale Randleiste des unteren zweiten Prämolaren.
- Der palatinale Höcker des oberen zweiten Prämolaren gleitet auf die mesiale Randleiste des unteren ersten Molaren.
- Der mesiopalatinale Höcker des oberen ersten Molaren gleitet in der Kaumulde des unteren ersten Molaren nach distal.
- Der distopalatinale Höcker des oberen ersten Molaren gleitet auf die mesiale Randleiste des unteren zweiten Molaren (oder des an seiner Stelle gewählten Prämolaren). In diesem Fall gleitet der palatinale Höcker des oberen zweiten Molaren in der Kaumulde des unteren zweiten Molaren nach distal.
Bedingt durch die jeweils vorgenommene individuelle Zahnaufstellung lassen sich nicht immer alle Protrusionskontakte erreichen.

42.12.3 Einschleifen des Seitschubs nach rechts und links
(z. B. mit grüner und blauer Okklusionsfolie)

(Feststeller der Artikulatorgelenke sind gelöst und nach oben geschoben)
Eine Front-Eckzahn-Führung ist zu vermeiden. Stattdessen müssen auf der

Arbeitsseite (grüne Folie) bei Seitschubbewegungen im gesamten Seitenzahnbereich beidseits gleichmäßige Kontakte vorliegen (bilateral balancierte Okklusion = bilaterale Äquilibrierung). Die bukkalen Höcker der Molaren dürfen nicht führen; eventuell vorhandene Kontakte müssen beseitigt werden (bukkale Entlastung!). Im Unterkiefer verlaufen die Arbeitskontakte vom Kaumuldenzentrum nach lingual und die Balancekontakte vom Kaumuldenzentrum in distobukkale Richtung.

Innerhalb der Grenzbewegungen soll der Oberkieferzahn jede Bewegungsrichtung vollführen können („polyvalente [‚bewegungstolerante'] Okklusion").

Im einzelnen kommt es zu folgenden Relativbewegungen der Höcker in den Kaumulden:

Erste Prämolaren: Die Kaukante des unteren ersten Prämolaren der Arbeitsseite gleitet in der Mulde des oberen ersten Prämolaren nach bukkal (Arbeitskontakt), die Kaukante des unteren ersten Prämolaren der Balanceseite in der Mulde des oberen ersten Prämolaren nach lingual (Balancekontakt).

Zweite Prämolaren und Molaren: Die palatinalen Höcker der Oberkieferzähne auf der Arbeitsseite gleiten in den Kaumulden der Unterkieferzähne nach mesiolingual. Auf der Balanceseite gleiten die palatinalen Höcker in den Kaumulden nach distobukkal.

42.12.4 Einschleifen der Retralbewegungen

Im Zuge von minimalen Retralbewegungen (1 mm) gleiten die palatinalen Höcker der Oberkieferzähne in den Kaumulden der Unterkieferzähne nach mesial.

42.12.5 Feineinschleifen

Zum Abschluß der Schleifmaßnahmen werden mit einem selbst hergestellten oder gebrauchsfertig erworbenen Gemisch aus Karborundpulver und Glyzerin (Gleitmittel) die Okklusalfläche bestrichen und im Uhrzeiger- und Gegenuhrzeigersinn jeweils zehn Rotationsbewegungen durchgeführt, während der die Prothesenzähne gegeneinanderreiben. Auf diese Weise werden durch das Einschleifen bedingte Kanten eingeebnet. Danach folgt die Politur der Zahnoberflächen mit Silikon- und Gummipolierer und nicht-abrasiver Polierpaste.

42.13 Nachsorge

Das Ziel von Nachsorgemaßnahmen bei Totalprothesenträgern besteht darin, die Funktionstüchtigkeit des prothetischen Ersatzes und den Zustand des Prothesenlagers möglichst lange zu erhalten. Das Intervall der dafür notwendigen Kontrolltermine ist von dem Ausmaß der zu erwartenden Resorption der Kieferkämme, von der Prothesenhygiene des Patienten sowie von der individuellen Problematik des jeweiligen Falls abhängig.

Als Durchschnittswert kann eine halbjährliche Zeitspanne angegeben werden. In bestimmten Fällen kann der Nachsorgetermin aber auch früher notwendig sein. Fand z. B. die Anfertigung der neuen Totalprothesen kurz nach der Extraktion der letzten Zähne statt, sollte schon nach drei Monaten eine erneute Kontrolle durchgeführt werden.

42.14 Langzeitstudien

Aufgrund der unterschiedlichen Konzepte bei der Anfertigung von Totalprothesen (Höckerzähne, höckerlose Zähne, bilateral balancierte oder frontzahngeführte Okklusion, etc.) lassen sich die im folgenden dargestellten Ergebnisse von Nachuntersuchungen an mit Totalprothesen versorgten Patienten nur sehr bedingt miteinander vergleichen. Langzeitstudien, die mehrere Konzepte miteinander verglichen, sind leider nicht vorhanden. Zum Teil wurden bestimmte Parameter der untersuchten Prothesen auch gar nicht beschrieben.

Tallgren (1972) untersuchte über einen Zeitraum von 25 Jahren radiologisch die kontinuierlich stattfindende Reduktion des Alveolarknochens bei Totalprothesenträgern. (Angaben über die Art der verwendeten Zähne, der Aufstellung und der Okklusionsform wurden nicht gegeben.) Dabei war die vertikale Reduktion im anterioren Unterkieferbereich nach 7 Jahren trotz großer individueller Unterschiede rund viermal so groß wie im Oberkiefer. In einem Patientenkollektiv baute sich der Unterkiefer in seinem anterioren Bereich während 13,5 Jahren durchschnittlich um 7,7 mm, der Oberkiefer um 2,2 mm ab. Zwischen dem 7. und 13,5. Jahr betrug der Knochenverlust im Unterkiefer im Durchschnitt 1,4 mm und im Oberkiefer 0,4 mm. In einer anderen Patientengruppe betrug der zwischen dem 10. und 25. Jahr festgestellte Verlust im Unterkiefer durchschnittlich 3 mm, im Oberkiefer 0,8 mm. Diese Werte zeigen, daß das Ausmaß des Knochenabbaus, das während des ersten Jahres des Tragens der Vollprothese am stärksten ist, mit zunehmender Dauer der Zahnlosigkeit zwar abnimmt, aber in der Regel nicht zum Stillstand kommt.

Nicol et al. (1979) verfolgten über einen Zeitraum von 5 Jahren den Knochenabbau mittels Fernröntgenseitenbildern. 64 Patienten, die seit mindestens einem Jahr zahnlos waren, wurden in zwei Gruppen mit jeweils 32 Patienten unterteilt. Für die Herstellung der Prothesen wurde bei der einen Gruppe ein Gesichtsbogen verwendet, bei der anderen nicht (arbiträre Montage). Bei der Gruppe 1 wurden die Zähne in bilateral balancierter Okklusion aufgestellt. Nach Fertigstellung der Prothesen erfolgte eine Remontage. Die okklusalen Korrekturen erfolgten indirekt im Artikulator. In der Gruppe 2 wurden die Zähne in zentrische Okklusion gestellt; eine bilateral balancierte Okklusion wurde nicht angestrebt. Nach Fertigstellung der Prothesen erfolgten okklusale Korrekturen (zentrische Okklusion) im Artikulator und direkt im Mund. Die Auswertung des Knochenabbaus im Fernröntgenseitenbild ergab keine Unterschiede zwischen diesen beiden Patientengruppen. Das Ergebnis dieser Studie wirft die Frage auf, ob sich eine aufwendige Herstellung von Totalprothesen wirklich lohnt bzw. wirklich bessere Ergebnisse liefert.

Anhand einer klinischen Langzeitstudie an 32 Patienten, die 21 Jahre zuvor mit Totalprothesen versorgt worden waren, konnten Bergman und Carlsson (1985) feststellen, daß bei mehr als 70 % der Patienten die Prothesen gut adaptiert waren. Nur 6 % klagten über eine mangelhafte Prothesenfunktion. Dies stand im Gegensatz zum Ergebnis der klinischen Befunderhebung der Behandler: Demnach waren bei 20 Patienten (63 %) Neuanfertigungen oder teilweise Erneuerungen an den Prothesen angezeigt. Der Unterschied zwischen der subjektiven Patientenmeinung und der objektiven Befundung des Behandlers zeigt, daß Totalprothesenträger auf längere Sicht oftmals eine realistische Einschätzung der Passung ihrer Prothese verlieren. In dieser Studie waren nach 21 Jahren noch alle Totalprothesen der Patienten in situ. 94 % der Patienten waren damit zufrieden. Eine solche Erfolgsquote zeigt, daß Nachkontrollen bei Totalprothesenträgern offensichtlich längst nicht so wichtig wie bei anderen Formen des Zahnersatzes sind. Nach den Ergebnissen von Langzeitstudien an mit Teilprothesen versorgten Patienten wäre nach diesem Zeitraum für Teilprothesen nur eine Überlebensrate von ca. 25 % zu erwarten. Andererseits wurde auch in dieser Studie die verringerte Kauleistungsfähigkeit von Totalprothesenträgern deutlich. Nahrung wie zähes Fleisch oder Kaugummi ist für eine nicht unerhebliche Anzahl von Patienten schwierig oder gar nicht zu verzehren. So gaben 16 % der Patienten an, ein zähes Steak leicht kauen zu können. Leichte Schwierigkeiten hatten nach eigenen Angaben 42 %, deutliche Schwierigkeiten 26 %; 16 % konnten solche Nahrung nicht kauen.

Literatur

Ackermann F.: Stabilisierende Prinzipien beim Aufstellen der Zähne. Schweiz Monatsschr Zahnheilk 1944; 54: 731 - 740.

BDZ (Bundeszahnärztekammer) und KZBV (Kassenzahnärztliche Bundesvereinigung) (Hrsg.): Informationen über zahnärztliche Arzneimittel. 8. Aufl. BDZ & KZBV, Köln 1988.

Bergman B., Carlsson G. E.: Clinical long-term study of complete denture wearers. J Prosthet Dent 1985; 53: 56 - 61.

Bosshart M.: Die totale Prothese aus der Sicht des Technikers. Swiss Dent 1988; 9: 25 - 38.

Fehr C.U.: Kauflächengestaltung an totalen Prothesen. Dtsch Zahnärztl Z 1953; 8: 453-463.

Frush J.P., Fisher R.D.: How dentogenic interprets the personality factor. J Prosthet Dent 1956a; 6: 441-449.

Frush J.P., Fisher R.D.: How dentogenic restorations interpret the sex factor. J Prosthet Dent 1956b; 6: 160-172.

Gausch K.: Erfahrungen mit Front-Eckzahn-kontrollierten Totalprothesen. Dtsch Zahnärztl Z 1986; 41: 1146-1149.

Gerber A.: Dominante ästhetische und klinische Probleme des Frontzahnersatzes. Zahnärztl Rdsch 1960; 69: 360 - 364.

Gerber A.: Ästhetik, Okklusion und Artikulation der totalen Prothese. Z Stomatol 1964; 61: 46 - 54.

Gerber A.: Proportionen und Stellung der Frontzähne im natürlichen und künstlichen Zahnbogen. Quintessenz 1965; 16: 33 - 42.

Gysi A.: Modifikation des Artikulators und der Aufstellregeln für Vollprothesen. Huber, Bern 1958.

Haller L.: Die Zahnprothetik vor einer neuen Epoche. Weinbrenner, Stuttgart 1943.

Haraldson T., Karlsson U., Carlsson G. E.: Bite force and oral function in complete denture wearers. J Oral Rehabil 1979; 6: 41 - 48.

Hiltebrandt C.: Die idelae Kauflächengestaltung künstlicher Backenzähne. Dtsch Zahnärztl Wschr 1940a; 43: 199-201.

Hiltebrandt C.: Die Bedeutung des Okklusionsfeldes im natürlichen und künstlichen Gebiß. Dtsch Zahnärztl Wschr 1940b; 43: 486-493.

Hörauf K.: Form und Stellung der Frontzähne in ihrer Beziehung zu Körperbautypen. Hanser, München 1958.

Hohmann A., Hielscher W.: Lehrbuch der Zahntechnik. Band 2. Quintessenz, Berlin 1989.

Horn R., Stuck J.: Zahnaufstellung in der Totalprothetik. 2. Auflage. Quintessenz, Berlin 1987.

Horn R.: Auswahl und Aufstellung der Frontzähne. In: Hupfauf L. (Hrsg.): Totalprothesen. 3. Auflage. Urban & Schwarzenberg, München - Wien 1991. S. 195-217.

Institut der Deutschen Zahnärzte (IDZ): Dringliche Mundgesundheitsprobleme der Bevölkerung im vereinten Deutschland. IDZ, Köln 1991.

Kobes L.W.R.: Abformung unbezahnter Kiefer. In: Hupfauf L. (Hrsg.): Totalprothesen. 3. Aufl. Urban & Schwarzenberg, München 1991. S. 77-103.

Lee J.: Dental aesthetics. Wright, Bristol 1962.

Nicol B. R., Somes G. W., Ellinger Ch. W., Unger J. W., Fuhrmann J.: Patient response to variations in denture technique. Part II: Five-year cephalometric evaluation. J Prosthet Dent 1979; 41: 368 - 372.

Rissin L., House J. E., Manly R. S., Kapur K. K.: Clinical comparison of masticatory performance and electromyographic activity of patients with complete dentures, overdentures and natural teeth. J Prosthet Dent 1978; 39: 508 - 511.

Tallgren A.: The continuing reduction of the residual alveolar ridges in complete denture wearers: A mixed-longitudinal study covering 25 years. J Prosthet Dent 1972; 27: 120 - 132.

Williams J. L.: The temperal selection of artificial teeth, a fallacy. Dental Digest 1914; 20 : 63 -71.

Weiterführende Literatur

Caesar H. H.: Die dynamischen Komponenten bei totalem Zahnersatz. Dent Labor 1991; 49: 1431 - 1452.

Caesar H. H.: Totalprothesen nach der Gerber-Systematik. Dent Labor 1992; 40: 2129 - 2141.

Geering A. H., Kundert M.: Total- und Hybridprothetik. 2. Auflage. Thieme, Stuttgart 1992.

Gerber A.: Okklusionsgestaltung in der Totalprothetik. Condylator-Service, Zürich 1972.

Hoffmann-Axthelm W.: Die Geschichte der Zahnheilkunde. 2. Auflage. Quintessenz, Berlin 1985.

Hupfauf L. (Hrsg.): Totalprothesen. 3. Auflage. Urban & Schwarzenberg, München 1991.

Lehmann G.: Die Totale Prothese nach der Methode von Professor Dr. A. Gerber. Dent Labor 1982; 30: 1575 - 1591.

43 Totalprothetik: Klinischer und labortechnischer Ablauf

43.1 Einleitung

Das Vorgehen bei der Herstellung von Totalprothesen an der Abteilung Poliklinik für Zahnärztliche Prothetik der Albert-Ludwigs-Universität Freiburg entspricht in weiten Bereichen dem, wie es in den Werken von *Horn* und *Stuck* (1987) sowie *Geering* und *Kundert* (1992) anschaulich beschrieben worden ist. Es wird im folgenden dargestellt.

43.2 Klinik: Situationsabformung

Sofern aus der Anamnese und Befundaufnahme heraus keine spezielle Vorbehandlung indiziert ist, findet in der zweiten Sitzung im Ober- und Unterkiefer eine Situationsabformung (Erstabformung, anatomische Abformung) statt. Dazu werden speziell gestaltete Abformlöffel für den zahnlosen Kiefer verwendet (z. B. Schreinemakers-Löffel®; Ubert, D-Kassel). Die Bestimmung der Löffelgröße geschieht mit Hilfe eines zum Schreinemakers-System gehörigen Meßzirkels. Dieser wird im Oberkiefer vestibulär an die breiteste Stelle der Tubera maxillae (also außen) (Abb. 506), im Unterkiefer lingual zwischen die Trigona retromolaria (innen) angelegt. Die Löf-

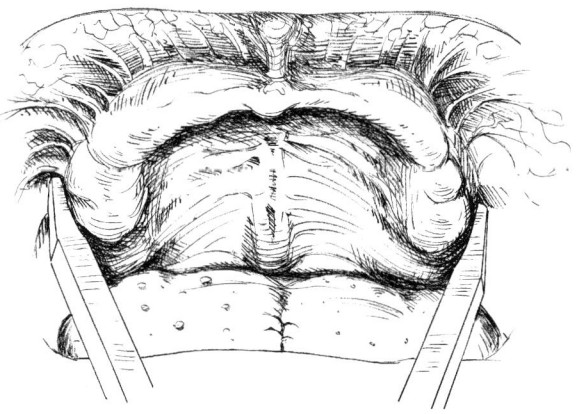

Abb. 506 Bestimmung der Löffelgröße im Oberkiefer mit Hilfe eines Meßzirkels (Abgreifen der breitesten Stelle der Tubera maxillae).

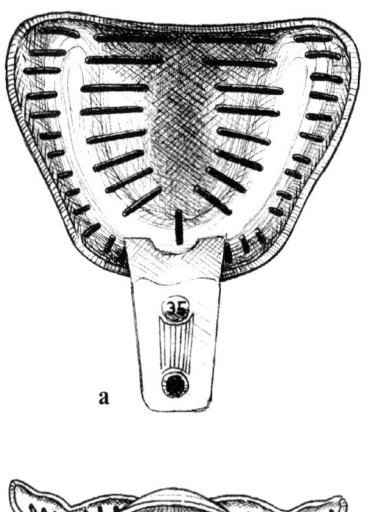
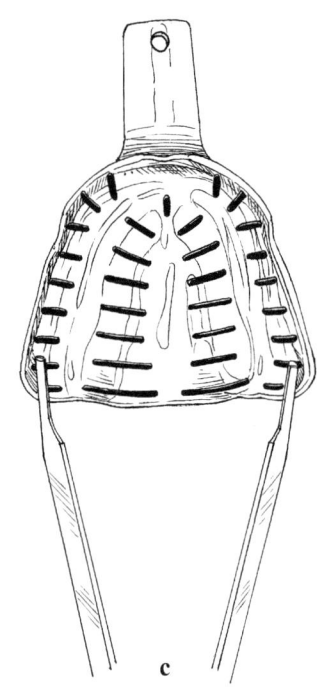

Abb. 507 a bis c Oberkieferlöffel in der Aufsicht (a) und Ansicht von dorsal (b); Auswahl der Löffel (c).

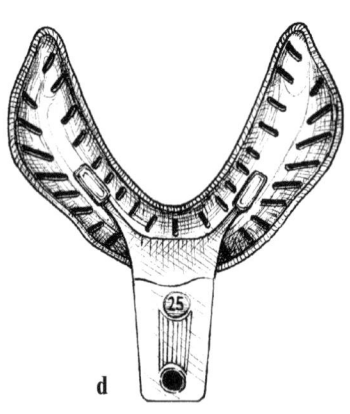
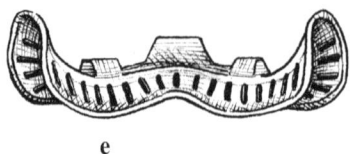
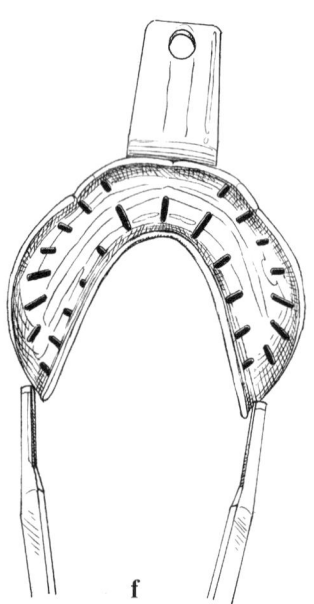

Abb. 507 d bis f Unterkieferlöffel in der Aufsicht (d) und Ansicht von dorsal (e); Auswahl der Löffel (f).

fel werden so gewählt, daß sie um die Eigendicke der Zirkelenden breiter sind (Abb. 507a bis f). Auf diese Weise wird bei der Erstabformung eine gewünschte Schichtdicke des dafür verwendeten Alginats von 2 bis 3 mm erreicht.

Die Schreinemakers-Löffel werden zunächst im Mund anprobiert. Ihre Länge kann dorsal und im Randbereich gegebenenfalls mit weichem Wachs oder Kerr-Masse individuell angepaßt werden. Gleiches gilt bei einem hohen Gaumen im Oberkiefer.

Nach der Auswahl bzw. Anpassung der Löffel wird das Alginat entweder von Hand oder maschinell angemischt. Während für den Oberkiefer das von der Herstellerfirma angegebene Mischungsverhältnis gewählt wird, wird für die Unterkieferabformung der Wasseranteil etwas reduziert, damit die Konsistenz des Alginats etwas visköser wird, wodurch Schleimhautfalten besser ausgestrichen und eine dichte Anlagerung der Abformung an das Kieferrelief erreicht wird. Zur Vermeidung von Blasen sollten zunächst untersichgehende Mundhöhlenbezirke und tiefe Bereiche des Vestibulums mit Alginat ausgestrichen werden. Unmittelbar danach wird der mit Alginat beschickte Löffel in die Mundhöhle gegeben. Bändchen werden vom Behandler durch rotierende Bewegungen der Lippen und Wangen in die Abformung eingearbeitet. Bei der Unterkieferabformung kann man den Patienten bitten, die Zunge kurz anzuheben und leicht nach vorne Richtung Löffelgriff zu strecken. Bei der Abformung im Oberkiefer kann der Patient versuchen, zu schlucken oder Luft durch die vom Behandler zugehaltene Nase zu blasen. Auf diese Weise wird das funktionelle Muskelspiel in die Abformung übertragen.

Nach dem Abbinden des Alginats wird der Löffel aus dem Mund entfernt und auf Blasenfreiheit kontrolliert. Der Löffel bzw. seine Ränder dürfen nicht durchgedrückt sein, da durchgedrückte Stellen Prädilektionsstellen für Druckstellen sind. Läßt sich einmal in seltenen Fällen ein Durchdrücken aufgrund anatomischer Gegebenheiten nicht verhindern, so ist die entsprechende Stelle am Löffel mit einem Fettstift zu kennzeichnen. Nach dem späteren Ausgießen der Abformung mit Gips erscheint diese Markierung auf dem Situationsmodell. An dieser Stelle kann dann zusätzlich etwas Gips aufgetragen werden, um ein späteres Durchdrücken des individuellen Löffels zu verhindern.

Im Oberkiefer kann der Löffel mit der darin befindlichen Abformung noch einmal in den Mund zurückgesetzt werden, nachdem der Behandler mit einem giftfreien Fettstift intraoral den Übergang zwischen hartem (unbeweglichem) und weichem (beweglichem) Gaumen (sog. Ah-Linie) markiert hat. Nach Entfernen des Löffels erscheint diese Markierung in der Abformung, und nach dem späteren Ausgießen mit Gips auf dem Situationsmodell.

Generell müssen durch die Situationsabformung das gesamte Prothesenlager sowie die angrenzenden Bereiche erfaßt sein: im Oberkiefer der Mundvorhof, die Tubera maxillae, der harte Gaumen sowie der Anfangsbereich des weichen Gaumens (ca. 5 bis 6 mm über die Ah-Linie hinaus); im Unterkiefer neben dem Mundvorhof die Trigona retromolaria und der sub- und paralinguale Raum.

43.3 Labor: Herstellen von Situationsmodellen und individuellen Abformlöffeln

Die Situationsabformungen werden im Labor vor dem Ausgießen mit Gips zunächst vorbehandelt, indem Gipspulver in die Abformung gestreut wird, das anschließend unter fließendem Wasser mit einem Pinsel wieder entfernt wird. Dieses Prozedere dient dazu, freie Alginsäure in der Alginatabformung zu neutralisieren; dadurch gewinnt die Gipsoberfläche an Genauigkeit. Anschließend werden die Abformungen gemäß den Herstellerangaben mit Hartgips ausgegossen und gesockelt. An den erhaltenen Modellen werden untersichgehende Bereiche und die tiefsten Stellen der Umschlagfalte sowie im Oberkiefer die Ah-Linie markiert.

Auf den so vorbereiteten Situationsmodellen erfolgt die Herstellung der individuellen Löffel für die sich anschließende mukostatische Abformung. Bezüglich der Ausdehnung des anzufertigenden individuellen Löffels sollte folgendes beachtet werden:

- Die Löffelränder sollen 1 bis 2 mm kürzer gestaltet werden, als der spätere extendierte Löffelrand – der am Patienten aus Kerr-Masse individuell angefertigt wird – sein wird.
- Der Löffel soll im Oberkiefer dorsal 1,5 bis 2 mm über die Ah-Linie hinausreichen und die Tubera maxillae überdecken.
- Im Unterkiefer soll die Linea mylohyoidea 1 mm überdeckt sein; die Trigona retromolaria müssen gefaßt sein (Abb. 508a).
- Bänder (Zungen-, Lippen-, Wangenbändchen) sind im Löffel freizuschleifen. Häufig wird dadurch der Löffel geschwächt, weil relativ viel Kunststoffmaterial weggeschliffen werden muß. Dadurch entsteht eine Prädilektionsstelle für einen Bruch des Löffels; die betreffende Stelle ist daher mit Kunststoff zu verstärken.

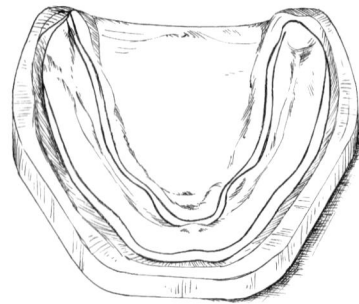

Abb. 508a Ausdehnung des individuellen Löffels im Unterkiefer.

Als Löffelmaterial wird ein lichthärtender Kunststoff verwendet, der in vorgeformten Schablonen für Ober- und Unterkiefer geliefert wird (z. B. Palatray® LC; Heraeus-Kulzer, D-Wehrheim). Dieser Kunststoff besitzt im Vergleich zu von Hand angerührtem Löffelkunststoff aus Splitterpolymerisat den Vorteil, daß er weniger schrumpft und daher eine größere Formstabilität aufweist; darüber hinaus ist er vor Beginn der in einem Lichtgerät erfolgenden Polymerisation praktisch unbegrenzt modellierbar. Die markierten untersichgehenden Stellen am Situationsmodell müssen zuvor mit Wachs ausgeblockt werden, damit ein Abheben des Löffels ohne Beschädigung des Gipsmodelles möglich ist. Nach dem Isolieren des Gipsmodells (Gips gegen Kunststoff) wird das Löffelmaterial an das Modell adaptiert und an den Rändern zurechtgeschnitten. Der individuelle Löffel soll eine Kunststoffdicke von 2 bis 3 mm nicht unterschreiten, damit er verwindungssteif bleibt. Der Löffelgriff kann mit dem entfernten Überschußmaterial modelliert werden. Im Oberkiefer wird ein Griff oral im Bereich des Gaumens angebracht. Für den Unterkiefer werden auf der Löffelaußenseite im Molarenbereich bilateral Stopps bzw. Erhebungen angebracht. Durch dieses Vorgehen können die ansonsten in der konventionellen Löffeltechnik angebrachten Griffe die Lippen nicht irritieren (Abb. 508a und b). Übrigbleibender Kunststoff kann für weitere Löffel verwendet werden. Anschließend erfolgt die Photopolymerisation im Lichtgerät, wobei die Dauer von der Leistung des Lichtgeräts abhängig ist. Die Lichthärtung sollte von beiden Seiten des individuellen Löffels her stattfinden: zuerst von außen mit dem Löffel auf dem Modell, anschließend von innen, wobei der Löffel vom Modell abgehoben und mit der Unterseite nach oben in das Gerät gelegt werden muß. Die Ausarbeitung des Kunststoffs erfolgt mit Hilfe von Fräsen und Schleifpapier. Mit den Fingern wird geprüft, ob alle scharfen Kanten (besonders am Rand) beseitigt worden sind. Die auf dem Löffel vorhandene, polymerisationsbedingte Sauerstoffinhibierungsschicht des Kunststoffes kann mit einem in Alkohol getränkten Lappen abgewischt werden.

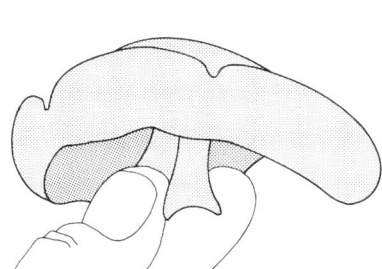
Abb. 508b Der Griff für den Oberkieferabformlöffel befindet sich oral im Bereich des Gaumens.

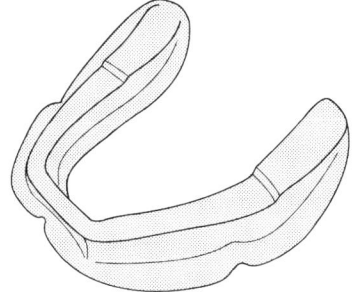
Abb. 508c Der Unterkieferabformlöffel wird mit kleinen Stopps im Molarenbereich ausgestattet.

43.4 Klinik: Löffelanprobe, Kerr-Rand-Gestaltung, modifizierte mukostatische Abformung

Die individuellen Löffel werden nacheinander im Mund anprobiert. Bei Mundöffnung und funktionellen Zungen-, Wangen- und Lippenbewegungen dürfen sie nicht abhebeln. Zu lange sowie durchgedrückte Stellen werden mit einer Fräse reduziert. Für einstrahlende Bänder müssen funktionsgerichtete Passagen eingeschliffen werden, die erlauben, daß sich die Bänder an den Löffel anschmiegen können.

Die Löffelpassung kann besonders gut mit Hilfe einer Silikon-Indikatorpaste (Fit-Checker®; G C Corporation, D-Hofheim) überprüft werden. Die Silikonschicht sollte nach dem Abbinden überall gleichmäßig dünn sein. Als nächstes erfolgen das Auftragen von Kerr-Masse und das Ausformen des Kerr-Randes, zunächst im Oberkiefer. Dabei wird schrittweise und symmetrisch von vorne nach hinten vorgegangen. Eine Kerr-Stange wird über der Flamme erwärmt. Die plastisch gewordene Masse wird im anterioren Bereich kieferkammwärts auf den Löffelrand aufgetragen (Abb. 509a). Der Löffel wird in situ gebracht, solange die Kerr-Masse noch verformbar ist (nicht zu heiß; Temperatur auf Handrücken testen; Masse hat gerade ihren Glanz verloren, wenn sie in die Mundhöhle eingebracht wird). Durch Ziehen und leichtes Rotieren der Lippen und Wangen entsprechend ihrer funktionellen Richtung erfolgt das Ausformen des Randes und das Einarbeiten der Bänder bei fixiertem Löffel (Abb. 509b und c).

Als letztes wird im dorsalen Bereich Kerr-Masse kieferkammwärts auf den Löffelrand aufgetragen. Bei der Abformung des dorsalen Abschlußrandes am Übergang des harten zum weichen Gaumen sollte der Patient in die zugehaltene Nase blasen, um zu verhindern, daß das Gaumensegel durch die Kerr-Masse verdrängt wird. Ist der Rand rundherum gestaltet (Abb. 509d), so muß der Oberkiefer-Löffel saugen.

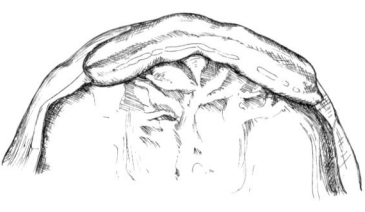
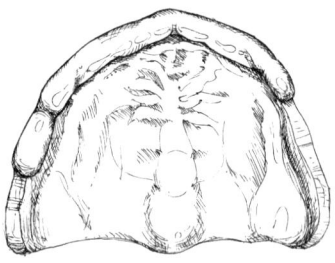

Abb. 509 a Kerr-Masse am anterioren Rand des individuellen Löffels im Oberkiefer angeformt.

Abb. 509 b Schrittweises Erweitern des Kerr-Randes (linker Randbereich).

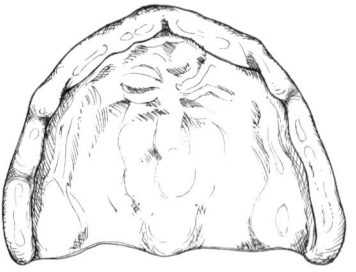
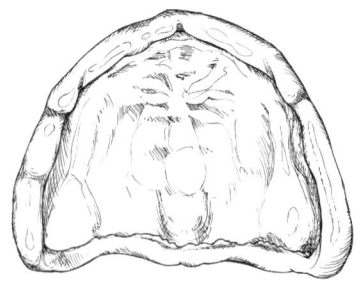

Abb. 509 c Schrittweises Erweitern des Kerr-Randes (rechter Randbereich).

Abb. 509 d Fertiger Kerr-Rand.

Im Unterkiefer erfolgt die Kerr-Rand-Gestaltung nur in ausgewählten Bezirken, nämlich im Sublingualbereich und im Bereich einstrahlender Bänder sowie an Stellen, an denen der Löffel von der Schleimhautunterlage absteht.

Klinik: Löffelanprobe

Bei der Gestaltung des Sublingualbereiches sollte der Patient funktionelle Bewegungen mit der Zunge ausführen, d. h. seine Mundwinkel und Lippen befeuchten. Zwar saugt der Löffel im Unterkiefer in der Regel nicht, aber er sollte bei Funktionsbewegungen zumindest lagestabil bleiben.

Anschließend werden die Löffel für die eigentliche Abformung mit Zinkoxid-Eugenol-Paste vorbereitet. Dazu werden im Bereich der Foramina palatina, der Raphe mediana sowie in Bezirken großer Gewebsresilienz mit einem Rosenbohrer (Größe 6) jeweils Perforationen im Löffel angebracht. Sie ermöglichen, daß überschüssiges Abformmaterial abfließen kann und resiliente Schleimhautbereiche nicht komprimiert werden.

Vor der eigentlichen Abformung wird der Patient gebeten, nochmals auszuspülen. Die Mundschleimhaut soll nicht trockengeblasen werden. Nun werden gleiche Stranglängen der zu verwendenden Zinkoxid-Eugenol-Paste (Katalysatorpaste, Basispaste) eine Minute lang miteinander vermischt, bis eine einheitliche Farbe erzielt ist. Im Oberkiefer wird Kelly-Paste (Ubert, D-Berlin) und im Unterkiefer SS White-Paste (Ubert, D-Berlin) benutzt, die eine viskösere Konsistenz aufweist. Die angemischte Masse wird mit einem Spatel auf den (trockenen) individuellen Löffel aufgetragen (Abb. 510) und dann mit einem Pinsel gleichmäßig verteilt. Die Paste wird bis an den Kerr-Rand hochgestrichen. Zu starker Überschuß ist zu vermeiden; die Schichtstärke sollte rund 1 bis 2 mm betragen. Dann wird der Löffel langsam und ohne starke Druckausübung im Mund zentriert. Während der Abbindephase werden die Bänder durch Rotieren der Lippen und Wangen eingearbeitet.

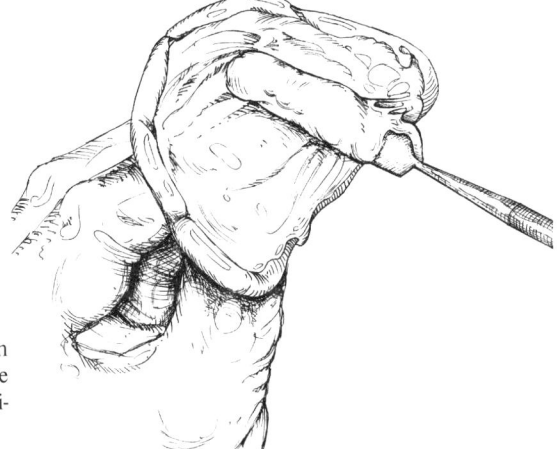

Abb. 510 Auftragen von angerührter Kelly-Paste auf die Basis des individuellen Löffels.

Der Patient führt im Unterkiefer lediglich funktionelle Zungenbewegungen aus (Befeuchten der Lippen) und sollte den Mund weit öffnen. Im Oberkiefer sollte der Patient bei der Abformung zudem wieder in die zugehaltene Nase blasen, um eine zu starke Verdrängung des Gaumensegels zu verhindern. Das Vorgehen unterscheidet sich von einer reinen mukostatischen Abformung, weil der Behandler die Bewegungen der Lippen und Wangen einarbeitet und der Patient bestimmte vom Behandler nicht ausführbare Bewegungen durchführt. Daher spricht man in diesem Fall von einer modifizierten mukostatischen Abformung – im Gegensatz zu einer mukodynamischen Abformung, bei der der Patient alle funktionellen Bewegungen selbst ausführt. Die Aushärtung der Paste dauert rund vier Minuten.

Nach dem Entfernen des Löffels wird die Abformung beurteilt:
- Der Löffel sollte nicht oder nur leicht durchscheinen (er darf nicht durchgedrückt sein).
- Der Kerr-Rand sollte hingegen ganz oder zum überwiegenden Teil durch die Zinkoxid-Eugenol-Paste durchscheinen, d.h. es soll sich dort nur eine minimale Schichtstärke von Eugenolabformmasse befinden.
- Die Abformung sollte blasenfrei sein. Kleine Blasen können mit Disclosing Wax® (Kerr, D-Karlsruhe) ausgefüllt werden. Kleinere Ungenauigkeiten können mit dünnfließendem Zinkoxid-Eugenol (z. B. Temp Bond®; Kerr, D-Karlsruhe) korrigiert werden.

Bei größeren Ungenauigkeiten ist die Abformung zu wiederholen.
Dabei ist jedoch zu beachten, daß mehr als zwei Abformungen pro Kiefer nicht durchgeführt werden sollten, da Zinkoxid-Eugenol zu Reizungen der Mundschleimhaut führen kann. Daher sollte der Patient auch vor der Abformung aufgeklärt werden, daß temporär ein durch das Eugenol bedingtes Schleimhautbrennen möglich ist.
Im Oberkiefer wird wie bei der Situationsabformung intraoral mit einem giftfreien Fettstift die Ah-Linie angezeichnet und die Abformung reponiert; auf diese Weise wird die Grenze zwischen hartem und weichem Gaumen in der Abformung optisch deutlich markiert.

Zum Abschluß der Sitzung kann mit einem Papillameter® (Candylor, CH-Zürich) (Abb. 511) die Oberlippenlänge gemessen werden. Dazu wird das Papillameter am stehenden Patienten mit der auf der Rückseite der Meßskala befindlichen Platte an die Papilla incisiva abgestützt und senkrecht Richtung Boden gehalten. Bei entspannt herabhängender Oberlippe und geschlossenem Mund wird die Länge der Oberlippe an der Skala abgelesen (≙Lippenlinie) (Abb. 512). Der erhaltene Wert (minus 2 mm aufgrund der Resilienz der Papilla incisiva und der auftretenden reflektorischen Spannung der Oberlippe) dient der Festlegung der Oberkiefer-Wachswallhöhe. Die Wachswälle müssen anschließend im Labor angefertigt werden, damit in der nächsten Sitzung die vertikale Kieferrelationsbestimmung erfolgen kann.

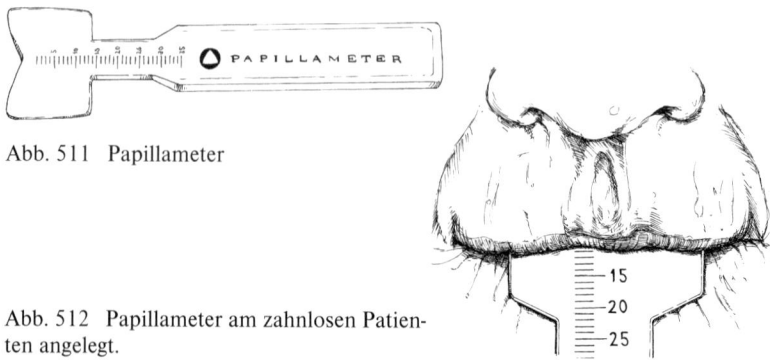

Abb. 511 Papillameter

Abb. 512 Papillameter am zahnlosen Patienten angelegt.

43.5 Labor: Herstellung der Meistermodelle und der Registrierschablonen

43.5.1 Modellherstellung

Die Abformung wird im Labor in einem Arbeitsgang inklusive Sockel mit Hartgips ausgegossen. Prinzipiell kann man zwei Möglichkeiten der Modellherstellung unterscheiden.

43.5.1.1 Modellherstellung ohne integrierten Split-Cast
Da bei der Modellherstellung die abgeformte Umschlagfalte im Modellgips zum Zwecke der späteren Prothesenbasisherstellung wiedergegeben werden muß, wird die Abformung mit Hilfe von Wachsteilen „eingeboxt". Dies geschieht in zwei Arbeitsschritten:

a. Legen einer Randabdämmung aus Wachs und
b. Anbringen einer Wachsmanschette

Zu Beginn wird der Abformlöffel seitlich rundherum mit einer schmalen Wachsstange (Boxing Wax Sticks; Kerr, D-Karlsruhe) umgeben, deren Abstand zum Löffelrand wenigstens 2 mm betragen sollte (Abb. 513). Um diese als Gipsabdämmung fungierende Wachsstange wird eine Manschette aus z. B. rosafarbenem Plattenwachs angebracht (Abb. 514). Nun wird Hartgips, der maschinell unter Vakuum angerührt wird, in die vorbereitete Abformung („Box") eingefüllt. Nach dem Aushärten des Gipses wird die Wachsmanschette entfernt und die Modelle werden am Trimmer beschliffen. Die Modelle sollten mit ihrer gedachten Okklusionsebene parallel zur Tischebene sein.

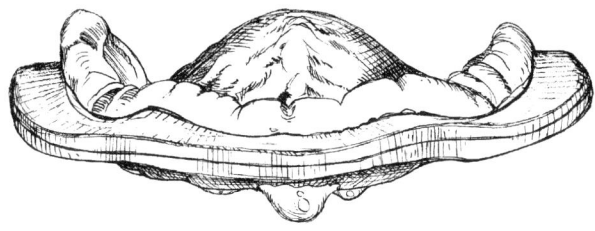

Abb. 513 Anbringen einer Wachsstange um den Abformlöffel.

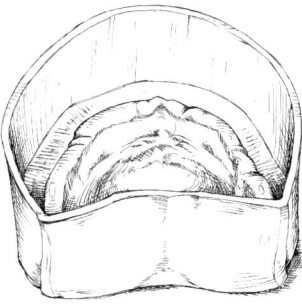

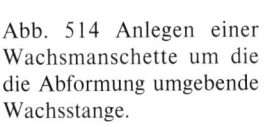

Abb. 514 Anlegen einer Wachsmanschette um die die Abformung umgebende Wachsstange.

Diese Methode der Modellherstellung setzt das nachträgliche Anbringen von Split-Cast-Kerben in den Modellsockel und das Anfertigen einer Split-Cast-Platte voraus. Nur so kann das Modell wieder in seine ursprüngliche Position in den Artikulator zurückgesetzt werden. Bei dieser Technik muß unterschieden werden, ob die Split-Cast-Platte individuell gegen das Modell gegossen und mit Retentionen versehen wird, oder ob der zum Einartikulieren verwendete Gips bereits die Funktion der Split-Cast-Platte übernehmen soll. Damit kann das isolierte Modell aus dem Einartikuliergips entnommen werden. Bei der zweiten Technik wird kein Magnet benötigt.

43.5.1.2 Modellherstellung mit integriertem Magnet-Split-Cast

Um die Arbeitsmodelle für Arbeitsschritte wie z. B. Ausmodellieren oder Einküvettieren aus dem Artikulator nehmen zu können, ist es empfehlenswert, in den Modellsockel einen Split-Cast zu integrieren. Wird dieser mit einem Magnetsystem ausgestattet, läßt sich die Handhabung der Modelle wesentlich vereinfachen. Das Einarbeiten eines solchen Split-Cast-Systems geschieht mit Hilfe eines speziell dafür vorgesehenen Sockelformers, der in seinen Dimensionen in etwa der oben beschriebenen Wachsmanschette entspricht. Das Legen einer Randeindämmung ist auch bei dieser Vorgehensweise empfehlenswert (Beschreibung des Vorgehens s. Kap. 26.2 Sägemodellherstellung).

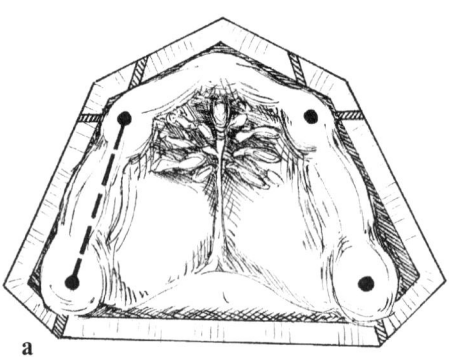

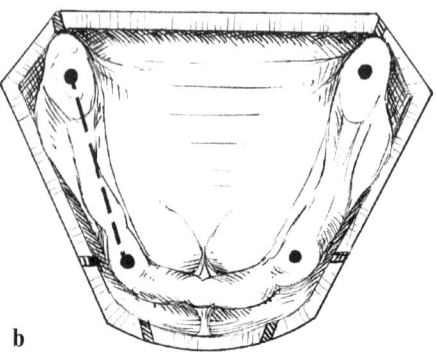

Abb. 515 a und b Bestimmen und Einzeichnen der Kieferkammmitten in Ober- und Unterkiefer auf dem Modellsockel
a) Oberkiefermitte: Verbindungslinie Eckzahn-Mitte Tuber maxillae
b) Unterkiefermitte: Verbindungslinie Eckzahn-Mitte Trigonum retromolare

Auf den Modellen werden die Kieferkamm-Mitten eingezeichnet (Oberkiefer: Eckzahn - Mitte des Tuber maxillae rechts und links; Unterkiefer: Eckzahn - Mitte des Trigonum retromolare rechts und links), nach anterior und posterior verlängert und am Sockel mit einem Stift oder durch eine mit einer Trennscheibe angebrachte Rille markiert. Die frontale Kieferkamm-Mitte wird jeweils nach lateral verlängert (Abb. 515a und b).

43.5.2 Herstellung der Registrierschablonen

Auf den Meistermodellen werden nach Ausblocken untersichgehender Stellen und Isolation des Gipsmodells gegen Kunststoff Basisplatten aus lichthärtendem Löffel-Kunststoff hergestellt, die im Oberkiefer an der Ah-Linie enden sollen. Lippen- und Wangenbänder werden im Randbereich ausgespart. Eventuelle scharfe Kanten sind zu eliminieren. Insbesondere im Kieferkamm- und vorderen Gaumenbereich dürfen die Platten nicht zu dick gestaltet sein, um das spätere Aufstellen der Ersatzzähne nicht unnötig zu behindern und eine normale Lage der Zunge zu ermöglichen.
Die schaukelfrei den Modellen aufliegenden Basisplatten werden zu Registrierschablonen komplettiert, indem Wachswälle angefertigt werden, die parallel zur gedachten Okklusionsebene verlaufen müssen. Dafür kann man vorgefertigte Wälle benutzen (Bißnahmewachs in Stangen; Gebdi, D-Bad König), oder diese auch individuell herstellen. Bei letztgenanntem Vorgehen wird eine Wachsplatte durch Wärme plastisch gemacht und aufgerollt. Wird die Wachsrolle anschließend durch Druck auf eine Tischplatte mittels eines steifen Lineals verformt, so können zwei plane Flächen geschaffen werden. Der Wall wird anschließend entsprechend dem Zahnbogenverlauf U-förmig gestaltet.
Die Wachswälle werden mit einer Klebewachsschicht auf der Basisplatte festgewachst. Bezüglich ihrer Breite sollten sie derjenigen der zu ersetzenden bzw. aufzustellenden Zähne entsprechen. Für die Gestaltung des Wachswalls in horizontaler Dimension gelten folgende Richtwerte: Im Frontzahnbereich werden 3 bis 5 mm, im Seitenzahnbereich 6 bis 8 mm Breite gefordert. In der Seitenzahnregion verläuft die Mitte des Wachswalls über der Kieferkammitte.
Im Oberkiefer-Frontzahnbereich soll der Abstand von der Mitte der Papilla incisiva bis zur Labialfläche des Wachswalls 6 bis 9 mm betragen (bei Frauen in der Regel mehr in Richtung des oberen, bei Männern mehr in Richtung des unteren Werts).
Die durchschnittlichen Richtwerte für die vertikale Höhe der Wälle (Okklusionsebenenniveau) betragen, wenn man anterior von der tiefsten Stelle der Umschlagfalte neben dem Lippenbändchen ausmißt, nach *McGrane* (1946) im Oberkiefer 22 mm und im Unterkiefer 18 mm; die Gesamthöhe mißt also 40 mm. Für mitteleuropäische Verhältnisse genügt es in der Regel, für den oberen Wall 20 mm und für den unteren 16 mm zu veranschlagen; dadurch kommt man auf eine Gesamthöhe von 36 mm (Abb. 516). Hat man hingegen individuell mit einem Papillameter® (Candylor, CH-Zürich) die Oberlippenlänge gemessen, so werden, wie bereits beschrieben, von diesem Wert 2 mm abgezogen; auf diese Weise erhält man die benötigte Höhe des Oberkiefer-Wachswalls. In diesem Fall wird der Unterkiefer-Wachswall in der Höhe derart angepaßt, daß eine Gesamthöhe von 36 mm erreicht

wird. Distal des Bereichs des später aufzustellenden ersten Oberkiefermolaren wird der Wall in einem Winkel von 45° nach distal hin abgeschrägt. Okklusal müssen die Wachswälle horizontal-glatt gestaltet sein. Für diesen Zweck hat sich ein spezieller Wachswallformer aus Leichtmetall (Candulor Rim Former; Candulor, CH-Zürich) (Abb. 517) bewährt, der über der Flamme erwärmt wird. Entsprechend der festgelegten Okklusionsebene können auf ihm von distal beginnend die Wälle bis zur gewünschten Höhe auf einer Ebene abgeschmolzen werden. Die abgewinkelte Kante des Wachswallformers soll im Oberkiefer der Tuberregion aufliegen und kann dadurch als Abstützung fungieren; im Unterkiefer läuft der Wachswall in Höhe der Trigona retromolaria aus.

Im Oberkiefer wird für die spätere vertikale Kieferrelationsbestimmung zusätzlich eine zweite Basisplatte (ohne Wachswälle) hergestellt.

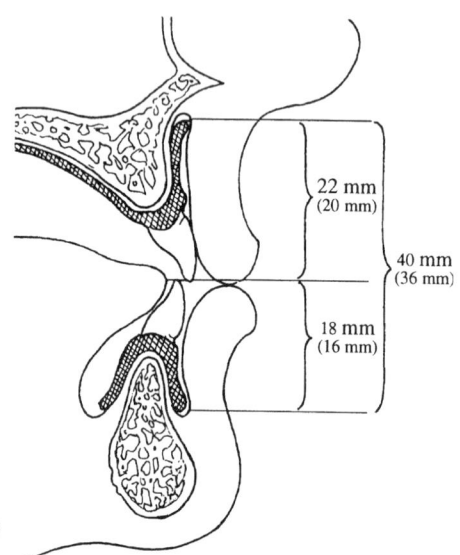

Abb. 516 Richtwerte für die durchschnittliche Höhe der Wachswälle in Ober- und Unterkiefer nach *McGrane* (1946) und für mitteleuropäische Verhältnisse (in Klammern).

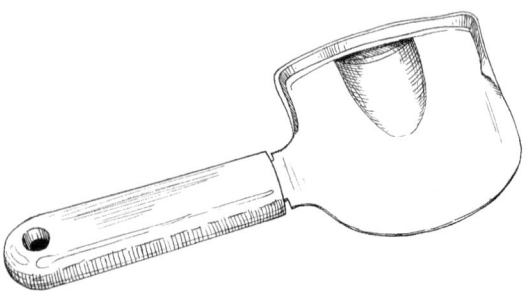

Abb. 517 Candulor Rim Former

43.6 Klinik: Vertikale Kieferrelationsbestimmung

Am Patienten erfolgen zunächst das Ausrichten der Wachswälle und, in einem zweiten Schritt, eine Kieferrelationsbestimmung in Form eines zentrischen Wachsregistrats. Letztere dient dem provisorischen Einartikulieren der Meistermodelle und dem Herstellen von Registrierbehelfen zur extra- und intraoralen Registrierung.
Der Patient sitzt aufrecht und möglichst entspannt im Behandlungsstuhl. Als erstes wird die obere Registrierschablone eingesetzt. Man muß darauf achten, daß einstrahlende Bändchen ihren Sitz nicht stören. Um einen stabilen Halt der Schablone zu gewährleisten, kann diese mit einem Fließsilikon (z. B. Fit-Checker®) unterfüttert werden. Auch eine Fixierung mit Haftpulver ist möglich, jedoch muß dieses nach erfolgter Kieferrelationsbestimmung unter fließendem Wasser abgespült werden.
Die Länge des oberen Wachswalls wird kontrolliert. In Ruhelage soll er bei entspannter Lippenhaltung und nur wenig geöffnetem Mund im Durchschnitt 1 bis 2 mm sichtbar sein. Dieser Wert, der der Länge der späteren Oberkiefer-Schneidezähne entspricht, kann bei jüngeren Patienten bis 3 mm, und bei alten Patienten 0 bis 1 mm betragen. Bei Vorliegen einer hohen Lachlinie kann der Wall u. U. auch etwas kürzer gestaltet werden.
Mit diesem Arbeitsschritt geht die sagittale Ausrichtung des Oberkiefer-Wachswalls einher. Für diesen Zweck hat sich eine hirschgeweihähnliche Bißgabel (Okklusionom; Candulor, CH-Zürich) bewährt, die intraoral am Oberkiefer-Wachswall angelegt wird (Abb. 518). Wenn ihre extraoral befindlichen Seitenarme parallel zur Camper-Ebene (Seitenansicht) (Abb. 519a) und zur Bipupillarlinie (frontale Ansicht) (Abb. 519b) verlaufen, ist der Wachswall okklusionsebenenparallel ausgerichtet. Als nächstes wird die Relation des Walls zu Lippen und Wangen bzw. Zunge überprüft. Die Oberlippe muß in der Frontal- und Seitenansicht eine gute Abstützung aufweisen (sog. Lippenfülle), d. h. sie darf, bedingt durch fehlende bzw. zu starke Auspolsterung durch den Wachswall, weder eingefallen noch zu stark nach außen gewölbt sein. Neben der Lippenstütze ist im seitlichen Bereich auf einen leichten Wangenkontakt zu achten. Der Wall wird gegebenenfalls so korrigiert, daß er sich im Bereich des muskulären Gleichgewichts zwischen Lippen bzw. Wangen einerseits und Zunge andererseits bzw. innerhalb des zwischen ihnen befindlichen muskelfreien Raumes (im „Kauschlauch") befindet. Beim Lachen muß wie im natürlichen Gebiß intraoral der sog. Bukkalkorridor vorhanden sein, d. h. ein dunkler Bereich zwischen Mundwinkel, seitlicher Ober- und Unterlippenregion und seitlichem Rand des Wachswalls.

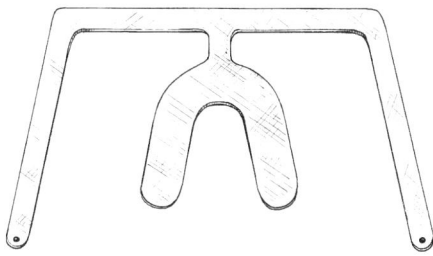

Abb. 518 Bißgabel als Hilfe zur Ausrichtung des OK-Wachswalls parallel zur Camper-Ebene und Bipupillarlinie.

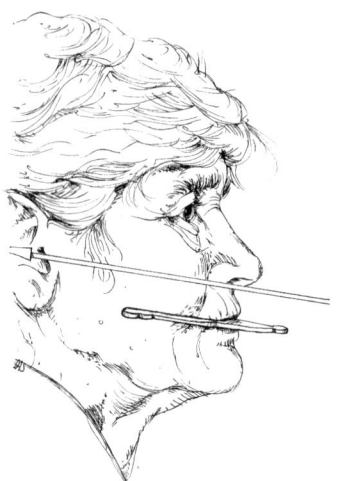 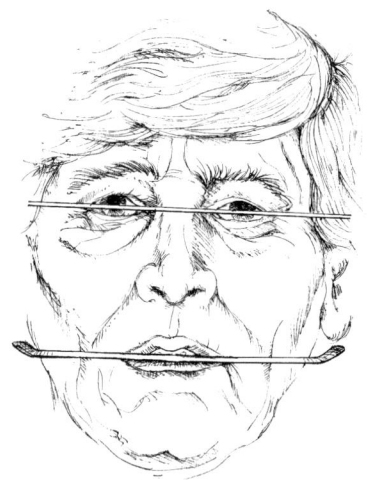

Abb. 519 a   OK-Wachswall (und damit Bißgabel) wird parallel zur Camper-Ebene eingestellt.

Abb. 519 b   OK-Wachswall (und damit Bißgabel) wird parallel zur Bipupillarlinie eingestellt.

Anschließend wird die Unterkiefer-Registrierschablone eingesetzt. Auch sie muß eine reproduzierbare Passung aufweisen. Der Unterkiefer-Wachswall wird zum Oberkieferwall (und damit zur Camperschen Ebene) parallelisiert. Meist klaffen die Wälle zunächst ventral. Es muß dann solange entweder vorne Wachs aufgetragen oder posterior Wachs entfernt werden, bis sich beim Kieferschluß beide Wälle gleichmäßig berühren. Zur Sicherung der Stabilität der späteren Unterkieferprothese sollte der Zungenäquator auf Höhe oder leicht oberhalb der Oberkante des Unterkieferwalls, der die Höhe der späteren unteren Prothesenzähne bzw. der Okklusionsebene angibt, liegen. Wie der Wachswall im Oberkiefer, so muß sich auch der untere Wachswall innerhalb des muskulären Gleichgewichts befinden.

Als nächstes folgt die Bestimmung der vertikalen Relation beider Kiefer. Zur Festlegung der Kieferrelation in habitueller Interkuspidation wird zunächst die Ruhelage (auch als posturale Unterkieferposition bezeichnet) ermittelt. Sie stellt den Abstand der Kiefer dar, bei dem sich der Unterkiefer ohne Berührung der Zahnreihen in einer entspannten Lage befindet. Die Mundschließer (Adduktoren, Elevatoren) zeigen dabei eine nur geringe Aktivität (sog. Haltungstonus, zur Kompensation der Wirkung der Schwerkraft). Die Ruhelage kann nur dann ideal bestimmt werden, wenn der Patient nicht verspannt ist. Zur Festlegung der Ruhelage soll der Patient, ohne den Hinterkopf anzulehnen, aufrecht sitzen oder, noch besser, stehen und geradeaus in die Ferne blicken. Kurz nachdem er geschluckt hat, ist die Muskulatur maximal entspannt, und die Ruhelage läßt sich dann relativ gut beurteilen („Schluckmethode"). Bei einer zweiten Methode wird der Patient gebeten, den Konsonanten „M" zu summen („phonetische

Methode"). Auch hierbei wird kurz darauf die posturale Unterkieferposition bestimmt. Ein weiteres Verfahren („Entspannungsmethode") besteht darin, den Patienten mit der Zunge die Lippen befeuchten und anschließend entspannen zu lassen. In der Regel ist es vorteilhaft, diese Methoden kombiniert anzuwenden, da dies das Ergebnis sicherer macht als die alleinige Anwendung einer Methode.

Im Zustand der Ruhelage wird der Abstand zweier Weichteilpunkte, die man mit einem Filz- oder Fettstift auf Nase und Kinnspitze gezeichnet hat, gemessen (Abb. 520a). Der erhaltene Wert der Ruhelage wird notiert. Als Faustregel kann gelten, daß die durchschnittliche vertikale Kieferrelation in habitueller Interkuspidation der der Ruhelage abzüglich 2 bis 4 mm entspricht. In manchen Fällen kann die Differenz zwischen interokklusalem Abstand und habitueller Interkuspidation jedoch auch bis zu 5 mm betragen.

Der Unterkieferwall wird um den entsprechenden Betrag gekürzt oder aufgebaut, so daß bei habitueller Interkuspidation die gewünschte Höhe erreicht wird. Die vertikale Höhe wird danach extraoral an den Meßpunkten mit Hilfe des Zirkels kontrolliert und sollte im Normalfall 2 bis 4 mm geringer sein als der in Ruhelage gemessene Wert (Abb. 520b).

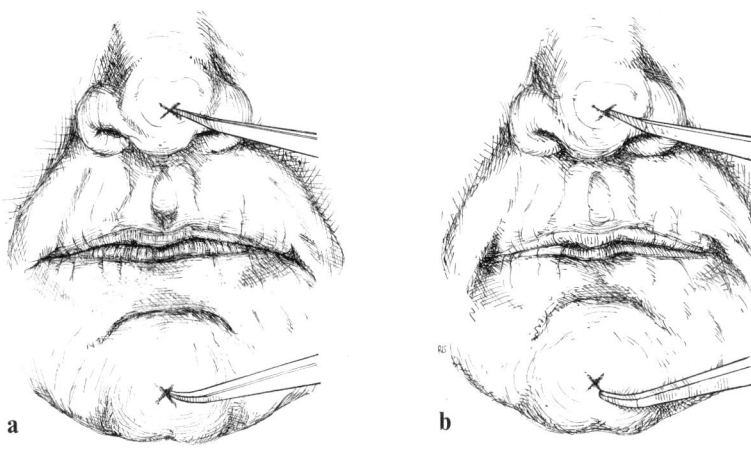

Abb. 520 a und b
a) Messung der Ruhelage mit Hilfe eines Zirkels.
b) Messung des Schlußbisses: Bei Berührung der Wachswälle ist der Abstand zwischen den beiden extraoral markierten Meßpunkten um 2 - 4 mm geringer als in Ruhelage.

Danach wird in Frontal- und Seitenansicht (Profil) die faziale Harmonie beurteilt, d. h. es wird beurteilt, ob sich das mit dem festgelegten Vertikalabstand in der Höhe eingestellte untere Gesichtsdrittel in die faziale Gesamtkomposition einfügt (vgl. Kap. 17.4). Eine Sprechprobe schließt sich an. Der Patient wird gebeten, z. B. von 50 bis 60 zu zählen, weil dabei Z-Laute vorkommen. Dabei beobachtet man den minimalen Sprechabstand, der in der Front rund 1 bis 2 mm betragen sollte; die Wachswälle dürfen sich beim Sprechen also nicht berühren.

Wenn alte Prothesen vorhanden sind, sollten diese eingesetzt und die neu ermittelte vertikale Kieferrelation mit der früheren Höhe verglichen werden. In der Regel ist die Vertikaldistanz bei inkorporierten alten Prothesen etwas geringer.

Zuletzt werden folgende Hilfslinien in den Wachswällen markiert (Abb. 521):
- Lippenschlußlinie
- Lachlinie (unterer Rand der Oberlippe beim Lachen [kein zu extremes Lachen!])
- Mittellinie (Gesichtsmittellinie wird auf den Oberkieferwachswall verlängert).
- Eckzahnlinie (senkrechte Verlängerung des Nasenflügelrandes).

Sind keine Korrekturen mehr anzufertigen, werden die Wachswälle mit Freegenol® (GC Dental International, D-Hofheim) oder Temp Bond® (Kerr, D-Karlsruhe) und Heftklammern verschlüsselt und in einem Stück aus der Mundhöhle entnommen.

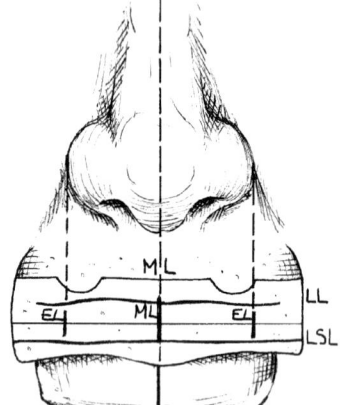

Abb. 521 Anbringen von Hilfslinien in den Wachswällen.
(ML = Mittellinie, LL = Lachlinie, LSL = Lippenschlußlinie, EL = Eckzahnlinie)

43.7 Labor: Vorbereitung des Artikulators, provisorisches Einartikulieren der Meistermodelle und Herstellen der Registrierbehelfe für eine Gerber-Registrierung

43.7.1 Vorbereitung des Artikulators

Der Condylator (Abb. 522) befindet sich in Nullstellung (*Lehmann* 1982):
- Der vertikale Stützstift des Artikulators ist auf den Nullwert eingestellt. Dazu muß sich der Oberrand der oberen Stellmutter auf einer Höhe mit der durchgezogenen Rille des Inzisalstifts befinden (Abb. 523).
- Die Spitze des vertikalen Stützstifts ist hereingeschraubt.
- Die Spitze des vertikalen Stützstifts trifft in das Zentrum des Auflagetellers. (Der Auflageteller läßt sich mit Hilfe der unteren Stellmutter in sagittaler Richtung verschieben).

Labor: Vorbereitung des Artikulators

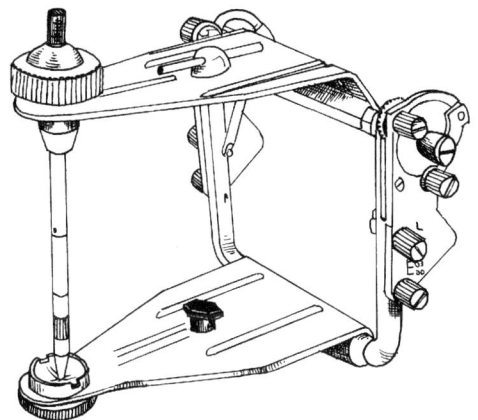

Abb. 522 Condylator Gesamtdarstellung

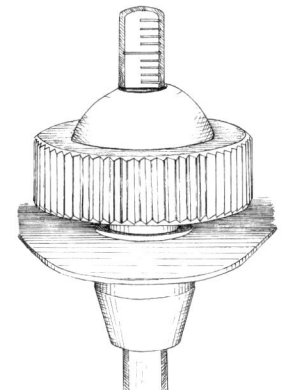

Abb. 523 Nullstellung des Condylators.

- Die Feststeller der Artikulatorgelenke sind auf der rechten und linken Seite mit Hilfe der vorne oben am Artikulatorseitenteil befindlichen Schrauben in der untersten Position fixiert (d. h. der Riegel wird geschlossen), so daß der Kondylarkörper in der Kondylarblende fixiert ist. Dies hat zur Folge, daß nur Öffnungs- und Schließbewegungen um die Interkondylarachse des Condylators möglich sind.
  Darüber hinaus sind die am Condylator-Unter- und Oberteil befindlichen Knebelschrauben in den Modellankern festgeschraubt.

43.7.2 Provisorisches Einartikulieren

Mit Hilfe der verschlüsselten Registrierschablonen werden die Meistermodelle mittelwertig und provisorisch einartikuliert. Die Modelle bzw. die Split-Cast-Platten sollen für das definitive Einartikulieren wieder leicht vom Gips zu trennen sein. Dies wird durch ein nicht-vollständiges Zugipsen der Retentionen erreicht. Durch den (festgedrehten) vertikalen Stützstift des Artikulators wird sichergestellt, daß die ermittelte vertikale Distanz auch später im Artikulator erhalten bleibt.
Anschließend wird die Verschlüsselung der Wachswälle gelöst.

43.7.3 Herstellung der Registrierbehelfe

Auf den Unterkiefer-Wachswall wird nun eine vorgefertigte Übertragungsplatte (Registrierplatte aus Metall) angebracht: Der Wall wird oberflächlich mit der Flamme erwärmt und die Übertragungsplatte wird entsprechend ihrer Dicke gleichmäßig in das Wachs eingesenkt, so daß auch sie, wie zuvor der Wachswall, im Mund parallel zur Camperschen Ebene und zur Bipupillarlinie zu liegen kommt. Anschließend wird die Platte mit Klebewachs fixiert (Abb. 524). Seitlich außen sollten in die Wachswälle mit einem Wachsmesser 2 bis 3 mm tiefe, konisch verlaufende Retentionskerben angebracht werden. Diese dienen als Hilfe für die spätere intraorale Verschlüsselung mit Gips.

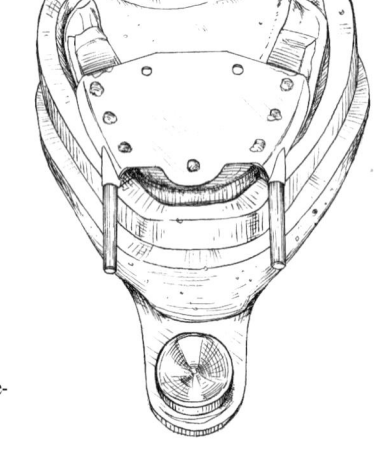

Abb. 524 In den unteren Wachswall eingelassene Registrierplatte.

In die zweite hergestellte Oberkiefer-Basisplatte wird in Höhe des Kauzentrums, d. h. in der Mitte der Verbindungslinie der tiefsten Stellen des sagittalen Kieferkammverlaufs rechts und links (im Schwerpunkt der Registrierschablone), mit Kerr eine Stützstifthülse befestigt (Abb. 525). Der Stützstift muß zentral angeordnet sein, d. h. er muß exakt auf der Mittellinie in einem Winkel von 90° auf die Unterkieferplatte treffen, damit diese eine gleichmäßige Belastung erfährt. Der Stützstift wird soviel hinein- oder herausgedreht, bis der vertikale Stützstift des Artikulators (Inzisalstift) gerade noch den Auflageteller (Stützstiftführungsteller) berührt.

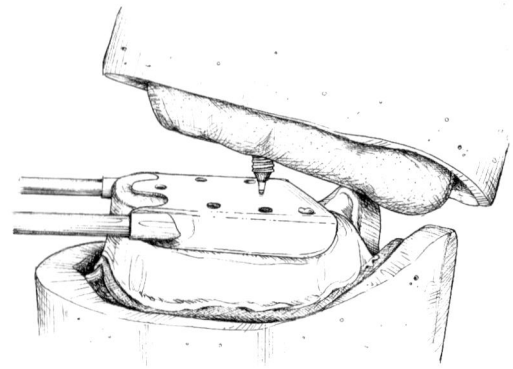

Abb. 525 Stützstifthülse in zweiter Oberkiefer-Basisplatte.

Wahlweise kann der Schreibstift mit Kerr-Masse auf der alten Registrierschablone befestigt werden. Der Oberkiefer-Wachswall wird dann um 2 mm gekürzt, damit die Registrierung ohne Kontakt der Wachswälle stattfindet. Es sollten nun im Artikulator Protrusions- und Laterotrusionsbewegungen ausgeführt werden, um zu überprüfen, ob eine Behinderung durch die Registrierplatten bei diesen Bewegungen erfolgt. Falls dies der Fall ist, müssen die Platten entsprechend beschliffen werden.

43.8 Klinik: Extraorale Registrierung, definitives Einartikulieren des Unterkiefer-Meistermodells, horizontale Kieferrelationsbestimmung, Frontzahnauswahl

Es folgt die eigentliche extra- und intraorale Gerber-Registrierung (sog. kombinierte Gesichtsbogen-Stützstift-Technik). Da schon vorher mit Hilfe eines provisorischen zentrischen Wachsregistrats einartikuliert wurde und so bei bereits bekanntem Vertikalabstand die Registrierbehelfe im Artikulator hergestellt und ausgerichtet worden sind, handelt es sich um eine leichte Modifikation der ursprünglichen Gerber-Methode, die vor allem dem Anfänger das Vorgehen erleichtert. Der erfahrene Behandler kann die Registrierbehelfe auch direkt am Patientenstuhl in die Registrierschablonen einbauen.

43.8.1 Extraorale Registrierung

Durch diese Maßnahme wird zum einen die sagittale Neigung der Kondylenbahn (Protrusion) registriert, zum anderen kann das Unterkiefermodell gelenkbezüglich in den Condylator montiert werden. Am Patienten wird rechts und links der arbiträre Scharnierachsenpunkt des Kondylus eingezeichnet, der rund 13 mm vom Tragusmittelpunkt entfernt auf der Linie Tragusmitte-äußerer Augenwinkel (Achs-Orbital-Ebene) liegt (Abb. 526). Falls die Oberkieferschablone nicht gut hält, kann sie mit einer Silikonpaste (z. B. Fit-Checker®) unterfüttert werden. Wichtig ist eine stabile Lage

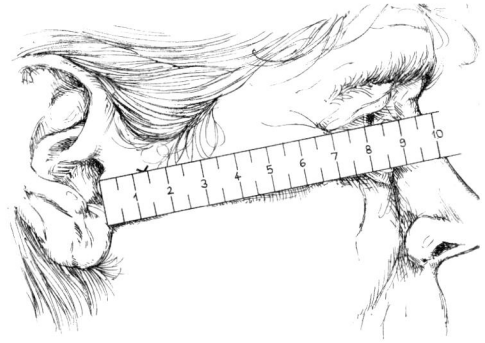

Abb. 526 Anzeichnen des arbiträren Scharnierachsenpunktes des Kondylus 13 mm vor dem Tragus auf der Tragusmitte-Augenwinkel-Ebene (Achs-Orbital-Ebene).

der Registrierschablonen. Nun wird kontrolliert, ob die Gabeln (Haltestifte) der mit der Unterkiefer-Registrierschablone verbundenen Übertragungsplatte symmetrisch aus dem Mund heraustreten (mittig und parallel zur Bipupillarlinie und zur Camperschen Ebene) und ob Protrusions-, Retrusions- und Seitschubbewegungen der Unterkieferschablone interferenzfrei mit der Oberkiefer-Registrierschablone möglich sind. Ist dies der Fall, so kann die extraorale Registrierung beginnen.

Zunächst wird die Kondylenbahn graphisch aufgezeichnet. Der Gerber-Gesichtsbogen wird vorsichtig auf die aus der Mundhöhle herausragenden Gabeln der Schreibplatte geschoben (dabei nicht die Unterlippe einklemmen!) und die roten Indikatorspitzen auf den arbiträren Scharnierachsenpunkt des Kondylus eingestellt. Bei leichter Mundöffnung (reine Rotationsbewegung der Kondylen) müssen die die Hautoberfläche berührenden Spitzen am Ort bleiben (sie führen eine reine Rotation aus, d. h. sie befinden sich im Rotationszentrum des Kondylus) und dürfen keine Bahn beschreiben. Ist letzteres der Fall, muß die betreffende Indikatorspitze entsprechend in Richtung des Zentrums der gedachten Kreisbahn positioniert werden, bis nur noch eine reine Rotation stattfindet. Nun werden die Indikatorspitzen durch Schreibspitzen ersetzt. Jede Seite wird einzeln für sich extraoral aufgezeichnet. Die Registrierkarte wird mit ihren horizontalen Linien parallel zum seitlichen Orientierungsstab des Gesichtsbogens, der parallel zur Camperschen Ebene bzw. zur Okklusionsebene liegt, ausgerichtet (Abb. 527) und von kranial mit zwei Fingern am Schädel fixiert. Die Schreibspitze wird bis zum Kontakt mit der Karte ausgefahren, und

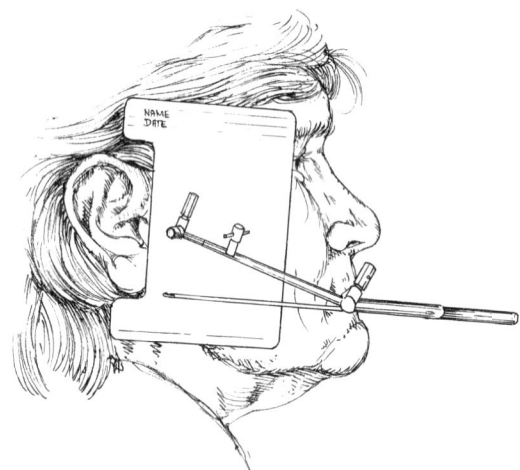

Abb. 527 Registrierkarte parallel zum seitlichen Orientierungsstab des Gesichtsbogens.

der Patient wird gebeten, den Unterkiefer nach vorne und zurück zu schieben. Dabei soll der intraorale Stützstift dauernd mit der Registrierplatte in Kontakt bleiben. Durch die Protrusionsbewegung wird mit Hilfe der in der Schreibspitze des Gesichtbogens befindlichen Graphitmine eine Bahn auf der Registrierkarte aufgezeichnet. Dieser Vorgang wird noch einige Male (pro Seite mindestens drei Aufzeichnungen) wiederholt, wobei die Karte für jede neue Aufzeichnung etwas nach oben verschoben wird (Abb. 528). Der Winkel, der von der Tangente zwischen Anfangs- und Endpunkt der

Klinik: Extraorale Registrierung

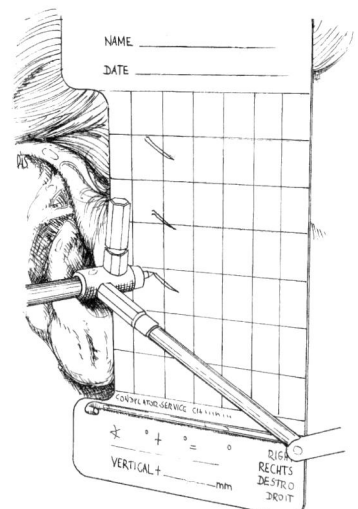

Abb. 528 Aufzeichnung der sagittalen Kondylenbahnneigung bei Protrusionsbewegungen. Für jede Aufzeichnung wird die Registrierkarte etwas in vertikaler Richtung verschoben.

jeweiligen Protrusionsbahn (entspricht der Vorgleitbahn der Kondylen) und einer parallel zur Kau- bzw. Camperebene liegenden Horizontalen auf der Meßkarte gebildet wird, beschreibt das Ausmaß der sagittalen Kondylenbahnneigung. Die Winkel werden mit Hilfe eines Winkelmessers ermittelt. Werden auf einer Seite verschiedene Werte gemessen, so wird der Mittelwert aus allen Messungen gebildet. Der ermittelte Wert wird notiert. Er wird seitlich am Condylator eingestellt und mit Hilfe der unterhalb der Kondylarkörperschraube befindlichen Feststellschraube fixiert. (Fand die Registrierung unter erhöhter Vertikaldistanz statt [z. B. bei einer Nachregistrierung], so werden pro Millimeter Sperrung im inzisalen Bereich 0,5° zum errechneten Kondylenbahnneigungswinkel addiert.) Die Kondylenbahnneigung ist wichtig, um für jeden Einzelfall die Steilheit der Höcker festlegen zu können, damit bei Seitschubbewegungen Balance-Kontakte erzielt werden.

43.8.2 Einartikulieren des Unterkiefermodells

Im Anschluß daran kann das Unterkiefer-Meistermodell gelenkbezüglich einartikuliert werden. Zunächst wird das Unterkiefer-Meistermodell an die Unterkiefer-Registrierschablone festgewachst und über die Gabeln der Übertragungsplatte mit dem Gesichtsbogen verbunden.
Zur Positionierung in den Condylator wird der Gesichtsbogen auf das zugehörige Montagestativ geschoben. Da die Orientierungsstäbe des Gesichtsbogens (Parallelen zur Okklusionsebene) parallel zur Tischebene liegen, befindet sich auch der Unterkiefer-Wachswall parallel zur Okklusionsebene. Die auf dem Wachswall eingezeichnete Mittellinie muß sich genau in der Artikulatormitte, der Stützstift im Zentrum des Auflagetellers (Stützstiftführungsteller) befinden. Durch eine gelenkbezügliche Montage wird sichergestellt, daß eine geringe Änderung der vertikalen Dimension nicht zu klinisch relevanten Fehlern in der Okklusion führt. Wenn die Schreibspitzen des Gesichtsbogens rechts und links nicht genau auf die

Scharnierachse des Artikulators zeigen, wird eine gedachte Artikulatorachse ausgemittelt; das bedeutet, daß sie um denselben Betrag, wie die Schreibspitze auf der einen Artikulator-Seite höher liegt, auf der anderen Seite tiefer sein muß. Gleiches gilt für die sagittale Richtung (hinten – vorn). Der Gesichtsbogen wird also letzlich so positioniert, daß nicht die Anzeigenspitzen des Gesichtsbogens verändert werden, sondern der gesamte Gesichtsbogen zum Condylator gemittelt wird. Der vordere Artikulatorbügel sowie die seitlichen Orientierungsstäbe bzw. die Registrierplatten verlaufen dabei immer parallel zur Tischebene.

43.8.3 Horizontale Kieferrelationsbestimmung

Ziel der horizontalen Kieferrelationsbestimmung ist nach *Gerber* (1964) eine gelenkbezüglich zentrierte Lage des Unterkiefers. Dabei sollen in habitueller Interkuspidation (bei maximalem Zahnkontakt) und bei aufrechter Kopfhaltung die Scheitelpunkte beider Kondylen im Zenit der Gelenkgruben, d. h. an deren höchsten Stellen, im Zentrum, stehen (sog. zentrale Relation), wobei im Gelenk weder eine Kompression (Stauchung) noch eine Distraktion (Dehnung) vorliegen darf. Die Registrierung erfolgt bei dem Vorgehen nach *Gerber*, wie erstmals von *McGrane* (1946) angegeben, mit Hilfe der intraoralen Stützstiftmethode, bei der durch den Oberkiefer-Stützstift auf der im Unterkiefer befindlichen Registrierplatte eine intraorale Pfeilwinkelregistrierung ausgeführt wird. Der Unterkiefer erfährt dabei eine Dreipunktabstützung: Zwei Abstützungspunkte befinden sich im Kiefergelenk (Kondylen) und einer (Stützstift) auf der Registrierplatte. Die Registrierplatte wird mit einem Wachsmal- oder Fettstift flächig eingefärbt. Damit sind die Voraussetzungen erfüllt, daß eine Registrierung der Bahnen aufgezeichnet wird, die der Unterkiefer unter Kontakt der Oberkiefer-Schreibspitze mit der Unterkiefer-Registrierplatte in horizontaler Richtung ausführen soll. Die vom Patienten ausgeführten Bewegungen sind: Protrusion, Retrusion, Seitschub nach links, Retrusion, Seitschub nach rechts und Retrusion. Die entsprechenden Befehle an den Patienten lauten: „vor", „ganz zurück", „links", „ganz zurück", „rechts", „ganz zurück". Durch die erhaltene Bewegungsbahn bekommt man einen Eindruck von den Grenzbewegungen des Unterkiefers bzw. man erkennt Limitationen der Kondylenbeweglichkeit. Bei größeren Einschränkungen der Unterkieferbeweglichkeit sollten die zugrundeliegenden Faktoren eruiert und vor der Anfertigung der Totalprothesen eine funktionelle Vorbehandlung eingeleitet werden (vgl. Kap. 10 bis 12).

Es empfiehlt sich, die Bewegungen, die der Patient aufrecht sitzend oder stehend (Kopf nicht angelehnt) ausführt, zunächst „trocken" zu üben und erst dann die Registrierschablonen einzugliedern. Anschließend erfolgen die Unterkieferbewegungen unter Kontakt des Stützstifts mit der Schreibplatte. Eine manuelle Führung durch den Behandler findet nicht statt. Wichtig ist, daß sich die Basisplatten während der Aufzeichnung nicht bewegen. Sofern keine deutlichen Bewegungseinschränkungen vorliegen, entsteht aufgrund der Bewegungsbahnen ein Pfeil (sog. „gotischer Bogen"), dessen Spitze durch Verlängerung der Pfeilschenkel nach lateral an den Seiten der Registrierplatte markiert wird. Da sich der Stützstift im Oberkiefer befindet, liegt die Pfeilspitze, die der vom Patienten selbst ausführbaren am weitesten retral und kranial befindlichen Unterkieferposition (RKP) entspricht, auf der Unterkieferschreibplatte am meisten anterior (sog. „central bearing point": CBP) (Abb. 529). Wären der Stift im Unterkiefer und die Platte im Oberkiefer, so läge die Pfeilspitze am weitesten posterior.

Es werden mehrere Aufzeichnungen gemacht und kontrolliert, ob sie mit den zuvor erhaltenen und markierten Pfeilspitzen jeweils übereinstimmen. Die Stellung des Unterkiefers zum Oberkiefer im „central bearing point" wird intraoral mit Hilfe eines vorgefertigten Lochplättchens aus Plastik fixiert, das an der Unterkiefer-Platte je nach Plättchentyp mit Klebewachs oder einer Schraube befestigt wird. Das Loch liegt genau über der Pfeilwinkelspitze. Die Spitze des intraoralen Stützstifts muß bei Schließbewegungen hindernisfrei exakt in das Loch des Verschlüsselungsplättchens treffen und diese Position halten können. Ist die Gelenkbahnneigung kleiner als 40°, so wird die Öffnung des Plättchens nicht über der Pfeilspitze, sondern 0,2 mm weiter posterior der Pfeilspitze, also in minimal protrusiver Richtung, fixiert.

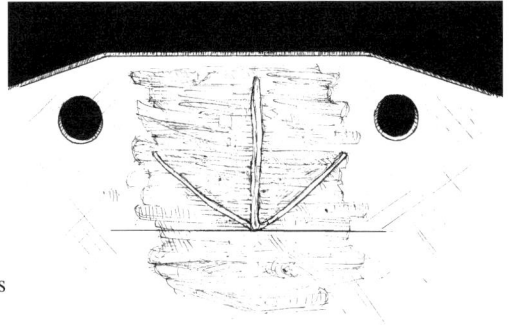

Abb. 529 Aufzeichnung des gotischen Bogens.

Bei der Verschlüsselung sollte auch der muskelgeführte Kieferschluß Berücksichtigung finden. Zu diesem Zweck wird der Patient nach der Bestimmung des intraoralen Pfeilwinkels gebeten, mehrmals in rascher Folge den Mund leicht zu öffnen und zu schließen, also reine Adduktionsbewegungen (Schließbewegungen) auszuführen. Die sich auf der Schreibplatte ergebenden Markierungen sind Ausdruck dieses muskelgeführten Kieferschlusses und geben zum einen einen Hinweis darauf, ob die Adduktionsbewegungen symmetrisch (treffen sich immer an ein und demselben Punkt) oder asymmetrisch erfolgen (beschreiben ein Trefferfeld); zum anderen deuten sie an, ob und wie weit CBP (Pfeilspitze) und Adduktionspunkt bzw. -fläche auseinanderliegen. Wenn sich ein Adduktionsfeld ergibt, sollte zwischen dessen Zentrum und der Pfeilspitze verschlüsselt werden, ansonsten zwischen Adduktionspunkt und Pfeilspitze (*Palla* 1991).

In unsicheren Fällen besteht auch die Möglichkeit, röntgenologisch mit Hilfe von Kiefergelenk-Tomogrammen zu kontrollieren, ob sich die Kondylen in der gewünschten Position, d. h. im Zentrum der Fossa mandibulae, befinden.

Die Verschlüsselung der Registrierung erfolgt auf der rechten und linken Seite der Registrierschablonen mit Kühnschem Abformgips. Dieser Gips hat den Vorteil, daß sich im Falle eines Bruchs scharfe Kanten ergeben und er daher in den im Unterkiefer-Wachswall angebrachten Orientierungskerben nach dem Abbinden exakt zu reponieren ist. Das Vestibulum sollte frei von Gips bleiben. Nach dem Abbinden des Gipses werden die Registrierplatten möglichst im Block aus dem Mund genommen. Die Gipsschlüssel werden nur dann von der Registrierschablone entfernt, wenn die Entnahme aus dem Mund im Block nicht möglich ist. Es wird visuell überprüft, ob sich die Stützstiftspitze im Loch des Plättchens befindet bzw. ob sich das Plättchen auf der Registrierplatte eventuell verschoben hat.

43.8.4 Frontzahnauswahl

In derselben Sitzung erfolgt die Auswahl der Frontzähne hinsichtlich Form (Länge, Breite) und Farbe (vgl. Kap. 16). Für die Oberkieferfront werden Keramikzähne (Candulor CT-Goldknopfzähne; Candulor, CH-Zürich), für die Unterkieferfront Kunststoffzähne (Candulor CT Acryl-Frontzähne) verwendet. Dadurch, daß sich die Kunststoff-Frontzähne bei Veränderungen der okklusalen Belastungsverhältnisse stärker abradieren, werden sonst mögliche Überlastungen des Kieferkamms vermieden.

Die Goldknöpfe (Crampons) an den Keramikzähnen sind wichtig, weil sich der Prothesenkunststoff ohne Verbundsystem nicht mit der Keramik der Zähne verbindet. Durch die Crampons kommt es daher zu einer mechanischen Retention der Zähne im Kunststoff. Werden die Keramikzähne hingegen geätzt und silanisiert, kann auch hierbei ein chemischer Verbund erzielt werden.

Zur Bestimmung der auszuwählenden Gesamtbreite im Oberkiefer-Frontzahnbereich kann man auch das Alameter® (Candulor, CH-Zürich) zu Hilfe nehmen, mit dem man die breiteste Stelle der Nasenflügel (Nasenbasisbreite) mißt (Abb. 530).

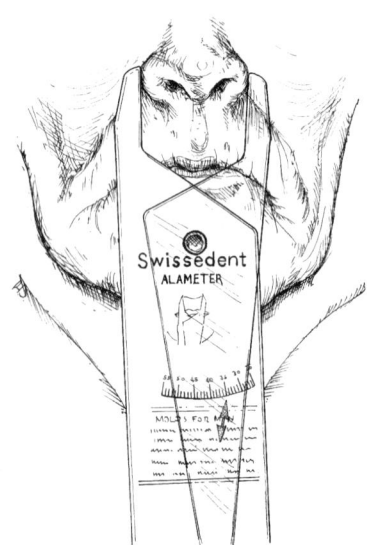

Abb. 530 Anlegen des Alameters®.

Beim Aussuchen der Zahnform und -farbe muß der Patient unbedingt miteinbezogen werden. Trifft man eine diesbezügliche Entscheidung über seinen Kopf hinweg oder gar gegen seinen Willen, so ist die Gefahr groß, daß er später den fertigen Zahnersatz nicht akzeptiert.

Um einen Eindruck der Form der früheren, eigenen Frontzähne zu bekommen, ist es günstig, wenn alte Patientenfotos zur Verfügung stehen, auf denen die eigenen Zähne gut zu sehen sind, oder wenn alte Prothesen mit einer ansprechenden Frontzahnstellung vorhanden sind.

43.9 Labor: Definitives Einartikulieren des Oberkiefermeistermodells, Modellanalyse, Frontzahnaufstellung in Wachs

Mit Hilfe des Registrats und der Gipsschlüssel erfolgt nun das endgültige Einartikulieren des Oberkiefer-Meistermodells mit Abformgips.

43.9.1 Modellanalyse

Die auf dem Wachswall eingezeichneten Mittel- und Eckzahnlinien werden auf das Oberkiefermodell übertragen. Es folgt eine Analyse der intra- und interalveolären Verhältnisse.
Der horizontale Kieferkammverlauf (Kieferkammprofil) wird seitlich auf den Sockel übertragen. Für diesen Zweck hat sich ein sog. Profilzirkel bewährt, dessen einer Schenkel mit einem umgebogenen Metallstab und der andere mit einer Bleistiftspitze endet (Abb. 531). Der Zirkel fährt den Kieferkamm entlang, wobei gleichzeitig der Metallstab dem Kamm aufliegt

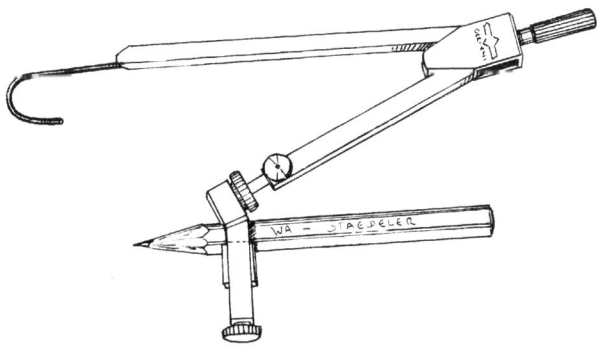

Abb. 531 Profilzirkel

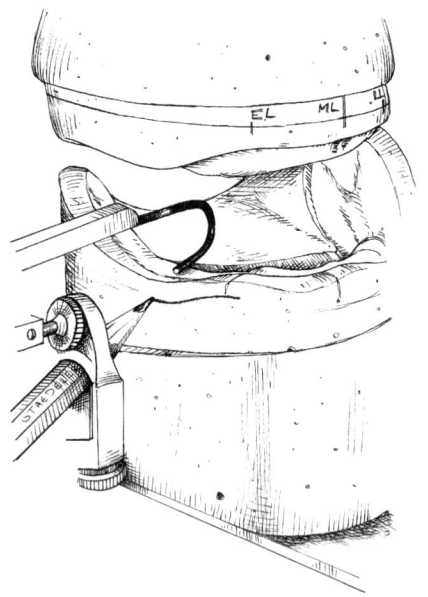

Abb. 532 Mit dem Profilzirkel wird der Kammverlauf auf den Modellsockel übertragen.

(Abb. 532). Auf diese Weise wird der Kammverlauf seitlich am Sockel aufgezeichnet. Mit einem wasserfesten Filzstift wird die Bleistiftmarkierung anschließend nachgezogen. Zusätzlich werden die tiefste Stelle des Alveolarkamms (entspricht dem Kauzentrum) (sog. kaustabile Zone) sowie der distal davon liegende Beginn des Aufstiegs des Prothesenlagers (sog. Stopplinie, hinter welcher aus statischen Gründen kein Zahn, der einen Antagonisten aufweist, plaziert werden sollte) durch einen senkrechten Strich innerhalb der Profilverlaufslinie kenntlich gemacht. Unter prothetischen Gesichtspunkten ist ein Kieferkammverlauf ideal, bei dem die Kämme in posteriorer Richtung leicht nach kaudal abfallen. Dies ist aber nur bei wenigen Patienten der Fall.

Des weiteren werden die Lage der Papilla incisiva und das Ende des zweiten Gaumenfaltenpaars durch Verlängern ihrer Lage auf den seitlichen Sockelrand markiert.

Die Aufstellung der Frontzähne erfolgt nach den in Kapitel 42 dargelegten Grundsätzen.

43.10 Klinik: Registratkontrolle, Anprobe der Frontzahnaufstellung

Am Patienten wird das Registrat überprüft, indem kontrolliert wird, ob im Seitenzahnbereich auf den Wachswällen angebrachte Markierungen auch in der Patientenzentrik zur Deckung kommen. Die Frontzahnaufstellung wird bezüglich ihrer ästhetischen Wirkung und im Hinblick auf phonetische Gesichtspunkte beurteilt. Zahnform, -breite und -farbe, Zahnstellung, die Lage der Mittellinie, die Sichtbarkeit der Zähne in Ruhelage sowie der Verlauf der Schneidekanten beim Sprechen und Lachen werden kontrolliert. Bei locker geöffnetem Mund sollten die oberen mittleren Schneidezähne im Durchschnitt 1 – 2 mm sichtbar sein, bei alten Patienten eher etwas weniger. Wieviel vom Zahn beim Lachen zu sehen ist, ist bei jedem Menschen unterschiedlich (vgl. Kap. 17.6). Auf jeden Fall sollte darauf geachtet werden, daß die Verbindungslinie der Spitzen bzw. Kanten der Frontzähne parallel zum Oberrand der Unterlippe verläuft (positive Lachkurve).

Schließlich wird noch überprüft, ob eine ausreichende Lippenstütze (Lippenfülle) vorhanden ist. Bei der anschließenden Sprechprobe, bei der der Patient gebeten wird, von 50 bis 60 zu zählen, wird die vertikale Kieferrelation kontrolliert. Dies kann auch durch Summen des Lautes „M" geschehen. Bei der Aussprache der „Z"-Laute ist auf eine lispelfreie Artikulation dieser Laute zu achten. Dies kann zusätzlich durch Worte, die viele „Z"- oder „S"-Laute enthalten, wie z. B. „Mississippi", verifiziert werden.

43.11 Labor: Seitenzahnaufstellung in Wachs, Ausmodellierung der Wachsaufstellung

Das Aufstellen der Seitenzähne erfolgt nach den in Kapitel 42 angegebenen Prinzipien. Anschließend erfolgt nochmals eine Kontrolle, ob alle Zähne ausreichende Okklusionskontakte aufweisen und richtig positioniert sind. Danach werden Protrusion und Laterotrusion überprüft.

Beim Ausmodellieren der Totalprothese wird wie folgt vorgegangen:

a. Ausschwemmen der Interdentalpapillen mit Wachs.
b. Gestaltung konvex verlaufender Interdentalpapillen.
c. Eine individuelle, dem Alter des Patienten entsprechende Gingivamodellation ist wünschenswert. So sollten bei älteren Patienten, gemäß dem natürlichen Vorbild, die Zahnhälse mehr sichtbar sein, als dies in jugendlichen Jahren der Fall ist, wobei lokal auch Effekte wie Rezessionen eingearbeitet werden können (vgl. Kap. 34.5) (Abb. 533a bis c).

Auf eine korrekte Gestaltung des Sulkusbereichs ist zu achten (Abb. 534a bis c).

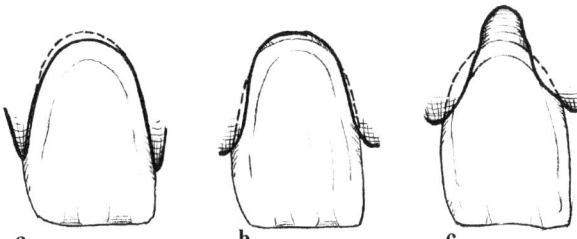

Abb. 533 a bis c Dem Alter entsprechende Gestaltung der Gingiva: Jung (a), mittleres Alter (b), fortgeschrittenes Alter (c)

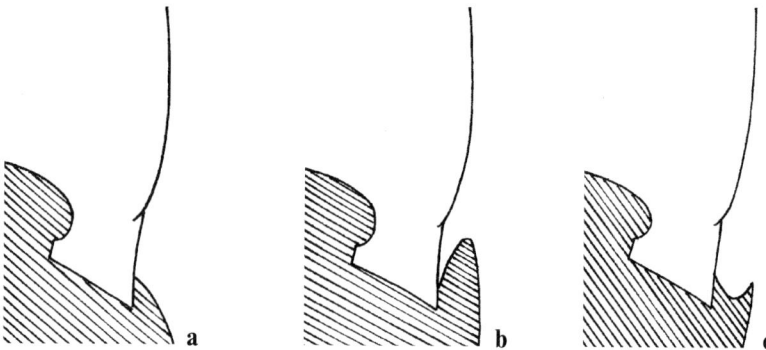

Abb. 534 a bis c Sulkusbereich bei Totalprothesen
Korrekte Gestaltung (a), falsche Gestaltung (b,c)

d. Anpassen der Wachsmodellation bis an die Ah-Linie.
e. Einarbeiten von Juga alveolaria.
f. Einarbeiten anteriorer Lippenschilder mit betont konkaven Auflageflächen für den M. orbicularis oris.
Das Lippenschild im Oberkiefer endet nach okklusal verlaufend zwischen den beiden Prämolaren, das Lippenschild im Unterkiefer endet, ebenfalls nach okklusal verlaufend, beim ersten Prämolaren.
g. Gestalten von vestibulären Randwülsten für den M. buccinator.
h. Einarbeiten tiefer funktionsgerichteter Passagen für die Wangenbändchen.
i. Ausarbeiten und Glätten mit einer kleinen Flamme („Alcoholic Torch"; Austenal GmbH, D-Köln), Entfernen sämtlicher Wachsüberschüsse am Funktionsrand und den Zahnhälsen. Nachfahren des Sulcus gingivalis mit Le Cron-Instrument.

43.12 Klinik: Gesamtanprobe in Wachs

Am Patienten erfolgt anschließend die Wachsanprobe der Prothesen. Zunächst wird im Oberkiefer überprüft, ob der Ventilrand und die dorsale Ausdehnung bis zur Ah-Linie (Nasenblaseversuch: Wenn der Patient versucht, Luft durch die zugehaltene Nase zu blasen, darf sich die Oberkieferprothese nicht lösen) so gestaltet ist, daß ein Saugeffekt zustandekommt. Lippen- und Wangenstütze sollen vorhanden, Lippen- und Wangenbändchen korrekt eingearbeitet sein. Auch die Seitenzähne müssen Wangenkontakt aufweisen. Es wird ferner geschaut, ob sich die Prothese in ihrem Gesamtbild in die jeweiligen patientenspezifischen Gegebenheiten einfügt. Die Sichtbarkeit der Zähne beim Lächeln wird ebenso überprüft wie das Vorhandensein eines Bukkalkorridors.
Schließlich wird die Okklusion (nur statische Okklusion, da Zähne noch im Wachs stehen) kontrolliert. Der Unterkiefer des Patienten muß beim Mundschluß direkt, d. h. ohne Vorkontakte und Abgleitbewegungen, in die

zentrische Position gelangen können. Die Okklusionskontakte müssen gleichmäßig sein. In einen Halter eingespannte Okklusionsfolie muß in habitueller Interkuspidation im Seitenzahnbereich von den jeweiligen Antagonistenpaaren gehalten werden. Die Stabilität wird getestet, indem die Prothesen im Seitenzahnbereich mit einem Kugelstopfer punktuell axial belastet werden. Dabei darf die Prothese nicht kippen. Eine Sprechprobe beschließt die Wachsanprobe. Der Patient wird gebeten, z. B. von 50 bis 60 zu zählen. Dabei dürfen weder die Zähne in Kontakt miteinander kommen noch darf der Patient das Gefühl haben, Zungen- oder Wangenraum seien eingeengt.
Nochmals wird die Gesamtästhetik beurteilt, wobei der Patient mit dem erreichten Resultat einverstanden sein muß.
Am Ende der Sitzung wird intraoral im Bereich des distalen Abschlusses der Prothese die Schleimhaut hinsichtlich ihrer Geweberesilienz überprüft, um das Ausmaß der abschließenden Radierung zu bestimmen und auf das Modell übertragen zu können. Ferner wird mit einem großen Kugelstopfer die Ausdehung und Resilienz von Torus palatinus und Papilla incisiva individuell ertastet und am Oberkiefer-Meistermodell angezeichnet. Bei nur geringer Resilienz wird später auf dem Modell eine ca. 0,3 mm dicke Zinnfolie zur Entlastung dieses Bezirks eingelegt.

43.13 Labor: Einbetten, Pressen des Kunststoffs, Polymerisieren, Reokkludieren, Ausarbeiten

Vor dem Einbetten erfolgt nochmals eine Kontrolle der Wachsmodellation. Je glatter das Wachs gestaltet ist, desto weniger Zeit muß später für das Ausarbeiten in Kunststoff aufgewendet werden. Vor allem ist auf eine Ventilrandgestaltung mit Aussparungen für Zungen- und Wangenbänder, einen sauber modellierten Zahnhalsbereich, Lippenschilder sowie ein Enden der Wachsmodellation an der Ah-Linie zu achten.
Anschließend werden die Prothesenränder an das Gipsmodell angewachst.

43.13.1 Einbetten der Wachsaufstellung

Für das Einbetten werden die Modelle mit der Wachsaufstellung aus dem Artikulator entnommen. Die Modelloberfläche, die später mit Gips in Kontakt kommt, wird mit einem Isoliermittel (Gips gegen Gips) isoliert. Dies ist notwendig, um die Modelle nach dem Kunststoff-Preßvorgang unbeschädigt ausbetten und dadurch eindeutig in den Artikulator zurücksetzen zu können.
Für Ober- und Unterkiefer wird jeweils eine Küvette bereitgestellt. Sämtliche Küvetteninnenteile werden mit Vaseline oder Silikonspray dünn gegen den Einbettgips isoliert. Die untere Küvettenhälfte wird mit sahnig angerührtem Hartgips gefüllt. Das Modell mit den aufgestellten Zähnen wird so in den Gips eingedrückt, daß die Front- und Seitenzähne überall gleich hoch sind (parallel zur Küvettenbasis). Gipsüberschüsse (vor allem

an den Rändern der Küvette) werden entfernt, die Oberfläche wird glattgestrichen. Der Gips soll nur bis zum Funktionsrand der Prothese reichen. Das Oberteil der Küvette wird zwecks Höhenkontrolle aufgesetzt, um sicherzustellen, daß ein Schließen der Küvette möglich ist.

Nach Abbinden des Gipses wird seine Oberfläche isoliert (Gips gegen Gips). Das Küvettenoberteil wird ohne Deckel aufgesetzt und blasenfrei mit Hartgips gefüllt (Konter). Nun wird der Deckel aufgesetzt und festgedrückt; Überschüsse werden entfernt. Ein Gipsrest wird zurückbehalten; er gibt an, wann der Gips des Konters abgebunden hat. Um das spätere Ausbetten der Modelle und der Kunststoffprothesen zu erleichtern und Frakturen im Kunststoff zu vermeiden, ist es sinnvoll, den Konter nicht in einem Stück herzustellen, sondern in drei leicht voneinander zu trennenden Teilen. Die erste Gipsschicht wird aus Superhartgips angefertigt, der maschinell mit Vakuum angemischt wird. Diese Schicht deckt lediglich die Zähne und die Wachsmodellation bis einige Millimeter apikal des Zervikalrandes ab. Sie wird nach dem Aushärten gegen die zweite Gipsschicht isoliert. Der zweite Gipsteil des Konters soll die Superhartgipsschicht leicht (ca. 2 mm) abdecken. Dadurch läßt sich der orale (linguale oder palatinale) Gipsanteil beim Ausbetten leichter vom Kunststoff respektive vom Superhartgips entfernen. Diese zweite Schicht kann mit einer dünnen Plastikfolie abgedeckt werden und der Rest der Küvette (dritter Teil des Konters) mit der gleichen Mischung Gips, wie sie für die zweite Schicht verwendet wurde, aufgefüllt werden (Abb. 535).

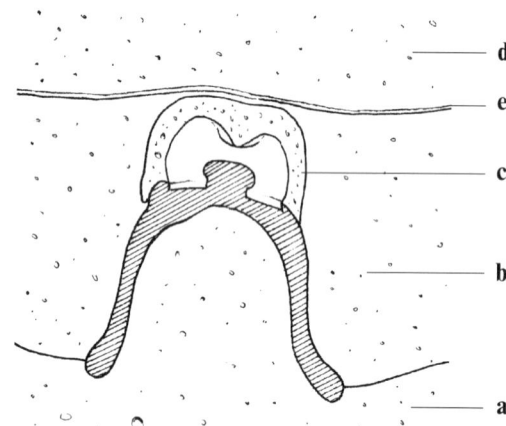

Abb. 535 In der Küvette eingebettete Totalprothese (Querschnitt)
a Eingebettetes Modell
b Überguß (Konter)
c Feineinbettung
d Zweiter Teil des Konters
e Folie

43.13.2 Ausbrühen und Vorbereiten der Küvette zum Kunststoffpressen

Nach dem Abbinden wird die Küvette für 4 bis 5 Minuten bei 90° C in ein Ausbrühgerät gestellt. Beide Küvettenteile werden nun getrennt und das erweichte, flüssige Wachs entfernt. Nach Ausbrühen beider Teile (Modell und Konter mit Zähnen) wird die von allen Wachsresten befreite Gipsoberfläche auf scharfe Kanten und Überschüsse überprüft und, wenn vorhanden, werden diese mit einem Gipsmesser entfernt. Die Metallränder

der Küvette werden von Gips gesäubert. In Kunststoffzähne (Unterkieferfront) müssen zusätzlich konische Retentionen eingeschliffen werden. Sollten sich Zähne dabei lösen, werden diese mit einem Tropfen Sekundenkleber in ihrer Negativform im Gips befestigt. Zur Erzielung eines chemischen Verbunds zwischen keramischen Prothesenzähnen und Basiskunststoff besteht die Möglichkeit, eine Silanisierung der Keramik durchzuführen. Voraussetzung für die Silanisierung ist das Entfernen der glasierten Oberfläche der Prothesenzähne. Dies kann durch die Schaffung eines Ätzmusters nach Anätzen mit 5 %iger Flußsäure erzielt werden. Durch die anschließende Silanisierung der vorbehandelten Oberfläche kann ein spaltfreier Verbund von Prothesenzahn und Kunststoffbasis erreicht werden. Ein Problem bei dieser Technik besteht darin, daß ungewollt auch Anteile im zervikalen Bereich angerauht werden können, die später nicht mit Prothesenkunststoff abgedeckt werden. Ein späteres mechanisches Aufpolieren bietet nur eine unzureichende Glättung der Oberfläche, so daß in diesem Bereich mit einer vermehrten Plaqueanlagerung zu rechnen ist.

Im Oberkiefer werden Papilla incisiva und Torus palatinus mit einer Zinnfolie (Durchmesser: 0,3 mm) überdeckt. Die Breite der abgedeckten Fläche entspricht den in der Klinik markierten Umrissen auf dem Modell. Ist kein Torus palatinus vorhanden, erübrigt sich eine Zinnfolie. Schließlich wird mit einem Le-Cron-Instrument die Ah-Linie in antero-posteriorer Richtung auf einer Breite von 5 bis 7 mm und einer Tiefe von ca. 0,5 bis 1 mm radiert (Abb. 536a und b). Die Radierung nimmt in ihrer Tiefe nach anterior hin ab. Die Form und Ausdehnung richtet sich nach den anatomischen Gegebenheiten des Gaumens.

Erfolgt das Isolieren der Modelle und der Konterteile, solange der Gips noch warm ist, kann ein besserer Verbund von der Alginat-Isolierung (Gips gegen Kunststoff) zum Gips erfolgen.

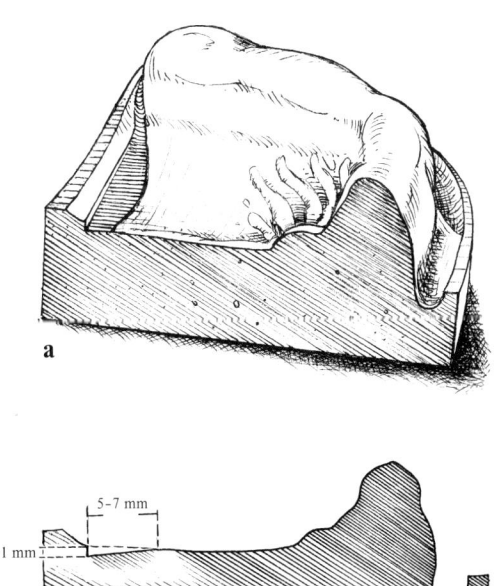

Abb. 536 a und b
Radieren der Ah-Linie
a Aufsicht
b Querschnitt

43.13.3 Das Kunststoffpressen

Das konventionelle Basismaterial für Prothesen ist heißpolymerisierender PMMA-Kunststoff. In letzter Zeit kommen auch Kaltpolymerisate zum Einsatz. Bei der Verarbeitung von Monomeren ist wichtig zu wissen, daß es sich um einen Gefahrenstoff der Klassen R 36, 37, 38 und 43 sowie S 9, 16, 29 und 33 handelt und Hautkontakt und Einatmen aus gesundheitsschädigenden Gründen vermieden werden sollten.

Die Dosierung von Monomer und Polymer erfolgt nach Angaben des Herstellers. Dafür stehen spezielle Dosierbecher zur Verfügung. Nachdem der Kunststoff angezogen ist (er zieht keine Fäden mehr), wird der Teig im Überschuß in die offene Küvette eingelegt.

Durch Zwischenlegen einer Polyäthylenfolie erfolgt zunächst ein Vorpressen (Probepressen) des Kunststoffs. Die Folie erlaubt, daß die beiden Küvettenteile wieder voneinander getrennt werden können. Die Küvette wird nach dem Probepressen geöffnet, und die Kunststoffüberschüsse (Preßfahne) werden entfernt. Nach Nachlegen von Material sollte das Probepressen wiederholt werden, um durch mangelndes Verdichten bedingte Porositäten im Kunststoff auszuschließen. Die Küvette wird danach zum zweiten Mal geöffnet und der Überschuß entfernt. Erst dann sollte das entgültige Schließen der Küvette (ohne Folie) erfolgen. Auf diese Weise wird eine durch das Pressen auftretende Bißerhöhung minimiert. Danach wird die Küvette in einen Klemmbügel eingeschraubt und zur Polymerisation ins Wasserbad eingelegt (Herstellerangaben beachten!).

Nach der Polymerisation und – bei einer Heißpolymerisation – dem Erkalten der Küvette auf Körpertemperatur können die Prothesen ausgebettet werden. Zunächst wird der Bügel entfernt und die Deckel der Küvetten werden abgenommen.

Mit dem Gipsmesser wird die Küvette vorsichtig geöffnet. Durch vorsichtiges Klopfen mit dem Gummihammer werden die seitlichen Metallteile der Küvette vom Gips getrennt. Der um die Prothesen befindliche Gips läßt sich mit Hammer, Gipszange oder, nach dem Sägen von Sollbruchstellen, mit einem Gipsmesser entfernen. Die Prothese sollte hierbei noch auf dem Modell in Position bleiben, um ein Reokkludieren von Prothese und Modell zu erlauben. Eine einmal entfernte Prothese würde aufgrund der im Kunststoff vorhandenen Spannungen nie wieder exakt auf das Ausgangsmodell passen. Daher würde ein Entfernen vom Modell zu Ungenauigkeiten bei der Reokkludierung führen.

43.13.4 Das Reokkludieren

Nach Entfernung des Kontergipses werden die Modelle mit den darauf befindlichen Prothesen zum Reokkludieren in den Condylator zurückgesetzt.

Im einzelnen wird wie folgt vorgegangen:

a) Einschleifen der Zentrik
   (z. B. mit roter Okklusionsfolie) (Condylator in Nullstellung = zentrisch verriegelt)

b) Einschleifen der Protrusion
   (z. B. mit schwarzer Okklusionsfolie) (Feststeller der Artikulationsgelenke beidseits gelöst und nach oben geschoben)
c) Einschleifen des Seitschubs nach rechts und links
   (z. B. mit grüner und blauer Okklusionsfolie)
d) Einschleifen der Retralbewegungen (Retrusivbewegungen) (Feststeller der Artikulatorgelenke beidseits gelöst, halb nach oben geschoben und nach vorne gekippt)
e) Feineinschleifen (Feststeller beidseits gelöst, halb nach oben geschoben und nach vorne gekippt)

43.13.5 Das Ausarbeiten der eingeschliffenen Prothesen

Dem Einschleifen der vollbalancierten, „polyvalenten" Okklusion folgt das Ausarbeiten des Kunststoffs. Hierzu werden Unter- und Oberkieferprothese (erstmals) vom Meistermodell entfernt und nicht wieder zurückgesetzt. Die Entfernung der Prothese ist einfach, wenn ihr Rand vorsichtig mit einem zwischen Kunststoff und Meistermodell eingeführten Gipsmesser allseitig vom Modell abgehebelt wird. Wurde die Wachsmodellation sauber und mit der richtigen Kontur und Ausdehnung durchgeführt, müssen nur noch Glättungsmaßnahmen ausgeführt werden.
Wichtig ist, daß der Sulkusbereich des Kunststoffs nicht durch den Einsatz von Bohrern und Fräsen aufgerauht und dadurch zu einer Plaqueretentionsrille wird. Preßfahnen werden entfernt und die Außenflächen und Ränder auf Hochglanz poliert. Die Protheseninnenflächen bleiben in der Regel unberührt. Lediglich scharfe Kanten und Kunststoffperlen werden entfernt; so werden beispielsweise die nach Entfernen der einpolymerisierten Zinnfolie fühlbaren (sichtbaren) Kanten gebrochen. Das Ausarbeiten der Bändchenpassagen erfolgt unter Berücksichtigung der funktionellen Beweglichkeit der Bändchen.
Schließlich wird der Kunststoff mit feinem Sandpapier geglättet und mit Bimssteinmehl und Schwabbel naß vorpoliert. Die Hochglanzpolitur erfolgt mit einem trockenem Schwabbel und Poliermittel. Die fertiggestellte Prothese wird vor dem Eingliedern gereinigt und in 70%igem Alkohol desinfiziert. Wurde die Polymerisation des Prothesenkunststoffs im Wasserbad durchgeführt, muß die extraorale Lagerung der Prothesen in Wasser erfolgen, um ein Austrocknen und damit einen Verzug des Kunststoffs zu vermeiden.

43.14 Klinik: Anprobe der fertigen Prothesen, Trimmen der Ränder, Patienten-Instruktion

Bei der Anprobe werden Prothesendimensionierung, Paßgenauigkeit bzw. Halt, Funktion und Ästhetik kontrolliert. Zuvor wird die Prothese im und außerhalb des Artikulators hinsichtlich Form, Aussehen, Zahnaufstellung, Okklusionskontakten sowie eventuell vorhandener Rauhigkeiten überprüft.
Die angefeuchteten Prothesen werden in den Patientenmund eingesetzt.

Bezüglich ihrer Dimensionierung wird zunächst die Randlänge überprüft. Im Oberkiefer sollen die Tubera maxillae gefaßt sein. Wenn Lippen und Zunge bewegt werden, dürfen sich die Prothesen nicht abheben. Sofern es bei Protrusionsbewegungen nicht zu Vorkontakten kommt, sind auch die Trigona retromolaria gefaßt. Die Linea mylohyoidea wird demgegenüber nur im Falle einer erfolgten relativen Kieferkammerhöhung (Mundbodensenkung) leicht bedeckt (bis zu 2 mm).

Lippen- und Wangenstütze und Zungen- und Wangenbandeinlagerungen werden überprüft. Die Bändchen müssen sich an die Prothese anschmiegen.

In puncto Paßgenauigkeit stehen der Prothesenhalt und die damit untrennbar verbundene Ausgestaltung des Ventilrands im Vordergrund. Die Prothese muß im Oberkiefer saugen. Mit einer Silikonpaste (z. B. Fit-Checker®) kann die Genauigkeit ihres Sitzes bzw. der Grad der Kongruenz zwischen Prothesenbasis und -lager („Reliefgriffigkeit") ermittelt werden. Hierbei werden die Prothesen eingesetzt und vom Behandler zentral angedrückt. Der Patient darf dabei nicht zubeißen, da sonst eventuell noch vorhandene okklusale Interferenzen eine Paßungenauigkeit der Prothesen vortäuschen. Durchgedrückte Stellen werden mit Filzstift markiert und vorsichtig ausgeschliffen.

In Funktion (Kaubewegungen, Sprechen, Bestreichen der Lippen mit der Zunge) darf sich die untere Prothese nicht von ihrem Lager abheben.

Anschließend wird die Statik (autonome Kaustabilität) getestet. Dieser Test erfolgt mit einem Kugelstopfer, mit dessen Hilfe man jeden Seiten- und Eckzahn axial belastet und mit der anderen Hand die Lippe auf der Gegenseite umspannt (Öffnen des Ventils). Dabei muß die Prothese lagestabil bleiben. Die Überprüfung von Zentrik, Protrusion und Laterotrusion folgen als nächstes. Dies kann mit Hilfe von grünem Okklu-Wachs, farbiger Okklusionsfolie und/oder Shimstock-Folie geschehen. Ein Feineinschleifen findet erst im Zuge der späteren Nachregistrierung statt.

Bei der sich daran anschließenden Sprechprobe wird überprüft, ob die Zunge genügend Raum hat und die S-Laute zischfrei artikuliert werden können. Der minimale Sprechabstand wird kontrolliert. Beim Sprechen dürfen sich die Zähne nicht berühren (kein Prothesenklappern!).

Den Kauakt schließlich kann man den Patienten mit einer Watterolle simulieren lassen. Auch dabei darf die Prothese nicht abhebeln.

Die Ästhetik bei Lippenschluß, in Ruhelage und beim Lächeln wird zusammen mit dem Patienten geprüft. Im Bereich der Frontzahnaufstellung wird nochmals speziell auf den Verlauf von Lachlinie, Eckzahnlinie und Inzisalkanten sowie das Vorhandensein eines Bukkalkorridors geachtet. Die dentale Komposition muß sich letztlich harmonisch in das Gesamtbild einfügen. Am wichtigsten ist natürlich, daß der Patient mit seiner neuen Prothese zufrieden ist.

Zum Schluß können durch den Zahnarzt im Bereich des Randwulsts die Ränder mit Hilfe eines scharfen Gips- oder Wachsmessers bearbeitet, „getrimmt" werden (Abb. 537). Dadurch erhofft man einen noch besseren Saugeffekt. Für diesen Zweck ist zirkulär zunächst die höchste Stelle der Prothesenränder zu markieren.

Im Oberkiefer-Frontzahn- und Prämolarenbereich wird bukkal eine Abschrägung von 30° angelegt, ohne daß dabei die markierte höchste Linie entfernt wird.

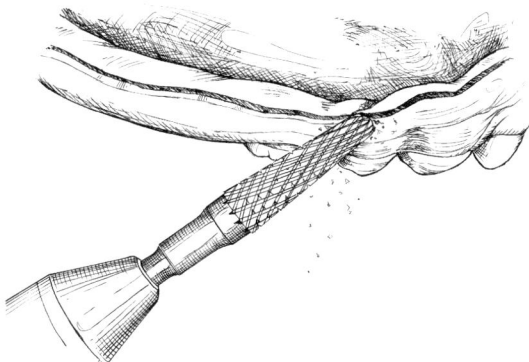

Abb. 537 Trimmen des Prothesenrands

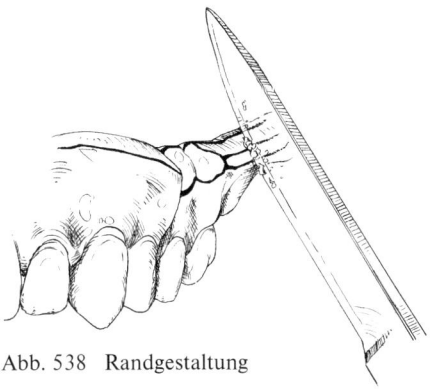

Abb. 538 Randgestaltung

Im Molarenbereich wird bukkal senkrecht (90°) abgetragen (Abb. 538). Die dadurch basal entstehende scharfe Kante wird durch eine zusätzliche 30°-Abschrägung gebrochen.
Im Unterkiefer werden vestibulär nur 90°-Abschrägungen ausgeführt. Lingual wird im Frontzahn-Bereich nicht getrimmt. Der Randwulst weist eine runde Gestalt auf; sein Durchmesser soll in etwa 3 mm betragen. Im lingualen Prämolaren- und Molarenbereich werden demgegenüber senkrechte Reduktionen ausgeführt; der Durchmesser des Randwulsts beträgt auf Höhe der Prämolaren 1,5 bis 2 mm und auf Höhe der ersten Molaren 1 mm. Im Bereich des zweiten Molaren ist der Wulst lingual sehr dünn und läuft nach kaudal sogar spitz zu. Anschließend werden die Kanten durch Abziehen mit dem Wachsmesser gebrochen. Diese so getrimmten Flächen werden mit weißem Bürstchen und Paste poliert, aber nicht hochglanzpoliert. Bei der Politur ist darauf zu achten, daß die Kanten nicht zu sehr abgerundet werden.

Vor Entlassung des Patienten erfolgt seine Unterweisung in Handhabung und Pflege der Prothesen. Eine Eingewöhnungsphase, während der Veränderungen vor allem beim Sprechen und Kauen auftreten können, ist wie bei jeder herausnehmbaren Prothese notwendig. Nahrung soll der Patient möglichst nur im Bereich der ersten Prämolaren abbeißen.

Zum Reinigen der Totalprothese soll der Patient eine Prothesenbürste und eine wenig abrasive Zahnpasta oder gewöhnliches Spülmittel verwenden und damit wenn möglich nach jeder Mahlzeit, zumindest aber jeden Abend, die Prothese reinigen. Trägt er den Zahnersatz einmal nicht, so sollte dieser in einem Becher mit Wasser gelagert werden. Spezielle Reinigungstabletten sind nicht erforderlich. Darüber hinaus sollte der Patient auch die Kieferkämme, den Gaumen und die Zunge einmal täglich mit einer weichen Bürste reinigen.

Noch einigermaßen funktionstüchtige alte Prothesen können als Ersatzprothesen vom Patienten aufbewahrt werden. Er soll diese in einem Behälter lagern, in den er Wasser und etwas Essigessenz gefüllt hat.

Der Patient soll nach zwei Tagen wieder zur Kontrolle erscheinen. Wichtig ist es hierbei, Druckstellen, die durch Paßungenauigkeiten der Prothesenbasis bedingt sind (Perlen, durchgedrückte Abformung), von okklusionsbedingten Druckstellen zu unterscheiden. Eine Fit-Checker®-Probe ohne Zubeißenlassen dient dabei dem Erkennen von Paßungenauigkeiten, eine anschließende Probe mit Zubeißenlassen dem Aufspüren von okklusionsbedingten Druckstellen. Nur Druckstellen, die auf Paßungenauigkeiten beruhen, sollten durch Beschleifen der Prothesenbasis beseitigt werden.

Okklusionsbedingte Druckstellen müssen demgegenüber durch Einschleifen bzw. Nachregistrierung und Einschleifen beseitigt werden.

Eine andere Möglichkeit zur Beseitigung von Druckstellen besteht darin, daß die Druckstelle z. B. mit Hilfe einer Zinkoxid-Eugenol-Basispaste (also nicht mit Katalysatorpaste angerührt) (z. B. Temp-Bond®) intraoral markiert wird. Die trockene Prothese wird nochmals eingesetzt und anschließend wieder entfernt. Die an der Protheseninnenfläche haftende Paste gibt präzise die drückende Stelle an, die nun mit einer Fräse gezielt entfernt werden kann.

Es hat sich bewährt, auf die Bereiche der Druckstellen bzw. auf die analoge Stelle in der Prothese eine heilungsfördernde und gegebenenfalls anästhesierende Salbe zu geben (z. B. Dynexan®; Kreussler, D-Wiesbaden). Im Falle von Druckstellen sollte zwei Tage später eine erneute Kontrolle erfolgen. Nach 14 Tagen, wenn sich die Prothesen optimal in das Prothesenlager eingelagert haben, findet eine intra- und extraorale Nachregistrierung statt.

43.15 Klinik: Nachregistrierung intra- und extraoral

Das Nachregistrieren dient der Optimierung der okklusalen Verhältnisse. Es wird im Prinzip so wie eine normale Registrierung durchgeführt, also mit Hilfe einer intraoralen Stützstiftregistrierung.

Dazu werden der auf einer speziellen Platte befestigte Stützstift (Oberkiefer) und die Übertragungs- bzw. die Registrierplatte (Unterkiefer) mit Kerr-Masse an den Prothesen fixiert. Im Unterschied zur während der Anfertigung der Totalprothesen stattfindenden intraoralen Registrierung wird beim Nachregistrieren der Pfeilwinkel mit einer leichten Bißsperrung ermittelt.

Für die zunächst erfolgende extraorale Registrierung (Aufzeichnung der sagittalen Gelenkbahnneigung) kommt im Unterkiefer die bereits bekannte Übertragungsplatte zur Anwendung. Pro Millimeter Sperrung im inzisalen Bereich muß die Gelenkbahnneigung am Condylator um 0,5° steiler gestellt werden.

Für die intraorale (horizontale) Nachregistrierung wird hingegen auf eine Registrierplatte zurückgegriffen, die am lingualen Kunststoff der Unterkieferprothese mit Kerr-Masse oder Klebewachs befestigt wird. Sie erlaubt, die Bißsperrung geringer zu halten als bei Verwendung einer Übertragungsplatte, die ja auf den Kauflächen befestigt wird (Abb. 539). Der Pfeilwinkel wird wie bekannt aufgezeichnet, und der Oberkieferstützstift wird mit Hilfe des Plastikplättchens im Bereich der Pfeilspitze fixiert. Das Verschlüsseln erfolgt seitlich mit Kühnschem Abformgips. Ober- und Unterkieferprothese werden dann möglichst im Block aus dem Mund genommen. Beim Öffnen des Mundes löst sich die untere Prothese vom Unterkiefer, anschließend läßt sich der Block vom Oberkiefer lösen und durch Rotieren aus dem Mund entnehmen.

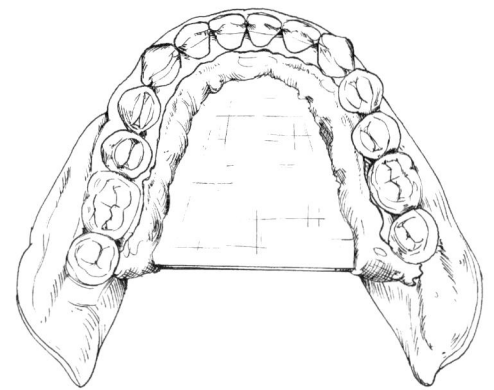

Abb. 539 Nachregistrierung: Fixieren der Registrierplatte im Unterkiefer.

43.16 Labor: Remontage, Einschleifen

Die im Anschluß an die Nachregistrierung erfolgende Montage der Prothese in den Artikulator wird als Remontage (= sekundäres Remontieren) bezeichnet. Nach dem Ausblocken von untersichgehenden Stellen der Prothesenbasis mit Wachs oder Knetsilikon und der Isolation der Protheseninnenseiten mit Vaselineöl gegen den Gips werden die Prothesen zunächst mit Hartgips gesockelt. Wenn möglich, sollte das Sockeln der Prothesen schon vor der Nachregistrierung der Prothesen durchgeführt werden. Dies hat den Vorteil, daß nach der Nachregistrierung die Prothesen sofort im Block montiert werden können, ohne daß Ungenauigkeiten auftreten, die durch das Entfernen und erneute Zusammensetzen der Gipsschlüssel entstehen können. Das Remontagemodell muß nicht aus dem Artikulator entfernbar sein (kein Split-Cast). Die Reihenfolge des Vorgehens lautet: Sockeln der Modelle, extraorale Nachregistrierung, Montage des Modells

mit Gesichtsbogen, intraorale Nachregistrierung, Montage des Gegenkiefers.
Vor dem Abbinden des Gipses müssen die Prothesenränder vollständig von Gips befreit werden. Nach dem Aushärten des Gipses werden die Prothesen vom Modell genommen und von Gipsresten gereinigt. Auf dem Modell müssen sie einen sicheren Sitz aufweisen.
Zum Einartikulieren sollen die Spitzen des in das Montagestativ eingespannten Gerber-Gesichtsbogens auf die Scharnierachse des Artikulators zeigen. Es findet also eine achsengerechte Übertragung der Patientensituation in den Artikulator statt - im Gegensatz zum Vorgehen bei der Herstellung einer Totalprothese, bei der eine Einmittung der Gesichtsbogenspitzen erfolgt, weil hierbei die Übertragung der Schädelebenen im Vordergrund steht (*Geering* und *Kundert* 1992).
Nach dem Eingipsen der unteren Prothese wird der Gesichtsbogen entfernt. Mit Hilfe der intraoral angefertigten Gipsschlüssel wird die obere Totalprothese zur unteren in Beziehung gesetzt und ebenfalls einartikuliert. Nach Abbinden des Gipses werden die Gipsschlüssel entfernt und das Oberkieferteil bis zum ersten Kontakt (Frühkontakt) mit der Unterkieferprothese abgesenkt. Vorliegende Diskrepanzen im okklusalen Bereich können je nach Ausmaß entweder durch Einschleifmaßen beseitigt oder müssen durch Heraustrennen, Neuaufstellen und Anpolymerisation der Zähne korrigiert werden.

43.17 Nachsorge; Unterfütterung

Das Nachsorgeintervall wird im Regelfall auf sechs Monate festgelegt (siehe Kap. 42).
Folgendes Vorgehen wird empfohlen:

1. Aktuelle Anamnese
2. Befund

a) Extra- und intraorale Befundaufnahme
b) Inspektion der Prothese außerhalb des Mundes
   - Hygienezustand
   - Prothesenbasis: Risse, Frakturen
   - Abrasionszustand (evtl. durch Pflege mit zu aggressiven Mitteln bedingt)
   - Verfärbungen (wurden Keramikzähne nicht silanisiert, so sind Verfärbungen am Gingivalsaum aufgrund des nicht zu vermeidenden Spalts mit Sicherheit vorhanden)
   - Zahnreihen: Frakturen, Schliffflächen

c) Überprüfung der Prothesen im Mund
   - Paßgenauigkeit (mit Kugelstopfer; Silikonpaste)
   - Okklusion
   - Bißhöhe

Auf Prothesen vorhandener Zahnstein läßt sich gut mittels Kalkentferner auf Wasserstoffbasis entfernen. Bei ungenügender Prothesenhygiene muß der Patient nochmals über die Wichtigkeit der Reinigung aufgeklärt und reinstruiert werden.

Falls aufgrund einer stärkeren Kammresorption eine Unterfütterung notwendig wird, geschieht diese im Prinzip wie die mit einem individuellen Löffel ausgeführte definitive Abformung. Allerdings gibt es einige Besonderheiten zu beachten:
Unterschnitte in der Prothese – die hier im Sinne eines individuellen Löffels fungieren – werden vor der Abformung eliminiert. Im Oberkiefer wird die dorsale Radierung weggeschliffen und der dorsale Rand um ca. 5 mm mit Kerr-Masse verlängert. Im Unterkiefer wird der Rand im gesamten Sublingualbereich bis hin zur Linea mylohyoidea verlängert.
Es besteht die Möglichkeit, die Unterfütterung mit oder ohne Okklusion der Zahnreihen durchzuführen. Die Entscheidung darüber hängt davon ab, ob aufgrund starker Abrasionen der Zähne oder allgemein wegen deutlichem Verlust an vertikaler Höhe eine Korrektur der Okklusion erforderlich ist oder nicht. Muß die Okklusion deutlich korrigiert werden, so erfolgt die Unterfütterungsabformung ohne Okklusion der Zahnreihen. Ist die Okklusion insgesamt akzeptabel, erfolgt die Unterfütterungsabformung, während der Patient die Okklusionsstellung einnimmt.
Nach erfolgter Abformung mit Zinkoxid-Eugenol-Paste wird die Ah-Linie intraoral markiert und die Oberkiefer-Prothese kurz reponiert, damit sich die Begrenzung des harten Gaumens in der Abformung und im Gipsmodell wiederfindet. Die Prothese wird mit Hartgips ausgegossen und gesockelt.
Die Unterfütterung selbst erfolgt mit Kaltpolymerisat, das in der Küvette gepreßt wird.
In Tabelle 42 sind die klinischen und labortechnischen Schritte nochmals zusammengefaßt.

Tabelle 42 Klinischer und labortechnischer Behandlungsablauf bei der Anfertigung von Totalprothesen

Patient	Labor
Anamnese, Befund, Diagnose, Aufklärung, Planung, Implantate? Vestibulumplastik? Schlotterkammexzision? Sind Fotos aus der frühen Erwachsenenzeit (natürliche Bezahnung) vorhanden? Instruktion: Mund- und Prothesenhygiene, Konditionierung des Prothesenlagers (Unterfütterung?)	
Prothetische Phase: Situationsabformung OK/UK (Schreinemakers-Löffel, Alginat), im OK intraoral Ah-Linie markieren und OK-Abformung reponieren	

Patient	Labor
	Herstellen von Situationsmodellen (Hartgips) und individuellen Löffeln aus lichthärtendem Kunststoff
Passung der individuellen Löffel überprüfen (Fit-Checker), Kerr-Rand-Gestaltung, im OK intraoral Ah-Linie mit Fettstift markieren, modifizierte mukostatische Abformung mit ZnO-Eugenol-Paste	
	Herstellung der OK-/UK-Meistermodelle (Hartgips) sowie der Registrierschablonen aus Kunststoff mit Wachswällen

Vertikale Kieferrelationsbestimmung:
  a. Ausrichten der Wachswälle
OK: - parallel zur Camper-Ebene und Bipupillarlinie
     - Hilfslinien (Lippenschluß-, Lach-, Eckzahn- [Alameter], Mittellinie)
     - Wangenkontakt
     - Lippenstütze
     - Länge OK-Wall = Länge OK-Schneidezähne
UK: - entsprechend ausrichten
     - Sprechprobe
 	
  b. Kieferrelationsbestimmung:
     Ruhelage - 2 mm = habituelle Interkuspidation
     - Verschlüsseln mit provisorischem Zement und Heftklammern	

	Provisorisches Einartikulieren von Ober- und Unterkiefermodellen, Einbau der Registrierbehelfe im Artikulator (Condylator): - Schreibplatte auf UK-Wachswall - 2. Registrierschablone im OK mit Stützstift
Extraorale Registrierung: - Anzeichnen des arbiträren Scharnierachsenpunktes am Patienten (13 mm vor Tragus-Augenwinkel-Ebene); - Anlegen und Ausrichten des Gesichtsbogens - Aufzeichnen der sagittalen Kondylenbahnneigung bei Protrusion	
	Einartikulieren des UK-Meistermodells
Horizontale Kieferrelationsbestimmung: - intraorale Pfeilwinkelregistrierung mit Stützstift - Fixierung der UK-Position zum OK mit Plättchen und Klebewachs, Verschlüsselung mit Kühnschem Abformgips	

Patient	Labor
Frontzahn-Auswahl und Zahnfarbebestimmung (OK-Front: Keramikzähne: Candulor CT Goldknopfzähne) (UK-Front: Kunststoffzähne: Candulor CT Acryl Frontzähne)	
	Einartikulieren des OK-Meistermodells
	Frontzahnaufstellung in Wachs
Kontrolle des Registrats, Anprobe der Frontzahnaufstellung, Kontrolle der vertikalen Relation, Sprechprobe	
	Seitenzahnaufstellung in Wachs (OK- und UK-Seitenzähne aus Keramik: Candulor CT Condyloform), Ausmodellation der Wachsaufstellung
Gesamtanprobe in Wachs: - Form - vertikale Dimension - Bandpassagen - Lippenstütze, Wangenkontakt - Okklusion - Markieren von Ah-Linie und Torus palatinus	
	Dorsale Abdämmung: Radieren der Ah-Linie, Entlastung von Papilla incisiva und Torus palatinus und Einbetten; bei Kunststoffzähnen: Retentionen. Kunststoff pressen, Reokkludieren, Ausarbeiten
Anprobe der fertigen Prothesen; Trimmen der Ränder; Patienten-Instruktion über Handhabung und Reinigung	
Kontrolle: Nach zwei Tagen, evtl. Druckstellenentfernung; nach 14 Tagen: Nachregistrierung intra- und extraoral	
	Remontage im Artikulator, Einschleifen
Anprobe der Prothesen	
Kontrolle der Prothesenpassung (evtl. Unterfütterung); Kontrolle der Mund- und Prothesenhygiene (evtl. Reinstruktion)	
	Unterfütterungen
Nachsorge	

Literatur

Geering A. H., Kundert M.: Total- und Hybridprothetik. 2. Auflage. Thieme, Stuttgart 1992.

Gerber A.: Ästhetik, Okklusion und Artikulation der totalen Prothese. Z Stomatol 1964; 61: 46 - 54.

Horn R., Stuck J.: Zahnaufstellung in der Totalprothetik. 2. Auflage. Quintessenz, Berlin 1987.

Lehmann G.: Die Totale Prothese nach der Methode von Professor Dr. A. Gerber. Dent Labor 1982; 30: 1575 - 1591.

McGrane H. F.: Basic principles of the McGrane full denture procedure for office phase. Selbstverlag, 1946.

Palla S.: Bestimmung der Kieferrelation. In: Hupfauf L. (Hrsg.): Totalprothesen. 3. Auflage. Urban & Schwarzenberg, München 1991. S. 131 - 194.

Seite 1109-1128	Einführung in die dentale Implantologie	**44**
Seite 1129-1139	Implantatmaterialien und ihre Biokompatibilität	**45**
Seite 1141-1160	Zahntechnische Konstruktionsprinzipien für implantatretinierte und -getragene Suprakonstruktionen	**46**
Seite 1161-1194	Implantologie: Klinisches und labortechnisches Vorgehen	**47**
Seite 1195-1203	Ursache und Therapie der periimplantären Destruktion	**48**
Seite 1205-1213	Nachsorge in der Prothetik	**49**
Seite 1215-1222	Maxillofaziale Prothetik (Epithetik, Defektprothetik) – eine Übersicht	**50**
Seite 1223-1229	Mundschutz (Zahnschutz) im Sport	**51**
Seite 1231-1236	Psychologische Aspekte des Zahnverlustes und der prothetischen Rehabilitation	**52**
Seite 1237-1244	Wechselwirkungen zwischen zahnärztlichen Materialien und dem menschlichem Organismus	**53**
Seite 1245-1254	Arbeitssystematik	**54**

44 Einführung in die dentale Implantologie

44.1 Einleitung

Unter dentalen Implantaten versteht man in der Zahnmedizin alloplastische Materialien, die im Bereich der Schleimhaut-Periost-Decke bzw. des Kieferknochens eingebracht werden, um mit ihrer Hilfe Zahnersatz zu befestigen.
Im Gegensatz zu den in der allgemeinen Chirurgie verwendeten Implantaten, wie z. B. Herzklappen oder Hüftgelenkprothesen, die nach ihrer Einheilung allseitig von lebendem Gewebe umgeben werden, perforieren orale Implantate bzw. die auf ihnen befestigten Pfeiler (an denen der Zahnersatz fixiert wird) an einer oder mehreren Stellen die Schleimhaut. In der Zahnmedizin haben wir es demnach mit sog. offenen Implantaten zu tun, die permanent mit der keimbeladenen Mundhöhle in Verbindung stehen. Eine Ausnahme stellen lediglich die transdentalen Implantate dar.
Innerhalb der oralen Implantologie werden fünf verschiedene Implantatformen unterschieden:

1. Transdentale Implantate
Bei transdentalen Implantaten wird durch den natürlichen Zahn bzw. seinen Wurzelkanal ein Metallstift geschraubt, der im Sinne einer transdentalen bzw. transradikulären Fixation eine Verankerung im Knochen gewährleisten soll. Daher handelt es sich hierbei um eine Sonderform der Implantate, die über die o. g. Definition hinausgeht.

2. Submuköse Implantate
Submuköse (schleimhautgetragene) Implantate liegen supraperiostal in künstlich geschaffenen Taschen unter der Schleimhaut. Diese vor allem in den vierziger Jahren beschriebene Implantatform wurde insbesondere zur Befestigung von Totalprothesen verwendet und gilt heute als überholt.

3. Subperiostale Implantate
Subperiostale Implantate liegen dem Knochen subperiostal auf - befinden sich also zwischen Knochen und Periost - und können indirekt über Schrauben auf dem Kieferkamm befestigt sein.

4. Enossale Implantate
Bei enossalen Implantaten ist das Implantat direkt im Knochen verankert.

5. Mischimplantate
Mischimplantate sind Kombinationen aus den genannten Verfahren. Dazu zählen z. B. subperiostal-enossale Implantate, transmandibuläre Implantate.

Im folgenden werden nur die reinen enossalen Implantate abgehandelt, da sie heute am weitesten verbreitet sind und sich klinisch am besten bewährt haben.
Zu den im Kieferknochen verankerten enossalen oralen Implantaten werden gerechnet:
- Blattimplantate (z. B. nach Linkow®)
- Nadelimplantate (z. B. nach Ackermann)
- Schraubenimplantate (z. B. Brånemark®-Implantate, Bonefit®-Implantate, 3i®- Implantate, SteriOss®- Implantate etc.)
- Zylinder- und zahnwurzelförmige Implantate (z. B. IMZ®-Implantate, 3i®- Implantate, SteriOss®- Implantate etc.)
- kombinierte Implantate

Enossale Implantate gelten heute als Implantate der Wahl. Sie können zum einen im Sinne von Sofortimplantaten oder verzögerten Implantaten – sie werden 4 bis 6 Wochen nach Zahnverlust inseriert – Einzelzähne ersetzen, zum anderen als Spätimplantate (d. h. Insertion erst nach Verknöcherung der Alveole(n)) als Halteelemente für Hybridprothesen oder als Pfeiler für festsitzende Kronen und Brücken dienen.

Mit enossalen Implantaten läßt sich – unter bestimmten Voraussetzungen – eine sog. Osseointegration des Implantats erreichen. Man versteht unter dem Begriff Osseointegration einen im lichtmikroskopischen Bereich sichtbaren direkten funktionellen und strukturellen Verbund zwischen dem organisierten, lebenden Knochengewebe und der Oberfläche eines belasteten Implantats (*Brånemark* 1985).

Für eine erfolgreiche Osseointegration sind 12 Faktoren von Bedeutung, die zu beachten sind.

44.2 Die zwölf Faktoren der erfolgreichen Osseointegration

1. Patientenselektion
Indikationen für enossale orale Implantate sind der zahnlose Kiefer und das Lückengebiß (Freiendsituation, Schaltlücke). In besonderen Fällen können sie zusätzlich als Verankerung für festsitzende kieferorthopädische Apparaturen Anwendung finden.

Maeglin (1983) unterscheidet zwischen allgemeinmedizinischen und lokalen Kontraindikationen, wobei beide temporär oder permanent vorhanden sein können.
Zu den temporären allgemeinmedizinischen Kontraindikationen gehören

vorübergehende Infekte und Erkrankungen, die eine zeitlich begrenzte Reduktion der Abwehrlage bewirken.
Stoffwechselerkrankungen (z. B. Diabetes mellitus), Allergien, Erkrankungen des rheumatischen Formenkreises, Herzkrankheiten, Nephritiden und Nephrosen, Leberzirrhose, mangelnde Immunabwehr und Herdinfektionen sowie Systemerkrankungen der Knochen, der Hämatopoese und des endokrinen Systems werden als absolute allgemeinmedizinische Kontraindikationen angesehen. Neuere Erkenntnisse deuten darauf hin, daß kein Zusammenhang zwischen einer vorhandenen Osteoporose und dem Scheitern einer Osseointegration dentaler Implantate besteht (*Dao* et al. 1993). Rauchen reduziert die Erfolgsrate enossaler oraler Implantate.

Zu den temporären lokalen Kontraindikationen zählen eine nicht-abgeschlossene Wundheilung nach operativer Entfernung von z. B. Wurzelresten, Zysten oder ostitischen Herden.

Absolute lokale Kontraindikationen sind rezidivierende Mundschleimhauterkrankungen, Zustand nach Bestrahlungstherapie im Gesichts-, Kiefer- und Halsbereich sowie Osteomyelitis.

Eine zu hohe Erwartungshaltung des Patienten in bezug auf das Behandlungsergebnis (Stabilität, Ästhetik, Funktion) kann ebenfalls eine Kontraindikation darstellen. Bei unkooperativen Patienten sowie solchen, die nicht zu einer regelmäßigen und zufriedenstellenden Mundhygiene in der Lage sind, ist von einer Implantation abzuraten.
Des weiteren kann natürlich die finanzielle Situation des Patienten gegen eine Implantatversorgung sprechen (keine Kassenleistung). Von Seiten des Zahnarzts verbietet sich eine Versorgung mit Implantaten, wenn er sich auf implantologischem Gebiet auf einem ungenügenden Ausbildungsstand befindet, zumal im Curriculum des Studiums der Zahnmedizin dieses Spezialgebiet in der Regel nicht in ausreichendem Maße angeboten wird.

2. Knochenquantität
In der oralen Implantologie bestimmt das knöcherne Angebot des Ober- und Unterkiefers die Indikationsstellung und die Wahl des Implantationssystems.
Im Oberkiefer wird der für die enossale Implantation geeignete Anteil vorwiegend vom Processus alveolaris des Os maxillare gebildet. Dabei wird vorzugsweise im anterioren Oberkieferbereich implantiert.
Interessant sind die Ergebnisse einer Untersuchung von *Brånemark* et al. (1984). Danach kann, selbst wenn Implantate iatrogen die Nasen- oder Kieferhöhle penetrieren, nach 5 bis 10 Jahren immerhin noch mit einer Erfolgsquote von 72 % (n= 47) bzw. 70 % (n = 44) gerechnet werden.
Bei der enossalen oralen Implantation im Unterkiefer bildet der Verlauf des Gefäßnervenstrangs im Canalis mandibulae eine potentielle Gefahrenzone. Die Lage des Gefäß-Nerv-Kanals ist röntgenologisch oft schwierig zu diagnostizieren, weshalb beim Setzen eines oralen Implantats im Unterkiefer-Molaren- und -Prämolarenbereich eine Verletzungsgefahr des N. alveolaris inferior gegeben ist. Beim zahnlosen atrophierten Unterkiefer werden Implantate daher innerhalb der Regio interforaminalis, also im anterioren, zwischen den Foramina mentalia liegenden Bereich gesetzt.

Ist im Ober- und Unterkiefer der Alveolarfortsatz stark atrophiert, so daß die Knochenquantität für eine Implantation nicht ausreicht, kann erwogen werden, diesen wiederaufzubauen. Von den verschiedenen Augmentationstechniken hat sich eine Kombination aus autologem Knochentransplantat (Crista iliaca des Beckens) und enossaler Implantation bewährt (Auflagerungs-, Sandwich-Osteoplastik, Sinuslift). In einigen Fällen (extreme skelettal bedingte Angle-Klasse II oder III) kann u. U. ein orthognath-kieferchirurgischer Eingriff sinnvoll sein.

Bei lokalem geringem Knochenangebot ist häufig auch eine rein periimplantäre Knochenaugmentation in Kombination mit der gesteuerten Gewebsregeneration (vgl. Kap. 14.3) sinnvoll (*Becker* et al. 1990).

3. Knochenqualität

Im Ober- und Unterkiefer werden zwei verschiedene Knochenstrukturen unterschieden: Kompakta (Kortikalis) und Spongiosa. Zahnlose Kieferabschnitte zeigen resorptionsbedingt oft nur noch eine lückenhafte und dünne Kompakta, was die Eignung für eine vertikale Lastaufnahme einschränkt. Da im Oberkiefer die Kompakta dünner, die Spongiosa hingegen großlumiger als im Unterkiefer ist, ist die Erfolgsquote bei Implantationen in der Mandibula höher.

4. Implantatmaterial

Nach *Obwegeser* (1959) muß ein Implantatwerkstoff folgende Anforderungen erfüllen: Mechanische Festigkeit, biologische Kompatibilität und Stabilität. In der Vergangenheit sind verschiedene Materialien getestet worden, wie Kunststoffe (Akrylate), unedle Metalle (Stahl, Co-Cr-Mb-Legierungen), Titan, Tantal und titanplasmabeschichtetes Titan sowie verschiedene Keramiken (Aluminiumoxidkeramik, Kohlenstoffkeramik, gesinterte Apatitkeramik, Tricalciumphosphatkeramik).

Diese rufen im Zuge der Einheilung spezifische, von Material zu Material unterschiedliche Reaktionen des Knochens hervor (vgl. Kap. 45).

5. Implantatoberfläche

Poröse Oberflächen von inerten, biokompatiblen Materialien induzieren das Einwachsen von Knochen im Sinn einer Langzeitretention. Dies konnte bei biologisch passiven Materialien wie Kobalt-Chrom-Molybdän, Titan, Tantal und Aluminiumoxidkeramik festgestellt werden. Bei metallischen Implantaten gibt es verschiedene Möglichkeiten, eine poröse Oberfläche herzustellen: durch Abstrahlen mit abrasiven Stoffen (Aluminiumoxid), durch Ätzen (Säureätzung) oder durch Beschichten (Titanplasma, Hydroxylapatit oder Aluminiumoxid). Der optimale Porendurchmesser wird heute mit 70 bis 100 Mikrometer angegeben. Im Bereich des Implantathalses sollte die Oberfläche eher glatt sein; dies bewirkt eine geringere Plaqueanlagerung.

6. Implantatform

Das biomechanische Verhalten von enossalen oralen Implantaten wird bestimmt durch deren Form und Größe sowie die Lastverteilung auf die Grenzschicht zwischen Implantatoberfläche und dem umgebenden Gewebe. Generell lassen sich Blatt-, Nadel-, Schrauben-, Zylinder- und zahnwurzelförmige Implantate voneinander unterscheiden. Blatt- und Nadelim-

plantate bewirken eher eine bindegewebige Umscheidung, Schrauben-, Zylinder- und zahnwurzelförmige Implantate dagegen eine direkte Knochenanlagerung.
In den letzten Jahren ist ein Trend hin zu größer dimensionierten Implantaten festzustellen, da dadurch die biomechanischen Eigenschaften verbessert werden können. Was den Implantathals betrifft, wird eine geometrisch einfache und glatte Form gefordert, weil dadurch die bakterielle Plaqueablagerung und entsprechend die periimplantäre Entzündung geringer sind. Der Übergang vom Implantat zum darauf angebrachten Pfosten kann subgingival, epigingival oder supragingival zu liegen kommen. Dies hängt vom Implantatsystem und den ästhetischen Bedürfnissen ab.
Bei Implantaten, die ein mobiles Zwischenelement aufweisen, sollte sich der Übergang zwischen eigentlichem Implantat und Zwischenelement immer supragingival befinden. Damit wird verhindert, daß die Gingiva bei Bewegungen der Suprastruktur auf dem Implantat einklemmt.
Bei subgingival liegenden Übergängen sollten die Ränder der Suprastruktur aus vorfabrizierten Zylindern hergestellt werden, weil diese eine bessere Paßgenauigkeit aufweisen als individuell gegossene Teile. Suprastrukturen mit subgingivalem Übergang sollten nach Möglichkeit nicht festzementiert, sondern unbedingt oder bedingt abnehmbar gestaltet sein, um um die Implantatpfeiler herum eine bessere Reinigungsmöglichkeit durch den Patienten bzw. den Zahnarzt (oder die ZMF) zu gewährleisten und um Irritationen des periimplantären Weichgewebes zu vermeiden bzw. zu verringern.

7. Implantationsplanung
Der Implantation sollte eine sorgfältige Planungsphase vorangehen, bei der Anzahl, Lage und Länge der Implantate bestimmt werden.
Präoperativ werden folgende Planungsunterlagen erstellt:

- Allgemeinmedizinische Anamnese
- Zahnmedizinische Anamnese
- Extraorale Befundaufnahme
- Intraorale Befundaufnahme
- evtl. Funktionsanalyse
- Herstellung von Studienmodellen
- Montage der Modelle im Artikulator
- Wax-up, diagnostische Zahnaufstellung (Set-up)
- Röntgenuntersuchung (Orthopantomogramm, Fernröntgenseitenbild [FRS], Tomogramme)
- Fotodokumentation.

Nach Auswertung der medizinischen und dentalen Anamnese und der extra- und intraoralen Untersuchung werden die Studienmodelle mittels Gesichtsbogen und Kieferrelationsbestimmung in zentrischer Kondylenposition in einem Artikulator schädelbezüglich montiert, um eine Information über die Relation von Ober- zu Unterkiefer zu erhalten. Die diagnostische Zahnaufstellung in Wachs imitiert die Form und Ausdehnung der geplanten Suprastruktur und gibt so eine Orientierung über mögliche ästhetische und funktionelle Probleme.
Auf einem Duplikatmodell, das von der Wachsaufstellung gewonnen

wurde, wird eine Röntgenschablone aus Akrylat mit Metallpins hergestellt. Die Metallstifte werden entsprechend der vorgesehenen Lage der Implantate und in der Achsenrichtung der künstlichen Zähne positioniert. Anschließend werden mit eingesetzter Röntgenschablone ein Orthopantomogramm, eine seitliche Schädelaufnahme (FRS) (nur bei Zahnlosen) und senkrecht zum Unter- resp. Oberkiefer angefertigte Tomogramme hergestellt. Unter Berücksichtigung des von der jeweiligen Röntgenaufnahme abhängigen Vergrößerungsfaktors der Metallstifte läßt sich so die dreidimensionale Ausdehnung des Knochens berechnen. Inzwischen ist es möglich, nach Erstellung eines Computertomogramms mittels entsprechender Software die Implantation im Computer zu simulieren. Ungeklärt ist, wie die bestimmte Position genau in den Mund des Patienten übertragen werden kann.

Bei Zahnlosen gibt die seitliche Schädelaufnahme zusätzliche Informationen über die Beschaffenheit des Knochens und die intramaxilläre Relation, welche die Position und Richtung der Implantate sowie die Art der zu wählenden Suprastruktur bestimmt (festsitzend, abnehmbar). Die Implantate sollten möglichst nach der Achse der endgültigen künstlichen Zähne und der Art der Befestigung (verschraubt, zementiert) ausgerichtet werden. Eventuell dennoch vorhandene Diskrepanzen in der Achsenstellung der Implantate können in vielen Fällen mit Hilfe abgewinkelter Pfosten ausgeglichen werden. Die Schrauben, welche die implantatgetragene Brücke mit den Implantaten verbinden, sollten weder aus den bukkalen Anteilen der Kronen herausragen noch im lingualen Bereich die Funktion der Zunge stören. In manchen Fällen ist es nicht möglich, zahnlose Patienten mit implantatgetragenen Brücken zu versorgen, ohne Kompromisse in phonetischer oder ästhetischer Hinsicht in Kauf zu nehmen. Bei Beginn der Behandlung muß die Entscheidung getroffen werden, welche Art der Suprastruktur die bestmögliche für den zahnlosen Patienten ist: die implantatretinierte Hybridprothese oder die implantatgetragene Brücke.

8. Chirurgisches Vorgehen

Das chirurgische Vorgehen wird detailliert in Kapitel 47 beschrieben.

Ist beim zahnlosen Patienten als prothetische Versorgung eine implantatretinierte Hybridprothese geplant, so ist nicht selten im Zuge der enossalen Implantation eine weichteilchirurgische Intervention notwendig (relative Kieferkammerhöhung). Bei hoch inserierenden Wangenbändern sollten diese tiefergelegt werden. Durch Irritation einer bereits vorhandenen Totalprothese bedingte Fibrome werden exzidiert.

Eine komplexere Therapie ist bei verstrichenem Vestibulum und einem über das Niveau des Alveolarfortsatzes reichenden Mundboden notwendig, da bei Belassen der Situation nach Setzen der Implantate mit periimplantären Entzündungen zu rechnen ist. Daher wird empfohlen, im Zuge der Implantation entweder eine partielle anteriore Vestibulumplastik (im interforaminalen Bereich) mit gleichzeitigem periimplantärem freiem Schleimhauttransplantat oder aber, bei sehr starker Ausprägung des Alveolarkammabbaus, eine alle Bereiche umfassende vestibuläre Plastik (Spalthauttransplantate vom Oberschenkel) mit Mundbodensenkung durchzuführen, so daß auf diese Weise zum einen die Prothesenbasis vergrößert und zum anderen der Einfluß der die Prothesen destabilisierenden Muskulatur vermindert wird (*Weingart* et al. 1992).

Bei einer Versorgung mit implantatgetragenen Brücken kann hingegen oft auf weichteilchirurgische Maßnahmen verzichtet werden.

Bei der Implantationstechnik ist zwischen Eingriffen, die am Weichgewebe (Gingiva, Mukosa) und am Hartgewebe (Knochen) durchgeführt werden, zu unterscheiden.
Bei einzeitigen Implantatsystemen perforiert das Implantat die Schleimhaut sofort nach dem Setzen. Bei zweizeitigen Implantatsystemen wird das Implantat nach dem Setzen zunächst durch einen Mukoperiostlappen bedeckt; nach erfolgter Einheilung (nach drei Monaten im Unterkiefer und sechs im Oberkiefer) wird das Implantat mittels Stichinzision freigelegt und ein Pfosten aufgeschraubt.
Generell gilt, daß der implantologische Erfolg zu einem sehr großen Teil von der Erfahrung des Operateurs bzw. der Operationstechnik abhängt (*Spiekermann* 1989).
Im allgemeinen werden Implantate nach den von *Lekholm* (1983) aufgestellten Richtlinien gesetzt. Für die Übertragung der geplanten Implantatposition vom Studienmodell auf die intraorale Situation hat es sich als nützlich erwiesen, die modifizierte desinfizierte Röntgenschablone als Bohrlehre zu verwenden. Beim Zahnlosen werden üblicherweise pro Kiefer zwei bis sechs Implantate eingebracht, wobei für eine implantatgetragene Brücke mindestens vier Implantate erforderlich sind. Das knöcherne Implantatbett muß kongruent zur Implantatform angelegt werden. Die Bohrung erfolgt bei geringer Tourenzahl (weniger als 2000 U/min) mittels normierter Bohrer und unter Verwendung einer sterilen und isotonen Kühlflüssigkeit. Übersteigt die erzeugte Temperatur den kritischen Wert von 47° C, kommt es zu einer durch Überhitzung bedingten Gewebsnekrose (*Eriksson* et al. 1982). Die gesamte Implantation muß in einem keimarmen Milieu erfolgen. Die Patienten dürfen im operierten Kiefer für zwei Wochen keine Prothese tragen. Die Implantatoberflächen dürfen nicht kontaminiert werden. Nach zwei Wochen wird die alte Prothese wieder eingegliedert; dazu wird sie ausgeschliffen und mit einer weichbleibenden Unterfütterung versehen. Während der gesamten Einheilungsphase sollten die Implantate ohne Kaubelastung bleiben.

9. Suprastruktur (vgl. Kap. 46)
Im Lückengebiß (Schaltlücke oder Freiendsituation) können entweder ein oder mehrere Implantate mit natürlichen Pfeilerzähnen über eine Brücke verbunden oder eine rein implantatgetragene Brücke bzw. eine implantatgetragene Krone eingegliedert werden. Es ist bislang nicht geklärt, ob rein implantatgetragener oder kombiniert implantat-zahngetragener Zahnersatz unterschiedliche Langzeitresultate liefern. Bei der Verbindung von natürlichen Zähnen mit Implantaten besteht das Problem darin, daß Zähne bei Belastung in die Alveolen intrudieren, Implantate hingegen stehen bleiben. Kombinierte Brücken müssen deshalb verschraubt werden.
Beim Einzelzahnverlust wird ein Implantat gesetzt und dieses mit einer Krone versehen, die verschraubt (vertikal oder transversal) oder zementiert wird. Mit Ausnahme von Einzelzahnimplantaten sollten implantatgetragene Suprastrukturen bedingt abnehmbar (d. h. nur durch den Zahnarzt entfernbar) gestaltet werden, so daß bei einem Implantatverlust jederzeit ein Umbau vorgenommen werden kann. Für unbedingt abnehmbare

Suprastrukturen liegen bislang noch keine Langzeitstudien vor.

Bezüglich der Rehabilitation zahnloser Patienten gibt es grundsätzlich zwei verschiedene prothetische Therapiemöglichkeiten: die implantatretinierte Hybridprothese und die implantatgetragene Brücke. Die Art der zu wählenden prothetischen Versorgung hängt von der Morphologie der Kiefer, den zu erwartenden auftretenden Kräften, psychologischen Faktoren, den ästhetischen Bedürfnissen und den finanziellen Möglichkeiten des Patienten ab.

Haraldson et al. (1988) wiesen darauf hin, daß der Vorteil der Anfertigung einer Hybridprothese darin liegt, den Patienten mit einer stabilen Prothese bei gleichzeitig geringem klinischen und finanziellen Aufwand zu versorgen. Diese Art der Rehabilitation ist in bestimmten klinischen Situationen von Vorteil (z. B. bei hochgradig resorbiertem Oberkiefer, ungünstiger Kieferrelation, zur Verbesserung der Kosmetik, aus phonetischen Gründen, bei Notwendigkeit maximaler Schleimhautunterstützung und bei reduzierter Anzahl von Implantaten).

Die über vier oder sechs im anterioren Oberkiefer- bzw. interforaminalen Unterkieferbereich befindliche Implantatpfeiler getragene Brücke bietet dem Patienten, verglichen mit einer Hybridprothese, mehr Komfort, da Stabilität, Kaukraft und Kaueffizienz erhöht sind (Abb. 540a und b). Auch der für den Patienten wichtige psychologische Faktor (Tragen eines festsitzenden Zahnersatzes) kann als Vorteil angesehen werden. Die Behandlung ist jedoch weitaus langwieriger und teurer, und die Anforderungen an die Fähigkeiten des Zahnarztes und des Zahntechnikers sind höher.

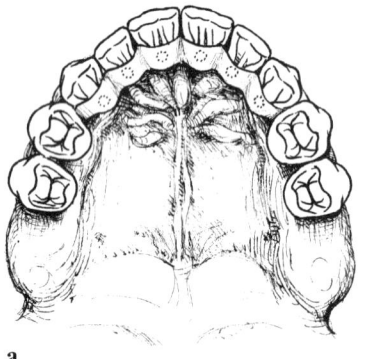 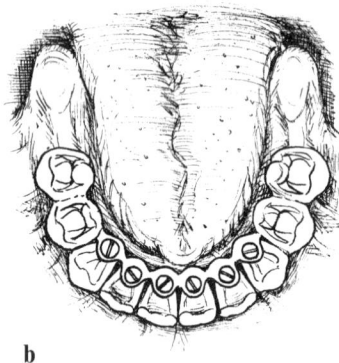

a b

Abb. 540 a und b   Implantatgetragene Brücken
a) Zahnloser Oberkiefer mit 6 Implantaten und bedingt abnehmbarer Extensionsbrücke versorgt
b) Zahnloser Unterkiefer mit 6 Implantaten und bedingt abnehmbarer Extensionsbrücke versorgt

Patienten mit starker Kieferkammatrophie können nur mit einer Kombination aus Knochentransplantaten, Implantaten und implantatgetragener Suprastruktur erfolgreich behandelt werden (siehe 2.).
Bei der **implantatretinierten Hybridprothese** lassen sich vier verschiedene Verankerungselemente unterscheiden (Abb. 541a bis d):

a) Steggeschiebe oder -gelenke (Steganker)
b) Druckknopf (Knopfanker)
c) Doppelkronen
d) Magnetische Retentionen.

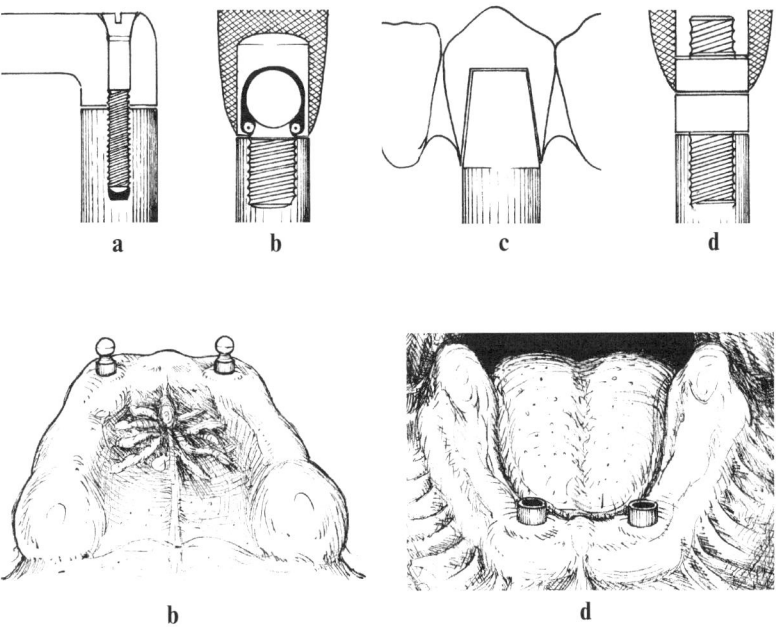

Abb. 541 a bis d Verankerungselemente bei implantatretinierten Hybridprothesen
a) Steggeschiebe oder -gelenk
b) Druckknopf
c) Doppelkronen
d) Magnete

Auch die Verankerungselemente sind innovativen Veränderungen unterworfen. Ein Beispiel aus der Gruppe der Druckknöpfe ist das FR-Chip-Ball-System (Efercon, D-Kaiserslautern), bei dem es zum ersten Mal möglich ist, definierte Abzugskräfte einzustellen (Abb. 542a bis c).

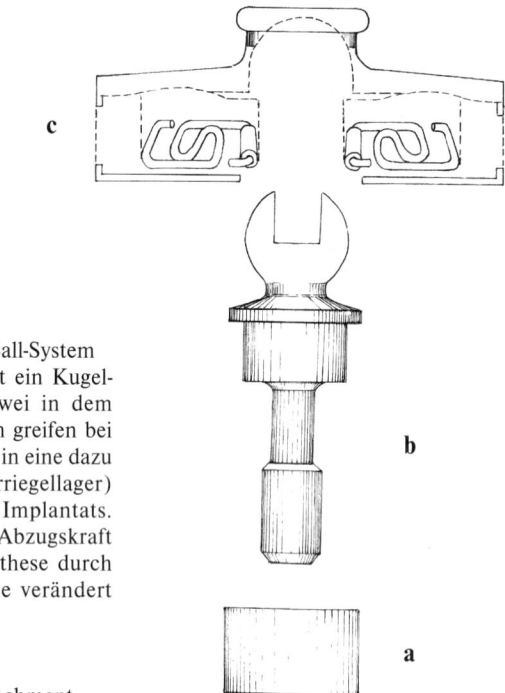

Abb. 542 a bis c   FR-Chip-Ball-System
Das FR-Chip-Ball-System ist ein Kugelkopf-Retentionselement. Zwei in dem Matrizenteil liegende Federn greifen bei der eingegliederten Prothese in eine dazu passende Vertiefung (Federriegellager) des Titan-Kugelkopfes des Implantats. Falls notwendig, kann die Abzugskraft nach Fertigstellung der Prothese durch Austausch der Federmodule verändert werden.
a) Distanzhülse
b) Kugelkopfschraube
c) Federriegel-Kugelkopfattachment

Die (bedingt abnehmbaren) **implantatgetragenen Brücken** können aus einem kunststoffverblendeten Metallgerüst, aus Metallkeramik oder aus Vollkeramik (im Experimentierstadium) hergestellt werden. Da die Verwendung von Nichtedelmetall-Legierungen als Gerüstmaterial Probleme hinsichtlich Paßgenauigkeit und Biokompabilität mit sich bringt, werden Edelmetall-Legierungen bevorzugt.
Bei den implantatgetragenen Brücken kann zwischen folgenden ästhetischen und funktionellen Konstruktionsmöglichkeiten unterschieden werden:

- Suprastruktur ohne Ersatz des gingivalen Gewebes.
- Suprastruktur in Verbindung mit einer Zahnfleischepithese aus Silikon (ästhetische und phonetische Gründe).
- Suprastruktur mit Ersatz des gingivalen Gewebes.

10. Okklusion
Böttger (1973) postulierte, daß bei implantatgetragenen Suprastrukturen eine axiale Belastung und ein Vielpunktkontakt in der Zentrik mit gleithindernisfreien Exkursionsbewegungen angestrebt werden soll.
Wenn Implantate Verwendung finden, lassen sich bezüglich der Bezahnung bzw. der vorliegenden prothetischen Versorgung prinzipiell verschiedene Situationen unterscheiden, für die verschiedene Arten von Okklusionskonzepten zu wählen sind („BB" bedeutet „bilateral balancierte Okklusion", „EZF" „Eckzahnführung", „GF" „Gruppenführung"):

a) Beide Kiefer zahnlos:
- (BB) Totalprothese -
  implantatretinierte Hybridprothese.
- (BB) Implantatretinierte Hybridprothese -
  implantatretinierte Hybridprothese.
- (BB) Totalprothese -
  implantatgetragene Brücke.
- (BB) Implantatgetragene Brücke -
  implantatretinierte Hybridprothese.
- (EZF/GF) Implantatgetragene Brücke -
  implantatgetragene Brücke.

b) Ein Kiefer zahnlos:
- (BB) Implantatretinierte Hybridprothese -
  Eigenbezahnung (evtl. mit festsitzendem Zahnersatz).
- (BB) Implantatretinierte Hybridprothese -
  abnehmbarer Zahnersatz (Schaltlücke).
- (BB) Implantatretinierte Hybridprothese -
  abnehmbarer Zahnersatz (Freiend).
- (EZF/GF) Implantatgetragene Brücke -
  Eigenbezahnung (evtl. mit festsitzendem Zahnersatz).
- (EZF/GF) Implantatgetragene Brücke -
  abnehmbarer Zahnersatz (Schaltlücke).
- (EZF/GF) Implantatgetragene Brücke -
  abnehmbarer Zahnersatz (Freiend).

c) Ein oder beide Kiefer teilbezahnt
   (kein Kiefer zahnlos)
- (BB) Implantatretinierte Hybridprothese -
  teilbezahnter Kiefer (evtl. mit festsitzendem Zahnersatz).
- (BB) Implantatretinierte Hybridprothese -
  teilbezahnter Kiefer (mit abnehmbarem Zahnersatz).
- (EZF/GF) Implantat- bzw. Implantat-zahngetragene Brücke -
  teilbezahnter Kiefer (evtl. mit festsitzendem Zahnersatz).
- (EZF/GF) Implantat- bzw. Implantat-zahngetragene Brücke -
  teilbezahnter Kiefer (abnehmbarer Zahnersatz).

d) Einzelzahnersatz
   Implantatgetragene Einzelkronen werden störungsfrei und ohne okklusale Entlastung in das entsprechend dem jeweiligen Fall vorliegende Okklusionsprinzip integriert.

11. Mundhygiene
Es ist unklar, ob die bakterielle Plaque, das okklusale Trauma oder beides zusammen für die Entstehung einer periimplantären Destruktion verantwortlich sind. Im Tierexperiment konnte gezeigt werden, daß ein okklusales Trauma bei gesundem und leicht entzündetem periimplantärem Weichgewebe und osseointegrierten Implantaten keinen Knochenabbau erzeugt. Hingegen provozierte bakterielle Plaqueablagerung eine periimplantäre Destruktion, die sich bei zusätzlichem okklusalem Trauma noch vergrößerte (*Strub* et al. 1985). Aus diesem Grunde muß vor dem Entschluß

zu einer Therapie mit Implantaten sichergestellt sein, daß der Patient über die Reinigung der Implantate und der Suprastruktur instruiert ist und zudem genügend Motivation mitbringt, eine gute Mundhygiene durchzuführen, so daß Plaqueakkumulation und Zahnsteinbildung so niedrig wie möglich gehalten werden. Gut bewährt haben sich bei festsitzendem Zahnersatz langstielige Interdentalbürstchen, die zwischen Implantat und Führungsfläche des Zahnersatzes zum Einsatz kommen.

12. Nachsorge
Für den Langzeiterfolg enossaler oraler Implantate ist eine optimale Mundhygiene seitens des Patienten von entscheidender Bedeutung. Zusätzlich müssen die Patienten nach Behandlungsabschluß regelmäßig durch zahnärztliches Hilfspersonal (Dentalhygienikerin [DH], Zahnmedizinische Fachhelferin [ZMF], Prophylaxehelferin) betreut werden. Bei diesen Sitzungen erfolgt zunächst eine Kontrolle der Mundhygiene; anschließend werden die gesamte Schleimhaut und dann gezielt der periimplantäre Bereich auf pathologische Veränderungen hin untersucht:
Das periimplantäre Gewebe wird zunächst visuell beurteilt (Schwellung oder Rötung als Folge einer Entzündung?). Zur Bewertung einer evtl. vorhandenen Entzündung wird anschließend vorsichtig um das Implantat sondiert, um das Ausmaß einer vorhandenen Blutungsneigung festzustellen. Des weiteren wird die Sondierungstiefe beurteilt.
Dem Patienten werden diese Ergebnisse gezeigt und erläutert (Remotivation). Sofern Plaque- oder Zahnsteinanlagerungen vorhanden sind, ist eine Reinstruktion notwendig.
Für die Entfernung von Zahnstein und Belägen von Implantatpfosten und Sekundärteilen stehen dem Zahnarzt bzw. der ZMF spezielle Kunststoffküretten zur Verfügung, durch die die Metalloberflächen nicht zerkratzt werden (Nobel Biocare, D-Köln; oder: Hawe-Neos, Weissenfluh, CH-Bioggio). Weiche Beläge lassen sich mit einer wenig abrasiven Paste (RDA 120) und Gumminapf, oder zeitsparender und noch schonender mit modernen Pulverstrahlgeräten (z. B. Jet-Stream®; Deledent, IL-Petah-Tikva) reinigen, wobei der Einfluß auf die Gingiva allerdings noch nicht geklärt ist.

44.3 Spezielle Implantatsysteme

Von den vielen auf dem Markt angebotenen enossalen Implantatsystemen sollen beispielhaft zwei Sofort- und fünf Spätimplantate vorgestellt werden, nämlich das Tübinger Sofort-, und das ReImplant-Implantat sowie das Brånemark-, das Bonefit (ITI), das IMZ-, das SteriOss und das 3i-Implantat.

44.3.1 Sofortimplantate

44.3.1.1 Tübinger Sofortimplantat
Dieses Implantat (Friatec, D-Mannheim) besteht aus Vollkeramik (Aluminiumoxidkeramik: Frialit®) und ist für den Einzelzahnersatz gedacht. In ein mit speziellen Fräsinstrumenten vorbereitetes Implantatbett wird das Implantat, das die Form eines runden Stufenzylinders aufweist, fixiert.

Nach einer Einheilungszeit von 3 bis 6 Monaten schließt sich die prothetische Versorgung an.
Die jüngste Weiterentwicklung stellt das Frialit-2®-Implantatsystem dar, bei dem die Implantate aus Reintitan hergestellt und mit Hydroxylapatit oder Plasmaflame-Titan beschichtet sind (*Schulte* et al. 1992).

44.3.1.2 ReImplant-Implantat
Das für die Sofortimplantation entwickelte einzeitige Re-Implant Implantatsystem zeichnet sich durch seine chirurgische prothetische Einfachheit zur Herstellung eines ästhetischen Zahnersatzes aus. Nach der Zahnextraktion werden die curettierte Alveole und die Nachbarzähne abgeformt, ein Arbeitsmodell vom zu ersetzenden Zahn hergestellt, ein Silikonwurzelmodell angefertigt und dieses mit einem Laser berührungslos abgetastet. Die Daten werden über eine Computereinheit modifiziert und durch die angeschlossene Fräsmaschine aus einem zylinderischen Titanrohling ein wurzelanaloges Implantat rausgefräst. Der Knochenbereich des Implantates wird abgestrahlt und der Gingivabereich poliert. Nach Reinigung und Sterilisation wird das Re-Implant eingesetzt und mit einer individuell hergestellten Heilungskappe verschlossen. Nach der entsprechenden Einheilungszeit wird eine Übertragung der Implantatposition auf ein Arbeitsmodell durch einen Abdruck durchgeführt, eine metallkeramische Krone hergestellt und im Mund des Patienten zementiert.

44.3.2 Spätimplantate

44.3.2.1 Das Brånemark-Implantat
Beim *Brånemark*-Implantat (Nobel Biocare, D-Köln) handelt es sich um eine Vollschraube aus Titan, die in verschiedenen Durchmessern erhältlich ist.
Das Implantatsystem selbst ist zweizeitig, d. h. zunächst werden die Implantate in den Kieferknochen eingebracht, wo sie, mit einer Verschlußschraube versehen und bedeckt von Mundschleimhaut, einheilen. Nach drei Monaten im Unterkiefer und sechs Monaten im Oberkiefer erfolgt die Freilegung der Implantate und, nach Entfernen der Verschlußschraube, das Aufschrauben eines Zwischenstücks aus Titan oder Keramik (für Einzelzahnimplantate) (sog. Abutment), das durch die Mundschleimhaut hindurchtritt und die Basis für die prothetische Suprakonstruktion darstellt.

44.3.2.2 Das Bonefit-Implantat (ITI-System)
Das Bonefit-Implantat (Straumann, CH-Waldenburg) ist als Titan-Hohl- oder Vollschraube erhältlich. Es ist mit Ausnahme des glattpolierten Halsteils titanplasmabeschichtet. Das Vorgehen ist hier allerdings einzeitig, d. h. die Mundschleimhaut wird von Beginn an vom Implantat perforiert. Bei den Bonefit-Implantaten der neuen Generation erfolgt nach Abschluß der Einheilphase das Einschrauben eines sog. Octa-Sekundärteils, das als Basis für die weitere prothetische Versorgung dient (Abformkappe; Schutz- oder Goldkappe; Suprakonstruktion).

44.3.2.3 Das IMZ-Implantat
1994 erfolgte die Vorstellung des IMZ plus Implantatsystems, was bedeutet, daß zusätzlich zu den Zylinderimplantaten auch Zylinderschrauben

und Apikalschrauben angeboten werden. Beim Pfostenkonzept kann zwischen der Kinetic- und Esthetic Line unterschieden werden. Für die Kinetic-Line gilt das bekannte Prinzip der intramobilen Lagerung der Suprastrukturen, durch die Verwendung des intramobilen Connectors (IMC). Um den gestiegenen ästhetisch-funktionellen Anforderungen der Implantatprothetik gerecht zu werden, werden bei der Estehtic Line starre rotationsgesicherte, präfabrizierte Kronenaufbauten verwendet. Sechs Vertiefungen im Implantatkopf garantieren eine optimale Stabilität mit dem zapfenartigen Aufbau.

44.3.2.4 SteriOss-Implantat
SteriOss bietet unterschiedliche, zweizeitige Implantattypen mit verschiedenen Durchmessern (Schraube + Zylinder) und Beschichtungen (geätzt, sandgestrahlt, Hydroxylapatit beschichtet und Titanplasmaspitz beschichtet) mit mehreren Aufbausystemen an. Hervorzuheben sind das Anatomic (DIA) und das Bio-Esthetic TM Pfosten System, die durch ihre anatomische Form ein gutes ästhetisches Resultat der Suprastruktur garantieren. Neu dazugekommen ist das Replace Implantat, das eine konische Form aufweist und in verschiedenen Durchmessern erhältlich ist. Der externe Hex ist erhöht, was mit den entsprechenden Bioesthetic abutments eine bessere Stabilität gewährleisten soll. Die verschiedenen Implantate und entsprechenden prothetischen Hilfsteile sind farbkodiert, was die Handhabung wesentlich erleichtert.

44.3.2.5 3i-Implantat
3i Implantate werden in unterschiedlichen Formen (Schraube, Zylinder; verschiedenen Durchmessern) und Beschichtungen (geätzt, sandgestrahlt, Hydroxylapatit- und Titanplasma beschichtet) angeboten. Prinzipiell handelt es sich um ein zweizeitiges Implantatsystem. Die prothetischen Hilfsteile werden in verschiedenen Formen (standard, anatomisch) und Materialien (Titan, Keramik) angefertigt.

44.4 Langzeitresultate

In der enossalen oralen Implantologie liegt die Fünf-Jahres-Erfolgsrate zwischen 25 bis 96 %. Nach *Ochsenbein* und *Mühlemann* (1977) beruht die große Streubreite auf den unterschiedlichen Beurteilungskriterien der jeweiligen Autoren, wobei die wenigsten auf Operationstechnik, Gestaltung der Suprastruktur, Okklusionskonzept, Liegedauer und Nachsorge eingehen.

44.4.1 Zahnlose Patienten

Adell et al. (1981) bewerteten die Erfolgsquote von 1997 Implantaten, die bei 284 Patienten im Ober- und Unterkiefer gesetzt wurden und mit kunststoffverblendeten Extensionsbrücken versorgt waren. Nach einem Beobachtungszeitraum von 5 bis 9 Jahren fanden sie bezüglich des Langzeiterfolgs der Implantate Werte von 81 % bzw. 91 %. Die Suprakonstruktionen hatten eine Überlebensrate von 89 bzw. 100 %.

Von insgesamt 12 ITI-Hohlzylinder-Implantaten, die in einer Untersuchung von *Forster* und *Geering* (1984) bei vier mit Hybridprothesen versorgten Patienten inseriert worden waren, waren nach sechsjähriger Tragedauer noch elf in situ. Nur bei einem dieser Implantate war der periimplantäre Bereich pathologisch verändert.

Ledermann (1984) berichtet in seiner Langzeitstudie (Liegedauer der Implantate 1 bis 81 Monate) mit in der Regio interforaminalis inserierten TPS-Schraubenimplantaten (titanplasmabeschichtet), die als Verankerungen für mit Steggeschieben versorgte Hybridprothesen verwendet wurden, von einer Mißerfolgsrate von 8,2 % (41 von 500 an 146 Patienten gesetzten Implantaten). Da zum Zeitpunkt der Nachuntersuchung 8 Patienten (mit 24 Implantaten = 4,8 %) nicht zur Nachkontrolle erschienen und weitere 8 Patienten (mit 27 Implantaten = 5,4 %) verstorben waren, betrug die klinisch nachweisbare Erfolgsrate jedoch nur 81,6 %.

Zarb et al. (1987) hatten nach fünf Jahren von bei 46 Patienten inserierten 272 Implantaten eine Mißerfolgsrate von 10,3 % (n = 28); 7 Implantate (2,6 %) wurden aufgrund ihrer ungünstigen Position im Zahnbogen nicht in die Suprastruktur einbezogen und verblieben als sog. „Schläfer" („Sleeper") schleimhautbedeckt im Knochen.

Albrektsson et al. (1988) untersuchten in einer multizentrischen Studie die Erfolgsrate von Brånemark-Implantaten, die mit implantatgetragenen Brücken versorgt worden waren. Im Unterkiefer gaben sie für einen Zeitraum von 5 bis 8 Jahren einen durchschnittlichen Wert von 92,82 % (international ohne Schweden; n = 195) bzw. 99,1 % (für Schweden; n = 334) an. Für den Oberkiefer lagen diese Werte bei 100 % (n = 12) bzw. 84,91 % (n = 106). (In den im Titel der Arbeit genannten 8139 Implantaten sind auch solche Implantate eingeschlossen, deren Beobachtungszeitraum weniger als fünf Jahre beträgt.)

Nach *Adell* et al. (1990) liegen die geschätzten Überlebensraten für Brånemark-Implantate nach 15 Jahren im Unterkiefer bei 86 %, im Oberkiefer bei 78 %. Bezüglich der Erfolgsquote der darauf befestigten Suprastrukturen liegen die entsprechenden Werte im Unterkiefer bei 99 %, im Oberkiefer bei 93 %.

Jaffin und *Berman* (1991) zeigten, daß die Knochenqualität entscheidenden Einfluß auf die Erfolgsquote von Implantaten hat. Während von 105 Implantaten, die bei Zahnlosen und Teilbezahnten trotz schlechter Knochenqualität (Typ IV nach Brånemark, d. h. kaum Kompakta, aber viel Spongiosa) gesetzt wurden, 35 % verlorengingen, betrug die Mißerfolgsrate für Implantate in besser strukturiertem Knochen (Typ I, II und III nach Brånemark) nur 3 %.

Mericske-Stern und *Zarb* (1993) verglichen 59 Patienten, die im Unterkiefer mit implantatretinierten Hybridprothesen versorgt worden sind über eine durchschnittliche Beobachtungszeit von fünf Jahren und stellten eine Erfolgsquote von über 91% fest.

Jemt (1994) fand eine fünf Jahresüberlebensrate von 92,1% von 449 Brånemark Implantaten, die bei 76 zahnlosen Patienten im Oberkiefer gesetzt und mit kunststoffverblendeten implantatgetragenen Brücken versorgt worden sind. Sprachprobleme und Kunststoffrakturen machten die größten Probleme.

Jemt und *Lekholm* (1995) beobachteten 150 Patienten, die im Oberkiefer zahnlos waren und mit Brånemark Implantaten, implantatgetragenen Brücken oder Implant-retinierten Hybridprothesen versorgt worden waren über fünf Jahre. Die Überlebensrate betrug für Patienten mit genügend Knochen für eine implantatgetragene Brücke 71,2%. Die Mißerfolgsrate korreliert mit der Knochenqualität- und quantiät.

Spiekermann et al. (1995) verfolgten im Rahmen einer Retrospektivstudie 136 zahnlose Patienten, die mit 300 Implantaten, die im interforaminalen Bereich gesetzt, durch Stege verbunden und mit Hybridprothesen versorgt worden waren. Dabei wurden titanplasmabeschichtete Schraubenimplantate (TPS) und intramobile Zylinderimplantate (IMZ, drei verschiedene Modifikationen) verwendet. Die Fünf-Jahresüberlebensrate der Implantate war für alle Systeme größer als 90%, wobei die IMZ 3,3 mm am besten abschnitten.

Jemt et al. (1996) untersuchten im Rahmen einer fünfjährigen prospektiven multizentristischen Studie bei der 30 Patienten mit 117 Brånemark Implantaten im Oberkiefer und 103 Patienten mit 393 Implantaten im Unterkiefer und Hybridprothesen versorgt worden sind die kumulative Erfolgsrate. Sie betrug für den Oberkiefer 72,4% und für den Unterkiefer 94,5%; dabei muß berücksichtigt werden, daß die Implantate durch einen Steg verbunden waren. Die schlechten Resultate im Oberkiefer lassen sich auf ungenügende Knochenqualität- und quantität zurückführen.

Lindquist et al. (1996) beobachteten 47 Patienten, die im Unterkiefer mit implantatgetragenen Brücken (273 Brånemark Implantate) versorgt worden waren über 15 Jahre. Sie fanden eine Überlebensrate von 98,9%. Über diese Zeit zeigte sich ein durchschnittlichedr periimplantärer, vertikaler Knochenabbau von 1,2 mm.

Nur wenige wissenschaftliche Untersuchungen, zudem mit limitierter Patientenzahl, befaßten sich mit Patienten, die bei starker Kieferkammatrophie mit Knochentransplantaten, Implantaten und darauf abgestützten kunststoffverblendeten Metallextensionsbrücken versorgt wurden. Die Erfolgsquoten über einen Beobachtungszeitraum von 5 Jahren lagen zwischen 25 bis 100 % (*Brånemark* et al. 1969).

Adell et al. (1990) verfolgten 23 zahnlose Patienten, die im Oberkiefer mit aufgelagerten Beckenkammtranslantaten und implantatgetragenen, kunststoffverblendeten Extensionsbrücken versorgt worden sind. Die Erfolgsquote über fünf Jahre betrug 73,8%.

44.4.2 Lückengebiß

Für das IMZ-Implantatsystem gaben *Kirsch* und *Mentag* (1986) bei einer Beobachtungszeit von 7 Jahren eine mittlere Erfolgsquote von über 95 % an (n = 1814; zahnloser und teilbezahnter Kiefer, Einzelzahnersatz). Mißerfolge waren in erster Linie auf schlechte Mundhygiene bzw. parodontale Infektionen zurückzuführen.

Smithloff und *Fritz* (1987) zeigten in einer 15-Jahres-Studie, daß von 26 inserierten Blattimplantaten nach diesem Zeitraum 13 klinisch und röntgenologisch ohne pathologischen Befund waren. Die andere Hälfte wies hingegen röntgenologische Aufhellungen (durchschnittlicher Durchmesser 2 x 3 mm) im Bereich des Implantats sowie Sondierungstiefen von 5 bis 8 mm und Blutung auf Sondierung auf. Auffallend war, daß einige der Blattimplantate im Laufe des Beobachtungszeitraums tiefer in den Knochen eingesunken waren (Infraokklusion).

Strub et al. (1987) haben 41 Patienten nachuntersucht, deren Lückengebiß im Verlauf der vorausgegangenen $7^{1}/_{2}$ Jahre mit kombiniert implantatzahngetragenen Brücken versorgt worden war. Nach einer durchschnittlichen Beobachtungszeit von fünf Jahren waren von 60 Implantaten siebzehn verlorengegangen (Überlebensrate: 71,9 %). Dabei betrugen die Erfolgsquoten von Linkow-Blattimplantaten 94,7 %, von intramobilen Zylinderextensionsimplantaten 72,2 %, von Ebauches Doppelblatt-Implantaten 66,7 % und von Christalline Bone Screws 25 %.

D'Hoedt und *Schulte* (1989) verglichen verschiedene enossale Titan-Implantatsysteme (IMZ [Friatec], ITI, TPS [beide Straumann], Brånemark [Nobel Biocare, D-Köln]) miteinander. Die längsten Beobachtungsperioden betrugen jeweils 3,5, 5,9, 3,3 und 0,6 Jahre. Die Autoren stellten fest, daß besonders bei ITI-Hohlzylinderimplantaten sowie bei IMZ-Implantaten erhöhte Sondierungstiefen, beim ITI-Implantat zusätzlich ein periimplantärer Knochenabbau festzustellen waren.

Jemt et al. (1989) bezifferten die Erfolgsrate für Brånemark-Implantate im teilbezahnten Kiefer nach einem Beobachtungszeitraum von 1 bis 5 Jahren mit 99 % (Unterkiefer; n = 210) bzw. 94 % (Oberkiefer; n = 238).

Patrick et al. (1989) gaben in einer 5-Jahres-Studie für Core-Vent-Titan-Implantate (n = 1605) eine Erfolgsquote von über 96 % an. Deutliche Unterschiede zwischen Ober- und Unterkiefer sowie zahnlosen und teilbezahnten Patienten waren nicht festzustellen.

Jemt und *Lekholm* (1993) beobachteten 67 Patienten mit Freiendsituation im Ober- und Unterkiefer, die mit 259 Brånemark-Implantaten und 94 implantatgetragenen, kunststoffverblendeten Brücken versorgt worden waren. Nach fünf Jahren zeigte sich im Oberkiefer eine Mißerfolgsrate von 4% und im Unterkiefer von 2%.

Zarb und *Schmitt* (1993) zeigten, daß bei 35 teilbezahnten Patienten, die mit 105 Brånemark-Implantaten und kunststoffverblendeten Brücken versorgt worden waren, nach 5,2 Jahren 2% Mißerfolge im Oberkiefer und 7% im Unterkiefer auftraten.

Olsson et al. (1995) fanden bei 23 Patienten, bei denen im Unterkiefer-Molarenbereich Implantate gesetzt und diese mit zahn-implantatgetragenen Brücken versorgt worden waren, eine fünf Jahre Überlebensrate von 88%. Der vertikale periimplantäre Knochenabbau betrug 0,1-0,4 mm.

Von teilbezahnten Patienten, die mangels Knochenangebot mit Augmentationsplastiken, Sinuslift oder Nervverlagerungen und implantatgetragenen Suprastrukturen versorgt worden waren, liegen keine Langzeitresultate vor.

44.4.3 Einzelzahnersatz

Heners und *Wörle* (1983) haben 306 enossale orale Implantate, die bei den drei verschiedenen Indikationen gesetzt worden waren, nach einer mittleren Liegedauer von 6,6 Jahren nachuntersucht. Die Erfolgsrate der Einzelzahnersatzimplantate Tübinger Sofortimplantat und Tübinger Spätimplantat aus Aluminiumoxidkeramik betrug 73,3 % bzw. 87,5 %.

D'Hoedt (1991) gibt die Verweilwahrscheinlichkeit der Tübinger Implantate für ein Jahr mit 95 %, für 5 Jahre mit 82 % und für 10 Jahre mit 71 % an.

Henry et al. (1996) verfolgten im Rahmen einer Multizenter Studie 92 Patienten, die mit 107 Brånemark-Implantaten behandelt wurden über fünf Jahre. Die Überlebensrate betrug im Oberkiefer 96,6% und im Unterkiefer 100%. 6-10% der Implantate zeigten Blutungen auf Sondieren und der jährliche vertikale periimplantäre Knochenabbau war <0,2 mm.

44.5 Zukunft der enossalen oralen Implantologie

Die enossale Implantattherapie ist ein neues und weitgehend unerschlossenes Gebiet. Im Verlauf der letzten Jahre hat sie bemerkenswerte Fortschritte erzielt, was durch verschiedene Langzeitstudien aufgezeigt werden konnte. Die in der ersten Hälfte des 20. Jahrhunderts durchgeführten klinisch-empirischen Versuche diverser Privatzahnärzte gaben wichtige Impulse für die Erkennung der Notwendigkeit und Bedeutung der oralen Implantologie und forderten Universitätskliniken heraus, wissenschaftlich kontrollierte Langzeitstudien durchzuführen.
Dennoch ist noch viel Grundlagen- und klinische Forschung notwendig, um die technischen und ästhetischen Probleme zu bewältigen, die mit der Integration von enossalen oralen Implantaten und der Anfertigung von implantatgetragenen Suprastrukturen einhergehen, besonders bei Patienten mit stark resorbierten Kieferkämmen.
Man kann jedoch zuversichtlich sein, daß in der enossalen oralen Implantologie in Zukunft weitere Fortschritte in bezug auf bessere Materialien (Implantate, Suprastrukturen) und auf die Kontrolle der periimplantären Destruktion (Prävention, Therapie) erzielt werden können.

Literatur

Adell R., Lekholm U., Rockler B., Brånemark P.-I.: A 15-year study of osseointegrated implants in the treatment of edentulous jaw. Int J Oral Surg 1981; 10: 387 - 416.

Adell R., Eriksson B., Lekholm U., Brånemark P.-I., Jemt T.: A long-term follow-up study of osseointegrated implants in the treatment of totally edentulous jaws. Int J Oral Maxillofac Implants 1990; 5: 347 - 359.

Adell R., Lekholm U., Gröndahl K., Brånemark P.-I., Lindström J., Jacobsson M.: Reconstruction of severely resorbed edentulous maxillae using osseointegrated fixtures in immediate autogenous bone grafts. Int J Maxillofac Implants 1990; 5: 233-246.

Albrektsson T., Dahl E., Enbom L., Engevall S., Engquist B., Eriksson A. R., Feldmann G., Freiberg N., Glantz P.-O., Kjellman O., Kristersson L., Kvint S., Köndell P.-Å., Palmquist J., Werndahl L., Åstrand P.: Osseointegrated oral implants. A Swedish multicenter study of 8139 consecutively inserted Nobel Biocare implants. J Periodontol 1988; 59: 287 -296.

Becker W., Becker B., Handelsman M., Celetti R., Ochsenbein C., Hardwick R., Langer R.: Bone formation at dehisced implant sites treated with implant augmentation material: A pilot study in dogs. In J Periodontics Restaurative Dent 1990; 10: 93-101.

Böttger H.: Implantate vom Standpunkt des Prothetikers. Zahnärztl Mitt 1973; 63: 427-429.

Brånemark P.-I., Breine U., Adell R., Hansson B. O., Lindström J., Ohlsson A.: Intraosseous anchorage of dental prostheses. Scand J Plast Reconstr Surg 1969; 3: 81-100.

Brånemark P.-I., Adell R., Albrektsson T., Lekholm U., Lindström J., Rockler B.: An experimental and clinical study of osseointegrated implants penetrating the nasal cavity and maxillary sinus. J Oral Maxillofac Surg 1984; 42: 497 - 505.

Brånemark P.-I.: Einführung in die Osseointegration. In: Brånemark P.-I., Zarb G. A., Albrektsson T. (Hrsg.): Gewebeintegrierter Zahnersatz - Osseointegration in klinischer Zahnheilkunde. Quintessenz, Berlin 1985.

Dao T.T.T., Anderson J.D., Zarb G.A.: Is osteoporosis a risk factor for osseointegration of dental implants? Int J Oral Maxillofac Implants 1993; 8: 137-144.

D'Hoedt B., Schulte W.: A comparative study of results with various endosseous implant systems. Int J Oral Maxillofac Implants 1989; 4: 95 - 105.

D'Hoedt B.: Dentale Implantate aus polykristalliner Aluminiumoxidkeramik - Einheilung und Langzeitergebnisse. Habilitationsschrift, Tübingen 1991.

Eriksson A., Albrektsson T., Grane B., McQueen D.: Thermal injury to bone: A vitalmicroscopic description to heat effects. Int J Oral Surg 1982; 11: 115-121.

Forster R., Geering A. H.: Klinische Ergebnisse nach 6jähriger Tragdauer von enossalen titanplasmabeschichteten Doppelhohlzylinderimplantaten. Schweiz Monatsschr Zahnheilk 1984; 94: 588 - 599.

Haraldson T., Stålblad P. A., Jemt T.: Oral function in subjects with mandibular overdentures supported by osseointegrated implants. J Oral Rehabil 1988; 15: 190.

Heners M., Wörle M.: Indikation verschiedener Implantationsverfahren - Ergebnisse einer klinischen Langzeitstudie. Dtsch Zahnärztl Z 1983; 38: 115-118.

Henry P.J., Laney W.R., Jemt T., Harris D., Krogh P.H.J., Polizzi G., Zarb G.A., Hermann I.: Osseointegrated implants for single-tooth replacement: A prospective 5-year multicenter study. Int J Oral Maxillofac Implants 1996; 11: 450-455.

Jaffin R. A., Berman Ch. L.: The excessive loss of Brånemark fixtures in type IV bone: A 5-year analysis. J Periodontol 1991; 62: 2 - 4.

Jemt T., Lekholm U., Adell R.: Osseointegrated implants in the treatment of partially edentulous patients: A preliminary study on 876 consecutively placed fixtures. Int J Oral Maxillofac Implants 1989; 4: 211 - 217.

Jemt T., Lekholm U.: Oral implant treatment in posterior partially edentulous jaws: A 5-year follow-up report. Int J Oral Maxillofac Implants 1993; 8: 635-640.

Jemt T.: Fixed implant-supported prostheses in the edentulous maxilla. A 5-year follow-up report. Clin Oral Impl Res 1994; 5: 142-147.

Jemt T., Lekholm U.: Implant treatment in edentulous maxillae: A 5-year follow-up report on patients with different degrees of jaw resorption. Int J Oral Maxillofac Implants 1995; 10: 303-311.

Jemt T., Chai I., Harnett I., Heath M.R., Hutton I.E., Johns R.B., McKenna S., McNamara D.C., van Steenberghe D., Taylor R., Watson R.M., Hermann I.: A 5-year prospective multicenter follow-up report on overdentures supported bone osseointegrated implants. Int J Oral Maxillofac Implants 1996; 11: 291-298.

Kirsch A., Mentag P. J.: The IMZ endosseous two phase implant system: A complete oral rehabilitation treatment concept. J Oral Implantol 1986; 12: 576 - 589.

Koch W. L.: Die zweiphasige enossale Implantation von intramobilen Zylinderimplantaten - IMZ. Quintessenz 1976; 27: (2) 23 - 31, (3) 21 - 27, (4) 39 - 46.

Ledermann P. D.: Das TPS-Schraubenimplantat nach siebenjähriger Anwendung. Quintessenz 1984; 11: 2031 - 2041.

Lekholm U.: Clinical procedures for treatment with osseointegrated dental implants. J Prosthet Dent 1983, 50: 116 -120.

Lindquist L.W., Carlsson G.E., Jemt T.: A prospective 15-year follow-up study of mandibular fixed prostheses supported by osseointegrated implants. Clinical results and marginal bone loss. Clin Oral Implants Res 1996; 7: 329-336.

Maeglin B.: Kritische Stellungnahme zur Problematik der zahnärztlichen Implantate. In: Strub J. R., Gysi B. E., Schärer P. (Hrsg.): Schwerpunkte in der oralen Implantologie und Rekonstruktion. Quintessenz, Berlin 1983.

Mericske-Stern R., Zarb G.A.: Overdentures. An alternative implant methodology for edentulous patients. Int J Prosthodont 1993; 6: 203-208.

Obwegeser H.: Implantate zur Verankerung von partiellem und totalem Zahnersatz. In: Schuchardt K. (Hrsg.): Die Zahn-Mund- und Kieferheilkunde. Bd. III 2. Urban & Schwarzenberg, München 1959.

Ochsenbein H., Mühlemann H. R.: Oral implantology - success or failure. Workshop Conference, Zürich 1977.

Olsson M., Gunne J., Astrand P. et al: Bridges supported by free-standing implants versus bridges supported by tooth and implant. A five-year prospective study. Clin Oral Implants Res 1995; 6: 114-121.

Patrick D., Zosky J., Lubar R., Buchs A.: The longitudinal clinical efficiency of Core-Vent dental implants: A five-year report. J Oral Implantol 1989; 15: 95 - 103.

Schulte W., d'Hoedt B., Axmann D., Gomez G.: 15 Jahre Tübinger Implantat und seine Weiterentwicklung zum Frialit-2®-System. Z Zahnärztl Implantol 1992; 8: 77 - 96.

Smithloff M., Fritz M. E.: The use of blade implants in a selected population of partially edentulous adults. A 15-year report. J Periodontol 1987; 58: 589 - 593.

Spiekermann H.: Implantatprothetik. In: Voß R., Meiners H. (Hrsg.): Fortschritte der zahnärztlichen Prothetik und Werkstoffkunde. Band 4. Hanser, München 1989.

Spiekermann H., Jansen V.K., Richter E.J.: A 10-year follow-up study of IMZ and TPS implants in the edentulous mandible using bar-retained overdentures. Int J Oral Maxillofax Implants 1995; 10: 231-243.

Strub J. R., Stich H., Schwaninger B.: Influence of plaque accumulation and trauma from occlusion on the periimplantal tissue in dogs. J Dent Res 1985; 64: 299 (Abstr. No. 1124).

Strub J. R., Rohner D., Schärer P.: Die Versorgung des Lückengebisses mit implantatgetragenen Brücken. Eine Longitudinalstudie über 7 1/2 Jahre. Z Zahnärztl Implantol 1987; 3: 242 - 254.

Weingart D., Schilli W., Strub J. R.: Präprothetische Chirurgie und Implantologie. Schweiz Monatsschr Zahmed 1992; 102: 1075 - 1082.

Zarb G. A., Schmitt A., Baker G.: Tissue-integrated prosthesis: Osseointegrated research in Toronto. Int J Periodont Restorat Dent 1987; 7 (1): 9 - 35.

Zarb G.A., Schmitt A.: The longitudinal clinical effectiveness of osseointegrated dental implants in posterior partially edentulous patients. Int J Prosthodont 1993; 6: 189-196.

45 Implantatmaterialien und ihre Biokompatibilität

45.1 Einleitung

„Nur derjenige Implantattyp hat Zukunftschancen, dessen Grundlagen experimentell erforscht und dessen Erfolgssicherheit nach wissenschaftlichen Kriterien dokumentiert und bewiesen ist". Dieser Satz von *Lentrodt* (1987) weist auf die Grundproblematik der oralen Implantologie hin. Bei der Implantation eines Fremdkörpers entsteht wegen des unvermeidlichen chirurgischen Traumas eine primäre und eine sekundäre Nekrose. Die primäre Nekrose hat ihre Ursache in den operationsbedingten mechanischen, thermischen und osmotischen Einflüssen im Gebiet der Implantation, die den Zelltod und gewebliche Desintegration verursachen. Die sekundäre Nekrose ist die Folge des operativen Traumas (Störung der Mikrozirkulation) in der unmittelbaren Umgebung des Operationsgebiets. Daran anknüpfend ergeben sich an ein zahnmedizinisches Implantat verschiedene Forderungen: Ein Implantat sollte gewebeverträglich (biokompatibel), langzeitbeständig, korrosionsfest, dauerfest bei Biege- und Torsionsspannungen, sterilisierbar sowie technologisch gut verarbeitbar sein (*Newesely* 1988).

45.2 Biokompatiblität

Die Biokompatibilität eines Implantats hängt von den Materialeigenschaften, der Form, der Oberflächenbeschaffenheit und der funktionellen Belastung des Implantats sowie von der Immunlage des Empfängers ab. Materialien sind nur dann biokompatibel, wenn Wechselwirkungen zwischen dem inkorporierten Werkstoff und der vitalen Umgebung so minimal sind, daß weder das Material durch das Gewebe noch das Gewebe durch das Material nachteilig beeinflußt werden. Als Maßstab für die Biokompatibilität wird die Reaktion des Knochens auf das jeweils eingebrachte Material herangezogen.

45.3 Einteilung der Implantatmaterialien

Nach *Strunz* (1985) lassen sich, abhängig von der histologischen Reaktion des Knochens, enossale, alloplastische Implantatmaterialien in folgende Gruppen und Typen einteilen (Abb. 543):

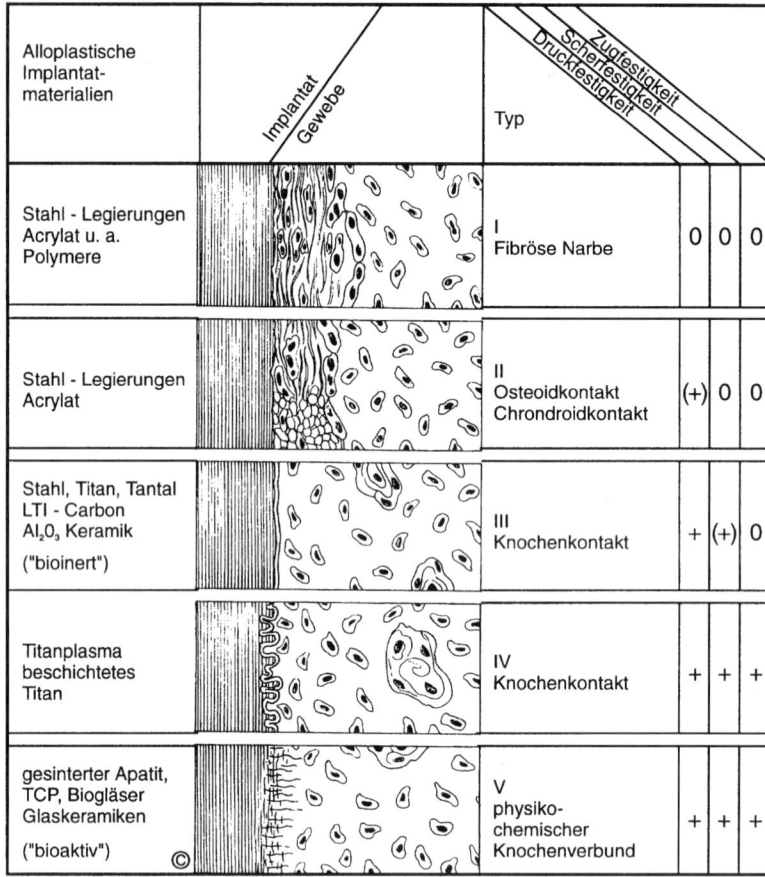

Abb. 543 Implantateinteilung nach *Strunz* (1985) nach histologischen, biophysikalischen und materialkundlichen Kriterien.

Typ 1: Stahl, Kobalt-Chrom-Molybdän-Legierungen, Polymethylmethacrylat (PMMA), Acrylate.
Es erfolgt eine bindegewebige Umscheidung (fibröse Narbe, evtl. Chondroid- oder Osteoidkontakt), eine sogenannte Distanzosteogenese.

Typ 2: Stahllegierungen, Acrylate.
Es bildet sich ein Chondroid- und/oder Osteoidkontakt, wobei hier immer eine gewisse Druckfestigkeit zwischen Implantat und Lagergewebe erzielt wird.

Typ 3: Titan (Ti), Tantal (Ta), Aluminiumoxid-Keramik (Al_2O_3), LTI-Carbon („bioinert").
Es entsteht ein Knochenkontakt mit Druck- und Scherfestigkeit im Übergangsbereich („Interface") vom Implantat zum umliegenden Gewebe (Kontaktosteogenese).

Typ 4: Titanplasmabeschichtetes Titan („bioinert und strukturosteotrop"; oberflächlich rauh strukturiert). Hierbei entsteht ein auch auf Zugfestigkeit belastbarer Knochenkontakt. Da mit einem physikalisch-chemischen Knochenverbund zu rechnen ist, spricht man auch von einer „Verbundosteogenese".

Typ 5: Gesintertes Apatit, TCP (Tricalciumphosphatkeramik), Biogläser, Biokeramik („bioaktiv").
Diese Materialien ergeben einen sogenannten physikochemischen Verbund („Verbundosteogenese").

Zu Typ 1 und 2: Kunststoffe und Methacrylate
Je ähnlicher chemische Kunststoffe dem lebenden Gewebe sind, umso leichter werden sie vom Gastorganismus aufgelöst und resorbiert. Kunststoffe mit protein- und polysaccharidähnlicher Molekularstruktur (Nylon®) sind für diesen Zweck ungeeignet. Demgegenüber sind Polyethen, Teflon® (Polytetrafluorethen) und Silikon gewebsstabiler. Das Problem dieser Stoffgruppe liegt darin, daß sie hydrophob ist und deshalb an lebenden Substanzen eine nur geringe Adhäsion zeigt. Damit sind diese Stoffe aber als Implantate ungeeignet. Aus diesem Grund wurden durch das Einbringen eines hydrophilen Polymers an die Oberfläche eines hydrophoben Kunststoffes antithrombotische Polymere hergestellt. Eine endgültige Bewertung dieser Stoffe als Implantatmaterialien liegt noch nicht vor. Nach *Kawahara* (1983) eignen sich Kunststoffe in folgender aufsteigender Reihenfolge als Implantatmaterialien:
Protein → Nylon® → PMMA → Teflon® → Polyethen → Silikone

Zu Typ 1 und 2:   Metalle wie Stahl, Cr-Co-Mo-Legierungen, Edelmetallegierungen
Diese Metalle werden bis zu einem gewissen Grad vom Knochen toleriert, nicht aber integriert. Man findet zwischen Implantatoberfläche und Knochen ein mehr oder weniger dickes faserreiches Bindegewebe, und dies selbst dann, wenn eine gute Kongruenz zwischen Implantat und Implantatbett erzielt werden kann und während der Einheilungsphase keine nennenswerte Belastung vorhanden ist. Ein weiteres Problem bei diesen Metallen stellt die Wechselwirkung zwischen Implantat und Lagergewebe dar, die durch Korrosionsvorgänge zustande kommt: Das Implantat wird beschädigt, und im umgebenden Gewebe tritt eine sogenannte Metallose auf. So wurden in der Umgebung von Überbrückungsplatten aus Kobalt-Chrom-Molybdän-Legierungen mikrokristalline korrosive Zerfallsprodukte vor allem in den ersten 12 Monaten nach der Implantation gefunden. Außerdem sind Schäden durch Kontaktkorrosion, interkristalline Korrosion und Reibungskorrosion sowie die Ausbildung von Lokalelementen möglich. In Abhängigkeit von Menge und Zytotoxizität gelöster Metallpartikel kommt es zu Schäden im Implantatlager. Durch inter- und extrazelluläre Ablagerung von Metallkorrosionsprodukten entsteht eine Behinderung der Zellaktivität, woraus sich eine aseptische Nekrose entwickelt; diese führt wiederum zu einer fibrösen Narbe und damit zu einer bindegewebigen Trennschicht zwischen knöchernem Lagergewebe und Metallimplantat. Solche Metalle sollten daher nicht als Implantatmaterialien ein-

gesetzt werden, wie es aber dennoch bei vielen subperiostalen Implantaten der Fall ist.

Zu Typ 3 und 4: Tantal und Titan (bioinert)
Bei diesen Metallen bestehen die oben geschilderten Probleme bezüglich der Korrosion nicht, weil sie physikalisch-chemisch gesehen in Anwesenheit von Sauerstoff an der Oberfläche sofort eine Oxidschicht ausbilden, welche zur Passivierung und Oberflächenresistenz führt. Diese Schicht wirkt damit wie ein Isolator gegen einen Korrosionsangriff. Ferner ist dieser Oxidfilm im Gewebe kaum löslich; es werden nur in äußerst geringem Maße Ionen freigesetzt, die mit organischen Molekülen reagieren können. Tantal wird wegen der relativ geringen Härte heute immer mehr durch Titan und dessen Legierungen ersetzt.
Bei Titan-Implantaten werden drei Oberflächenstrukturen unterschieden:

a) mechanisch bearbeitete Oberfläche
b) Titan-Plasma-Beschichtung
c) chemisch erodierte Oberfläche

zu a) Aus dem Halbzeug wird durch Fräsen die gewünschte Form des Implantats hergestellt (z. B. Brånemark®-Implantat; Nobel Biocare, D-Köln).
zu b) Flüssiges Titan wird tropfenförmig mittels eines Lichtbogens auf die Implantatoberfläche aufgebracht. Die Schicht weist eine Dicke von 20 bis 30 µm und eine Rauhtiefe von 15 µm auf (z. B. IMZ®-Implantat; Friedrichsfeld, D-Mannheim).
zu c) Durch entsprechende chemische Bearbeitung (z. B. Ätzung) wird die Titanoberfläche rauh (z. B. Core Vent®; Dentsply, USA-Encino; Osseotik®, 3i Implant Innovation, USA – Palm Beach Gardens). Dabei hängen die Stabilität und die Scherfestigkeit von Implantaten ganz wesentlich von der Geometrie des Implantats und seiner Oberflächenbeschaffenheit ab. Neuere Untersuchungen zur Scherfestigkeit von Titanimplantaten im Knochen zeigten, daß Oberflächenstrukturen in den Titan-Legierungen zu einem deutlichen Anstieg der Scher- und Druckfestigkeit der Verbindung Implantate – Knochen führen können (*Schmitz* et al. 1990).

Art der Verankerung im Knochen:
Brånemark (1985) bezeichnet die lichtmikroskopisch feststellbare „Verbindung" zwischen Titan (genauer TiO_2) und dem Knochen als Osseointegration. Er definiert die Osseointegration als direkten, funktionellen und strukturellen Verbund zwischen dem organisierten, lebenden Knochen und der Oberfläche eines belasteten Implantats. Histologisch stellt sich diese als direktes Aufwachsen von Knochen auf das Metall dar (Abb. 544).
Schroeder (1988) zeigte, daß 120 Tage nach Implantation der Knochen an eine plasmabeschichtete Titanoberfläche anwuchs. Er postulierte eine sogenannte osteoinduktive Wirkung der titanplasmabeschichteten Implantate, da ein Anwachsen von Knochen schneller als bei glattpolierten Oberflächen erfolgt. Bei Belastung und längerer Liegedauer des Implantats beobachtete *Schroeder* (1988) eine Zunahme des Osseointegrationprozesses; der Knochen wurde dichter und kompakter. Problematisch bei den plas-

mabeschichteten Implantaten scheint jedoch die Tatsache zu sein, daß sich Teile der Beschichtung lösen können und dann im Gewebe wiederzufinden sind (*Strub* 1986). Auch eine erhöhte Korrosionsanfälligkeit und häufig gefundene Verunreinigungen (*Wahl* 1987) an der Oberfläche sprechen mehr für oberflächlich strukturierte, aber gegen plasmabeschichtete Implantate.

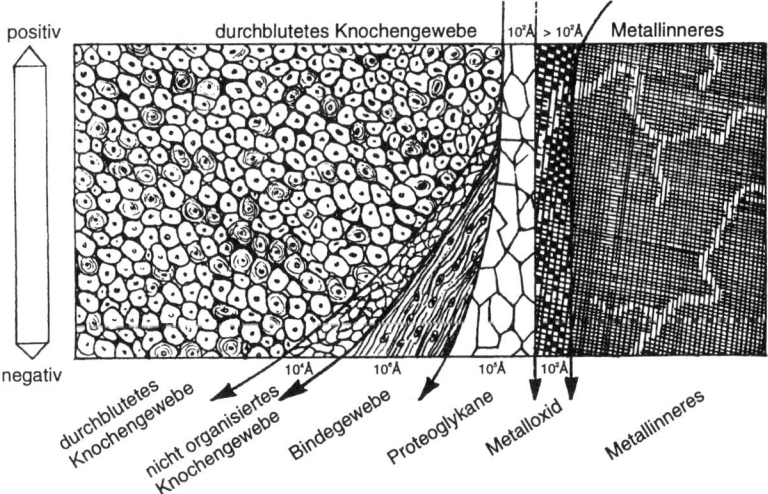

Abb. 544 Faktoren, die den Osseointegrationsprozeß beeinflussen, schematisch dargestellt nach *Brånemark* (1985).

Zu Typ 3: Al_2O_3-Keramik
Sie besteht aus 99,7 % Al_2O_3 und einem Rest an Magnesiumoxid (MgO) (Sinterkeramik).
Über die Art des Verbunds zwischen Knochen und Implantat gehen die Meinungen weit auseinander. So beschrieb *Strunz* (1985) einen deutlich erkennbaren Bindegewebssaum um das Implantat mit vergleichsweise geringen osteoiden und chondroiden Strukturen. Es ergibt sich somit kein tragfähiger Verbund, und eine wirksame Verankerung kann nur durch Rillen, Poren etc. erreicht werden. Demgegenüber konnten *Büsing* und *D'Hoedt* (1981) eine unmittelbare Anlagerung von Knochen an das Implantat nachweisen. Ein großer Vorteil der Al_2O_3-Keramik ist in ihrer optimalen Gingivafreundlichkeit zu sehen. So zeigt die extrem glatt zu gestaltende Oberfläche, bedingt durch die fehlende elektrische Leitfähigkeit, eine deutlich reduzierte Plaque- und Zahnsteinanlagerung.

Zu Typ 3: LTI Carbon
Als „Nebenprodukt" aus der Raumfahrttechnologie wurden vor allem in den USA Kohlenstoffimplantate entwickelt, so z. B. das sogenannte Vitradent-Zahnwurzelsystem aus gläsernem Kohlenstoff (durch Pyrolyse gewonnen). Als vorteilhaft wurde das knochenähnliche Elastizitätsmodul angegeben. Im Tierexperiment fand *Strunz* (1985) bei mit Kohlenstoff-

Fasern verstärktem Kohlenstoff (CFC) histologisch überwiegend Bindegewebe und wenig Osteoid und Knochen. Nach längerer Liegedauer bis 112 Tage ergab sich nach Implantation eine stete Steigerung des Osteoids und Knochenanteils; danach erfolgte jedoch keine Veränderung mehr. Im Übergangsbereich vom Implantat zum Gewebe reicht Knochen an die Implantatoberfläche; auch die Kohlenstoffasern sind von mineralisiertem Knochen umschlossen. Das größte Problem jedoch sind die sog. C-Partikel, die vom Material abgegeben werden und dann eine Knochenanlagerung unmöglich machen. Darüber hinaus sind bei diesem Implantattyp die Frakturanfälligkeit, die ästhetisch unvorteilhafte Farbe und die fehlende klinisch-röntgenologische Kontrollierbarkeit als ungünstig zu nennen.

Zu Typ 5: Sogenannte bioaktive Materialien
Diese Stoffe sind in den Knochenstoffwechsel durch einen gemeinsamen Reaktionspartner, das Apatit, einbezogen. Daher werden diese Materialien als „bioaktiv" oder „reaktiv" bezeichnet. Durch die Abgabe von Kalziumphosphationen kommt es zu einem bindegewebsfreien physikochemischen Verbund, zu einer „Verbundosteogenese" und zu einem „Remodeling" des Knochens. Durch die Einbeziehung in den Knochenstoffwechsel kommt es jedoch neben dem Remodeling zu Anlösungs- und Verbundzonen.
Die bioaktiven Materialien werden in drei verschiedene Materialgruppen mit unterschiedlichen Eigenschaften eingeteilt:

a) bioaktive Glaskeramiken
b) resorbierbare Tricalziumphosphat-Keramiken (TCP)
c) Hydroxylapatitkeramiken ($Ca_5(OH)(PO_4)_3$).

Bei allen drei Materialien wurde histologisch ein unmittelbarer Implantat-Knochen-Kontakt festgestellt.

zu a)   Silikophosphatglas (Zusammensetzung: (SiO_2 45 Gew.% , Na_2O 24,5 Gew.% , CaO 24,5 Gew%, P_2O_5 6,0 Gew.% = 45S5 Glas) wird durch einen speziellen zweistufigen Temperaturprozeß in eine apatithaltige Glaskeramik umgewandelt. Diese unterscheidet sich von ihrem Ausgangsglas (erhöhte Bruchfestigkeit) unter anderem durch ihre mechanischen Eigenschaften. Aufgrund der relativ schlechten mechanischen Eigenschaften der Glaskeramik, wie geringe Zugfestigkeit und Biegefestigkeit, wird diese vor allem zur Oberflächenbeschichtung von metallischen Grundkörpern und oxidkeramischen Werkstoffen versuchsweise eingesetzt.

zu b)   Der Aufbau der Tricalziumphosphat-Keramiken (TCP) entspricht weitgehend dem mineralischer Knochenbestandteile. Ausgangsstoffe sind CaO und P_2O_5 (Diphosphorpentoxid), die in einem Verhältnis von 3 : 1 vorliegen. $Ca_3P_2O_8$ (= TCP) entspricht am ehesten dem Hydroxylapatit. Zu dessen Herstellung sind komplizierte Umwandlungsprozesse bei der Sinterung nötig, die häufig zu unterschiedlichen Modifikationen und damit zu einer mangelhaften Reproduzierbarkeit der Keramik führen (*Strunz* 1985). In tierexperimentellen Studien konnten eine gute Biokompatibilität, gekennzeichnet durch das Fehlen jeglicher Fremdkörperreaktion, und eine bindegewebsfreie Knochenlagerung, zum Teil sogar eine Knochenbildung an der Keramik, nachgewiesen werden (*Strunz* 1985). Die ungünstigen mechanischen Eigenschaften der porösen Tricalziumphosphat-Keramik lassen dieses Material nur als Verbundwerkstoff anwendbar erscheinen. So wurde z. B. die Glaskeramikverbundschicht Osteoceram als porenfreie Schicht auf einen tragenden Metallkern aufgebracht. Die Entwicklung solcher Verbundwerkstoffe dauert an.

zu c) Das Problem der Hydroxylapatitkeramiken ist das unzureichende Herstellungsverfahren aus pulverförmigem Apatit mit Hilfe spezieller Sintermethoden. *Osborn* und *Weiss* (1978) berichteten über ein Sinterapatit mit relativ hohem Porositätsgrad, wodurch Knochen in das Material einwachsen kann. Allerdings sinkt nach kurzer Implantationszeit die Festigkeit der Implantate so stark ab, daß das Material für einen tragfähigen Zahnwurzelersatz nicht geeignet ist.

45.4 Der implantogingivale Abschluß

Die Lebensdauer eines enossalen Implantats hängt in erster Linie von der Schrankenfunktion der epithelial-bindegewebigen Gingivalmanschette ab, die von mehreren Autoren auch an Titanimplantaten nachgewiesen wurde. Drei Parameter sind entscheidend:

- Das Hygieneverhalten des Patienten bei adäquater Gestaltung der Suprakonstruktion.
- Die Form und die Oberflächenbeschaffenheit des Implantatkörpers.
- Das Kontaktmaterial selbst.

Die daraus resultierenden Probleme sind noch nicht gelöst. Daher werden in der Literatur unterschiedliche Meinungen in bezug auf das zu verwendende Material, die Oberflächenstruktur und die Frage der Durchtrittsstelle der Implantate in beweglicher oder unbeweglicher Schleimhaut vertreten. Die bindegewebsfreie Verankerung (Osseointegration) gilt heute als eine der wichtigsten Voraussetzungen für den Aufbau einer resistenten gingivaähnlichen Weichteilmanschette um den Implantatpfeiler. Wurde schonend operiert, kann ein epitheliales Attachment durch das Saumepithel entstehen, allerdings nur unter der Voraussetzung, daß eine sehr gute Mundhygiene betrieben wird und daß sich die Oberfläche und das Material des Pfeilerbereichs, an das sich das Saumepithel anlagern soll, für diesen Zweck eignen. Ein bindegewebiges Attachment, wie es am natürlichen Zahn in Form von zementogingivalen Fasern besteht, konnte am Implantatpfosten nicht nachgewiesen werden. *Buser* et al.(1989) und *Schroeder* (1988) fanden an den rauhen Oberflächen von Titanimplantaten senkrecht ausgerichtete Faserstrukturen, bei glattpolierten Oberflächen jedoch nur parallel zu den Oberflächen verlaufende Fasern. Sie postulierten, daß sich an der Stelle, an der nach einer gewissen postoperativen Knochenresorption ein Kontakt mit dem subepithelialen Bindegewebe erwartet werden kann, die rauhen Oberflächenstrukturen des Implantats befinden sollten. Weiter koronal dagegen sollte das Implantat hochglanzpoliert sein, um Plaqueakkumulation und damit eine „Mukositis" (vgl. Kap. 48) zu vermeiden. Eine Anhaftung von Epithelzellen an die Titanoberflächen durch die Ausbildung von Hemidesmosomen und eine Basallamina (also ähnlich der Anhaftung des Saumepithels an den Zahn) konnte nachgewiesen werden. Besonders günstig und gewebsfreundlich an der Durchtrittsstelle Implantat-Mundhöhle scheint Al_2O_3-Keramik zu sein, denn bei diesem Material wird kaum Plaqueakkumulation beobachtet. So geht die Tendenz heute dahin, zur Gestaltung des Gingivadurchtritts Al_2O_3-Keramik alleine oder als Beschichtungsmaterial zu verwenden. Andererseits scheinen durch eine oberfläche Bearbeitung von Titanimplantaten, z. B. durch eine gesteuerte elektrochemische Oxidation und durch die Beschichtung mit Titandioxid, die Kohäsionskräfte für Biomoleküle und damit Plaque reduziert zu sein. Versuche mit bioaktiven Keramiken wie TCP und Hydroxylapatitkeramiken in diesem kritischen Bereich zeigten durch ihr plaqueaffineres Verhalten tiefgreifende parodontale Läsionen und zum Teil auch deutliche Auflösungserscheinungen (*Nentwig* 1986).

Zusammenfassend kann man feststellen, daß noch keine beweiskräftigen Unterschiede zwischen poliertem Titan, Titanplasma, Al_2O_3-Beschichtung und einer Beschichtung mit TiO_2 gefunden worden sind. Im Pfeilerbereich läßt sich eine faserig-bindegewebige Gingivamanschette mit Anlagerung kollagener Fasern an die Implantatoberfläche nachweisen. Sind diese bindegewebigen Strukturen vorhanden, ist mit einem epithelialen Attachment im Pfeilerbereich zu rechnen.

45.5 Wertung, Ausblick, Weiterentwicklung der Implantatwerkstoffe

Nach *Kawahara* (1983) sind bei den Kunststoffen durchaus Entwicklungen absehbar, die zu einer hohen Stabilität und einer ausgeprägten Adhäsion an die umgebenden Gewebe führen könnten, und zwar durch das Beschichten eines hydrophoben mit einem hydrophilen Polymer. Fraglich ist jedoch, aufgrund der ungeklärten Fragen wie Monomerabgabe und Löslichkeit und damit der Zytotoxizität solcher Materialien, der Einsatz der Kunststoffe für künstliche Zahnwurzeln.

Metalle wie Stahl, Chrom-Kobalt-Mobyldän-Legierungen, Edelmetalllegierungen haben trotz ihrer guten Gewebsverträglichkeit als Implantatwerkstoffe keine Bedeutung, weil sie vom Knochen zwar toleriert, nicht aber integriert werden. Den Vorteilen der Stahlimplantate (hohe Dauerfestigkeit und gute Bearbeitbarkeit) steht die mangelnde Korrosionsbeständigkeit gegenüber. Unerwünschte Korrosionsprodukte spielen eine entscheidende Rolle bei der Frage der Biokompatibilität metallischer Materialien. Weiterentwicklungen bzw. die Entwicklung neuer Legierungen sind bei dieser Stoffgruppe denkbar, insbesondere als Träger der mechanischen Eigenschaften bei einer Beschichtung mit Kohlenstoffen oder bioaktiven Keramiken als Compoundmaterial.

Nach *Schroeder* (1988) und *Tetsch* (1991) stellt das titanplasmabeschichtete Titanimplantat den derzeit besten möglichen Kompromiß biologischer und mechanischer Eigenschaften dar. Aufgrund der mikromorphologischen Oberflächenstruktur des Implantats kommt es zu einem ankylotischen Verbund, der nicht nur eine mechanische Verzahnung garantiert, sondern möglicherweise auch osteoinduktiv wirken soll. Ein noch ungenügend erforschtes Phänomen stellen die Ab- bzw. Auflösung des Pulvertitanüberzugs vom Implantatkörper nach längerer Liegezeit sowie die häufig zu beobachtenden Verunreinigungen der Oberfläche bei manchen Implantaten dar. Hinsichtlich der Frage der Biokompatibilität ist vom biochemischen Standpunkt aus betrachtet die TiO_2-Schicht und nicht das Titan selbst maßgeblich, da sich alle biologischen und chemischen Reaktionen an der Implantatoberfläche abspielen und diese aufgrund der hohen Reaktivität von Titan immer mit einer ausgeprägten passivierenden Oxidschicht überzogen ist. Weitere Entwicklungen insbesondere in bezug auf das Implantatdesign und -system können für diesen Implantattyp erwartet werden. Evtl. sind Verbesserungen im Pfeilerbereich an der Durchtrittsstelle Implantat – Mundhöhle, z. B. durch eine Beschichtung mit Al_2O_3-Keramik, möglich. Als besonderes Problem stellt sich der unterschiedliche thermische Ausdehnungskoeffizient zwischen Al_2O_3-Keramik und Titan dar. Entsprechend wurden Ti-Tantal- und Ti-Niob-Legierungen entwickelt, deren Ausdehnungsverhalten der Al_2O_3-Keramik näher kommt. Die Keramik wird durch ein Festkörperverschweißen oder Diffusionsverschweißen mit dem Metall verbunden. Durch spezielle Zwischenschichten wie Niobfolien soll eine Anpassung an die Keramik erfolgen.

Weiterentwicklungen sind darüberhinaus bei der Al_2O_3- Keramik zu erwarten. So wurde ein chemisch und strukturell mit Saphir identisches Implantat in Japan (Kawahara) entwickelt, das gegenüber der polykristallinen Form von Al_2O_3 eine fast dreifach höhere Biegefestigkeit aufweist. Dadurch kann der Durchmesser von Implantaten aus diesem Material reduziert werden. Einen großen Vorteil dieser Keramikimplantate stellt die sehr gute Gingivaverträglichkeit dar. Das größte und bislang noch nach wie vor ungelöste Problem ist die große Frakturgefahr. Sie schränkt die breite klinische Anwendung als alleiniger Implantatwerkstoff bei diesen Keramiken ein.

Die Kombination von großer Belastbarkeit und hoher Elastizität macht die Kohlenstoff-Implantatmaterialien interessant. Durch Neuentwicklungen wurden deutlich verbesserte mechanische Eigenschaften erzielt. Die Suppression der lokalen Blutgerinnung durch diese Materialien wird mit der Bildung einer Eiweißschicht erklärt, welche die Aktivierung des endogenen Gerinnungssystems verhindert. *Strunz* (1985) sieht jedoch nach seinen Untersuchungen keinen Anlaß zur Hoffnung, mit derartigen oder materialverwandten Varianten histomorphologisch gute Ergebnisse erzielen zu können.

Die bioaktiven bzw. reaktiven Werkstoffe liefern experimentell und klinisch bedeutsame Ergebnisse, wie z. B. einen physikochemischen Knochenverbund; andererseits sind die Materialeigenschaften beschränkt und zur Aufnahme größerer Kräfte nicht ausreichend. Auch die biologische Instabilität als Folge von noch unkontrollierbaren Resorptions- und Lösungsvorgängen (die sogenannte Biodegradation) stellt ein Problem dar. So müssen diese Stoffe als Verbundwerkstoffe mit belastungsfähigem Trägermaterial bei löslichkeitsstabiler Beschichtung zum Einsatz kommen. Zur Zeit laufen Experimente mit hydroxylapatitbeschichteten sowie reinen Hydroxylapatit-Zahnwurzelimplantaten zur Prophylaxe einer Kieferkammatrophie. Der Verbund von Kalziumphosphatkeramik und Hydroxylapatit (HA) mit Titan oder anderen Metallegierungen gestaltet sich als schwierig und sehr kostenintensiv, so daß ein reines HA-Keramikimplantat, das sogenannte Apaceram, entwickelt wurde, das gute Einheilergebnisse zeigen soll. Die mechanische Stabilität wird durch einen hochreinen, dichtgesinterten polykristallinen HA-Keramikmantel erreicht. In diesen Mantel wird ein Titankern eingebracht. Nach neueren Untersuchungen ist die Haft-Scherfestigkeit des HA-Knochen-Interfaces nach der Einheilphase doppelt so hoch wie die des Ti-Knochen-Interfaces. Ein Vorteil der Hydroxylapatitbeschichtung scheint außerdem zu sein, daß es zu keiner Ansammlung von Titanionen im Gewebe wie um ein reines Titanimplantat kommt, und daß damit die Hydroxylapatitkristallisation ungestört abläuft. Die Herstellung einer reinen HA-Beschichtung ist technisch möglich.

Ein Problem dieses Verbundwerkstoffs sind jedoch die sogenannten Degradationsphänomene, die auf zwei Ursachen zurückgeführt werden können:

a. Der Antagonismus zwischen Haftfestigkeit und Löslichkeit.
b. Der Abbau von HA und Knochenmineral bei Entzündung.

Die Insertion HA-beschichteter Implantate scheint deshalb bei lokal oder systemisch verminderter Knochenqualität indiziert. Sie zeigt in der frühen Funktionsphase Vorteile gegenüber den reinen Titanimplantaten. Daß aber auf lange Sicht hin mit einer Auflösung dieser Beschichtung gerechnet werden muß, zeigen die Untersuchungen von *Gottlander* und *Albrektsson* (1991). Sie wiesen nach, daß sich nach einjähriger Liegedauer solcher beschichteten Implantate der Anteil direkter Knochenkontakte mit der Implantatoberfläche deutlich reduzierte. Es kam zum Teil zu einer Auflösung der Beschichtung und zu einer bindegewebigen Einheilung in diesem Bereich. In einer klinischen Langzeituntersuchung über acht Jahre konnte gezeigt werden, daß die Überlebensrate hydroxylapatitbeschichteter Implantate signifikant schlechter war als die plasmabeschichteter Implantate (*Wheeler* 1996).

Weitere Verbesserungen durch Materialentwicklungen sind bei den Verbundwerkstoffen denkbar, wobei aber nicht nur das Material in chemischer, kristalliner und mikromorphologischer Hinsicht für die Langzeitprognose eine Rolle spielt, sondern auch die Implantationstechnik, die Gestaltung der Suprastruktur, das Okklusionskonzept, die Mundhygiene und die Nachsorge.

Literatur

Brånemark P.-I.: Einführung in die Osseointegration. In: Brånemark P.-I.; Zarb G.A., Albrektsson T. (Hrsg.): Gewebeintegrierter Zahnersatz - Osseointegration in klinischer Zahnheilkunde. Quintessenz, Berlin 1985.

Buser D., Stich H., Krekeler G., Schroeder A.: Faserstrukturen der periimplantären Mukosa bei Titanimplantaten. Z Zahnärztl Implantol 1989; 5: 15-23.

Büsing C. M., d'Hoedt B.: Die Knochenlagerung an das Tübinger Implantat. Dtsch Zahnärztl Z 1981; 36: 563-567.

Gottlander M., Albrektsson T.: Histomorphometric studies of hydroxylapatite coated and uncoated cp titanium threated implants in bone. Int J Oral Maxillofac Implants 1991; 6: 399-410.

Hürzeler M.B., Quiñones C.R., Morrison E.C., Caffesse R.G.: Treatment of peri-implantitis using guided bone regeneration and bone grafts, alone or in combination, in beagle dogs. Part 2: Histologic findings. Int J Oral Maxillofac Implants 1997; 12: 168-175.

Hürzeler M.B., Quiñones C.R., Morrison E.C., Caffesse R.G.: Treatment of peri-implantitis using guided bone regeneration and bone grafts, alone or in combination, in beagle dogs. Clinical findings and histologic observations. Int J Oral Maxillofac Implants 1995; 10: 474-484.

Kawahara H.: Cellular responses to implant materials: Biological, physical and chemical factors. Int Dent J 1983; 33: 350-379.

Lentrodt J.: Die Entwicklung der Implantologie bis heute. Dtsch Zahnärztl Z 1987; 38: 77-89.

Nentwig G.H., Rüsse I., Winter W.A.: Die gingivale Durchtrittsstelle bei Al2O3-Keramik und Hydroxylapatit-Keramik im histologischen Bild. Z Zahnärztl Implantol 2 1986, 150-154.

Newesely H.: Implantatmaterialien. In: Eichner K. (Hrsg.): Zahnärztliche Werkstoffe und ihre Verarbeitung. Hüthig, Heidelberg. 4. Aufl. Bd.2. 1988, 255-291.

Osborn J. F., Weiss T.: Hydroxylapatitkeramik - ein knochenähnlicher Biowerkstoff. Schweiz Mschr Zahnheilk 1978; 88: 1166-1172.

Schmitz H. J., Fritz T. R., Strunz V., Gross U.: Vergleichende biomechanische Untersuchungen des neuen Implantatmaterials HIP-Titan-Glaskeramik mit Glaskeramik, Titan und Titanlegierungen. Dtsch Z Mund Kiefer Gesichtschir 1990; 14: 53-60.

Schroeder A.: Gewebsreaktionen. In: Schroeder A., Sutter F., Krekeler G. (Hrsg.): Orale Implantologie. Thieme, Stuttgart 1988.

Strub J. R.: Langzeitprognose von enossalen oralen Implantaten unter spezieller Brücksichtigung von periimplantären materialkundlichen und okklusalen Gesichtspunkten. Quintessenz, Berlin 1986.

Strunz V.: Enossale Implantatmaterialien in der Mund- und Kieferchirurgie. Hanser, München 1985.

Tetsch P.: Enossale Implantationen in der Zahnheilkunde. 2. Auflage. Hanser, München 1992.

Wahl G., Tutschewizki G.-J.: Verunreinigungen auf Implantatoberflächen vor der Insertion. Z Zahnärztl Implantol 3 1987, 255-260.

Wheeler S.L.: Eight year clinical retrospektive study of titanioum plasma-sprayed and hydroxyapatite-coated cylinder implant. Int J Oral Maxillofac Implants 1996; 11: 340-350.

46 Zahntechnische Konstruktionsprinzipien für implantatretinierte und -getragene Suprastrukturen

46.1 Einleitung

In den Anfängen des implantatgetragenen Zahnersatzes lag der Hauptschwerpunkt der Rehabilitation in der Wiederherstellung der Funktion, also der Verbesserung des Kaukomforts. In den letzten Jahren traten darüber hinaus ästhetische Gesichtspunkte immer mehr in den Vordergrund. Sowohl für bewährte als auch für neuere Suprastrukturkonzepte sind eine Vielzahl von Faktoren zu beachten. Dazu zählen die Paßgenauigkeit des Gerüsts auf den Implantatpfosten (spannungsfreier Sitz), das Verbundsystem zwischen Verblendmaterial und Gerüst, die Reinigbarkeit des Zahnersatzes, die okklusale Abrasionsbeständigkeit und die Stabilität unter Dauerbelastung.

Die Anfertigung von implantatgetragenen Brücken entspricht einer Kombination aus festsitzendem und herausnehmbarem Zahnersatz. Die Lage und Stellung der zu ersetzenden Zähne soll der der natürlichen Zähne entsprechen. Die Prothesenzähne sollen nach den für den Patienten individuellen Gesichtspunkten der Ästhetik, Funktion und Phonetik aufgestellt werden (Abb. 545). Die Inserierung von Implantaten sollte sich an diesen Gesichtspunkten orientieren. Die Aufstellung der Prothesenzähne sollte sich aber nicht nach einer nicht adäquaten Implantatposition richten müssen (Abb. 546). Ästhetik und Funktion der Gesamtrestauration werden von der Implantatposition und dem Durchmesser der Implantate entscheidend beeinflußt.

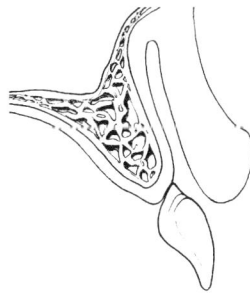
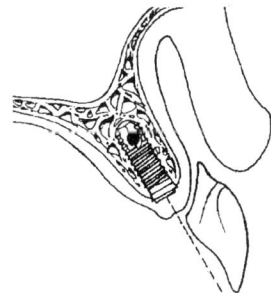

Abb. 545 Die richtige Position der Ersatzzähne erfolgt unabhängig von einem eventuell geplanten oder bereits vorhandenen Implantat.

Abb. 546 Die Ersatzzähne dürfen sich nicht nach den Implantaten richten. Die Position der Zähne wird durch Ästhetik, Funktion und Phonetik vorgegeben.

Eine sorgfältige Implantationsplanung (diagnostisches Wax-up und Set-up, Röntgendiagnostik) ist für die richtige Implantatposition und deren erfolgreiche prothetische Versorgung unerläßlich.

Je nach der Lage und dem Neigungswinkel des Implantats im Verhältnis zum Restaurationszahn kann eine Suprastruktur direkt auf das Implantat bzw. auf den Implantatpfosten befestigt werden. Dies kann mittels okklusaler Verschraubung oder durch konventionelle Zementierung auf einen Pfosten erfolgen (Abb. 547). Bei einer ungünstigen Situation liegt die Öffnung der Okklusalschrauben in den Inzisalkanten der Frontzähne oder in den Bukkalflächen des Seitenzahnbereichs, was eine Befestigung mit Hilfe dieser Schrauben ausschließt (Abb. 548). In diesen Fällen muß eine Primärstruktur (Mesiostruktur), z. B. in Form eines parallel gefrästen Stegs, die Aufnahme der Suprastruktur ermöglichen. Diese ist dann durch individuell angelegte Schrauben durch den Zahnarzt oder, bei Verwendung eines Halteelements (z. B. Riegel), durch den Patienten zu entfernen

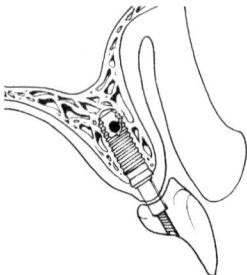
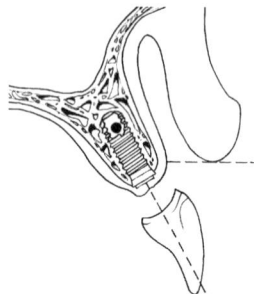

Abb. 547 Die Relation Implantat-Zahn läßt die Anlage einer okklusalen Verschraubung zu. Eine bedingt abnehmbare Brücke kann direkt auf den Implantaten bzw. Implantatpfosten befestigt werden.

Abb. 548 Die Relation Implantat-Zahn läßt eine bedingt abnehmbare Brücke mit Okklusalverschraubung nicht zu.

Eine große räumliche Diskrepanz zwischen Implantatposition und Restaurationszahn stellt eine Indikation für eine Deckprothese dar. Diese bietet die Möglichkeit, mit Hilfe des Kunststoffschilds der Prothesenbasis die Implantate zu verdecken und die Lippen zu stützen. Diese Variante muß für den Patienten immer abnehmbar gestaltet sein.

Unter Verwendung abgewinkelter Implantatpfosten können ungünstige Richtungen der Implantate kompensiert werden (*Watson* et al. 1991). Abgewinkelte Pfosten können allerdings falsche Implantatpositionen nicht korrigieren. Abgewinkelte Pfosten sind aber in der Lage,

- eine ungünstige Richtung der Implantatachse zu kompensieren und auf diese Weise ein besseres Platzangebot für die Verblendung zu erreichen;
- disparallele Implantate zu parallelisieren;
- eine gemeinsame Einschubrichtung von disparallelen Implantaten und Pfeilerzähnen zu schaffen;
- die Position der Okklusalschraube bei einem ungünstigen Verlauf der Implantatachse (bei bedingt abnehmbarem Zahnersatz) zu verlegen.

Einleitung

Im Zuge einer geplanten Implantation gilt es, fünf Faktoren, die in der prothetischen Phase nur schwer zu beeinflussen sind, zu beachten:
1. Implantatposition
2. Implantatdurchmesser
3. Neigungswinkel der Implantatachse
4. Kontur des periimplantären Weichgewebes
5. Taschentiefe respektive Lage der Implantatschulter.

Um für die prothetische Versorgung eine möglichst günstige Ausgangssituation der Implantate zu schaffen, muß rechtzeitig in der prothetischen und chirurgischen Planungsphase das räumliche Verhältnis zwischen Knochenangebot für eine Implantation und der späteren Restaurationsposition analysiert werden. Mit Hilfe einer prothetisch orientierten Röntgendiagnostik unter Hinzuziehung einer Röntgenschablone und Tomogrammen (*Strub* et al. 1996, *Witkowski* und *Weng* 1997) läßt sich dies leicht feststellen und für das chirurgische Vorgehen, z.B. mittels Bohrschablonen als Hilfestellung geben. Nur so kann sichergestellt werden, daß ein Implantat in einer prothetisch sinnvollen Position inseriert werden kann.

Die Gerüstgestaltung der Suprastruktur muß unter Berücksichtigung der legierungsspezifischen physikalischen Eigenschaften eine Dimensionierung aufweisen, die unter Dauerbelastung eine ausreichende Stabilität garantiert. Ferner muß sie eine ästhetische Verblendung bzw. Zahnbefestigung ermöglichen, so daß die Realisierung einer stabilen Gerüstkonstruktion ohne spätere Überkonturierung der Verblendung zu erreichen ist. Im Bereich der Gerüstherstellung halten Techniken wie das Verkleben eines Gerüstzylinders mit einem individuell gegossenen Gerüst Einzug in die Zahntechnik (*Aparicio* 1994, *Witkowski* und *Simon* 1995, *Neuendorf* 1997). Dennoch stellt der Einstückguß die Standardtechnik für die Herstellung von Gerüsten dar (*Witkowski* 1993 a).
Neben dem Ersatz der zu restaurierenden Zähne stellt sich die Frage, ob und in welchem Umfang die durch den Zahnverlust bedingten Kieferkammresorptionen, die einen Ersatz von Knochen und Gingiva verlangen, durch eine Hybridprothese oder durch eine festsitzende Brücke wieder ersetzt werden können. Bei einer festsitzenden Brücke kommen drei Möglichkeiten in Frage (*Grunder* und *Strub* 1990):

1. Fehlendes Weichgewebe wird an der Brücke mit zahnfleischfarbenem Material ersetzt.
2. Das fehlende Weichgewebe wird weggelassen (ohne Zahnfleischverblendung, „schwedisches Gerüstdesign").
3. Das fehlende Weichgewebe wird mit Hilfe einer flexiblen Zahnfleischepithese, die an der Brücke verankert ist, ersetzt.

Je nach topographischem Verlauf des Weichgewebes, der Kieferrelation und der Implantatposition muß das Design der Brücke individuell der klinischen Situation angepaßt werden.
Eine Besonderheit stellt die Oberkiefersituation mit hoch liegender Lachlinie dar. Soll ein solcher Fall festsitzend mit Hilfe einer implantatgetragenen Brücke versorgt werden, ist der Einsatz einer flexiblen Zahnfleischepithese in den meisten Fällen nicht zu vermeiden (*Kapari* et al. 1991,

Witkowski 1991), wenn der Einsatz einer Deckprothese keine Alternative darstellt (Abb. 549).

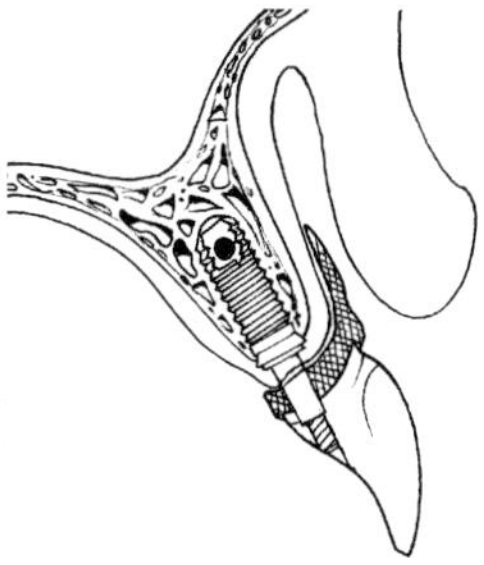

Abb. 549 Bei einer hochangelegten Lachlinie können die Öffnungen, die für die Hygienefähigkeit um die Implantate erforderlich sind, durch eine Zahnfleischepithese abgedeckt werden.

46.2 Konstruktionsmerkmale von prothetischen Hilfsteilen (systemübergreifend)

Immer neue auf den Markt kommende Implantatsysteme machen eine übersichtliche und schnelle Beurteilung der verwendeten prothetischen Hilfsteile notwendig (*Misch* und *Misch* 1992). Neben einer Vielzahl von auf dem Markt befindlichen Implantatsystemen bieten zunehmend auch Zulieferfirmen Hilfsteile für die prothetische Versorgung an. Viele dieser Firmen, die sich bereits in Nordamerika etabliert haben, sind in Europa noch nicht vertreten. In Zukunft wird die Flut von kompatiblen Pfosten und Zylindern noch weiter zunehmen und eine erhöhte Aufmerksamkeit erfordern (*Jansen* 1992). Aus zahntechnischer Sicht gilt es, dasjenige Aufbauten-System auszuwählen, welches über die solideste Langzeiterfahrung und das breiteste Indikationsspektrum verfügt.

Mit Hilfe einer Einteilung der einzelnen Implantatsysteme in verschiedene Typen lassen sich allgemeingültige Grundregeln für die Konstruktion der Suprastruktur erstellen (Abb. 550).

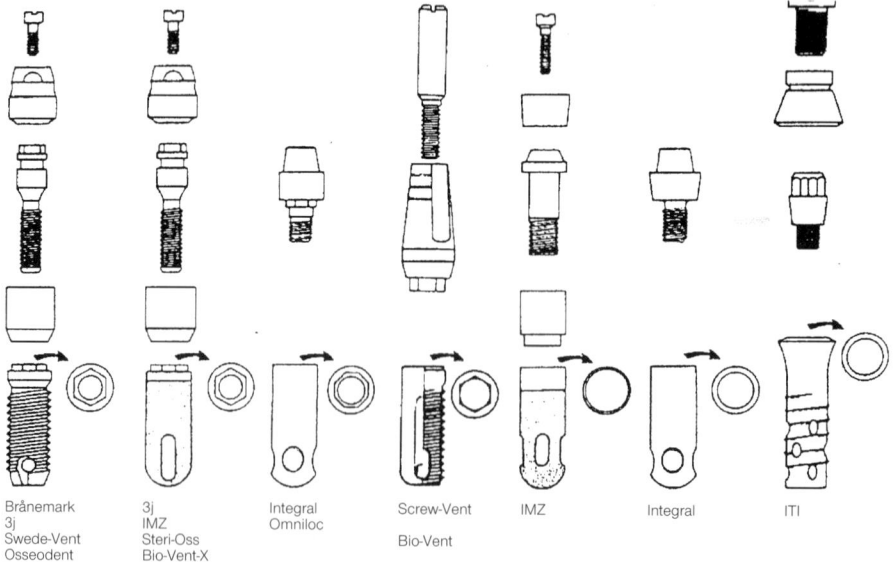

Abb. 550 Die Einteilung von Implantatsystemen in ihre unterschiedlichen Grundtypen ermöglicht eine systematische Beurteilung (nach *Jansen* 1992).

Konstruktionsmerkmale von prothetischen Hilfsteilen

Um ein Implantatsystem aus zahntechnischer Sicht zu kategorisieren, stellen sich fünf grundsätzliche Fragen:
a) Wie ist der Implantatkopf beschaffen?
b) Um welchen Typ Pfosten handelt es sich?
c) Welche Abformtechnik muß durchgeführt werden?
d) Welche Modellsituation wird geschaffen?
e) Welche Zylinder kommen zur Anwendung?

ad a) Wie ist der Implantatkopf beschaffen?
Eine Differenzierung kann hinsichtlich des prothetisch wichtigen Aspekts des Rotationsschutzes (Verkantung des Pfostens im Implantatkörper) getroffen werden. Man unterscheidet Implantatköpfe ohne und mit einem Rotationsschutz (Mehrkant). Ist ein Rotationsschutz vorhanden, so kann dieser innerhalb oder außerhalb des Implantatkopfes integriert sein (Abb. 551 bis 553).

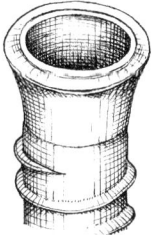
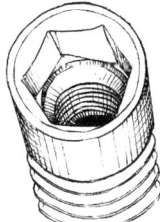
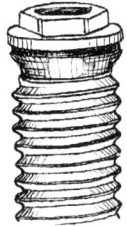

Abb. 551 Implantatkopf ohne Rotationsschutz

Abb. 552 Implantatkopf mit innerhalb liegendem Rotationsschutz

Abb. 553 Implantatkopf mit außerhalb liegendem Rotationsschutz

Die typischen Vertreter für Implantate ohne Rotationsschutz sind IMZ® (Friatec, D-Mannheim), Bonefit® (Straumann, D-Umkirch) und Integral® (S. & W. Dental-Med, D-Moers).
Implantatsysteme, die ihren Rotationsschutz innerhalb des Implantats integriert haben, sind: HaTi® (Mathys, D-Bochum), Frialit 2® (Friatec, D-Mannheim), Screw-Vent® (De Trey Dentsply, D-Dreieich), Micro-Vent® (De Trey Dentsply, D-Dreieich), Omniloc® (S. & W. Dental-Med, D-Moers) und Twin Plus® (Friatec, D-Mannheim).
Folgende Systeme weisen einen außerhalb des Implantatkopfs angebrachten Rotationsschutz auf: Brånemark® (Nobel Biocare, D-Köln), 3i® (Implant Innovations, USA-West Palm Beach), Steri-Oss® (Metaux Précieux Metalor, D-Stuttgart) und Swede-Vent® (De Trey Dentsply, D-Dreieich).

Die Beschaffenheit des Implantatkopfs ist besonders dann von Bedeutung, wenn es sich bei der anzufertigenden Restauration um eine Einzelzahnkrone handelt. Hierbei muß das Implantat bzw. der Implantatpfosten einen Rotationsschutz aufweisen, damit Drehungen der Einzelkrone um ihre Rotationsachse verhindert werden.

ad b) Um welchen Typ *Pfosten* handelt es sich?
- Beweglicher Pfosten
- Starrer Pfosten:
  - Gewinde zur Verschraubung der Suprastruktur
  - Zur Zementierung der Suprastruktur

  - Ist der Pfosten direkt in das Implantat geschraubt?
  - Erfolgt die Pfostenbefestigung mittels Schraube?
  - Weist der Pfosten einen Rotationsschutz zum Implantat auf?
  - Besitzt der Pfosten einen Rotationsschutz zur Suprastruktur?

Bezüglich des Pfostendesigns werden zwei grundsätzlich unterschiedliche Philosophien vertreten. Die erste (z. B. Brånemark®-Implantatsystem; Nobel Biocare, D-Köln) sieht den Einsatz eines starren Pfostens mit einer starren Verbindung durch Verschraubung von Implantat, Pfosten und Suprastruktur vor (Abb. 554). Die zweite Philosophie (z. B. beim IMZ®-Implantat; Friatec, D-Mannheim) verfolgt den Einsatz eines mobilen Elements zwischen Implantat und Pfosten, welches eine bewegliche Verbindung des starren Implantats mit der Suprastruktur vorsieht (Abb. 555). Beide Konzepte sehen unterschiedliche prothetische Versorgungen (unterschiedliches Design der Suprastruktur) vor.

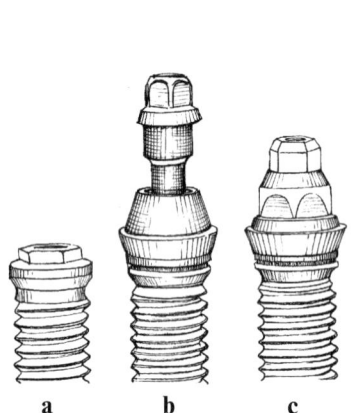 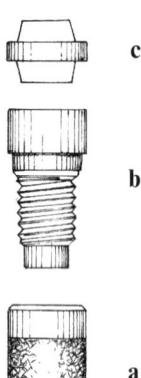

Abb. 554 a bis c Implantatsystem mit starrer Verbindung zur Suprastruktur
a) Implantat
b) aufgesetzter Pfosten mit Pfostenschraube
c) angezogene Pfostenschraube

Abb. 555 Implantat (a) mit direkt einschraubbarem Pfosten (b) und mobilem Zylinder (c), auf dem die Suprastruktur sitzt.

Man muß unterscheiden, ob die Suprastruktur durch eine Verschraubung befestigt oder auf einen starren Pfosten aufzementiert wird. Wird die Suprastruktur durch eine Verschraubung befestigt, ist sie bedingt abnehmbar. Die Verschraubung kann durch ein vorgefertigtes Gewinde im Pfosten (vertikal oder horizontal) oder durch eine individuell angelegte Schraube (vertikal oder horizontal) erfolgen.

Ein drittes wichtiges Unterscheidungsmerkmal zwischen den einzelnen Implantatsystemen ist die Pfostenbefestigung. Hierbei ist zu unterscheiden zwischen Pfosten, die mit einer Pfostenschraube auf das Implantat befestigt werden und solchen Systemen, die direkt am Pfosten eine Schraube integriert haben. Bei letzteren wird der Pfosten durch direktes Einschrauben in das Implantat befestigt (Abb. 556). Bei Implantaten mit einem Rotationsschutz werden konstruktionsbedingt die Pfosten durch eine Pfostenschraube auf dem Implantat befestigt; dagegen wird bei Systemen ohne Rotationsschutz der Pfosten direkt in das Implantat geschraubt. Die direkt eingeschraubten Pfosten sind bei einigen Herstellern nach einmaligem Einschrauben in das Implantat nicht austauschbar.

Eine weitere Unterscheidung bezüglich der Pfosten beruht darauf, ob der aufgeschraubte Pfosten einen Rotationsschutz zur Suprastruktur aufweist oder nicht. Dies ist nicht unbedingt vom Implantatsystem abhängig. Verschiedene Pfosten sind auch für einzelne Implantatsysteme verfügbar. So weisen Implantatpfosten für den Brückenverband keinen Rotationsschutz auf oder, falls doch, hat der Zylinder der Brücke keinen Rotationsschutz.

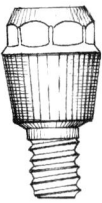

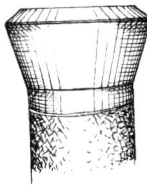

Abb. 556 Bei Implantatköpfen ohne integrierten Rotationsschutz kann der Pfosten direkt in das Implantat geschraubt werden.

Um die ästhetischen Nachteile eines dunklen Metallpfostens zu vermeiden, wurde der Einsatz von Keramikpfosten vorgeschlagen (*Prestipino* und *Ingber* 1993a, *Prestipino* und *Ingber* 1993b). Bei ihrer Anwendung werden die Pfostenblöcke auf dem Implantat befestigt und können individuell wie in der Kronen- und Brückentechnik präpariert werden. Die Präparationsgrenze bzw. die Lage des Kronenrandes kann somit dem Gingivaverlauf angepaßt werden.

Über die präparierten Keramikpfosten erfolgt dann die Herstellung einer vollkeramischen Restauration (*Witkowski* et al. 1998). Als Variante kann auf diesen keramischen Pfosten direkt Verblendkeramik aufgebrannt werden. Bei diesem Vorgehen muß eine okklusale Öffnung für eine direkte Verschraubung in Kauf genommen werden. Diese Ceradapt®-Pfosten sind kompatibel zu Implantaten mit außensitzenden Standardsechskant und werden von der Firma Nobel Biocare vertrieben. Daneben wurde eine individuelle Herstellung mittels Kopierfräsung (Celay®, Spreitenbach, Schweiz) für eine Pfostenherstellung getestet (Tripodakis et al. 1994). Als Ausgangsmaterial dienen hierbei In-Ceram®-Fräsblöcke (Vita Zahnfabrik, D-Bad Säckingen). Einen weiteren keramischen Pfosten stellte *Wohlwend* et al. (1996) vor. Dieser ist aus Zirkonoxid-Keramik und wird mittels Turbine und Wasserkühlung individuell im Mund oder auf dem Modell bearbeitet.

ad c) Welche Abformtechnik muß durchgeführt werden?
- Abformung und Modellherstellung erfolgen über ein Stecksystem (indirekte Technik).
- Abformung und Modellherstellung erfolgen über ein fest verschraubtes System (direkte Technik).
- Direkte Abformung eines Pfostens.

In der Implantattechnik finden zwei Abformtechniken bevorzugt Anwendung. Die erste Technik sieht die Übertragung der Mundsituation auf das Arbeitsmodell mittels eines Stecksystems vor. Bei dieser Technik wird ein Übertragungspfosten auf das Implantat bzw. den Implantatpfosten geschraubt. Mit dem Übertragungspfosten wird eine Abformung durchgeführt. Hierbei werden der Übertragungspfosten und das Implantat wie in der konventionellen Kronen-Brücken-Technik in der Abformmasse reproduziert. Zur Modellherstellung wird auf das Modellimplantat der Übertragungspfosten geschraubt und diese Teile werden dann in der Abformung reponiert. Der Übertragungspfosten mit dem Modellimplantat hält entweder durch einen kleinen Unterschnitt oder mittels Klebstoff in der Abformung (Abb. 557).

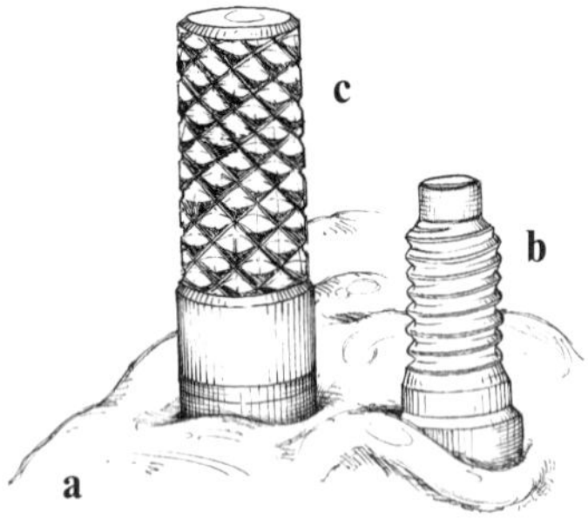

Abb. 557 Die Abformung mittels Stecksystem. Ansicht in der Abformung.
a Abformung
b Übertragungspfosten
c Aufgeschraubtes Modellimplantat

Bei der zweiten Abformmethode wird der Abformzylinder fest in die Abformmasse integriert. Dieser läßt sich nicht aus der Abformung entfernen. Während der Abformung wird der Abformzylinder mittels einer Verschraubung auf dem Implantat fest in seiner Position gehalten. Um die Abformung aus dem Mund entfernen zu können, wird die Verschraubung gelöst und die Abformung kann mit integriertem Übertragungspfosten entnommen werden. Zur Modellherstellung wird das Modellimplantat mit Hilfe der gleichen Verschraubung fest an den Abformzylinder geschraubt (Abb. 558).

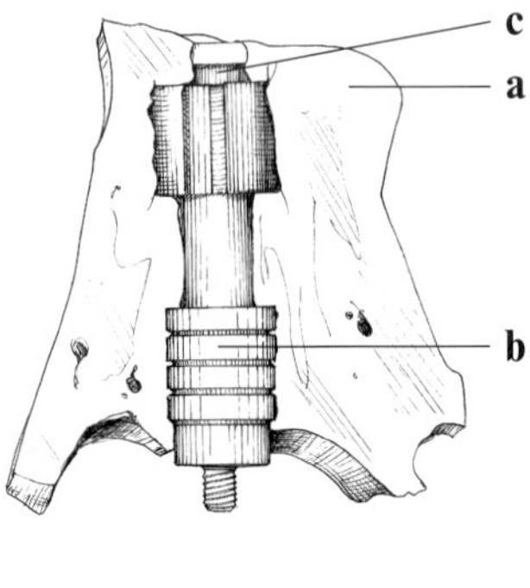

Abb. 558 Die Abformung mittels verschraubtem Übertragungspfosten
a Abformung
b Übertragungspfosten
c Befestigungsschraube für Übertragungspfosten

Die Technik, einen Pfosten direkt wie in der Kronen-Brücken-Technik abzuformen, wird bei Systemen (Anatomic Abutment System®; Dental Imaging Associates Inc., USA-Torrance) durchgeführt, bei denen eine Individualisierung durch Präparieren der Pfosten im Mund vorgesehen ist.

ad d) Welche Modellsituation (Analog, Replika) wird geschaffen?
- Wird das Implantat abgeformt?
- Wird der Pfosten abgeformt?

Bei den verschiedenen Implantatsystemen kann entweder das Implantat abgeformt und auf dem Modell reproduziert werden, oder aber es wird der aufgeschraubte Implantatpfosten abgeformt und diese Situation auf dem Modell wiedergegeben. Wird ein Implantatanalog im Arbeitsmodell integriert, hat der Techniker die Möglichkeit, die Pfostenauswahl individuell anhand des Wax-ups durchzuführen. Außerdem können bei diesem Vorgehen die individuell ausgewählten Pfosten durch Beschleifen individualisiert werden.

Wird im Mund des Patienten der bereits aufgeschraubte Implantatpfosten abgeformt und auf dem Modell wiedergegeben, so besteht in der zahntechnischen Phase der Herstellung der Suprastruktur keine Möglichkeit mehr, eine individuelle Pfostenauswahl durchzuführen (Abb. 559).

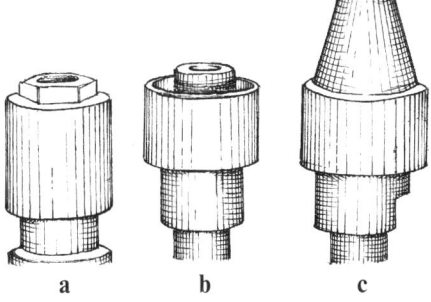

Abb. 559
a Analog (Replika) vom Implantat mit außerhalb sitzendem Sechskant
b Analog (Replika) von einem zylindrischen Implantatpfosten
c Analog (Replika) von einem konischen Implantatpfosten

ad e) Welche Zylinder (Suprakonstruktion) kommen zur Anwendung?

- Mit Rotationsschutz für Einzelzahn
- Ohne Rotationsschutz für Brücke
- Suprastruktur direkt auf das Implantat
- Suprastruktur auf dem Pfosten befestigt

- Vorfabrizierter Goldzylinder
- Ausbrennbarer Kunststoffzylinder
- Hergestellt durch eine individuelle Wachsmodellation
- Vorfabrizierte Keramikkappe
- Titanzylinder für die Klebetechnik

In letzter Zeit werden häufig von Zulieferfirmen für die Suprastrukturherstellung Zylinder, die zu den einzelnen Implantatsystemen passen, angeboten. Wichtig ist, daß diese Zylinder für die Einzelzahnversorgung einen Rotationsschutz aufweisen bzw. für den Brückenverband ohne Rotationsschutz angeboten werden (Abb. 560). Die Suprakonstruktion kann entweder direkt auf dem Implantat befestigt oder über einen Pfosten aufgeschraubt bzw. zementiert werden. Wird das Arbeitsmodell mit einem Implantatanalog angefertigt, so besteht für den Zahntechniker die Möglichkeit, entweder die Suprastruktur direkt auf das Implantat aufzubringen oder einen entsprechenden Pfosten auszuwählen und auf diesem zu arbeiten.

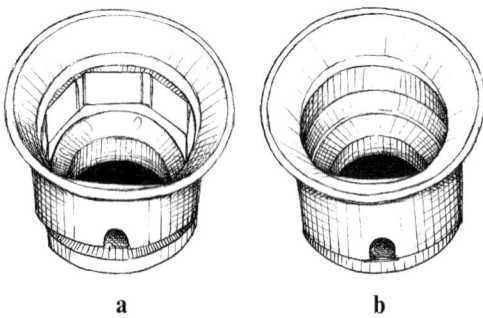

Abb. 560 Angußfähige Goldzylinder (Ansicht von innen)
a mit integriertem Rotationsschutz
b ohne Rotationsschutz

Soll das Gerüst der Suprastruktur auf einen vorfabrizierten Goldzylinder aufgegossen werden, so kann dies mit hochgoldhaltigen und hochgoldreduzierten Legierungen erfolgen. Bei der Verwendung von ausbrennbaren Kunststoffzylindern, die entweder auf dem Implantat sitzen oder auf einem Pfosten befestigt werden, können als Gerüstmaterial sowohl hochgoldhaltige oder Nichtedelmetall-Legierungen als auch Titan verwendet werden. Wurden eine Implantatschulter oder ein Implantatpfosten durch Beschleifen individualisiert, lassen sich keine vorgefertigten Teile (Goldzylinder, Kunststoffteil) verwenden. In diesen Fällen muß die Suprastruktur individuell in Wachs modelliert und gegossen werden. Des weiteren stehen heute Titanzylinder zur Verfügung, die durch Klebung an ein individuell gegossenes Gerüst befestigt werden (*Witkowski* 1993c, *Witkowski* und *Simon* 1995).

Das zahntechnische Labor wird im Gegensatz zum Zahnarzt täglich mit einer Vielzahl von Implantatsystemen konfrontiert. Es sollten Zahnarzt und Zahntechniker eng zusammenarbeiten, um eine möglichst optimale prothetische Lösung für jeden individuellen Patientenfall zu finden. Nur mit einem fundierten Fachwissen, dem Überblick über verfügbare Hilfsteile und dem Verständnis für die Problematik der jeweils anderen Fachdisziplin lassen sich zufriedenstellende Suprastrukturen herstellen.

46.3 Implantatretinierte Hybridprothese

Man unterscheidet vier Arten von Verankerungselementen:

- Druckknopf (Knopfanker)
- Steggeschiebe oder -gelenk (Steganker)
- Doppelkronen
- Magnetische Retentionen

46.3.1 Druckknopf

Die Vorteile des Knopfankersystems bestehen in einer besseren Biokompatibilität (Titanlegierung oder Reintitan), einer leichteren Handhabung durch den Zahntechniker und in den geringeren Kosten.
Die zahntechnische Herstellung einer knopfretinierten Prothese ähnelt dem herkömmlichen Herstellungsverfahren einer Totalprothese. Bei der Abformung wird ein Übertragungsanker in die Abformmasse integriert. Dadurch wird ermöglicht, daß ein Arbeitsmodell mit Modellimplantaten hergestellt werden kann. Auf diesem Arbeitsmodell wird die Registrierschablone mit eingearbeiteten Matrizen passend zum Kugelanker für die Registratur hergestellt. Die Registrierung erfolgt bereits unter Abstützung der Registrierschablone auf den Implantaten. Nachdem die Arbeitsmodelle schädelbezüglich und mit der intraoralen Stützstiftmethode einartikuliert worden sind, beginnt die Zahnaufstellung in Wachs. Prothesenzähne aus Keramik haben sich wegen ihrer Abrasions- und Farbbeständigkeit sowie der Möglichkeit zur dauerhaften Individualisierung bewährt.
Nach erfolgreicher Wachsanprobe wird mit Hilfe der Modellgußtechnik eine Metallverstärkung für die Prothesenbasis hergestellt. Das Metallgerüst wird bei der Umsetzung der Wachsaufstellung in Kunststoff auf dem Modell in der Küvette positioniert. Im Zuge der Fertigstellung ist die Verwendung von Intensivmassen zur farblichen Gestaltung der Prothesenbasis möglich. Das Einpolymerisieren der Matrizen in die Prothese kann bereits bei der Fertigstellung in der Küvette oder auch mit Hilfe von Kaltpolymerisat erst nachträglich auf dem Modell oder im Mund des Patienten erfolgen.

46.3.2 Steggeschiebe oder -gelenk

Bezüglich der Herstellung von Stegkonstruktionen auf Implantaten ist zwischen vorgefertigten Teilen aus einer Goldlegierung, ausbrennbaren Fertigteilen und individuell hergestellten (gefrästen) Stegen zu unterscheiden. Die vorgefertigten Stege (Dolder-Steg; Degussa, D-Frankfurt) unterscheiden sich desweiteren durch ihre unterschiedlichen Profile, welche auf die zahntechnische Herstellung keinen wesentlichen Einfluß nehmen. Die Anfertigung von partiellen Steggeschieben (vorgefertigt oder individuell gefräst) kommt nur bei implantatgetragenen Deckprothesen mit drei und mehr Implantaten zur Anwendung.

46.3.2.1 Der vorgefertigte Goldsteg
Als Arbeitsunterlage für alle Stegarbeiten wird ein Arbeitsmodell mit entsprechenden Pfostenreplikas angefertigt. Auf diese wird ein passender Goldzylinder aufgesetzt. Als Auswahlkriterium für einen Pfosten spielt dessen Größe und die Größe des Goldzylinders die Hauptrolle. Es ist zu berücksichtigen, daß in die Prothese eine Matrize (Reiter) integriert werden muß. Diese Matrizen können sowohl einteilig in individuell kürzbaren Stegen oder auch als kleine Einheiten lieferbar sein. Die vorgefertigten Goldstege werden so gekürzt, daß sie genau zwischen die Goldzylinder passen. Anschließend werden sie durch Lötung an den Zylindern befestigt. Bei diesem Arbeitsgang ist das spannungsfreie Fügen der drei Teile sehr wichtig, um ein späteres Überlasten einzelner Komponenten (Pfosten, Schrauben, Implantate, Steg) zu verhindern. Die Fixierung der einzelnen Teile aneinander kann mittels Kunststoff oder durch vorgängiges Punktschweißen durchgeführt werden. Bei der Fixierung mit Kunststoff muß ein Löteinbettmassemodell hergestellt werden. Dies kann mit Hilfe von Lötreplikas, die an den Goldzylindern befestigt werden, durchgeführt werden. Bei der Fixierung der zusammenzufügenden Teile mittels Punktschweißen kann ohne Löteinbettmasse eine Lötung durchgeführt werden.

46.3.2.2 Der ausbrennbare Steg
Der vorgefertigte ausbrennbare Kunststoffsteg wird auf die entsprechende Länge gekürzt und zwischen die Goldzylinder mit ausbrennbarem Kunststoff fixiert. Dabei ist darauf zu achten, daß die Goldzylinder vollständig mit gegossener Legierung ummantelt werden, um eine ausreichende körperliche Fassung zusätzlich zur Diffusion zu erreichen. An jeder Kontaktstelle zu den Zylindern wird ein Gußkanal befestigt und nach dem Einbetten in Metall gegossen.

46.3.2.3 Die Matrizen für vorgefertigte Stege
Die Matrizen für vorgefertigte Stege werden passend zu den einzelnen Stegen und den speziellen Profilen geliefert. Diese sind aus einer hochgoldhaltigen Legierung (gezogenes Material) gefertigt und somit aktivierbar. Die Matrizen sind entweder in Stangenform zur individuellen Kürzung lieferbar oder werden bereits als kleine Segmente hergestellt. An der gegossenen Oberseite der Stegmatrize befindet sich eine an die Matrize befestigte Retention, an der der Steg in die Prothese eingearbeitet wird. Beim Integrieren (Einpolymerisieren) des Steges in die Prothese besteht wie bei einigen Knopfankersystemen die Möglichkeit, eine Resilienz in die Konstruktion einzuarbeiten. Wie beim Knopfankersystem müssen aber vor Beginn der Arbeit einige Fragen zur Planung und Ausführung der Arbeit zwischen Zahnarzt und Zahntechniker abgeklärt werden.

46.3.2.4 Der individuell gefräste Steg mit Sekundärteil
Soweit vom Implantathersteller angeboten, werden auf die Pfostenreplikas auf dem Arbeitsmodell Goldzylinder aufgesetzt. Zwischen diese Zylinder werden dann Kunststoffteile die bereits das spätere Stegprofil aufweisen, unter Zuhilfenahme des Parallelometers (für eine einheitliche Einschub-

richtung) mit Modellierkunststoff an die Zylinder befestigt. Diese Stege sind meist parallel (0 Grad Seitenfläche) und können so Bewegungen der Prothese völlig verhindern und die Kräfte direkt auf die Implantate übertragen. Um neben dieser frikativen Wirkung dieser Stegkonstruktion eine retentive Wirkung zu erreichen, ist in jedem Fall das Integrieren eines Halteelements angezeigt. Dafür haben sich besonders Riegel bewährt. Da das Sekundärteil aus einem gegossenen Material gefertigt ist, kann dies nicht aktiviert werden. Nach dem Angießen der Stege an die Goldzylinder werden diese nachgefräst. Die Matrize (Sekundärteil) wird bei diesem Vorgehen individuell aus Modellierkunststoff modelliert, mit Retentionen versehen (für vorgefertigte Prothesenzähne oder für individuelle Verblendungen) und gegossen. Dieses Sekundärteil wird dann nach dem Aufpassen auf den Steg verblendet.

Vor Behandlungsbeginn müssen folgende Punkte zwischen Zahnarzt und Zahntechniker abgesprochen werden:

- Sollen Abformlöffel mit okklusalen Öffnungen zum Umspritzen der Übertragungsanker hergestellt werden?
- Wie groß soll die Ausdehnung (mit oder ohne Rückenschutzplatte) des Verstärkungsgerüsts sein?
- Welches Okklusionskonzept ist anzuwenden?
- Aus welchen Materialien sollen die Prothesenzähne sein?
- Aus welchem Material soll die Prothesenbasis bestehen?
- Soll eine Individualisierung der Prothesenzähne durchgeführt werden?
- Soll eine Individualisierung der Prothesenbasis durchgeführt werden?
- Zu welchem Zeitpunkt sollen die Matrizen in die Prothesenbasis integriert werden?
- Soll in das Ankersystem eine Resilienz eingearbeitet werden?

46.3.3 Magnetische Retentionen

Der klinische Einsatz von Magneten als Halteelement bei implantatretinierten Hybridprothesen ist seit einigen Jahren anhand von zahlreichen Fallbeispielen dokumentiert (*Wirtz* et al. 1994). Hierbei liegt die bevorzugte Indikation für eine Prothese auf zwei Implantaten im Unterkiefer. Kritischer Punkt bei der Verwendung von Magneten ist die Löslichkeit und Korrosionsanfälligkeit der verwendeten Magneten bei Lagerung in der Mundhöhle. Ein neueres System (Steco-System-Technik, Hamburg) löst dieses Problem durch die Lagerung des Magneten in einem dichten Titangehäuse. Diese Magneten sind passend zu allen gängigen Implantatsystemen lieferbar und können auf diesen befestigt werden. Die prothetische und zahntechnische Vorgehensweise wird wie bei der Verwendung einer Hybridprothese mit Druckknöpfen (Kap. 46.3.1) durchgeführt. Hierbei wird ebenfalls die Indikation eines Metallgerüstes (NEM) zur Vermeidung von Frakturen der Prothese empfohlen.

46.4 Implantatgetragene Extensionsbrücke

Die Anfertigung einer Extensionsbrücke auf Implantaten ist bei einem starren Pfostensystem ohne mobiles Element durch die hohe Anforderung an die Herstellungspräzision gekennzeichnet (*Witkowski* 1993a). Der spannungsfreie (passive) Sitz einer Suprastruktur ist für eine gleichmäßige Belastung der Implantate und der Brücke von entscheidender Bedeutung. Eine mangelhafte Gesamtpassung einer Suprastruktur kann sowohl zum biologischen als auch zum technischen Mißerfolg führen. Der technische Mißerfolg ist durch eine Überbelastung der Okklusalschrauben und des Gerüstes gekennzeichnet. In diesen Fällen kommt es zum Bruch der Verschraubung, des Pfostens oder des Gerüsts (*McGlumphy* et al. 1992a). Tritt eine Schraubenlockerung auf, so kann das Gerüst durch Schaukelbewegungen auf den starren Implantaten überlastet werden und brechen (*Rangert* et al. 1989). Eine eindeutige Überprüfung der spannungsfreien Gesamtpassung auf dem Modell ist durch Festziehen lediglich der am weitesten distal stehenden Okklusalschraube möglich. Bleibt dabei die Suprastruktur auf der nicht festgeschraubten Seite auf den Pfosten in Position, so liegt ein passiver Sitz der Brücke vor. Bei nichtspannungsfreiem Sitz hebt sich die Suprastruktur durch Festziehen einer Schraube von den restlichen Pfosten ab und es entsteht ein Spalt. Steht eine Suprastruktur durch das Festziehen der Okklusalverschraubung unter Spannung, muß dies durch Trennen und Fügen des Gerüsts beseitigt werden.

Im Folgenden wird die Herstellung einer bedingt abnehmbaren Extensionsbrücke beschrieben. Als Gerüstmaterial wird eine hochgoldhaltige Gelbgoldlegierung verwendet und die Verblendung erfolgt mittels vorgefertigter Kunststoffzähne.

Die Übertragung der Mundsituation auf das Arbeitsmodell sollte bei großspannigen Brücken nur mit einem Abformsystem durchgeführt werden, welches sowohl den Abformzylinder auf dem Implantatpfosten in verschraubtem Zustand in die Abformung integriert als auch das Manipulierimplantat durch Verschraubung im Abformzylinder befestigt.

Bei subgingival liegenden Übergängen zwischen Pfosten und Brückenzylinder ist die Anfertigung einer flexiblen Zahnfleischmaske auf dem Modell erforderlich. Diese Maske sollte abnehmbar gestaltet sein, um beim Herstellungsprozeß der Brücke Zugang zu den Suprastrukturrändern zu haben.

Nach Herstellung der Arbeitsmodelle erfolgt die Anfertigung der Registrierschablonen, die implantatgetragen angefertigt werden. Der Wachswall wird auf einer Basis aus lichthärtendem Löffelkunststoff befestigt. Vorher werden Arbeitsmodelle mittels Gesichtsbogenübertragung und Bißnahme in den Artikulator gebracht. Für die richtige Gerüstgestaltung wird eine Wachsaufstellung mit Prothesenzähnen durchgeführt, die klinisch anprobiert wird. Ein Silikonvorwall der Wachsaufstellung dient als Anhalt für die richtige Gerüstmodellation. Als Basis für die Gerüstmodellation werden im Standardfall angußfähige Goldzylinder verwendet. Für die Verblendung mit konfektionierten Prothesenzähnen wird das Gerüst mit Retentionen für die Aufnahme der Zähne ausgestattet. Die Dimensionierung des Gerüsts erfolgt nach den bewährten Richtlinien des Brånemark-Konzepts. Das Gießen der Wachsmodellation in Metall erfolgt entweder als Einstückguß oder dadurch, daß in mehreren Teilen gegossen und spä-

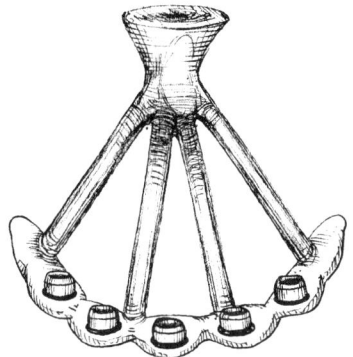
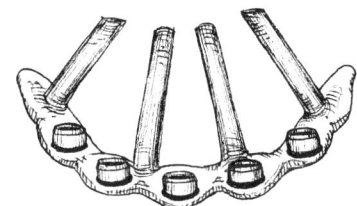

Abb. 561 Der Gußkegel bewirkt eine Gußschwindung und einen größeren Verzug des Objekts.

Abb. 562 Durch eine geringere Metallmenge kann auf den Gußkegel verzichtet werden.

ter im Mund fixiert und durch Hartlötung miteinander verbunden wird. Ziel ist eine spannungsfreie Gesamtpassung des Gerüsts. Entscheidend für einen möglichst geringen Gußverzug während des Erkaltens der Schmelze ist das richtige Ansetzen der Gußkanäle und eine reduzierte Metallmenge, um einen Gußkegel zu vermeiden (*White* 1993) (Abb. 561 und 562). Die Gußkanäle müssen lang genug sein, um das Objekt ohne Gußkegel vollständig mit Metall speisen zu können (Abb. 563 und 564). Ist die Gerüstpassung nach dem notwendigen bzw. geplanten Fügen auf dem Modell anders als im Mund, muß passend zum gelöteten Gerüst ein neues Modell angefertigt und neu einartikuliert werden. Dies geschieht durch Austrennen einzelner Modellreplikas und deren Wiederbefestigung mit Gips unter Hilfe des gelöteten Gerüsts.

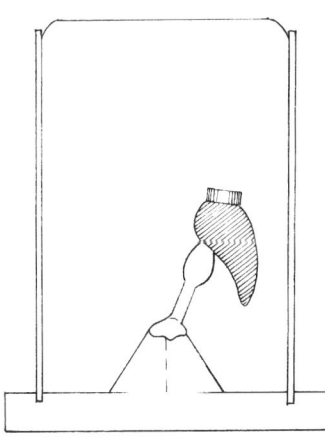
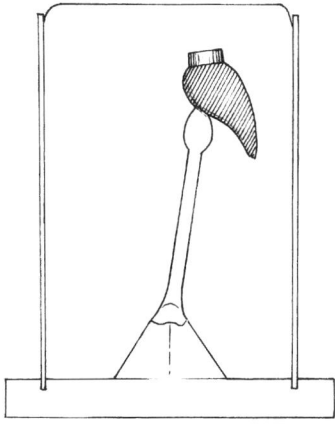

Abb. 563 Durch einen zu kurzen Gußkanal an der Modellationsbasis kann es zu einem unvollständigen Ausfließen des Gerüsts kommen.

Abb. 564 Ein langer Gußkanal kann auch ohne Gußkegel das Objekt vollständig speisen.

Die Befestigung der Prothesenzähne am Metallgerüst erfolgt je nach Platzverhältnissen entweder nur mit rosafarbenem Basismaterial oder, bei geringerem Platzangebot, mit zahnfarbenem Kunststoff. Im zweiten Fall wird der Zahnfleischanteil mit Autopolymerisat mittels Vorwalltechnik befestigt. (Die Kontur des Gingivaersatzes an der Suprastruktur wird in erster Linie nach den Bedürfnissen der Hygienefähigkeit für den Patienten gestaltet.) Um einen dauerhaften Verbund zwischen Kunststoff und Gerüst zu gewährleisten, wird ein Silanisierungssystem verwendet.

46.5 Implantatgetragene Einzelzahnversorgung

46.5.1 Einzelzahnimplantate

Der Einsatz von Einzelzahnimplantaten gilt heute bei einer Schaltlückensituation als verläßliche Therapiemöglichkeit (*Schmitt* und *Zarb* 1993). Einer der entscheidenden Vorteile gegenüber der konventionellen Brückentechnik besteht darin, daß die Nachbarzähne bei der Versorgung mittels Einzelzahnimplantat nicht als Pfeilerzähne in die prothetische Maßnahme integriert werden müssen.
Viele Implantathersteller bieten unterschiedliche Hilfsteile für Einzelzahnersatz an. Voraussetzung für die Befestigung einer Einzelzahnrestauration auf einem Implantat bzw. einem Pfosten ist, daß die Krone rotationsfrei und dauerhaft befestigt wird. Hierbei ist zu unterscheiden, ob die Restauration fest zementiert oder bedingt abnehmbar (vertikale oder horizontale Verschraubung) fixiert wird. Die Entscheidung für eine dieser Möglichkeiten wird durch folgende Faktoren beeinflußt:

- Soll die Krone bei der Nachsorge abnehmbar sein?
- Wie tief subgingival liegt der Kronenrand?
- Besteht aufgrund der Implantatneigung die Möglichkeit, eine Okklusalschraube zu verwenden?
- Bietet das System die Möglichkeit einer horizontalen Verschraubung?
- Hat die Anlage einer okklusalen bzw. horizontalen Verschraubung einen negativen Einfluß auf die Ästhetik?
- Kann die Anlage einer Verschraubung die Kontaktpunkte bzw. Gleitflächensituation (Okklusion) stören?

Die am häufigsten auftretende Indikation für eine Zementierung ist die Ästhetik im Frontzahnbereich. Hierbei ist grundsätzlich der Einsatz eines Pfostens erforderlich, so daß im Falle einer später evtl. notwendigen Umänderung der prothetischen Versorgung das Implantat unbeschädigt zur weiteren Verwendung zur Verfügung steht. Die Zementierungspfosten stehen als gerade Pfeiler oder bei einigen Implantatsystemen mit einer gewissen Abwinkelung zur Verfügung. Handelt es sich um ein Implantatsystem mit einem integrierten Rotationsschutz, der außer- oder innerhalb des Implantatkopfs positioniert ist, werden die Pfosten mittels einer Pfostenschraube befestigt. Handelt es sich dagegen um ein Implantatsystem ohne einen Rotationsschutz, welches nur ein Innengewinde zur Aufnahme des Pfostens hat, so wird der Pfosten direkt in das Implantat geschraubt. Für vorgefertigte

Pfosten sind teilweise vorfabrizierte Gerüstkappen zur weiteren Verblendung erhältlich. Diese bieten den Vorteil der guten standardisierten Paßgenauigkeit, da ihre Herstellung maschinell erfolgt.

In einigen klinischen Situationen wird es notwendig, die Zementierungspfosten zu individualisieren, um eine bessere Adaptation an die jeweilige Mundsituation zu erreichen. Dies geschieht aus drei Gründen:

1. Reduzierung des Metallrands am Pfosten bei nicht genügend vertikalem Gingivaangebot für einen subgingivalen Kronenrand.
2. Änderung des Neigungswinkels des Pfostens zur Anpassung an die Achsenneigung der klinischen Kronen der Nachbarzähne.
3. Zur Aufnahme einer Verschraubung für eine Krone.

Bei einigen Zementierungspfosten ist eine Reduzierung des Metallrands nicht möglich, da dadurch am Pfosten ein untersichgehender Bereich entstehen würde, welcher keine Kronenherstellung mehr erlauben würde. Bei Individualisierung des Implantatpfostens ist der Einsatz von vorfabrizierten Gerüstkappen nicht mehr möglich. Dies macht eine zusätzliche Anfertigung einer Gerüstkappe für den individualisierten Pfosten notwendig. Diese kann aus Vollkeramik oder Metall gefertigt werden.

Wird der Einzelzahnersatz bedingt abnehmbar gefertigt, kann die Einzelzahnrestauration auf einem Implantat, das einen Rotationsschutz aufweist, direkt befestigt werden. Diese Krone wird dann mittels einer Okklusalschraube auf dem Implantat befestigt. Je nach Implanatsystem weisen die Schrauben einen unterschiedlichen Durchmesser auf. Zur Herstellung der Restauration gibt es verschiedene Möglichkeiten. Die klassische Lösung ist der Einsatz eines ausbrennbaren Kunststoffzylinders, der in jeder beliebigen Legierung oder Metall gegossen werden kann (*Lewis* et al. 1988, *Witkowski* 1993b). Da der Kunststoffzylinder mit einer abschließenden Kontur zum Implantat geliefert wird, ist darauf zu achten, daß beim Gummieren und Polieren des Metallrands keine Unterkontur entsteht. Dies wird bei Verwendung von gegossenem Titan besonders relevant, da diese Gußoberflächen im Vergleich zu einer hochgoldhaltigen Legierung sehr viel rauher sind (Abb. 565a und b). Vorteil dieses Kunststoffzylinders ist die Möglichkeit, den Kronenrand ausdünnen zu können und somit eine Verkleinerung bzw. Vermeidung des ästhetisch störenden Metallrands zu erreichen. Da bei dieser Vorgehensweise die Randqualität und die Matrize der okklusalen Verschraubung der Gußqualität unterliegt, ist ein in Metall vorgefertigter Zylinder zu bevorzugen.

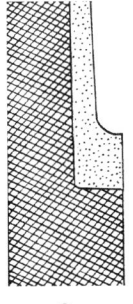 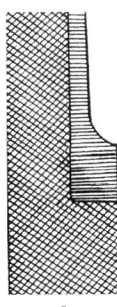

Abb. 565 a und b
a) Ein vorgefertigtes Kunststoffteil sitzt auf einer Implantatschulter mit abschließender Kontur.
b) Ein vorgefertigtes Kunststoffteil auf einer Implantatschulter nach dem Guß in einer Dentallegierung. Nach dem Polieren entsteht eine Unterkontur.

a   b

Eine andere Variante ist der Einsatz eines Zylinders, der eine Basis aus einer angußfähigen Legierung besitzt und dessen Zylinderschaft aus einer ausbrennbaren Kunststoffhülse besteht. Ein Vertreter ist der Dual Implantat Zylinder® (Audex Dental, CH-Basel), welcher je nach klinischer Situation als direkt abnehmbare Krone mit okklusaler Schraubenöffnung verwendet oder als Pfosten mit individueller Kontur zur Aufnahme einer Krone gestaltet werden kann (*Witkowski* 1994).

46.5.2 Die Befestigung von Kronen auf Einzelzahnimplantaten

Der lösungsfreie Halt der Befestigungsschraube ist ein wichtiger Gesichtspunkt für den klinischen Langzeiterfolg dieser Art von Restauration. Besonders bei aufgeschraubten Pfosten, auf denen die Restauration aufzementiert wird, ist sicherzustellen, daß aufgrund der wechselnden Dauerbelastung durch statische und dynamische Okklusionkontakte keine Schraubenlockerung entsteht. Die Schraubenlockerung kann an drei Stellen eintreten: An der Kontaktfläche von Schraube und Pfosten, zwischen Implantat und Pfosten und im Schraubengewinde. Infolge mikroskopisch geringer Verschiebungen zwischen diesen einzelnen Komponenten (unter Wechsellast), bei denen Vorsprünge der Oberflächenrauhigkeit der vorgefertigten Teile abgeschliffen werden, ist der Grad der Lockerung bei flexiblen Gerüstkonstruktionen höher als bei starren. Um die mögliche Schraubenlockerung auszuschalten, erfolgt die Befestigung mittels einer Goldschraube und einer kontrolliert angewandten Anzugskraft (*Jörnéus* et al. 1992). Durch die Plastizität des Schraubenmaterials wird eine Verklemmung der Schraube im Zylinder bzw. Pfosten mit dem Implantat hervorgerufen.

Moderne Befestigungssysteme bieten den Einsatz eines elektrischen Schraubenziehers oder einer Ratsche. Mit diesen Hilfsmitteln ist es möglich, die Drehkraft über das Maß der Handkraft hinaus zu erhöhen und somit die Schraube fester anzuziehen. Da die auf das Implantat befestigten Zylinder mit einer im Durchmesser stärkeren Pfostenschraube befestigt werden (Brånemark-System®; Nobel Biocare, D-Köln), kommt es nicht zum Bruch der Schraube. Die Anzugskraft muß auf das Schraubenmaterial und dessen Durchmesser abgestimmt sein. Damit es bei diesen angewendeten Kräften (*McGlumphy* et al. 1992b) nicht zur Schädigung des Implantat-Knochenverbunds kommt, wird für den Befestigungsvorgang ein Konterschraubenzieher eingesetzt. Dies ist bisher nur beim Brånemark-Implantatsystem® (Cera-One System®; Nobel Biocare, D-Köln) erhältlich, nämlich bei der Verwendung eines Zementierungspfostens aus Titan, auf den später eine Krone permanent zementiert wird (*Spitzer* et al. 1992).

Literatur

Aparicio C.: Ein Verfahren für die Herstellung der Paßgenauigkeit metallkeramischer Prothesen auf osseointegrierten Brånemark-Implantaten: Ein Zweijahresstudie. Int J Parodont Rest Zahnheilkd 1994; 14: 391-405.

Grunder U., Strub J. R.: Implantat - supported suprastructure design. Int J Periodontol Restorat Dent 1990; 1: 19-39

Jansen C.E.: Restorative options with dental implants. CDA J 1992; 30: 30-32.

Jörnéus L., Jemt T., Carlsson L., Eng E.: Loads and designs of screw joints for single crowns supported by osseointegrated implants. Int J Oral Maxillfac Implants 1992; 7: 353-359.

Kapari D., Tsalikis L., Lehmann K. M., Flores-de-Jacoby L.: Veränderungen physikalischer Eigenschaften von Gingivaepithesen aus Gingivamoll. Dtsch Zahnärztl Z 1991; 46: 503-505.

Lewis S., Beumer J., Hornberg W., Moy P.: UCLA abutment®. Int J Oral Maxillfac Implants 1988; 3: 183-189.

McGlumphy E.A., Robinson D.M., Mendel D.A.: Implant superstructures: A comparison of ultimate failure force. Int J Oral Maxillofac Implants 1992a; 7: 35-39.

McGlumphy E.A., Elfers C.L., Mendel D.A.: A comparison of torsional ductile fracture in implant coronal screws. Int J Prosthodont 1992b; 7: 124 (Abstract).

Misch C.E., Misch C.M.: Generic terminology for endosseous implant prosthodontics. J Prosth Dent 1992; 68: 809-812.

Neuendorf G.: Die spannungsfreie Herstellung mehrspanniger Implantatrekonstruktionen. dental labor 1997; 45: 1531-1539.

Prestipino V., Ingber A.: Esthetic high-strength implant abutments. Part I, J Esthet Dent 1993a; 5: 29-36.

Prestipino V., Ingber A.: Esthetic high-strength implant abutments. Part II, J Esthet Dent 1993b; 5: 63-68.

Rangert B., Eng M., Jemt T., Jörnéus L., Eng M.: Forces and movements on Brånemark implants. Int J Oral Maxillofac Implants 1989; 4: 241-247.

Schmitt A., Zarb G.: The longitudinal clinical effectiveness of osseointegrated dental implants for single tooth replacement. Int J Prosthodont 1993; 6: 197-202.

Spitzer D., Kastenbaum F., Wagenberg B.: Achieving esthetics in Osseointegrated prostheses. Part II. The single unit. Inter J Periodont Rest Dent 1992; 23: 501-507.

Strub J.R., Witkowski S., Einsele F.: Kap. 1, Implantologische Diagnostik aus prothetischer Sicht. In: Orale Implantologie aus prothetischer Sicht. Quintessenz, Berlin 1996; 9-12.

Tripodakis A.P.D., Strub J.R., Kappert H.F., Witkowski S.: Strength and mode of failure of single implant all-ceramic abutment restorations under static load. Int J Prosthodont 1995; 8: 266-273.

Watson R. M., Davis D. M., Forman G. H., Coward T.: Considerations in design and fabrication of maxillary implant- supported prostheses. Int J Prosthodont 1991; 4: 232-239.

Watson R. M., Jemt T., Chai J., Harnett J., Heath M. R., Hutton J.E., Johns R.R., Lithner B., McKenna S., McNamara D.C., Naert I., Taylor R.: Prosthodontic Treatment, Patient Response, and the Need for Maintenance of Complete Implant-Supported Overdentures: An Appraisal of 5 Years of Prospective Study. Int J Prosthodont 1997; 10: 345-354.

White E.G.: Implantat - Zahntechnik. Quintessenz, Berlin, 1993.

Wirz J., Jäger K., Schmidli F.: Magnetverankerte (Implantatgesicherte) Totalprothesen. Schweiz Monatsschr Zahnmed 1994; Vol. 104: 10.

Witkowski, S.: Die flexible Zahnfleischmaske - Indikationsbeispiel implantatgetragene Brücke. Quintessenz Zahntech 1991; 17: 541-557

Witkowski S.: Die Realisierung des spannungsfreien Sitzes bei implantatgetragenen Suprastrukturen. Implantologie 1993a; 1: 69-81.

Witkowski S.: Suprastrukturen aus Titan mit Keramikverblendung -Einstückguß oder Klebetechnik? Teil I: Der Einstückguß. Implantologie 1993b; 1: 251-259.

Witkowski S.: Suprastrukturen aus Titan mit Keramikverblendung -Einstückguß oder Klebetechnik? Teil II: Die Klebetechnik. Implantologie 1993c; 1: 337-345.

Witkowski S.: Der implantatgetragene Einzelzahnersatz mittels Dual Implantat Zylinder®. Implantologie 1995; 1: 57-68.

Witkowski S., Simon M..: Implantatgetragene Extensionsbrücke in Verbindung mit der Gerüst-Klebetechnik - Ein Fallbericht. Implantologie 1995; 4: 351-365.

Witkowski S., Weng D.: Röntgenschablonen und bildgebende Verfahren in der prothetisch orientierten Implantologie. Quintessenz Zahntech 1996; 22: 1298-1316.

Witkowski S., Speer C., Hürzeler M.B.: Einzelimplantatversorgung mittels Pfosten und Krone aus Aluminiumoxidkeramik. Quintessenz 1998 (im Druck).

Wohlwend A., Studer S., Schärer P.: Das Zirkonoxidabutment - ein neues vollkeramisches Konzept zur ästhetischen Verbesserung der Suprastruktur in der Implantologie. Quintessenz Zahntech 1996; 4: 364-381.

Weiterführende Literatur

Spiekermann H.: Implantologie. Thieme, Heidelberg, 1993.

Zarb G.A., Schmitt A.: The longitudinal clinical effectiveness of osseointegrated dental implants: The Toronto study. Part III: Problems and complications encountered. J Prosthet Dent 1990; 64: 185-194.

47 Implantologie: Klinisches und labortechnisches Vorgehen

47.1 Einleitung

Im folgenden Kapitel wird am Beispiel des Brånemark-Systems® (Nobel Biocare, D-Köln) das operative und prothetische Vorgehen bei der Versorgung mit Implantaten beschrieben. Brånemark-Implantate sind Reintitan-Schraubenimplantate, die nur mit einer maschinell bearbeiteten Oberfläche angeboten werden. Die Durchmesser der konventionellen Schraubenimplantate betragen 3,75 oder 4,00 mm und es sind Längen von 7, 10, 13, 15, 18 und 20 mm erhältlich.

47.2 Operatives Vorgehen

47.2.1 Vorbereitung des OP-Raums und des Patienten

Im Rahmen der Vorbereitungen werden folgende Maßnahmen durchgeführt:

- Reinigung aller Flächen, Waschbecken, Geräte usw. mit einer alkalifreien Seifenlösung.
- Desinfektion mit Alkohol (70%).
- Die Behandlungseinheit und dazugehörigen Geräte direkt vor der Operation desinfizieren. Die nicht-desinfizierbaren Teile (z. B. Schläuche) werden mit sterilen OP-Bezügen abgedeckt.
- Sterile Griffe oder Abdecktücher für die OP-Lampe anbringen.
- Desinfektion des OP-Feldes mit Chlorhexidindigluconat oder jodhaltiger Lösung.
- Abdecken des Patienten außerhalb des Operationsgebietes.

Für den Operateur und die Assistenz gelten alle Richtlinien, die auch in der allgemeinen Chirurgie üblich sind.

47.2.2 Erforderliches Instrumentarium (Implantation)

47.2.2.1 Instrumente der ersten Operationsphase

a. Instrumente aus Stahl

- Instrumentenständer
- Raspatorium

- Schlitzschraubenschlüssel (kurz)
- Sechskantschraubenzieher
- Schraubenzieher (lang)
- Schraubenschlüssel (open-ended wrench)
- Zylinderratsche (cylinder wrench)
- Schale
- Rosenbohrer (guide drill)
- Spiralbohrer (twist drills) mit
  2,00 mm Durchmesser
  3,00 mm Durchmesser
  3,15 mm Durchmesser und
  7 bis 10,0 mm, 7 bis 15,0 mm, 13 bis 20,0 mm Länge

- Verlängerungsstück
- Pilotbohrer (Pilot drills)
- Verbindungselement zum Winkelstück
- Maschinenschraubenzieher für Winkelstück
- Deckschraubenhalter (inserter for flat-head coverscrew)
- Deckschraubenhalter (inserter for round-head coverscrew)
- Bohrerversenker für 10 mm, 13 mm, 15 mm und 18 mm Fixturen (3,15 mm Durchmesser)
- Versenker (counter sink) kurz, lang, mit langem Schaft

b. Instrumente aus Titan

- Instrumentenständer
- Implantate (3,75 mm und 4,0 mm im Durchmesser und in Größen von 7,0 mm, 10,0 mm, 13,0 mm, 15,0 mm, 18,0 mm und 20,0 mm)
- Einbringpfosten (fixture mount)
- Gewindeschneider (7,0 bis 10,0 mm, 7,0 bis 13,0 mm, 7,0 bis 18,0 mm, 7,0 bis 20,0 mm)
- Reinigungsnadel
- Richtungsindikator (2,0 bis 3,0 mm Durchmesser)
- Richtungsindikator (M2)
- Titanschale
- Meßlehre (depth gauge)
- Pinzette
- Deckschrauben (mit Schlitz oder Innensechskant)

c. Geräte

- Kontrolleinheit mit Ständer und Fußschalter
- Motoren für Handstücke hoher und niedriger Geschwindigkeit
- Winkelstück mit blauem Ring und Winkelkopf mit grünem Punkt

47.2.2.2 Instrumente der zweiten Operationsphase (Abutment Connection)
- Instrumentenständer (aus Stahl)
- Stanze (punch blade)
- Knochenfräse für die Freilegung der Deckschrauben
- Schlitzschraubenzieher (kurz und lang)
- Innensechskantschraubenzieher (kurz und lang)

- Meßlehre (depth gauge)
- Distanzhülsenhalter (abutment clamps) klein und groß
- Pinzette
- Titanschale
- Distanzhülsen (abutments) 3,0 mm, 4,0 mm, 5,5 mm, 7,0 mm, 8,5 mm, 10,0 mm lang
- Heilungskäppchen (healing caps) klein und groß

Bei der Sterilisation der Instrumente ist folgendes zu beachten:

1. Reinigung der Instrumente mit Bürste und alkalifreier Seife
2. Trocknen lassen
3. Trennung der Instrumente der ersten und zweiten Phase
4. Autoklavieren für 20 Minuten bei 120° C, kühlen und trocknen 20 Minuten lang.

47.2.3 Prämedikation und präoperative Maßnahmen

- Der Patient soll zur Nachtruhe 5 bis 10 mg und direkt vor dem Eingriff noch einmal 15 bis 20 mg Diazepam (Valium®; Hoffmann-LaRoche, D-Grenzach-Wyhlen) einnehmen.
- Chlorhexidindigluconat (0,2%) zur einminütigen Mundspülung.
- Lokalanästhetikum: z. B. Articain 4% mit 1:100 000 Epinephrin.

47.2.4 Chirurgische Phasen

47.2.4.1 1. Phase: Implantation (Tab. 43)

Nach Prämedikation (Valium®, 10 bis 15 mg, 1h vor Eingriff) und Vorbereitung des Patienten (Mundspülung mit Chlorhexidin, lokale Infiltrationsanästhesie) wird im Unterkiefer von bukkal ein lingual gestielter Mukosal-Mukoperiostlappen präpariert. Der Kieferknochen wird freipräpariert (Abb. 566 und 567). Daran schließt sich die Vorbohrung mit dem Rosenbohrer (guide drill) aus Stahl an (2000 U/Min) (Abb. 568). Die genaue

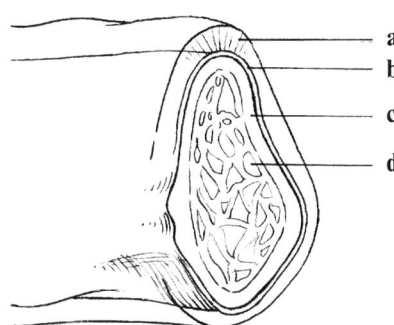

Abb. 566 Ausgangssituation – Implantation im Unterkiefer
a Gingiva
b Periost
c Kompakta
d Spongiosa

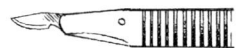

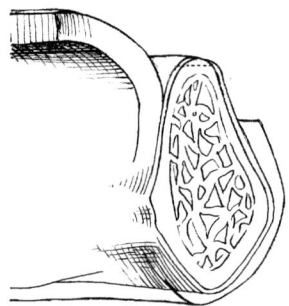

Abb. 567 Inzision und Präparation eines Mukosal-Mukoperiostlappens

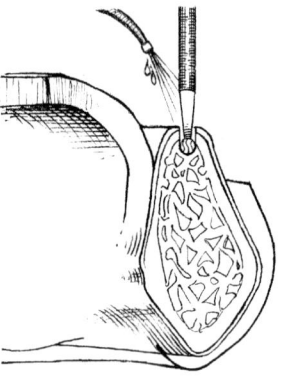

Abb. 568 Vorbohrung mit Rosenbohrer

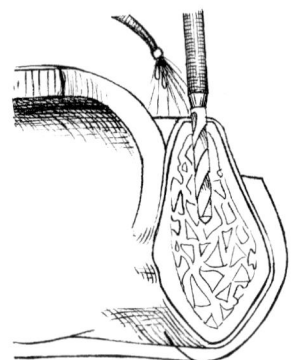

Abb. 569 Bohrung mit dem dünnen Spiralbohrer (2 mm)

Lage der Vorbohrung wird mit Hilfe der Bohrschablone bestimmt. Es folgt eine Bohrung mit dem dünnen Spiralbohrer (2 mm Durchmesser) [twist drill] (2000 Umdrehungen/min) (Abb. 569). Dabei ist, wie bei allen Bohr- und Schneidevorgängen, eine gleichzeitige externe Kühlung mit steriler Kochsalzlösung wichtig. Zur Kanalerweiterung schließen sich Bohrungen mit dem Pilotbohrer (3 mm Durchmesser) [pilot drill] (2000 U/min) (Abb. 570) und mit dem dicken Spiralbohrer (3mm Durchmesser) [twist drill] (2000 U/min) in der gesamten Länge an (Abb. 571). Mit dem Versenker [counter sink] wird der obere Teil der Kortikalis erweitert (Abb. 572). Das folgende Gewindeschneiden (Abb. 573) muß ebenso wie das Setzen des Implantats (Abb. 574) drucklos und bei niedriger Tourenzahl erfolgen (15 bis 20 U/min).

Operatives Vorgehen

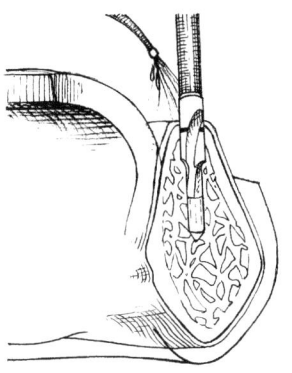

Abb. 570 Bohrung mit Pilotbohrer

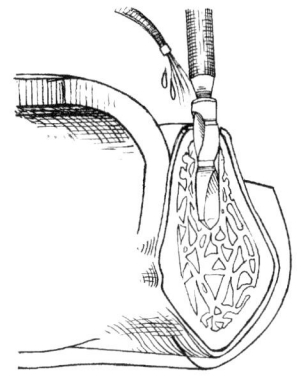

Abb. 571 Bohrung mit dem dicken Spiralbohrer (3 mm)

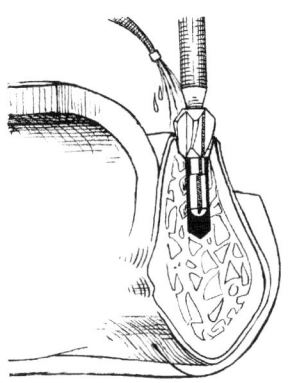

Abb. 572 Bohrung mit Versenker

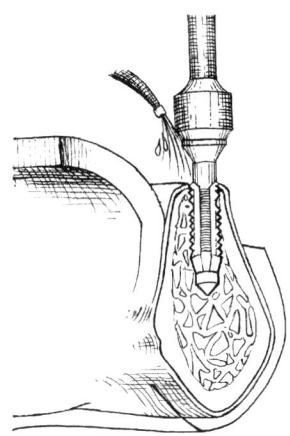

Abb. 573 Gewindeschneider

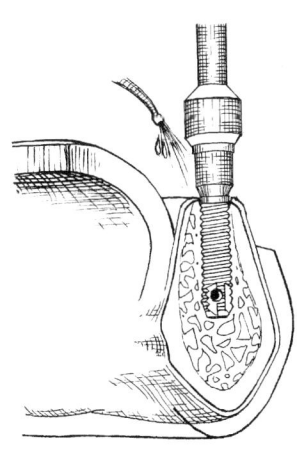

Abb. 574 Setzen des Implantats

Nach dem Aufsetzen der Deckschrauben (Abb. 575) ist ein dichter Nahtverschluß mit vertikalen Matratzennähten notwendig (Abb. 576). Postoperativ soll der Patient bis zu einer Stunde nach dem Eingriff auf Gazetupfer beißen. Äußerlich sind zur Schwellungsprophylaxe kalte Kompressen anzuwenden. Analgetika sind nach Bedarf zu nehmen. Eine Woche lang soll dreimal täglich mit 0,2% Chlorhexidindigluconat gespült werden. Für die ersten Wochen ist weiche Nahrung zu empfehlen. Die Nähte werden nach ca. zehn Tagen entfernt.

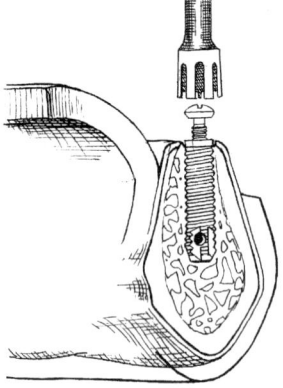
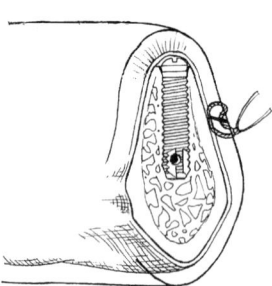

Abb. 575 Aufsetzen der Deckschraube

Abb. 576 Dichter Nahtverschluß mit vertikaler Matratzennaht

Bei Patienten mit herausnehmbarem Zahnersatz sollen die Prothesen für zwei Wochen nicht getragen werden. Dann werden die Prothesen im Bereich der Implantate ausgeschliffen und weichbleibend unterfüttert. Nach vier Wochen können die Prothesen in der Regel dauerhaft unterfüttert werden.

Tabelle 43 Übersicht über das klinische und labortechnische Vorgehen bei der Implantation am Beispiel des Brånemark®-Systems

Klinik	Labor
Anamnese, Befundaufnahme, Orthopantomogramm, Fernröntgenseitenbild, Situationsabformung mit konfektioniertem Löffel, Gesichtsbogenübertragung, Kieferrelationsbestimmung	
	Herstellung von Studienmodellen
Schädelbezügliche Montage der Studienmodelle im Mittelwertartikulator	
Modellanalyse im Artikulator	
	Diagnostisches Wax-up und Set-up, Herstellung individueller Löffel, Herstellen einer Röntgenschablone

Operatives Vorgehen

Klinik	Labor
Orthopantomogramm, Tomogramme und Fernröntgenseitenbild mit eingesetzter Bohrschablone	
Planung	
Prämedikation und Vorbereitung des Patienten (Chlorhexidin-Spülung, Lokalanästhetikum)	
Präparation eines Mukosal-Mukoperiostlappens und Freipräparation des Kieferknochens	
Vorbohrung	
Bohrungen mit dünnem Spiralbohrer, Pilotbohrer, dickem Spiralbohrer	
Erweiterung des oberen Abschnitts Kortikalis mit Versenker	
Gewindeschneiden	
Setzen des Implantats	
Aufsetzen der Deckschrauben	
Nahtverschluß	
Postoperative Maßnahmen	
Nach ca. 10 Tagen: Entfernung der Nähte	

47.2.4.2 2. Phase: Freilegung des Implantats (Tab. 44)

Nach dem Aufsuchen (Abb. 577) und Freilegen des Implantats (nach 3 Monaten im Unterkiefer und 6 Monaten im Oberkiefer) (Abb. 578) folgen die Entfernung des Knochens oberhalb der Deckschraube (Abb. 579) und die Entfernung der Deckschraube (Abb. 580). Mit Hilfe der Meßlehre wird die Dicke des Weichgewebes gemessen (Abb. 581) und der entsprechende Pfosten ausgewählt. Der Implantatpfosten wird mit dem Sechskantschraubenzieher aufgeschraubt (Abb. 582). Auf dem Pfosten wird die Hei-

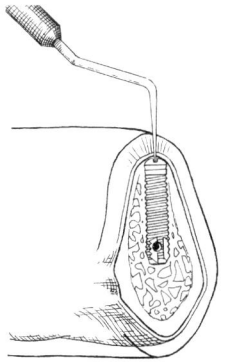

Abb. 577 Aufsuchen des Implantats mit spitzer Sonde

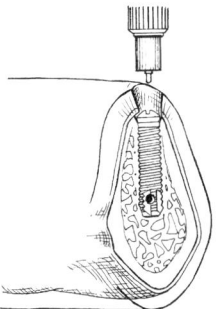

Abb. 578 Ausstanzen des Weichgewebes über dem Implantat

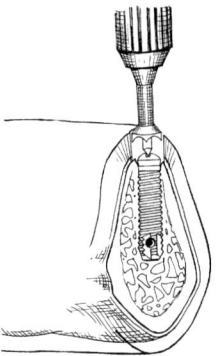 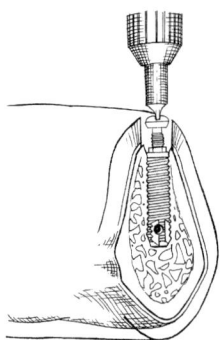

Abb. 579 Entfernung des Knochens oberhalb der Deckschraube mit der Knochenfräse

Abb. 580 Entfernung der Deckschraube

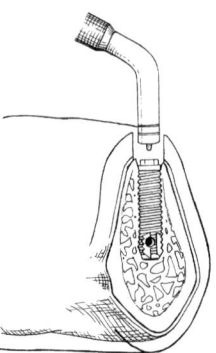 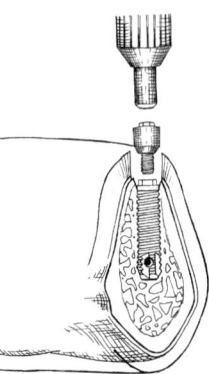

Abb. 581 Messung der Dicke der Schleimhaut

Abb. 582 Aufbringen des Pfostens mit speziellem Sechskant-Schraubenzieher.

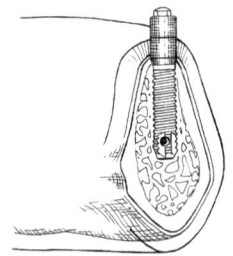

Abb. 583 Aufgesetzter Implantatpfosten und Heilungskappe

lungskappe positioniert (Abb. 583). Der bukkale und linguale Mukoperiostlappen werden anschließend dicht um die Implantatpfeiler mit horizontalen Matratzennähten fixiert.

Abnehmbarer Zahnersatz muß im Bereich der Implantate ausgeschliffen werden, bevor er mit weichbleibendem Kunststoff unterfüttert werden kann. Eine Woche lang soll täglich zwei- bis dreimal mit 0,2%igem Chlorhexidindigluconat gespült werden. Die Nähte werden nach ca. 8 Tagen entfernt.

Tabelle 44 Übersicht über das klinische Vorgehen bei der Freilegung von Implantaten am Beispiel des Brånemark®-Systems

Klinik	Labor
Aufsuchen und Freilegen des Implantats	
Entfernung des Knochens oberhalb der Deckschraube	
Messen der Dicke des Weichgewebes und Auswählen des Pfostens	
Aufschrauben des Implantatpfostens	
Positionierung der Heilungskappe	
Fixierung der Mukoperiostlappen	
Bei abnehmbarem Zahnersatz: ausschleifen und weichbleibend unterfüttern	
Postoperative Maßnahmen	
Nach ca. 8 Tagen: Entfernung der Nähte	
Nachsorge	

47.2.5 Komplikationen

Folgende Komplikationen können im Zuge der Implantation auftreten (in Klammern sind die jeweils einzuleitenden Therapiemaßnahmen genannt):
- Nachblutung (blutungsstillende Maßnahmen)
- Schwellung (kalte Umschläge in den ersten 36 Stunden nach der Operation; anschließend feuchtwarme Umschläge)
- Hämatom
- Parästhesie (wird der Nerv während der Implantation getroffen, soll das Implantat sofort entfernt und der Patient an einen Neurochirurgen überwiesen werden)
- postoperative Abszesse (Inzision des Abszesses; Antibiotika verschreiben)
- unerwünschtes Freilegen des Deckschraubenkopfs während der postoperativen Heilungsphase
- klinische und röntgenologische Anzeichen einer Knochenatrophie um die Implantate (vgl. Kap. 48)
- Periimplantitis (vgl. Kap. 48)

47.2.6 Nachsorge

Der Patient sollte einen Tag, zehn Tage und danach alle drei bis vier Wochen nach der Implantation kontrolliert werden. Besonderes Augenmerk muß dabei auf den Zustand der Schleimhaut über den Implantaten gelegt werden. Gegebenenfalls muß die Prothese ausgeschliffen oder unterfüttert werden.
Nach Freilegung der Implantate muß eine Kontrolle der Mundhygiene und des periimplantären Gewebes erfolgen.

47.3 Prothetisches Vorgehen

Das Abformen für implantatgetragenen bzw. implantatretinierten Zahnersatz ist in der Regel einfacher als die Abformung für eine konventionelle Kronen- oder Brückenarbeit. Bei der Abformung über Implantate bzw. Distanzhülsen ist in erster Linie die Lage der Distanzhülsen zueinander von Bedeutung. Es werden spezielle Übertragungspfosten verwendet, die im Abformmaterial verbleiben, so daß die Lage der Distanzhülsen im späteren Meistermodell exakt wiedergegeben wird. Probleme, die früher in Zusammenhang mit der intraoralen Abformung aufgetreten sind, wie Schwierigkeiten der Wiedergabe von tiefen subgingivalen Präparationsgrenzen, Blutungen aus dem Sulcus u. ä., werden mit diesem Verfahren ausgeschaltet.

47.3.1 Einzelzahnersatz

Abformung
Das Brånemark-System® bietet für den Einzelzahnersatz zwei Möglichkeiten an:
1. Einzelzahnersatz mit „konventioneller" Einzelzahndistanzhülse
   (Metallkeramik-System, individuell hergestelltes Gerüst)
2. CeraOne®-System
   (Vollkeramik und Metallkeramik-System, vorgefertigtes Gerüst)

47.3.2 Einzelzahnersatz mit „konventioneller" Einzelzahndistanzhülse
(Tab. 45)

Beim „konventionellen" System wird direkt auf das Implantat ein rotationsstabiler Übertragungspfosten geschraubt. Dieser Pfosten ermöglicht die exakte Übertragung der Lage des am Implantatkopf befindlichen Sechskants auf das Meistermodell. Der Sechskant des Modellimplantats weist daher die gleiche Position wie am Implantat im Mund auf.
Für die Abformung wird ein zuvor individuell hergestellter Kunststofflöffel mit okklusaler Öffnung (Kamin) im Bereich des Implantats verwendet, der im Mund anprobiert wird. Der Übertragungspfosten wird aufgeschraubt und sein Sitz klinisch und röntgenologisch überprüft. Zwischen den Übertragungspfosten und das Implantat darf kein Weichgewebe gelangen. Mit Hilfe einer am Übertragungspfosten befindlichen Skalierung kann die Distanz zwischen Implantatkopf und Zahnfleischrand abgelesen werden. Anhand der abgelesenen Distanz kann dann eine Einzelzahndistanzhülse ausgesucht werden, mit der der spätere Kronenrand ca. 1 mm unterhalb des Zahnfleischrands zu liegen kommt.
Anschließend wird der Übertragungspfosten mit elastischem Abformmaterial umspritzt und der mit Abformmaterial gefüllte Löffel eingesetzt. Nach Aushärtung des Abformmaterials wird der Kopf des Übertragungspfostens freigelegt. Nach dem Lösen der Führungsschraube wird die Abformung aus dem Mund genommen und die Heilungskappe wieder eingesetzt. Im Labor erfolgen die Herstellung des Meistermodells und der Krone. Dafür wird auf der Einzelzahndistanzhülse das Gerüst aus Wachs modelliert, dieses in einer Aufbrennlegierung gegossen und dann keramisch verblendet. Für Einzelzahndistanzhülsen sind zum Zwecke der Kronenher-

stellung keine vorgefertigten Gerüstteile verfügbar, so daß immer über eine individuelle Gerüstherstellung gegangen werden muß. Bei der Eingliederung der Arbeit wird die Einzelzahndistanzhülse (mittels Handschraubenzieher) auf das Implantat geschraubt und die Krone provisorisch mit Freegenol® (GC International Cooperation, D-Hofheim) einzementiert. Nach ein bis zwei Wochen wird die Stabilität der Einzelzahndistanzhülsenschraube geprüft, und die Krone wird definitiv mit Zinkoxid-Phosphatzement (Harvard Cement®, Harvard Dental GmbH, D-Berlin) zementiert (Zementkontrolle!).
Weitere Nachkontrollen schließen sich an.

Tabelle 45 Übersicht über das klinische und labortechnische Vorgehen bei der Herstellung von implantatgetragenem „konventionellem" Einzelzahnersatz (Metallkeramik-System) am Beispiel des Brånemark®-Systems

Klinik	Labor
Abformung von Ober- und Unterkiefer, Gesichtsbogenübertragung, Bißnahme	
	Herstellung der Arbeitsmodelle, Montage in den Artikulator, Herstellung des Provisoriums (Drahtklammerprothese)
Einsetzen der Drahtklammerprothese	
	Herstellen eines individuellen Abformlöffels mit okklusaler Öffnung (Kamin) im Bereich des Implantats
Entfernen des Provisoriums, Anprobe des Abformlöffels	
Aufschrauben eines Übertragungspfostens auf das Implantat, Überprüfen des Sitzes, Auswahl einer Einzelzahndistanzhülse	
Umspritzen des Pfostens mit Abformmaterial und Einsetzen des mit Abformmaterial gefüllten Abformlöffels	
Freilegen des Kopfes des Übertragungspfostens	
Lösen der Führungsschraube und Entnahme der Abformung aus dem Mund	
Wiedereinsetzen der Heilungskappe	
	Herstellung des Meistermodells
	Aufwachsen des Kronengerüsts auf der Einzelzahndistanzhülse
	Gießen, Ausarbeiten und keramische Verblendung des Gerüsts
Aufschrauben der Einzelzahndistanzhülse	
Provisorisches Einzementieren der Krone	
Nach 1 bis 2 Wochen: Überprüfung der Stabilität der Einzelzahndistanzhülsenschraube, definitives Einzementieren der Krone	

47.3.3 CeraOne®-System (Tab. 46)

Beim CeraOne®-System wird ebenfalls ein Zementierungspfosten (Distanzhülse) für das Implantat aufgeschraubt. Die Distanzhülse (Abb. 584) wird vor der Abformung auf das Implantat geschraubt und ihr Sitz überprüft. Auf die Distanzhülse setzt man einen Übertragungspfosten auf. Die Abformung erfolgt mit einem individuellen Löffel ohne okklusale Öffnung im Implantatbereich. Beim Abnehmen der Abformung bleibt der Übertragungspfosten in der Abformung stecken.

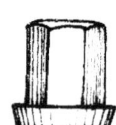
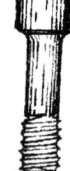

Abb. 584 Einzelzahndistanzhülse (li) mit Schraube (re) zum Fixieren

Tabelle 46 Übersicht über das klinisch und labortechnische Vorgehen bei der Herstellung von implantatgetragenem Einzelzahnersatz mit dem Cera-One®-System (Vollkeramik-System)

Klinik	Labor
	Herstellen eines individuellen Abformlöffels ohne okklusale Öffnung (Kamin) im Bereich des Implantats
Anprobe des Abformlöffels	
Aufschrauben einer Distanzhülse auf das Implantat, Überprüfung des Sitzes, Fixation eines Übertragungspfostens auf der Distanzhülse, Überprüfen des Sitzes	
Umspritzen des Pfostens mit Abformmaterial und Einsetzen des mit Abformmaterial gefüllten Abformlöffels	
Entnahme der Abformung mit dem darin befindlichen Übertragungspfosten	
Einsetzen des Provisoriums	
	Herstellung des Meistermodells
	Herstellung der Keramikkrone auf einer auf die Modelldistanzhülse passenden vorgefertigten Gerüstkappe
Anziehen der Distanzhülsenschraube, definitives Einzementieren der Krone	

In den Übertragungspfosten wird anschließend eine Modelldistanzhülse gesteckt. Ein Provisorium wird auf das Implantat gesetzt. Im Labor wird nach Herstellung des Meistermodells auf eine vorgefertigte Gerüstkappe, die auf die Modelldistanzhülse paßt, die Keramik gebrannt. Diese vorgefertigten Gerüstkappen können aus folgenden Materialien bestehen:

1. hochfeste Al_2O_3-Keramik (in zwei Größen),
2. angießbare hochgoldhaltige Legierung,
3. ausbrennbarer Kunststoff.

Vor dem definitiven Einsetzen der Krone wird die Distanzhülsenschraube wie beim konventionellen Einzelzahnersatz mit 32Ncm (Drehmomentschlüssel) angezogen.

Prinzipielle Unterschiede zwischen der Verwendung konventioneller Einzelzahndistanzhülsen und dem CeraOne®-System sind in Tabelle 47 zusammengestellt.

Tabelle 47 Prinzipielle Unterschiede zwischen konventionellem Einzelzahnersatz und dem CeraOne®-System

Konventionelle Einzelzahndistanzhülse	CeraOne®-System
Abformung • Übertragung des Implantatkopfes auf das Meistermodell (Übertragungspfosten sitzt auf dem Implantat; verschraubtes System)	**Abformung** • Übertragung des Implantatkopfes auf das Meistermodell (Übertragungspfosten sitzt auf dem Implantat; verschraubtes System) • Übertragung der Distanzhülsensituation auf das Meistermodell (Übertragungspfosten sitzt auf der Distanzhülse; Stecksystem)
Provisorische Versorgung • Drahtklammerprothese (abnehmbar) oder auf zweiter Distanzhülse als Kunststoffkrone (festsitzend)	**Provisorische Versorgung** • Kunststoffkrone auf CeraOne®-Distanzhülse (festsitzend)
Gerüstherstellung • Alle individuellen Herstellungstechniken für Metall- oder Keramikgerüste. Integrierte Horizontalverschraubungen sind möglich.	**Gerüstherstellung** • Vorgefertigte Al_2O_3-Kappen • Vorgefertigte Goldkappen • Vorgefertigte ausbrennbare Kunststoffkappen • Alle individuellen Herstellungen aus Metall oder Keramik, z. B. für horizontale Verschraubungen, sind möglich
Verblendung • Individuell mit Verblendkeramik oder Kunststoff	**Verblendung** • Individuell mit Verblendkeramik oder Kunststoff

Konventionelle Einzelzahndistanzhülse	CeraOne®-System
Distanzhülsen • Ränder können bis auf 0,1 mm zurückgeschliffen werden • Distanzhülsenränder 1, 2, 3, 4 oder 5 mm • Pfostendurchmesser 5,0 mm	**Distanzhülsen** • Ränder können bis auf 0,6 mm zurückgeschliffen werden • Distanzhülsenhöhe 5,1 mm • Distanzhülsendurchmesser 4,8 mm
Befestigung der Pfostenschraube • Manuell mit Handschraubenzieher und Handkonter (10 bis 12 N Kraft)	**Befestigung der Pfostenschraube** • Manuell mit Handschraubenzieher und Handkonter (10 bis 12 N Kraft) • Mit elektrischem Schraubenzieher und dazugehörigem Kontersystem steuerbare Anzugskraft (32 N)

47.3.4 Brückenversorgung beim Teilbezahnten: EsthetiCone®-System und abgewinkelte Distanzhülsen

Beiden Pfosten gemeinsam ist ihre ausschließliche Anwendung in der Brückentechnik. Einzelzahnersatz durch abgewinkelte Distanzhülsen oder durch den EsthetiCone® ist nicht möglich, da keine sichere Drehblockierung (Rotationsschutz) zwischen Goldzylinder und der Distanzhülse gegeben ist.

Abgewinkelte Distanzhülsen (Abb. 585) finden oft in der Oberkiefer-Front Anwendung, wenn die Implantatachse aufgrund des Knochenangebots nach labial geneigt ist. Mit geraden Distanzhülsen würde es in diesem Fall technische und ästhetische Probleme geben. Die abgewinkelten Zwölfkantdistanzhülsen passen auf den Sechskantkopf des Implantats. Durch diese Konstruktion kann die Distanzhülse in zwölf verschiedenen Positionen auf dem Implantat befestigt werden. Die Distanzhülse weist einen festgelegten Winkel von 30° zur Längsachse des Implantats auf. Die abgewinkelte Distanzhülse wird mit der Distanzhülsenschraube auf dem

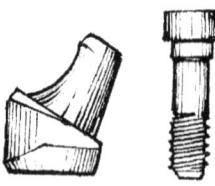

Abb. 585 Abgewinkelter Pfosten (li) mit Schraube (re) zum Fixieren

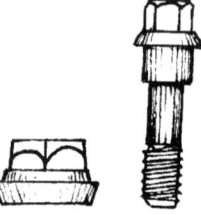

Abb. 586 EsthetiCone® (li) mit Schraube (re) zum Fixieren

Implantat fixiert. Bei der geraden Distanzhülse (EsthetiCone®) (Abb. 586) kann beim letzten Anziehen mit Hilfe eines Konteransatzes (als Hand- oder elektrischer Schraubenzieher) eine Drehmomentwirkung auf das Implantat verhindert werden.

47.3.4.1 Abformung bei Verwendung des EsthetiCone®-Systems (Tab. 48)

Das EsthetiCone®-System wird für Brückenkonstruktionen mit ergänztem rosafarbenem Gingivaanteil verwendet. Mit der EsthetiCone®-Distanzhülse kann der Kronenrand subgingival gelegt werden, was im sichtbaren Bereich für die Ästhetik von Vorteil ist.
Der EsthetiCone® bietet eine gute Alternative bei teilbezahnten bzw. zahnlosen Patienten, bei denen der Gebrauch von Standarddistanzhülsen durch ihren supragingivalen Metallrand ein unbefriedigendes Ergebnis liefern würde.
Die EsthetiCone®-Distanzhülse weist einen Konuswinkel von 15° auf. Obwohl sie rotationsstabil auf dem Implantat sitzt, ist die Verbindung des Goldzylinders zur Distanzhülse nicht drehsicher. Aus diesem Grunde kann – wie oben bereits erwähnt – der EsthetiCone® nicht für Einzelzahnersatz verwendet werden.
Die Distanzhülse wird mit dem Drehmomentregler auf dem Implantat fixiert und der Sitz wird kontrolliert. Der zum EstetiCone® passende Übertragungspfosten wird mit Hilfe eines Führungsstifts aufgeschraubt. Auch hier wird der genaue Sitz überprüft. Die Abformung erfolgt mit einem okklusal perforierten Löffel, der okklusal mit einer Wachsplatte verschlossen ist, damit das Abformmaterial in diesem Bereich ein Widerlager besitzt. Nach Ablauf der Abbindezeit des Abformmaterials werden die Köpfe der Übertragungspfosten freigelegt. In jeden Übertragungspfosten wird anschließend eine Modelldistanzhülse geschraubt. Auf den Distanzhülsen werden die Goldzylinder mit Hilfe von Schrauben befestigt. Die Goldzylinder haben nur an der horizontalen Schulter mit den Distanzhülsen Kontakt. Alle weiteren Schritte siehe Tabelle 48.

47.3.4.2 Abformung bei der abgewinkelten Distanzhülse (Tab. 49)

Die Distanzhülsen müssen fest auf den Implantaten sitzen. Die Übertragungspfosten (die gleichen wie für den EsthetiCone®) werden mit Führungsstiften auf die Distanzhülsen fixiert. Die Abformung erfolgt mit einem okklusal perforierten Löffel, der okklusal mit einer Wachsplatte verschlossen ist, damit das Abformmaterial in diesem Bereich ein Widerlager besitzt. Nach Ablauf der Abbindezeit des Abformmaterials werden die Köpfe der Übertragungspfosten freigelegt. In jeden Übertragungspfosten wird anschließend eine Modelldistanzhülse geschraubt. Auf den Distanzhülsen werden die Goldzylinder mit Hilfe von Schrauben befestigt. Die Goldzylinder haben nur an der horizontalen Schulter mit den Distanzhülsen Kontakt. Alle weiteren Schritte siehe Tabelle 49.

Tabelle 48 Übersicht über das klinische und labortechnische Vorgehen bei der Herstellung von implantatgetragenen Brücken unter Verwendung des EsthetiCone®-Systems

Klinik	Labor
	Herstellen eines individuellen Abformlöffels mit okklusaler Öffnung (Kamin) im Bereich der Implantate
Aufschrauben von EsthetiCone®-Distanzhülsen auf die Implantate, Überprüfung des Sitzes, Fixation eines Übertragungspfostens auf jeder Distanzhülse, Überprüfen des Sitzes	
Anprobe des Abformlöffels, Verschließen der okklusalen Öffnung des Abformlöffels mit einer Wachsplatte	
Umspritzen der Pfosten mit Abformmaterial und Einsetzen des mit Abformmaterial gefüllten Abformlöffels	
Lösen der Führungsschrauben von den Distanzhülsen und Entnahme der Abformung aus dem Mund	
Aufschrauben einer Verschlußschraube auf jede Distanzhülse (EsthetiCone®)	
	Schrauben einer Modelldistanzhülse in jeden in der Abformung befindlichen Übertragungspfosten
	Schrauben eines Goldzylinders auf jede Distanzhülse
	Herstellung des Meistermodells
	Aufwachsen des Metallgerüsts auf den Goldzylindern
	Gießen und Ausarbeiten des Gerüsts
Gerüstanprobe (passiver und aktiver Sitz)	
(Bei schlechter Passung Durchtrennung des Gerüsts und Überprüfung des Sitzes der Einzelteile; bei guter Passung Fixierung der Teile mit Autopolymerisat, bei mangelhafter Passung neue Abformung)	
	(Evtl. Lötung des Gerüsts)
(Wenn Lötung: Gerüstanprobe)	
	keramische Verblendung
Anprobe des Rohbrands	
	(Evtl. Korrekturen)
(Nach Korrekturen: Anprobe)	
	Glanzbrand
Anprobe	
Aufschrauben der Distanzhülsen auf die Implantate	
Aufschrauben der Brücke	

Tabelle 49 Übersicht über das klinische und labortechnische Vorgehen bei der Herstellung von implantatgetragenen Brücken unter Verwendung abgewinkelter Distanzhülsen am Beispiel des Brånemark®-Systems

Klinik	Labor
	Herstellen eines individuellen Abformlöffels mit okklusaler Öffnung (Kamin) im Bereich der Implantate
Aufschrauben von abgewinkelten Distanzhülsen auf die Implantate, Überprüfung des Sitzes, Fixation eines Übertragungspfostens auf jeder Distanzhülse, Überprüfen des Sitzes	
Anprobe des Abformlöffels, Verschließen der okklusalen Öffnung des Abformlöffels mit einer Wachsplatte	
Umspritzen der Pfosten mit Abformmaterial und Einsetzen des mit Abformmaterial gefüllten Abformlöffels	
Lösen der Führungsschrauben von den Distanzhülsen und Entnahme der Abformung aus dem Mund	
Einschrauben einer Verschlußschraube auf jede Distanzhülse (abgewinkelter Pfosten)	
	Schrauben einer Modelldistanzhülse in jeden in der Abformung befindlichen Übertragungspfosten
	Schrauben eines Goldzylinders auf jede Distanzhülse
	Herstellung des Meistermodells
	Aufwachsen des Metallgerüsts auf den Goldzylindern
	Gießen und Ausarbeiten des Gerüsts
Gerüstanprobe (passiver und aktiver Sitz)	
(Bei schlechter Passung evtl. Durchtrennung des Gerüsts und Überprüfung des Sitzes der Einzelteile; bei guter Passung Fixierung der Teile mit Autopolymerisat, bei mangelhafter Passung neue Abformung)	
	(Evtl. Lötung des Gerüsts)
(Wenn Lötung: Gerüstanprobe)	
	keramische Verblendung
Anprobe des Rohbrands	
	(Evtl. Korrekturen)
(Nach Korrekturen: Anprobe)	
	Glanzbrand
Anprobe	
Aufschrauben der Distanzhülsen auf die Implantate	
Aufschrauben der Brücke	

47.3.5 Extensionsbrücke nach dem Brånemark®-Konzept (unbezahnter Kiefer)

47.3.5.1 Materialien und Komponenten

Für diese Abformung werden je nach Dicke der Schleimhaut die konventionellen Distanzhülsen (ggf. verschiedene Längen) auf die Implantate geschraubt (Abb. 587a bis c). Die Distanzhülsen werden in den Längen 3 mm, 4 mm, 5,5 mm, 7 mm, 8,5 mm und 10 mm angeboten.
Zwei verschiedene Übertragungspfosten können angewendet werden, nämlich rechteckige, an der Distanzhülse bzw. an der Modelldistanzhülse verschraubte Pfosten mit Führungsstiften (Schrauben) (Abb. 588) (Tab. 50) sowie konische Pfosten als Stecksystem (Abb. 589) (Tab. 51).

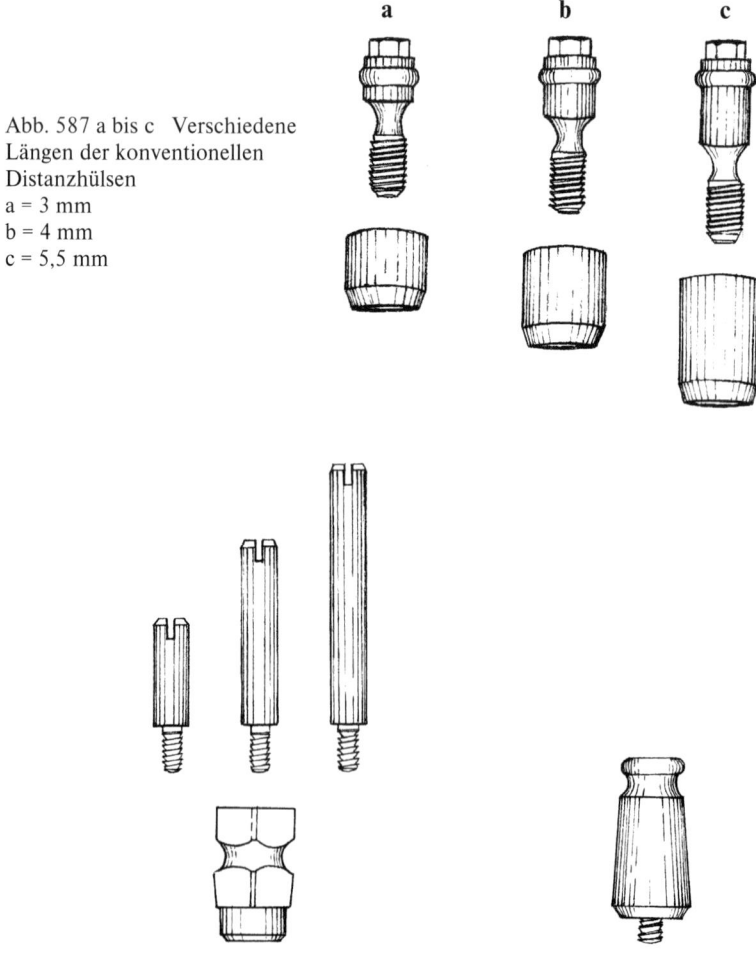

Abb. 587 a bis c Verschiedene Längen der konventionellen Distanzhülsen
a = 3 mm
b = 4 mm
c = 5,5 mm

Abb. 588 Rechteckige Übertragungspfosten mit Schrauben verschiedener Länge

Abb. 589 Konischer Übertragungspfosten

Prothetisches Vorgehen

Die rechteckigen Pfosten werden mit Okklusalschrauben auf den Distanzhülsen befestigt (Abb. 590). Die Pfosten bleiben in der Abformung, nachdem die Führungsstifte gelöst und die Abformung aus dem Mund genommen wurde.

Die konischen Übertragungspfosten werden über eine zentrale Schraube auf die Distanzhülse geschraubt (Abb. 591). Sie bleiben nach Herausnahme der Abformung auf den Implantaten.

Das Abformmaterial muß extrem formstabil sein, da schon kleinste Veränderungen zur Paßungenauigkeit der Prothese führen können. Als Abformmaterial wird Polyäthergummi (z. B. Impregum F®; Espe, D-Seefeld) empfohlen.

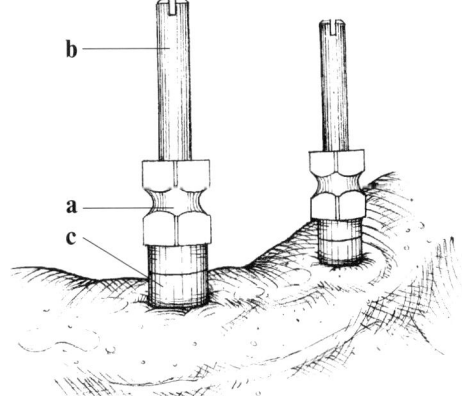

Abb. 590 Rechteckige Übertragungspfosten aufgeschraubt
a Übertragungspfosten
b Führungsstifte
c Distanzhülse

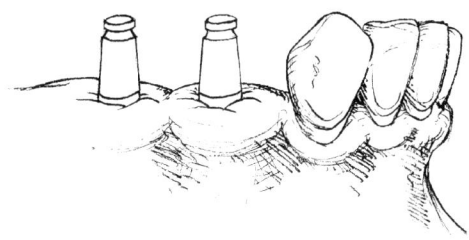

Abb. 591 Konische Übertragungspfosten aufgeschraubt

47.3.5.2 Abformung

1. Abformung unter Verwendung der am Modell verschraubten (rechteckigen) Übertragungspfosten (Tab. 50)

Vor jeder Abformung über Distanzhülsen muß klinisch und radiologisch überprüft werden, ob die Distanzhülsen exakt auf den Implantaten sitzen. Gegebenenfalls müssen die Distanzhülsen neu positioniert und nachgezogen werden. Als Abformlöffel wird ein konfektionierter Löffel aus Metall (Abb. 592), ein abgeänderter konfektionierter Löffel aus Kunststoff (Abb. 593) oder ein individuell hergestellter Löffel aus lichthärtendem Kunststoff verwendet, der okklusal im Bereich der Implantate eine Öffnung (Kamin) aufweist (Abb. 594).

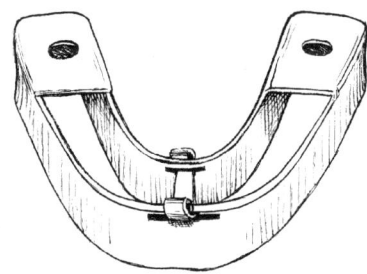

Abb. 592 Konfektionierter Löffel aus Metall

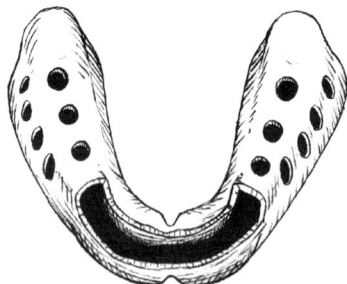

Abb. 593 Abgeänderter konfektionierter Löffel aus Kunststoff

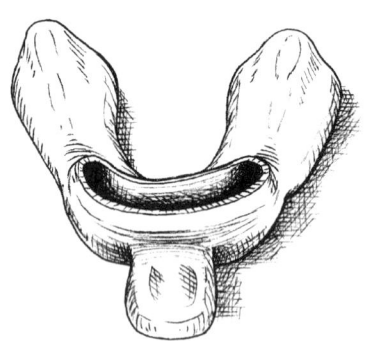

Abb. 594 Individueller Löffel aus Autopolymerisat

Die Übertragungspfosten werden mit den Schrauben auf den Distanzhülsen fixiert. Je nach Platzangebot werden lange oder kurze Führungsstifte verwendet. Beim Aufschrauben der Übertragungspfosten ist darauf zu achten, daß kein Weichgewebe zwischen den Distanzhülsen und den Übertragungspfosten eingeklemmt wird. Anschließend wird der Sitz der Pfosten klinisch mit einer spitzen Sonde überprüft.
Der Abformlöffel wird im Mund des Patienten anprobiert (Abb. 595). Der Rand der Öffnung sollte von der distalsten Distanzhülse einen Abstand von ca. 5 mm aufweisen, und die Höhe des Löffels ungefähr mit dem oberen Rand der Übertragungspfosten abschließen. Die Schrauben sollten über den Rand des Abformlöffels hinausragen.
Eine Wachsplatte wird über der Flamme oder im Wasserbad erwärmt und mit ihr die okklusale Öffnung des Abformungslöffels verschlossen. Der Löffel wird im Mund des Patienten so reponiert, daß die Führungsstifte die Wachsplatte relativ zentral durchbohren (Abb. 596). Anschließend wird der Löffel wieder aus dem Mund genommen.

Prothetisches Vorgehen

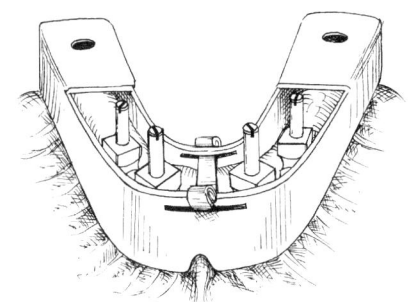

Abb. 595   Anprobe des Löffels im Mund des Patienten

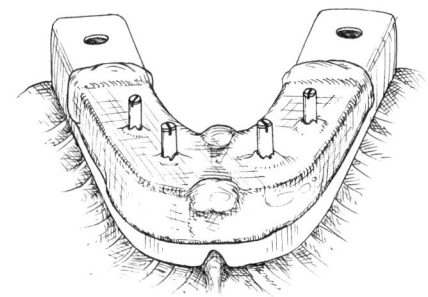

Abb. 596 Wachswall über der Öffnung des Abformlöffels

Das Abformmaterial wird angemischt. Die Übertragungspfosten werden umspritzt (Abb. 597) und der Rest des Abformmaterials in den Löffel gefüllt. Der mit Abformmaterial beschickte Löffel wird derart in den Mund des Patienten eingebracht, daß die Übertragungsschrauben durch die Löcher in der Wachsplatte hindurchtreten (Abb. 598).

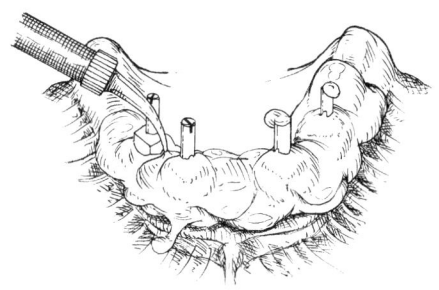

Abb. 597   Umspritzen der Übertragungspfosten

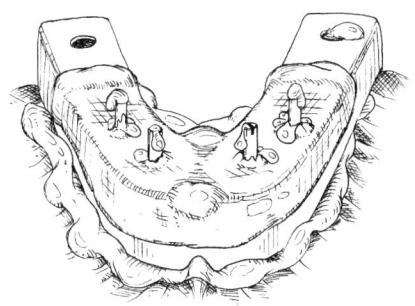

Abb. 598 Eingebrachter Abformlöffel; Übertragungsschrauben perforieren die Wachsplatte

Nach Abbinden des Abformmaterials werden die Schrauben von den Distanzhülsen gelöst (Abb. 599). Die Übertragungspfosten sollten bei Entfernung der Abformung aus dem Mund in dieser verbleiben. Es wird geprüft, ob Abformmaterial zwischen die Pfosten und Distanzhülsen gelangt ist (Abb. 600). Sollte dies der Fall sein, muß die Abformung wiederholt werden, nachdem der exakte Sitz der Pfosten auf den Distanzhülsen kontrolliert wurde.

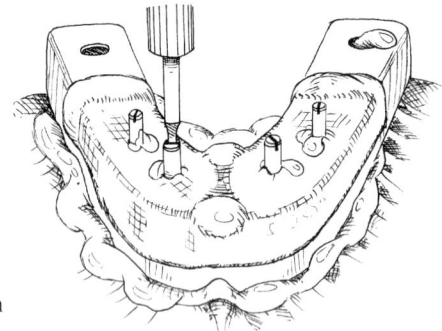

Abb. 599 Lösen der Halteschrauben

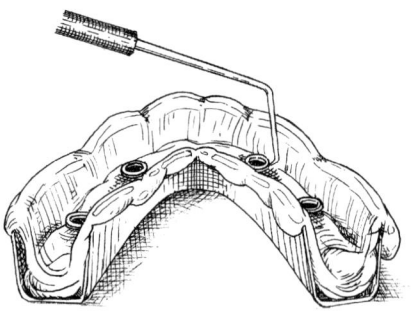

Abb. 600 Prüfung, ob Abformmaterial zwischen Übertragungspfosten und Distanzhülse geflossen ist

Im nächsten Schritt werden die Modelldistanzhülsen auf die Übertragungspfosten in der Abformung geschraubt (Abb. 601). Für ihren optimalen Sitz ist es manchmal erforderlich, die Abformung im Bereich der Übertragungspfosten leicht zu beschneiden. Die mit den aufgeschraubten Modelldistanzhülsen versehene Abformung kann nun zur Modellherstellung ins Labor geschickt werden.

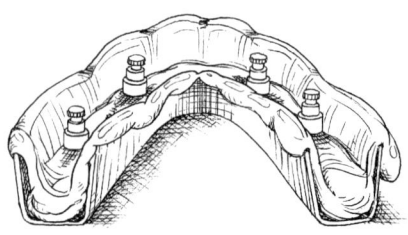

Abb. 601 Aufgeschraubte Modellimplantate

Tabelle 50 Übersicht über das klinische und labortechnische Vorgehen bei der Herstellung von Extensionsbrücken am Beispiel des Brånemark®-Systems bei Verwendung der auf der Distanzhülse verschraubten (rechteckigen) Übertragungspfosten

Klinik	Labor
	Wenn kein konfektionierter Abformlöffel aus Metall verwendet wird: Herstellen eines individuellen Abformlöffels mit okklusaler Öffnung (Kamin) im Bereich der Implantate
Aufschrauben von konventionellen Distanzhülsen auf die Implantate, Überprüfung des Sitzes, Fixation eines rechteckigen Übertragungspfosten auf jeder Distanzhülse, Überprüfen des Sitzes	
Anprobe des Abformlöffels, Verschließen der okklusalen Öffnungen des Abformlöffels mit einer Wachsplatte	
Umspritzen der Pfosten mit Abformmaterial und Einsetzen des mit Abformmaterial gefüllten Abformlöffels	
Lösen der Schrauben von den Distanzhülsen und Entnahme der Abformung aus dem Mund	
Einschrauben einer Verschlußschraube auf jede Distanzhülse, weichbleibende Unterfütterung der Prothese im Pfostenbereich (Provisorium)	
	Festschrauben einer Modelldistanzhülse in jeden in der Abformung befindlichen Übertragungspfosten
	Herstellen der OK-/UK-Meistermodelle sowie der Registrierschablonen aus Kunststoff mit Wachswällen (implantatgetragen)
Extra- und intraorale Kieferrelationsbestimmung, Frontzahnauswahl	
	Montage der Meistermodelle im Artikulator
a) Vorgehen für eine mit Kunststoffzähnen verblendete Extensionsbrücke	
	Zahnaufstellung in Wachs (implantatgetragen)
Anprobe der Zahnaufstellung im Wachs, Kontrolle der vertikalen Relation, Sprechprobe, Ästhetik	
	Verschlüsselung der Situation auf dem Modell (Vorwall) Gerüstherstellung entsprechend der Zahnstellung
Gerüstanprobe (bei schlechter Passung evtl. Durchtrennung des Gerüstes und Überprüfung des Sitzes der Einzelteile; bei guter Passung Fixierung der Teile mit Autopolymerisat, bei mangelhafter Passung neue Abformung)	
	(Evtl. Lötung des Gerüsts)
(Wenn Lötung: Gerüstanprobe)	
	Befestigung der Prothesenzähne auf dem Gerüst mit Autopolymerisat, Ausarbeiten und Endpolitur
Anprobe, Einsetzen, Kontrolle nach 2 Tagen	
b) Vorgehen für eine individuell verblendete Extensionsbrücke mit Keramik oder Kunststoff	
	Individuelles Aufwachsen der Brücke in gesamter Kontur (implantatgetragen), Trägermaterial Kunststoff
Anprobe des Wax-Ups Kontrolle der vertikalen Relation, Sprechprobe, Ästhetik	
	Gerüstherstellung entsprechend der Zahnaufstellung (Vorwall vom Wax-Up)
Gerüstanprobe	
	(Evtl. Lötung des Gerüsts)
(Wenn Lötung: Gerüstanprobe)	
	Verblendung des Gerüsts, bei Keramik bis zum Rohbrand
Bei Keramikverblendung: Anprobe des Rohbrands	
	(Evtl. Korrekturen)
(Nach Korrekturen: Anprobe)	
	Bei Keramikverblendung: Glanzbrand
Anprobe, Einsetzen, Kontrolle nach 2 Tagen	

2. Abformung unter Verwendung der am Modell gesteckten (konischen) Übertragungspfosten (Tab. 51)

Konische Übertragungspfosten können genauso wie rechteckige Pfosten bei der Abformung unbezahnter und teilbezahnter Kiefer verwendet werden. Wo immer möglich, sollten jedoch aus Gründen der Genauigkeit die in der Abformung verbleibenden rechteckigen Pfosten verwendet werden. Die konischen Pfosten finden vor allem dann Anwendung, wenn die vertikale Distanz zwischen Oberkiefer und Unterkiefer für den Gebrauch der Führungsstifte nicht ausreicht (Unterkieferseitenzahnbereich; bei reduzierter Mundöffnung auch im Frontzahnbereich).
Die in diesem Fall für die Abformung verwendeten Löffel können konfektioniert oder individuell angefertigt sein. Sie weisen aber keine okklusale Öffnung auf.
Die konischen Übertragungspfosten werden über eine zentrale Schraube auf der Distanzhülse fixiert. Zwischen Pfosten und Distanzhülse darf kein Weichgewebe gelangen. Der genaue Sitz wird mit einer spitzen Sonde kontrolliert. Bei der Abformung werden die Pfosten mit Polyäthergummimasse umspritzt, hiernach wird der Abformlöffel eingesetzt (Abb. 602).
Nach dem Aushärten des Abformmaterials wird der Löffel aus dem Mund entfernt und die Abformung wird kontrolliert. Die auf den Distanzhülsen verbliebenen Übertragungspfosten werden abgeschraubt und mit den Modelldistanzhülsen verbunden (Abb. 603). Die mit den Modelldistanzhülsen verbundenen Pfosten werden anschließend in die Abformung reponiert. Ein Übertragungspfosten sitzt erst dann richtig, wenn die rundherum am Pfosten verlaufende Einkerbung an der richtigen Stelle in der Abformung zu liegen kommt.
Der Abformung kann nun zur Herstellung der Ober- und Unterkiefermeistermodelle und der Registrierschablonen ins Labor geschickt werden.

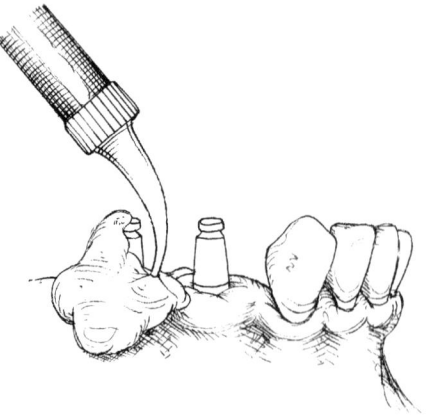 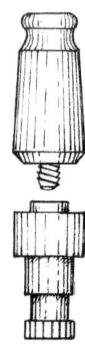

Abb. 602 Abformung unter Verwendung konischer Übertragungspfosten

Abb. 603 Aufschrauben der Modelldistanzhülsen auf die konischen Übertragungspfosten

Tabelle 51 Übersicht über das klinische und labortechnische Vorgehen bei der Herstellung von Extensionsbrücken am Beispiel des Brånemark®-Systems bei Verwendung der in den Abdruck gesteckten (konischen) Übertragungspfosten

Klinik	Labor
	Wenn kein konfektionierter Abformlöffel aus Metall verwendet wird: Herstellen eines individuellen Abformlöffels ohne okklusale Öffnung (Kamin) im Bereich der Implantate
Aufschrauben von konventionellen Distanzhülsen auf die Implantate, Überprüfung des Sitzes, Fixation eines konischen Übertragungspfosten auf jeder Distanzhülse, Überprüfen des Sitzes	
Anprobe des Abformlöffels	
Umspritzen der Pfosten mit Abformmaterial und Einsetzen des mit Abformmaterial gefüllten Abformlöffels	
Entnahme der Abformung aus dem Mund	
Abschrauben der auf den Distanzhülsen verbliebenen Übertragungspfosten und Verbinden der Pfosten mit Modelldistanzhülsen	
	Reposition der mit je einer Modelldistanzhülse verbundenen Übertragungspfosten in die Abformung
Einschrauben einer Verschlußschraube auf jede Distanzhülse, weichbleibende Unterfütterung der Prothese im Pfostenbereich (Provisorium)	
	Herstellen der OK-/UK-Meistermodelle sowie der Registrierschablonen aus Kunststoff mit Wachswällen (implantatgetragen)
Extra- und intraorale Kieferrelationsbestimmung, Frontzahnauswahl	
	Montage der Meistermodelle im Artikulator

a) Vorgehen für eine mit Kunststoffzähnen verblendete Extensionsbrücke

Klinik	Labor
	Zahnaufstellung in Wachs (implantatgetragen)
Anprobe der Zahnaufstellung in Wachs, Kontrolle der vertikalen Relation, Sprechprobe, Ästhetik	
	Verschlüsselung der Situation auf dem Modell (Vorwall) Gerüstherstellung entsprechend der Zahnstellung
Gerüstanprobe (bei schlechter Passung evtl. Durchtrennung des Gerüstes und Überprüfung des Sitzes der Einzelteile; bei guter Passung Fixierung der Teile mit Autopolymerisat, bei mangelhafter Passung neue Abformung)	
	(Evtl. Lötung des Gerüsts)
(Wenn Lötung: Gerüstanprobe)	
	Befestigung der Prothesenzähne auf dem Gerüst mit Autopolymerisat, Ausarbeiten und Endpolitur
Anprobe, Einsetzen, Kontrolle nach 2 Tagen	

b) Vorgehen für eine individuell verblendete Extensionsbrücke mit Keramik oder Kunststoff

Klinik	Labor
	Individuelles Aufwachsen der Brücke in gesamter Kontur (implantatgetragen), Trägermaterial Kunststoff
Anprobe des Wax-Ups, Kontrolle der vertikalen Relation, Sprechprobe, Ästhetik	
	Gerüstherstellung entsprechend der Zahnaufstellung (Vorwall vom Wax-Up)
Gerüstanprobe	
	(Evtl. Lötung des Gerüsts)
(Wenn Lötung: Gerüstanprobe)	
	Verblendung des Gerüsts, bei Keramik bis zum Rohbrand
Bei Keramikverblendung: Anprobe des Rohbrands	
	(Evtl. Korrekturen)
(Nach Korrekturen: Anprobe)	
	Bei Keramikverblendung: Glanzbrand
Anprobe, Einsetzen, Kontrolle nach 2 Tagen	

47.3.5.3 Kieferrelationsbestimmung

Im Labor werden Registrierschablonen zum Registrieren der horizontalen und vertikalen Relation hergestellt. In die Schablonen sollten mindestens zwei Goldzylinder eingearbeitet werden, damit die Schablone exakt und stabil mit kurzen Führungsstiften auf den Implantaten fixiert werden kann. Mit Hilfe einer Gesichtsbogenübertragung und den Registrierschablonen werden die Modelle in den Artikulator montiert.

47.3.5.4 Brückenherstellung

Bei der zahntechnischen Herstellung von implantatgetragenen Suprastrukturen sind unterschiedliche Techniken der Gerüstherstellung und der Anfertigung der Verblendung der Gerüste möglich. Bezüglich der Gerüstherstellung unterscheidet man zwischen Einstückguß, lasergeschweißten Titankomponenten, der Klebetechnik und gesinterten Keramikgerüsten. Im Bereich der Gerüstverblendung ist zwischen einer individuell geschichteten Verblendung und dem Einsatz von vorgefertigten Prothesenzähnen zu differenzieren. Des weiteren muß entschieden werden, ob die Verblendung aus Keramik- oder Kunststoffmaterial angefertigt werden soll.

Für die Brückenherstellung eröffnen sich prinzipiell drei Möglichkeiten, nämlich ein kunststoff- oder ein keramikverblendetes Metallgerüst oder eine vollkeramisches Gerüst. Die letztgenannte Möglichkeit befindet sich allerdings noch im Versuchsstadium und kann dem praktizierenden Zahnarzt bislang nicht empfohlen werden.

a. Kunststoffverblendetes Metallgerüst

Bei diesem „skandinavischen" Modell der Gerüstherstellung werden vorgefertigte Kunststoffzähne auf ein im Querschnitt L-förmiges Gerüst aufgestellt und mit diesem über Basiskunststoff verbunden (Abb. 604).

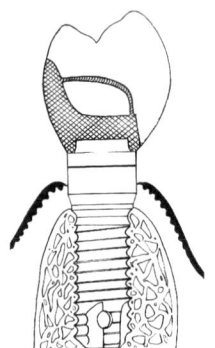

Abb. 604 L-förmiges Goldgerüst für mit Kunststoffzähnen zu versehende Extensionsbrücke

Dabei kommt zuerst eine auf der Registrierschablone angefertigte Wachsaufstellung der Zähne zur Anprobe. Die Wachsaufstellung wird im Artikulator auf statische und dynamische Okklusion überprüft. Die Heilungskäppchen oder die Interimsprothese werden entfernt und die Wachsaufstellung aufgeschraubt. Zahnkontakte in Zentrik und Exzentrik, Ästhetik und Phonetik werden überprüft. Gegebenenfalls werden Korrek-

Prothetisches Vorgehen

turen durchgeführt. Ebenso wird geprüft, ob genügend Platz für eine effektive Mundhygiene unter der Prothesenbasis und zwischen den Distanzhülsen möglich ist. Die Wachsaufstellung wird an das Labor zurückgeschickt. Nun wird das Metallgerüst angefertigt. Bei der Anprobe des Gußgerüsts am Patienten wird das Gerüst ohne Goldschrauben auf die Distanzhülsen aufgesetzt. Der passive Sitz wird kontrolliert, d. h. das Gerüst darf nicht schaukeln.

Für die Kontrolle des aktiven Sitzes werden die Goldschrauben eingesetzt. Die distalste Schraube einer Seite wird angezogen und der Sitz des Gerüstes auf der Gegenseite kontrolliert. Der umgekehrte Fall wird ebenfalls überprüft.

Die Goldschrauben werden nun in die dafür vorgesehenen Öffnungen gebracht und kreuzweise nach einem bestimmten Plan („cross-wise-tightening") festgezogen:

- Reihenfolge, in der die Goldschrauben bei fünf Implantaten festgezogen werden:

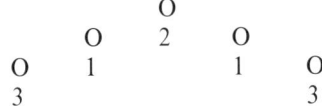

Reihenfolge: 1-1-2-3-3

- Reihenfolge bei 6 Implantaten:

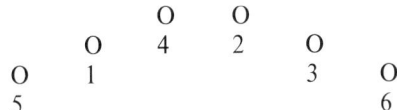

Reihenfolge: 1-2-3-4-5-6

Die Schrauben werden bis zum ersten Anzeichen von Widerstand festgezogen. Anschließend sollte – bei optimaler Paßgenauigkeit – jede Schraube nur noch maximal mit einer viertel bis halben Umdrehung angezogen werden können. Ist der Sitz des Gerüsts unbefriedigend, muß dieses durchtrennt und der Sitz der einzelnen Teile erneut geprüft werden. Gegebenenfalls ist eine neue Abformung zu nehmen und ein neues Gerüst herzustellen.

Erweist sich die Passung der Einzelglieder des getrennten Gerüsts als gut, können diese aufgeschraubt und mit einem Autopolymerisat verbunden werden.

Das Gerüst wird zum Löten ins Labor geschickt und danach erneut anprobiert. Anschließend erfolgt die Zahnaufstellung in Wachs, die am Patienten kontrolliert wird. Zum Abschluß wird die Arbeit in Kunststoff fertiggestellt.

b. Keramisch verblendetes Metallgerüst

Bei dem Metall-Keramik-Verfahren wird ein Metallgerüst individuell keramisch verblendet.

Der Techniker stellt zuerst ein Full-Wax-up her. Anhand dieser Richtlinien wird mit Hilfe eines Silikonvorwalls das Gerüst aufgewachst, gegossen und einprobiert (Abb. 605). Ist die allgemeine Paßgenauigkeit nicht ausreichend, kann diese durch Trennen und Verlöten verbessert werden. Als nächster Schritt folgt das Verblenden bis zum Rohbrand der Keramik, die anprobiert wird. Bei der Rohbrandanprobe werden, wie oben bei der Wachsaufstellung schon beschrieben, Okklusion, Ästhetik, Phonetik, Farbe und Hygienefähigkeit überprüft. Nach Durchführung notwendiger Korrekturen wird die Arbeit mit dem Glanzbrand fertiggestellt.

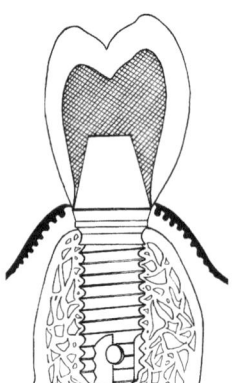

Abb. 605   Individuelle Gerüstkontur für metallkeramische Extensionsbrücke mit subgingivalem Kronenrand

c. Vollkeramisches Gerüst

Bei dem Vollkeramik-Verfahren wird ein Vollkeramikgerüst aus In-Ceram® (Vita, D-Bad Säckingen) individuell mit spezieller Keramik verblendet. Über ein reduziertes Wax-up wird ein In-Ceram®-Gerüst hergestellt. Dieses Gerüst wird anprobiert und auf seine Passung kontrolliert. Sollte eine Paßungenauigkeit vorliegen, kann nur durch eine Neuanfertigung das Ergebnis verbessert werden, da derzeit noch kein Fügeverfahren für dieses Gerüstmaterial existiert. Die Verblendung des Gerüsts erfolgt wie beim Metall-Keramik-Verfahren, aber mit einer speziellen keramischen Masse (Alpha-Keramik; Vita, D-Bad Säckingen).

47.3.5.5 Eingliederung des Zahnersatzes

Vor der Eingliederung sollte der Patient über mögliche Phänomene wie vermehrten Speichelfluß, Wangenbeißen oder Sprachprobleme aufgeklärt werden, die mit der plötzlichen Veränderung seiner Mundverhältnisse in Zusammenhang stehen, die aber mit der Zeit meist verschwinden.

Bevor die Brücke eingesetzt wird, sollte der Sitz der Distanzhülsen geprüft werden. Zuerst wird der passive Sitz kontrolliert, anschließend die Zwischengliedgestaltung und die Interimsplantatraumgestaltung.
Die Brücke wird dann in der beschriebenen „Cross-wise-tightening"-Technik mit einem Drehmomentregulator („Torque Controller") mit 10 Ncm auf die Distanzhülsen geschraubt.

Prothetisches Vorgehen

Der „Torque Controller" ermöglicht eine elektronische Drehmomentkontrolle und damit ein optimales Anziehen der Schraubenverbindungen mit folgenden Drehmomenteinstellungen:
10 Ncm Arretierung von Goldschrauben;
20 Ncm Arretierung von Distanzhülsenschrauben aus Titan;
32 Ncm Arretierung von CeraOne®-Distanzhülsenschrauben.

Mit Wattepellets und provisorischem Füllungsmaterial werden die Zugangskanäle zu den Schrauben verschlossen.

Der Patient erhält eine exakte Einweisung in die Mundhygiene und den Gebrauch sämtlicher Mundhygienehilfsmittel (Zahnbürste, Superfloss®, Interdentalbürstchen).
Ein bis zwei Wochen später wird die erste Nachuntersuchung durchgeführt. Bei dieser ersten Kontrolluntersuchung wird der Patient nach seinem subjektiven Empfinden befragt. Die Stabilität und der Halt des Zahnersatzes werden geprüft. Ebenso wird auf Druckstellen der Weichgewebe geachtet.
Das provisorische Füllungsmaterial wird entfernt und der Sitz der Goldschrauben kontrolliert. Bei gelockerten Goldschrauben besteht die Möglichkeit, daß das Gerüst schlecht auf den Distanzhülsen sitzt. Deren Sitz sollte dann noch einmal nachgeprüft werden.
Wurden keine Mängel mehr festgestellt, werden die Zugangskanäle mit Wattepellets und lichthärtendem Komposit semidefinitiv verschlossen. Bei metall- und vollkeramischen Brücken können die Kanäle auch mit individuell angefertigten Kunststoffinlays verschlossen werden.
Weitere Nachuntersuchungen erfolgen nach zwei Monaten und dann alljährlich. Röntgenuntersuchungen erfolgen beim Aufschrauben der Distanzhülsen, beim Eingliedern der Brücke und dann alle 2 Jahre.

47.3.6 Hybridprothese (unbezahnter Kiefer)

Indikationen:
- Anatomische Einschränkungen oder ein nicht ausreichendes Knochenangebot für die Verankerung der Mindestzahl von Fixturen, die für den Halt einer enossal verankerten Brücke erforderlich sind.
- Intermaxilläre Relationen, die die Eingliederung einer festsitzenden Arbeit erschweren.
- Zahnlose Kiefer mit Gaumenspalten.
- Ästhetische Probleme.
- Finanzielle Einschränkungen.

Mindestens zwei Implantate mit einer Mindestlänge von 10 mm sind zur Verankerung einer Hybridprothese erforderlich. Bei der Inkorporation einer Hybridprothese im Oberkiefer sollten drei oder mehr Implantate verwendet werden.
Im Unterkiefer werden die Implantate bevorzugt im Eckzahnbereich gesetzt. Im Idealfall sollten im Oberkiefer im Eckzahnbereich zwei und auf dem höchsten Punkt des Alveolarkamms ebenfalls zwei Implantate eingebracht werden.

Für die Hybridprothesenkonstruktion stehen zwei klinisch bewährte Alternativen zur Verfügung, die Steg- und die Druckknopfverbindung.

47.3.6.1 Die Stegverbindung (Tab. 52)

Die Stegverbindung kann gewählt werden, wenn der Einsatz eines geraden Stegs möglich ist. Dies ist der Fall, wenn der Kieferkamm zwischen den Implantaten nicht zu stark gekrümmt ist.
Als Stegverbindung werden im Oberkiefer Steggeschiebe (drei und mehr Implantate) und im Unterkiefer Steggelenke (zwei Implantate) verwendet. Steggeschiebe und Steggelenke sind konfektioniert erhältlich, können aber auch individuell hergestellt werden. Mit seinem rechteckigen Querschnitt verhindert das Steggeschiebe eine Rotation der Prothese um die Stegachse. Das Steggelenk hat dagegen einen runden oder ovalen oder eiförmigen Querschnitt und erlaubt eine Rotation um die Gelenkachse (vgl. Kap. 37.4).

Klinisches und labortechnisches Vorgehen:
Vor Beginn der prothetischen Behandlung muß die auf das Implantat geschraubte konventionelle Distanzhülse auf ihren Sitz geprüft werden. Anschließend werden die Übertragungspfosten (rechteckig oder konisch) auf die Distanzhülsen geschraubt und deren Sitz überprüft. Nun erfolgt die Abformung mit einer Polyäthergummimasse und einem konfektionierten oder individuellen Löffel ohne okklusale Öffnung im Bereich der Implantate. Nach Entnahme der Abformung aus dem Mund werden auf die Übertragungspfosten Implantatanaloge geschraubt.
Im Labor werden Meistermodelle hergestellt. Auf dem Meistermodell des mit der Stegverbindung zu versorgenden Kiefers werden Goldzylinder auf die Modelldistanzhülsen geschraubt, und es wird ein Steg angegossen oder angelötet.
Ferner werden Registrierschablonen hergestellt.
Am Patienten folgen die extra- und intraorale Registrierung und die Steganprobe. Nach Montage der Meistermodelle in den Artikulator wechseln sich die Aufstellung der Zähne in Wachs und die Anprobe ab, bis eine zufriedenstellende Ästhetik, Phonetik und Okklusion vorhanden ist. Die Situation wird mit Gips oder Silikon verschlüsselt. Anschließend wird ein Einbettmassenmodell hergestellt und das Gerüst in Wachs modelliert, nach Kontrolle durch den Zahnarzt in NEM-Legierung gegossen und ausgearbeitet. Die Zahnaufstellung auf dem Modell mit dem Gerüst erfolgt mit Hilfe des Vorwalls. Am Patienten folgen die Stegbefestigung mit Hilfe der Goldschrauben und die definitive Eingliederung der fertigen Arbeit.

Tabelle 52 Übersicht über das klinische und labortechnische Vorgehen bei der Herstellung von Hybridprothesen mit Stegverbindung am Beispiel des Brånemark®-Systems

Klinik	Labor
	Wenn kein konfektionierter Abformlöffel aus Metall verwendet wird: Herstellen eines individuellen Abformlöffels ohne okklusale Öffnung (Kamin) im Bereich der Implantate (konische Übertragungspfosten; mit Kamin bei aufschraubbaren Übertragungspfosten)
Aufschrauben von konventionellen Distanzhülsen auf die Implantate, Überprüfung des Sitzes, Fixation eines konischen Übertragungspfostens auf jeder Distanzhülse, Überprüfen des Sitzes	
Anprobe des Abformlöffels	
Umspritzen der Pfosten mit Abformmaterial und Einsetzen des mit Abformmaterial gefüllten Abformlöffels	
Entnahme der Abformung aus dem Mund	
	Abschrauben der auf den Distanzhülsen verbliebenen Übertragungspfosten und Verbinden der Pfosten mit Modelldistanzhülsen (konische Übertragungspfosten)
	Reposition der mit je einer Modelldistanzhülse verbundenen Übertragungspfosten in die Abformung
Einschrauben einer Verschlußschraube auf jede Distanzhülse, weichbleibende Unterfütterung der Prothese im Pfostenbereich (Provisorium)	
	Herstellen der OK-/UK-Meistermodelle, Aufschrauben der Goldzylinder auf die Modelldistanzhülsen, Herstellen der Registrierschablonen aus Kunststoff mit Wachswällen (Schablonen müssen auf mindestens zwei Implantate festgeschraubt werden können)
Extra- und intraorale Kieferrelationsbestimmung, Frontzahnauswahl	
	Montage der Meistermodelle im Artikulator
	Frontzahnaufstellung in Wachs
Kontrolle des Registrats, Anprobe der Frontzahnaufstellung, Kontrolle der vertikalen Relation, Sprechprobe, Ästhetik	
	Seitenzahnaufstellung in Wachs, Ausmodellation der Wachsaufstellung
Gesamtanprobe in Wachs	
	Verschlüsseln der Situation mit Gips oder Silikon, Angießen oder Anlöten des Steges am Goldzylinder, Erstellung eines Einbettmassenmodells, Anfertigung der Wachsmodellation des Gerüstes
Steganprobe	
	Gießen des Gerüstes, Ausarbeiten und Aufpassen auf das Meistermodell, Zahnaufstellung (entsprechend Vorwahl), Ausmodellation, Einbetten; bei Kunststoffzähnen: Retentionen. Kunststoff pressen, Reokkludieren, Ausarbeiten
Stegbefestigung mit Hilfe der Goldschrauben, Anprobe der fertigen Arbeit	
Einsetzen, Kontrolle: Nach zwei Tagen	

47

47.3.6.2 Die Druckknopfverbindung (Tab. 53)

Auch bei Druckknopfverbindungen sollten die Implantate so lang wie möglich und die Distanzhülsen so kurz wie möglich sein. Druckknopfverbindungen gibt es mit 3, 4 und 5,5 mm langen Distanzhülsen. Kunststoffkappen werden in der Prothesenbasis verankert und halten die Knopfverbindung mit Hilfe von Gummiringen.

Druckknöpfe kommen vor allem im Unterkiefer bei zwei Implantaten in der Eckzahnregion zur Anwendung.

Klinisches und labortechnisches Vorgehen:
Der richtige Sitz der Kugelkopf-Distanzhülsen auf den Implantaten wird kontrolliert. Auf die Distanzhülsen (Patrizen) werden die Matrizen des Druckknopfsystems aufgesetzt und der korrekte Sitz überprüft. Über die Matrizen erfolgt eine Abformung. Dazu wird ein individueller Löffel mit Kaminen im Bereich der Implantate verwendet. Zuerst werden die angrenzenden Weichteile im Sinne einer mukostatischen Abformung mit Kerr-Rand und Zinkoxid-Eugenol-Paste abgeformt (vgl. Kap. 43). Anschließend erfolgt die Fixation der Matrizen mit Polyäthergummimasse, die im Bereich der Kamine eingespritzt wird. Nach Entfernung der Abformung werden die Druckknopfreplikas in die in der Abformung verbleibenden Matrizen gesetzt. Nach der Herstellung der Meistermodelle werden Registrierschablonen angefertigt. Die Matrizen werden in die Schablone eingewachst und mit einem Tropfen Autopolymerisat fixiert, wodurch diese in einer stabilen Position gehalten werden kann. Das weitere Vorgehen gliedert sich in Gesichtsbogenübertragung, Registrierung, Kontrolle der Wachsaufstellung, Gerüstherstellung, Fertigstellung der Arbeit mit Einpolymerisieren der Matrizen und definitives Eingliedern.

Tabelle 53 Übersicht über das klinische und labortechnische Vorgehen bei der Herstellung von Hybridprothesen mit Druckknopfverbindung am Beispiel des Brånemark®-Systems

Klinik	Labor
	Herstellen eines individuellen Abformlöffels mit okklusaler Öffnung (Kamin) im Bereich der Implantate
Aufschrauben von konventionellen Kugelkopf-Distanzhülsen auf die Implantate, Überprüfung des Sitzes, Fixation einer Matrize auf jeder Distanzhülse, Überprüfen des Sitzes	
Anprobe des Abformlöffels	
Abformung der Weichteile mit Zinkoxid-Eugenol-Paste, Umspritzen der Matrizen mit Abformmaterial (Polyäthergummi) und Einsetzen des mit Abformmaterial gefüllten Abformlöffels	
Entnahme der Abformung aus dem Mund	
Weichbleibende Unterfütterung der Prothese (Provisorium)	
	Setzen von Druckknopfreplikas in die in der Abformung verbliebenen Kappen
	Herstellen der OK-/UK-Meistermodelle, Herstellen der Registrierschablonen aus Kunststoff mit Wachswällen (Matrizen in Schablone eingearbeitet)
Extra- und intraorale Kieferrelationsbestimmung, Frontzahnauswahl	
	Montage der Meistermodelle im Artikulator
	Frontzahnaufstellung in Wachs
Kontrolle des Registrats, Anprobe der Frontzahnaufstellung, Kontrolle der vertikalen Relation, Sprechprobe, Ästhetik	
	Seitenzahnaufstellung in Wachs, Ausmodellation der Wachsaufstellung
Gesamtanprobe in Wachs	
	Verschlüsseln der Situation mit Gips oder Silikon, Erstellung eines Einbettmassenmodells, Anfertigung der Wachsmodellation des Gerüstes
	Gießen des Gerüstes, Ausarbeiten und Aufpassen auf das Meistermodell, Zahnaufstellung (entsprechend Schlüssel), Ausmodellieren, Einbetten; bei Kunststoffzähnen: Retentionen, Pressen des Kunststoffes, Reokkludieren, Ausarbeiten, Einpolymerisieren der Matrizen
Anprobe der fertigen Prothese	
Einsetzen, Kontrolle: Nach zwei Tagen	

Weiterführende Literatur

Albrektsson T., Zarb G. (Hrsg.): The Brånemark osseointegrated implant. Quintessence, Chicago 1989.

Andersson B., Ödman P., Carlsson L., Brånemark P.-I.: A new Brånemark single tooth abutment: Handling and early clinical experiences. Int J Oral Maxillofac Implants 1992; 7: 105-111.

Brånemark P.-I., Zarb G., Albrektsson T. (Hrsg.): Tissue-integrated Prostheses: Osseointegration in Clinical Dentistry. Quintessence, Chicago 1985.

Hobo S., Ichida E., Garcia L.T. (Hrsg.): Osseointegration and occlusal rehabilitation. Quintessence, Tokio 1990.

Lewis S.: An esthetic titanium abutment: Report of a technique. Int J Oral Maxillofac Implants 1991; 6: 195-201.

Parel S., Lewis S.: The EstheticCone®: An abutment alternative for esthetic implant restorations. Esthetic Dentistry Update 1991; 2: 29-31.

Schwenzer N., Grimm G. (Hrsg.): Allgemeine Chirurgie, Entzündung, Mundschleimhauterkrankungen, Röntgenologie. Georg Thieme Verlag, Stuttgart. 1988 S. 82-87.

Sherwood Jr. R., Sullivan D.: Concepts and techniques of single tooth implant restorations. Esthetic Dentistry Update 1991; 2: 16-22.

48 Ursachen und Therapie der periimplantären Destruktion

48.1 Einleitung

In den letzten Jahren hat die Anwendung von oralen enossalen Implantaten stark zugenommen. Als Folge der wachsenden Zahl von funktionell belasteten osseointegrierten Implantaten ist zu erwarten, daß in Zukunft vermehrt Probleme bezüglich der Behandlung von periimplantären Weichgewebs- und Knochendefekten auftreten werden.

Das Ziel bei der Behandlung *parodontaler* Läsionen ist die vollständige Regeneration eines funktionellen Zahnhalteapparats mit Desmodont, Zement und Knochen. Dazu ist jedoch keine der bisher bekannten parodontalen Therapiemöglichkeiten in der Lage. Daher stellt sich die Frage, ob es möglich ist, einmal verlorengegangenen periimplantären Knochen wiederzugewinnen. Als großer Vorteil bei der Behandlung des *periimplantären* Defekts ist die Tatsache anzusehen, daß, im Gegensatz zur parodontalen Läsion, „nur" Knochen neu gebildet werden muß.

Probleme mit oralen enossalen Implantaten, die nach funktioneller Belastung auftreten, werden in drei verschiedene Kategorien eingeteilt: Das *bedingt erfolgreiche* Implantat zeigt einen leichten Knochenverlust, zum Teil auch periimplantäre Entzündungszeichen. Der Verlust an Knochen ist jedoch nicht progressiv. Im Gegensatz dazu ist bei einem *fehlschlagenden* Implantat in der Nachsorge neben einem progredienten Knochenverlust auch immer eine periimplantäre Entzündung festzustellen. Ein Implantat*mißerfolg* liegt dann vor, wenn die Osseointegration verlorengegangen ist und das Implantat beweglich und nicht mehr funktionstüchtig erscheint (*Meffert* 1992). Ein bewegliches Implantat muß entfernt werden, während ein fehlschlagendes und ein bedingt erfolgreiches Implantat therapiert werden können (*Meffert* 1992).

48.2 Ursachen der periimplantären Destruktion

Als Ursachen für die periimplantäre Destruktion werden heute fehlerhafte chirurgische Techniken, funktionelle Überbelastungen, mikrobielle Infektionen und Störungen des Immunsystems diskutiert. Während über den Einfluß von chirurgischen Fehlern oder funktionellen Überbelastungen nur wenige wissenschaftliche Daten vorliegen, ist die Rolle der bakteriellen Infektion im Tierexperiment bewiesen worden (*Strub* 1986, *Ericsson* et al. 1992, *Lang* 1993b). Durch starke Plaqueakkumulation, die mit

Hilfe von Seidenligaturen induziert wurde, konnten beim Beagle-Hund sowohl um orale enossale Implantate als auch um natürliche Zähne Knochenverluste provoziert werden. Die histologischen Untersuchungen der Gingiva und der periimplantären Schleimhaut wiesen ein entzündliches Zellinfiltrat auf (*Ericsson* et al. 1992). Die apikale Ausdehnung des entzündlichen Zellinfiltrats war in der periimplantären Schleimhaut größer als in der peridentalen Gingiva, die Zusammensetzungen beider Läsionen wiesen jedoch viele Ähnlichkeiten auf (*Meffert* 1992). *Lang* et al. (1993b) evaluierten beim Affen den Effekt von Plaqueakkumulation mit und ohne Plazierung von plaqueretentiven Ligaturen auf periimplantäres und parodontales Gewebe. Sie kamen zu der Schlußfolgerung, daß die Entwicklung einer periimplantären Infektion mit ähnlicher Geschwindigkeit fortschreitet wie die einer parodontalen Läsion. Verglichen mit der Entwicklung einer entzündlichen Antwort in den periimplantären Geweben als Folge einer reinen bakteriellen Plaqueakkumulation beschleunigte das Plazieren von Ligaturen die Ausbildung solcher Läsionen.

Durch die Applikation eines okklusalen Traumas auf ein Implantat mit verstärkter Plaqueakkumulation wurde im Hundeexperiment kein zusätzlicher Knochenverlust erzielt (*Strub* 1986). Trotzdem gibt es heute Hinweise dafür, daß okklusale Überbelastungen zu einem Implantatmißerfolg führen können. Dabei ist nicht klar, ob der Mißerfolg durch ein chirurgisches Trauma, durch eine zu frühe Belastung während der Einheilungsphase des Implantates oder durch eine inkorrekte Gestaltung der Suprastruktur zustande kommt (*Rosenberg* et al. 1991).

48.3 Mikrobiologische Aspekte

Mikrobiologisch scheint der Verlauf einer periimplantären Entzündung derjenigen einer Erwachsenenparodontitis zu entsprechen. In einer klinischen Studie verglichen *Mombelli* et al. (1987) die mikrobiologische Zusammensetzung bei klinisch unauffälligen und fehlschlagenden Implantaten. Bei letzteren wurde vornehmlich eine gramnegative Bakterienflora mit anaeroben Stäbchen gefunden. Klinisch unauffällige Implantate zeigten nur ganz selten diesen Befund.

In einer anderen Studie evaluierten *Becker* et al. (1990) mit Hilfe der DNA-Sonde die Mikroflora von 36 fehlschlagenden Implantaten bei 13 Patienten. Sie fanden in den periimplantären Defekten mittelhohe Keimwerte für Actinobacillus actinomycetem comitans, Bacteroides intermedius und Bacteroides gingivalis. Diese Bakterien gelten als pathogene Erreger im parodontalen Krankheitsgeschehen. *Rams* et al. (1990) fanden in periimplantären Defekten einen größeren Prozentsatz an Staphylokokken (15,1 %) als in gingivalen entzündlichen Stellen (0,06 %) oder parodontalen Defekten (1,2 %). Die Autoren glauben daher, daß Staphylokokken bei der periimplantären Destruktion eine größere Rolle spielen, als bisher angenommen wurde.

In einer weiteren Arbeit wurde bei 24 Patienten, die im gleichen Kiefer Implantate und Zähne aufwiesen, im Dunkelfeldmikroskop die Mikroflora um orale enossale Implantate mit der um die natürlichen Zähne verglichen (*Quirynen* und *Listgarten* 1990). Die Prozentanteile von Kokken, beweglichen Stäbchen, Spirochäten und anderen Bakterien betrugen um Implantate jeweils 65,8 %, 2,3 %, 2,1 % und 29,8 % und um natürliche Zähne 55,6 %, 4,9 %, 3,6 % und 34,9 %. Werden diese Daten mit der Mikroflora um Implantate bei zahnlosen Patienten verglichen, so findet man bei Zahnlosen signifikant weniger bewegliche Stäbchen (0,4%) und Spirochäten (0,0%). Diese Resultate unterstützen die Hypothese, daß natürliche Zähne als Reservoir für die bakterielle Kolonisation von benachbarten Titan-Implantaten dienen können und die Mikroflora um Implantate im teilbezahnten Patienten potentiell pathogener als beim Zahnlosen erscheint.

48.4 Prävention von periimplantären Krankheiten

Wie um den natürlichen Zahn kommt es bei einer Plaqueansammlung um dentale Implantate zu einer entzündlichen Infiltration des periimplantären Weichgewebes ohne Beteiligung des Knochens. Es wird von einer *periimplantären Mukositis* gesprochen. Demgegenüber kam es bei einer *Periimplantitis* bereits zu einem Verlust an periimplantärem Knochen. Die beste Prävention der periimplantären Destruktion ist eine optimale Plaquekontrolle durch den Patienten. Gleichzeitig soll der Patient in ein enges Nachsorgeprogramm integriert werden, damit frühzeitig periimplantäre Probleme erkannt und regelmäßige professionelle Mundreinigungen durchgeführt werden können. Um eine optimale periimplantäre Gesundheit zu erreichen, stehen verschiedene Hilfsmittel zur Verfügung. Die Anwendung einer weichen Nylonzahnbürste führt zu keinen Veränderungen der Oberflächen von Titanimplantaten, so daß der Patient bei der persönlichen Mundhygiene mit herkömmlichen Hilfsmitteln wie Zahnbürste und Interdentalbürstchen arbeiten kann. Für die professionelle Mundhygiene stehen Plastikküretten und -scaler sowie weicher Gumminapf, Polierbürstchen und gering abrasive Polierpasten zur Verfügung. Diese Instrumente und Hilfsmittel sind deshalb zu empfehlen, weil sie nur ganz geringe Veränderungen der Implantatoberfläche zur Folge haben. Die Entfernung von subgingivalem Zahnstein mit Hilfe von Kunststoffküretten ist leider nicht effizient. Daher muß in diesen Bereichen mit Metallküretten oder Ultraschallgeräten gearbeitet werden. Beide Hilfsmittel führen jedoch zu Kratzern auf der Implantatoberfläche, die Ursache für Korrosionsschäden und vermehrte Plaqueakkumulation sein können.

48.5 Behandlung der Implantatoberfläche

Die Implantatoberfläche eines bedingt erfolgreichen oder eines fehlschlagenden Implantats ist mit Plaque und bakteriellen Endotoxinen kontaminiert. Solange diese Endotoxine auf der Implantatoberfläche haften, kann

keine Regeneration von Knochen in periimplantäre Defekte erwartet werden (*Meffert* 1992).
Zablotsky et al. (1992) evaluierten in vitro die Wirkungen von verschiedenen chemischen und mechanischen Hilfsmitteln, mit denen Endotoxine von hydroxylapatitbeschichteten und Reintitan-Implantaten entfernt wurden. Dabei zeigte sich, daß mit einem Pulverwasserstrahlgerät auf beiden Implantatoberflächen die besten Resultate zu erreichen waren. Bei der Anwendung eines Pulverwasserstrahlgeräts während einer Lappenoperation ist aber Vorsicht geboten, da die Gefahr von submukösen Emphysembildungen besteht. Eine kurzzeitige Anwendung von Zitronensäure (pH 1; 40 %ig) war bei der Entfernung von Endotoxinen von hydroxylapatitbeschichteten Oberflächen sehr effektiv. Die Applikation von 40%iger Zitronensäure sollte nicht länger als 30 bis 60 Sekunden dauern, da sonst die Hydroxylapatitbeschichtung aufgelöst wird (*Zablotsky* et al. 1992). In dieser In-vitro-Untersuchung wurde Endotoxin von Escherichia coli verwendet. Dieses Bakterium gilt jedoch nicht als potentieller Erreger von Parodonthopathien. Deshalb wurden in einer anderen In-vitro-Untersuchung maschinell bearbeitete Titanimplantate, hydroxylapatitbeschichtete Implantate und plasmabeschichtete Implantate mit dem Endotoxin von Porphyromonas gingivalis kontaminiert und mit Wasser, 0,2 %igem Chlorhexidin, 40%iger Zitronensäure und einem Pulverwasserstrahlgerät behandelt (*Dennison* et al. 1994). Die Autoren fanden in dieser Untersuchung ähnliche Ergebnisse wie *Zablotsky* et al. (1992). Die einminütige Anwendung des Pulverwasserstrahlgeräts reduzierte den Anteil des Endotoxins auf der plasmabeschichteten Oberfläche um 92 %, auf der hydroxylapatitbeschichteten Oberfläche um 88 % und auf der maschinell bearbeiteten Titanoberfläche um 98%. Das Pulverwasserstrahlgerät (Cavi-Jet®, Prophy-Jet®; DeTrey Dentsply, D-Dreieich) scheint die beste Behandlungsmethode zur Detoxifikation aller Implantatoberflächen darzustellen. Nur bei hydroxylapatitbeschichteten Implantaten konnten mit 40%iger Zitronensäure fast gleich gute Resultate erzielt werden.

48.6 Therapiemöglichkeiten der Mukositis und Periimplantitis

Jüngste Studien hatten das Ziel, die Therapiemöglichkeit der Periimplantitis am Tiermodell klinisch und histologisch zu untersuchen. *Grunder* et al. (1993) versuchten mit der gesteuerten Knochenregeneration (GKR), durch Seidenligaturen induzierte periimplantäre Defekte beim Beagle-Hund zu therapieren. Die Resultate dieser Studie waren nicht vielversprechend, denn es ist nicht gelungen, um diese Implantate neuen Knochen zu regenerieren. Um die Testimplantate wurde nur signifikant mehr periimplantäres Bindegewebe gefunden. Die Autoren folgerten, daß die GKR nicht in der Lage ist, um „infizierte" Implantate neuen Knochen zu bilden. Ursachen dafür könnten sein, daß die Barrieren schon nach 3 bis 4 Wochen exponiert waren und daß nur horizontale periimplantäre Defekte behandelt wurden. Eine andere Untersuchung konnte zeigen, daß mit der GKR

bei früher Exposition der Barriere auch um sterile, nur bukkale Knochendehiszenzen aufweisende Implantate keine oder nur sehr wenig Knochenneubildung erzielt werden kann (*Lang* et al. 1993a). In einer weiteren Arbeit wurde demonstriert, daß bei horizontalem Knochenverlust um natürliche Zähne die gesteuerte parodontale Geweberegeneration histologisch zu neuem bindegewebigen Attachment führt, daß aber nur wenig bis gar kein neuer Knochen regeneriert wird (*Pontoriero* et al. 1992).
Zu besseren Ergebnissen bei der Behandlung von „infizierten" periimplantären Knochendefekten mit der Membran-Technik kamen *Jovanovic* et al. (1993). Im histologischen Bild konnte unter den Membranen neugebildeter Lamellenknochen nachgewiesen werden. Einige Bereiche der vorher kontaminierten Implantatoberflächen zeigten das Phänomen der „Re-osseointegration". Diese Ergebnisse deuten an, daß, zumindest im Tiermodell, plaqueinduzierte periimplantäre Knochendefekte erfolgreich mit der Membran-Technik behandelt werden können. Der Kritikpunkt in dieser Studie liegt darin, daß die Methodik zur Erzeugung der periimplantären Defekte eher das Erscheinungsbild eines „akuten periimplantären Abzesses" hervorrief und nicht der Situation entsprach, mit der der Kliniker bei einer chronischen periimplantären Infektion im Mund eines Patienten konfrontiert wird.

Hürzeler et al. (1994) versuchten, beim Beagle-Hund periimplantäre Defekte, welche auf die gleiche Art und Weise wie in der Studie von *Grunder* et al. (1993) erzeugt worden waren, auf verschiedene Weise zu therapieren: mit resorbierbarem Hydroxylapatit mit oder ohne GKR; mit gefriergetrocknetem demineralisiertem Knochen vom Hund mit oder ohne GKR und mit GKR alleine. Die klinische Auswertung um die Implantate, die mit GKR mit resorbierbarem Hydroxylapatit, mit GKR mit gefriergetrocknetem demineralisiertem Knochen und mit GKR allein therapiert wurden, zeigte eine zum Teil vollständige Auffüllung der periimplantären Defekte. In den Defekten, die mit dem allogenen Material bzw. mit dem resobierbaren Hydroxylapatit allein behandelt wurden, war lediglich eine Auffüllung bis zur Hälfte des Defekts festzustellen. Die Kontrollimplantate zeigten gegenüber den Anfangsdaten, die am Tage des chirurgischen Eingriffs genommen worden waren, nur geringe Verbesserungen. Erste histologische Resultate dieser Untersuchung konnten vollständige Defektauffüllung mit neuem Lamellenknochen und zum Teil fast vollständiger „Reosseointegration" zeigen. Diese vorläufigen Ergebnisse deuten an, daß im Hundemodell plaqueinduzierte periimplantäre Defekte erfolgreich mit der GKR mit oder ohne „Füllermaterialien" therapiert werden können. Obwohl die bukkale Knochenlamelle durch die Infektion vollständig resorbiert wurde, gelang es auch in diesem Bereich, neuen Knochen zu gewinnen.

Bei der Durchsicht der bislang publizierten Arbeiten über die Behandlung der Periimplantitis *beim Menschen* waren nur sehr wenige Fallpräsentationen zu finden (*Lozada* et al. 1990, *Lehmann* et al. 1992, *Meffert* 1992). Die Morphologie der mit regenerativen Maßnahmen angegangenen Defekte zeigte immer vertikale Einbrüche mit intakten Knochenwänden (*Lozada* et al. 1990, *Lehmann* et al. 1992, *Meffert* 1992). *Lehmann* et al. (1992) versuchten, nur mit der GKR allein den Defekt zu therapieren, während andere Autoren zur Auffüllung der Defekte die Anwendung von gefriergetrocknetem demineralisertem Knochen (*Lozada* et al. 1990, *Meffert* 1992) oder von alloplastischen Materialien (*Meffert* 1992) allein oder in Kombination mit der GKR (*Meffert* 1992) beschrieben. Alle Vorgehensweisen führten um die „infizierten" Implantate zu verbesserten klinischen Situationen. Als zusätzliche Maßnahme wird von einigen Autoren eine systemische Antibiotikagabe zur Unterstützung der regenerativen Prozesse empfohlen (*Lehmann* 1992, *Zablotsky* 1992).

Aus den Untersuchungen an Hunden und den klinischen Studien kann gefolgert werden, daß die Art der Therapie von periimplantären Krankheiten vom Schweregrad der periimplantären Destruktion abhängt.

Der Schweregrad einer Periimplantitis kann folgendermaßen unterteilt werden:

Klasse 1	Entzündung des periimplantären Weichgewebes (periimplantäre Mukositis)
Klasse 2	Mukositis mit leichtem Knochenverlust (horizontal und vertikal) (Richtwert: bis zu 1/5 der Länge des im Knochen befindlichen Implantats)
Klasse 3	Mukositis mit mittelschwerem Knochenverlust (horizontal und vertikal) (Richtwert: bis zu einem Drittel der Länge des im Knochen befindlichen Implantats)
Klasse 4	Mukositis mit schwerem Knochenverlust (horizontal und vertikal) (Richtwert: mehr als ein Drittel der Länge des im Knochen befindlichen Implantats)

In einer ersten Phase (Initialphase) steht die Stabilisierung des progressiven Knochenabbaus durch Plaquekontrolle im Vordergrund:

1 - Scaling mit speziellen Instrumenten (Plastikscaler) und anschließende Politur mit einem Gumminapf und schwach abrasiven Pasten.
2 - Spülung der periimplantären Weichgewebsmanschette mit einer Kanüle und 0,2%iger Chlorhexidin-Lösung.
3 - Mundspülung für 2 Wochen mit 0,2%iger Chlorhexidin-Lösung, zweimal täglich.
4 - Bei Schweregrad 2, 3 und 4 (falls Implantat nicht explantiert wird) wird ein Antibiotikum zur systemischen Anwendung verschrieben oder lokal appliziert.

Systemisch: 2 x 500 mg/Tag Tiberal® (Hoffmann-LaRoche, D-Grenzach-Wyhlen) (Ornidazol) für 14 Tage
oder
2 x 500 mg/Tag Flagyl® (Metronidazol; Rhone-Poulenc, D-Köln) für 14 Tage.

(Lokal: Mit Tetrazyklin imprägnierten Fäden; diese Behandlungsmöglichkeit befindet sich erst im Versuchsstadium; die Fäden sind in Deutschland noch nicht zugelassen!)

Durch diese Behandlungsmaßnahmen der 1. Phase wird die Bildung einer entzündungsfreien periimplantären Weichgewebsmanschette erreicht.

In der 2. Phase der Therapie werden chirurgischen Maßnahmen durchgeführt.
Dabei handelt es sich um Modifikationen von Techniken, die bei Knochendefekten um natürliche Zähne angewendet werden. Die Verabreichung von Antibiotika vor und nach dem chirurgischen Eingriff ist aufgrund des pathologischen Krankheitsbildes (sehr nahe am Knochen und an der Implantatoberfläche konnten Entzündungsreaktionen und -zellen nachgewiesen werden) empfehlenswert. Deshalb sollte der chirurgische Eingriff 7 bis 10 Tage nach systemischer Gabe des Antibiotikums (1. Phase der Therapie) erfolgen.

1. Resektive Maßnahmen (Schweregrad 2 und 3)
   Bei horizontalem Knochenverlust und geringen vertikalen Knocheneinbrüchen wird ein apikaler Verschiebelappen durchgeführt; dabei wird die Implanatoberfläche mit hochtourig laufenden Diamanten geglättet und anschließend poliert („Implantoplastik") (*Zablotsky* 1992).

2. Regenerative Maßnahmen (Schweregrad 3 und 4)
   In speziellen Situationen werden regenerative Maßnahmen angewandt. Die Implantatoberfläche wird vorgängig mit einem Pulver-Wasser-Strahlgerät (Plak-Sweep®; Emde, D-Frankfurt) detoxifiziert. Die Defekte werden mit autologem Knochen oder alloplastischem Knochenersatzmaterial (Osteogen®; Impladent, USA-New York) aufgefüllt und anschließend mit einer nicht-resorbierbaren Barriere (Gore-Tex® Augmentation Material; Gore, D-Putzbrunn) abgedeckt. Mit den beiden Mukoperiostlappen (bukkal und lingual) wird die Membran vollständig abgedeckt. Die Membran wird nach 6 bis 8 Monaten entfernt.

Bei extremem periimplantärem Knochenverlust kann es besser sein, das Implantat zu explantieren und den Knochen mit Hilfe der geführten Knochenregeneration wiederaufzubauen, bevor nochmals ein dentales Implantat inseriert wird.

48.7 Zusammenfassung

Bei der Entstehung von Parodontopathien und pathologischen Veränderungen des periimplantären Weich- und Hartgewebes spielen trotz der teilweise unterschiedlichen anatomischen Verhältnisse ähnliche ätiologische Faktoren eine Rolle. Durch ein professionelles Nachsorgeprogramm und entsprechende Mitarbeit des Patienten scheint es möglich zu sein, entzündliche periimplantäre Weichgewebsreaktionen zu verhindern. Bei etablierten pathologischen Veränderungen sind die gleichen Therapiemöglichkeiten indiziert, wie sie in der Parodontologie angewendet werden, wobei die beschriebenen Therapien nur als vorläufige Empfehlungen zu betrachten sind, da sie noch nicht genügend wissenschaftlich untermauert sind. Die bis heute bekannten histologischen Untersuchungen zur Behandlung der Periimplantitis deuten aber darauf hin, daß bei zirkulären vertikalen Knochendefekten um orale enossale Implantate regenerative Maßnahmen mit oder ohne „Füllermaterialien" zu guten Resultaten führen können. Bei horizontalen Knochendefekten ist die Tascheneliminaton mit gleichzeitiger „Implantoplastik" als Therapie der Wahl anzusehen. Es scheint, daß die Regeneration des periimplantären Knochens, ähnlich wie die des parodontalen Stützknochens, nur in vertikalen Defekten möglich ist. Es ist Aufgabe der Wissenschaft, weitere Therapiemöglichkeiten zu suchen und die bis jetzt tierexperimentell erreichten Resultate klinisch zu bestätigen, um ein systematisches Behandlungskonzept für die Periimplantitis zu entwickeln.

Literatur

Becker W., Becker B.E., Newman M.G., Nyman S.: Clinical and microbiological findings that may contribute to dental implant failure. Int J Oral Maxillofac Implants 1990; 5:31-38.

Dennison D.K., Hürzeler M.B., Quiñones C.R., Caffesse R.G.: Endotoxin absorption and dissolution characteristics of different implant surfaces. J Periodontol 1994; (im Druck)

Ericsson I., Berglundh T., Marinello C., Liljenberg B., Lindhe J.: Long-standing plaque and gingivitis at implants and teeth in the dog. Clin Oral Impl Res 1992; 3:99-103.

Grunder U., Hürzeler M. B., Schuepbach P., Strub J.R.: Treatment of ligature-induced periimplantitis using guided tissue regeneration. A clinical and histological study in the beagle dog. Int J Oral Maxillofac Implants 1993; 8 : 282 - 293

Hürzeler M.B., Quiñones C.R., Morrison E.C., Caffesse R.G.: Treatment of periimplantitis using guided bone regeneration and allografts, alone or in combination, in beagle dogs. I. Clinical findings. Int J Oral Maxillofac Implants 1994 (eingereicht)

Jovanovic S.A., Kenney E.B., Carranza F.A., Donath K.: The regenerative potential of plaque-induced peri-implant bone defects treated by submerged membrane technique: an experimental study. Int J Oral Maxillofac Implants 1993; 8:13-18.

Lang N.P., Brägger U., Hämmerle Ch.F., Lehmann B., Nyman S.: Regeneration of missing jaw bone using the GTR principle. J Dent Res 1993a; 72: 207 (IADR Abstract Nr. 826).

Lang N.P., Brägger U., Walther D., Beamer B., Kornman K.S.: Ligature-induced peri-implant infection in cynomolgus monkeys. I. Clinical and radiographic findings. Clin Oral Impl Res 1993b; 4: 2-11.

Lehmann B., Brägger U., Hämmerle Ch.F., Fourmousis I., Lang N.P.: Treatment of an early implant failure according to the principles of guided tissue regeneration. Clin Oral Impl Res 1992; 3: 43-48.

Lozada J.L., James R.A., Boskovic M., Cordova C., Emanuelli S.: Surgical Repair of peri-implant defects. J Oral Implantol 1990; 16: 42-46.

Meffert R.M.: How to treat ailing and failing implants. Impl Dent 1992; 1: 25-33.

Mombelli A., van Oosten M.A.C., Schürch E., Lang N.P.: The microbiota associated with successful or failing osseointegrated titanium implants. Oral Microbiol Immunol 1987; 2: 145-151.

Pontoriero R., Nyman S., Ericsson I., Lindhe J.: Guided tissue regeneration in surgically-produced furcation defects. An experimental study in the beagle dog. J Clin Periodontol 1992; 19: 159-163.

Quirynen M., Listgarten M.A.: The distribution of bacterial morphotypes around natural teeth and titanium implants ad modum Brånemark. Clin Oral Impl Res 1990; 1: 8-12.

Rams T.E., Feik D., Slots J.: Staphylocci in human periodontal diseases. Oral Microbiol Immunol 1990; 5: 29-32.

Rosenberg E.S., Torosian J.P., Slots J.: Microbial differences in 2 clinically distinct types of failures of osseointegrated implants. Clin Oral Impl Res 1991; 2: 135-144.

Strub J.R.: Langzeitprognose von enossalen oralen Implantaten unter spezieller Berücksichtigung von periimplantären, materialkundlichen und okklusalen Gesichtspunkten. Quintessenz, Berlin 1986.

Zablotsky M.H.: Chemotherapeutics in implant dentistry. Impl Dent 1993; 2: 19-25.

Zablotsky M.H., Diedrich D.L., Meffert R.M.: Detoxification of endotoxin-contaminated titanium and hydroxylapatite-coated surfaces utilizing various chemotherapeutic and mechanical modalities. Impl Dent 1992; 1: 154-158.

49 Nachsorge in der Prothetik

49.1 Einleitung

Die Langzeitprognose von prothetischen Restaurationen ist zum einen von technischen und biophysikalischen, also mit der Herstellung und Belastung des Zahnersatzes zusammenhängenden Faktoren abhängig, und zum anderen von der biologischen Kapazität der Restzähne und deren Parodontien. Als *technische* und *biophysikalisch* bedingte Mißerfolge sind zu werten: Retentionsverlust, Metallfrakturen, Porzellanfrakturen, sowie durch die Restauration bedingte Pfeilerzahnfrakturen (Überbelastung).
Zu den *biologischen* Mißerfolgen nach Eingliederung einer prothetischen Arbeit zählen Karies, Parodontalerkrankungen mit bindegewebigem Attachmentverlust und Knochenabbau, endodontische Probleme sowie notwendige Wurzelspitzenresektionen und Extraktionen.
Durch eine optimale klinische Behandlung und eine regelmäßige Nachsorge („Recall") des sanierten Patienten ist es möglich, bei Patienten mit festsitzendem, abnehmbarem und kombiniertem Zahnersatz das Auftreten technischer und biologischer Mißerfolge deutlich zu reduzieren.
Bei einer ein- bis dreimal pro Monat durchgeführten professionellen Prophylaxesitzung gelingt es, die orale Gesundheit über viele Jahre aufrechtzuerhalten (*Belser* et al. 1980, *Axelsson* & *Lindhe* 1981 a,b, *Treichler* 1981), selbst wenn die Patienten keine adäquate Mundhygiene aufweisen. Aus organisatorischen und personellen Gründen ist es jedoch in der Regel unmöglich, bei prothetisch sanierten Patienten solche monatlichen Prophylaxesitzungen durchzuführen bzw. durch geschultes Personal durchführen zu lassen. Aus diesem Grund kommt der Mitarbeit des Patienten eine ausschlaggebende Bedeutung zu:
Sofern Patienten im Rahmen der Hygienephase (vgl. Kap. 7) (bzw. der präprothetischen Vorbehandlung und der prothetischen Phase) genügend Informationen über orale Prophylaxe erhalten und konsequent eine sehr gute Mundhygiene betreiben, reicht es sogar aus, wenn sie einmal pro Jahr zur Nachsorge erscheinen (*Strub* et al. 1988).
Das im folgenden vorgestellte Vorgehen, das sich an einen Vorschlag von *Gaberthüel* et al. (1988) anlehnt und sich in Anamnese, Befundaufnahme und Therapie gliedern läßt, ermöglicht eine systematische und lückenlose Nachbefundung.
Für eine entsprechende Dokumentation steht an der Abteilung Poliklinik für Zahnärztliche Prothetik der Albert-Ludwigs-Universität zu Freiburg ein zweiseitiger Nachbefundbogen zur Verfügung.

49.2 Ablauf der Anamnese und Befundaufnahme im Rahmen der Nachsorge

1. Anamnese
2. Befundaufnahme

   a. Stomatologische Kontrolle
   b. Parodontale Kontrolle: Plaquebefall, BOP, Sondierungstiefe, Attachmentniveau, Furkationsbefall, Breite der angewachsenen Gingiva, Zahnbeweglichkeit
   c. Dentale Kontrolle: Karies, Füllungen
   d. Funktionelle Kontrolle
   e. Prothetische Kontrolle

49.2.1 Anamnese

Da sich die Nachsorge sanierter Patienten über einen Zeitraum von vielen Jahren erstreckt, sollte regelmäßig eine medizinische und zahnmedizinische Anamnese durchgeführt werden, die den aktuellen allgemeinen und oralen Gesundheitszustand erfaßt. Änderungen im allgemeinmedizinischen und zahnmedizinischen Zustand werden im Nachbefundbogen dokumentiert. Bei herausnehmbarem Zahnersatz sollten auch anamnestische Angaben zu Tragegewohnheiten und Prothesenpflege erhoben werden.

49.2.2 Befundaufnahme

49.2.2.1 Stomatologische Kontrolle
Auch im Rahmen der Nachsorge wird, wie bei der Erstbefundung (vgl. Kap. 5), die gesamte Mundschleimhaut im Hinblick auf Farb- und Formveränderungen wie Druckstellen, fibromatöse Wucherungen, Prothesenstomatitiden, papilläre Hyperplasien und Leukoplakien (vgl. *Battistuzzi* et al. 1991) abgesucht.
Für einen besseren Überblick im Bereich der Zunge und des Mundbodens wird die Zunge mit einem Tupfer an der Spitze gefaßt und leicht heraus- und auf die Seite gezogen. Auf diese Weise können Zungenrand, Zungengrund und Mundboden gut kontrolliert werden; sie stellen die häufigsten Lokalisationen von oralen Neoplasmen dar. Auch insuffizienter Zahnersatz und falscher Einsatz von Mundhygienehilfsmitteln können häufig die Ursache ungewünschter Schleimhautveränderungen sein.
Eingetretene Änderungen im intraoralen Befund werden im Nachbefundbogen notiert.

49.2.2.2 Dentale Kontrolle
Es wird ein dentaler Befund erhoben.
Vorhandene Füllungen werden mit Spiegel, Kuhhornsonde und Luftbläser daraufhin untersucht, ob sie glattflächig sind und ob sich aufgrund von Korrosion oder Sekundärkaries Randspalten gebildet haben. Vor notwendigen (zeitaufwendigen) Rekonturierungen sollte überlegt werden, ob nicht eine

Ablauf der Anamnese und Befundaufnahme im Rahmen der Nachsorge

KLINIKUM DER ALBERT-LUDWIGS-UNIVERSITÄT FREIBURG
UNIVERSITÄTSKLINIK FÜR ZAHN-, MUND- UND KIEFERHEILKUNDE
ABTEILUNG POLIKLINIK FÜR ZAHNÄRZTLICHE PROTHETIK
ÄRZTLICHER DIREKTOR: PROF. DR. J. R. STRUB

Nachbefundbogen

Patient:

Behandelnde(r): .... Datum: ....

Änderung des allgemeinmedizinischen Zustandes: ....

Änderung des zahnmedizinischen Zustandes: ....

Änderung des intraoralen Befundes: ....

Plaque-Index
Bemerkungen
Proth. Befund

Dentaler Befund

Proth. Befund
Bemerkungen
Plaque-Index
AG
AL
BOP

Parodontaler Befund

Furkationsbefall

BOP
AL
AG

Funktioneller Befund   (*Zutreffendes ankreuzen*)

- Okklusionstyp: neutral ☐   distal ☐   mesial ☐

    Überbiß: ☐ mm   IKP-Kontakte:
                                       18 17 16 15 14 13 12 11 21 22 23 24 25 26 27 28
    sagittale Stufe: ☐ mm   ┌─┬─┬─┬─┬─┬─┬─┬─┬─┬─┬─┬─┬─┬─┬─┬─┐
                                       ├─┼─┼─┼─┼─┼─┼─┼─┼─┼─┼─┼─┼─┼─┼─┼─┤
    Interokklusalraum: ☐ mm   └─┴─┴─┴─┴─┴─┴─┴─┴─┴─┴─┴─┴─┴─┴─┴─┘
                                       48 47 46 45 44 43 42 41 31 32 33 34 35 36 37 38

- lockere Führung: nicht möglich ☐   möglich ☐   erschwert ☐

                                       18 17 16 15 14 13 12 11 21 22 23 24 25 26 27 28
- RKP-Vorkontakte: ┌─┬─┬─┬─┬─┬─┬─┬─┬─┬─┬─┬─┬─┬─┬─┬─┐
                                       ├─┼─┼─┼─┼─┼─┼─┼─┼─┼─┼─┼─┼─┼─┼─┼─┤
                                       └─┴─┴─┴─┴─┴─┴─┴─┴─┴─┴─┴─┴─┴─┴─┴─┘
                                       48 47 46 45 44 43 42 41 31 32 33 34 35 36 37 38

- Abgleitbewegung
  von RKP in IKP: ☐ mm   ☐ mm   ☐ mm   ☐ mm
                     vertikal   vorn   re   li

- Exkursionsbewegungen: (*X = Kontakte bei Exkursion*)

                                Protrusion
                       18 17 16 15 14 13 12 11 21 22 23 24 25 26 27 28
                       ┌─┬─┬─┬─┬─┬─┬─┬─┬─┬─┬─┬─┬─┬─┬─┬─┐
                       ├─┼─┼─┼─┼─┼─┼─┼─┼─┼─┼─┼─┼─┼─┼─┼─┤
                       └─┴─┴─┴─┴─┴─┴─┴─┴─┴─┴─┴─┴─┴─┴─┴─┘
                       48 47 46 45 44 43 42 41 31 32 33 34 35 36 37 38

      Laterotrusion rechts   Laterotrusion links
18 17 16 15 14 13 12 11 21 22 23 24 25 26 27 28   18 17 16 15 14 13 12 11 21 22 23 24 25 26 27 28
AS ┌─┬─┬─┬─┬─┬─┬─┬─┬─┬─┬─┬─┬─┬─┬─┬─┐ BS   BS ┌─┬─┬─┬─┬─┬─┬─┬─┬─┬─┬─┬─┬─┬─┬─┬─┐ AS
48 47 46 45 44 43 42 41 31 32 33 34 35 36 37 38   48 47 46 45 44 43 42 41 31 32 33 34 35 36 37 38

- Änderung der UK-Mobilität: ....
  ....

Prothetischer Befund   (+/-)

                OK/UK   OK/UK   OK/UK
Paßungenauigkeit ☐☐   Retentionsverlust ☐☐   Kauinstabilität ☐☐

Sonstiges: ....
....

Intervall für Röntgenuntersuchung: ....

                                   ┌─────────────────────────────────┐
                                   │ Recall-Intervall: .... │
                                   └─────────────────────────────────┘

Notwendige Therapie
- Mundhygiene: ....
- dental: ....
- parodontal: ....
- funktionell: ....
- prothetisch: ....

©Abteilung Poliklinik für Zahnärztliche Prothetik, Albert-Ludwigs-Universität Freiburg 1989, 1994

Neuanfertigung sinnvoller ist. Die Zähne werden daneben auf Attritionen bzw. Abrasionen, Erosionen und Frakturen hin kontrolliert. Kronen, Teilkronen, Brückenanker und Doppelkronenränder werden auf etwaige Insuffizienzen (z. B. abstehende Kronenränder) hin abgesucht.

Zum Zwecke der Remotivation des Patienten ist es häufig hilfreich, einen Plaque-Index (*O'Leary* et al. 1971) zu erheben. Dabei werden nach Anfärbung der Plaque die plaquebedeckten Flächen eines Zahns im Nachbefundbogen mit einem „+" festgehalten.

Der Plaque-Index (in Prozentangaben) errechnet sich dann nach folgender Formel:

$$\frac{\text{Anzahl der plaquebedeckten Flächen}}{\text{Anzahl der Gesamtflächen}} \times 100$$

49.2.2.3 Parodontale Kontrolle

Anschließend wird der parodontale Befund erhoben.

Mit der Parodontalsonde wird rund um den Zahn bzw. um das Implantat derartig sondiert, daß die Sondenspitze vorsichtig in den Sulkus nach apikal geschoben wird, bis ein Widerstand zu spüren ist.

Jeweils der größte Wert von oral, vestibulär, mesial und distal wird notiert und mit den Messungen von Sondierungstiefe und Attachmentlevel des letzten Recalls verglichen. Auf diese Weise kann festgestellt werden, ob es zu einem Attachmentverlust (AL) gekommen ist.

Im Idealfall sollte bei jeder Durchführung standardisiert vorgegangen werden, d. h. die Sondierung sollte immer von derselben Person vorgenommen werden, oder aber es empfiehlt sich die Verwendung einer standardisierten Sonde. Dadurch werden durch unterschiedliche Ausführung verfälschte Ergebnisse auf ein Minimum reduziert.

Mit der Messung der Sondierungstiefen läßt sich der Entzündungstest („Bleeding on probing": BOP) verbinden. Der Blutungsindex bzw. das Bluten auf Sondieren dient zum einen als Motivationsmittel für den Patienten, zum anderen ist das Blutungssymptom ein wichtiges Diagnosehilfsmittel bei Gingivitis, Parodontitis und Periimplantitis.

Die Breite der angewachsenen Gingiva (AG) wird an Zähnen oder Implantaten an der schmalsten Stelle bestimmt (Oberkiefer nur bukkal, Unterkiefer bukkal und in Spezialfällen auch lingual).

Ebenso wird der Attachmentverlust (AL) eines jeden Zahns als Distanz von Schmelz-Zement-Grenze zu Taschenboden gemessen.

Mehrwurzelige Zähne werden zusätzlich mit der Furkationssonde interradikulär auf Befall der Furkation hin untersucht.

Die Beweglichkeit von unverblockten Zähnen sowie von Implantaten wird ebenfalls bestimmt. Dies kann (vor allem bei Implantaten) auch mit Hilfe des Periotest®-Geräts (Siemens, D-Bensheim) geschehen. Genaugenommen wird mit diesem Gerät die sog. parodontale Dämpfung gemessen, was aber gut mit den klinischen Zahnlockerungsgraden korreliert.

49.2.2.4 Funktionelle Kontrolle

Bei der Erhebung des funktionellen Befunds werden der Okklusionstyp beurteilt (neutral, distal, mesial), vertikaler Überbiß und sagittale Frontzahnstufe gemessen und der Interokklusalraum beim Sprechen abgeschätzt. Ferner werden die Zahnkontakte in maximaler Interkuspidation („IKP-Kontakte") und in zentrischer Kontaktposition („ZKP-Kontakte") mit Okklusionsfolie dargestellt. Die dabei eventuell auftretende Abgleitbewegung wird registriert.
Die bei den Exkursionsbewegungen auftretenden Okklusionskontakte werden in den betreffenden Schemata markiert. Etwaige Änderungen der Unterkiefermobilität werden festgehalten.

49.2.2.5 Prothetische Kontrolle

Herausnehmbarer Zahnersatz wird auf eine eventuelle Paßungenauigkeit und Kauinstabilität hin untersucht. Durch Kontrolle der Paßgenauigkeit der Prothesensättel mittels Fließsilikon (Fit-Checker®; GC International, D-Hofheim) wird nachgeprüft, ob eine Unterfütterung notwendig ist. Dabei sollte der Patient nicht zubeißen, um Verfälschungen durch die Okklusion zu vermeiden.
Die Retention von herausnehmbarem Zahnersatz wird kontrolliert und die Friktion von Halteelementen bewertet und gegebenenfalls korrigiert.
Herausnehmbarer Zahnersatz wird trockengeblasen, da man auf diese Weise Beschädigungen und Verschmutzungen besser erkennen kann.
Das Intervall für Röntgen-Nachuntersuchungen wird notiert.

49.3 Therapie im Rahmen der Nachsorge

1. Patientenaufklärung
2. Mundhygieneremotivation
3. Zahnsteinentfernung
4. Zahnreinigung, Politur
5. Fluoridierung
6. Weitere Maßnahmen:
   parodontal, dental, funktionell, prothetisch
7. Festlegen des Nachsorgeintervalls

49.3.1 Patientenaufklärung

Der Patient sollte bei der Nachsorge offen und sachlich, aber keinesfalls „von oben herab" oder gar verletzend über das Resultat der Befundaufnahme aufgeklärt werden. Gleichzeitig erfolgt eine Re-Information, indem der Patient nochmals auf die Zusammenhänge zwischen Plaque, Karies, Gingivitis und parodontalen Erkrankungen hingewiesen wird.

49.3.2 Mundhygiene-Remotivation und -Reinstruktion

An problembehafteten Stellen erfolgt eine gezielte Nachmotivation bzw. -instruktion. Die Remotivation kann z. B. mit Hilfe des Papillenblutungsindex (PBI) oder einer Plaqueanfärbung geschehen. Bezüglich der verwendeten Mundhygienehilfsmittel ist zu prüfen, ob ihre Anwendung in der bisherigen Form noch indiziert ist oder ob sie durch andere Hilfsmittel ergänzt oder ersetzt werden sollten. Zu diesem Zweck ist es empfehlenswert, wenn der Patient seine eigenen Mundhygienehilfsmittel zur Behandlung mitbringt, so daß der Behandler diese selbst als auch ihre richtige Anwendung überprüfen kann.

49.3.3 Entfernung von Plaque, Zahnstein und Konkrementen

Mit Hilfe einer Kuhhornsonde werden die Zahnoberflächen auf Zahnstein bzw. Konkremente abgesucht. Scaling und Root Planing wird nur dort durchgeführt, wo entweder Zahnstein bzw. Konkremente oder rauhe Zahnoberflächen vorgefunden oder wo Entzündungen der Gingiva (Blutung nach Sondierung, Pus-, Sekretabfluß) festgestellt werden. Ein routinemäßiges Scaling aller Zähne im Recall ist nicht zuletzt wegen des Zahnhartsubstanzverlusts und der möglichen Entstehung von Hypersensibilitäten abzulehnen (*Gaberthüel* et al. 1988). Der vollständigen Entfernung von supra- und subgingivaler Plaque (mit Gumminapf und Polierpaste) und Zahnstein ist besondere Beachtung zu schenken. Auf der Wurzeloberfläche verbliebene Reste von Plaque und Zahnstein bzw. Konkrementen, nicht aber eine schlechte Mundhygiene der Patienten, stellen den Hauptgrund für einen fortschreitenden Attachmentverlust innerhalb der Nachsorgephase dar (*Ramfjord* 1989).
Bei Implantaten ist es ratsam, Beläge mit einem rotierenden Gumminapf und einer wenig abrasiven Polierpaste zu entfernen.

49.3.4 Zahnreinigung und Politur

Alle rauhen oder verfärbten Zahnoberflächen müssen gereinigt und poliert werden. Hierfür haben sich interdental das EVA-System (Knapstein; D-Krefeld) und dreiecksförmige Plastikansätze bewährt, die mit Polierpaste beschickt werden. Begonnen werden sollte mit der Reinigung der Approximalflächen. Die Bearbeitung der Glattflächen erfolgt mit einem rotierenden Gumminapf, tiefe Fissuren werden mit Polierbürstchen geglättet. Möglichst schwach abrasiven Pasten sollte der Vorzug gegeben werden.

49.3.5 Fluoridierung

Alle Zahnflächen werden regelmäßig fluoridiert (Fluoridlack, Fluoridlösung, Fluoridgel). Der Patient wird beraten, welche Fluoridierungsmaßnahmen er zu Hause ergreifen kann (z. B. Fluoridgels, Spüllösungen; vgl. Kap. 7.4).

49.3.6 Weitere Maßnahmen

Beim „Durchschnittspatienten" werden alle zwei Jahre eine Sensibilitätsprüfung der Zähne sowie eine Röntgenkontrolle durchgeführt. Bei hoher Kariesaktivität, nach Wurzelfüllung oder Wurzelspitzenresektion, bei speziellen parodontalen Problemen (z. B. juvenile oder rasch fortschreitende Parodontitis) und nach umfangreichen prothetischen Rehabilitationen werden Röntgenkontrollen individuell nach Befund und Verlauf festgelegt. Bei Patienten mit hoher Kariesaktivität sollen zusätzlich die Fließrate und die Pufferkapazität (Dentobuff®; Vivadent, FL-Schaan) des Speichels geprüft sowie Tests zum Nachweis von kariesverursachenden Bakterienarten, nämlich von Streptococcus mutans (Dentocult® SM; Vivadent) und von Laktobazillen (Dentocult® LB; Vivadent), angewendet werden. Aufgrund der multikausalen Ätiologie der Zahnkaries läßt sich mit diesen Tests allerdings keine hundertprozentige Genauigkeit zur Kariesvorhersage treffen (*Schmeiser* et al. 1993). Die genannten Verfahren bieten aber die Möglichkeit, eine Einschätzung der aktuellen Kariesgefährdung des Patienten zu geben und diesem in Zusammenhang mit anderen Maßnahmen (s. Kap. 7) die Wichtigkeit einer regelmäßig durchgeführten Mundhygiene klarzumachen.

Patienten mit Erosionen, freiliegendem Wurzeldentin oder Zahnhalskaries erhalten zusätzlich eine Ernährungsberatung und evtl. eine allgemeinmedizinische Betreuung. Stellen die Fachhelferin oder der Zahnarzt parodontale, dentale, funktionelle oder prothetische Probleme fest, nachdem die Punkte 1 bis 5 durchgeführt worden sind, müssen diese durch den Zahnarzt und sein Personal behandelt werden.

49.3.7 Festlegen eines Nachsorgeintervalls

Die Frequenz der Nachsorge wird abhängig von dem patientenspezifischen Niveau der Plaquekontrolle, dem Ausmaß des parodontalen bzw. periimplantären Abbaus sowie den Erfordernissen der dentalen oder zahnlosen Situation individuell festgelegt.
Dem Patienten kommt ein hohes Maß an Eigenverantwortung zu, und zwar sowohl was die häuslichen Maßnahmen zur Plaquekontrolle als auch was die Einhaltung der Nachsorgetermine betrifft. Es ist zu beachten, daß bei Nichtteilnahme am Nachsorgeprogramm der Stand der oralen Gesundheit zum Teil drastisch absinkt (*Mericske-Stern* et al. 1990).

Literatur

Axelsson P., Lindhe J.: Effect of controlled oral hygiene procedures on caries and periodontal disease in adults. Results after 6 years. J Clin Periodontol 1981a; 8: 239 - 248.

Axelsson P., Lindhe J.: The significance of maintenance care in the treatment of periodontal disease. J Clin Periodontol 1981b; 8: 281 - 294.

Battistuzzi P. G., Käyser A. F., Keltjens H. M., Plasmans P. J.: Teilprothesen. Planung, Therapie, Nachsorge. Deutscher Ärzte-Verlag, Köln 1991.

Belser U. C., Strub J. R., Buser C. E.: Effect of controlled oral hygiene procedures in patients with fixed prostheses. Schweiz Mschr Zahnheilk 1980; 90: 484 - 494.

Gaberthüel Th., Barbakow F., Lutz F.: Recall. Bedeutung und Praxis von Recall/ Nachsorge. Schweiz Monatsschr Zahnmed 1988; 98: 251 - 256.

Mericske-Stern R., Kowalski J., Liszkay K., Geering A. H.: Nachsorgebefund und Recallverhalten von älteren Patienten mit abnehmbaren Prothesen. Schweiz Monatsschr Zahnmed 1990; 100: 1053 - 1059.

O'Leary T. J., Drake R. B., Naylor J. E.: The plaque control record. J Periodontol 1972; 43: 38.

Ramfjord S. P.: Recallsysteme und -intervall. Schweiz Monatsschr Zahnmed 1989; 99: 687 - 693.

Schmeiser R., Schiffner U., Gülzow H.-J.: Risikoorientierte Kariesprävention. Zahnärztl Mitt 1993; (14):26-31.

Strub J. R., Stiffler S., Schärer P.: Ursachen von Mißerfolgen bei der oralen Rehabilitation: Biologische und technische Faktoren. Quintessenz 1988; 39: 1511 - 1522.

Treichler, R. W.: Der Einfluss verschiedener Betreuungsintervalle auf die orale Gesundheit von Patienten mit festsitzendem Zahnersatz: Resultate nach 2 Jahren. Med Diss, Zürich 1981

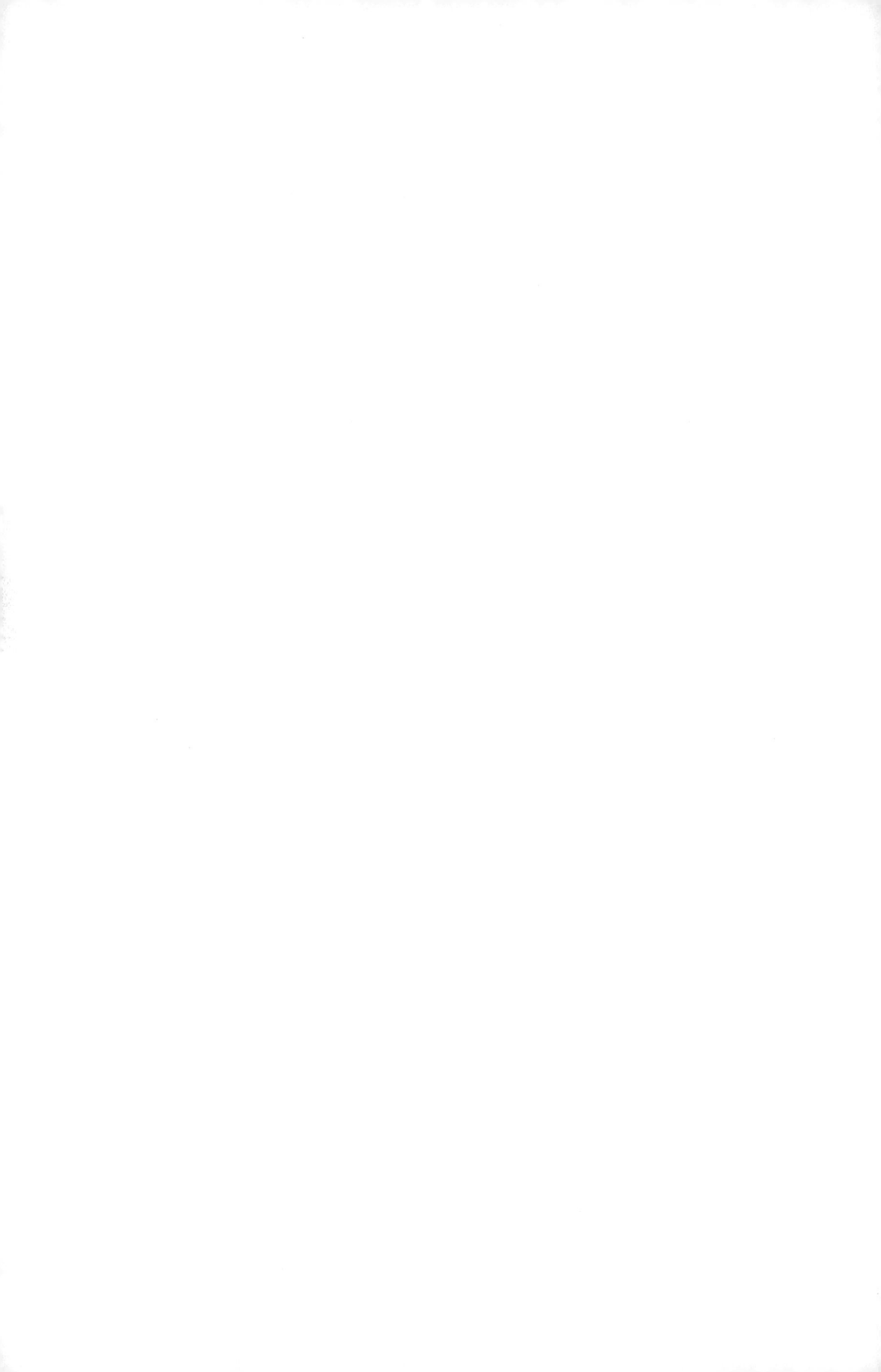

50 Maxillofaziale Prothetik (Epithetik, Defektprothetik) - eine Übersicht

50.1 Einleitung

Trotz großer Fortschritte auf dem Gebiet der maxillofazialen Chirugie (vor allem mikrochirurgische Techniken innerhalb der plastischen Chirurgie) gibt es Fälle, in denen verlorengegangene Gewebeteile im Kiefer-Gesichtsbereich auf nicht-chirurgischem Weg versorgt werden müssen, nämlich in Form von sog. maxillofazialen Prothesen. Die Sparte innerhalb der Zahnmedizin, die sich mit der Wiederherstellung fehlender Kiefer- und Gesichtspartien beschäftigt, ist die maxillofaziale Prothetik. Sie stellt heute ein Teilgebiet der zahnärztlichen Prothetik dar.

Maxillofaziale Prothesen lassen sich in die extraorale Defekte ersetzenden Epithesen (Gesichtsprothesen, Epiprothesen, „extraorale Defektprothesen") und die intraoral zum Einsatz kommenden Defektprothesen einteilen.

Je nach topographischem Vorkommen kann man *Epithesen* in Ohrepithesen, Orbitaepithesen, Nasenepithesen sowie Wangen- und Gesichtsepithesen untergliedern (*Renk* 1992).

Intraorale Defektprothesen, die dem Verschluß von Gaumen- und Kieferdefekten (z. B. nach Zystostomie) dienen, werden auch als Obturatoren bezeichnet. Für Prothesen, die durch Knochenresektionen bedingte Defekte im Bereich des Kieferknochens schließen, wird auch die Bezeichnung Resektionsprothesen verwendet (*Jüde* 1980).

Verschiedene Ursachen können für Knochen- und Weichteildefekte im Kiefer-Gesichtsbereich verantwortlich sein (*Jüde* 1980, *Lehmann* 1982, *Lehmann* und *Gente* 1989, *Renk* 1992):

I. Erworbene Defekte,
   bedingt durch
   a) Tumoren und deren Behandlung (Resektion, Bestrahlung)
   b) Verletzungen (z. B. Unfallverletzungen, Kriegsverletzungen)
   c) Destruierende Infektionskrankheiten (z. B. tertiäre Lues; Lupus vulgaris; Hauttuberkulose)

II. Angeborene Defekte (= Fehlbildungen)
   z. B. Lippen-Kiefer-Gaumenspalte, Aplasie der Ohrmuschel oder Defekte innerhalb eines Symptomenkomplexes, wie das Franceschetti-Syndrom (Dysostosis mandibulofacialis).

Viele extra- und intraorale Defekte können auf chirurgischem Wege gedeckt bzw. rekonstruiert werden. Solch eine Vorgehensweise ist allerdings nicht immer möglich. Häufig liegt dies in der Größe der verlorengegangenen

Gewebsteile begründet oder darin, daß zunächst eine Rezidivfreiheit nach Tumorentfernung abgewartet werden muß. In anderen Fällen erlaubt die Spezifität der Struktur (z. B. Auge, Ohr) nur einen Einsatz auf prothetischem (epithetischem) Wege. Zweifellos werden in diesen Fällen mit maxillofazialen Prothesen vielfach ästhetisch bessere Ergebnisse erzielt, als dies durch chirurgische Maßnahmen erreicht werden könnte. Bei großen malignen Tumoren (T_3), bei denen die Fünf-Jahres-Überlebensrate ca. 20 % beträgt, erhebt sich zudem die Frage, ob anstelle zusätzlicher (palliativer) Operationen, die weitere Defektvergrößerungen und Funktionseinschränkungen zur Folge haben, eine von vornherein geplante epithetische Versorgung nicht sinnvoller ist.

Nicht selten ist man auch mit Patientenfällen konfrontiert, bei denen theoretisch zwar eine chirurgische Rekonstruktion möglich wäre, sich dies aber aufgrund einer Vorschädigung der betroffenen Gewebsareale (z. B. nach Strahlentherapie) verbietet.

Fehlende Operationsbereitschaft des Patienten und ein nicht vertretbares Narkoserisiko (z. B. reduzierter Allgemeinzustand des Patienten) stellen weitere Kontraindikationen für ein chirurgisches Vorgehen dar (*Lehmann* und *Gente* 1989). In all diesen Fällen ist die maxillofaziale Prothetik gefordert.

50.2 Geschichte der maxillofazialen Prothetik

50.2.1 Epithetik
(Renk 1992)

Die Anfänge des Ersatzes von verlorengegangen Gesichtsteilen können ab dem 2. Jahrhundert n. Chr. sicher belegt werden (Nasenprothesen in Indien). Die ersten Beschreibungen von Epithesen stammen aus dem 16. Jahrhundert, von dem französischen Kriegschirurgen Ambroise Paré (1510-1590), der als Begründer der Gesichtsprothetik gilt (*Renk* 1994). In den folgenden zwei Jahrhunderten kam es zu keiner nennenswerten Weiterentwicklung der Epithetik. Leder, Metalle (Gold, Silber), Papiermaché und Holz waren in jenen Zeiten die Epithesen-Werkstoffe der Wahl. Ab Beginn des 19. Jahrhunderts, als sich die Zahnärzte der bisher den Chirurgen vorbehaltenen Herstellung von Gesichtsprothesen annahmen, erfolgte in der Gesichtsprothetik ein Aufschwung. Durch in jenem Jahrhundert eingeführte neue Materialien (vor allem vorvulkanisierter Kautschuk und Zelluloid), Befestigungsmethoden und Herstellungsverfahren (u. a. über Abformungen) konnten deutliche Fortschritte auf diesem Gebiet, das nun immer mehr ein Teil der zahnärztlichen Prothetik wurde, erzielt werden.

50.2.2 Obturatoren
(Hoffmann-Axthelm 1985)

Gaumenobturatoren wurden erstmals im Jahre 1557 durch den Nürnberger Chirurgen Franz Renner beschrieben. Wenig später erfolgten weitere Beschreibungen durch Amatus Lusitanu (1560) und Ambroise Paré

(1561), von dem auch der Name „Obturateur" stammt (Abb. 606). Zu jener Zeit waren durch die tertiäre Lues bedingte Perforationen des harten Gaumens relativ weit verbreitet. Die angefertigten Obturatoren bestanden aus Leder, Gold, Silber, Elfenbein oder einem an einem Metallhalter befestigten Schwamm (sog. Schwammobturatoren). Zu bedeutenden konstruktiven Weiterentwicklungen kam es wie in der Epithetik erst im 19. Jahrhundert; im 20. Jahrhundert brachten materialbedingte Fortschritte weitere Verbesserungen.

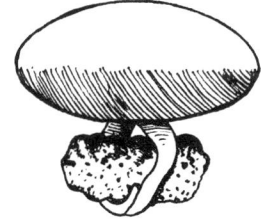

Abb. 606 Schwammobturator nach Paré

50.3 Folgen von Kiefer-Gesichts-Defekten und Funktionen maxillofazialer Prothesen

Die meisten Defekte im Kiefer-Gesichtsbereich treffen den Patienten in zweifacher Hinsicht. Zum einen kommt es durch die Defekte naturgemäß zu funktionellen (z. B. kaufunktionellen, phonetischen) Beeinträchtigungen, zum anderen haben die durch sie bedingten Entstellungen Auswirkungen auf den sozialen Bereich und die Psyche des Patienten.
Bei den tumor- und operationsbedingten Defekten handelt es sich letztlich um Verstümmelungen, die der Betroffene und sein Umfeld auch als solche empfinden. Eine durch seine Entstellung bedingte soziale Ausgrenzung und die darauf zurückzuführende Vereinsamung kann eine vorhandene psychische Labilität des Patienten noch verstärken. Die physiologischen und psychosozialen Faktoren - der Betroffene wird sehr häufig als „nicht mehr gesellschaftsfähig" angesehen - führen zusammen zu einer außerordentlich starken Beeinflussung der Lebensqualität des Patienten. Hinzu kommt, daß eine einfache Kaschierung des Defekts, wie es in anderen Körperbereichen z. B. durch ein Überdecken mit Kleidungsstücken erfolgen kann, im Gesichtsbereich als der „Kommunikationsfläche des Menschen" nicht möglich ist.
Daher kommt Defektprothesen und vor allem Epithesen eine bedeutende Rolle für die postoperative psycho-soziale Rehabilitation des Patienten zu. Vor allem bei letzteren sind aus diesen Gründen ein möglichst naturgetreuer Ersatz (Form und Farbe) der verlorengegangenen Gewebeteile, eine exakte Passung und ein sicherer Sitz (spaltfreie Anlagerung der Epithesenränder an die gesunden Hautpartien) auch während der Funktion von großer Bedeutung. Epithesen und Defektprothesen haben, abhängig von der Topographie und dem Ausmaß des vorhandenen Defekts, neben ihrer ästhetisch-kosmetischen Funktion in der Regel wichtige phonetische und funktionelle Aufgaben zu erfüllen (zum Beispiel durch Abdichtung einer bestehenden oro-anthralen Verbindung). Sie können zu einer deutlichen Verbesserung der Lebensqualität der betroffenen Patienten beitragen (*Kornblith* et al. 1996).

Zur Herstellung einer Epithese ist die Zusammenarbeit mit erfahrenen Epithetikern – die auch als Anaplastologen bezeichnet werden – ratsam. Patient und Behandler müssen sich aber darüber im klaren sein, daß eine vollständige funktionelle und ästhetische Wiederherstellung in vielen Fällen nicht möglich ist. Das ästhetische Hauptproblem betrifft vor allem die Farbgestaltung. Selbst wenn diese im Moment der Anprobe die „richtige" Farbe besitzt, sorgt ein sich ständig änderndes Hautkolorit des Patienten dafür, daß sich die Prothese farblich von der umgebenden Haut abhebt. Um der jahreszeitlich bedingten Änderung des Hautteints Rechnung zu tragen, kann man auch zwei unterschiedlich gefärbte Epithesen, eine für den Sommer, eine für den Winter, herstellen.

Ein weiteres Problem ergibt sich dadurch, daß die Epithesenmaterialien (v. a. die Kunststoffe) auf Dauer nicht UV-beständig sind und sich daher aufhellen können.

50.4 Heute verwendete Werkstoffe

Als Werkstoffe für Epithesen kommen heute vorwiegend Kunststoffe in Frage, vor allem Polymethacrylate und Silikone. Beide weisen Vor- und Nachteile auf. Die (starren) Methacrylat-Epithesen zeichnen sich durch eine relativ gute Farbimitation (Bemalbarkeit), eine lange Haltbarkeit, eine gute Verarbeitbarkeit und die Möglichkeit der Unterfütterung aus. Ihr Nachteil besteht darin, daß sie in der Regel nur auf mechanischem Wege fixiert werden können. Die Übergänge zur gesunden Hautoberfläche sind aufgrund der Starrheit des Werkstoffs in der Regel deutlich sichtbar.

Epithesen, die aus heiß- oder kaltpolymerisierendem (elastischem) Silikon hergestellt sind, können demgegenüber auch angeklebt werden. Im Vergleich zu Kunststoffen liegen ihre Hauptnachteile in ihrer geringeren Haltbarkeit und der fehlenden Reparatur- und Unterfütterungsmöglichkeit (*Renk* 1992).

Epithesen aus Gelatine, die erstmals um die Jahrhundertwende als Epithesenmaterial verwendet wurde (siehe z. B. *Salamon* 1916), haben vor allem bei kleineren extraoralen Defekten auch heute noch ihre Berechtigung (*Renk* 1992). Ihr Vorteil liegt in ihrer relativen Unauffälligkeit. Sie müssen allerdings regelmäßig neu hergestellt werden.

In letzter Zeit finden weichbleibende, lichthärtende Urethanacrylate für die Herstellung von Epithesen immer häufiger Anwendung (*Bucher* et al. 1994).

Intraorale Defektprothesen werden in der Regel aus hartem Methacrylat gefertigt (Abb. 607). Obturatoren können auch als elastische Hohlkörper aus Silikon gestaltet werden.

Neuere Verfahren erlauben bei einseitigem Verlust paariger Strukturen, wie den Ohren, eine Herstellung von Epithesen mittels CAD/CAM unter Verwendung gespiegelter, dreidimensionaler Computer-Tomogramm-Daten der kontralateralen Seite (*Heissler* et al. 1997). Nach Fertigung eines Modells der zu ersetzenden Struktur mit Hilfe einer Stereolithographiemaschine erfolgt eine Abformung mit einer Silikonabformmasse, die dann mit Wachs ausgegossen wird. Das Wachsmodell schließlich wird handwerklich in die Epithese überführt.

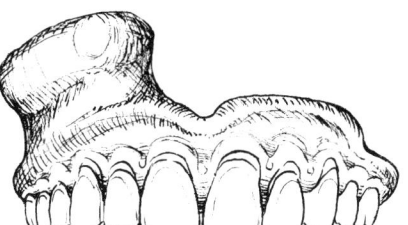

Abb. 607 Intraorale Defektprothese zum Verschluß einer Gaumenperforation

50.5 Abformung für die Herstellung von maxillofazialen Prothesen

Bezüglich des Vorgehens bei der Abformung und Herstellung von intraoralen Defektprothesen wird prinzipiell so vorgegangen wie bei konventionellen Prothesen.

Ein charakteristischer Unterschied besteht darin, daß aufgrund der Individualität jedes Defekts immer ein Improvisieren notwendig ist. So müssen beispielsweise für die Durchführung der Primärabformung konfektionierte Löffel im Mund so lange mit Kunststoff (z. B. Paladur®; Heraeus-Kulzer, D-Wehrheim) oder Kerr-Masse (Kerr, D-Hofheim) individualisiert werden, bis sie die abzuformenden Gebiete überdecken. Bei der Herstellung von Defektprothesen ist es in vielen Fällen von Vorteil, die von der konventionellen Prothetik her bekannte Reihenfolge der Arbeitsschritte zu ändern. So empfiehlt es sich beispielsweise, eine Wachsaufstellung erst auf der fertig hergestellten Prothesenbasis durchzuführen, weil dadurch eine sichere Fixierung im Bereich des resezierten Prothesenlagers während der Anprobe möglich ist.

Bei der Auswahl der Abformmaterialien ist immer zu bedenken, daß diese nicht in defektbedingte untersichgehende Räume fließen dürfen, da sie sonst nicht mehr zu entfernen sind. Gegebenenfalls sind die für die Abformung nicht benötigten Strukturen auszutamponieren.

Das Abformmaterial der Wahl stellt für intraorale Defektprothesen Alginat dar. *Lehmann* und *Gente* (1989) empfehlen thermoplastische Kompositionsmassen (Ex-3-N®; Meist, D-Schopfloch; Adhesal®; Ubert, D-Kassel). Bei kleineren Defekten kann auch Kerr-Masse verwendet werden.

Für die Herstellung von Epithesen hat sich ebenfalls die Abformung mit Alginat bewährt, das durch darübergeschichteten Gips verstärkt wird (*Lehmann* und *Gente* 1989, *Renk* 1990).

50.6 Verankerungsmöglichkeiten von maxillofazialen Prothesen

Extraorale Epithesen lassen sich heute mit zunehmendem Erfolg über enossale perkutane Titanimplantate fixieren (*Anderson* 1993). Als Sekundärkonstruktionen können Stege, Einzelpfosten oder Magnetverankerungen gewählt werden. Langzeitergebnisse aus den USA und Schweden deuten darauf hin, daß die Erfolgsaussichten höher sind, wenn in nicht-bestrahltem Knochen implantiert wird (*Parel* und *Tjellström* 1991). Mit einer besonders hohen Erfolgsrate ist in der Region des Processus mastoideus zu rechnen (*Parel* und *Tjellström* 1991, *Wolfaardt* et al. 1993).
Je nach Einzelfall kann eine Befestigung ebenso über ein (Horn-)Brillengestell (zur Fixierung von Orbita- und Nasenprothesen), über untersichgehende Abschnitte innerhalb des Defektbereichs (z. B. Orbita, Nasengang), über eine chirurgische Retention (z. B. mittels Hautschlaufen) und/oder, vor allem bei kleinen und leichten Epithesen, in Form einer Verklebung mit wasser- oder silikonlöslichen Klebern erfolgen. Eine Verklebung von Epithesenrändern ist aus ästhetischen und funktionellen Gründen häufig notwendig, wenn sich bei mit enossalen Implantaten verankerten Epithesen deren Ränder innerhalb beweglicher Hautareale befinden (*Scheller* und *Neukam* 1996). Bei einer Verbindung zwischen einem intra- und extraoralen Defekt ist eine Fixierung auch über eine Resektionsprothese (z. B. einen Obturator) möglich (*Lehmann* und *Schwenzer* 1982, *Lehmann* und *Gente* 1989, *Renk* 1992, *Wolfaardt* et al. 1993, *Scheller* und *Neukam* 1996).
Intraorale Defektprothesen können ebenfalls an Implantaten (Brånemark und Oliveira 1997) oder untersichgehenden Defektbereichen befestigt werden.
Die Fixierung über Implantate (z. B. in Form einer implantatretinierten Hybridprothese) weist den Vorteil auf, daß die Defektprothese von ihrem Volumen her zum Teil deutlich reduziert werden kann. Auch eine Befestigung an Restzähnen (Gußklammern, Doppelkronen) oder nicht vom Defekt betroffenen Kieferpartien sowie an einer gleichzeitig vorhandenen Epithese ist möglich (*Lehmann* 1982, *Lehmann* und *Gente* 1989). In der Regel bieten allerdings nur ein ausreichender Restzahnbestand oder enossale Implantate eine stabile Befestigung intraoraler Defektprothesen.

50.7 Behandlungsablauf bei der Herstellung von maxillofazialen Prothesen

Bei der Herstellung von Epithesen und Defektprothesen ist eine von Fall zu Fall individuelle Planung und Herstellungsweise notwendig. Aus diesem Grund können hier nur allgemeine Richtlinien genannt werden.
Generell gilt, daß zum Erzielen eines Therapieerfolgs eine enge Kooperation zwischen kieferchirurgischem und prothetischem Behandler unabdingbar ist. Ideal ist es, wenn bereits vor dem operativen Eingriff der Behandlungsablauf gemeinsam geplant werden kann.
Häufig ist es von Vorteil, wenn schon vor einem geplanten operativen Eingriff eine Situationsabformung des entsprechenden Bereichs (z. B. Gesicht)

durchgeführt werden kann. Das hieraus gewonnene Modell erleichtert nach der Operation die Herstellung einer Epithese, weil eine Anlehnung an das ursprüngliche Aussehen der zu ersetzenden Strukturen möglich ist.
Tabelle 54 gibt einen Überblick über das generelle Vorgehen des Behandlungsablaufs vor und nach Tumor-Operationen.

Tabelle 54 Allgemeines Schema zum Behandlungsablauf bei maxillofazialer Prothetik vor und nach Tumor-Operationen

Klinik	Labor
Kieferchirurgie: **Anamnese, Befundaufnahme,** Erstellen der Ausgangsunterlagen (v. a. Röntgen, CT, Kernspin-Tomogramm), **Diagnose,** Behandlungsplanung (bei Epithesen mit Epithetiker)	
Prothetik: **Anamnese, Befundaufnahme,** Röntgen (Zahnfilme), Fotos, Situationsabformung, Kieferrelationsbestimmung; bei Anfertigung von Epithesen: Gesichtsabformung, Farbnahme	
	Herstellung und evtl. Einartikulieren von Situationsmodellen
Konsilium: Prothetik, Kieferchirurgie, Fachärzte (HNO-, Augenarzt), Epithetiker	
Prothetik: **Hygienephase,** präprothetische Vorbehandlung	
Chirurgie: Therapie (z. B. Resektion des Tumors)	
Prothetik: Abformung des extra- oder intraoralen Defekts (Alginat, Gips, Silikon)	
	Herstellung der Defektprothese (Ablauf wie gewöhnlicher Zahnersatz) oder Epithese; Epithese: Modellation in Wachs
Epithese: Anprobe am Patienten, ggf. Korrekturen in Wachs	
	Epithese: Überführung in Kunststoff bzw. Silikon
Prothetik: Anprobe der Epithese/ Defektprothese, ggf. Korrekturen (z. B. Unterfütterung, Farbkorrekturen)	
Prothetik: Eingliederung der maxillofazialen Prothese	
Nachsorge (alle 3 bis 6 Monate)	

Literatur

Anderson J.D.: Diverse applications of the osseointegration technique: The maxillofacial patient. Int J Prosthodont 1993; 6: 163-168.

Brånemark P.I., Oliveira M.F.: Craniofacial Prostheses: Anaplastology and Osseointegration. Quintessence, Chicago 1997

Bucher P., Jaquiéry C., Lüscher N., Prein J.: Ausgewählte Kapitel aus der Epithetik. Quintessenz Zahntechn 1994; 20: 9-27.

Heissler E., Henz J., Menneking H., Hell B., Bier J.: CAD/CAM basierte Epithesenherstellung unter Verwendung von gespiegelten 3D-CT Daten. In: Schwipper V., Tilkorn H. (Hrsg): Fortschritte in der kraniofazialen chirurgischen Prothetik und Epithetik. Einhorn-Presse Verlag, Reinbek 1997.

Hoffmann-Axthelm W.: Die Geschichte der Zahnheilkunde. 2. Auflage. Quintessenz, Berlin 1985.

Jüde H. D.: Defektprothetik. In: Voß R., Meiners H. (Hrsg.): Fortschritte der zahnärztlichen Prothetik und Werkstoffkunde. Band 1. Hanser, München - Wien 1980. S. 293 - 301.

Kornblith A.B., Zlotolow I.M, Gooen J., Huryn J.M, Lerner T., Strong E.W., Shah J.P., Spiro R.H., Holland J.C.: Quality of life of maxillectony patients using an obturator prosthesis. Head Neck 1996; 18: 323-334.

Lehmann K. M.: Defektprothesen. In: Schwenzer N. (Hrsg.): Zahn-Mund-Kiefer-Heilkunde. Band 3. Prothetik und Werkstoffkunde. Thieme, Stuttgart 1982. S. 337 - 355.

Lehmann K. M., Schwenzer N.: Epithesen. In: Schwenzer N. (Hrsg.): Zahn-Mund-Kiefer-Heilkunde. Band 3. Prothetik und Werkstoffkunde. Thieme, Stuttgart 1982. S. 357 - 387.

Lehmann K. M., Gente M.: Maxillofaziale Prothetik. In: Voß R., Meiners H. (Hrsg.): Fortschritte der zahnärztlichen Prothetik und Werkstoffkunde. Band 4. Hanser, München - Wien 1989. S. 273 - 284.

Parel S.M., Tjellström A.: The United States and Swedish experience with osseointegration and facial prostheses. Int J Oral Maxillofac Implants 1991; 6: 75-79.

Renk A.: Probleme der epithetischen Versorgung von Gesichtsdefekten. Zahnärztl Mitt 1990; 80: 590 - 604.

Renk A.: Die Geschichte der Epithetik unter besonderer Berücksichtigung der klinisch-praktischen Anwendung sowie der Problematik von Gesichtsprothesen. Quintessenz, Berlin 1992.

Renk A.: Ambroise Paré (1510-1590) - Begründer der Gesichtsprothetik. Fortschr Med 1994; 112: 415-418.

Salamon H.: Nasenprothesen aus Gelatine. Öst-Ung Vjschr Zahnheilk 1916; 32: 211-231.

Scheller H., Neukam F.W.: Verankerungsmöglichkeiten zur sicheren Stabilisierung von Epithesen. Implantologie 1996; 1: 7-17.

Wolfaardt J.F., Wilkes G.H., Parel S.M., Tjellström A.: Craniofacial osseointegration: The Canadian experience. Int J Oral Maxillofac Implants 1993; 8: 197-204.

51 Mundschutz (Zahnschutz) im Sport

51.1 Einleitung

In vielen Sportarten ist der Gesichtsbereich (Knochen, Weichteile, Zähne) einer besonderen Verletzungsgefahr ausgesetzt. Beispiele für Disziplinen, die mit einem erhöhten Risiko für die orofaziale Region einhergehen, sind zum einen Kampfsportarten wie Boxen, Ringen, Karate oder Judo, zum anderen aber auch Mannschaftssportarten wie Hockey (*Bolhuis* et al. 1987/a, b), Eishockey (*Castaldi* 1991), Rugby (*Upson* 1982), American Football (*Garon* et al. 1986), Basketball, Handball oder Fußball *(Sane* und *Ylipaavalniemi* 1988).

Durch das Tragen eines Mundschutzes wird die Wahrscheinlichkeit von schwerwiegenden Verletzungen im gesamten Kopf-, Gesichts- und Halsbereich deutlich reduziert (*Stenger* et al. 1964, *Heintz* 1968, *Bureau of Health Education* 1984, 1986, *Garon* et al. 1986). Es konnte gezeigt werden, daß bei eingesetztem Mundschutz die mit der Einwirkung traumatischer Kräfte auf den Gesichtsbereich einhergehende akute Knochendeformation leicht und die auftretende intrakranielle Druckerhöhung deutlich geringer ausgeprägt ist, als dies ohne Mundschutz der Fall ist (*Hickey* et al. 1967).

Trotz seiner zweifelsfrei erwiesenen Wirksamkeit ist ein Mundschutz derzeit aber nur in ganz wenigen Ausnahmen zur Ausübung einer Sportart verpflichtend vorgeschrieben (z. B. Boxen, American Football). Daher überrascht es kaum, daß über seine Existenz, seine Funktion und seinen Nutzen bei vielen Sporttreibenden und Betreuern Unwissenheit besteht.

51.2 Definition

Unter einem Mundschutz versteht man eine im direkten oder indirekten Verfahren hergestellte, aus einem elastischen Kunststoff bestehende Überdeckung der Zähne. Ein Mundschutz wird in der Regel im Oberkiefer angefertigt (Ausnahme: bei Progenie im Unterkiefer). Er hat das Ziel, auf den Kiefer-Gesichts-Bereich auftreffende Schläge oder Stöße abzupuffern und gleichmäßig weiterzuleiten und auf diese Weise Schädigungen der Zähne, der intraoralen Weichgewebe und der Kieferknochen sowie Schäden im Gehirn- und Halsbereich zu verhindern bzw. zu begrenzen.

51.3 Hauptaufgaben und Vorteile eines Mundschutzes

Durch einen wirkungsvollen Mundschutz können viele schwerwiegende Verletzungen und damit u. a. hohe ärztliche und zahnärztliche Kosten vermieden werden.

Die Hauptaufgaben eines Mundschutzes sind
(*Ranalli* 1991, *Johnsen* und *Winters* 1991):
a. Schutz der Zähne vor Frakturen und Dislokation.
b. Schutz der intraoralen Weichgewebe vor Verletzungen.
c. Verhinderung des Einquetschens von Lippen und Wangen zwischen die Zahnreihen.
d. Schutz vor Kieferfrakturen (v. a. im Unterkiefer).
e. Schutz vor anderen, schwerwiegenden Schäden in der Kopf-Hals-Region (z. B. Gehirnerschütterung, Hirnblutung, Bewußtlosigkeit).
f. Schutz zahnloser Bereiche bei Teilbezahnten.
g. Schutz des vollständig Zahnlosen vor Kieferfrakturen und Kiefergelenkschädigungen durch Schlag auf den Unterkiefer.
h. Psychologische Wirkung: Das Wissen um einen guten Mundschutz erlaubt, daß sich der Sportler besser auf die Ausübung seiner Sportart konzentrieren kann.

51.4 Mögliche Nachteile eines Mundschutzes

Das Tragen eines Mundschutzes kann u. U. mit gewissen Unannehmlichkeiten verbunden sein. Als mögliche Nachteile werden in diesem Zusammenhang genannt (*Johnsen* und *Winters* 1991):
a. Mangelnder Tragekomfort.
   Als Gründe hierfür kommen vor allem ein relativ großes Volumen des Mundschutzes sowie eine unzureichende Passung und eine mangelnde Retention in Frage. Bisweilen werden auch Übelkeit, Mundtrockenheit und schlechter Geschmack angegeben.
b. Behinderung beim Atmen, Sprechen oder Trinken.
   Die Punkte a. und b. sind, sofern es sich um einen im Labor hergestellten Mundschutz handelt, fast immer die Folge von Fehlern bei der Herstellung und daher vermeidbar.
c. Gewebereaktionen.
   Im Zuge einer mangelhaften Passung des Mundschutzes oder bei einem Schlag auf Wangen oder Lippen kann das intraorale Weichgewebe auf verschiedenartige Weise gereizt oder verletzt werden. Sofern durch einen Schlag oder Stoß verursacht, wären die resultierenden Verletzungen ohne den Mundschutz aber in den meisten Fällen zweifelsohne schwerwiegender.
d. Häufige Erneuerung.
   Abhängig vom verwendeten Material, vom Mundschutztyp und von der

Tragedauer muß der Schutz in regelmäßigen Abständen auf seine Funktionstüchtigkeit hin kontrolliert und gegebenfalls repariert oder ersetzt werden. Dies betrifft in besonderem Maße Kinder und Jugendliche im Wechselgebißalter sowie Personen, die sich in kieferorthopädischer Behandlung befinden.

51.5 Anforderungen an einen Mundschutz

Ein wirksamer Mundschutz muß folgende Anforderungen erfüllen:
a. Er muß gut passen und ausreichend Retention aufweisen.
b. Er muß bruch- und formstabil sein.
c. Er muß genügend Elastizität aufweisen, um Schläge und Stöße abdämpfen zu können (resilientes Material).
d. Er soll so wenig voluminös wie möglich sein.
e. Mundatmung und Sprache sollten möglichst gering beeinträchtigt werden.
f. Das verwendete Material muß für die intraoralen Gewebe unschädlich sein.
g. Er muß angenehm zu tragen sein.
h. Er muß geruchlos sein und sollte keinen bzw. keinen unangenehmen Eigengeschmack aufweisen.
i. Er muß leicht gereinigt werden können.

51.6 Materialien

Für die Herstellung eines Mundschutzes werden verschiedene elastische Kunststoffe verwendet. Dazu zählen:
- Polyethylen
- Polyvinylacetat
- Polyvinylacetat-Polyethylen-Copolymer
- Polyvinylchlorid
- Polyurethan
- Gummi.

51.7 Mundschutztypen und deren Herstellungstechniken

Im allgemeinen werden drei Typen von Mundschutz unterschieden (*Gelbier* 1966, *Picozzi* 1975, *Turner* 1977, *Bureau of Health Education* 1984, *Ranalli* 1991, *Guevara* und *Ranalli* 1991):

Typ I: Konfektionierter Mundschutz
Dieser in drei verschiedenen Größen (klein, mittel, groß) erhältliche, industriell vorgefertigte Mundschutz wird lediglich durch die habituelle Okklusion in Position gehalten. Aus diesem Grund weist er nur wenig Retention auf und stört beim Sprechen und beim Atmen über den Mund. Zudem ist er wegen der fehlenden lateralen Extension kaum in der Lage, Verletzungen der intraoralen Weichgewebe zu verhindern. Daher kann diese Art von Mundschutz nicht empfohlen werden.

Typ II: Individuell hergestellter Mundschutz, direkte Methode
Dieser Mundschutztyp ist halbkonfektioniert, d. h. zum Teil vorgefertigt (Abb. 608). Er wird der Zahnreihe des Sportlers individuell angepaßt. Zu

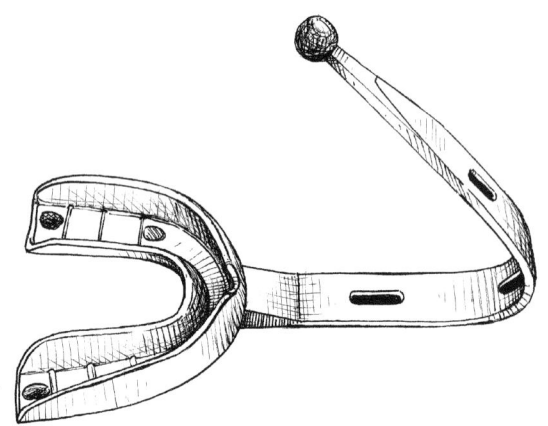

Abb. 608 Halbkonfektionierter Mundschutz

diesem Zweck wird abhängig vom System entweder der entsprechend dem Zahnbogen vorkonturierte Kunststoff in heißem Wasser (ca. 75°C) oder mittels Heißluft erwärmt, kurz in kaltes Wasser eingetaucht und über die Zahnreihe plaziert, oder aber Kunststoff wird frisch angerührt und in einen den Zahnbogen nachahmenden Kunststoffmassenträger gegeben und dann intraoral adaptiert (Abb. 609). Um das mit diesem Mundschutztyp erreichbare Maximum an Retention und Tragekomfort voll auszuschöpfen, sollte die Anpassung durch einen Zahnarzt erfolgen. Dadurch kann auch dafür Sorge getragen werden, daß der Kunststoff überall gleichmäßig verteilt ist, d.h. der Mundschutz in der richtigen Position aushärtet.
Ein Mundschutz vom Typ II liegt den Zähnen deutlich besser an als Mundschutz vom ersten Typ. An die Qualität eines Schutzes, der auf indirekte Weise, das heißt im Labor, hergestellt worden ist, kommt er allerdings nicht heran.

Typ III: Individuell hergestellter Mundschutz - indirekte Methode
Bei diesem Typ wird der Mundschutz über eine Oberkiefer-Alginatabformung und ein Gipsmodell indirekt mit Hilfe eines Vakuum-Tiefziehgeräts hergestellt. Zum Pressen wird eine – evtl. eingefärbte – Kunststoffplatte der Dicke 5,5 mm empfohlen, die fakultativ palatinal im anterioren Bereich mit Metall verstärkt werden kann. Nach Ende des Tiefziehvorgangs sollte

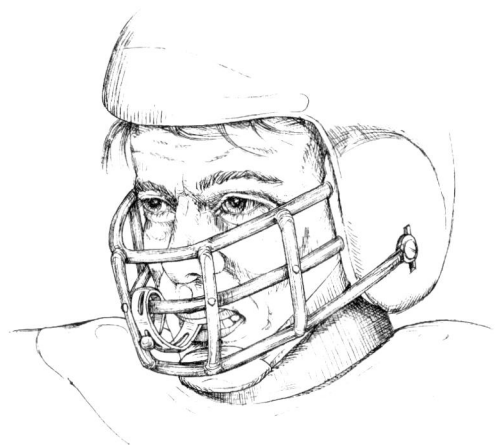

Abb. 609
Mundschutz in situ

der Gaumenbereich U-förmig ausgespart werden. Dies erhöht den Tragekomfort und verbessert die Aussprache. Vestibulär sollte der Mundschutz nach den Empfehlungen von *Guevara* und *Ranalli* (1991) zwecks Erhöhung der Retention sowie seiner Schutzfunktion auch die angewachsene Gingiva überdecken und daher oberhalb der Umschlagfalte enden. Der okklusale Aufbiß zum Gegenkiefer wird glatt gestaltet.

Ein auf diese Weise hergestellter Schutz zeichnet sich im Vergleich zu den anderen beiden Typen vor allem durch gute Passung und Retention aus. Der Umweg über ein Gipsmodell bietet zudem den Vorteil, beliebig viele Ersatzstücke anfertigen zu können.

Aufgrund des zeitlichen Aufwands (zwei Zahnarztsitzungen, Labor) und des daher höheren Kostenaufwands wird dieser Mundschutz, obwohl er den kommerziell erhältlichen (Typ I und II) deutlich überlegen ist, am seltensten angetroffen.

Als Alternative zur Verwendung einer Tiefziehfolie kann weichbleibender Kunststoff, wie er kieferorthopädisch zur Herstellung von Positionern verwendet wird, genommen werden. Dieser kann (ähnlich wie bei Schienen) individueller als eine Tiefziehfolie eingesetzt werden.

Seit 1993 ist in Europa der in Australien entwickelte Signature-Mundschutz (Dreve, D-Unna) erhältlich, der mit Hilfe eines Patientenmodells direkt in einem speziellen lizenssierten Labor hergestellt wird. Je nach Alter und sportlicher Aktivität werden von der Firma verschiedene Arten des Mundschutzes angeboten. Da seine Herstellung mit einer spezifischen Methode und spezifischen Materialien erfolgt, wird er teilweise auch als Typ IV-Mundschutz bezeichnet (*Rickert* 1997).

51.8 Verhaltensmaßregeln und Nachsorge

Vor jedem Einsetzen wird der Mundschutz kurz mit Wasser abgespült. Nach dem Tragen soll er mit einer weichen Bürste (Zahnbürste, Prothesenbürste) unter fließendem kaltem Wasser gereinigt werden. Zahnpasta oder Spülmittel können zusätzlich Verwendung finden. Ein Abspülen mit heißem Wasser ist zu vermeiden, weil aufgrund der Wärme der Mundschutz seine Form irreversibel verändern kann und dann nicht mehr paßt. Um Verformungen des Kunststoffs zu verhindern, sollte der Schutz darüber hinaus auf dem Weg von und zu den sportlichen Aktivitäten in einem Plastikbehälter aufbewahrt werden. Über Nacht und an sportfreien Tagen wird er in einem mit Wasser gefüllten Behälter gelagert.

Falls der Benutzer merkt, daß der Mundschutz nicht mehr gut paßt oder beschädigt ist, soll er sich sofort an den Zahnarzt wenden, damit der Schutz repariert oder neu angefertigt wird. Unabhängig davon sollte der Mundschutz regelmäßig vom Zahnarzt auf seine Funktionsfähigkeit hin überprüft werden.

51.9 Schlußbewertung

Ein Mundschutz sollte bei allen Sportarten, bei denen die Mundhöhle einem besonderen Verletzungsrisiko ausgesetzt ist, sowohl im Training als auch während des Wettkampfs gewohnheitsmäßig getragen werden. Dazu zählen vor allem Boxen (Pflicht), American Football (Pflicht), Eishockey, Rugby, Ringen, Karate, Judo und verwandte Disziplinen. Auch bei Sportarten, in denen der Gebrauch eines Mundschutzes bislang noch unüblich ist, ein direkter Kontakt zum Gegner aber nicht ausgeschlossen werden kann, ist ein Mundschutz sinnvoll, so beispielsweise beim Hockey, Basketball, Volleyball, Handball, Wasserball oder Fußball.

Voraussetzung für eine breitere Akzeptanz ist allerdings, daß Sportler, Trainer und Betreuer über die Vorteile, die das Tragen eines Mundschutzes mit sich bringt, aufgeklärt sind.

Literatur

Bolhuis J.H.A., Leurs J.M.M., Flögel G.E.: Dental and facial injuries in international field hockey. Brit J Sports Med 1987a; 21: 174 - 177.

Bolhuis J.H.A., Baarda D.B., Leurs J.M.M., Flögel G.E.: Tandletsel bij hockey. Geneeskunde en Sport 1987b; 20: 101 - 104.

Bureau of Health Education and Audiovisual Services, Council on Dental Materials, Instruments and Equipment: Mouth protectors and sports team dentists. J Am Dent Assoc 1984; 109: 84 - 87.

Bureau of Health Education and Audiovisual Services, Council on Dental Materials, Instruments and Equipment: Mouth protectors: a progress report. J Am Dent Assoc 1986; 77: 632 - 636.

Castaldi C.R.: Prevention of craniofacial injuries in ice hockey. Dent Clin North Am 1991; 35: 647 - 656.

Garon M.W., Merkle A., Wright J.T.: Mouth protectors and oral trauma: A study of adolescent football players. J Am Dent Assoc 1986; 112: 663 - 665.

Gelbier S.: The use and construction of mouth and tooth protectors for contact sports. Br Dent J 1966; 120: 533 - 536.

Guevara P.A., Ranalli D.N.: Techniques for mouthguard fabrication. Dent Clin North Am 1991; 35: 667 - 682.

Heintz W.D.: Mouth protectors. A progress report. J Am Dent Assoc 1968; 77: 632 - 636.

Hickey J.C., Morris, A.L., Carlson, L.D., Seward Th. E.: The relation of mouth protectors to cranial pressure and deformation. J Am Dent Assoc 1967; 74: 735 - 740.

Johnsen D.C., Winters J.E.: Prevention of intraoral trauma in sports. Dent Clin North Am 1991; 35: 657 - 666.

Picozzi A.: Mouth protectors. Dent Clin North Am 1975; 19: 385 -388.

Ranalli D.N.: Prevention of craniofacial injuries in football. Dent Clin North Am 1991; 35: 627 - 645.

Rickert T.: Mundschutz für sportive Kids und Oldies. Zahnärztl Mitt 1997; 87: 376-379.

Sane J., Ylipaavalniemi P.: Dental trauma in contact team sports. Endod Dent Traumatol 1988; 4: 164 - 169.

Stenger, J.M., Lawson E.A., Wright J.M.: Mouthguards: Protection against shock to head, neck and teeth. J Am Dent Assoc 1964; 69: 273 - 281.

Turner C.H.: Mouth protectors. Br Dent J 1977; 143: 82 - 86.

Upson N.: Dental injuries and the attitudes of rugby players to mouthguards. Brit J Sports Med 1982; 16: 241 - 244.

52 Psychologische Aspekte des Zahnverlusts und der prothetischen Rehabilitation

52.1 Symbolwert von Zähnen

Die Funktion der Zähne ist beim Menschen nicht allein auf Mastikation, Phonetik (Bildung der S-, Z- und T-Laute) und Ästhetik beschränkt. Die weiterreichende Bedeutung, die die Zähne für die Menschen haben, kommt dadurch zum Ausdruck, daß mit ihnen bewußt und unbewußt wichtige Symbolwerte assoziiert sind. Viele dieser symbolischen Bedeutungen finden sich in sprachlichen Formulierungen wieder. So ist es kein Zufall, daß bei fast allen Völkern Redewendungen existieren, in denen die Zähne als ein Symbol für Selbstbeherrschung, Kraft, Vitalität, Kampf und Aggressivität stehen (*Raith* und *Ebenbeck* 1986). Beispiele in der deutschen Sprache sind (vgl. auch *Schmidt* 1913, *Holz* et al. 1997):
- „Die Zähne zusammenbeißen"
- „Sich durchbeißen"
- „Bis auf die Zähne bewaffnet sein"
- „Jemandem die Zähne zeigen"
- „Jemandem auf den Zahn fühlen"
- „Auge um Auge, Zahn um Zahn"
- „Zähne wie ein Löwe haben"
- „Sich festbeißen"
- „Zermalmen"
- „Etwas durchkauen"

Neben diesem kampfbetonten Aspekt kommt den Zähnen im Verbund mit dem gesamten Mundbereich eine wichtige Rolle als Sinnbild für Schönheit und sexuelle Attraktivität zu:
- „Zähne wie Perlen"
- „ein steiler Zahn"

Wenn man bedenkt, daß sexuelle Attraktivität in unserem westlichen Kulturkreis unter anderem mit Jugendlichkeit und Gesundheit verknüpft ist (*Rosemeier* 1991), läßt sich ableiten, daß für viele Menschen der Verlust von Zähnen nicht bloß eine Reduzierung der noch zur Verfügung stehenden Kaueinheiten darstellt, sondern daß diese Ereignisse – sofern der Zahnverlust nicht bereits in jüngeren Jahren schicksalshaft durch einen Unfall eingetreten ist – als viel schwerwiegender empfunden werden, nämlich als Zeichen für schwindende Vitalität, Kraft, Jugendlichkeit und Potenz, kurz: als Zeichen des Altwerdens und der Vergänglichkeit (*Dolder* 1956, *Friedman* et al. 1987).

Mit dem Zahnverlust (= Organverlust) geht häufig auch ein Minderwertigkeitsgefühl einher, das in den Fällen, in denen die Prothese als „Maske"

und damit als „Betrug" angesehen wird, noch verstärkt wird (*Peterhans* 1952). Vielfach wird der Patient von Schuldgefühlen geplagt, aufgrund mangelnder Zahnpflege den Verlust direkt herbeigeführt oder zumindest zu einem großen Teil mitprovoziert zu haben. Angesichts dieses Hintergrundes ist es nicht verwunderlich, daß ein Zahnverlust nicht selten einen „Einbruch in die Persönlichkeitsstruktur" des Betroffenen zur Folge hat (*Balters* 1956).
Auch wenn die negativen Auswirkungen der reduzierten Zahnzahl auf Kaufunktion, Phonetik und Ästhetik durch eine adäquate prothetische Therapie weitgehend kompensiert werden können, werden der betroffenen Person das Bewußtsein eines erfolgten irreversiblen Zahnverlustes und die damit verbundenen Assoziationen nicht genommen. Im Gegensatz zu festsitzendem Zahnersatz, der in der Regel psychisch problemlos inkorporiert wird (*Peterhans* 1952), wird dem Patienten sein Zahnverlust bei herausnehmbarem Zahnersatz jeden Tag aufs Neue vor Augen geführt, wenn er die Prothese im Zuge der täglichen Prothesen- und Zahnreinigung aus der Mundhöhle entfernt (*Fröhlich* 1969). Der negative Höhepunkt ist für viele Patienten dann erreicht, wenn auch die letzten Zähne gezogen sind und eine Versorgung mit einer Totalprothese ansteht bzw. erfolgt ist.
Die individuelle psychisch-emotionale Reaktionsweise auf einen solchen Zahnverlust und eine aufgrund dessen notwendige Anfertigung eines - vor allem herausnehmbaren - Zahnersatzes variiert jedoch von Person zu Person stark. Sie ist von verschiedenen Faktoren abhängig. Dazu zählen die psychische Grundverfassung des Betroffenen (Persönlichkeit und aktuelle Lebenssituation) genauso wie die persönliche Wertschätzung der Zähne (*Dolder* 1956). Eine besondere Rolle kommen den im Laufe des Lebens, vor allem der Kindheit, gemachten Erfahrungen mit Zähnen (z. B. Einstellung der Eltern gegenüber dem ästhetischen Stellenwert von Zähnen) und Zahnersatz (z. B. beobachtete Prothesenprobleme bei den Großeltern) zu (*Friedman* et al. 1988 a). Ebenso beeinflussen Erfahrungen aus dem sozialen Umfeld (Familien-, Freundes-, Bekannten-, Kollegenkreis) die Einstellung eines Menschen zu Zahnersatz (*Schneller* et al. 1992). All diese Einflüsse haben zur Konsequenz, daß der eine Patient weitgehend indolent auf seine veränderten dentalen Verhältnisse reagiert, während bei einem anderen das psychische Befinden deutlich negativ beeinflußt wird (zum Beispiel im Sinne eines „Altersschocks") (*Dolder* 1956). Dabei wirkt sich beim noch teilweise Bezahnten das Fehlen von Frontzähnen negativer auf die Psyche des Patienten aus, als wenn nur Seitenzähne betroffen sind (*Peterhans* 1952, *Dolder* 1956).

52.2 Patientenreaktionen auf Zahnverlust und Zahnersatz

Am Beispiel der krassesten Ausprägung des Zahnverlusts, der vollständigen Zahnlosigkeit, nennen *Friedman* et al. (1987) vier Möglichkeiten, wie Patienten auf diese Situation und den Ersatz durch eine Totalprothese reagieren können. Dabei spielt die Frage eine wichtige Rolle, inwieweit ein Zahnersatz psychisch inkorporiert (angenommen) wird: Gelingt es, ein noch zuvor bestehendes Fremdkörpergefühl zu beseitigen bzw. ist das Gefühl vorhanden, daß der vorhandene Defekt durch die Prothese funktionell und kosmetisch beseitigt worden ist (*Fröhlich* 1969)?

Möglichkeit 1 (Adaptation)
Die Zahnlosigkeit wird vom Patienten als Faktum akzeptiert und die Vollprothesen werden ohne größere Probleme inkorporiert. Er kommt mit der neuen Situation gut zurecht.

Möglichkeit 2 (Maladaptation - Klasse 1)
Der Zahnverlust wird als eine Verminderung der Lebensqualität angesehen. Die Prothesen werden zwar physisch toleriert, auf psychisch-emotionalem Gebiet findet aber eine Ablehnung statt.

Möglichkeit 3 (Maladaptation - Klasse 2)
Der Patient kann sich mit seiner Zahnlosigkeit und dem Ersatz der ehemals vorhandenen eigenen Zähne durch eine Totalprothese nicht abfinden. Der Zahnersatz wird weder physisch noch psychisch akzeptiert. Die Patienten erscheinen häufig mit Klagen beim Zahnarzt und erwarten übermäßig viel Aufmerksamkeit.

Möglichkeit 4 (Maladaptation - Klasse 3)
Der Patient trägt den Zahnersatz nicht und sucht den Zahnarzt nach der Eingliederung der Prothesen nicht mehr auf. Stattdessen isoliert er sich immer mehr vom gesellschaftlichen Leben und wird chronisch depressiv.

An dieser Einteilung erkennt man, daß vor allem die Patienten der Maladaptations-Klasse 3 und 4 durch eine sog. Non-Compliance charakterisiert sind. Unter dem Begriff „Compliance" wird die Bereitschaft eines Patienten verstanden, therapeutischen Ratschlägen oder Anordnungen des Arztes Folge zu leisten (*Schneller* et al. 1992). Eine effektive Compliance hat demnach die Bereitschaft und Fähigkeit des Patienten zur Mitarbeit und Kooperation zur Voraussetzung. Große Bedeutung für das Behandlungsergebnis wird in diesem Zusammenhang unter anderem dem Verlauf der Behandlung und der Arzt-Patient-Beziehung zugemessen, wobei noch nicht geklärt ist, welche spezifischen Faktoren dabei die entscheidende Rolle spielen (*Schneller* et al. 1992).

52.3 Konsequenzen für den Zahnarzt

Die oben aufgeführte Klassifikation (Friedman et al. 1987) macht deutlich, daß eine wichtige Aufgabe des Zahnarztes darin besteht, bereits vor Anfertigung der prothetischen Arbeit abzuschätzen, wie der Patient auf den bereits eingetretenen Zahnverlust und auf den anschließend eventuell angefertigten Zahnersatz reagiert hat bzw. wie er auf einen im Rahmen der präprothetischen Vorbehandlung zu erfolgenden Verlust nicht-erhaltungswürdiger Zähne reagieren wird.

Dabei gilt es, auch die aktuellen Lebensumstände des Patienten mitzuberücksichtigen. Befindet sich der Patient bereits in einer psychisch labilen Situation, so kann beispielsweise die Extraktion der letzten Zähne und die Inkorporation eines totalen Zahnersatzes dazu führen, daß sich das psychische Befinden des Patienten unter Umständen nochmals dramatisch verschlechtert (*Friedman* et al. 1988 a).

Nicht wenige Patienten sind angesichts der in ihren Augen verlorengegangenen Jugendlichkeit und Attraktivität und der Notwendigkeit der Anfertigung einer herausnehmbaren Prothese von Gefühlen der Niedergeschlagenheit und Hoffnungslosigkeit erfüllt. Häufig wirken in dieser Situation alterstypische psychosoziale Belastungen (z. B. Todesfälle im Familienkreis) und körperliche Veränderungen (hormonelle Umstellungen und deren Folgen) noch verstärkend.

Eine nicht unerhebliche Rolle spielt in diesem Zusammenhang auch die Tatsache, daß vielen Menschen das Altwerden in einer Gesellschaftsform, die Jugendlichkeit als Idealbild preist, das Altern aber als ein eher negativ zu bewertendes Schicksal darstellt, nicht leichtfällt. Vielfach angebotene und von einer immer größeren Anzahl von Personen in Anspruch genommene spezielle Therapien, wie Frischzellenkuren, oder kosmetisch-chirurgische Eingriffe, wie Gesichtslifting, Kollageninjektionen, Silikonimplantationen u. ä., zeugen von dem Wunsch, jugendliches Aussehen und körperliche Attraktivität möglichst lange zu erhalten.

Für psychisch vorbelastete Patienten, die sich zwecks (Neu-)Anfertigung einer prothetischen Arbeit vorstellen, ist der Zahnarzt diejenige Person, an die sie mit ihren Wünschen und bewußten oder unbewußten Ängsten große Erwartungen stellen. Nicht selten allerdings übersteigen die Erwartungen den Umfang dessen, was der bloße Zahnersatz zu leisten vermag. Der Zahnarzt sollte sich in dieser Situation seiner großen Verantwortung bewußt sein. Neben seinen rein zahnärztlichen sind hierbei vor allem seine psychologischen Fähigkeiten gefordert. Von seinem Verhalten, seinem Einfühlungsvermögen und seiner Fähigkeit, die Probleme des Patienten zu erkennen und eine realistische Lösung anzubieten, kann der Erfolg einer prothetischen Rehabilitation entscheidend abhängen (*Friedman* et al. 1988 b). Gleichzeitig besteht - eventuell in Zusammenarbeit mit einem Psychologen - durch eine psychologische Einflußnahme auf den Patienten die Möglichkeit, daß dieser im Laufe der Behandlungssitzungen seine Einstellungen und damit sein soziales Verhalten zum Positiven hin ändert (*Fabinger* und *Röckl* 1993).

Gelingt es dem Behandler nicht, eine positive Arzt-Patient-Beziehung aufzubauen, so kann passieren, daß es aufgrund einer eventuell vorhandenen negativen psychischen Grundstimmung zu einer Ablehnung des Zahnersatzes durch den Patienten kommt. Selbst wenn die Prothese unter Zugrundelegung der anatomischen, zahntechnischen und zahnärztlichen Faktoren nach allen Regeln der Kunst hergestellt wurde, kann auf diese Weise eine Ablehnung derselben erfolgen (Maladaptations-Klasse 1 bis 3 nach *Friedman* et al. [1987]). Nicht selten wird in solchen Fällen fälschlicherweise der Zahnersatz für auftretende Symptome wie Geschmacksirritationen und Schleimhautbrennen oder auch für persistierende Gesichtsschmerzen verantwortlich gemacht. Unter solchen Umständen kann eine

Adaptation der Prothese durch den Patienten natürlich nicht erfolgen. Es ist zu beachten, daß eine Prothesenunverträglichkeit und damit verbundene Symptome auch durch lokale, somatische Ursachen, wie Schleimhautveränderungen oder Allergien gegenüber zahnärztlichen Materialien, bedingt sein können (*Marxkors* 1995). Es obliegt dem Zahnarzt, solche Faktoren auszuschließen. Ist am Zahnersatz kein Fehler festzustellen und sind keine toxisch-allergischen Reaktionen vorhanden, klagt aber der Patient dennoch über eine Adaptationsstörung, die einen Zeitraum von vier Wochen übersteigt, liegt der Verdacht auf eine sog. psychogene Prothesenunverträglichkeit (*Müller-Fahlbusch* 1991) vor. Diese Unverträglichkeit steht häufig in einem Zusammenhang mit der Tatsache, daß der Patient den Prozeß des Alterns nicht akzeptiert.
Eine psychogene Prothesenunverträglichkeit kann darüber hinaus auch in einem größeren psychopathologischen Rahmen, nämlich in Zusammenhang mit einer real vorhandenen Psychose (z. B. einer altersbedingten Involutionsdepression), auftreten. Aus diesem Grunde muß der Zahnarzt bei Vorliegen einer vermuteten psychogenen Prothesenunverträglichkeit an eine eventuell vorhandene depressive Erkrankung denken. In Verdachtsfällen sollte er den Patienten zur Konsultation zu einem entsprechenden Facharzt überweisen.

Ziel sollte es sein, daß man bereits vor Beginn der zahnärztlichen Behandlung Faktoren erkennt, die für das Auftreten einer psychogenen Prothesenunverträglichkeit verantwortlich sein können. *Marxkors* und *Müller-Fahlbusch* (1981) nennen dazu fünf diagnostische Kriterien, anhand derer der Zahnarzt einen Verdacht auf psychosomatische Störungen überprüfen kann:

1. Auffällige Diskrepanz zwischen objektivem Befund des Behandlers und subjektivem Befinden des Patienten.
2. Auffällige Fluktuation der vom Patienten angegebenen Beschwerden in Art und Intensität.
3. In der Therapie von somatischen Beschwerden (z. B. Schmerzen an den Zähnen) bzw. von Zahnverlust bewährte Behandlungsmethoden zeigen keinen Erfolg.
4. Mitbeteiligung der Persönlichkeit des Patienten an den Beschwerden.
5. Zusammentreffen des Beginns oder einer Verschlechterung der vom Patienten angegebenen Beschwerden mit bedeutsamen Ereignissen aus seiner Lebensgeschichte (z. B. berufliche oder familiäre Ereignisse wie Ausscheiden aus dem Beruf, Tod eines engen Familienangehörigen oder Scheidung).

Das Vorliegen einer psychosomatischen bzw. psychischen Erkrankung, wie zum Beispiel Depression, hat auf das Vorgehen bei einer zahnärztlich-prothetischen Behandlung direkte Auswirkungen. Es ist sinnvoll, die psychische Alteration und die Zahnlosigkeit nacheinander oder miteinander zu therapieren.
Die zahnärztliche Behandlung darf ausschließlich in der Ruhephase bzw. der Besserungsphase der psychosomatischen Erkrankung (Depression) stattfinden, weil sonst die Gefahr besteht, daß die vorhandenen negativen Emotionen auf die zahnärztliche Behandlung bzw. auf die prothetische

Arbeit übertragen werden. Zuvor oder gleichzeitig sollte eine Behandlung durch einen Psychologen oder Psychiater erfolgen. Unterstützt werden kann die zahnärztliche Therapie unter Umständen durch vom Psychiater verordnete Medikamente (Tranquilizer). Auf diese Weise kann es gelingen, selbst solche Patienten prothetisch befriedigend zu therapieren (*Fabinger* und *Röckl* 1993).

Literatur

Balters W.: Die Bedeutung von Zahnverlust und Zahnersatz für den Patienten - von der Psychologie her gesehen. Dtsch Zahnärztl Z 1956; 11: 112 - 120, 465 - 468.

Dolder E.: Zur Psychologie des Zahn-Verlustes und des Zahn-Ersatzes. Dtsch Zahnärztl Z 1956; 11: 469 - 477.

Fabinger A.A., Röckl J.: Zahnärztliche Behandlung als Leitschiene für psychotherapeutische Interventionen bei psychosomatischen Leiden im Mund-, Kiefer-, Gesichtsbereich. In: Sergl H.G., Müller-Fahlbusch H. (Hrsg.): Jahrbuch Psychologie und Psychosomatik in der Zahnheilkunde. Band 3. Quintessenz, Berlin 1993.

Friedman N., Landesman H.M., Wexler M.: The influences of fear, anxiety, and depression on the patient's adaptive responses to complete dentures. Part I. J Prosthet Dent 1987; 58: 687 - 689. Part II. J Prosthet Dent 1988 a; 59: 45 - 48. Part III. J Prosthet Dent 1988 b; 59: 169 - 173.

Fröhlich E.: Ist die Inkorporation einer Prothese pathologisch-anatomisch möglich? Dtsch Zahnärztl Z 1969; 24: 578 - 590.

Holz C., Gängler P., Schneider H.: Lieber einen Zahn im Mund als Zehne in der Hand... Zahnmedizin im Spiegel des Sprichworts. Apolonia, Linnich 1997

Marxkors R., Müller-Fahlbusch H.: Zur Diagnose psychosomatischer Störungen in der zahnärztlich-prothetischen Praxis. Dtsch Zahnärztl Z 1981; 36: 787 - 790.

Marxkors R.: Ursachen und Therapie von Prothesen-Intoleranz. Dtsch Zahnärztl Z 1995; 50: 704-707.

Müller-Fahlbusch H.: Psychosomatik. In: Hupfauf L. (Hrsg.): Totalprothesen. 3. Auflage. Urban & Schwarzenberg 1991. S. 285-302.

Peterhans P.: Psychologische Probleme innerhalb der prothetischen Behandlung. In: Meng H. (Hrsg.): Psychologie in der zahnärztlichen Praxis. Huber, Bern 1952. S. 119 - 134.

Raith E., Ebenbeck G.: Psychologie für die zahnärztliche Praxis. Thieme, Stuttgart 1986.

Rosemeier H.P.: Medizinische Psychologie und Soziologie. 4. Auflage. Enke, Stuttgart 1991.

Schmidt W.: Der Zahn im Sprichwort. Dtsch Monatsschr Zahnheilk 1913; 31: 979-1009.

Schneller Th., Bauer R., Micheelis W.: Psychologische Aspekte bei der zahnprothetischen Versorgung. 2. Auflage. Deutscher Ärzte-Verlag, Köln 1992.

Weiterführende Literatur

Ingersoll B. D.: Psychologische Aspekte der Zahnheilkunde. Quintessenz, Berlin 1987.

Johnke G.: Psychogene Prothesenunverträglichkeit. Schweiz Monatsschr Zahnmed 1991; 101: 1438 - 1443.

Körber E.: Die zahnärztlich-prothetische Versorgung des älteren Menschen. Hanser, München - Wien 1978.

Marxkors R.: Lehrbuch der zahnärztlichen Prothetik. Hanser, München - Wien 1991.

Müller-Fahlbusch H.: Ärztliche Psychologie und Psychosomatik in der Zahnheilkunde. Thieme, Stuttgart 1992.

53 Wechselwirkungen zwischen zahnärztlichen Materialien und menschlichem Organismus

53.1 Einleitung

In der rekonstruktiven Zahnmedizin werden das Parodont bzw. das periimplantäre Weichgewebe von dem verwendeten Werkstoff, der Paßgenauigkeit, Form und Lage der Rekonstruktion, dem gewählten Okklusionskonzept und der Mundhygiene beeinflußt. Werkstoffe, die Wechselbeziehungen mit dem Parodont und dem periimplantären Weichgewebe eingehen, sind präventive, endodontische und konservierende Materialien, Abformmaterialien, Kunststoffe, Metalle, Keramik, Glas und Zemente.
Zahnärztliche Werkstoffe können eine akute oder chronische chemotoxische Irritation des Parodonts verursachen, wobei zwischen einem systemischen und lokalen Schaden unterschieden werden muß.
Die Ausprägung der Toxizität von körperfremden Materialien hängt von Alter, Geschlecht, Gewicht, psychischem Zustand und von den Reaktionen des Parodonts und der Gingiva des Patienten ab. Durch dentale Werkstoffe bedingte Wechselwirkungen mit dem menschlichen Organismus können in verschiedener Weise in Erscheinung treten (*Klötzer* 1989). Im folgenden werden die möglichen Manifestationen unter den Gesichtspunkten der systemischen oder lokalen Toxizität, der allergischen oder neuro-allergischen Reaktion, der kanzerogenen Wirkung, des Galvanismus sowie der Korrosion erörtert.

53.2 Systemische oder lokale Toxizität

Damit ein körperfremder Stoff im Organismus eine toxische Wirkung entfalten kann, muß er entweder durch den Gastrointestinaltrakt, die Lunge oder die Haut bzw. Schleimhaut oder aber durch intravenöse, intramuskuläre, subkutane oder intraperitoneale Injektion aufgenommen werden. Dabei kann es zu systemischen oder lokalen Toxizitätserscheinungen kommen. Bezüglich der systemischen Effekte der Toxizität von körperfremden Materialien kommt es je nach Aufnahmeort zu unterschiedlichen Absorptions-, Verteilungs- und Ausscheidungsraten und entsprechend unterschiedlichen toxischen Wirkungen. Intravenöse, intraperitoneale, intramuskuläre und subkutane Injektionen von löslichen Substanzen ergeben eine sehr schnelle systemische Verteilung, weil im Gegensatz zu oraler, inhalativer oder dermaler Applikation keine Membranbarriere überwunden werden muß. Müssen Zellmembranen überwunden werden, so sinkt die Absorptions- und entsprechend auch die Toxizitätsrate eines Materials. Einige Metalle wie V, Cr, Mn, Fe, Co, Ni, Cu, Zn, Se, Mo und Sn gehören zu den essentiellen Spurenelementen, deren Mangel im menschlichen Organismus funktionelle Ausfälle bewirkt. Oft sind diese Metalle Bestandteile von menschlichen Enzymen. Andere Metalle wie Al, Sb, Cd, Hg, Ag, Pb, Au, Bi und Ti scheinen physiologisch nicht essentiell zu sein. Be, Co, Cd, Hg, Ni, Pb und V können toxisch wirken. Ihre Konzentration im Körper ist gleich Null (d. h. < 10 ppt).

Die lokale Toxizität eines Materials ist abhängig vom Ort des Kontakts. Unterschiede ergeben sich zwischen der extra- (präventive, konservierende, prothetische Materialien) und intrakorporalen (endodontische Materialien, Implantate etc.) Applikation eines zahnärztlichen Werkstoffs. *Kawahara* et al. (1968) fanden, daß zwischen der Zytotoxizität der Metalle und den entsprechenden Gruppen des Periodensystems eine Abhängigkeit besteht. Die Reaktion von soliden Metallen in der Zellkultur ist von verschiedenen Parametern abhängig, z. B. der physikalischen Form des Metalls oder dem pH-Wert des Mediums. Solche In-vitro-Untersuchungen können aber nur eine Basisinformation geben, deren klinische Relevanz offen gelassen werden muß. Metalle wie Cu, Zn, Cd, Hg und Ag, die keine stabile Oxidschicht aufbauen, zeigen eine starke, Al, Ni, Pd und Pt nur eine geringe zytotoxische Wirkung. Mn und Co zeigen in dieser Reihenfolge eine zunehmende Zytotoxizität. Ti und Ta, die spontan eine stark passivierende Oxidschicht aufbauen, sind dagegen nicht zytotoxisch. Die Metall-Toxizität beruht auf dem Eingreifen der speziellen Metall-Ionen in biochemische Enzymreaktionen.

53.3 Allergische oder neuro-allergische Reaktion

Nach *Gasser* (1983) stammen die durch zahnärztliche Maßnahmen bedingten Allergien bei Patienten aus dem Bereich der Medikamente (Lokalanästhetika, Antibiotika, Sulfonamide, Analgetika), der konservierenden Zahnmedizin (Wurzel- und Zahnfüllungsmaterialien) sowie der Prothetik (Werkstoffe). Die Reaktionsform der Allergien gehört entweder dem Sofort- oder dem Spättyp an. Die Sofortreaktion wird durch humorale Antikörper ausgelöst, während die Reaktion des verzögerten Typs von sensibilisierten Zellen vermittelt wird. In der Zahnmedizin treten vor allem verzögerte Allergien auf. Die immunologische Kompetenz ist dabei an Lymphozyten gebunden. Die Sensibilisierung betrifft im allgemeinen die Haut- und Schleimhaut von prädisponierten Personen und benötigt mindestens sieben Tage, kann aber auch mehrere Jahre in Anspruch nehmen. Die Auslösung bei wiederholtem Kontakt benötigt 48 Stunden. Im folgenden sollen nur Allergien besprochen werden, deren Ursachen auf zahnärztlichen Materialien beruhen, wie zum Beispiel Wurzelfüllungen, Amalgam, Legierungen, Abformmaterialien oder Kunststoffe.

Zur Wurzelbehandlung verwendete Materialien können vereinzelt Allergien auslösen. Laut *Gasser* (1983) sind diese Materialien nicht ausreichend getestet worden und können deshalb nicht eingehend diskutiert werden. Amalgamfüllungen scheint die Mehrheit der Menschen ohne schädliche Folgen zu tolerieren. Sensibilisierung auf Quecksilber, Vergiftung durch Quecksilberdämpfe oder metallische Quecksilberintoxikation sind möglich. Die Sensibilisierung kann durch eine erste Amalgamfüllung infolge Quecksilberabgabe eintreten, oder es liegt eine frühere medikamentöse Behandlung mit quecksilberhaltigen Präparaten vor.

Das Verhalten von Edelmetallegierungen im Mund hängt nicht allein vom Gehalt an Edelmetallen (Gold, Platin) ab, sondern auch von der Beschaffenheit des kristallinen Aufbaus. Infolge unsachgemäßer Verarbeitung können auch Edelmetall-Legierungen korrodieren. Verarbeitungsfehler sind zum Beispiel Überhitzung beim Schmelzen, Oxid- und Poreneinschlüsse während des Gießens, Vernachlässigung beim Homogenisieren und unsachgemäßes Löten. Durch chemische Einflüsse (Auflösen von Oxiden) oder durch elektrochemische Prozesse (Bildung galvanischer Elemente) kann es zu Auflösungsvorgängen kommen, von denen vor allem die unedlen Legierungsbestandteile Kupfer und Zink betroffen sind. Es wurde gezeigt, daß korrodierende hochgoldhaltige Legierungen Kupfer, Weißgolde Nickel und Goldlote Cadmium im Munde von Patienten freisetzen. Dennoch sind allergische Reaktionen auf die dentalen metallischen Werkstoffe selten. Die durch Metalle verursachte Kontaktallergie wird dem Typ IV der subkutanen Reaktion zugerechnet. Allergische Manifestationen von im Mund befindlichen Edelmetallegierungen zeigen sowohl lokale Symptome, wie Kontaktentzündungen, als auch Fernwirkung auf die Haut. Bei den unedlen Metallegierungen, wie Edelstahl, wirken Chrom und Nickel als Allergene. Von den Legierungen auf der Basis von Kobalt und Chrom, die in der Regel Zusätze von Mangan, Molybdän, Wolfram, Tantal und Silizium enthalten, sind kaum Sensibilisierungen bekannt. Nickel ist ein stark sensibilisierendes Allergen. Bei verschiedenen in den USA und Skandinavien durchgeführten Studien zeigte sich eine Prävalenz der Nickel-Sensibilisierung von 10 % bei Frauen und von unter 1 % bei Männern. *Oehmischen* und *Klötzer* (1984) fanden, daß nicht alle Ni-Cr- und Co-Cr-Legierungen im Mundmilieu korrosionsfest sind. Deshalb ist bei sensibilisierten Patienten bei der Verwendung von NEM-Legierungen Vorsicht geboten. *Menne* und *Burrows* (1984) zeigten, daß bei sensibilisierten Patienten eine Provokation bereits mit 1 mg Kobaltsulfat möglich ist.

Von den auf dem Markt befindlichen Abformmaterialien können vor allem die Polyäthergummi-Produkte zu allergischen Reaktionen führen. Die allergisch wirkende Substanz, ein aromatischer Sulfonsäureester, der im Katalysator vorhanden war, wurde inzwischen durch ein Sulfoniumsalz ersetzt.

Bei den Prothesenkunststoffen werden das Restmonomer, Stabilisatoren (Hydrochinon), Akzeleratoren (Peroxide) und Pigmentfarbstoffe für allergische Reaktionen verantwortlich gemacht. Zusätzlich scheinen auch Gärungsprodukte und Bakterientoxine, die sich auf porösen Prothesen ansiedeln, mitbeteiligt zu sein.

Der Nachweis einer allergischen Pathogenese ist erst gegeben, wenn es möglich ist, spezifisch auslösende Allergene zu bestimmen. Es stehen drei Methoden zur Verfügung: Elimination, Exposition und Testversuche. Nach *Klötzer* (1985) gibt es keine Möglichkeit, aufgrund der atomaren oder molekularen Strukturen potentielle Allergene zu erkennen. Die Diagnose allergische Reaktion auf ein zahnärztliches Material sollte nur aufgrund eines

Scratch-Tests bei gleichzeitigen klinischen Erscheinungen gestellt werden. *Menne* und *Burrows* (1984) wiesen darauf hin, daß bei einem intraoralen Scratch-Test mit 5 bis 10 mal höheren Konzentrationen gearbeitet werden muß, wodurch ungewollt systemische Auswirkungen auftreten können.

53.4 Kanzerogene Wirkung

Eine Reihe von chemischen Substanzen ist dafür bekannt, daß sie bei Tier und Mensch Karzinome erzeugen können (*Pierce* und *Goodkind*, 1989). Karzinogene Substanzen zeigen eine Dosis-Antwort- Beziehung und verursachen eine Biotransformation. Der Mechanismus, auf welche Weise gewisse Substanzen eine Tumorbildung provozieren und warum dies unter gewissen Bedingungen nicht zutrifft, ist unklar. Unter den Metallen sind Be, Cd, Cr, Ni und einige ihrer Salze, beim Chrom vor allem die hexavalenten Salze erwiesenermaßen kanzerogen. Bisher gibt es keine ernstzunehmenden klinischen oder tierexperimentellen Beweise, daß die derzeit verwendeten Dentallegierungen bei Patienten chemisch induzierte Tumore verursachen, auch wenn sie zum Teil Metalle enthalten, deren kanzerogene Wirkung bekannt ist.

53.5 Galvanismus

Beim Vorliegen verschiedenartiger Metalle in der Mundhöhle können elektrochemische Reaktionen auftreten. Laut *Lukas* (1981) können im Bereich der Mundschleimhaut verschiedene Befunde, wie Bläschen an Gaumen und Zunge, Erosionen, lichenoide Veränderungen oder eine Lingua geographica, auftreten. Bei diffusen Beschwerden stehen Zungen- und Geschmacksmißempfindungen wie Zungenbrennen und/oder Metallgeschmack sowie häufig eine Hyposalivation im Vordergrund. Das Grundprinzip der elektrochemischen Reaktionen besteht darin, daß das weniger edle Metall als Anode (positiver Pol) agiert, das korrosionsresistentere edle Metall als Kathode (negativer Pol). An der Oberfläche der Anode kommt es zu einer Oxidation der in der Elektrolytlösung vorhandenen Anionen. Ist das Potential des Anodenmaterials negativer als das der Anionen in der Lösung, wird das Anodenmaterial selbst oxidiert. Derselbe Vorgang kann auch bei einem einzigen Metall vorkommen, falls dieses eine elektrochemisch inhomogene Oberfläche aufweist. Ob ein Metall in einer Elektrolytlösung oxidiert oder nicht, hängt also von den in der Lösung vorhandenen Ionen ab. Nach *Arvidson* und *Johansson* (1985) findet gleichzeitig mit der Oxidation an der Anode eine Reduktion an der Kathodenoberfläche statt. Da an der Anode und der Kathode dieselben Ladungsmengen umgesetzt werden, ist das Ausmaß der Korrosion in erster Linie vom Größenverhältnis zwischen den Elektroden abhängig. Es wurde nachgewiesen, daß in Situationen, bei denen die Anodenoberfläche sehr viel kleiner als die der Kathode ist, es an der Anode zu großen Stromdichten und somit punktförmig zu sehr starker Korrosion kommt. Klinisch tritt dies zum Beispiel bei unvollständiger Passivierung der Anode bei kleinen Metallstiften in der Nähe von Goldkronen auf. *Mumford* (1957) unterscheidet in der Mundhöhle vier verschiedene Arten von Elektroden:

1. Die einfache Elektrode
   Sie besteht nur aus einer Rekonstruktion, deren Oberfläche einerseits mit Speichel und andererseits mit Dentinflüssigkeit in Kontakt steht. Die resultierenden Potentialdifferenzen sind sehr klein und die entstehenden Ströme können kaum Beschwerden auslösen.

2. Zwei getrennte Elektroden
   Die elektromotorische Kraft via Speichel entspricht derjenigen des Knochens; die resultierenden Ströme sind sehr gering.

3. Zwei Elektroden mit intermittierendem Kontakt
   Dies kann für zwei antagonistische Metallrekonstruktionen zutreffen, welche meistens getrennt sind, sich aber zeitweise berühren. Die auftretenden Ströme können nach Eingliederung eines neuen Zahnersatzes groß sein, nehmen aber durch Passivierungsvorgänge an der Oberfläche rasch ab.

4. Zwei Elektroden in ständigem Kontakt
   Beide Metalle weisen dasselbe Potential auf. Es liegt ein elektrischer Kurzschluß vor, bei dem zu Beginn recht hohe Ströme fließen können; diese nehmen aber durch Passivierung der Oberfläche schnell ab. Es besteht dann die Möglichkeit, daß über längere Zeit niedrige Ströme fließen, wobei eine mögliche Pulpaschädigung nicht auszuschließen ist.

Mit verschiedenen auf dem Markt angebotenen Geräten lassen sich in der Mundhöhle auftretende Potentialdifferenzen messen. Bei den Strommessungen wird die Mundbatterie über einen definierten, im Gerät eingebauten Widerstand entladen. Dieser Widerstand sollte gegenüber dem Widerstand des oralen Gewebes klein sein, damit eine quantitative Aussage möglich ist. Leider ist über die Art und Weise, wie sich elektrische Ströme in den oralen Hart- und Weichgeweben ausbreiten, wenig bekannt. Mit den auf dem Markt sich befindlichen Geräten lassen sich nur Relativwerte bestimmen. Genaue Untersuchungen einzelner metallener Rekonstruktionen zeigten, daß, bedingt durch Inhomogenitäten innerhalb des Metallgefüges und Unterschiede in der Oberflächenbeschaffenheit, innerhalb derselben Einheit verschiedene Potentiale auftraten. Das Verlöten von Goldlegierungen begünstigt elektrochemische Korrosionsvorgänge zusätzlich. Durch den ständigen Auf- und Abbau der Passivierungsschicht kann es zu Fluktuationen in der Stromgröße kommen, was die Aussagekraft der Messungen weiter vermindert.

Das Leiden Galvanismus ist unter den Gesichtspunkten des individuellen biologischen Grenzwerts und der psychosomatischen Toleranz zu sehen (*Kappert* et al. 1989). Patienten, die über Beschwerden durch galvanische Vorgänge in der Mundhöhle klagen, haben ein Durchschnittsalter von 50

Jahren und häufig eine lange medizinische Anamnese. Der Verbrauch von Medikamenten ist generell hoch. Frauen sind nach Angaben von *Müller-Fahlbusch* und *Wöhning* (1983) mit 66 % häufiger betroffen als Männer (34 %). Der orale Befund zeigt oft eine ungenügende Mundhygiene und viele zahnärztliche Restaurationen von schlechter Qualität. Eines der häufigsten oralen Symptome von Patienten mit Galvanismus ist der direkte elektrische Schmerz. Nach *Mumford* (1957) liegt die Schmerzschwelle bei 0,5 bis 50 Mikroampere.

53.6 Korrosion

Zahlreiche Metalle und Legierungen, die in der restaurativen Zahnmedizin zur Anwendung kommen, scheinen sich auf Dauer in der Mundhöhle nicht zu bewähren, obwohl sie sich im In-vitro-Versuch bewährt haben. Diese Tatsache zeigt, daß für die Beurteilung der Praxistauglichkeit einer Legierung In-vitro- von In-vivo-Tests begleitet sein müssen. Korrosion und ihre Erscheinungs- und Folgeformen im Mund können für das Entstehen von Metallgeschmack (Freisetzung von OH^--Ionen), Zungenbrennen, Allergien, Entzündungen von Hart- und Weichgewebe, Parodontitis sowie systemische Erkrankungen verantwortlich sein. Die Ursache des Korrosionsgeschehens wird meist ungenau interpretiert.

Die Biokompatibilität eines metallischen Werkstoffs ist sowohl von der Qualität des freigesetzten Metalls (Korrosionsrate) als auch von der Toxizität der freigesetzten Metallionen und/oder deren Reaktionsprodukten abhängig. Allein aus der Zusammensetzung einer Legierung kann noch nicht geschlossen werden, welche Komponenten und in welcher Konzentration bei Korrosion in Lösung gehen. Die durch Korrosion freigesetzten Metallionen und/oder Korrosionsprodukte können toxische Schäden lokaler und/oder systemischer Art bewirken und bei entsprechend prädisponierten Personen eine allergische Sensibilisierung verursachen. Dabei koppeln sich die chemisch oder elektrochemisch abgeschiedenen Metallionen mit den Gewebsproteinen. Dadurch werden sie zu einem Antigen und können auf hämatogenem Weg Manifestationen hervorrufen, wie beispielsweise Hautekzeme. Ist dieser Zustand eingetreten, braucht es die Koppelung an das Protein nicht mehr, um das Ekzem bestehen zu lassen. Das herausgelöste Metallelement allein genügt. Eine Heilung erfolgt erst nach der Entfernung des nozizeptiven Metallteils aus dem Mund. Korrosion im biologischen Milieu beruht auf einem komplexen Zusammenspiel zahlreicher Faktoren. *Williams* (1985) unterscheidet zwischen einer physiologischen (Proteine, Zellen, Enzyme, usw.) und einer mikrobiellen Korrosion (saure Metabolite), die sich überlagern.

53.7 Dentale Werkstoffe und Plaque-Interaktionen

Die Plaqueretentionskapazität an zahnärztlichen Werkstofffen ist abhängig vom Oberflächenverhalten, der Rauhigkeit und Abbaubarkeit. Es sollten vermehrt Materialien verwendet werden, die durch ihr Oberflächenverhalten weniger Plaqueaffinität als natürliche Zähne zeigen. Dazu zählt beispielsweise Glas (*Savitt* et al. 1987). Günstig wirken sich Werkstoffe aus, die Inhibitoren des Plaquewachstums enthalten, die kontinuierlich abgegeben werden. Fluoridhaltige Befestigungszemente sind als Beispiel zu nennen (*Meryon* und *Johnson* 1989).

53.8 Schlußfolgerungen für die zahnärztliche Praxis

In der zahnärztlichen Praxis sollten nur Werkstoffe verwendet werden, die weder eine systemisch-lokale Toxizität noch eine kanzerogene mutagene Wirkung entfalten. Treten bei Patienten galvanisch verursachte Beschwerden auf, sollte nach eingehender Prüfung die Ursache eliminiert werden. Um die Korrosion von dentalen Legierungen zu vermindern, empfiehlt es sich, Metalle mit einem ausreichenden Edelmetallgehalt zu verwenden oder auf Nichtedelmetallegierungen, die eine hinreichend stabile, passivierende Oxidschicht bilden, auszuweichen.

Literatur

Arvidson K., Johansson E. G.: Galvanic currents between dental alloys in vitro. Scand J Dent Res 1985; 93: 467 - 473.

Gasser F.: Allergische Patientenreaktionen auf zahnärztliche Behandlungen und Materialien. Quintessenz 1983; 5: 1035 - 1044.

Kappert H. F., Ulbrich J., Gläss P., Huber H., Neumüller H.: Schwellenbestimmung für die Auslösung sensibler Reaktionen durch galvanische Potentiale in der Mundhöhle. Dtsch Zahnärztl Z 1989; 44: 50 - 51.

Kawahara H., Yamagami A., Nakamura M.: Biological testing of dental materials by means of tissue culture. Int Dent J 1968; 18: 443 - 467.

Klötzer W. T.: Biologische Aspekte der Korrosion. Dtsch Zahnärztl Z 1985; 40: 1141 - 1145.

Klötzer W. T.: Biologische Aspekte der Korrosion dentaler Legierungen. Schweiz Mschr Zahnmed 1989; 89: 90 - 92.

Lukas D.: Elektrische Strommessung und Erkrankung der menschlichen Schleimhaut. Dtsch Zahnärztl Z 1981; 36: 144 - 147.

Menne T., Burrows D.: Contact sensitizations to nickel, chromate and cobalt. Proceedings of the Workshop on Biocompatibility of Metals in Dentistry. Chicago 1984. S. 79-86.

Meryon S. D., Johnson S. G.: The modified model cavity method for assessing antibacterial properties of dental restorative materials. J Dent Res 1989; 68: 835 - 839.

Müller-Fahlbusch J., Wöhning Th.: Psychosomatische Untersuchung der mit Amalgamfüllungen in Verbindung gebrachten Beschwerden. Dtsch Zahnärztl Z 1983; 38: 665 - 669.

Mumford J. M.: Electrolytic action in the mouth and its relationship to pain. J Dent Res 1957; 36: 632 - 640.

Oehmischen A., Klötzer W. T.: Klinische Nachuntersuchung von Korrosionserscheinungen einer NEM-Legierung. Dtsch Zahnärztl Z 1984; 39: 828 - 831.

Pierce L. H., Goodkind R. J.: A status report of possible risks of base metal alloys and their components. J Prosthet Dent 1989; 62: 234 - 238.

Savitt E. D., Malament K. A., Socransky S S., Melcer A. J., Backman K. J.: Effects on colonization of oral microbiota by a glass-ceramic restoration. Int J Periodontol Restorat Dent 1987; 2: 22 - 35.

Williams D. F.: Physiological and microbiological corrosion. Crit Rev Biocompat 1985; 1: 1 - 24.

54 Arbeitssystematik

54.1 Einleitung

Unter dem Begriff „Arbeitssystematik" versteht man ein „systematisches wiederholbares Handeln bei der Arbeit" (*Hilger* 1988). Sinn der mit ihr verbundenen Maßnahmen ist ein möglichst reibungsfreier Ablauf der jeweils durchzuführenden Arbeitsschritte.
Wichtige Teile einer Arbeitssystematik im Zahnarztberuf stellen die richtige Gestaltung des Arbeitsplatzes, eine adäquate Lagerung des Patienten, eine optimale Arbeitshaltung sowie eine sinnvolle Absaug- und Haltetechnik dar. Diese genannten Aspekte haben nicht nur eine Ökonomisierung der zahnärztlichen Arbeit zum Ziel, sondern auch eine Reduzierung der berufsbedingten körperlichen Belastungen.

54.2 Belastungen im Zahnarztberuf

In vielen Studien ist belegt worden, daß durch die langjährige Ausübung des Zahnarztberufs und der mit ihm einhergehenden Beanspruchungen Beschwerden und Erkrankungen des Organismus hervorgerufen werden können (*Rohmert* et al. 1986). Neben einer permanenten Einwirkung von Belastungsfaktoren, die für den Betroffenen nicht selten zu chronischem Disstreß und damit verbundenen Symptomen führen (*Türp* 1994a), stehen Beschwerden im Stütz- und Bewegungsapparat, und dort in erster Linie im Nacken-, Schulter- und Rückenbereich, im Vordergrund. Letztere sind überwiegend auf die unphysiologischen Zwangshaltungen während der täglichen Berufsausübung zurückzuführen, die auf lange Sicht Veränderungen im Stütz- und Bewegungsapparat der betroffenen Regionen bewirken können.
In einer vom Forschungsinstitut für die zahnärztliche Versorgung (FZV) im Jahre 1982 durchgeführten Fragebogenstudie bei 274 niedergelassenen Zahnärzten standen auf die Frage der unangenehmen Seiten des Zahnarztberufes gesundheitliche Belastungen mit 43 % Spontannennungen an erster Stelle. Dabei wurden von den befragten Zahnärzten als körperlich besonders anstrengende Behandlungstätigkeiten vor allem Beschleifen (31%), lange Präparationssitzungen (27 %), schwierige Extraktionen (23 %), längere chirurgische Eingriffe (17 %) und Osteotomien (14 %) genannt. Immerhin knapp zwei Drittel (64 %) der befragten Zahnärzte führten vor-

handene körperliche Beschwerden auf ihre zahnärztliche Berufstätigkeit zurück (*Micheelis* 1983).

Trotz der in den letzten Jahren und Jahrzehnten vorgenommenen Veränderungen am Arbeitsplatz leiden nach wie vor rund drei von fünf Zahnärzten irgendwann in ihrem Berufsleben an arbeitsbehindernden Rückenproblemen. Erhebungen von *Mainzer* et al. (1985) bzw. *Rohmert* et al. (1986) an einer repräsentativen Stichprobe von 466 niedergelassenen Zahnärzten zeigten, daß Zahnärzte mit einer Körpergröße von über 180 cm deutlich öfter über orthopädische Beschwerden im Nacken-, Schulter- und Rückenbereich klagten als solche unterhalb dieser Größe; bei überwiegend stehender Arbeitsweise waren besonders der untere Rückenbereich (und die Extremitäten), bei überwiegend sitzender Tätigkeit mehr die Hals-, Nacken-, und Schulterregion betroffen. Darüber hinaus bestand eine deutliche positive Korrelation zwischen der Beschwerdehäufigkeit und der täglichen Behandlungsdauer, dem Geschlecht (Zahnärztinnen waren häufiger betroffen) sowie dem Lebensalter.
In der Regel lassen sich den subjektiven Beschwerden auch morphologische Korrelate zuordnen. Dazu zählen innerhalb des Bewegungsapparats Myogelosen und Atrophien, im Stützapparat degenerative Erscheinungen an Wirbelsäule und Zwischenwirbelscheiben. Röntgenologische Untersuchungen von *Katevuo* et al. (1985) an finnischen Zahnärzten ergaben, daß bereits 25 % der untersuchten Probanden der Altersgruppe zwischen 30 und 39 Jahren, obwohl subjektiv beschwerdefrei, Veränderungen im Bereich der Halswirbelsäule aufwiesen, die im Sinne einer Bandscheibendegeneration zu deuten waren. Diese Werte stiegen in der Altersgruppe zwischen 40 und 49 Jahren auf 31,7 % und in der Gruppe der 50- bis 59-jährigen Personen auf 85,6 % an.

Eine Prävention der erwähnten orthopädischen Beschwerden kann auf zwei Ebenen stattfinden:

1. Durch gezieltes Entgegenwirken nicht zu umgehender einseitiger Arbeitshaltungen durch Kompensationsbewegungen und dynamische Muskeltätigkeit

   a) während der zahnärztlichen Tätigkeit
   („aktive Mikropausen") (*Türp* und *Werner* 1990)
   b) nach dem beruflichen Tagesablauf (sportliche Betätigungen) (*Türp* et al. 1994).

2. Durch eine Reduzierung der während der Berufsausübung einwirkenden physischen und psychischen Belastungen:
   Durchdachte Praxisorganisation und Aneignung einer sinnvollen Arbeitssystematik (*Schön* und *Gierl* 1979, *Schön* und *Kimmel* 1972, *Heners* und *Schatz* 1986, *Venker* 1987, *Adams* et al. 1988, *Hilger* 1988).

54.3 Arbeitsplatzgestaltung

Die richtige Planung der Arbeitsplatzgestaltung ist von außerordentlicher Wichtigkeit, weil sie bei der Einrichtung des Behandlungsplatzes weitgehend definitiv festgelegt wird und im Gegensatz zu anderen Faktoren kaum mehr veränderbar ist.
Bezüglich der topographischen Anordnung der Teile des zahnärztlichen Arbeitsplatzes (Zahnarzt-, Helferinelement) unterscheidet *Hilger* (1988) verschiedene Kombinationsmöglichkeiten (Zahnarzt- bzw. Helferinelement rechts bzw. links, hinter dem Patientenstuhl, links über dem Patienten schwenkbar oder im Oberteil des Patientenstuhls integriert), die in diversen Kombinationen vorliegen können. Dabei sind laut *Hilger* (1988) jedoch nur bestimmte denkbare Zusammenstellungen empfehlenswert: Zahnarztelement rechts, Helferinelement links (Abb. 610a); Zahnarztelement rechts, Helferinelement hinter dem Patientenstuhl (Abb. 610b); Zahnarzt- und Helferinelement im Oberteil eingebaut (Abb. 610c).
Konkrete Richtlinien bestehen auch für andere Aspekte der Arbeitsplatzgestaltung, so beispielsweise für die Anordnung von Patientenstuhl, Schwebetisch und Schubladen (*Hilger* 1988).

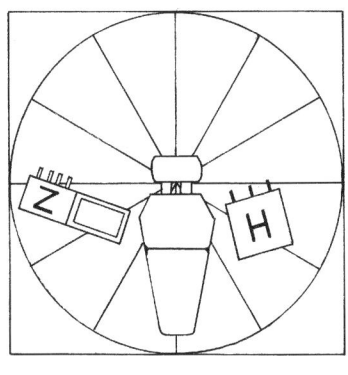
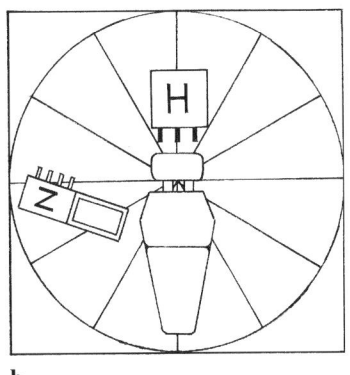

a   b

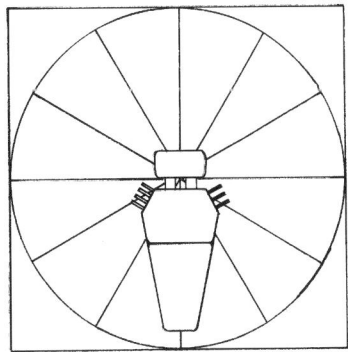

Abb. 610 a bis c   Empfohlene Anordnungsmöglichkeiten des zahnärztlichen Arbeitsplatzes:
a) Zahnarztelement rechts, Helferinelement links
b) Zahnarztelement rechts, Helferinelement hinter dem Patientenstuhl
c) Zahnarzt- und Helferinelement in Oberteil eingebaut

c

54.4 Patientenlagerung
(Hilger 1988)

Der Patient ist so zu lagern, daß zum einen Behandler und Helferin bei optimaler Körperhaltung günstige Arbeitsmöglichkeiten eröffnet werden und zum anderen der Patient entspannt liegt.

Ziel der Patientenlagerung ist auch eine gute visuelle und manuelle Zugänglichkeit zu der zu behandelnden Zahnregion. Für diesen Zweck soll der Kopf des Patienten so gelagert werden, daß bei einer Behandlung im Unterkiefer eine durch die Kaufläche der Unterkiefermolaren gedachte Gerade parallel zum Fußboden verläuft oder nach distal leicht abfällt. Bei Behandlungsmaßnahmen im Oberkiefer sollte die konstruierte Gerade nach dorsokaudal geneigt sein. Diese Kopfpositionen erlauben Zahnarzt und Helferin einen optimalen Zugang in die Mundhöhle.

Die für den Patienten von der physiologischen Seite her vorteilhafteste Position im Patientenstuhl ist dann gegeben, wenn zwischen Rumpf und Oberschenkel (Hüfte) sowie zwischen Ober- und Unterschenkel (Kniebeuge) jeweils ein Winkel von rund 140° besteht.

54.5 Arbeitshaltung

Generell läßt sich eine stehende von einer sitzenden Behandlungsposition unterscheiden. Beide weisen Vor- und Nachteile auf.

Die (günstigere) sitzende Position stellt heute die mit Abstand am weitesten verbreitete Behandlungsweise dar. Dabei gibt *Hilger* (1988) unter anderem folgende Empfehlungen (Abb. 611a bis d):

1. Der beim Sitzen gebildete Winkel zwischen Ober- und Unterschenkel sollte idealerweise 105° betragen.
2. Nur die oberen zwei Drittel der Oberschenkelrückseiten sind auf der Sitzfläche abgestützt.
3. Die Füße haben flach mit dem Boden Kontakt.
4. Der Rumpf ist leicht (max. 20°) nach vorne gebeugt und nicht zur Seite geneigt.
5. Augen, Schultern und Ellenbogen sind gerade, d. h. parallel zum Boden. Die Oberarme liegen dem Körper locker an.

Da aber auch die allein sitzende Behandlungsweise eine einseitige Belastung darstellt, wird heute immer häufiger geraten, bei der Behandlung beide Positionen miteinander abzuwechseln. Studien belegen, daß sowohl im Sitzen als auch im Stehen arbeitende Zahnärzte unter deutlich weniger Beschwerden leiden als diejenigen, die ausschließlich sitzend oder ausschließlich stehend behandeln (*Junghanns* 1979).

Generell sollte sich der Behandler mit den Fingern seiner rechten Hand (Rechtshänder) immer am Patienten abstützen, d. h. entweder extraoral am Unterkiefer oder intraoral auf der Zahnreihe.

Die Verwendung einer Lupenbrille ist bei der Präparation von Zähnen und bei anderen intraoralen Eingriffen empfehlenswert.

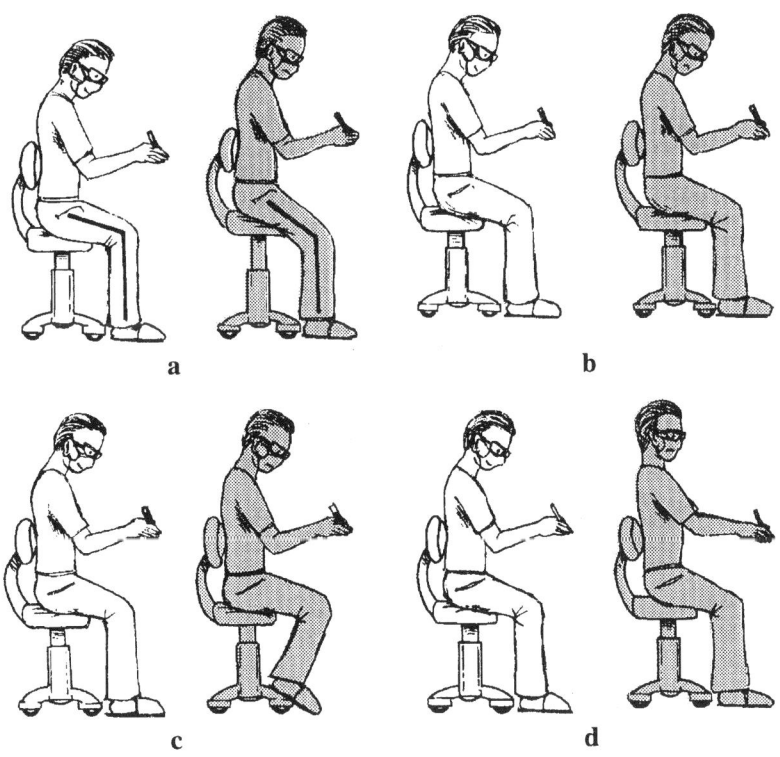

Abb. 611 a bis d Empfohlene Sitzposition (links jeweils richtig, rechts [grau] falsch): Winkel zwischen Ober- und Unterschenkel 105 Grad (a), obere zwei Drittel der Oberschenkelrückseite auf Sitzfläche abgestützt (b), beide Füße flach am Boden (c), Rumpf leicht nach vorne gebeugt und nicht zur Seite geneigt, Schultern gerade, Oberarme dem Körper anliegend (d).

54.6 Absaug- und Haltetechnik

Eine große Bedeutung zur Vermeidung von zu umgehenden Zwangshaltungen kommt der Absaug- und Haltetechnik zu. *Hilger* (1988) empfiehlt für den Rechtshänder (Behandler und Assistenz) die im folgenden dargestellte Systematik, für deren perfekte Ausführung, wie er betont, Besuche von praktischen Arbeitskursen und intensives Üben in der Praxis unentbehrlich sind.

54.6.1 Rechter Oberkiefer (Zähne 1 8 bis 1 4) (Abb. 612)

Patient: Liegt. Kopf und Füße auf gleicher Höhe. Kopf, unterstützt vom Kopfpolster, nach dorsal geneigt und nach rechts zum Zahnarzt gedreht.
Behandler: Sitzt in 9-Uhr-Position.
Assistenz: Sitzt in 2-Uhr-Position.
Rechter Handballen stützt sich an der rechten Patientenstirn

ab. Rechte Hand hält mit kurzgefaßtem Abhalter die rechte Wange ab.
Linker Handballen ist links am Patientenkopf abgestützt.
Linke Hand hält Absaugkanüle. Kanülenöffnung palatinal, rund 1 cm vom zu behandelnden Zahn entfernt. Sich in der rechten Wangentasche ansammelndes Wasser periodisch absaugen.

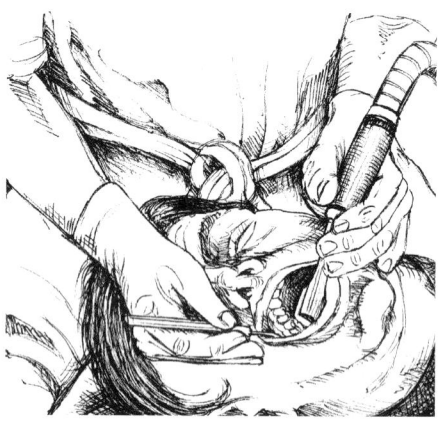

Abb. 612 Absaug- und Haltetechnik für Oberkiefer rechts

54.6.2 Oberkiefermitte (Zähne 1 3 bis 2 3) (Abb. 613)

Patient: Liegt. Kopf und Füße auf gleicher Höhe.
Behandler: Sitzt in 9-Uhr-Position.
Assistenz: Sitzt in 1-Uhr-Position.
             Rechter Handballen an rechter Patientenstirn abgestützt.
             Die von der rechten Hand gehaltene Absaugkanüle liegt im Mundvorhof bukkal der Molaren; die rechte Oberlippe ist durch die Kanüle nach außen gestülpt.
             Linker Handballen ist am linken Patientenkopf abgestützt.
             Linke Hand hält mit kurzgefaßtem Abhalter die linke Oberlippe ab.

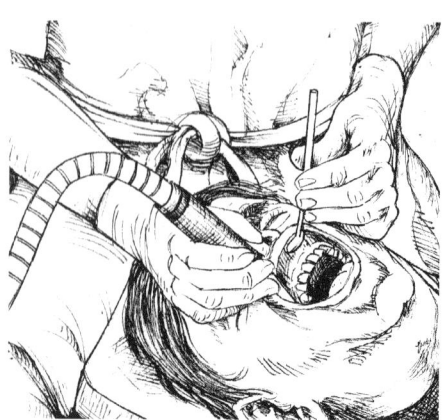

Abb. 613 Absaug- und Haltetechnik für Oberkiefermitte

54.6.3 Linker Oberkiefer (Zähne 2 4 bis 2 8) (Abb. 614a)

Patient: Liegt. Kopf und Füße auf gleicher Höhe. Kopf nach rechts zum Zahnarzt gedreht.
Behandler: Sitzt in 9-Uhr-Position.
Assistenz: Sitzt in 2-Uhr-Position.
Rechter Handballen ist am Patientenkopf abgestützt. Von der rechten Hand gehaltene Absaugkanüle befindet sich im linken Mundvorhof.
Linker Handballen stützt sich im Bereich des linken Unterkiefers ab.
Linke Hand hält mit Abhalter die Wange ab.
In periodischen Abständen das sich in der rechten Wangentasche ansammelnde Wasser absaugen: entweder mit Kanüle (kurzzeitige Präparationsunterbrechung) oder mittels eingelegtem Speichelzieher.

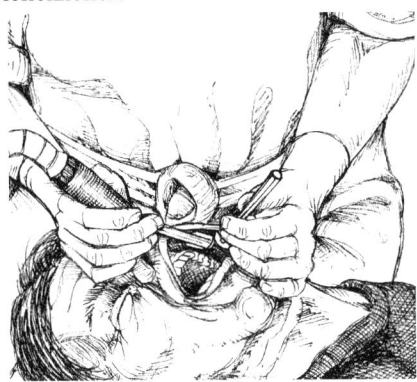

Abb. 614 a Absaug- und Haltetechnik für Oberkiefer links

Speziell zum Absaugen von Füllungsresten (Abb. 614b):
Assistenz: Sitzt in 1-Uhr-Position.
Rechter Handballen am rechten Patientenkopf abgestützt.
Rechte Hand hält Absaugkanüle, Kanülenöffnung palatinal des zu bearbeitenden Zahnes.
Linker Handballen am linken Patientenkopf abgestützt.
Linke Hand hält mit kurzgefaßtem Abhalter die linke Wange ab.

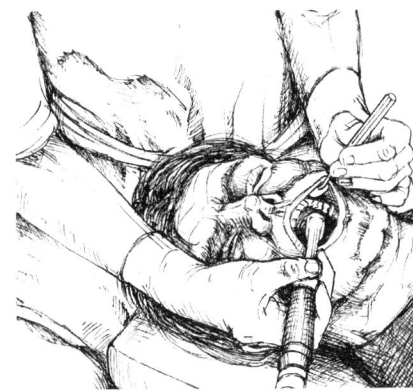

Abb. 614 b Absaug- und Haltetechnik für Oberkiefer links (Amalgamreste)

54.6.4 Linker Unterkiefer (Zähne 3 4 bis 3 8) (Abb. 615)

Patient: Liegt. Füße etwas tiefer als Kopf. Kopf nach unten geneigt und nach rechts zum Zahnarzt gedreht. Unterkieferzahnreihe leicht nach distal geneigt.
Behandler: Sitzt in 9-10-Uhr-Position.
Assistenz: Sitzt in 1-2-Uhr-Position.
Rechter Handballen am Patientenkopf rechts abgestützt. Absaugkanüle liegt lingual des zu bearbeitenden Zahns und hält gleichzeitig die Zunge ab.
Linker Handballen und kleiner Finger am Unterkiefer abgestützt. Linke Hand hält mit kurzgefaßtem Abhalter die Wange ab.

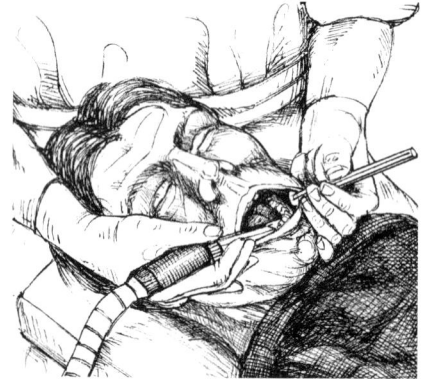

Abb. 615 Absaug- und Haltetechnik für Unterkiefer links

54.6.5 Unterkiefermitte (Zähne 4 3 bis 3 3) (Abb. 616)

Patient: Liegt. Füße etwas tiefer als Kopf. Kopf in der Regel leicht zum Zahnarzt gedreht. Unterkieferzahnreihe leicht nach distal geneigt, Kinn zur Brust gesenkt.
Behandler: Sitzt in 9-10-Uhr-Position.
Assistenz: Sitzt in 2-Uhr-Position.
Rechter Handballen an Patientenstirn abgestützt, Absaugkanüle befindet sich lingual der Unterkiefer-Frontzähne.
Linker Handballen am Unterkiefer des Patienten abgestützt. Linke Hand hält mit kurzgefaßtem Abhalter die Lippe ab.

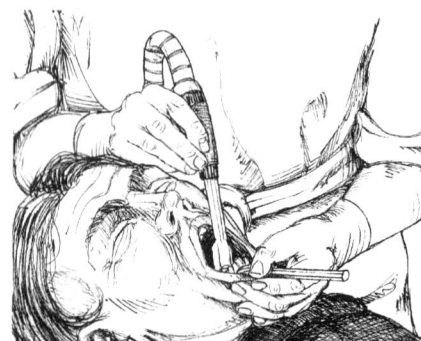

Abb. 616 Absaug- und Haltetechnik für Unterkiefermitte

Absaug- und Haltetechnik

54.6.6 Rechter Unterkiefer (Zähne 4 4 bis 4 8) (Abb. 617)

Patient: Liegt. Füße etwas tiefer als Kopf. Kopf etwas nach rechts zum Zahnarzt gedreht, Unterkieferzahnreihe leicht nach distal geneigt.
Behandler: Sitzt in 9-Uhr-Position.
Assistenz: Sitzt in 2-Uhr-Position.
Rechter Arm um Patientenkopf gelegt, rechter Handballen am Patientenkopf abgestützt. Rechte Hand hält mit kurzgefaßtem Abhalter die rechte Wange ab.
Linke Hand am Patientenkopf abgestützt (Handballen im Jochbeingebiet, kleiner Finger am Unterkieferrand). Linke Hand hält Absaugkanüle, Kanülenöffnung lingual ca. 1 cm vom zu behandelnden Zahn entfernt.

Zur Ökonomisierung der Arbeit ist darüber hinaus die Aneignung einer Instrumentiertechnik empfehlenswert, bei der der Behandler die jeweils benötigten Instrumente von der Assistenz gereicht bekommt und dieser gleichzeitig die nicht mehr gebrauchten Instrumente übergibt. Voraussetzung für einen reibungslosen Ablauf dieser Technik ist, daß die Assistenz genau weiß, welcher Arbeitsschritt als nächster folgt.

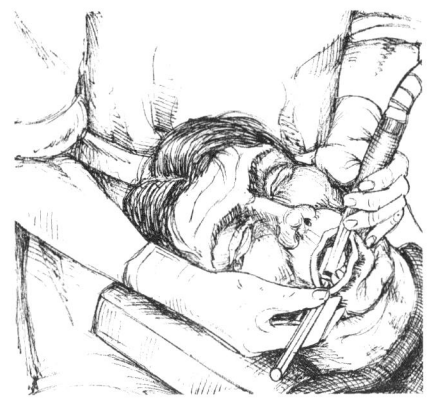

Abb. 617 Absaug- und Haltetechnik für Unterkiefer rechts

54.7 Infektionsprophylaxe

Zum Zwecke der Vorbeugung von Infektionen ist das Tragen von Mundschutz, Schutzbrille und Einmalhandschuhen seitens des Behandlers und seiner Assistenz sehr zu empfehlen. Zusätzlich wird durch eine richtige Absaugtechnik die entstehende Aerosolwolke in ihrem Ausmaß reduziert, so daß auf diese Weise eine weitere Verringerung einer möglichen Kontamination erfolgt.

Literatur

Adams D. E., Ascher S., Baumgarten S. et al.: Practice management. Dent Clin North Am 1988; 32: 1-194.

Heners M., Schatz W.: Das zahnärztliche Team. Quintessenz 1986.

Hilger R.: Arbeitssystem Zahnarztpraxis. Quintessenz, Berlin 1988.

Junghanns H.: Die Wirbelsäule in der Arbeitsmedizin. Teil II: Einflüsse der Berufsarbeit auf die Wirbelsäule. Die Wirbelsäule in Forschung und Praxis, Bd. 79. Hippokrates, Stuttgart 1979.

Katevuo K., Aitasalo K., Lehtinen R., Pietilö J.: Skeletal changes in dentists and farmers in Finland. Community Dent Oral Epidemiol 1985; 13: 23 - 25.

Mainzer J., Neuhauser W., Zipp P.: Untersuchung der Ursachen und Auswirkungen von Körperhaltungen bei zahnärztlicher Tätigkeit. In: Heners M., Krieger H. G., Behne E.-A. (Hrsg.): Arbeitswissenschaft in der Zahnheilkunde - Methoden und Ergebnisse. Quintessenz, Berlin 1985. S. 185-219.

Micheelis W.: Merkmale zahnärztlicher Arbeitsbeanspruchung. Deutscher Ärzte-Verlag, Köln 1983.

Rohmert W., Mainer J., Zipp P.: Der Zahnarzt im Blickfeld der Ergonomie. Forschungsinstitut für die zahnärztliche Versorgung. Deutscher Ärzte-Verlag, Köln 1986.

Schön F., Kimmel K. H.: Ergonomie in der zahnärztlichen Praxis. 2. Auflage. Quintessenz, Berlin 1972.

Schön F., Gierl B.: Leitfaden für eine erfolgreiche Praxisführung. Quintessenz, Berlin 1979.

Türp J. C., Werner E. P.: Nacken-, Schulter- und Rückenbeschwerden bei Zahnärzten. ZWR 1990; 99: 804 - 815.

Türp J. C.: Disstreß im Beruf des Zahnarztes - Ursachen, Folgen, Prävention. Z Stomatol 1994a; 91: 371-380.

Türp J. C., Werner E. P., Keul J.: Sport - seine Rolle in der Prävention des Disstresses im Zahnarztberuf. Z Stomatol 1994b; 91: 429-433.

Venker K.: Team-Management der zahnärztlichen Praxis. 2. Auflage. Hüthig, Heidelberg 1987.

Sachregister

A
A-Silikone	575
Abdrucknahme	57
Abformgipse	579
Abformlöffel	580, 999
-, halbindividuelle	1036
Abformmassen	573
-, Einteilung	574
Abformmaterialien, aseptische	583
Abformmethode, mukodynamische	1036
-, mukostatische	1036
Abformmethoden	581, 1036
Abformtechnik	1148
Abformung	777, 780
-, anatomische	1036
-, definitive	1036
-, drucklose mukodynamische	1037
-, individuelle	1036
-, modifizierte mukostatische	1069, 1071
-, mundoffene	1036
-, mundgeschlossene	1036
Abformungen, Lagerung und Vorbehandlung	710
Abrasion	42
-, bukkale (Totalprothetik)	1047
Abrasionszähne	1055
Abriebfestigkeit (Metalle)	619
Abschluß, implantogingivaler	1135
Abstufung (Ästhetik)	537
Abstützung, halbphysiologische	915
-, physiologische	914
-, sattelferne	915
-, sattelnahe	915
-, unphysiologische	916
Abstützungspolygon	933, 934
Acetylsalicylsäure	378
Achs-Orbital-Ebene	500, 1083
Adamantoblasten	80
Adhäsivattachments, extrakoronale	823
Adhäsivbrücken	823
-, Indikationen	829
-, Langzeitresultate	831
-, Vor-, Nachteile	832
Adhäsivprothetik	823
-, Geschichte	824
Adhäsivprovisorien	548, 550
Affenlücken	78
Ägypten (Geschichte)	44
Ah-Linie	99, 920, 1067, 1072, 1075, 1092, 1103
Air-Scaler	218
Akers-Klammer	941
Akupressur	387
Akupunktur	387
Al_2O_3-Keramik	1133, 1136, 1137
Al_2O_3-Kristalle	648
Alameter	1038, 1088
Alginate	579
Altered-cast-Abformung	948
Aluminiumoxid	1024
Aluminiumoxid-Kristalle	647, 648
Aluminiumoxidkeramik	688, 1121, 1130
Alveolarfortsatz, Kompakta	95
-, Spongiosa	95
Alveolarknochen	95
Alveolarmukosa	98, 189
Alveolenwand	95
Alveoli dentales	124
Ameloblasten	80
Amelogenese	80
Analgetika	378
Anamnese, medizinische	151
Angleichung von Rekonstruktionen an das natürliche Restgebiß (festsitzender Zahnersatz)	697
Angulus oris	96
Ankylosen	318
Anschlag (E-Klammern)	943
Antibiotika	229
Antidepressiva, trizyklische	380
Antike (Geschichte)	38, 39
Antiphlogistika	378
Apex linguae	99
Approximalkontakte	111
Aptyalismus	187
Äquator, prothetischer	939, 943
Äquilibrierung, bilaterale	1061
Araber (Geschichte)	49
Arbeitshaltung	1248
Arbeitsmodell	1001
-, feuerfestes	956
Arbeitsplatzgestaltung	1247
Arbeitsseite (Kieferbewegungen)	138
Arbeitssystematik	1245
Arbeitszug (Scaling)	226
Arcon-Artikulator	500, 501
Arcus alveolaris	124
- dentalis inferior	111
- dentalis superior	111
- palatoglossus	96
- palatopharyngeus	96
Arthralgie	294, 310

Arthritiden, infektiöse	315	Befund	209
–, juvenile rheumatoide	314, 316	–, extraoraler	187
–, metabolische	316	–, intraoraler	187
–, traumatische	314	Befunderhebung	177
Arthritis, juvenile rheumatoide	316	Behandler, fachliches Können	149
–, metabolische	380	Behandlung, endodontische	813
–, rheumatoide	380	Behandlungsbedarf	299
Arthropathien	293	Behandlungskonzept, prothetisches	145
–, Formabweichungen	307	–, synoptisches	145
–, intrakapsuläre Störungen	307	Behandlungsplanung	210
–, Kondylus-Luxation	314	Belastungsabformung, mundoffene	1037
Arthroskopie	360, 390	Belastungslinie	934
Arthro(tomo)graphie	359	BEMA-Katalog	211
Articulatio temporomandibularis	132	Bemühungen, kosmetische	
Artikulation	115	(Geschichte)	45
Artikulatoren	495	Bennett-Bewegung	143
–, Arcon-Typ	499	Bennett shift	143
–, Non-Arcon-Typ	500	Bennett-Winkel	142
–, teilweise einstellbare (teil-		Betätigungen, sportliche	388
justierbare)	496	Bewegungsumfang, eingeschränkter	294
–, volljustierbare	499	Beziehung, intermaxilläre	
Asialie	187	(Totalprothetik)	1035
Ästhetik	60, 521	Biegefestigkeit (Keramik)	632, 647, 651
Attachment, bindegewebiges	189	Bikarbonatspray	230
–, epitheliales	94, 189	Biloc-Geschiebe	966
–, gingivales	94	Bindegewebstransplantat,	
– loss	190	subepitheliales	440, 441
– verlust	1209	bioaktiv	1131, 1134
Ätzung, chemische	827	Biodegradation (Implantat-	
–, elektrolytische	827	materialien)	1138
Aufbauten, gegossene	280	bioinert	1130, 1131, 1132
–, halbkonfektionierte	281	Biokompatibilität (Implantat-	
–, individuell hergestellte	280	materialien)	937, 1129
–, plastische (direkte)	278	Biokop	495
Aufbrennfähigkeit (Metalle)	607	Bipupillarlinie	113, 529, 1077, 1082, 1084
Aufbrennlegierungen	663	Bißlage	118
Auflage, balkonförmige	944	Bißnahme	57
–, kerbenförmige	944	Bißstellung	118
Auflagerungs-Osteoplastik	1112	Blattimplantate	1110
Auflageteller (Artikulator)	1082, 1085	Bleeding on probing	189, 223, 1209
Aufstellung, Anti-Monson-	1052	Bogen, gotischer	140, 1086
–, kammadaptierte	1049	Bohrmaschine (Geschichte)	60
–, überstatische	1047	Bona-Zylinderanker	1014
Aufstellungskonzept nach Gysi	1053	Bonefit-Implantat	1121
– nach Haller	1056	Bonwill-Dreieck	113
– nach Hiltebrandt	1055	– Klammer	941
Augenzähne	104, 539	– Klammer, modifizierte	942
Ausbetten (Gußteile)	764	Brackets	395
– (Totalprothetik)	1096	Bränemark-Implantat-	
Ausgrabungen	43	system	1121, 1158, 1161
Ausschleiftechnik (Provisorien)	548, 550	Breite, biologische	424, 425, 429
Außenanker (Doppelkronen)	979	Brücken	661
Autogenes Training	388	Brückenanker	666
Axiographien	361	–, Einteilung	666
		Brückenkörper	666
B		Brückenpfeiler	666
Back-Action-Klammer	942	–, Aufbau	666
Balancekondylus	143	Brückenzahnersatz, Aufgaben	669
Balanceseite (Kieferbewegungen)	139	–, Einteilung	666
Balkwill-Winkel	113	–, Indikationen	669
Bandkronen	55	–, Kontraindikationen	670
Basallamina, interne	94	Brückenzwischenglied	660

Sachregister

Brückenzwischenglieder,
  falsch gestaltete 219
Bruxismus 305, 362, 370, 371, 372, 379, 389
Buccae 95
Bukkalkorridor 535, 537, 1077, 1092, 1099

C
CAD/CAM-Systeme 685
Canalis mandibulae 125
Candulor-Zähne 1038
Caninisierung 106
Caninus-Papilla-Caninus-Linie 1041
Capsulitis 310
Carnivoren 76
Caruncula sublingualis 99
Catarrhini 74
Cavum oris 63
Cavum oris proprium 63, 97, 98, 99
central bearing point 1087
CeraOne-System 1170, 1172
Charters-Methode 241
Chirurgie, mukogingivale 412
Chlorhexidin(diglukonat) 250, 251, 422, 430, 1166
Chlormezanon 379
Chondroidkontakt 1130
Chondroprotektiva 381
Chroma (Farbintensität) 510, 517
Cingulum basale 85
CoCr-Legierungen 935
Commissura labiorum 96
Compliance 148
Computer-Tomographie 359
Condylator 501, 1051, 1080, 1081, 1085
Condyloform-Zähne 1046, 1048, 1051
Conex-Geschiebe 968
Connector, intramobiler 1141
Conod-Anker 1014
Corpus linguae 99
Crampons 59, 1088
Czermak-Räume 89

D
Dauerbiegefestigkeit 618
Dauerfestigkeit 652
Deckgold 784
Defekt, periimplantärer 1195
Defektprothesen, extraorale 1215
-, intraorale 1215
Deflexion 346
Dentalhygienikerin 233
Dentalkeramik 631
Dentallegierungen 599, 603, 607
Dentatus-Artikulator 497, 500
Dentes decidui 82
- lactales 85
Dentin 80, 88
-, Interglobular- 89
-, intertubuläres 89
-, Kanaldichte 88
-, Kanaldurchmesser 88
-, Manteldentin 88
-, Orthodentin 89
-, Primärdentin 89
-, Schichten 88
-, Sekundärdentin 89
-, Tertiärdentin 89
-, Wachstumslinien 89
-, zirkumpulpales 88
-, Zusammensetzung 76
Dentinliquor 88
Dentinogenese 80
Dentinzähne 72, 76
Dentinzwischenbrand 787
Desinfektion von Abformungen 582
Desmodont 93
Desmodontalspalt 93
Deviation 346
Diagnose 207
Diagnostik, psychiatrische 361
-, psychologische 361
Diatorics 1046
Diazepam 379
Diazonien 90
Diclofenac 379
Dicor 676, 689, 698
DIN-Normen (Legierungen) 609
Diphyodontie 73
Disaccharide 256
Diskusprolaps 309, 310
Diskusverlagerung, exzentrisch-
  posteriore 309, 313
-, zentrisch-anteriore 309, 310, 372, 377
Diskusverlagerungen 309, 372
Dislokationsknacken 309
Distalbißstellung 118
Distanzhülsen, abgewinkelte 1174
Distanzosteogenese 1130
Dolder-Steg 1151
Doppelarmklammer mit Auflage 941
Doppelklammer 941
Doppelkronen, klinischer und
  labortechnischer Ablauf 993
-, Langzeituntersuchungen 989
-, mit zusätzlichen Hafteletmenten 984
-, Nachteile 980
-, Verblendung 986
-, Vorteile 980
Dorsum linguae 99
Drahtklammern 570
Drahtligatur (Geschichte) 48
Drillbohrer (Geschichte) 60
Druckknopf (Implantologie) 1151
Druckknopfverbindung (Implan-
  tologie) 1192
Drüse, Nuhnsche 100
Ductus parotideus 98
- sublingualis major 99
- submandibularis 99
Dünnschichttechnik (Provisorien) 548, 550, 552

Duolock-Geschiebe	966
Duplizidentaten	76
Durchbruchszeiten, bleibende Zähne	85
Durchbruchszeiten, Milchzähne	82
Durchschnittsgesicht	529
Dysfunktionsindex, Anamnestischer	300
-, Klinischer	300

E

E-Klammer	941, 943
Ebene, Campersche	112, 503, 1077, 1078, 1082, 1084
Eckzahn-Führung	121
Eckzähne	104, 105
Eckzahnlinie	1080, 1099
Effekt, gingivaler	535
-, inzisaler	533
-, zervikaler	534
Eigenfaserzement, zelluläres	92
Einbetten (Gußteile)	759
- (Totalprothetik)	1093
Einbettmasse, Expansion	565
Eindringdistanz	954, 955
Eindringtiefe (Gußklammern)	954, 955
Einführungszug (Scaling)	226
Eingliederung (festsitzender Zahnersatz)	797
Einkleben der Patrize (Geschiebe)	965
Einschleifen von Klammerschultern	950
- von Totalprothesen	1059
Einstückgußprothese	919
Einzelabformung eines Kiefers (Totalprothetik)	1036
Einzelbüschelbürste	243
Einzelpfosten (Implantologie)	1220
Einzelzahnimplantate	1156
Einzelzahnversorgung, implantat- getragene	1156
Elastizitätsmodul	936
Elastomere	575
Elefanten	76
Elektromyographie (EMG)	362
Elektrovibratographie (EVG)	362
Elektrozahnbürsten	242
Elfenbein	41
Email (Geschichte)	55
EMG-Biofeedback	388
E-Modul	954
Empress	647, 652, 676, 698, 689
Endgefühl (Funktionsdiagnostik)	348
Endo-Paro-Läsionen	274
Endpfeilerbrücke	667
Entlastung, bukkale (Total- prothetik)	1050, 1061
Entspannungsmethode (Kiefer- relationsbestimmung)	1079
Epikutantest (Metalle)	618
Epiprothesen	1115
Epithelansatz	94, 189
Epithelkörperchen, Serressche	80
Epithelreste, Malassezsche	82
Epithelscheide, Hertwigsche	81
Epithetik	1216
Ermüdungstests (Keramik)	648
Ernährung	42
Ernährungsanamnese	258
Ernährungsberatung	258
Ernährungsempfehlungen	263
Erosionen	258
Ersatzkronen	664
Ersatzzahn	661
Ersatzzähne	46
Erstabformung	1036
Eruption	82
Erwachsenenparodontitis	207
EsthetiCone-System	1172, 1173
Etrusker (Geschichte)	45
EVA-System	219, 220, 1211
Exkursionsbewegungen, Bestimmung von	194
Extensionsbrücken	805
Extensionsbrücke, implantat- getragene	1153, 1178
Externa (Salben)	381
Extraktion	266
Exzision, keilförmige	410, 412
-, T-förmige	410

F

Fachhelferin, zahnmedizinische	233
Farbangleichung	511, 516
Farbbestimmung	511, 515, 516
- in der Metallkeramik	517
Farbordnungssysteme	510
Farbringmuster	516
Farbringsysteme	512
Farbvalenzen	506
Faserapparat, supraalveolärer	94
Fasern, dentogingivale	94
-, Desmodontalverlauf	93
-, Sharpeysche	92, 93
-, Tomessche	88
-, von Korffsche	88
Federarm (Gußklammern)	938
Federweg (Gußklammern)	954
Fernröntgenseitenbild	396
Festigkeit, mechanische (Keramik)	652
Fiedelbohrer (Geschichte)	60
Finierbarkeit (Metalle)	620
Fischer-Winkel	142, 503
Fixationsabformung (Doppelkronen)	998, 999, 1000
Fluoridanwendung	252
Flußpferdhauer (Geschichte)	41
Folienkronensysteme (Metallkeramik)	682
Fornix vestibuli	98
Fossa digastrica	125
- mandibularis	133
Fovea mentalis	96
FR-Chip	969
- Ball-System	1117
Fragebogen, Erosionen	259
-, Kariesrisiko	260

Sachregister 1259

Frankfurter Horizontale	112	-, Untersuchungsmethodik	297
freedom in centric	120	Furche, gingivale	189
Freiburger Präparations-Set	592, 770,	Furkationen, Bestimmung	191
	813, 814, 816, 841	-, Einteilung	191
Freiendbrücke	667		
Freiendprothesen	913, 921, 923	**G**	
Freiendsättel	923	Gabelklammer	945
Freiheit in der Zentrik	120	Galvanismus	1240
Fremdfaserzement, azelluläres	92	Gangränbehandlung	268, 272
Frenula buccae inferioris	98	Gebiß, bleibendes	67
- buccae superioris	98	-, parodontal stark reduziertes	811
Frenulum labii inferioris	98, 99	Gebißreduktion, phylogenetische	74
- linguae	99	Gebißschaden, kompensierter	903
Frialit-2-Implantatsystem	1081	-, unkompensierter	903
Friktionsstifte	985	-, völliger	904
Front-Eckzahn-Führung	120	Gebißzähne	72
Frontzahn-Führung	120	Gebührenordnung für Zahnärzte	
Frontzahnauswahl (Totalprothetik)	1038	(GOZ)	211
Frontzähne	102	Gefüge (Metalle)	620
Frontzahnführungsteller (Artiku-		Gelenkbahn	142
latoren)	500	-, sagittale	142
-, individueller, Herstellung		Gelenkmobilisation	387
(festsitzender Zahnersatz)	728	Gelenkzentrik	115
Frontzahnprothese	52	gelockerte Zähne, Schienung	267
Frontzahnstufe, sagittale	193, 346	Gemischtfaserzement, zelluläres	92
Frontzahntreppe nach Ackermann	1045	Gerber-Retentionszylinder	1014
Führungsarm (Gußklammern)	938, 939	Gerüstanprobe (festsitzender Zahn-	
Führungsstift (Artikulatoren)	496	ersatz)	782
Füllungen, insuffiziente	219	Gerüst, Aufpassen (Provisorien)	566
Funde, archäologische (Geschichte)	38	Gerüstdesign, schwedisches	
-, frühneuzeitliche (Geschichte)	43	(Implantologie)	1143
Funkenerosionstechnik (Doppel-		Gerüste, durch Kaltverformung	
kronen)	985	hergestellte	682
Funktionsanalyse	356	-, durch Maschinenfräsung	
Funktionsgrenzbereich (Total-		hergestellte	685
prothetik)	1058	-, galvanotechnisch hergestellte	679
Funktionsrand (Totalprothetik)	1058	-, gußtechnisch hergestellte	677
Funktionsstörungen, Ätiologie	303	Gerüstgestaltung (Kronen-, Brücken-	
-, Behandlungsbedarf	299	prothetik)	740
-, Definition	293	-, (Hybridprothetik)	1016
-, Diagnostik, Anamnese	326	-, (implantatretinierte und -getragene	
-, Diagnostik, Bildgebende Verfahren	356	Suprastrukturen)	1143
-, Diagnostik, Klinische Unter-		Gerüstzeichnung	952
suchung	344	Geschiebe	963
-, Klassifikation	306	Geschiebebrücken	669
-, Leitsymptome	294	Gesichtsbogen	201, 1023, 1084, 1085
-, Mikrotraumen	303	Gesichtsbogen-Stützstift-Technik,	
-, Prävalenz	297	kombinierte	1083
-, Stressoren	304	Gesichtsbogenübertragung	996
-, Symptome, objektive	295	-, arbiträre	201
-, Symptome, subjektive	295	Gesichtsdrittel	529
-, synonyme Begriffe	293	Gesichtsprothesen	1215
-, Therapie, Akupressur	387	Gesprächstherapie	389
-, Therapie, Akupunktur	387	Gewebekleber	417
-, Therapie, Aufklärung	370	Geweberegeneration, geführte	
-, Therapie, definitive okklusale	389	parodontale	436, 443
-, Therapie, Kieferchirurgie	390	Gewebeverträglichkeit (Metalle)	618
-, Therapie, physikalische	381	Gingiva, angewachsene	98, 190
-, Therapie, psychologische	387	-, attached	98, 189, 190
-, Therapie, Ruhe und Vermeidung	371	- fixa	98
-, Therapie, Schienentherapie	371, 377	-, freie	97, 189
-, Therapie, Selbstbeobachtung	370	- marginalis	97

– propria	98
–, unverschiebliche	98
Gingivabreite	190
Gingivektomie, externe	406, 408
–, interne	406
Gingivitis	207
–, akute nekrotisierende ulzerierende (ANUG)	217
Gingivitisprophylaxe	233
Gingivoplastik	407, 409
Glandula apicis linguae	100
– lingualis anterior	100
– sublingualis	99
– submandibularis	99
Glandulae buccales	98
– labiales	98
– linguales (posteriores)	100
– molares	98
– palatinae	99
Glanzbad, elektrogalvanisches	957
Glaskeramik, gepreßte	689
–, gegossene	688
Glasphase (Keramik)	631
Gleichgewicht, visuelles	523
Glossalgie	174
Glossodynie	174
Glucocorticoide	380
Golddraht (Geschichte)	53
Golddrahtgebinde (Geschichte)	46
Goldener Schnitt	524
Goldfolie (Geschichte)	662
Goldkappen (Geschichte)	661
Goldlegierungen	607
Goldplättchen (Geschichte)	661
Goldsteg, vorgefertigter	1152
Gracey-Küretten	224
Graduation (Ästhetik)	537
Graphittiegel	763
Greiferklammer	945
Grenzlinie, mukogingivale	189
Griechen (Geschichte)	45
Gruppenkontakt (Okklusionskonzepte)	121
Gußklammern, Bestandteile	938
–, Klammerformen	940
–, Nachteile	940
–, Vorteile	940
Gußteile, Herstellung	735

H

Haller-Molaren	1057
Halt einer Totalprothese	1033
Halteklammern	926
Haltungstonus (Kieferrelationsbestimmung)	1078
Haplodontie	73
Harmonie (Ästhetik)	523
Hauptantagonist	116
Hebelarm (Modellgußprothetik)	934
Heilkunde (Geschichte)	37, 51
Hemidesmosomen	94
Hemisektion	431
Herdinfektion	662
Heterodontie	73
Heteromorphie	73
Hirtenstab	1009
HM-Situationsabformlöffel nach Meist	1037
Hochglanzpolitur der Keramik	794
Hochkulturen (Geschichte)	38, 42
Höcker, funktionelle	118
–, nichttragende	118
–, nichtzentrische	118
–, tragende	118
–, zentrische	118
Hohlkehlpräparation	591, 775, 813
Homodontie	72
Hornzähne	72
Hue (Farbton)	511, 513, 517
Hülsen-Stift-Systeme (Hybridprothetik)	1014
Hülsenkronen	664
–, Einteilung	665
Hyaluronsäure	380
Hybridprothese (Implantologie)	1189
–, Gerüstgestaltung	1016
–, Indikation	1013
–, Okklusionskonzept	1018
–, Verankerungselemente	1014
–, Voraussetzungen	1013
–, Indikation	1013
Hydrokolloide	579
Hydroxylapatit	1138
Hydroxylapatitkeramik	1135, 1136
Hygienephase, Ablauf	215
Hypnose	388

I

Ibuprofen	379
Imbrikationslinien	90
immediate side shift	143, 501, 503
Immediatprothesen	569
Immediatprovisorien	550
Implantat, bedingt erfolgreiches	1195
–, fehlschlagendes	1195
– durchmesser	1143
Implantate, enossale	1109, 1220
–, Hygienefähigkeit	1143
–, kombinierte	1112
–, submuköse	1111
–, subperiostale	1111
–, transdentale	1111
–, zahnwurzelförmige	1112
Implantatform	1114
Implantationsplanung	1115
Implantatkopf	1145
Implantatmaterialien	1112, 1129
Implantatmißerfolg	1195
Implantatoberfläche	1114
Implantatpfosten, abgewinkelter	1142
Implantatposition	1142
Implantologie, operatives Vorgehen	1161
–, prothetisches Vorgehen	1170
Implantoplastik	1202

IMZ-Implantat	1212	Kauorgan	122
In-Ceram	648, 652, 676, 688, 1188	Kauschlauch (Totalprothetik)	1077
Incisura mandibulae	124	Kauseite (Kieferbewegungen)	138
Individualisierung (Garniturzähne)	929	Kaustabilität, autonome	1030, 1037
–, (Prothesenbasis)	930	Kausystem	122
Indometacin	379	Kautschuk (Geschichte)	53
Infektionsprophylaxe	1253	Kautschukprothesen	913, 1032
Infrawölbung	939, 953	Kegelwinkel	983
Inlaybrücke	662	Kennedy-Klassen	906
Innenanker (Doppelkronen)	979	Keramik	631
Innovationen, technische		–, Auswahl	785
(Geschichte)	60	Keramikoberfläche	796
Instrumente, rotierende	230	Keramikrestaurationen	690
Instrumentiertechnik	1253	Keramiktiegel	763
Insuffizienz, parodontale	904	Keramikzähne	919
Intensivfarben	930	Kerbstellung (Totalprothetik)	1057
Interalveolarlinie	1050	Kerneinbettung (Provisorien)	566
Interdentalbürstchen	243, 249	Kernspin-Tomographie	310, 317, 360
Interdentalpapille	97	Kerr-Rand-Gestaltung	948, 1069, 1070
Interdentalraumreinigung	243	Kieferchirurgie	390
Interdentalstimulatoren	243, 248	Kiefergelenk	132
Interface (Implantatmaterialien)	1130	–, bilaminäre Zone	136
Interglobularräume	89	–, Capsula articularis	136
Interimsprothese	568	–, Caput mandibulae	134
Interimsprothesen	913	–, Discus articularis	132
Interinzisaldistanz, maximale	347	–, Eminentia articularis	132
interkoronal	966	–, Fissura petrosquamosa	133
Interkuspidation, habituelle	115	–, Fissura petrotympanica	133
–, maximale	115	–, Fissura tympanosquamosa	133
Interkuspidationsposition	115	–, Fossa mandibularis	132
Interokklusalabstand	193	–, Gelenkkammern	135
intrakoronal	966	–, Kondylus	132
Inzisalführungstisch	728	–, Lig. laterale	136
Inzisallinie (Ästhetik)	528, 535	–, Lig. mediale	136
Inzisalstift	496, 500, 503, 1082	–, Lig. sphenomandibulare	136
Inzision, keilförmige	428	–, Lig. stylomandibulare	136
–, L-förmige	428	–, Planum praeglenoidale	134
–, T-förmige	428	–, Tuberculum articulare	134
Isodontie	72	–, Tuberculum postglenoidalis	133
Isthmus faucium	96	Kiefergelenke, Untersuchung	349
ITI-System (Implantologie)	1121	Kiefergelenkgeräusche	294, 349
Ivotray-Abformlöffel nach		Kieferkammaufbau, geführte	
Schwarzkopf	1037	Geweberegeneration	438
		–, Interposition	438
J		–, Onlay-Transplantat	439
Jacketkrone	663, 686	Kieferkammprofil	1089
Jodlösung, Schillersche	189	Kieferrelationsbestimmung	203, 952,
Juga alveolaria	124		996, 1002, 1023
Jungsteinzeit (Geschichte)	42	–, horizontale	1086
		–, vertikale	1077
K		Kippung (Modellgußprothetik)	934
K-Silikone	575	Klammerarm, elastischer	938
Kältetherapie	381	–, starrer	938
Kaltpolymerisate	1032	Klammerprothese	913
Kalziumphosphatkeramik	1138	Klammerauflage	938, 939
Kalottenaufstellung	1053	Klammer, fortlaufende	943
Kapillarplexus, subodontoblastischer	87	Klammerführungslinie	899, 953
Kariesprophylaxe	233, 252	Klammer, gestielte	943
Kaubelastungen (Keramik)	652	–, zusammengesetzte gestielte	943
Kauebene	112	Klammerschulter	938, 940
Kauflächen aus Metall	919	Klammerstiel	938
Kaufunktion, Wiederherstellung	45	Klebung	825

Knochen (Geschichte)	41	Kunststoffpressen	1096
Knochenqualität (Implantologie)	1112	Kunststoffprothesen	913
Kohlenhydrate	256	Kunststoffverblendung	788
Kollagen, mikrofibrilläres	417	Kunststoffzähne	919
Kombinationsprothesen	913	Küretten	223
Kompensationsfarben	507	Kurve, Speesche	114
Kompensationskurve, sagittale	114, 1037	-, Wilson-	114
-, transversale	1037	Kurzwellen	382, 384
Komplementärfarben	507	Kurzzeitprovisorien	547
Kompositionsmassen, thermoplastische	579	**L**	
Konditionierung	825	Labia oris	95
Kondylarbahnführung, horizontale	501	Labium inferius	96
-, transversale	501	- superius	95
Kondylare (Artikulatoren)	496, 500	Laboruntersuchungen, Blut und Harn	361
Kondylenbahnwinkel	142	Lachkurve	1091
Kondylenposition, zentrische	115	Lachlinie	533, 1080, 1099, 1143
Kondylus, schwingender	143	Lamina cribriformis	95
Koni-Meter	1007, 1008	- dura	95
Konstruktionsmodell (Doppelkronen)	1001	Langzeitprovisorien	547
Kontakte, Höcker-Fossa-	118	- laborgefertigt, mit NEM-Gerüst	548
-, Höcker-Randleisten-	118	-, Herstellungstechniken	557
Kontaktosteogenese (Implantatmaterialien)	1130	-, laborgefertigt, ohne Gerüst	548
Kontaktposition, retrale	115	-, Materialien	557
Konter (Totalprothetik)	1094	-, mit NEM-Gerüst	562
Kontraindikationen, Adhäsivbrücken	830	Laser	230
Kontrolle Differenz IKP - RKP	206	Lateralbewegung, Bennettsche	143
Konuskronen	983	Laterotrusionsseite (Kieferbewegungen)	138
Konuskronen, Haftkraft	983	Lebenserwartung	42
Konusprothese	913	Leerlaufseite	139
Konuswinkel	983, 987, 997	Legen von Fäden	738
Kopfbiß	120	Legierung	618
Körnerschicht, Tomessche	89	-, angußfähige	964
Korrosion	620, 1242	Legierungen	619
Korrosionsbeständigkeit (Metalle)	622	Legierungsgruppen	617
Korrosionsfestigkeit (Co-Cr-Legierungen)	937	Lehre, hippokratische (Geschichte)	38
Korrosionsraten (Metalle)	620	Leichenzähne (Geschichte)	55
Kosmetik	526	Leuzit	631, 634
Kostenplan, privater	211	Ligamentum periodontale	93
Kraftarm (Modellgußprothetik)	934	Limbus cutaneus	96
Kralle (E-Klammern)	943	- gingivae	97
Krepitationsgeräusche	317	„Line angle"	227
Kreuzbiß	120	Linea girlandiformis	98
Kreuzbißaufstellung	1050	Lingua	130
Kronen	661	Lingualbügel	920
Kronenabnehmer	1009	Lingula mandibulae	125
Kronenflucht	541	Linien, Owensche Kontur-	89
Kronenränder, abstehende	219	-, von Ebnersche	89
Kronenrandgestaltungen, Metallkeramik	699	Linienwinkel	227
Kronensysteme, vollkeramische	692	Lippenfülle	1077
Kronenzahnersatz, Einteilung	663	Lippenschilder, anteriore	1092
-, Indikationen	663	Lippenschlußlinie	1080
-, Kontraindikationen	663	Lippenstütze	1091
Krümmungsmerkmal	539, 540, 541	Lochplatte (Teilprothetik)	920
Kryotherapie	381	Löffel, individuelle	1022
Kühlrippen (Gußteile)	758	Löffeleffekt, zervikaler (Provisorien)	550, 551, 553, 559
Kulturgeschichte (Geschichte)	37	Löffel, individuelle	1068
Kunststoff-Gerüst-Verbund	566	Lokalanästhetika	380, 404
		Long centric	120

Sachregister

Lost-wax-Verfahren	687
LTI Carbon	1133
Lückengebisse, Einteilung nach Eichner	909
-, Einteilung nach Kennedy	906
-, Einteilung nach Steffel	455, 861, 1263
-, Einteilung nach Wild	909

M

M. buccinator	95, 130
M. digastricus	125, 131
M. genioglossus	125
M. geniohyoideus	125, 131
M. masseter	125, 127
M. mylohyoideus	96, 125
M. omohyoideus	131
M. orbicularis	130
M. orbicularis oris	95
M. pterygoideus lateralis	124, 125, 129
M. pterygoideus medialis	125, 128
M. sternohyoideus	131
M. sternothyreoideus	131
M. stylohyoideus	132
M. temporalis	125, 126
M. thyreohyoideus	131
Magnet-Split-Cast	1001, 1074
Magnetresonanz-Tomographie	360
Magnetverankerungen (maxillofaziale Prothesen)	1220
Mandibula, Angulus mandibulae	123
-, Basis mandibulae	123
-, Caput mandibulae	124
-, Collum mandibulae	124
-, Corpus mandibulae	123
-, Pars alveolaris	123
-, Processus condylaris	124
-, Processus coronoideus	124
-, Ramus mandibulae	124
Margo linguae	99
Maryland-Brücken	829
Massage	382
Materialien, bioaktive (Implantatmaterialien)	1134
Maxillofaziale Prothesen, Abformung	1219
-, Behandlungsablauf	1220
-, Einleitung	1215
-, Funktionen	1217
-, Geschichte	1216
-, Verankerung	1226
-, Werkstoffe	1218
Maya (Geschichte)	49
Mediotrusionsseite (Kieferbewegungen)	139
Mehrkostenberechnung	211
Membran, aus expandiertem Polytetrafluorethylen	436
Mentum	96
Mesialbißstellung	118
Mesiostruktur (Implantologie)	1142
Mesopharynx	96
Meßsystem nach Ney	954
Metall-Kleber-Verbund	825
Metall-Keramik-Verbund	636
Metallbasis	55
Metallgerüste, mittels Sintertechnik hergestellte	681
Metallgußtechnik	662
Metallkeramik, Kronenrandgestaltung	698
Metallkronen, keramisch verblendete	663
Metamerie	509
Metamizol	379
Methode, phonetische (Kieferrelationsbewegung)	1079
Michigan-Schiene	372
Mikromotor	586
Mikrotraumen	317
Mikrowellen	382, 384
Milchgebiß	67
Mineralpaste (Geschichte)	59
Mineralzähne (Geschichte)	59
Minikaiotten	1059
Mischimplantate	1110
Mißerfolge von prothetischen Restaurationen	1205
Mittelalter (Geschichte)	39, 51
Mittellinie	1080
Mittelwertartikulator	1023
Mittelwertartikulatoren, nichteinstellbare	496
Modellanalyse	950
Modellanfertigung	57
Modellgußprothetik, klinischer und labortechnischer Ablauf	949
-, Langzeitresultate	945
-, Statik	933
-, Werkstoffkunde	935
Modellpflege	205
Molaren, dritte	108, 110
-, erste	107, 109
-, zweite	107, 110
Molarisation	106
Monophyodontie	79
Monosaccharide	256
Monson-Aufstellung	1051
Montagekontrolle	206
Mörser-Pistill-Prinzip	1037, 1046, 1038, 1049
Mucosa alveolaris	98
Muffel	758
Muffeleinlagen	565
Mukositis, periimplantäre	1197, 1200
mukostatischen Abformung	1037
Multibandapparatur	395
Multimorbidität	151
Mundduschen	250
Mundhygiene	233
Mundöffnung, maximale	346, 347
Mundschutz (Zahnschutz)	1223
-, Anforderungen	1225
-, Aufgaben	1224
-, Definition	1223
-, Herstellungstechniken	1225

–, Materialien	1225
–, mögliche Nachteile	1224
–, Nachsorge	1227
–, Typen	1225
–, Verhaltensmaßregeln	1227
–, Vorteile	1224
Mundtrockenheit	174
Mundwinkelgerade	527
Muskelentspannung	388
Muskelgriffigkeit (Totalprothetik)	923, 1034, 1037, 1059
Muskelrelaxantien	379
Muskelrelaxation, progressive	388
Muskulatur, infrahyale	131, 132
–, suprahyale	130
Myalgie	294
Myoarthropathie	293
Myopathien, Muskelkontraktur	320
–, myofaszialer Schmerz	319
–, Myositis	319
–, Myospasmus	320
–, reflektorische Muskelschienung	319
Myotonolytika	379

N

N. alveolaris inferior	124, 125
N. hypoglossus	130
N. mandibularis	124
N. massetericus	128
N. mentalis	124
N. pterygoideus lateralis	130
N. pterygoideus medialis	128
Nachregistrierung	1100
Nachsorgeintervall	1212
Nadelimplantate	1112
Nahrungsmittel	42
Nasenblaseversuch	1092
Naßverfahren (Geschichte)	1032
Nebenantagonisten	116
NEM-Legierungen	565, 607
Neonatallinie	89, 90
Nervenplexus, Raschkowscher	87
Nervenstimulation, transkutane elektrische (TENS)	382
Neufund, archäologischer (Geschichte)	49
Neutralbißstellung	118, 192
Neuzeit (Geschichte)	51
New Attachment	222
Ney-Klammern	941
Nicht-Verbundsysteme	688
Nichtarbeitsseite	139
Nn. temporales profundi	127
Non-Arcon-Artikulator	501
Non-Compliance	148
Normalbiß	120
Notfallsituationen, endodontische	216

O

Oberflächenbearbeitung von Keramik, mechanische	793
Oberkiefer-Frontzähne	103
Oberkiefer-Seitenzähne	106
Oberkiefermodell, Montage	204
Objekte, archäologische (Geschichte)	43
Obturatoren	1216
Octa-Sekundärteil	1123
Odontoblasten	80
Odontogenese	78
Öffnungsbewegung	346
Okkludatoren	495
Okklusalauflagen (Gußklammern)	951
Okklusion	115
–, bilateral balancierte	122, 1046, 1060
–, dynamische	115
–, eckzahngeschützte	121
–, frontzahngeschützte	120
–, habituelle	115
–, lingualisierte	1047, 1051
–, polyvalente	1061, 1097
–, statische	115
–, unilateral balancierte	121
–, Zahn-zu-zwei-Zahn-	116
–, zentrische	115
Okklusionsebene	112, 1084, 1085
Okklusionskonzepte	120, 1018, 1118
Okklusionskurve, sagittale	114
Okklusionstyp	192
Oligosialie	187
Onlay-Transplantat (Kieferkammaufbau)	442
Opaker-„Washbrand" (Keramikverblendung)	786
Opakerbrand (Keramikverblendung)	786
Oropharynx	96
Orthopantomogramm	317, 357
Os alveolare	95
Osseointegration	1130, 1133
Ostektomie	425
Osteoarthritis	379
Osteoarthrose	358, 372, 380
Osteoidkontakt (Implantatmaterialien)	1130
Osteophyten	317, 358
Osteoplastik	424
Overbite	115, 193, 345
Overdenture	1013
Overjet	115, 193, 346

P

Paläopathologie (Geschichte)	38
Palatinalband	919
Palatinalbügel	920
Palatum	99
Palladium-Legierungen	607
Palpationsempfindlichkeit, Kaumuskulatur	294
–, Kiefergelenke	294
Pannus	315
Panoramaschichtaufnahme	321, 357
Papilla gingivalis	97
– incisiva	98
– interdentalis	97
– parotidea	98

Sachregister

Papillae filiformes	100
- foliatae	100
- fungiformes	100
- vallatae	100
Papillameter	1072, 1075
Papillenblutungsindex (PBI)	211, 235, 1211
Paracetamol	378
parakoronal	966
Parallelometer	953, 997
Parazonien	90
Parodontalabszeß, akuter	216
Parodontalinstrumente, Schärfen	227
Parodontitis	207
-, akute nekrotisierende ulzerierende (ANUP)	208, 217
-, juvenile (lokalisiert/generalisiert)	208
- marginalis profunda	207
- marginalis superficialis	207
-, rasch fortschreitende	207
Parodontitisprophylaxe	233
Parodontium	90
Partieller Zahnersatz, Aufgaben	904
-, Einteilung	605
-, Gerüst	918
-, Gerüstretention	928
-, historische Entwicklung	905
Patientenaufklärung	213
Patientenlagerung	1248
Patrize, Anlötung (Geschiebeprothetik)	965
-, Einkleben	965
Perforationen (Adhäsivprothetik)	828
Periimplantitis	1197
-, Schweregrad	1197
Perikymatien	90
periodontitis, rapidly progressive (RPP)	207
Periodontium	90
Periotest-Gerät	1202
perverted centric	120
Pfosten, beweglicher (Implantologie)	1146
-, starrer (Implantologie)	1146
Pfostenauswahl (Implantologie)	1149
Philtrum	95
Phöniker (Geschichte)	45
Phosphatzement	662
Phylogenese der Zähne	72
Pilzbefall	1035
Pins, Setzen der (Sägemodell)	712
Pinseltechnik (Hybridprothetik)	1021
Plakoidschuppen	72
Planung	177
Planungskarte	210
Plaque	256
Plaque-Index	1209
Plaquerevelatoren	235
Platamic-Verfahren	663
Platte, skelettierte	920
Plattenapparaturen, herausnehmbare	395
Platzhalterlack, Auftragen	725
Plazebowirkung	369, 371
Plica sublingualis	99
Plicae palatinae transversae	98
point centric	120
Polierer (Scaling)	230
Polyäthergummi-Abformmaterial	575, 1000, 1022, 1179, 1184
Polymerisation	1096
Polyphyodontie	72
Polysaccharide	256
Polytetrafluorethylen	436
Polyvalenz (Totalprothetik)	1048
Pontics (Teilprothetik)	918, 928
Porzellan (Geschichte)	59
Porzellan-Mantelkrone	662
Posselt-Diagramm	140
Potenz, allergene (Metalle)	618
Präameloblasten	80
Prädentin	80
Prämolaren, erste	106, 108
-, zweite	106, 109
Prämolarisierung	432
Präodontoblasten	80
Präparation	840
-, diagnostische	769
- einer Tasche (Kieferkammaufbau)	441
Präparationsgrenze, Anzeichnen	724
Präparationsinstrumente	592
Präparationsmodell	996
Präparationsstumpf, Höhe	587
-, Oberflächenrauhigkeit	587
-, Präparationswinkel	587
-, Umfang	587
Präparationstechnik	548, 550, 585
Präzisionsgeschiebe	964
Primärfarben	507
Primärkrone (Doppelkronen)	979
Primatenlücke (Totalprothetik)	1048
Primatenlücken	78
Prinzip, embryogenetisches (Totalprothetik)	1039
Probleme, akute, Behandlung	216
Probond-System	663
Profil, gerades	530
-, konkaves	530
-, konvexes	530
Profilgeschiebe	946
Profilzirkel	1089
Proglissement (Totalprothetik)	1037, 1049
progressive side shift	143, 501, 503
Prophylaxehelferin	233
Proportion (Ästhetik)	524
Prothesen, definitive	913
-, maxillofaziale	1215
Prothesenkörper	918
Prothesenpflege	253
Prothesenrand, Trimmen	1099
Prothesenunverträglichkeit, psychogene	1235
Prothesenzahnbürste	253
Prothesenzähne, farbliche Angleichung	925

Prothesenzahnlänge und Gingivaverlauf	927
Prothetik, maxillofaziale	1215
prothetischer Zahnersatz, Aufgaben	521
Protrusion, äquilibrierte	1060
-, balancierte	1060
-, maximale	348
Provisorien, abnehmbare	549
- bei abnehmbarem Zahnersatz	568
-, festsitzend-abnehmbare	547
-, festsitzende	547
Provokationstest	354
Pseudo-Infraokklusion	314
Pulpa, Austrocknung	586
-, Kernzone	87
-, Randzonen	87
-, thermische Schädigung	586
Pulpektomie	269
Pulver-Wasserstrahl-Geräte	218
Punctum fixum (Muskulatur)	126
- mobile	126
Punkt-Zentrik	120

R

Radix linguae	99
Rahmenbedingungen, wirtschaftliche	149
Raphe palati	98
Rapid-Flex-Klammersystem	955
Raum, negativer (Ästhetik)	537
RDA-Werte (Reinigungspasten)	219
Re-Osseointegration	1199
Reattachment	222
Reevaluation, präprothetische Vorbehandlung	403, 445
Regeneration, bindegewebige	222
Registratkontrolle	206
Registrierschablonen	951, 996, 1001, 1002, 1022, 1075, 1078
Registrierung	1023
Reinigungspasten	218
Relation, zentrale	1086
Reliefgriffigkeit (Totalprothetik)	1034, 1098
Remodellierung (Kiefergelenk)	309
Remontage (Totalprothetik)	1101
Remontageabformungen (Zahnfleischmasken)	726
Remontieren, primäres	1059
-, sekundäres	1001
Reokkludieren	1059, 1096
Replika (Implantologie)	1149
Repositionsknacken	309
Repositionsschiene	377
Resilienzgelenk	972
Resilienzspielraum	971
Resilienzteleskope	981
Resilienztest	354
Resistenz, parodontale	904
Retentionsarm (Gußklammern)	938, 939, 954
Retentionsnetze (Adhäsivprothetik)	826
Retentionsperlen (Adhäsivprothetik)	826
Retentionspuffer nach Gerber	1015
Retentionszylinder	1024
Revolvergebiß	73
Richmond-Krone	662
Richmond-Stiftkrone	662
Rillen-Schulter-Geschiebe	963
Rillen-Schulter-Stift-Geschiebe (RSS-Geschiebe)	963
Rima oris	96
Ring-Deckel-Krone	662
Ringklammer	942
Rißbildung (Keramik)	648
Roach-Klammer	945
Rohbrandanprobe	789
Rollappentechnik (Kieferkammaufbau)	439
Römer (Geschichte)	45
Röntgenaufnahme, schräglaterale transkranielle	357
Röntgentomographie	358
Root Planing	222
Rotation (Modellgußprothetik)	934
-, um eine fronto-transversale Achse	972
-, um eine sagittale Achse	972
Rotationsachse (Modellgußprothetik)	934
Rotationsgerüst nach Krol	926
Rotationsschutz (Implantologie)	1145
Rotlicht	382
RSS-Geschiebe	964
Rückenschutzplatte	1003
Rückgesicht	529
RUM-Position	115, 203

S

Sägemodellherstellung	709
Salben	381
SAM	499
SAM 1	497
SAM 2	498, 500
SAM-Pin-System	717
Sandstrahlen (Adhäsivprothetik)	827
Sandwich-Osteoplastik	1112
Sattelbrücken	668, 669
Sattelteile, zahntragende	918
Saumepithel	189
Scaler	218, 222
-, maschinelle	231
Scaling	222
Schalengerüst, Herstellung im Labor	552
Schalenprovisorien	548, 550
Schalt-Freiend-Prothesen	913
Schaltprothesen	913, 921
Scharniergelenke	972
Scherhöcker	118
Schichttechniken, keramische	785
Schienentherapie	371
Schienungen	46
Schleifgeräte	227
Schleimhaut, mastikatorische	95, 97
-, spezialisierte	100
Schleimhauttransplantat, freies	412

-, keilförmiges	441	Sonographie	364
Schließungsprothesen	913, 934	Sounding	419, 425, 427
Schlotterkamm	1035	Spaltbrücken	668, 669
Schluckmethode (Kieferelations-		Spätimplantate	1121
bestimmung)	1078	Spätmittelalter (Geschichte)	39
Schmelz-Dentin-Grenze	89	Speicheltests	262
Schmelz-Zement-Grenze	91	-, Fließrate	1212
Schmelzbüschel	90	Spektralfarben	506
Schmelzepithel, äußeres	79	Spektrum, farbiges	505
-, inneres	79	-, optisches	505
-, reduziertes	81	Spezialküretten	224
Schmelzfaltigkeit	75	Split-Cast	200, 957, 1001
Schmelzlamellen	90	Sprühdesinfektion	582
Schmelzmatrix	80	Spüllösungen, antimikrobielle	228
Schmelzorgan	79	- zur Plaquehemmung	250
Schmelzprismen	89	Stabilisierungsarm (Modellguß-	
Schmelzpulpa	79	prothetik)	938
Schmelzretikulum, epitheliales	79	Stabilisierungselement (Teil-	
Schmelzrippen	75	prothetik)	918
Schmerzen, chronische	296	Stabilisierungsfräsung (Führungs-	
Schmerztherapie, psychologische	388	fräsung) (Geschiebeprothetik)	965
Schneeschuhprinzip (Teilprothetik)	923,	Stabilisierungsschiene	372
	934	Stampfhöcker	118
Schneidezähne, mittlere	103, 104	Steg, ausbrennbarer	1152
-, seitliche	105	-, individuell gefräster	1152
Schönheitsvorstellungen (Geschichte)	48	Stege	971, 1220
Schraubenimplantate	1110	Steggelenk	971, 91014, 1151, 1190
Schraubensysteme (Aufbauten)	282	Steggeschiebe	971, 1151, 1190
Schreinemakers-Löffel	1065, 1067	Stegverbindung	1190
Schutz des marginalen Parodonts	587	Stereomikroskop	735
Schutzkronen	664	Stifte, konische	282
Schwammobturatoren	1217	-, zylindrisch-konische	282
Schwebebrücken	667, 668	-, zylindrische	282
Seitenzähne	105	Stiftkronen	661, 664
Seitschub, maximaler	349	Stiftzahnbrücken	55, 662
Seko(no)dontie	76	Stiftzähne	661
Sekretdrainage	662	Stillman-Methode, modifizierte	240
Sekundärfarben	507	Stopplinie	1090
Sekundärkrone (Doppelkronen)	979	Störungen, extrakapsuläre	318
Semipräzisionsgeschiebe	964	-, kraniomandibuläre	293
Septa interalveolaria	124	Strahlensterilisation	583
- interradicularia	124	Streifen, Hunter-Schregersche	90
Set-up	1142	-, Retzius-	90
Si-Plast-Träger nach Hofmann	1037	Streßbewältigung	388
Sicca-Syndrom	174	Stressoren	304
Siegelwachs (Geschichte)	57	strukturosteotrop	1131
Silanisierung (Adhäsivprothetik)	827	Studienmodelle	361
Silberlegierungen	607	Stufenpräparation, zirkuläre	770,
Silikatisierung (Adhäsivprothetik)	827		773, 809
Silikophosphatglas (Implantat-		Stumpflack	736, 997
materialien)	1134	Stützkronen	664
Simplizidentaten	76	Stützfeld, parodontales (Modellguß-	
Sinterkeramik (Implantat-		prothetik)	933
materialien)	1133	Stützlinie (Modellgußprothetik)	933, 944
Situationsabformung	196, 547,	Stützstift-Registrierung,	
	1036, 1067	intraorale	951, 992
Situationsmodelle, Herstellung	199	Stützstiftführungsteller	1082, 1085
Sjögren-Syndrom	174, 187	Sublingualbügel	920
Sofortimplantate	1121	Sulcus gingivae	94
Sondierung, transsulkuläre	425	- gingivalis	97, 189
Sondierungstiefe	189	- mentolabialis	96
Sondierungszug (Scaling)	226	- nasolabialis	96

- transversus menti 96
Sulkusboden 94
Superfloss 243, 246
Suprakonstruktion (Implantologie) 1149
Suprastruktur (Implantologie) 1115
Suprastrukturen, implantatgetragene 1186
Suprawölbung 939
Süßstoffe, künstliche 262
Swager (Metallgerüste) 683
Symbolwert von Zähnen 1231
Symmetrie, dynamische (Ästhetik) 535
Synovitis 310, 315, 316, 317
System, kraniozervikales 122
-, mastikatorisches 122
-, orofaziales 122
-, stomatognathes 122
Systeme, metallkeramische 675, 677
-, vollkeramische 676, 686

T
Tangentialbrücken 668, 669
Tangentialpräparation 590, 813
Tauchbaddesinfektion 583
Teilhülsengeschiebe 963
Teilkronen 662, 664
Teleskopkronenbrücken 662
Tendinitis 319
Tendomyopathien 293
Tendomyositis 319
Terminologie, anatomische 63
Thekodontie 73
Thermographie 364
Tierzähne 41
Titan 610, 938
-, bioinert 1131, 1132
-, strukturosteotrop 1131
-, titanplasmabeschichtetes 1131
Titan-Insert 1124
Titanimplantate, titanplasmabeschichtete 1137
Titanlegierungen 612
Tonsilla palatina 96
Torus palatinus 99
Totalprothetik, Geschichte 1031
Totalprothetikkonzept nach Gerber 1037
Toxizität, lokale 1237
- systemische 1237
Tranquillantien 379
Translation (Modellgußprothetik) 934
-, vertikale (Steg-Gelenk-Prothesen) 972
Transversalband (Teilprothetik) 919
Tricalciumphosphatkeramik (TCP) 1131, 1134
Trisektion 431
Tuberculum Carabelli 107
- labii superioris 95
- mentale 124
Tuberositas masseterica 125, 128
- pterygoidea 128
Tübinger Sofortimplantat 1121

Tunnelierung 430
Turbine 586

U
Überbiß, vertikaler 193, 345, 347, 395
Überprüfung, Paßgenauigkeit, Randlänge 782
Ultraschall 362, 384
Ultraschall-Scaler 218
Ultraschallinstrumente 230
Umlauf (Geschiebeprothetik) 966
Universalküretten 218, 224
Unterfütterung 1062
Unterkiefer 123
-, Beweglichkeit 345
-, Bewegungen 137
- Frontzähne 104
- Seitenzähne 108
Unterkieferersatz 55
Unterkiefermodell, Montage 205
Unterschnittstiefe 954
Untersuchung, intraorale 353
Urzahnformel 74
Uvula palatina 99

V
Vakuum-Brennverfahren 663
Value (Farbhelligkeit) 510, 517
Velum palatinum 99
Veränderungen, artifizielle 40
Verankerungselemente 918, 922
Verankerungskronen 664
Verbinder, großer 918, 919
-, kleiner 918, 921, 938, 940
Verbindung, dentogingivale 94
Verblockung, direkte (Primärverblockung) 670
-, indirekte (Sekundärverblockung) 670
Verbundosteogenese (Implantatmaterialien) 1131
Verbundsysteme, keramische 687
Vergießen (Gußteile) 762
Verhaftung, epitheliale 94
Verlängerungsprothesen 913
Verschiebelappen, apikaler 423
Versorgung, provisorische 267
Verwindungskurve 114
Verzinnung (Adhäsivprothetik) 828
Vestibulum oris 63, 97
Vestibulumplastik 1035, 1114
Videofluoroskopie 361
Vitadur N 648
Vitalexstirpation 268, 269
Volksbücher, zahnheilkundliche (Geschichte) 52
Vollgußkronen 662
Vollkronen 662
Vollporzellankrone 662
Vollprothesen (Geschichte) 55
Vorbehandlung, endodontische 267
-, kieferchirurgische 400
-, kieferorthopädische 393

Sachregister

-, konservierende	277
-, oralchirurgische	265
-, präprothetische, Phase I	265
-, präprothetische, Phase II	406
Vorgesicht	529
Vorwärmen (Gußteile)	760

W

Wachskäppchen	736
Wachsmodell	52, 55
Wachsprofile	954
Wachsregistrat, zentrisches	202, 951, 952
Walroßhauer (Geschichte)	41
Wärmeausdehnungskoeffizient	601, 636, 650, 784
Wärmetherapie	382
Waschkristalle (Adhäsivprothetik)	826
Wax-up	731, 838, 1142, 1149
-, additives	731
-, volles	732
Wechselgebiß, frühes	85
-, spätes	85
Weichteilprofil	530
Werkstoffe, dentale, und Plaque-Interaktionen	1243
wide centric	120
Widerstandsarm (Lastarm) (Modellgußprothetik)	934
Widman-Lappenoperation, modifizierte	418
Wiederanheftung, bindegewebige	222
Winkelmerkmal	539, 540, 541
Wirkung, toxische (Metalle)	618
Wurzelamputation	433
Wurzelkanal	661
Wurzelscheide	81
Wurzelspitzenresektion	435
Wurzelstiftkappe (Hybridprothetik)	1015, 1024
Wurzelzement, Zusammensetzung	91

X

Xerostomie	174, 187

Z

Zahnarztberuf, Belastungen im	1245
Zahnbogen	111
Zahnbrecher (Geschichte)	39
Zahnbrücken (Geschichte)	45
Zahnbürste	236
Zähne, bleibende	85
-, Anzahl	101
-, Höcker	101
-, Okklusionskontakte	117
-, Wurzelkanäle	101
-, Wurzeln	101
Zähne, echte	72
-, künstliche	51
-, menschliche	41
- mit unkontrollierbaren Schmerzen	216
-, nicht erhaltungswürdige	216
-, „semi-anatomische"	1048
-, unechte	72
Zahnentwicklung, Glockenstadium	78
-, Kappenstadium	78
-, Knospenstadium	78
Zahnersatz, enossal-gingival getragener	914
-, enossal-parodontalgingival getragener	914
-, festsitzender	542
-, halbphysiologischer	915
-, kombiniert enossal-parodontal getragener	914
-, kombinierter	543
-, parodontaler	913
-, parodontal-gingivaler	913
-, partieller	56
-, physiologischer	914
-, rein enossal befestigter	914
-, rein gingival getragener	913
-, Rinderknochen	49
-, totaler	56
-, unphysiologischer	916
-, Werkstoffe	55
Zahnfleischepithese, flexible	1143
Zahnfleischmaske, flexible	725, 1154
Zahnformel, Ur-	73
-, Bär	77
-, Catarrhini (Cercopithecoidea)	77
-, Elefant	76
-, Feliden (Löwe)	76
-, Hasentiere (Kaninchen)	76
-, Hominoidea	78
-, Hund	77
-, Nagetiere (Maus)	76
-, Platyrrhini (Callitrichiden)	77
-, Platyrrhini (Cebidae)	77
-, Säugetiere	75
-, Unpaarhufer (Pferd)	75
-, Wiederkäuer (Schaf)	75
-, Wiederkäuer (Schwein)	75
Zahnhalteapparat	86, 90
Zahnhölzer	243
Zahnkeim	79
Zahnkranz, Beschleifen	714
Zahnkünstler (Geschichte)	41, 43
Zahnleiste, Ersatz-	73, 79, 80
-, generelle	78, 80
-, laterale	78, 80
-, Milch-	73
-, Zuwachs-	73, 79
Zahnlockerungen	190
Zahnlosigkeit	1029
Zahnmedizingeschichte	37
Zahnmerkmale, Bogenmerkmal	70
-, Eindellungsmerkmal	72
-, Krümmungsmerkmal	70
-, Winkelmerkmal	70
-, Wurzelmerkmal	71
-, Zahnhalsmerkmal	71
Zahnpapille	79

Zahnpasta	242
Zahnprothesen	45
Zahnsäckchen	79, 82
Zahnschema, amerikanisches	69
–, internationales	69
– nach Haderup	68
– nach Zsigmondy und Palmer	68
Zahnschmelz	80, 89
Zahnseide	243, 244
Zahnsteinentfernung	217
Zahnverlust	43, 903
–, Reaktionen auf	1232
Zement, Arten	92
–, Fasersysteme	92
Zementieren	798
Zene Artzney (Geschichte)	51
Zinkoxid-Eugenol-Paste	579, 958, 1022, 1070, 1071, 1072, 1103
Zinkoxid-Phosphat-Zement	1004
Zone, kaustabile	1090
Zuckeraustauschstoffe	262
Zungenbeinmuskulatur	130
Zungenbrennen	174
Zungenmuskulatur	130
Zwischengliedgestaltung	743
Zwölftafelgesetze (Geschichte)	48
Zylinderimplantate	1100
Zylinderteleskope	981

J. R. Strub / J. C. Türp / S. Witkowski / M. B. Hürzeler / M. Kern
Curriculum Prothetik, Band II

Curriculum Prothetik

Band II
Artikulatoren
Ästhetik
Werkstoffkunde
Festsitzende Prothetik

von

Prof. Dr. med. dent. Jörg Rudolf Strub
Dr. med. dent. Jens Christoph Türp
ZTM Siegbert Witkowski, C.D.T.
Abteilung Poliklinik für Zahnärztliche Prothetik
der Albert-Ludwigs-Universität Freiburg

PD Dr. med. dent. Markus Beat Hürzeler
Privatpraxis München

Prof. Dr. med. dent. Matthias Kern
Klinik für Zahnärztliche Prothetik, Propädeutik und Werkstoffkunde
der Christian-Albrechts-Universität Kiel

2., überarbeitete Auflage

Quintessenz Verlags-GmbH

Berlin, Chicago, London, Paris, Barcelona, São Paulo, Tokio,
Moskau, Prag und Warschau

Die Deutsche Bibliothek - CIP-Einheitsaufnahme

Curriculum Prothetik/von Jörg Rudolf Strub ... - Berlin;
Chicago; London; Paris; Barcelona; São Paulo; Tokio; Moskau;
Prag; Warschau: Quintessenz-Verl.
 ISBN 3-87652-522-5 (1. Aufl.)
 ISBN 3-87652-532-2 (2. Aufl.)

Bd. 2. Artikulatoren, Ästhetik, Werkstoffkunde, festsitzende
Prothetik. - 2. Aufl. - 1999
 ISBN 3-87652-528-4

2. Auflage

Copyright © 1999 by Quintessenz Verlags-GmbH, Berlin

Dieses Werk ist urheberrechtlich geschützt. Jede Verwertung
außerhalb der engen Grenzen des Urheberrechtsgesetzes ist
ohne Zustimmung des Verlags unzulässig und strafbar. Das
gilt insbesondere für Vervielfältigungen, Übersetzungen,
Mikroverfilmungen und die Einspeicherung und Verarbeitung
in elektronischen Geräten.

Druck und Bindearbeiten: WB-Druck GmbH & Co., Rieden am Forggensee
Printed in Germany

ISBN 3-87652-532-2 (Band I-III)
ISBN 3-87652-527-6 (Band I)
ISBN 3-87652-528-4 (Band II)
ISBN 3-87652-529-2 (Band III)

Die Autoren dieses Buches

Prof. Dr. med. dent. *Jörg Rudolf Strub*
Ärztlicher Direktor der
Abteilung Poliklinik für Zahnärztliche Prothetik
Universitätsklinikum Freiburg

Dr. med. dent. *Jens Christoph Türp*
Abteilung Poliklinik für Zahnärztliche Prothetik
Universitätsklinikum Freiburg

ZTM *Siegbert Witkowski,* C.D.T.
Laborleiter der
Abteilung Poliklinik für Zahnärztliche Prothetik
Universitätsklinikum Freiburg

Dr. med. dent. *Markus Beat Hürzeler*
Institut für Parodontologie und Implantologie, München
Clinical Assistant Professor, Department of Stomatology,
Division of Periodontics, University of Texas, Houston

Prof. Dr. med. dent. *Matthias Kern*
Ärztlicher Direktor der Klinik für Zahnärztliche Prothetik,
Propädeutik und Werkstoffkunde
der Christian-Albrechts-Universität Kiel

unter Mitarbeit von:
PD Dr. med. dent. *Kurt Werner Alt*
Institut für Humangenetik und Anthropologie
der Albert-Ludwigs-Universität Freiburg

Prof. Dr. rer. nat. *Heinrich Friedrich Kappert*
Leiter der Zentralen Forschungseinrichtung
Experimentelle Zahnheilkunde
Universitätsklinikum Freiburg

Inhaltsverzeichnis Band I

	Vorworte	6
	Danksagungen	12
1	**Die historische Entwicklung der zahnärztlichen Prothetik**	**37**
1.1	Einleitung	37
1.2	Heilkunst und Kulturgeschichte	37
1.3	Der kosmetisch-ästhetische Wert der Zähne in Vergangenheit und Gegenwart	40
1.4	Ernährung und Zahnverlust	42
1.5	Die Bedeutung archäologisch-prothetischer Fundobjekte für die medizinhistorische Forschung	43
1.6	Früheste archäologische Quellen zur Zahntechnik aus Ägypten	44
1.7	Zahnersatz zur Zeit der Antike (Etrusker, Phöniker, Griechen, Römer)	45
1.7.1	Etrusker	45
1.7.2	Phöniker	46
1.7.3	Griechen	47
1.7.4	Römer	48
1.8.	Zahnersatz vom Ende der Antike bis zum Ausgang des Mittelalters	48
1.9	Zahnersatz der Neuzeit	51
2	**Einführende anatomisch-prothetische Grundlagen**	**63**
2.1	Terminologie, Zahnschemata und Zahnmerkmale	63
2.1.1	Terminologie	63
2.1.2	Zahnschemata	68
2.1.3	Zahnmerkmale	70
2.2	Phylogenese der Zähne	72
2.3	Odontogenese, Zahndurchbruch und Milchzähne, Durchbruchszeiten der bleibenden Zähne	78
2.3.1	Odontogenese	78
2.3.2	Zahndurchbruch und Milchzähne	82
2.3.3	Durchbruchszeiten der bleibenden Zähne	85
2.4	Aufbau der Zähne und des Zahnhalteapparates	86
2.4.1	Aufbau der Zähne	87
2.4.2	Aufbau des Zahnhalteapparates	90
2.5	Makroskopische Anatomie der Perioralregion und der Mundhöhle	95

2.6	Morphologie der bleibenden Zähne	101
2.6.1	Frontzähne	102
2.6.2	Seitenzähne	105
2.7	Gebiß als Ganzes	111
2.7.1.	Zahnbogen und Bezugsebenen - Definitionen	111
2.7.2	Okklusion der Zahnreihen	115
2.7.3	Zahn-zu-Zahn-Beziehungen	116
2.7.4	Okklusionskonzepte der dynamischen Okklusion	120
2.8	Anatomie: Stomatognathes System, Unterkiefer, Kaumuskulatur, Zungenbeinmuskulatur, Kiefergelenk	122
2.8.1	Stomatognathes System	122
2.8.2	Unterkiefer	123
2.8.3	Kaumuskulatur	125
2.8.4	Zungenbeinmuskulatur	131
2.8.5	Kiefergelenk (Articulatio temporomandibularis)	132
2.8.6	Kieferbewegungen	137

3 Synoptisches Behandlungskonzept — 145

3.1	Einleitung	145
3.2	Behandlungskonzept	145
3.3	Diskussion	148

4 Anamnese — 151

4.1	Einleitung	151
4.2	Erläuterungen zum Gesundheitsfragebogen	152

5 Befundaufnahme und Planung — 177

5.1	Einleitung	177
5.2	Erhebungen anhand des Befundbogens	186
5.2.1	Anamnese	186
5.2.2	Befund	186
5.3	Praktische Maßnahmen am (bezahnten) Patienten	196
5.3.1	Situationsabformung in Ober- und Unterkiefer	196
5.3.2	Arbiträre Gesichtsbogenübertragung	201
5.3.3	Zentrisches Wachsregistrat	202
5.4	Arbeiten und Analysen im Labor	204
5.4.1	Montage des Oberkiefermodells im Artikulator (SAM 2)	204
5.4.2	Montage des Unterkiefermodells	205
5.4.3	Kontrolle und Analysen	206
5.5	Komplettierung des Befundbogens	206
5.5.1	Diagnose	207
5.5.2	Prognose	208
5.5.3.	Weitere diagnostische und Behandlungsmaßnahmen sowie Behandlungsplanung mit Terminplanung	208
5.6	Rechtliche Aspekte - Patientenaufklärung	213

6 Hygienephase: Parodontale Vorbehandlung — 215

6.1	Einleitung	215
6.2	Ablauf	215

6.2.1	Behandlung akuter Probleme	216
6.2.2	Aufklärung	217
6.2.3	Mundhygienemaßnahmen	217
6.2.4	Mundhygieneinstruktion	217
6.2.5	Ernährungsberatung	217
6.2.6	Zahnsteinentfernung/Zahnreinigung	217
6.2.7	Beeinflussung der Plaque durch chemische Agentien (Spüllösungen)	219
6.2.8	Rekonturieren insuffizienter Füllungen, Entfernen abstehender Kronenränder und Korrektur von falsch gestalteten Brückenzwischengliedern	219
6.2.9	Elimination grober Vorkontakte	221
6.2.10	Provisorische Versorgung kariöser Läsionen und apikaler Aufhellungen	221
6.2.11	Reparatur und provisorische Versorgung von abnehmbarem Zahnersatz	221
6.2.12	Scaling und Root Planing (Feindepuration)	221
6.2.13	Reevaluation der Hygienephase	231

7 Hygienephase: Aufklärung, Mundhygienemotivation und -instruktion   **233**

7.1	Einleitung	233
7.2	Aufklärung und Motivation zur Mundhygiene	234
7.3	Instruktion in die Mundhygiene	236
7.3.1	Zahnbürste	236
7.3.2	Zahnputztechniken	238
7.3.3	Elektrozahnbürsten	242
7.3.4	Zahnpasta	242
7.3.5	Interdentalraumreinigung	243
7.3.6	Mundduschen	250
7.3.7	Anwendung von Spüllösungen zur Plaquehemmung	250
7.3.8	Empfehlungen zu Häufigkeit und Dauer der Mundhygienemaßnahmen	251
7.4	Kariesprophylaxe durch Fluoridanwendung	252
7.5	Prothesenpflege	253

8 Hygienephase: Ernährungsberatung - Der Einfluß der Ernährung auf die Zahngesundheit   **255**

8.1	Einleitung	255
8.2	Plaque, Kohlenhydrate und Zahngesundheit	256
8.3	Erosionen	258
8.4	Ernährungsanamnese und -beratung	258
8.5	Zuckeraustauschstoffe und künstliche Süßstoffe	262
8.6	Ernährungsempfehlungen	263

9 Präprothetische Vorbehandlung, Phase I   **265**

9.1	Einleitung	265
9.2	Möglichkeiten der präprothetischen Vorbehandlung, Phase I	265
9.2.1	Oralchirurgische Vorbehandlung	265

9.2.2	Extraktion nicht-erhaltungswürdiger Zähne und strategische Extraktionen	266
9.2.3	Provisorische Versorgung, Schienung gelockerter Zähne	267
9.2.4	Endodontische Vorbehandlung	267
9.2.5	Konservierende Vorbehandlung, plastische und gegossene Aufbauten	277

10 Funktionelle Vorbehandlung: Symptome, Epidemiologie, Ätiologie und Klassifikation von Funktionsstörungen   **293**

10.1	Einleitung	293
10.2	Definition und Leitsymptome	293
10.3	Subjektive und objektive Symptome	294
10.4	Der persistierende (chronische) Schmerz	295
10.5	Epidemiologische Aspekte	297
10.5.1	Verbreitung (Prävalenz) von funktionellen Beschwerden in der Bevölkerung	297
10.5.2	Der Helkimo-Index	299
10.6	Ätiologie	303
10.6.1	Anatomisch-pathologische Faktoren	303
10.6.2	Traumata	304
10.6.3	Psychosoziale und psychische Faktoren	304
10.6.4	Pathophysiologische, systemische Faktoren	306
10.7	Klassifikation von Funktionsstörungen im stomatognathen System	306
10.7.1	Intrakapsuläre Störungen: Arthropathien	307
10.7.2	Extrakapsuläre Störungen: Myopathien	319

11 Funktionelle Vorbehandlung: Diagnostik von Myoarthropathien des Kausystems   **325**

11.1	Einleitung	325
11.2	Anamnese	326
11.2.1	Derzeitige Beschwerden und ihre Lokalisation	341
11.2.2	Charakteristika der Beschwerden	341
11.2.3	Besonderheiten aus dem Gesundheitsfragebogen (allgemeinmedizinische Fragen)	342
11.2.4	Psychosoziale Anamnese	342
11.3	Klinische Untersuchung	344
11.3.1	Allgemeine Inspektion des Kopf-Hals-Bereichs	344
11.3.2	Überprüfung der Beweglichkeit des Unterkiefers	345
11.3.3	Untersuchung der Kiefergelenke	349
11.3.4	Palpation der Kau- und Halsmuskulatur	351
11.3.5	Untersuchung zur Beweglichkeit der Halswirbelsäule	352
11.3.6	Intraorale Untersuchung	353
11.4	Weitere klinische Maßnahmen	353
11.5	Bildgebende Verfahren	356
11.5.1	Panoramaschichtaufnahme	357
11.5.2	Schräglaterale transkranielle Röntgenaufnahme	357
11.5.3	Röntgentomographie	358
11.5.4	Arthrotomographie	359

11.5.5	Computer-Tomographie	359
11.5.6	Kernspin-Tomographie (Magnetresonanz-Tomographie)	360
11.5.7	Arthroskopie	361
11.6	Zusätzliche diagnostische Möglichkeiten	361
11.7	Stellen einer (Arbeits-)Diagnose	363

12 Funktionelle Vorbehandlung: Therapie von Myoarthropathien des Kausystems — 367

12.1	Einleitung	367
12.2	Aufklärung	369
12.3	Selbstbeobachtung	370
12.4	Ruhe und Vermeidung	370
12.5	Schienentherapie	371
12.5.1	Stabilisierungschiene	372
12.5.2	Repositionsschiene	377
12.6	Pharmakologische Therapie	377
12.6.1	Nichtopiat-Analgetika und nicht-steroidale Antiphlogistika (NSA)	378
12.6.2	Muskelrelaxantien bzw. Tranquillantien („minor tranquilizer") als Myotonolytika	379
12.6.3	Weitere Medikamente	380
12.7	Physikalische Therapie (Physiotherapie)	381
12.7.1	Kältetherapie (Kryotherapie)	381
12.7.2	Wärmetherapie	382
12.7.3	Massage	382
12.7.4	Stromtherapie	382
12.7.5	Lasertherapie	385
12.7.6	Krankengymnastik: Muskel- und Bewegungsübungen, Haltungsübungen	385
12.7.7	Gelenkmobilisation	387
12.8	Akupunktur/Akupressur	387
12.9	Psychologische Therapie	387
12.9.1	Streßbewältigung/Muskelentspannung	388
12.9.2	Psychologische Schmerztherapie	388
12.9.3	Gesprächstherapie	389
12.10	Definitive okklusale Maßnahmen	389
12.11	Kieferchirurgie	390

13 Präprothetische Vorbehandlung, Phase I: Kieferorthopädie und orthognathe Kieferchirurgie — 393

13.1	Einleitung	393
13.2	Kieferorthopädische Vorbehandlung	393
13.2.1	Indikationen	393
13.2.2	Kontraindikationen	394
13.2.3	Ziele	394
13.2.4	Behandlungsmittel und -grundsätze	395
13.2.5	Interdisziplinäres Behandlungskonzept (Kieferorthopädie/Prothetik)	396
13.2.6	Stabilität des Behandlungsergebnisses	399
13.3	Kieferchirurgische Vorbehandlung	400

14 Präprothetische Vorbehandlung, Phase II:
Parodontal- und oralchirurgische Eingriffe **403**

14.1	Einleitung	403
14.2	Reevaluation der präprothetischen Vorbehandlung, Phase I	403
14.3	Lokalanästhetika	404
14.3.1	Dauer und Art des Eingriffs	404
14.3.2	Vorerkrankungen des Patienten	404
14.3.3	Höchstdosis	405
14.4	Eingriffe während der präprothetischen Vorbehandlung, Phase II	406
14.4.1	Gingivektomie und Gingivoplastik	407
14.4.2	Mukogingivale Chirurgie: Freies Schleimhauttransplantat	413
14.4.3	Modifizierte Widman-Lappenoperation	418
14.4.4	Apikaler Verschiebelappen (chirurgische Kronenverlängerung) mit gleichzeitiger Osteoplastik bzw. Ostektomie	423
14.4.5	Tunnelierung, Hemisektion/Trisektion/Prämolarisierung, Wurzelamputation	430
14.4.6	Wurzelspitzenresektion (WSR)	435
14.4.7	Geführte parodontale Geweberegeneration	436
14.4.8	Kieferkammaufbau	438
14.4.9	Enossale Implantate	444
14.4.10	Präparation und provisorische Versorgung der Pfeilerzähne	444
14.4.11	Provisorische Versorgung zahnloser Kieferabschnitte	444
14.5	Komplikationen nach Parodontaloperationen	444
14.6	Reevaluation der präprothetischen Vorbehandlung, Phase II	445

Sachregister Band I bis III **447**

Inhaltsverzeichnis Band II

15 Artikulatoren		495
15.1	Einleitung	495
15.2	Einteilung von Artikulatoren	496
15.2.1	Einteilung nach Einstellmöglichkeiten	496
15.2.2	Einteilung nach der Art der Gelenksimulation	499
15.3	Unterschiede SAM 2 - Condylator	500
15.3.1	Charakteristika des SAM 2-Artikulators	500
15.3.2	Charakteristika der Condylatoren „Individual" bzw. „Vario"	501

16 Farbe, Farbbestimmung und Farbangleichung		505
16.1	Physikalische Aspekte des Farbsehens	505
16.2	Physiologische Aspekte des Farbsehens	505
16.3	Farbvalenzen und Farbklassen	506
16.4	Primär-, Sekundär-, Komplementär-, Kompensationsfarben	507
16.5	Einflüsse auf die Farbempfindung	507
16.6	Metamerie und ihre Konsequenzen	509
16.7	Farbordnungssysteme - Das Munsell-Color-System	510
16.8	Grundlegende Prinzipien für die Farbbestimmung in der Zahnmedizin	511
16.9	Farbringsysteme	512
16.10	Farbbestimmung durch Zahntechniker oder Zahnarzt?	514
16.11	Spezifische Einflüsse auf Farbbestimmung und Farbangleichung	516
16.12	Spezielle Aspekte zur Farbbestimmung in der Metallkeramik	517
16.13	Perspektiven	518

17 Ästhetik in der Zahnmedizin		521
17.1	Einleitung	521
17.2	Prinzipien der Ästhetik	521
17.3	Kosmetik	526
17.4	Ästhetik im Gesichtsbereich	526
17.5	Ästhetik in der Mundregion: Der Weichteilrahmen	532
17.6	Ästhetik in der Mundregion: Die Sichtbarkeit der Zähne	533
17.7	Morphologie der Zähne aus ästhetischer Sicht	538
17.8	Klinische Konsequenzen	541
17.8.1	Festsitzender Zahnersatz	542

17.8.2	Kombinierter Zahnersatz	543
17.8.3	Abnehmbarer Zahnersatz: Modellgußprothetik	543
17.8.4	Abnehmbarer Zahnersatz: Hybrid- und Totalprothetik	543
17.9	Schlußbetrachtung	544

18 Provisorische Versorgung — 547

18.1	Einleitung	547
18.2	Provisorien bei festsitzendem Zahnersatz	547
18.2.1	Anfertigung direkt im Mund	547
18.2.2	Schalenprovisorien	550
18.2.3	Langzeitprovisorien laborgefertigt (ohne oder mit Gerüst)	557
18.2.4	Langzeitprovisorien mit NEM-Gerüst	562
18.3	Provisorien bei abnehmbarem Zahnersatz	568

19 Abformmassen, Abformlöffel, Abformmethoden — 573

19.1	Einleitung	573
19.2	Anforderungen an Abformmassen	574
19.3	Einteilung von Abformmassen	574
19.4	Beispiele für die klinische Anwendung von Abformmassen	575
19.5	Abformlöffel	580
19.6	Abformmethoden	581
19.7	Desinfektion von Abformungen	582

20 Präparationstechnik — 585

20.1	Einleitung	585
20.2	Erhaltung der Zahnstrukturen und Schutz der Pulpa	585
20.3	Schutz des marginalen Parodonts	587
20.4	Retentions- und Widerstandsform	587
20.5	Werkstoffkundliche und konstruktionsbedingte Kriterien	589
20.6	Ästhetische Kriterien	590
20.7	Weitere zu beachtende Faktoren	590
20.8	Präparationsformen	590
20.9	Präparationssatz „Prothetik" der Universitäten Freiburg und Kiel	592
20.10	Hilfsmittel bei der Präparation	594
20.11	Kontrolle der Präparation	594
20.12	Schutz des präparierten Stumpfes	595
20.13	Abformung und Präparation	595
20.14	Empfohlene Präparationsformen	595
20.15	Tendenzen	596

21 Metalle in der Zahnmedizin und ihre Verarbeitung aus klinischer Sicht — 599

21.1	Einleitung: Metallische Eigenschaften	599
21.2	Die für den Zahnersatz unnötigen und störenden metallischen Eigenschaften	599

21.3	Die für den Zahnersatz nützlichen metallischen Eigenschaften	600
21.4	Physik der metallischen Bindung	602
21.5	Die Frage nach der Verantwortung	602
21.6	Dentallegierungen: Einteilung und Normung	607
21.7	Kennzeichnung von Dentallegierungen	609
21.8	Titan	610
21.8.1	Mechanisch-physikalische Eigenschaften	611
21.8.2	Herstellen von Zahnersatz aus Titan	613
21.8.3	Verblendtechniken	613
21.9	Galvanotechnik	614
21.9.1	Grundlagen der Galvanotechnik	615
21.9.2	Das Prinzip	616
21.9.3	Feingold	617
21.10.	Allgemeine Forderungen für gute Dentallegierungen	617
21.10.1	Biologische Verträglichkeit	618
21.10.2	Mechanische Dauerfestigkeit	619
21.10.3	Forderungen bezüglich Zusammensetzung und Gefüge	620
21.11	Zusammenfassung	625

22 Keramik als zahnärztlicher Werkstoff — 631

22.1	Einleitung	631
22.2	Keramik als zahnärztlicher Werkstoff	631
22.3	Materialtechnische Aspekte von Oxidkeramiken	633
22.3.1	Aluminiumoxid	633
22.3.2	Zirkoniumoxid	634
22.4	Metallkeramik	636
22.4.1	Niedrigschmelzende Massen	637
22.4.2	Metall-keramischer Verbund	640
22.4.3	Klinische Bewertung	640
22.5	Vollkeramik	641
22.5.1	Zusammensetzung	641
22.5.2	Festigkeitssteigerung bei Vollkeramik	645
22.5.3	Festigkeitsprüfung	650
22.5.4	Korrelation zur klinischen Beanspruchung	652
22.5.5	Klinische Bewertung	654
22.5.6	Anwendungsbereiche für vollkeramische Systeme	656

23 Einführung in die Kronen-Brücken-Prothetik — 661

23.1	Definition von Kronen und Brücken	661
23.2	Historische Entwicklung des Kronen- und Brückenersatzes	661
23.3	Einteilung, Indikationen und Kontraindikationen von Kronenzahnersatz	663
23.3.1	Einteilung von Kronenzahnersatz	663
23.3.2	Indikationen von Kronenzahnersatz	664
23.3.3	Kontraindikationen von Kronenzahnersatz	665
23.4	Aufbau, Einteilung, Aufgaben, Indikationen und Kontraindikationen von Brückenzahnersatz	666
23.4.1	Aufbau von Brückenzahnersatz	666

23.4.2	Einteilung von Brückenzahnersatz	666
23.4.3	Aufgaben von Brückenzahnersatz	669
23.4.4	Indikationen von Brückenzahnersatz	670
23.4.5	Kontraindikationen von Brückenzahnersatz	670
23.5	Verblockungsarten	670
23.6	Langzeitresultate bei konventionellem festsitzendem Zahnersatz (Vollguß, Metall-Kunststoff, Metallkeramik)	671

24 Metall- und Vollkeramiksysteme in der Kronen-Brücken-Prothetik — 675

24.1	Einleitung	675
24.1.1	Metallkeramische Systeme	675
24.1.2	Vollkeramische Systeme	676
24.2	Metallkeramische Systeme	677
24.2.1	Gußtechnisch hergestellte Gerüste	677
24.2.2	Galvanotechnisch hergestellte Gerüste	679
24.2.3	Mittels Sintertechnik hergestellte Metallgerüste	681
24.2.4	Durch Kaltverformung hergestellte Gerüste (Folientechniken)	682
24.2.5	Durch Maschinenfräsung hergestellte Gerüste	684
24.3	Vollkeramische Kronensysteme	687
24.3.1	Einleitung	687
24.3.2	Keramische Verbundsysteme	688
24.3.3	Nicht-Verbundsysteme	689
24.3.4	Durch Maschinenschleifung/-fräsung hergestellte Keramikrestaurationen	691
24.3.5	Durch Sonoerosion hergestellte Keramikrestaurationen	692
24.4	Klinische Betrachtungen	692

25 Zahntechnische Gesichtspunkte zum ästhetischen Erfolg bei festsitzendem Zahnersatz — 697

25.1	Einleitung	697
25.2	Angleichung von Rekonstruktionen an den Restzahnbestand	697
25.3	Anfertigung von Restaurationen ohne Korrespondenz zum Restzahnbestand	702
25.4	Systematisches Behandlungskonzept für optimale ästhetische Erfolge bei festsitzendem Zahnersatz	703

26 Kronen-Brücken-Prothetik: Zahntechnische Arbeitsunterlagen — 709

26.1	Einleitung	709
26.2	Sägemodellherstellung	709
26.2.1	Richtlinien zur Sägemodellherstellung	709
26.2.2	Lagerung und Vorbehandlung der Abformungen	710
26.2.3	Die Herstellung des Zahnkranzes	712
26.2.4	Der Modellsockel mit integriertem Magnetsplit-Cast	718
26.2.5	Segmentierung des Zahnkranzes	722
26.2.6	Die Modellstumpfvorbereitung	723

Inhalt Band II   481

26.3	Die flexible Zahnfleischmaske für das Arbeitsmodell	725
26.4	Die Herstellung eines individuellen Frontzahnführungstellers	728
26.5	Das Aufwachsen von Zahnformen (Wax-up)	731

27 Kronen-Brücken-Prothetik: Herstellung von Gußteilen   735

27.1	Einleitung	735
27.2	Die Wachsmodellation	736
27.2.1	Die äußere Kontur	736
27.2.2	Die Paßgenauigkeit des Käppchens insgesamt	736
27.2.3	Paßgenauigkeit im Randbereich	739
27.3	Gerüstgestaltung für die verblendete Restauration (mit Keramik oder Kunststoff)	740
27.3.1	Unterstützung der Keramik	741
27.3.2	Stabilität des Gerüstes	743
27.3.3	Gerüstgestaltung aus ästhetischer Sicht	744
27.3.4	Konturierung im marginalen Bereich	746
27.3.5	Zwischengliedgestaltung	747
27.3.6	Lötverbindungsflächen	749
27.3.7	Übergang vom Metall zur Keramik	750
27.3.8	Gerüstgestaltung für die Kunststoffverblendung	752
27.4	Setzen der Gußkanäle	754
27.4.1	Syfon-Guß (Schlaufenguß)	754
27.4.2	Direktes Anstiften	755
27.4.3	Direktes Anstiften mit Extrareservoir	755
27.4.4	Direktes Anstiften bei Brücken	756
27.4.5	Balkenguß	756
27.4.6	Kühlrippen zur Lenkung der Erstarrung	757
27.5	Wahl der Muffel	758
27.6	Lage des Gußobjekts in der Muffel	758
27.7	Einbetten und Vorwärmen	759
27.7.1	Muffeleinlage	759
27.7.2	Expansionssteuerung	759
27.7.3	Vorwärmen der Gußmuffel	760
27.8	Das Vergießen von Dentallegierungen	762
27.9	Ausbetten	764
27.10	Feinaufpassung der Gußteile	765

28 Kronen-Brücken-Prothetik: Klinischer und labortechnischer Ablauf   769

28.1	Einleitung	769
28.2	Labor: Diagnostische Präparation	769
28.3	Klinik: Farbauswahl, Präparation am Patienten	769
28.3.1	Zirkuläre Stufenpräparation	770
28.3.2	Zirkuläre Hohlkehlpräparation (Seitenzähne)	773
28.3.3	Zirkuläre Hohlkehlpräparation (untere Frontzähne)	775
28.4	Klinik: Postpräparatorische Maßnahmen am Patienten	777
28.4.1	Abformung	777
28.5	Labor: Modellherstellung	781

28.6	Klinik: Gesichtsbogenübertragung, Kieferrelationsbestimmung (zentrisches Wachsregistrat)	781
28.7	Labor: Vom Gipsmodell zur gegossenen Restauration	781
28.8	Klinik: Gerüstanprobe	782
28.9	Die Verblendung von Gerüsten	785
28.9.1	Die keramische Verblendung	785
28.9.2	Die Kunststoffverblendung	790
28.10	Klinik: Rohbrandanprobe (Keramik)	791
28.10.1	Allgemeines	791
28.10.2	Oberflächenkorrektur an der Keramik	792
28.11	Labor/Klinik: Fertigstellung und Anprobe der Arbeit	798
28.12	Klinik: Eingliederung der festsitzenden Arbeit	799
28.12.1	Vorgehen beim Zementieren mit Zinkoxid-Phosphat-Zement	800
28.12.2	Vorgehen beim Zementieren mit Glasionomerzement (GIZ)	801

29 Extensionsbrücken 805

29.1	Definition	805
29.2	Indikationen	805
29.3	Kontraindikationen	806
29.4	Klinische und labortechnische Voraussetzungen	806
29.4.1	Klinik	806
29.4.2	Labor	807
29.5	Langzeitstudien	807

30 Festsitzende prothetische Versorgung im parodontal stark reduzierten Gebiß 811

30.1	Einleitung	811
30.2	Behandlungsplanung und Behandlungsablauf	812
30.3	Langzeitstudien	820
30.4	Schlußfolgerung	820

31 Einführung in die Adhäsivprothetik 823

31.1	Definition	823
31.2	Geschichte der Adhäsivprothetik	824
31.3	Metall - Kleber - Verbund	825
31.3.1	Makromechanische Methoden	826
31.3.2	Mikromechanische Methoden	827
31.3.3	Mechano-chemische Methoden	827
31.4	Indikationen von Adhäsivbrücken	829
31.5	Kontraindikationen	830
31.6	Langzeitresultate von Adhäsivbrücken	831
31.7	Zusammenfassung: Vor- und Nachteile von Adhäsivbrücken	832
31.8	Tendenzen	833
31.9	Extrakoronale Adhäsivverankerung	833

Inhalt Band II 483

32 Adhäsivprothetik: Klinischer und labortechnischer Ablauf   837

32.1   Klinik: Anamnese, Befundaufnahme, Situationsab-
       formung, Gesichtsbogenübertragung, Kieferrelations-
       bestimmung, Diagnose, Planung   837
32.2   Labor: Herstellung von Studienmodellen, Modellanalyse   837
32.3   Klinik: Hygienephase, präprothetische Vorbehandlung,
       Reevaluation der Vorbehandlung   837
32.4   Labor: Diagnostische Präparation,
       evtl. diagnostisches Wax-up   838
32.5   Klinik: Präparation am Patienten   839
32.6   Klinik: Definitive Abformung,
       Gesichtsbogenübertragung, Kieferrelationsbestimmung   842
32.7   Labor: Modellherstellung, Modellmontage im Artikulator   842
32.8   Labor: Technische Vorgehensmöglichkeiten
       bei der Herstellung von Adhäsivbrücken   842
32.9   Labor: Modellation des Gerüstes in Wachs   843
32.10 Labor: Einbetten, Gießen, Ausarbeiten   844
32.11 Klinik: Gerüstanprobe und Farbauswahl   845
32.12 Labor: Verblendung von Adhäsivbrücken   846
32.13 Klinik: Anprobe der Verblendung (Keramik:
       Rohbrandanprobe)   846
32.14 Labor: Fertigstellung   847
32.15 Klinik: Anprobe der fertigen Arbeit   847
32.16 Labor: Metallkonditionierung   847
32.17 Klinik: Eingliederung von Adhäsivbrücken   848
32.18 Klinik: Kontrolle und definitives Ausarbeiten der Ränder   849
32.19 Klinik: Nachsorge   850
32.20 Klinik: Wiederbefestigung von Adhäsivbrücken   850
32.21 Behandlungsablauf bei extrakoronalen
       Adhäsivverankerungen   851

Sachregister Band I bis III   853

Inhaltsverzeichnis Band III

33	**Einführung in die Teilprothetik**	**903**
33.1	Zahnverlust und seine Folgen	903
33.2	Aufgaben von partiellem Zahnersatz	904
33.3	Die historische Entwicklung des partiellen Zahnersatzes	905
33.4	Einteilung der Lückengebisse	905
33.4.1	Einteilung nach Kennedy	906
33.4.2	Einteilung nach Wild	909
33.4.3	Einteilung nach Eichner	909
33.5	Einteilung der partiellen Prothesen	913
33.5.1	Topographische Einteilung	913
33.5.2	Einteilung nach Tragedauer	913
33.5.3	Einteilung nach dem Material oder der zugrundeliegenden zahntechnischen Konstruktion	913
33.5.4	Einteilung nach dem Funktionswert (funktionelle Einteilung)	913
33.5.5	Einteilung nach der Abstützungsmöglichkeit	916
33.6	Das Gerüst einer partiellen Prothese	918
33.6.1	Zahntragende Sattelteile	918
33.6.2	Großer Verbinder	919
33.6.3	Kleine Verbinder	921
33.6.4	Verankerungselemente	922
33.7	Forderungen an eine parodontal-tegumental gelagerte Teilprothese	922
34	**Zahntechnische Gesichtspunkte zum ästhetischen Erfolg bei herausnehmbarem Zahnersatz**	**925**
34.1	Einleitung	925
34.2	Angleichung einer individuellen Verblendung an die Prothesenzähne bei kombiniertem Zahnersatz	925
34.3	Die Position von Halteklammern im sichtbaren Bereich	926
34.4	Die Teilprothese unter Berücksichtigung der Prothesenzahnlänge und des Gingivaverlaufs	927
34.5	Totalprothetik	928
35	**Einführung in die Modellgußprothetik**	**933**
35.1	Einleitung	933
35.2	Statische Grundlagen	933
35.3	Werkstoffkundliche Aspekte	935

35.3.1	Der Elastizitätsmodul	936
35.3.2	Elastische Verformung	936
35.3.3	Die 0,2 %-Dehngrenze	937
35.3.4	Korrosionsfestigkeit und Biokompatibilität	937
35.3.5	Titan	938
35.4	Bestandteile einer Gußklammer	938
35.5	Vor- und Nachteile von Gußklammern	940
35.6	Empfohlene Gußklammerformen	940
35.7	Langzeitresultate	945

36 Modellgußprothetik: Klinischer und labortechnischer Ablauf — 949

36.1	Einleitung	949
36.2	Klinik: Vorbehandlung des Restgebisses	949
36.3	Zahnarzt/Labor: Planung der Modellgußprothese	950
36.4	Klinik: Präparation und postpräparative Maßnahmen	950
36.5	Herstellung der Arbeitsmodelle und, sofern nötig, Herstellung von Registrierschablonen	951
36.6	Klinik: Kieferrelationsbestimmung	952
36.7	Labor: Aufstellen der Prothesenzähne in Wachs	952
36.8	Klinik: Anprobe der Wachsaufstellung	952
36.9	Zahnarzt: Komplettierung der Arbeitsunterlagen für das Labor	952
36.10	Labor: Endgültige Vermessung und Gerüstherstellung	953
36.11	Klinik: Gerüstanprobe	957
36.12	Zahntechniker/Klinik: Vorbereitung und Durchführung einer Kompressionsabformung bei vorhandenen Freiendsätteln	958
36.13	Zahntechniker/Patient: Fertigstellung der Modellgußprothese	958
36.14	Patienteninstruktion	959
36.15	Nachsorge	959

37 Einführung in die Geschiebeprothetik (mit klinischem und labortechnischem Ablauf) — 963

37.1	Einleitung	963
37.2	Teilhülsengeschiebe	963
37.3	Semipräsizisions- und Präzisionsgeschiebe	964
37.4	Steggeschiebe und Steggelenke	971
37.5	Scharnier- und Resilienzgelenke	972
37.6	Klinisches und labortechnisches Vorgehen	973
37.7	Langzeitergebnisse	977

38 Geschiebeprothetik: Doppelkronensysteme - Einführung — 979

38.1	Einleitung	979
38.2	Vor- und Nachteile von Doppelkronen	980
38.3	Zylinderteleskope	981
38.4	Konuskronen	983
38.5	Doppelkronen mit zusätzlichen Haftelementen	984
38.6	Verblendung von Doppelkronen	986

38.7	Gestaltung des Modellgußgerüsts bei Doppelkronen	988
38.8	Langzeituntersuchungen	989

39 Geschiebeprothetik: Doppelkronensysteme – klinischer und labortechnischer Ablauf — 993

39.1	Einleitung	993
39.2	Planung	993
39.3	Klinik: Präparation und Abformung der Pfeilerzähne	995
39.4	Labor: Herstellung von Präparationsmodell (Sägemodell) und Innenkronen	996
39.5	Klinik: Anprobe der Innenkronen und Fixationsabformung	998
39.6	Labor: Herstellung von Konstruktionsmodell und Registrierschablone	1001
39.7	Klinik: Gesichtsbogenübertragung, Kieferrelationsbestimmung und Modellmontage	1001
39.8	Labor: Zahnaufstellung in Wachs	1003
39.9	Klinik: Anprobe der Zahnaufstellung in Wachs	1004
39.10	Labor: Herstellung der Außenkronen und des Modellgußgerüsts	1004
39.11	Klinik: Anprobe des Modellgußgerüsts zusammen mit der definitiven Zahnaufstellung in Wachs	1006
39.12	Labor: Fertigstellung der Doppelkronenkonstruktion	1007
39.13	Klinik: Anprobe der fertigen Arbeit und Zementieren	1008
39.14	Nachsorge	1011

40 Einführung in die Hybridprothetik — 1013

40.1	Einleitung	1013
40.2	Indikationsstellung und Voraussetzungen	1013
40.3	Verankerungselemente	1014
40.4	Gestaltung der Wurzelstiftkappe	1015
40.5	Gerüstgestaltung	1016
40.6	Okklusionskonzept	1018
40.7	Langzeitprognose	1018

41 Hybridprothetik: Klinisches und labortechnisches Vorgehen — 1021

41.1	Klinik: Präparation der Pfeilerzähne und Abformung der Wurzelkappen	1021
41.2	Labor: Herstellung der Wurzelstiftkappen und eines individuellen Löffels	1022
41.3	Klinik: Anprobe der Wurzelstiftkappen und Abformung	1022
41.4	Labor: Herstellen der Meistermodelle und der Registrierschablonen	1022
41.5	Klinik: Gesichtsbogenübertragung und intraorale Registrierung	1023
41.6	Labor: Einartikulieren der Meistermodelle und Zahnaufstellung in Wachs	1023
41.7	Klinik: Anprobe(n) der Zähne in Wachs/Labor: eventuelle Korrekturen	1023

41.8	Labor: Verschlüsselung der Situation, Auswahl der Verankerungselemente, Erstellung eines Einbettmassenmodells, Anfertigung der Wachsmodellation des Gerüsts	1023
41.9	Klinik: Anprobe der Wurzelstiftkappen und des Gerüsts	1024
41.10	Labor: Zahnaufstellung in Wachs	1024
41.11	Klinik: Wachsanprobe der Aufstellung/Labor: Fertigstellung in Kunststoff	1024
41.12	Klinik: Anprobe der fertigen Arbeit, Einkleben der Matrizen, Eingliederung der fertigen Arbeit	1024
41.13	Klinik: Kontrolle; Nachregistrierung	1025

42 Einführung in die Totalprothetik **1029**

42.1	Einleitung	1029
42.2	Geschichte der Totalprothetik	1031
42.3	Besonderheiten der zahnärztlichen Anamnese in der Totalprothetik	1032
42.4	Abformmethoden in der Totalprothetik	1036
42.5	Merkmale des Totalprothetikkonzepts nach Gerber	1037
42.6	Die Frontzahnauswahl	1038
42.7	Die Frontzahnaufstellung beim Totalprothetikkonzept nach Gerber	1041
42.8	Die Seitenzahnaufstellung beim Totalprothetikkonzept nach Gerber	1046
42.9	Andere Aufstellungskonzepte	1053
42.9.1	Aufstellung nach Gysi	1053
42.9.2	Aufstellung nach Hiltebrandt	1055
42.9.3	Aufstellung nach Haller	1056
42.9.4	Aufstellung nach Fehr	1057
42.9.5	Front-Eckzahn-kontrollierte Aufstellung	1058
42.10	Das Ausmodellieren der Prothesenaußenfläche	1058
42.11	Das Reokkludieren	1059
42.12	Das Einschleifen	1059
42.12.1	Einschleifen der Zentrik	1059
42.12.2	Einschleifen der Protrusion	1060
42.12.3	Einschleifen des Seitschubs nach rechts und links	1060
42.12.4	Einschleifen der Retralbewegungen	1061
42.12.5	Feineinschleifen	1061
42.13	Nachsorge	1061
42.14	Langzeitstudien	1062

43 Totalprothetik: Klinischer und labortechnischer Ablauf **1065**

43.1	Einleitung	1065
43.2	Klinik: Situationsabformung	1065
43.3	Labor: Herstellen von Situationsmodellen und individuellen Abformlöffeln	1068
43.4	Klinik: Löffelanprobe, Kerr-Rand-Gestaltung, modifizierte mukostatische Abformung	1069
43.5	Labor: Herstellung der Meistermodelle und der Registrierschablonen	1073

43.5.1	Modellherstellung	1073
43.5.2	Herstellung der Registrierschablonen	1075
43.6	Klinik: Vertikale Kieferrelationsbestimmung	1077
43.7	Labor: Vorbereitung des Artikulators, provisorisches Einartikulieren der Meistermodelle und Herstellen der Registrierbehelfe für eine Gerber-Registrierung	1080
43.7.1	Vorbereitung des Artikulators	1080
43.7.2	Provisorisches Einartikulieren	1081
43.7.3	Herstellung der Registerbehelfe	1082
43.8	Klinik: Extraorale Registrierung, definitives Einartikulieren des Unterkiefer-Meistermodells, horizontale Kieferrelationsbestimmung, Frontzahnauswahl	1083
43.8.1	Extraorale Registrierung	1083
43.8.2	Einartikulieren des Unterkiefermodells	1085
43.8.3	Horizontale Kieferrelationsbestimmung	1086
43.8.4	Frontzahnauswahl	1088
43.9	Labor: Definitives Einartikulieren des Oberkiefermeistermodells, Modellanalyse, Frontzahnaufstellung in Wachs	1089
43.9.1	Modellanalyse	1089
43.10	Klinik: Registratkontrolle, Anprobe der Frontzahnaufstellung	1090
43.11	Labor: Seitenzahnaufstellung in Wachs, Ausmodellierung der Wachsaufstellung	1091
43.12	Klinik: Gesamtanprobe in Wachs	1092
43.13	Labor: Einbetten, Pressen des Kunststoffs, Polymerisieren, Reokkludieren, Ausarbeiten	1093
43.13.1	Einbetten der Wachsaufstellung	1093
43.13.2	Ausbrühen und Vorbereiten der Küvette zum Kunststoffpressen	1094
43.13.3	Das Kunststoffpressen	1096
43.13.4	Das Reokkludieren	1096
43.13.5	Das Ausarbeiten der eingeschliffenen Prothesen	1097
43.14	Klinik: Anprobe der fertigen Prothesen, Trimmen der Ränder, Patienten-Instruktion	1097
43.15	Klinik: Nachregistrierung intra- und extraoral	1100
43.16	Labor: Remontage, Einschleifen	1101
43.17	Nachsorge; Unterfütterung	1102

44 Einführung in die dentale Implantologie   **1109**

44.1	Einleitung	1109
44.2	Die zwölf Faktoren der erfolgreichen Osseointegration	1110
44.3	Spezielle Implantatsysteme	1120
44.3.1	Sofortimplantate	1120
44.3.2	Spätimplantate	1121
44.4	Langzeitresultate	1122
44.4.1	Zahnlose Patienten	1122
44.4.2	Lückengebiß	1125
44.4.3	Einzelzahnersatz	1126
44.5	Zukunft der enossalen oralen Implantologie	1126

45 Implantatmaterialien und ihre Biokompatibilität   **1129**

45.1	Einleitung	1129
45.2	Biokompatiblität	1129
45.3	Einteilung der Implantatmaterialien	1129
45.4	Der implantogingivale Abschluß	1135
45.5	Wertung, Ausblick, Weiterentwicklung der Implantatwerkstoffe	1136

46 Zahntechnische Konstruktionsprinzipien für implantatretinierte und -getragene Suprastrukturen   **1141**

46.1	Einleitung	1141
46.2	Konstruktionsmerkmale von prothetischen Hilfsteilen (systemübergreifend)	1144
46.3	Implantatretinierte Hybridprothese	1151
46.3.1	Druckknopf	1151
46.3.2	Steggeschiebe oder -gelenk	1151
46.3.3	Magnetische Retentionen	1153
46.4	Implantatgetragene Extensionsbrücke	1154
46.5	Implantatgetragene Einzelzahnversorgung	1156
46.5.1	Einzelzahnimplantate	1156
46.5.2	Die Befestigung von Kronen auf Einzelzahnimplantaten	1158

47 Implantologie: Klinisches und labortechnisches Vorgehen   **1161**

47.1	Einleitung	1161
47.2	Operatives Vorgehen	1161
47.2.1	Vorbereitung des OP-Raums und des Patienten	1161
47.2.2	Erforderliches Instrumentarium (Implantation)	1161
47.2.3	Prämedikation und präoperative Maßnahmen	1163
47.2.4	Chirurgische Phasen	1163
47.2.5	Komplikationen	1169
47.2.6	Nachsorge	1169
47.3	Prothetisches Vorgehen	1170
47.3.1	Einzelzahnersatz	1170
47.3.2	Einzelzahnersatz mit „konventioneller" Einzelzahndistanzhülse	1170
47.3.3	CeraOne®-System	1172
47.3.4	Brückenversorgung beim Teilbezahnten: EsthetiCone®-System und abgewinkelte Distanzhülsen	1174
47.3.5	Extensionsbrücke nach dem Brånemark®-Konzept (unbezahnter Kiefer)	1178
47.3.6	Hybridprothese (unbezahnter Kiefer)	1189

48 Ursachen und Therapie der periimplantären Destruktion   **1195**

48.1	Einleitung	1195
48.2	Ursachen der periimplantären Destruktion	1195
48.3	Mikrobiologische Aspekte	1196
48.4	Prävention von periimplantären Krankheiten	1197

48.5	Behandlung der Implantatoberfläche	1197
48.6	Therapiemöglichkeiten der Mukositis und Periimplantitis	1198
48.7	Zusammenfassung	1201

49 Nachsorge in der Prothetik — 1205

49.1	Einleitung	1205
49.2	Ablauf der Anamnese und Befundaufnahme im Rahmen der Nachsorge	1206
49.2.1	Anamnese	1206
49.2.2	Befundaufnahme	1206
49.3	Therapie im Rahmen der Nachsorge	1210
49.3.1	Patientenaufklärung	1210
49.3.2	Mundhygiene-Remotivation und -Reinstruktion	1211
49.3.3	Entfernung von Plaque, Zahnstein und Konkrementen	1211
49.3.4	Zahnreinigung und Politur	1211
49.3.5	Fluoridierung	1211
49.3.6	Weitere Maßnahmen	1212
49.3.7	Festlegen eines Nachsorgeintervalls	1212

50 Maxillofaziale Prothetik (Epithetik, Defektprothetik) – eine Übersicht — 1215

50.1	Einleitung	1215
50.2	Geschichte der maxillofazialen Prothetik	1216
50.2.1	Epithetik	1216
50.2.2	Obturatoren	1216
50.3	Folgen von Kiefer-Gesichts-Defekten und Funktionen maxillofazialer Prothesen	1217
50.4	Heute verwendete Werkstoffe	1218
50.5	Abformung für die Herstellung von maxillofazialen Prothesen	1219
50.6	Verankerungsmöglichkeiten von maxillofazialen Prothesen	1220
50.7	Behandlungsablauf bei der Herstellung von maxillofazialen Prothesen	1220

51 Mundschutz (Zahnschutz) im Sport — 1223

51.1	Einleitung	1223
51.2	Definition	1223
51.3	Hauptaufgaben und Vorteile eines Mundschutzes	1224
51.4	Mögliche Nachteile eines Mundschutzes	1224
51.5	Anforderungen an einen Mundschutz	1225
51.6	Materialien	1225
51.7	Mundschutztypen und deren Herstellungstechniken	1225
51.8	Verhaltensmaßregeln und Nachsorge	1227
51.9	Schlußbewertung	1228

52 Psychologische Aspekte des Zahnverlusts und der prothetischen Rehabilitation — **1231**

52.1 Symbolwert von Zähnen — 1231
52.2 Patientenreaktionen auf Zahnverlust und Zahnersatz — 1232
52.3 Konsequenzen für den Zahnarzt — 1233

53 Wechselwirkungen zwischen zahnärztlichen Materialien und menschlichem Organismus — **1237**

53.1 Einleitung — 1237
53.2 Systemische oder lokale Toxizität — 1237
53.3 Allergische oder neuro-allergische Reaktion — 1238
53.4 Kanzerogene Wirkung — 1240
53.5 Galvanismus — 1240
53.6 Korrosion — 1242
53.7 Dentale Werkstoffe und Plaque-Interaktionen — 1243
53.8 Schlußfolgerungen für die zahnärztliche Praxis — 1243

54 Arbeitssystematik — **1245**

54.1 Einleitung — 1245
54.2 Belastungen im Zahnarztberuf — 1245
54.3 Arbeitsplatzgestaltung — 1247
54.4 Patientenlagerung — 1248
54.5 Arbeitshaltung — 1248
54.6 Absaug- und Haltetechnik — 1249
54.6.1 Rechter Oberkiefer (Zähne 18 bis 14) — 1249
54.6.2 Oberkiefermitte (Zähne 13 bis 23) — 1250
54.6.3 Linker Oberkiefer (Zähne 24 bis 28) — 1251
54.6.4 Linker Unterkiefer (Zähne 34 bis 38) — 1252
54.6.5 Unterkiefermitte (Zähne 43 bis 33) — 1252
54.6.6 Rechter Unterkiefer (Zähne 44 bis 48) — 1253
54.7 Infektionsprophylaxe — 1253

Sachregister Band I bis III — **1255**

Seite 495–503	Artikulatoren	**15**
Seite 505–519	Farbe, Farbbestimmung und Farbangleichung	**16**
Seite 521–545	Ästhetik in der Zahnmedizin	**17**
Seite 547–572	Provisorische Versorgung	**18**
Seite 573–584	Abformmassen, Abformlöffel, Abformmethoden	**19**
Seite 585–598	Präparationstechnik	**20**
Seite 599–629	Metalle in der Zahnmedizin und ihre Verarbeitung aus klinischer Sicht	**21**
Seite 631–660	Keramik als zahnärztlicher Werkstoff	**22**
Seite 661–673	Einführung in die Kronen-Brücken-Prothetik	**23**
Seite 675–696	Metall- und Vollkeramiksysteme in der Kronen-Brücken-Prothetik	**24**
Seite 697–705	Zahntechnische Gesichtspunkte zum ästhetischen Erfolg bei festsitzendem Zahnersatz	**25**

26	Kronen-Brücken-Prothetik: Zahntechnische Arbeitsunterlagen	Seite 709–734
27	Kronen-Brücken-Prothetik: Herstellung von Gußteilen	Seite 735–768
28	Kronen-Brücken-Prothetik: Klinischer und labortechnischer Ablauf	Seite 769–804
29	Extensionsbrücken	805–810
30	Festsitzende prothetische Versorgung im parodontal stark reduzierten Gebiß	Seite 811–822
31	Einführung in die Adhäsivprothetik	Seite 823–836
32	Adhäsivprothetik: Klinischer und labortechnischer Ablauf	Seite 837–852

15 Artikulatoren

15.1 Einleitung

Artikulatoren sind mechanische Geräte, die zusammen mit den darin montierten Modellen die Lagebeziehung der Kiefer zueinander angeben und der Simulation bzw. Imitation von Unterkieferbewegungen dienen.
Ein Artikulator kann sowohl zur Diagnostik (Analyse von statischer und dynamischer Okklusion, Einschleifdiagnostik, Wax-up, Set-up etc.) und Planung als auch als Hilfsmittel zu therapeutischen Zwecken (Herstellung von Aufbißschienen, kieferorthopädischen Platten, Gußfüllungen, prothetischem Zahnersatz) verwendet werden.
Voraussetzung für einen brauchbaren Artikulator ist, daß neben einer insgesamt guten Stabilität des Gerätes eine sichere Verriegelung der Zentrik möglich ist, durch die eine reproduzierbare Modellposition gewährleistet wird.
Kein Artikulator ist in der Lage, Unterkieferbewegungen in allen funktionellen Phasen vollständig zu imitieren. Aus diesem Grunde stellen Artikulatoren lediglich eine Annäherung an die tatsächlichen Verhältnisse dar (Kamann und Sandmann 1996a, 1996b). Zudem entstehen beim Registrieren der Kiefergelenkbewegungen geometrische bzw. reziproke Fehler. Je geringer allerdings der Abstand zwischen dem Kondylus des Patienten und der entsprechenden Referenz des verwendeten Gesichtsbogens ist und je axialer, das heißt je weniger stark von der Scharnierachse des Kondylus (bei reiner Rotation) entfernt die Registrierung stattfindet, desto geringer kann der Gesamtfehler gehalten werden.

Historische Vorläufer der Artikulatoren sind Okkludatoren (Okkludor, Okklusor), bei denen nur eine Rotation um eine horizontale Achse möglich ist. Bei diesen Geräten können lediglich Öffnungs- und Schließbewegung ausgeführt werden. Okkludatoren haben in der zahnärztlichen Prothetik keine Indikation. Andere Artikulatorenvorläufer wie der Biokop erlauben zusätzlich zu einer Öffnung und Schließung nicht-limitierte zahngeführte Exkursionen nach allen Seiten. Obwohl sie zur Herstellung von Einzelkronen verwendet werden können, handelt es sich bei diesen „Gipsmodellhaltern" ebensowenig um Artikulatoren wie bei den vorher erwähnten Okkludatoren, zumal sie weder eine schädelgerechte Modellmontage noch kiefergelenkähnliche Bewegungsabläufe zulassen (vgl. *Kamann* und *Sandmann* 1997).

15.2 Einteilung von Artikulatoren

Artikulatoren lassen sich zum einen nach Einstellmöglichkeit und zum anderen nach der Art der Gelenksimulation einteilen.

15.2.1 Einteilung nach Einstellmöglichkeiten

15.2.1.1 Nicht-einstellbare Artikulatoren = Mittelwertartikulatoren

Mittelwertartikulatoren weisen in der Regel ein anteriores (Inzisalstift = Führungsstift) und zwei posteriore Führungselemente (Kondylare) auf, wodurch geführte Exkursionsbewegungen möglich werden.

Bewegungsmöglichkeiten:

1. Scharnierbewegungen (Öffnen, Schließen).
2. Gleitbewegungen = Exkursionsbewegungen über im Artikulator fest eingebaute Bahnen (Protrusions- und Lateralbewegungen).

Weitere Charakteristika:

- Mittelwertartikulatoren sind unter Berücksichtigung statistisch ermittelter fester Durchschnittswerte derart konstruiert, daß mit ihnen eine schädelgerechte Modellmontage möglich ist.
- Am Patienten individuell ermittelte Werte sind nicht einstellbar.

Prothetische Indikationen:
Zur Erfüllung der Forderung nach geringstmöglichem Aufwand im Rahmen einer sozialen Zahnmedizin bei Diagnostik, Einschleifübungen, Schienenherstellung und Zahnersatz mit Front-Eckzahn-Führung.
Beispiele: Heilborn, Atomic, Condylator „Simplex", Protar I, Modell 100 Simple Articulator (Whip Mix).

15.2.1.2 Teilweise einstellbare (teiljustierbare) Artikulatoren

Bewegungsmöglichkeiten:

1. Scharnierbewegungen (Öffnen, Schließen).
2. Gleitbewegungen (Protrusions- und Lateralbewegungen).
3. Retralbewegung [z. B. Denar (nach hinten-außen-oben) und Condylator (direkt nach hinten-unten und kombiniert nach hinten-außen-unten)]

Einteilung von Artikulatoren

Charakteristika:

- Eine schädelbezügliche Modellmontage mittels Gesichtsbogen ist Voraussetzung (ansonsten wird ein teiljustierbarer Artikulator zu einem Mittelwertartikulator).
- Die sagittale Gelenkbahnneigung ist entsprechend der am Patienten ermittelten Werte einstellbar.
- Die sagittale Gelenkbahn (Kondylarbahn) verläuft gerade (= linear) oder gekrümmt (= nicht-linear: Kurvatur).
- Der Bennettwinkel bzw. der „progressive side shift" (kombiniert mit dem „immediate side shift") der Bennett-Bewegung ist in der Regel einstellbar (z. B. beim SAM durch Auswechseln der Einsätze; beim Denar Mark II durch einfache Einstellung).
- Das Ausmaß der anterioren Führung kann mittels austauschbarer oder einstellbarer Frontzahnführungsteller individuell bestimmt werden.

Prothetische Indikationen:
Im Rahmen einer anspruchsvollen Zahnmedizin bei Diagnostik, Einschleifübungen, Schienenherstellung und Zahnersatz mit Front-Eckzahn- oder Gruppenführung sowie bei Zahnersatz, bei dem eine bilateral balancierte Okklusion angestrebt wird.

Unterschiede und Beispiele:
Es lassen sich drei Typen von teiljustierbaren Artikulatoren unterscheiden.

Bei dem einen Typ werden Protrusionsführung (Kondylarbahn) und Bennettführung als Gerade (linear) dargestellt. Beispiele: SAM 2 (Abb. 216), Whip-Mix, Denar Mark II, Dentatus (Abb. 217), Hanau.

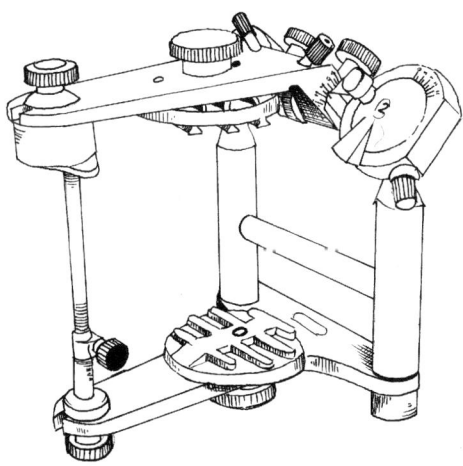

Abb. 216 SAM 2 (Gesamtansicht)

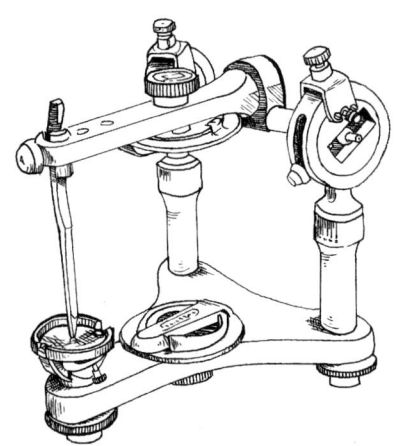

Abb. 217 Dentatus
(Gesamtansicht)

Bei einem zweiten werden Protrusionsführung (Kondylarbahn) und Bennettführung (Mediotrusion) gekurvt (konvex gekrümmt) wiedergeben. Beispiele: SAM 2, Protar II.
Beim Condylator „Individual" und „Vario" (Abb. 218) ist die Protrusionsbahn ganz zu Beginn gekurvt und verläuft anschließend als Gerade weiter.

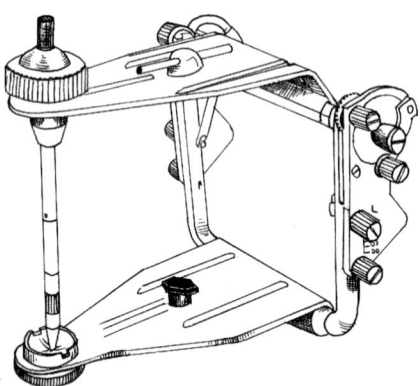

Abb. 218 Condylator
(Gesamtansicht)

Ein dritter Typ teilweise einstellbarer Artikulatoren ist dadurch charakterisiert, daß er sich starrer Gelenkboxen bedient. Dabei handelt es sich um ausgefräste, vorgeformte Gelenkblöcke (Mulden), in denen mit Hilfe einer Kondylarkugel Pro- und Laterotrusionsbahnen abgefahren werden. Beispiele: TMJ, Panadent.

15.2.1.3 Volljustierbare Artikulatoren

Bewegungsmöglichkeiten:

1. Scharnierbewegungen (Öffnen, Schließen).
2. Annähernd individuelle Wiedergabe der Unterkiefer-Grenzbewegungen (Protrusion, Laterotrusion) und aller dazwischenliegender Bewegungen, nach vorheriger dreidimensionaler Aufzeichnung am Patienten.

Charakteristika:

- Schädelbezügliche Modellmontage mittels Gesichtsbogen ist Voraussetzung.
- Die sagittale Gelenkbahnneigung ist einstellbar.
- Der Verlauf der sagittalen Gelenkbahn (Kurvatur) ist reproduzierbar (nicht im Denar Mark IV).
- Die Bennett-Bewegung (einschließlich „immediate side shift" (ISS)) ist reproduzierbar.
- Der „progressive side shift" (PSS) der Bennett-Bewegung ist einstellbar.
- Der Interkondylenabstand ist einstellbar.
- Der Fischerwinkel ist zum Teil einstellbar.
- Zur Ermittlung der im Artikulator einzustellenden Werte können verschiedene (zum Teil aufwendige) Registriermethoden angewendet werden. Zu den für diesen Zweck verwendeten Registriergeräten zählen beispielsweise:
  - Gnathoscop (de Pietro)
  - Panthograph (C. Stuart)
  - Masticator (R. Weber)
  - Axiograph/Axiotron (H. Mack)
  - Stereognathograph (R. Burkhardt)
  - Denar Mark IV/Pantronic

Prothetische Indikationen:
Im Rahmen einer anspruchsvollen Zahnmedizin bei Zahnersatz mit Gruppenführung oder mit angestrebter bilateral balancierter Okklusion.

Beispiele: de Pietro, Stallard, Stuart, Denar.

15.2.2 Einteilung nach der Art der Gelenksimulation

15.2.2.1 Artikulatoren vom Arcon-Typ

Diese Artikulatoren sind dadurch gekennzeichnet, daß die „Gelenkpfanne" am oberen, der „Kondylus" am unteren Geräteteil angeordnet ist (**Ar**tikulator - **Con**dylen-gerecht). Die Kondylarführung findet demnach am Oberteil des Artikulators statt, entsprechend den Verhältnissen am natürlichen Schädel. Dabei sind bei einigen Gerätetypen oberer und unterer Geräteteil voneinander trennbar.
Beispiele:
SAM (1, 2) (Abb. 216), Whip-Mix (8300, 8500, 8800), Artex (AS, AT,

AV), Denar Mark II und V, Dentatus ARA, Hanau 158, Panadent, Protar I und II.

15.2.2.2 Artikulatoren vom Non-Arcon-Typ

Diese Artikulatoren sind derart konstruiert, daß sich die „Gelenkpfanne" am unteren und der „Kondylus" am oberen Artikulatorteil befinden. Die Kondylarführung findet hier also am Artikulatorunterteil statt.
Ober- und Unterteil sind fest verbunden.
Beispiele:
Dentatus (ARD, ARH, ARL) (Abb. 217), Artex (S, T, TS, (V)), Hanau H2PR.

Der Condylator (Vario, Individual) (Abb. 218) ist genau genommen weder ein reiner Arcon- noch ein reiner Non-Arcon-Artikulator. In sagittaler Richtung ist er ein Artikulator vom Non-Arcon-Typ, in transversaler Richtung ein Artikulator vom Arcon-Typ.

15.3 Unterschiede SAM 2 - Condylator

Häufig werden je nach Indikation verschiedene Artikulatoren verwendet: So kommt in der Abteilung Poliklinik für Zahnärztliche Prothetik des Universitätsklinikums Freiburg zur Herstellung von Kronen und Brücken (Aufwachstechnik) sowie von Okklusionsschienen der SAM 2 (SAM-Präzisionstechnik, München), zur Herstellung und Remontage von Total- und Hybridprothesen der Condylator „Individual" oder „Vario" (Condylator-Service, CH-Zürich) zur Anwendung. Teilprothesen werden demgegenüber je nach Aufstellungskonzept und vorhandenem Restzahnbestand entweder im SAM 2- oder im Condylator-Artikulator hergestellt.

15.3.1 Charakteristika des SAM 2-Artikulators

(Grundkonstruktion: SAM 1 (entwickelt von Mack 1972); SAM 2: weiterentwickelt von Slavicek und Mack 1980).

- Arcon-Artikulator.
- Bezugsebene: Achs-Orbital-Ebene (gedachte Ebene, die durch den untersten Punkt des knöchernen Orbitarandes und die Mittelpunkte der Kondylen [bei habitueller Okklusion] verläuft).
- Der Frontzahnführungsteller (Inzisaltisch) befindet sich am Artikulatoroberteil; der Teller ist konfektioniert oder individuell einstellbar.
- Das Artikulatoroberteil ist abnehmbar.
- Die vertikale Dimension ist anterior verstellbar (Inzisalstift).
- Bewegungen im SAM-Artikulator werden durch anteriore (Inzisalstift) und posteriore Führungselemente (Kondylare) gesteuert.
- Eine Zentrikverriegelung ist möglich (präzise Zentrikstabilität).
- Eine Retrusionsbewegung ist nicht möglich.
- Eine Positionierung des Artikulatorunterteils in definierten, protrusiven Positionen ist möglich mit Hilfe von speziellen Protrusionseinsätzen (6 Protrusionseinsätze, die definierte Vorschubpositionen von 1 bis 6 mm

ermöglichen, stehen zur Auswahl) oder durch Einlegen von Zinnfolien zwischen der am Kondylargehäuse des Artikulatoroberteils befindlichen posterioren Kugelanlagefläche und dem Kondylar des Unterteils.
- Die Kondylarbahn („horizontale Kondylarbahnführung", „sagittale Gelenkbahnneigung") verläuft konvex gekrümmt [SAM 1: gerade] (3 verschiedene Kurvaturen stehen entsprechend der am Patienten ermittelten Gelenkbahn zur Auswahl).
- Der „immediate side shift" ist zum Teil (bei drei von vier Einsätzen) eingebaut und mit dem „progressive side shift" („transversale Kondylarbahnführung") auswechselbar.
- Vier verschiedene Einsätze stehen zur Auswahl:
weiß [lineare Führung, d. h. ohne „immediate side shift"] (Abb. 219), grün, blau, rot [verschieden starke initiale Schräglaufwinkel, daher nichtlineare Führung], so daß bei einer Seitwärtsbewegung der Kondylar in einer geraden oder einer nach vorne innen unten ziehenden gekurvten Bahn geführt wird.

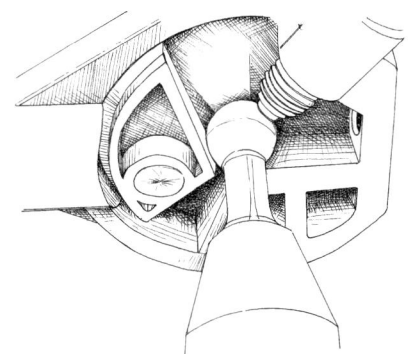

Abb. 219 SAM 2: Der weiße Kondylareinsatz bewirkt bei Mediotrusion eine lineare Führung.

- Zwei Versionen des SAM 2-Artikulators liegen vor: Die sog. P(rothetik)-Version besitzt 15 mm höhere Kondylar-Pfeiler als die Grundversion, wodurch mehr Platz z. B. für das Einartikulieren von Split-Cast-Modellen zur Verfügung steht.

15.3.2 Charakteristika der Condylatoren „Individual" bzw. „Vario"
(entwickelt von Gerber 1968)

- In sagittaler Richtung Non-Arcon-Artikulator:
unterer Rand des Kondylarausschnitts (= Kondylarblende, Diaphragma) unten [Fossa], Achse (Kondylarkörper) [Kondylus] oben (Abb. 220); in transversaler Richtung Arcon-Artikulator: die Achse stellt die dachförmige [doppelter Konus] Fossa dar, die Auflage im Kondylarausschnitt den Kondylus (Abb. 221).

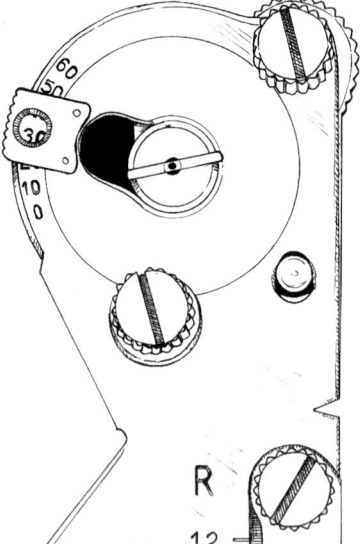

Abb. 220 Condylator - Sagittalansicht im Bereich eines Kondylarkörpers und einer Kondylarblende: In sagittaler Richtung stellt der Kondylarkörper (Achse) den Kondylus dar.
Die sagittale Kondylenbahn ist zwischen 0 und 60 Grad individuell einstellbar.

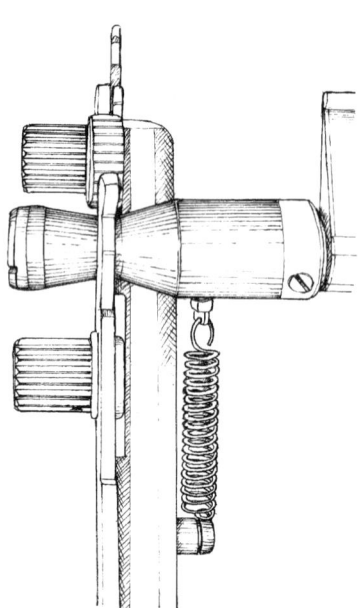

Abb. 221 Condylator - Frontalansicht im Bereich eines Kondylarkörpers und einer Kondylarblende (von hinten): Der doppelte Konus des Kondylarkörpers (Achse) stellt in transversaler Richtung die Fossa dar.

- Kondylarkörper doppelt konisch geformt: Neigung des medialen Konus zur Horizontalebene 17° (Fischerwinkel), Neigung des lateralen Konus 12°
- Bezugsebene: Campersche Ebene (gedachte Ebene, die durch die Spina nasalis anterior und den unteren Rand des rechten und linken Porus acusticus externus verläuft).
- Frontzahnführungsteller am Artikulatorunterteil; der Auflageteller ist konfektioniert (15° [Standardausführung]; für flachere Gelenkbahnneigungen 5° und 10°, für steilere 20° und 40°) oder individuell mit Kunststoff herstellbar
- Artikulatorteil nicht abnehmbar, aber um über 180° drehbar
- vertikale Dimension anterior verstellbar (Inzisalstift) [posterior nur im Condylator „Vario" von 0,0 bis 1,2 mm verstellbar; dies ist der einzige Unterschied zwischen diesen beiden Condylatortypen]
- Bewegungen im Condylator werden durch anteriore (Inzisalstift) und posteriore Führungselemente gesteuert.
- Zentrikverriegelung möglich
- Retrusionsbewegung möglich (nach hinten-unten bzw. hinten-außen-unten)
- Positionierung des Artikulatorunterteils in definierten Protrusionsstellungen nicht möglich
- Kondylarblende zeigt (im „Zentrikbereich") eine fossaähnlich geformte, konkave Rundung (Kreisbogensegment); an diese kurze gekurvte Bahn schließt sich bei Vorschub die gerade verlaufende Vorgleitbahn (sagittale Kondylenbahn) an (Abb. 220)
- sagittale Kondylenbahn individuell zur Okklusionsebene zwischen 0 und 60° einstellbar (Abb. 220) (im Condylator „Simplex" fest auf 28° eingebaut)
- „Immediate side shift" und Fischer-Winkel fest eingebaut

Weiterführende Literatur

Bergstroem G.: On the reproduction of dental articulation by means of articulators. A kinematic investigation. Acta Odont Scand 1950; 9: Suppl 4.

Cueni H., Graber G.: Grenzbewegungen des Unterkiefers unter „Normalbedingungen" und unter „experimentellem Stress". Schweiz Monatsschr Zahnmed 1986; 96: 861 - 878.

Fuhr K., Siebert G.: Zur Wirkungsweise von Artikulatoren. In: Ketterl W.: (Hrsg.): Deutscher Zahnärzte-Kalender 1991, S. 52 - 71.

Geering A.H.: Der Gerber-Condylator. Dent Lab 1982; 30: 1599 - 1600.

Gerber A., Steinhardt G.: Kiefergelenksstörungen. Diagnostik und Therapie. Quintessenz, Berlin 1989.

Kamann W.K., Sandmann D.: Zur Konstruktion und Klassifikation von Artikulatoren. Teil 1. ZWR 1996a; 105: 553-556.

Kamann W.K., Sandmann D.: Zur Konstruktion und Klassifikation von Artikulatoren. Teil 2. ZWR 1996b; 105: 646-649.

Kamann W.K., Sandmann D.: Die Geschichte des Artikulators. ZWR 1997; 106: 633-636, 639.

Lang N.: Zur Geschichte der Artikulatoren. Schweiz Mschr Zahnheilk 1970; 80: 1105 - 1149.

Lotzmann U.: Die Prinzipien der Okklusion. 2. Auflage. Neuer Merkur, München 1985.

16 Farbe, Farbbestimmung und Farbangleichung

16.1 Physikalische Aspekte des Farbsehens

Farbempfindungen sind an das Vorhandensein von Licht (bzw. eines Farbreizes) gebunden. Von der physikalischen Sichtweise aus betrachtet werden Farbinformationen über elektromagnetische Wellen, die aus dem Spektrum des für das Auge sichtbaren Lichtes stammen, vermittelt.
Wenn weißes Sonnenlicht durch ein Prisma hindurchtritt, spaltet sich der Lichtstrahl auf. Es entsteht das - erstmals von Isaac Newton im Jahre 1666 beschriebene - sog. farbige (oder optische) Spektrum, in dem (mit Hilfe des Sehorgans) verschiedene Farben, die sog. Spektralfarben, unterschieden werden können. Dieses für das menschliche Auge sichtbare und aus Wellen mit einer Wellenlänge zwischen etwa 400 und 720 nm bestehende Spektrum beginnt bei violett (kleinste Wellenlänge, stärkste Brechung) und geht dann kontinuierlich über in blau, grün, gelb und orange. Es endet bei der Farbe rot (größte Wellenlänge). Jenseits des sichtbaren Lichtes liegt die für das Auge des Menschen nicht sichtbare ultraviolette bzw. infrarote Strahlung.

16.2 Physiologische Aspekte des Farbsehens

Physiologisch gesehen sind die sechs Millionen Zapfen der Netzhaut (Retina) des Auges, von denen sich drei unterschiedliche Typen mit jeweils verschiedenen Farbpigmenten voneinander differenzieren lassen, für das Farbsehen zuständig.
Damit es zu einer Farbempfindung kommt, muß der Lichtreiz

1. eine Mindestintensität („Farbschwelle") überschreiten;
2. eine gewisse Mindestzeitdauer („Farbzeitschwelle") lang einwirken;
3. eine bestimmte Netzhautfläche treffen.

Sind diese Voraussetzungen erfüllt, dann bewirken die auf die Netzhaut auftreffenden Farbreize beim Betrachter eine Erregung seiner Sehzellen, d.h. der für die Hell-Dunkel-Wahrnehmung (Dämmerungssehen, skotopisches Sehen) zuständigen Stäbchen (insgesamt existieren davon ca. 120 Millionen pro Auge) und der für das Sehen am Tage (Farbensehen, photopisches Sehen) zuständigen farbempfindlichen Zapfen (ca. 6 Millionen pro Auge). Über die Sehnerven und das Zwischenhirn gelangt die visuelle Information zur Großhirnrinde (Sehrinde) und führt dort zu einer Farb-

empfindung. Farbe entsteht demnach als Produkt des Sehorgans erst im Gehirn.
Zu den im Zusammenhang mit dem Mechanismus des Farbsehens (Weiterverarbeitung der eintreffenden Lichtreize) heute am meisten vertretenen Theorien gehören die trichromatische Farbentheorie (Young-Helmholtz-Theorie) und die Gegenfarbentheorie nach Hering (1920) (vgl. Lehrbücher der Sinnesphysiologie).

Farbreize werden nicht nur durch reine Spektralfarben, also monochromatisches Licht, d.h. Licht einheitlicher Frequenz und Wellenlänge (monochromatische Strahlung), sondern auch durch Licht, das aus einer Mischung verschiedener, aus dem Bereich des sichtbaren Lichts stammender Wellenlängen besteht (kombinierte Spektralfarben), ausgelöst. Unabhängig von der Art des Lichtes können diese Farbreize entweder dadurch zustande kommen, daß Objekte von einer Lichtquelle stammende sichtbare Strahlung reflektieren oder dadurch, daß Licht direkt in das Auge des Betrachters fällt. Viel häufiger kommt die erstgenannte Möglichkeit vor, wobei in der Regel von dem betreffenden Objekt bestimmte Wellenlängen bevorzugt reflektiert werden.

Materie selbst ist, wie auch Energie, farblos. Farbe ist demnach lediglich eine durch das Sehorgan vermittelte Sinnesempfindung. Erst durch das Sehorgan des Betrachters erscheinen Gegenstände und die gesamte Außenwelt farbig.
Daß aber nicht alle Gegenstände gleich farbig aussehen, liegt daran, daß sie molekular unterschiedlich aufgebaut sind. Dadurch wird von ihnen ein jeweils unterschiedlicher Teil des Spektrums der vorhandenen Lichtquelle absorbiert. Die spektrale Zusammensetzung des nicht-absorbierten, also entweder zurückgestrahlten (reflektierten, remittierten) oder (bei transparenten Materialien) durchgelassenen (transmittierten) Anteils (also das Restlicht) bildet den das Sehorgan erreichenden Farbreiz bzw. ist für die Oberflächenfarbe eines Objektes (die sog. „Körperfarbe" oder Aufsichtfarbe) verantwortlich. Bei vollständiger Re- oder Transmission erscheint ein Objekt weiß, bei vollständiger Absorption hingegen schwarz.

16.3 Farbvalenzen und Farbklassen

Das menschliche Auge bzw. Gehirn ist in der Lage, rund sieben Millionen verschiedene Farbeindrücke (Farbwerte), sog. Farbvalenzen (Farbnuancen, sinnesphysiologisch äquivalente Farben), wahrzunehmen (*Grüsser* und *Grüsser-Cornehls* 1990). Diese Farbvalenzen lassen sich in zwei Farbklassen differenzieren:

1. Farbklasse der unbunten Farben.
    Unbunte Farben sind die sog. „Farben der Graureihe". Sie beginnen beim tiefsten Schwarz und reichen über die verschiedenen Graustufen bis zum hellsten Weiß.

2. Farbklasse der bunten Farben.
Die bunten Körperfarben sind durch drei voneinander unabhängige Merkmale (Farbdimensionen) charakterisiert, die zusammengenommen eine exakte Beschreibung einer bunten Farbvalenz erlauben. Diese Farbdimensionen sind der Farbton (Buntton), die Farbhelligkeit und die Farbsättigung (Farbintensität, Buntheit). In der entsprechenden Fachliteratur sind sie genauer beschrieben (Schultze 1975; Küppers 1987; Grüsser und Grüsser-Cornehls 1990).

16.4 Primär-, Sekundär-, Komplementär-, Kompensationsfarben

Innerhalb der Farbklasse der bunten Farben lassen sich Primärfarben von Sekundärfarben unterscheiden.
Die *Primärfarben* sind rot (definierte Wellenlänge der reinen Primärfarbe: 700,0 nm), grün (546,1 nm) und violettblau (435,8 nm). Zusammen ergeben die drei Primärfarben weiß.
Sekundärfarben sind Mischungen von jeweils zwei Primärfarben: gelb (gleiche Anteile von rot und grün), blaugrün (gleiche Anteile von blau und grün) und magentaviolett (gleiche Anteile von rot und blau). Variiert man die jeweiligen Anteile der Primärfarben, entstehen weitere Farben (z.B. viel rot, wenig grün: orangerot; wenig rot, viel grün: gelbgrün). Durch solche (additiven) Mischungen können alle weiteren Farben erzeugt werden, einschließlich des o.g. Purpurbereichs (Kombination von blauviolett und rot).

Unter *Komplementärfarben* (Gegenfarben) versteht man zwei (oder auch mehr) Farbreize bzw. zwei genau zueinander passende Farben (sog. Paarfarben), die, wenn sie auf die gleiche Stelle der Netzhaut fallen bzw. sie anteilmäßig (additiv) im richtigen Verhältnis gemischt werden, zusammen jeweils die Farbempfindung weiß ergeben. Zu Farbpaaren, deren Einzelspektren sich zu einem vollen Spektrum, d.h. zur Farbe weiß, addieren, zählen z. B. die Paare orangegelb und blau, blaugrün und rot, violettblau und gelb sowie purpur und grün.

Kompensationsfarben sind Farbreize bzw. Farben, deren Vermengung zu einer unbunten nicht-weißen (grauen) Farbempfindung führt.

16.5 Einflüsse auf die Farbempfindung

Die Qualität der Wahrnehmung (Empfindung) der Farbe eines Gegenstandes, der sog. „Körperfarbe", wird durch verschiedene Parameter beeinflußt. Dazu zählen:

- Physiologische bzw. pathologische Faktoren im Sehorgan des Betrachters: Bei mehr als 90 % aller Menschen funktioniert das Sehorgan in korrekter Weise, was bedeutet, daß bei ihnen die Farbempfindung gleich ist. Neben diesen farbtüchtigen Individuen gibt es aber auch sog. Farbuntüchtige; bei ihnen ist die Farbwahrnehmung gestört. Rund 9% aller männlichen und ca. 0,5 % aller weiblichen Personen sind von einer Farbfehlsichtigkeit betroffen (*Silbernagl* und *Despopoulos* 1991). Man unterscheidet eine Schwächung bzw. einen Ausfall der Rotempfindung (Protanomalie bzw. Protanopie), der Grünempfindung (Deuteranomalie bzw. Deuteranopie) und der Blauempfindung (Tritanomalie bzw. Tritanopie). Ein Totalausfall der Farbempfindung wird als Monochromasie bezeichnet.
- Intensität der vorhandenen Beleuchtung: Bei schwacher oder zu intensiver Beleuchtung sind Farben weniger deutlich zu erkennen und unterscheiden. Bei geringer Lichtintensität ist nur noch eine stäbchenvermittelte Hell-Dunkel-Wahrnehmung möglich.
- Spektrale Zusammensetzung des auftreffenden Lichtes:
Abhängig von der Beleuchtungssituation (der spektralen Zusammensetzung der Lichtquelle) ändert sich auch die spektrale Zusammensetzung des vom beleuchteten Gegenstand re- oder transmittierten Anteils und somit des Farbreizes bzw. die wahrgenommene Farbe bzw. Farbnuance. Dies gilt nicht nur für Kunstlicht (z.B. nach gelbrot verschobenes, also spektral eingeschränktes Glühlampenlicht), sondern auch für Tageslicht, das in seinem Spektrum je nach Uhrzeit (Sonnenstand), Jahreszeit und Witterung verschieden ist.
Die Tatsache, daß die Farbempfindung von vielen Faktoren abhängt, unterstreicht die Notwendigkeit, für Kunstlicht eine normierte Lichtart zu definieren, auf die man sich bei Farbbestimmungen beziehen kann. Die in Deutschland gültige Norm für mittleres Tageslicht in Europa (DIN 6173) setzt die Lichtart D 65 als Normlicht fest. Es handelt sich dabei um ein Licht mit spektral ausgeglichener Verteilung (dem Tageslicht (daylight: D) entsprechend), das eine Farbtemperatur von 6500 Kelvin aufweist. In den USA wird demgegenüber die Lichtart D 75 als Normlicht angesehen (*Küppers* 1987).
- Farbe des Umfeldes (räumlicher Kontrast):
Auch bei konstanter Beleuchtungs- und Betrachtungssituation kann, bedingt durch die Farben des Umfeldes, dieselbe Farbe als unterschiedliche Farbnuance wahrgenommen werden (Simultankontrast). Der gleiche Farbtonwert erscheint, bedingt durch einen Anpassungsmechanismus des Auges (Adaptation), auf hellem Untergrund dunkler, auf dunklem Untergrund heller. Dies ist auch der Grund dafür, daß z. B. die Zähne von dunkelhäutigen Menschen „weißer" aussehen als die von Hellhäutigen.
- Zeitdauer der Betrachtung einer Farbe:
Bei längerer Betrachtung wird eine Farbvalenz anders (ungesättigter) empfunden, als sie im ersten Moment des Hinschauens aussah. Aufgrund dieses als bunte Umstimmung des Auges bezeichneten Phänomens empfindet man beispielsweise ein einen Raum beleuchtendes (gelbliches) Glühlicht nach einer gewissen Zeit als weiß. *„Ein umgestimmtes Auge ist ... keinesfalls in der Lage, Farben objektiv richtig zu erkennen"* (*Küppers* 1987).

- Unmittelbar vorher wahrgenommene Farbreize (zeitlicher Kontrast):
  Betrachtet man eine Farbe über eine gewisse Zeit lang (Lokaladaptation) und schaut anschließend auf eine weiße Fläche, so tritt eine sog. Nachbildfarbe in der Gegenfarbe auf (z. B. rot → grün) (Sukzessivkontrast). Wenn man das Auge statt auf eine weiße Fläche auf eine andere Farbfläche wendet, vermischt sich diese Nachbildfarbe mit dem durch die Betrachtung der Fläche hervorgerufenen Farbreiz (*Küppers* 1978).
- Form- und Oberflächenstruktur des Gegenstandes:
  Die Form eines Gegenstandes kann die Farbempfindung bisweilen deutlich beeinflussen. Nicht selten werden auch Objekte mit identischer Farbe, aber verschiedener Oberflächenstruktur (z. B. matt; glänzend) als verschiedenfarbig empfunden.
- Psychologische Faktoren: Eine Erwartungshaltung seitens des Betrachters kann die subjektive Farbempfindung ebenfalls beeinflussen.
- Sehwinkel des Betrachters.

16.6 Metamerie und ihre Konsequenzen

Manche Farben weisen die Eigenschaft auf, unter bestimmten gleichen äußeren Beleuchtungsbedingungen beim Betrachter dieselbe Farbempfindung (gleiche Farbvalenz) auszulösen. Bei einer Änderung der Beleuchtungsverhältnisse und damit der spektralen Zusammensetzung des Lichtes werden sie hingegen nicht mehr als gleich angesehen. Farben mit solchen Eigenschaften werden als metamere (bedingt-gleiche) Farben bezeichnet, und das zugrundeliegende Phänomen als Metamerie. Nur wenn zwei Körperfarben dieselbe spektrale Zusammensetzung (und ein dadurch bedingtes gleiches Absorptionsvermögen) aufweisen, erscheinen sie bei jeglicher Beleuchtung gleich (unbedingt-gleiche Farben).

Das auch im Bereich der Zahnmedizin (z. B. bei der Herstellung von Verblendkronen) auftretende Phänomen der Metamerie bedingt, daß es nicht gelingt, eine vorhandene Farbe genau zu imitieren. *Schultze* (1975) beschreibt dieses Problem beispielhaft anhand eines farbigen Musters, das möglichst identisch kopiert werden soll: *„Ist ein fremdes Muster nachzuahmen, so ist die Aufgabe praktisch nicht zu erfüllen, da der fremde Färber meistens mit anderen Farbstoffen gearbeitet hat. Man kann dann nur bedingt gleiche Färbungen liefern, und es ist unmöglich zu verlangen, daß die Nachstellung des Musters für mehr als eine Beleuchtung richtig ist"*. Daher beschränkt man sich bei der Nachahmung einer Farbe auf Tageslicht, obwohl auch dieses deutlichen tages- und jahreszeitlichen sowie witterungsbedingten Veränderungen ausgesetzt ist. *Küppers* (1978) stellt als Quintessenz fest: *„Ein visuelles Nachmischen von Mustern kann ... immer nur zu bedingt gleichen Farben führen... In einem Reproduktionsprozeß kann es eine sogenannte „originalgetreue Wiedergabe" grundsätzlich nicht geben, weil nur bedingte Farbgleichheit möglich ist ... Von unendlich vielen Beleuchtungssituationen kann immer nur eine einzige in einer Reproduktion festgehalten sein"*. Aus diesem Grunde ist es auch unmöglich, daß ein Kunststoff- oder Keramikzahn einen verlorengegangenen Zahn in allen Beleuchtungssituationen farblich hundertprozentig imitieren kann, d. h. unter allen Lichtverhältnissen den verbliebenen Zähnen optimal angepaßt ist.

16.7 Farbordnungssysteme - Das Munsell-Color-System

Mit dem Ziel, die Farben und Farbvalenzen zu systematisieren, wurden im Laufe der Zeit diverse Farbordnungssysteme aufgestellt. Beipiele für Pioniere auf diesem Gebiet sind Johann Heinrich Lampert (1772, Farbenpyramide) und Philipp Otto Runge (1810, Farbkugel), in neuerer Zeit Wilhelm *Ostwald* (1963) (Doppelkegel, 1921 erstmals beschrieben) und Manfred *Richter* (1950, DIN-Farbenkarte).

Das weltweit am weitesten verbreitete Farbordnungssystem ist das in den zwanziger Jahren dieses Jahrhunderts von dem Amerikaner Albert Munsell entwickelte und 1915 erstmals veröffentlichte Color-System (*Schultze* 1975). In diesem Klassifikationssystem sind die durch kleine Quadrate angegebenen und nach der Empfindung gleichmäßig abgestuften Farben und Farbnuancen in drei Richtungen des Raumes angeordnet, wodurch die Dreidimensionalität der Farbe zum Ausdruck kommt (*Munsell* 1966) (Abb. 222):

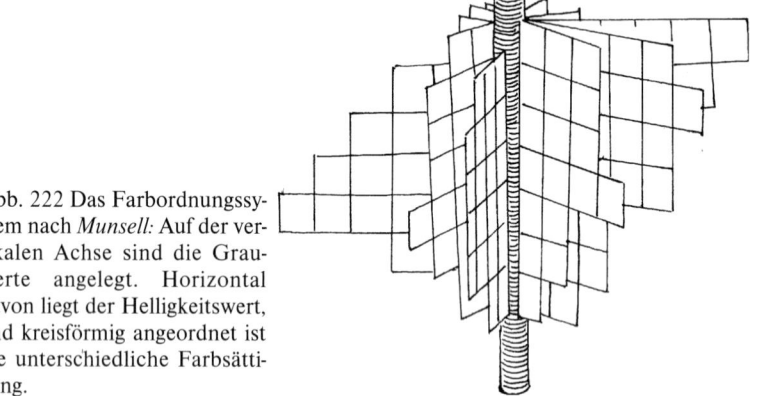

Abb. 222 Das Farbordnungssystem nach *Munsell:* Auf der vertikalen Achse sind die Grauwerte angelegt. Horizontal davon liegt der Helligkeitswert, und kreisförmig angeordnet ist die unterschiedliche Farbsättigung.

In einer vertikalen Achse („Grauachse") befinden sich die verschiedenen Grauwerte von schwarz (unten) bis weiß (oben).

Alle Farben mit dem gleichen Hellbezugswert - das ist die auf das ideale Weiß bezogene Helligkeit („Value") einer Farbe - liegen jeweils in derselben, zur Grauachse senkrecht stehenden horizontalen Ebene. Innerhalb einjeder dieser sog. Helligkeitsebenen sind die Farben mit zunehmender Farbsättigung (Farbintensität, „Chroma") (d.h. mit abnehmendem Anteil des jeweiligen Grauwertes und mit dementsprechend zunehmendem Buntgrad) immer mehr von der Grauachse entfernt, also immer weiter außen angeordnet. In verschiedenen Helligkeitsebenen befindliche Farben, die die gleiche Sättigungsstufe aufweisen, liegen jeweils auf einem gleichen Kreis. Die Abstufung von einem Farbton („Hue") zum nächsten erfolgt, wie bei der Stufung der jeweiligen Farbsättigung, empfindungsmäßig.

Auf diese Weise entsteht ein unregelmäßiges, an einen Baum erinnerndes dreidimensionales, kugeliges Gebilde, der sog. *Munsell*-Farbkörper.

Jegliche Farbe in diesem *Munsell*-System kann demnach durch drei Parameter gekennzeichnet werden:

1. Durch den Farbton („Hue").
2. Durch den Helligkeitsgrad einer bestimmten Farbe („Value").
3. Durch die Farbsättigung (Farbintensität, relative Farbfülle) („Chroma"), also das Ausmaß des Anteils des Grauwertes.

Eine Kodifizierung der o.g. Parameter erlaubt eine exakte Angabe von Farbnuancen. „5 R 3/8" bedeutet beispielsweise: mittlerer Rotton, Helligkeitsgrad 3, Farbsättigung 8 Einheiten von der Grauachse entfernt.

16.8 Grundlegende Prinzipien für die Farbbestimmung in der Zahnmedizin

Wie aus den zuvor gemachten Darlegungen hervorgeht, ist bei der Herstellung von Zahnersatz eine exakte Farbimitation der verlorengegangenen natürlichen Zähne nicht möglich. Um dennoch zu einer optimalen Farbangleichung zu kommen, müssen bei der Farbbestimmung folgende Faktoren beachtet werden (*Preston* 1980):

1. Die Oberfläche der natürlichen Zähne muß am Tag der Farbbestimmung und am Tag der Einprobe bzw. des Eingliederns sauber sein. Gegebenenfalls ist eine vorherige Zahnreinigung durchzuführen.
2. Die Farbbestimmung soll nicht nach einer längeren Behandlungszeit durchgeführt werden, da Zahnoberflächen, die nicht durch Speichel oder Wasser benetzt werden, austrocknen. Dadurch nimmt die Opazität (Undurchsichtigkeit) der Zähne zu.
3. Durch Befeuchten von natürlichen Zähnen und Farbring kann eine Angleichung der Struktur beider Oberflächen erreicht werden.
4. Die Farbbestimmung sollte unter natürlichem und zum Vergleich unter künstlichem Licht durchgeführt werden. Wenn immer möglich ist Tageslicht zu bevorzugen. Die günstigsten Lichttemperaturen finden sich an hellen Tagen (ideal ist leicht bewölkter Himmel) etwa zwischen 10 bis 11 Uhr und 14 bis 15 Uhr. Die Farbbestimmung sollte nicht in der grellen Sonne erfolgen. Starke Mittagssonne ist bei der Farbwahl zu vermeiden.
5. Da die Farbe des Umfeldes und hier speziell die des Lippenrots Einfluß auf die Farbe der vorhandenen Zähne und des zu wählenden Farbringes nehmen kann, ist die Farbbestimmung mit entspannten und retraktierten Lippen durchzuführen. Natürlich können auch die Farbe eines aufgetragenen Lippenstiftes und der getragenen Kleidung einen Einfluß auf die empfundene Zahnfarbe des Patienten ausüben. Daher sollten zur Farbbestimmung am besten kein Lippenstift, kein Make-up und keine sehr farbige Kleidung getragen werden.
6. Die Zeitdauer des Betrachtens sollte immer nur kurz (maximal 5 Sekunden) gehalten werden, um eine bunte Umstimmung des Auges zu verhindern.

7. Der einzelne Farbringzahn muß in gleicher Richtung wie der natürliche Zahn gehalten werden, also Schneide an Schneide und Hals an Hals.
8. Bei schwer festzustellenden Zahnfarben hilft der Einsatz von modifizierten konfektionierten Farbringen.
Drei Modifikationen bzw. Kombinationen bieten sich an:

a Konfektionierter Farbring, bei dem der Zahnhalsanteil der Farbmuster weggeschliffen wurde.
b. Die gesamte Keramikfläche des konfektionierten Farbrings wird zwecks Entfernung der Glasurschicht mit Aluminiumoxid mattgestrahlt.
c. Konfektionierter Farbring, bei dem die Farbmuster an ihrer Rückseite mit einem opaken Silberlack abgedeckt sind.

Da Zahnhalsfarbe, Oberflächenglanz bzw. -struktur und Transluzenz (Lichtdurchlässigkeit) des Farbringes entscheidenden Einfluß auf die jeweilige Farbe des Farbringes ausüben, ist eine Berücksichtigung dieser Faktoren von großer Bedeutung.

Auf einen weiteren wichtigen Aspekt weist *Borenstein* (1988) hin: Bei Bestrahlung mit ultraviolettem Licht zeigen natürliche Zähne eine bläulich-weiße Farbe. Dieser Fluoreszenz-Effekt sollte so gut wie möglich auch bei künstlichen Zähnen vorhanden sein. Besonders auffällig wird eine fehlende Angleichung (zu schwache oder zu starke Fluoreszenz) in Räumlichkeiten mit UV-Bestrahlung (z. B. als besondere Attraktion in Diskotheken) wahrgenommen. Zeigen natürliche und benachbarte künstliche Zähne dieselbe Reaktion auf UV-Licht, so kommt das nicht-gewünschte Phänomen der Metamerie (s. 16.6) auch bei Tageslicht weniger deutlich zum Vorschein.
Inzwischen sind Kunststoffzähne und keramische Massen (für Voll- und Metallkeramik) im Handel, die ohne die früher zwecks Erzielung einer Fluoreszenz verwendeten radioaktiven Bestandteile auskommen und sehr gute Resultate liefern. Bei der Herstellung von Zahnersatz sollte darauf geachtet werden, daß solche Zähne bzw. Massen (bei Keramik Glasurmassen und Malfarben) Verwendung finden.

16.9 Farbringsysteme

Generell sind an ein ideales Farbbestimmungssystem folgende Forderungen zu stellen:

1. Der Farbring soll das vielfältige Farbsystem der natürlichen Zähne erfassen können.
2. Die Farbmuster sollen nach Helligkeitsgruppen („Value") geordnet sein.
3. Die Farbmuster sollen aus dem gleichen Material wie das Verblendmaterial (Kunststoff; Keramik) bestehen.
4. Die einzelnen Verblendmassen sollten als Blättchen verfügbar sein. Diese Blättchen sollten durch eine keilförmige Gestaltung die Beurteilung verschiedener Schichtstärken ermöglichen.

5. Das Farbmuster der kompletten Farbe mit Schneide soll eine Schichtstärke aufweisen, die mit einer individuell verblendeten Restauration vergleichbar ist.
6. Innerhalb einer Farbtongruppe sollen sich die Blättchen in ihrer Farbintensität gleichmäßig schrittweise ändern.
7. Liegt eine ausgewählte Farbe zwischen zwei Farbmustern, sollte es möglich sein, diesen Farbton zu gleichen Anteilen des helleren und dunkleren Farbtones mischen zu können.
8. Es sollte ein Farbring für unterschiedliche Oberflächenstrukturen und Glanz bereitstehen.

Die verschiedenen Hersteller von Verblendmassen und Ersatzzähnen verwenden unterschiedliche Farbringsysteme. Daher liegt es auf der Hand, daß bei der Farbnahme jeweils der Farbring derjenigen Firma zum Einsatz kommen sollte, dessen Produkt später verwendet wird.
Die firmenspezifischen Farbringe sind in verschiedene Farbtongruppen aufgegliedert. Innerhalb einer Farbtongruppe unterscheiden sich die einzelnen Farbmuster bezüglich ihrer Farbintensität voneinander. Für die Farbbestimmung ist es wichtig, daß der Benutzer die Farbtongruppen und ihre Anordnung auf dem Farbring kennt, denn nur dann ist er in der Lage, diesen den natürlichen Zähnen zuzuordnen.
Vier für die Metallkeramik benutzte Farbringsysteme, nämlich Chromascop® (Ivoclar, FL-Schaan), Biodent® (De Trey Dentsply, D-Dreieich), Vitapan® (Vita Zahnfabrik, D-Bad Säckingen) und Vitapan 3D-Master (Vita Zahnfabrik, D-Bad Säckingen) sollen hier beispielhaft erwähnt werden:

Chromascop®-Farbring (Abb. 223):
01,	1A,	2A,	1C:	weiß
2B,	1D,	1E,	2C:	gelb
3A,	5B,	2E,	3E:	hellbraun
4A,	6B,	4B,	6C:	grau
6D,	4C,	3C,	4D:	dunkelbraun

Biodent®-Farbring (Abb. 224):
10,	20,	13,	21:	weißlich-rötlich
15,	22,	25,	26:	gelblich
16,	17,	23,	27:	gelblich-rötlich
30,	31,	32 :		bräunlich-rötlich
40,	39,	41 :		gräulich-rötlich

Vitapan®- Classical Farbring (Abb. 225a):
A-Farben: braun - rötlich
B-Farben: gelb - rötlich
C-Farben: Grautöne
D-Farben: grau - rötlich

Vitapan 3D-Master®-Farbring (Abb. 225b):
I. Helligkeitsstufen: 1, 2, 3, 4, 5
II. Farbintensität: 1, 2, 3
III. Farbton: L, M, R

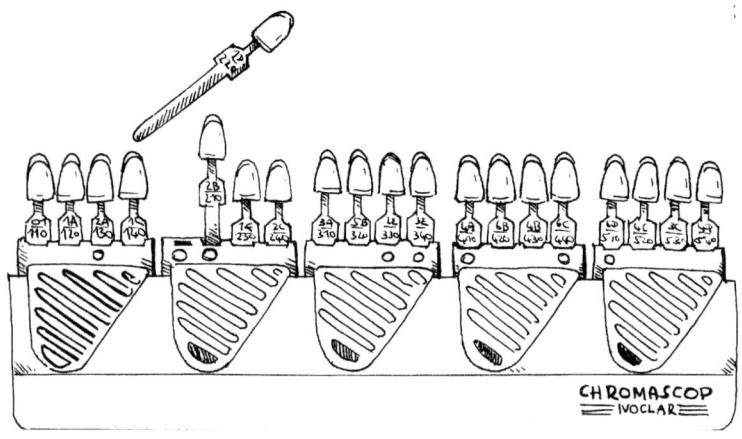

Abb. 223 Der Chromascop®-Farbring. Farbgruppen lassen sich im Block entfernen, und aus jedem Block kann man wiederum einzelne Farbmuster entnehmen.

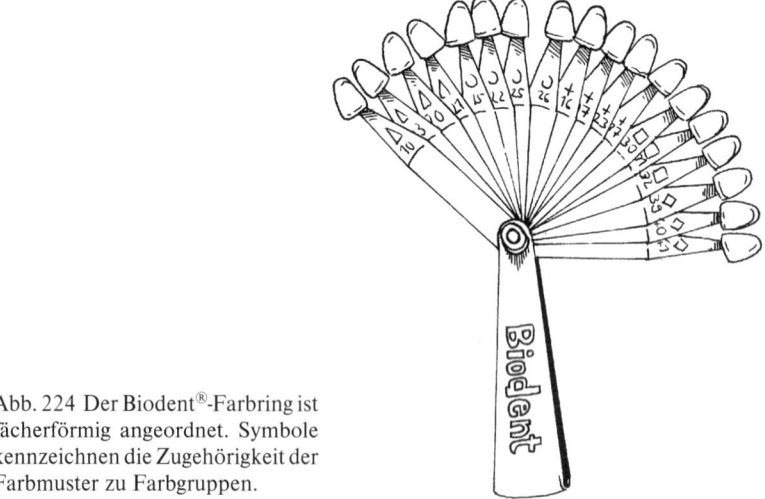

Abb. 224 Der Biodent®-Farbring ist fächerförmig angeordnet. Symbole kennzeichnen die Zugehörigkeit der Farbmuster zu Farbgruppen.

16.10 Farbbestimmung durch Zahntechniker oder Zahnarzt?

Wird die Farbbestimmung nicht durch den Zahntechniker durchgeführt, so müssen alle bei diesem Vorgang visuell gewonnenen Informationen in schriftlicher Form festgehalten und übermittelt und anschließend vom Techniker richtig interpretiert und umgesetzt werden. Dabei kann es ins-

Farbbestimmung durch Zahntechniker oder Zahnarzt? 515

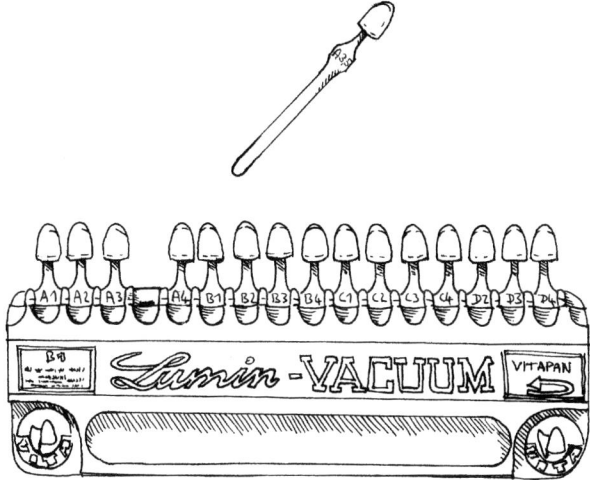

Abb. 225a Der Vitapan®-Classical-Farbring mit einzelnen herausnehmbaren Zahnmustern.

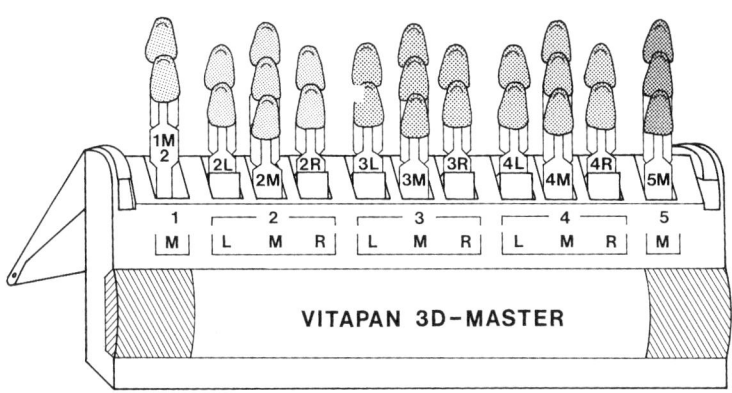

Abb. 225b Die Vitapan 3D-Master®-Farbskala ist nach einem farbmetrischen Ordnungsprinzip systematisch aufgebaut.

besondere bei der Herstellung von Keramikrestaurationen zu schlechten Ergebnissen in Bezug auf die Farbangleichung kommen. Um solche potentiellen Fehlerquellen auszuschließen, sollte die Farbbestimmung wenn immer möglich durch den die Arbeit ausführenden Zahntechniker erfolgen. Dieser ist dann in der Lage, das Gesehene direkt in die Arbeit umzusetzen.

16.11 Spezifische Einflüsse auf Farbbestimmung und Farbangleichung

Die *Farbbestimmung* umfaßt den Vorgang der am Patienten mit Hilfe von Farbringen durchgeführten Farbermittlung des Restgebisses. Dadurch wird ermöglicht, daß das gewählte Verblendmaterial (möglichst) dem Farbton des natürlichen Zahnes entspricht.

Unter *Farbangleichung* versteht man demgegenüber den Arbeitsvorgang, die Verblendmaterialien so anzuwenden, daß mit ihnen ein Farbton und eine Transluzenz erreicht wird, welche der ermittelten Zahnfarbe des Restgebisses entspricht. Durch die richtige Verarbeitung und Schichtung der Verblendmassen versucht der Zahntechniker, die Rekonstruktion in Form, Farbe, Transluzenz und Oberflächenstruktur dem vorhandenen Restgebiß anzugleichen. Farbbestimmung und Farbangleichung werden durch verschiedene Faktoren beeinflußt (*Preston* 1985):

1. Da der strukturelle Aufbau der natürlichen Zähne von den Zähnen des Farbringmusters differiert, absorbieren und reflektieren natürliche und künstliche Zähne das Spektrum der Lichtquelle in unterschiedlichem Ausmaß. Dies bedingt, daß eine Farbangleichung nicht für jede Beleuchtungssituation möglich ist, d.h. eine Vermeidung des Phänomens der Metamerie ist unmöglich (vgl. 16.7).
2. Auch zwischen Farbringmuster und Keramik oder Kunststoff differiert der spektrale Absorptions- bzw. Reflektionsgrad. Dies stellt einen weiteren metameren Farbfehler in der Kette der Farbbestimmung und Farbangleichung dar.
3. Einzelne Farbringmuster von unterschiedlichen Farbringen einer Firma weisen zwar die gleiche Nummer (wie etwa „A 3") auf, aber sie unterscheiden sich in ihrem spektralen Absorptions- bzw. Reflektionsverhalten. Es liegt also nicht nur die Schwierigkeit der Farbangleichung zwischen Farbring und Keramik bzw. Kunststoff vor, sondern hinzu kommt noch die Problematik, daß gleiche Farbringe untereinander unterschiedliche Farbnuancen aufweisen.
4. Bedingt durch Mängel bei der Qualitätskontrolle der Hersteller kann es auch innerhalb der von ein und derselben Firma gelieferten Verblendmassen oder Ersatzzähne zu farblichen Unterschieden kommen.
5. Jede metallkeramische Restauration benötigt ein Opaker-Material zur Abdeckung des Metalls. Bei einigen keramischen Produkten ist die Opaker-Farbe bezüglich Farbton, Farbintensität und Helligkeitswert nicht auf die Dentinmasse abgestimmt. Diese Farbunterschiede der einzelnen Massen einer spezifischen Zahnfarbe erschweren die Farbreproduktion erheblich. Außerdem steht die Farbwiedergabe in direktem Zusammenhang mit der jeweiligen Schichtstärke bzw. dem Platzangebot der Verblendkeramik. Bei einer metallkeramischen Rekonstruktion steht das Platzangebot für die keramische Masse in keinem Verhältnis zu der verwendeten keramischen Schichtstärke eines konventionellen Farbringes, die ungefähr das Drei- bis Vierfache beträgt.

16.12 Spezielle Aspekte zur Farbbestimmung in der Metallkeramik

Wichtig ist ein systematisches Vorgehen. Das im folgenden geschilderte Prozedere gilt für herkömmliche Farbringe.

Erster Schritt:
- Hierbei soll der richtige Farbton („Hue") ermittelt werden. Die natürlichen Zähne werden in dieser Phase nur auf den Farbton hin überprüft. Es ist zu differenzieren, ob es sich um einen mehr gelblichen, mehr rötlichen, mehr gräulichen oder mehr bräunlichen Farbton handelt. Dieser Grundfarbton wird in Relation zum Farbring gebracht. Die Farbunterschiede werden dadurch ermittelt, daß man empfindungsmäßig bestimmt, ob der Farb- ring jeweils mehr rötlich oder mehr gelblich als die betreffenden natürlichen Zähne erscheint.

Zweiter Schritt:
- Nachdem der Farbton der natürlichen Zähne ermittelt wurde, wird die Farbsättigung (Farbintensität, „Chroma") beurteilt. Dies geschieht dadurch, daß man überprüft, ob die gewählte Farbe des Farbrings in ihrer Intensität stärker oder schwächer als die des natürlichen Zahns erscheint. In dieser Phase werden nur noch Farbmuster der jeweiligen Farbtongruppe verwendet. Die Veränderung der Farbintensität sollte keinen Einfluß auf den im ersten Schritt gewählten Farbton haben. Tritt dennoch eine Farbtonveränderung innerhalb einer Farbgruppe auf, liegt dies am Einfluß der unterschiedlichen, im inzisalen Bereich aufgebrachten Schneidemassen („Value") der jeweiligen Farbmuster.

Dritter Schritt:
- Alle gewonnenen Informationen werden in ein Formblatt oder eine individuelle Skizze eingetragen. Besondere Charakteristika der natürlichen Zähne werden genau bestimmt und ebenfalls in diese Skizze eingezeichnet. In schwierigen Fällen kann ein Foto (Sofortbild) mit Farbring und natürlichem Zahn zusammen aufgenommen werden. Dieses Bild zeigt die Verhältnismäßigkeit zwischen den beiden Objekten. Eine Farbbestimmung vom Bild kann aufgrund der mangelhaften Farbwiedergabe von Bildern verständlicherweise nicht erfolgen.

Liegt eine zu reproduzierende Farbe zwischen zwei Farbmustern, so kann diese Farbe durch individuelles Verstärken (Erhöhung der Farbsättigung) der keramischen Massen oder durch eine Oberflächenbemalung erreicht werden. In solchen Fällen sollte immer ein Farbringzahn mit der nächst schwächeren Farbintensität gewählt werden. Bei einer Oberflächenbemalung kann die Farbintensität grundsätzlich nur verstärkt, nicht aber abgeschwächt werden. Die ästhetisch am besten wirkende Lösung besteht immer in einer Vermeidung einer Oberflächenbemalung der Verblendung. Durch Einlegen intensiver Farbtöne oder Effekte in die keramische Masse läßt sich eine natürliche Tiefenwirkung erreichen.

Um individuelle Charakteristika zu bestimmen und später in keramische Massen umsetzen zu können, werden heute spezielle Farbringe für Intensivmassen angeboten. Ein Beispiel dafür ist das Creativ-Color-System® der Firma Ducera (Rosbach) (*Hegenbarth* 1987). Hierbei werden in vier Gruppen Massen unterschiedlicher Intensivität angeboten, die sich nicht nur in ihren Farben, sondern auch in ihrer Transluzenz unterscheiden. Diese vier Gruppen sind entsprechend ihrem Charakter wie folgt benannt: Sekundärdentin, Wurzeldentin, Mamelons und Schneideblau (Abb. 226).

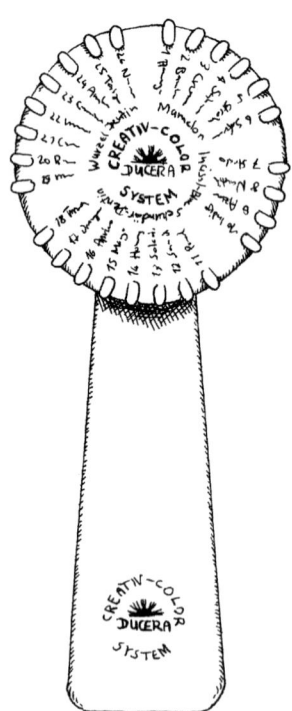

Abb. 226 Das Creativ-Color System® nach *Hegenbarth* ermöglicht die individuelle Farbbestimmung von besonderen Charakteristika und deren Umsetzung in Keramik.

16.13 Perspektiven

Die beschriebenen physiologischen und physikalischen Phänomene und materialspezifischen Faktoren zeigen, wie komplex die mit der Farbbestimmung und der späteren Farbangleichung in Zusammenhang stehenden Probleme sind. Insbesondere metameriebedingte Farbunterschiede werden sich trotz Verbesserungen der Materialien auch in Zukunft nicht vermeiden lassen. Bei Beachtung der o.g. Ratschläge können sie aber in tolerablen Grenzen gehalten werden.

Durch verbesserte Qualitätskontrollen der angebotenen Produkte (z. B. durch spektrophotometrische Messungen) kann ein Teil der materialspezifischen Probleme gelöst werden.

Eine weitere entscheidende Verbesserung stellt eine veränderte Form der Blättchen der Farbringmuster dar. Bei dieser neueren Generation der Farbringmuster (Duceram-on-Metal®, Ducera, D-Rosbach) wird die keramische Masse individuell auf ein Metallblättchen, welches das Metallgerüst der metallkeramischen Restauration simuliert, gebrannt. Dadurch ist (z.B. bei Keramikverblendungen) die Materialschichtstärke des Farbplättchens mit einer individuell geschichteten Rekonstruktion vergleichbar.

Literatur

Borenstein St.: Effects of age factor on the layering technique. In: Preston J. (Hrsg.): Perspectives in Dental Ceramics. Quintessence, Chicago 1988. S. 257-261.

Grüsser O.-J., Grüsser-Cornehls U.: Gesichtssinn. In: Schmidt R.F., Thews G. (Hrsg.): Physiologie des Menschen. 24. Auflage. Springer, Berlin-Heidelberg 1990.

Hegenbarth E.A.: Das Creativ Color-System. Quintessenz Zahntech 1987; 9: 978 - 991.

Hering E.: Grundzüge der Lehre vom Lichtsinn. Springer, Berlin 1920.

Küppers H.: Das Grundgesetz der Farbenlehre. DuMont, Köln 1978.

Küppers H.: Farbe. 4. Auflage. Callwey, München 1987.

Munsell A.: Munsell Book of Color. Macbeth Division of Colmorgen Corp., Baltimore 1966.

Ostwald W.: Farbkreis, Farbharmonie. 5. Auflage. Musterschmidt, Göttingen-Frankfurt-Zürich 1963.

Preston J.D.: Farbe in der zahnärztlichen Keramik. In: Schärer P., Rinn L.A., Kopp, F.R. (Hrsg.): Ästhetische Richtlinien für die rekonstruktive Zahnheilkunde. Quintessenz, Berlin 1980. S. 13-26.

Preston J.D.: Current status of shade selection and color matching. Quintessence Int 1985; 16: 47-58.

Richter M.: Das System der DIN-Farbenkarte. Farbe 1952/53: 85-ff.

Schultze W.: Farbenlehre und Farbmessung. Springer, Stuttgart-Heidelberg 1975.

Silbernagl S., Despopoulos A.: Taschenatlas der Physiologie. 4. Aufl. Thieme, Stuttgart 1991.

Treitz N.: Farben. Klett, Stuttgart 1985.

17 Ästhetik in der Zahnmedizin

„Schönheit ist Gesetzmäßigkeit. Schönheit erscheint, solange die Gesetzmäßigkeit empfunden wird. Sie schwindet, wenn unsere Sinne die Gesetzmäßigkeit nicht mehr erkennen." (*Walther Rathenau, 1867–1922*)

17.1 Einleitung

Prothetischer Zahnersatz hat drei Aufgaben zu erfüllen (*Wild* 1950):

1. Wiederherstellung einer (z. B. durch Zahnverlust) eingeschränkten Kaufähigkeit (*mastikatorische* bzw. *kaufunktionelle Funktion*).
2. Wiederherstellung einer durch Zahnverlust (vor allem im Frontzahnbereich) nachteilig veränderten Lautbildung (*phonetische Funktion*).
3. Wiederherstellung einer (z. B. durch Zahnverlust bedingten) ästhetisch negativen Veränderung im Gesichts- und Mundbereich (z. B. Bißsenkung durch Verlust der Seitenzahnabstützung; Zahnlücken oder multiple verfärbte Füllungen im sichtbaren Zahnbereich) (*ästhetische Funktion*).

Zusätzlich kann als vierte Aufgabe angeführt werden:

4. Verhütung weitergehender Destruktionen des stomatognathen Systems (*prophylaktische Funktion*).

Während man sich für das Erreichen der beiden erstgenannten Aufgaben auf weitgehend objektivierbare Kriterien stützen kann (z. B. Überprüfen von statischer und dynamischer Okklusion mit Shimstock-Folie und Okklusionspapier; Sprechproben), ist die Beurteilung der ästhetischen Wirkung einer zahnärztlichen Rehabilitation vom individuellen Empfinden des Betrachters abhängig. Andererseits gibt es aber einige grundlegende Prinzipien, die in allen als ästhetisch bezeichneten Kompositionen wiederkehren. Diese sollen im folgenden mit besonderem Bezug auf den Zahn-, Mund- und Gesichtsbereich - *Rufenacht* (1990 a) spricht von dentalen, dento-fazialen und fazialen Kompositionen - erörtert werden.

17.2 Prinzipien der Ästhetik

Der aus dem Griechischen stammende Begriff Ästhetik (aisthesis = Wahrnehmung) läßt sich heute am besten als die „Lehre von den wertenden, erlebnisbezogenen Sinnesempfindungen" (*Sütterlin* 1993) definieren.
Ein optischer (oder akustischer Reiz) wird demnach nicht bloß als einfacher Reiz wahrgenommen, sondern er wird als angenehm oder unangenehm, schön oder häßlich usw. gewertet. In abgeleiteter Form und in Anleh-

nung an die antike Tradition des Begriffes versteht man unter Ästhetik auch die Lehre vom Schönen, von der Gesetzmäßigkeit und der Harmonie in Natur und Kunst.

Der Wunsch nach Ästhetik hat die Kulturen der Menschheit seit jeher geprägt. Bereits in der Antike beschäftigten sich viele Philosophen, unter ihnen Heraklit (um 550 bis 480 v. Chr.), Platon (428 bis 347 v. Chr.) und Aristoteles (383 bis 322 v. Chr.), intensiv mit dem Thema Ästhetik. In Deutschland haben, viele Jahrhunderte später, Gottfried Wilhelm Leibnitz (1646 bis 1716), Alexander Gottlieb Baumgarten (1717 bis 1762) und Immanuel Kant (1724 bis 1804) bedeutende Beiträge zu diesem Themengebiet geliefert.

Das Schwierige an der Ästhetik ist, daß sie nicht meßbar ist. Vielmehr ist sie vom (meist unbewußten) subjektiven gefühlsmäßigen Empfinden und der Interpretation des Betrachters abhängig, wobei kulturelle Faktoren eine nicht unbedeutende Rolle spielen. Dies ist der Grund dafür, daß es zum Teil große Unterschiede dahingehend gibt, was als ästhetisch empfunden und bezeichnet wird und was nicht. Dieses betrifft sowohl Personen, die aus verschiedenen Kulturkreisen stammen, als auch Individuen innerhalb ein- und desselben kulturellen Umfeldes. So entsprechen etwa, um Beispiele aus dem intraoralen Bereich anzuführen, Zahnkolorationen (z. B. das im alten Japan verbreitete Schwarzfärben von Zähnen), Frontzahnfeilungen (präkolumbianisches Süd- und Mittelamerika; Afrika; Ostasien), das Ausschmücken von Zähnen mit Edelsteinen (präkolumbianisches Süd- und Mittelamerika), Überkronungen von Frontzähnen mit goldhaltigen Materialien (Orient u. a.) oder Gingivatätowierungen (Afrika) weniger den ästhetischen Vorstellungen, die innerhalb des westlichen Kulturkreises vorherrschen, wohl aber dem Schönheitsempfinden der Kulturen, in denen solche Praktiken verbreitet sind. Dabei muß man jedoch einräumen, daß die primäre Motivation für die Ausführung der oben genannten Manipulationen in vielen Fällen nicht ästhetischer Natur ist, sondern diese z. B. mit rituellen bzw. religiösen Praktiken in Zusammenhang stehen oder aus soziologischen Gründen (Stammeskennzeichnung; Statussymbol und Rangabzeichen innerhalb einer Sozialgruppe) ausgeführt werden. Dennoch kann man davon ausgehen, daß die Ergebnisse dieser Eingriffe nicht mit den ästhetischen Vorstellungen, die bei den jeweiligen Ethnien verbreitet sind, kollidieren.

Wie stark bei einer Person das Streben nach Ästhetik ausgeprägt ist, ist ebenfalls individuell verschieden. Der amerikanische Psychologe A. H. Maslow (1908 - 1970), der eine (nicht als starr anzusehende) Hierarchie der menschlichen Grundbedürfnisse aufstellte (physiologische Bedürfnisse wie Nahrungsaufnahme und Sexualität, Bedürfnisse nach Sicherheit, Liebe, Achtung, Selbstverwirklichung), räumt ein, daß zumindest bei einigen Personen auch ein grundlegendes ästhetisches Bedürfnis vorhanden ist. Diese Menschen sind nach *Maslow* dadurch gekennzeichnet, daß sie ein aktives *Verlangen* nach Ästhetik haben, welches *nur* durch Schönheit befriedigt werden kann (*Maslow* 1977).

Damit eine aus einzelnen Bestandteilen bestehende Komposition überhaupt als „ästhetisch" angesehen wird, müssen bestimmte Voraussetzungen erfüllt sein.

Ein in diesem Zusammenhang wichtiger Faktor ist das Vorhandensein von **Symmetrie** (*Rufenacht* 1990 a). Generell versteht man unter dem Begriff „Symmetrie" eine harmonische Anordnung mehrerer Elemente zueinander. Im strengen Sinne bedeutet Symmetrie die Eigenschaft von Figuren, Körpern, o. ä., beiderseits einer [gedachten] Mittelachse ein jeweils spiegelgleiches Bild zu ergeben.

Im Gegensatz zu einer solch strengen, *statischen Symmetrie* steht die *dynamische Symmetrie*, bei der sich zwei sehr ähnliche, aber nicht identische Hälften gegenüberstehen (vgl. z. B. die beiden Gesichtshälften).

Im menschlichen Körper kommt statische Symmetrie nicht vor. Dies mag eine Erklärung für das aus der täglichen Erfahrung bekannte Phänomen sein, daß ein zu symmetrischer Aufbau eines Objektes auf den Betrachter häufig „langweilig" wirkt. Leichte Abweichungen von einer idealen symmetrischen Anordnung bzw. leichte Unregelmäßigkeiten im Sinne einer dynamischen Symmetrie haben demgegenüber in der Regel einen lebendigen und „natürlichen" Effekt. Daher kann man ganz allgemein feststellen, daß nicht die strenge, sondern die leicht gestörte Symmetrie als „schön" empfunden wird (*Wild* 1950).

In einer solchen Komposition verschmelzen die Einzelteile zwar zu einem einheitlichen Ganzen (Prinzip der Einheitlichkeit), aber es lassen sich neben den Elementen, die zu der Einheitlichkeit direkt beitragen (sog. „bindende Kräfte"), solche unterscheiden, die diesem Bestreben entgegenwirken (sog. „trennende Kräfte") (*Lombardi* 1973). Das gleichzeitige Vorhandensein von simultanen und kontrastierenden Faktoren bewirkt letztlich eine „Vielfalt in der Einheitlichkeit" (*Rufenacht* 1990 a) und hat ein jeweils individuelles Bild zur Folge. Dabei kann es auch vorkommen, daß innerhalb einer (z. B. dentofazialen) Komposition ein Bestandteil für sich alleine genommen eher unattraktiv wirkt, aber im Zusammenhang mit den benachbarten Strukturen ein interessantes und ästhetisch ansprechendes Gesamtbild ergibt (*Matthews* 1978).

Die Tatsache, daß beim Menschen keine statische, sondern eine dynamische Symmetrie vorhanden ist, hat auch für die Zahnmedizin Konsequenzen und sollte bei der Herstellung von zahnärztlichen Restaurationen unbedingt Beachtung finden (*Lombardi* 1974, *Tripodakis* 1987).

Ab einem bestimmten, aber, da von der persönlichen Interpretation des Betrachters abhängig, nicht klar zu definierenden Grenzbereich geht eine dynamische Symmetrie allmählich in Asymmetrie und somit in Dysharmonie und in Ungleichgewicht über. Weisen beispielsweise die rechte und linke Seite eines Zahnbogens deutliche Unterschiede auf, weil analoge Zähne (bzw. Restaurationen) in Form oder Farbe voneinander differieren oder weil Zahnlücken vorhanden sind, dann liegt, wenn es die beim Sprechen oder Lachen sichtbaren Zähne betrifft, eine weniger ästhetische dentale Komposition vor, die einem Betrachter sofort störend ins Auge fällt und sich auch negativ auf die dentofaziale und (i. d. R.) die faziale Harmonie auswirkt.

Ist in einer Komposition demgegenüber eine symmetrische, gesetzmäßige Anordnung vorhanden, dann herrscht **Harmonie** (Ebenmaß) und **visuelles Gleichgewicht**. Harmonie und optisches (visuelles) Gleichgewicht sind nicht an das Vorhandensein einer statischen Symmetrie gebunden. So kann ein auffälliges Element einer Seite durch ein anderes Element auf der gegenüberliegenden Seite ausgeglichen werden, so daß der Gesamteindruck ein harmonisches und visuell ausgeglichenes Bild vermittelt, obwohl objektiv gesehen eine nicht zu übersehende Asymmetrie vorliegt.

Auf das engste verknüpft mit „Harmonie" ist der Begriff **„Proportion"**, den man am besten mit „Ebenmaß, Gleichmaß" übersetzen kann.
In der Geschichte der Menschheit wurden bestimmten Proportionen eine besonders harmonische Wirkung zugesprochen. Weithin bekannt ist der den Pythagoreern, den Anhängern der Philosophie des Pythagoras (um 570 bis um 480 v. Chr.), zugeschriebene „Goldene Schnitt" (sectio aurea, stetige Teilung). Danach verhält sich der kleinere Teil (Minor) einer Strecke zum größeren Teil (Major) wie der größere zur Gesamtstrecke (*Hagenmeier* 1977).
Diese Forderung kann mathematisch nur erfüllt werden, wenn Minor = 0,618 und Major = 1:

$$\frac{\text{klein}}{\text{groß}} = \frac{0{,}618}{1} = 0{,}618; \quad \frac{\text{groß}}{\text{gesamt}} = \frac{1}{1{,}618} = 0{,}618;$$

Eine solche Proportion (also kleinerer zu größerem Teil annähernd 5 : 8) soll eine besondere ästhetische Wirkung hervorrufen. Der Goldene Schnitt kann aber nicht nur mathematisch [$1 : (1 + \sqrt{5})/2 = 1 : 1{,}618$], sondern auch geometrisch dargestellt werden. Letzteres kommt im Pentagramm (Sternfünfeck) zum Ausdruck, dessen Seiten sich „stetig" im Goldenen Schnitt teilen (*Hagenmeier* 1977) (Abb. 227).

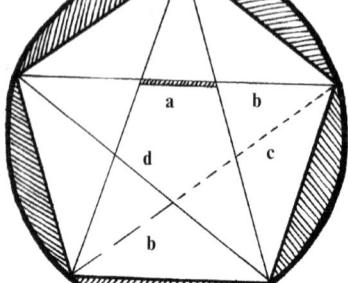

Abb. 227 Das Pentagramm - Der Goldene Schnitt
Das Verhältnis der Strecke a zu Strecke b entspricht dem der Strecken b zu c und dem der Strecken c zu d

Der Goldene Schnitt wurde in Kunst und Architektur häufig als Maßverhältnis angewendet, so z. B. in der griechischen und römischen Baukunst und später in der italienischen Renaissance (14. bis 16. Jahrhundert). Da ästhetisches Empfinden jedoch stark von subjektiven Faktoren abhängig ist und es daher keine absolut unabänderlichen Vorstellungen vom „ideal Schönen" gibt, kam dem Goldenen Schnitt nie die Rolle eines allgemeinen gültigen Kunstgesetzes zu. Dennoch ist der Goldene Schnitt bis in die heutige Zeit immer noch eine brauchbare Methode, um auch bei schwierigen Verhältnissen eine Harmonie der Proportionen und damit eine ästhetisch ansprechende Wirkung zu erzielen.

Die Prinzipien des Goldenen Schnitts wurden im Laufe der Jahrhunderte von verschiedenen Untersuchern auf den Menschen übertragen. Im Zahnbereich soll die in der Frontalansicht sichtbare Breite zwischen mittlerem und seitlichem Schneidezahn genau den Proportionen des Goldenen Schnitts entsprechen, und dieses Verhältnis soll jeweils für den seitlichen Schneidezahn zum Eckzahn und den Eckzahn zum ersten Prämolaren konstant bleiben (*Levin* 1978) (Abb. 228) (vgl. 17.7). Auch *Lombardi* (1973) empfiehlt, zwecks Erzielung einer optimalen ästhetischen Wirkung, vor allem bei der Gestaltung von Totalprothesen auf die Proportionen zwischen den in der Frontalansicht sichtbaren Breiten der Zahnflächen zu achten und, wenn nicht die Proportionen des Goldenen Schnitts, so doch zumindest ein konstantes Verhältnis einzuarbeiten. Der Goldene Schnitt läßt sich mit Hilfe eines Handinstruments („GoldenRuler"; Safident, CH-Gland; deutscher Vertrieb: D-München) relativ einfach bestimmen bzw. überprüfen.

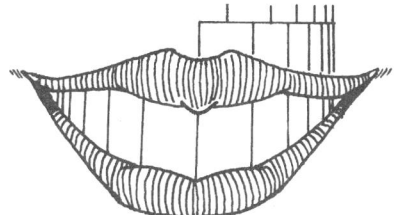

Abb. 228 Goldener Schnitt – Zähne in der Frontalansicht

Ein weiteres für ästhetisches Empfinden wichtiges Charakteristikum ist - bei vorhandenem visuellen Gleichgewicht bzw. vorhandener Harmonie - die **Dominanz** eines Bestandteils einer Komposition, z. B. aufgrund seiner Größe, Form oder Farbe. Im Frontzahnbereich etwa ist der mittlere Schneidezahn der größte und damit der dominierende Zahn; im Gesichtsbereich ist die Mundpartie (in der Regel) die dynamischste und damit die dominierende Struktur. Die Dominanz bewirkt, wie das Prinzip der dynamischen Symmetrie, eine Lebendigkeit innerhalb einer Komposition.

Zusammenfassend läßt sich feststellen:
Eine Komposition kann dann als ästhetisch bezeichnet werden, wenn ein visuelles Gleichgewicht bzw. eine Harmonie von Proportionen vorhanden ist. In der Regel liegt eine (dynamische) Symmetrie vor, und häufig ist innerhalb der Komposition ein Bestandteil optisch dominierend.

17.3 Kosmetik

Deutlich zu unterscheiden von „Ästhetik" ist der im Bereich der Zahnmedizin häufig mit ihr verwechselte Begriff „Kosmetik". Unter „Kosmetik" versteht man Körper- und Schönheitspflege bzw. oberflächlich vorgenommene Korrekturen.
Auch die Kosmetik kann auf eine lange historische Entwicklung zurückblicken. So verfaßte beispielsweise bereits die ägyptische Königin Kleopatra (69 bis 30 v. Chr.) ein Buch mit dem Titel „Kosmetikon", das eine Sammlung von Formeln für die Herstellung diverser kosmetischer Mittel beinhaltete.
Die Kosmetik mit ihrem Zweck der Pflege und Verschönerung des Menschen kann gleichsam als eines von verschiedenen Hilfsmitteln angesehen werden, die dem Menschen zur Verfügung stehen, um ästhetischen Zielvorstellungen näherzukommen.
Aufgaben und Ziele der Kosmetik sind in Deutschland durch § 4 des Lebensmittel- und Bedarfsgegenständegesetzes (LMBG) festgelegt. Demnach sind kosmetische Mittel Stoffe (oder Zubereitungen aus Stoffen), die dazu bestimmt sind, äußerlich am Menschen oder in seiner Mundhöhle zur Reinigung, Pflege oder zur Beeinflussung des (u. a.) Aussehens angewendet zu werden. Als kosmetische Mittel gelten hingegen weder solche Stoffe, die überwiegend dazu dienen, Krankheiten, krankhafte Beschwerden oder Körperschäden zu lindern oder zu beseitigen, noch solche, die zur Beeinflussung der Körperformen bestimmt sind.
Im strengen Sinne ist der Begriff Kosmetik innerhalb des Bereichs der Zahnmedizin auf solche Produkte beschränkt, die der Reinigung von Zähnen, Zahnersatz und Mundhöhle dienen.

In Anbetracht der bestehenden klaren gesetzlichen Definitionen kann man darüber streiten, ob innerhalb der Zahnmedizin eine Ausweitung des Begriffes „Kosmetik", beispielsweise in Zusammenhang mit der Anfertigung von z. B. Keramikkronen, Verblendschalen (Veneers) oder Kompositfüllungen, in jedem Fall angebracht bzw. sprachlich korrekt ist. *Wild* vertrat bereits im Jahre 1950 die Auffassung, daß zumindest in der Prothetik das Wort „Kosmetik" nicht verwendet werden sollte.

17.4 Ästhetik im Gesichtsbereich

In jedem Gesicht lassen sich, bedingt durch zugrundeliegende bzw. sichtbare anatomische Strukturen, verschiedene vertikal und horizontal verlaufende Orientierungslinien feststellen, die bei der Betrachtung wichtige Anhaltspunkte für eine ästhetische Beurteilung liefern:
Eine senkrechte Medianlinie, die von der Glabellamitte über Nasenrücken, Philtrum, Tuberculum labii superioris zur Kinnmitte (Gnathion) verläuft, teilt das Gesicht in eine rechte und linke Hälfte (Abb. 230). Im Normalfall liegt zwischen beiden Gesichtshälften eine bilaterale dynamische Sym-

metrie vor. Wenn beim Lächeln die Zähne sichtbar werden, spielt die Lage der Oberkiefer-Frontzahnmitte eine wichtige Rolle: Große Differenzen zwischen ihr und der Medianlinie wirken sich negativ auf die Symmetrie und das visuelle Gleichgewicht zwischen rechter und linker Hälfte aus. Gleiches gilt für große Unterschiede in der mesio-distalen bzw. oro-fazialen Neigung der vertikalen Achsen der Zähne zwischen rechter und linker Seite. Ist z. B. die Achse des oberen linken Eckzahns nicht wie die des rechten Caninus nach mesial geneigt, sondern nach distal, so treten beim Lachen zwei schräg, evtl. nahezu parallel zueinander verlaufende Linien in Erscheinung, die sich unharmonisch in das Gesamtbild einfügen und für den Betrachter daher störend wirken (*Lombardi* 1974) (Abb. 229).

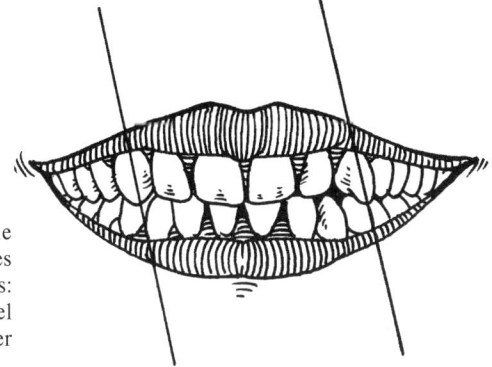

Abb. 229 Beispiel für eine Störung der Symmetrie bzw. des visuellen Gleichgewichts: Schräge und nahezu parallel zueinander liegende Achsen der oberen Eckzähne

Die prominentesten horizontal verlaufenden Linien ziehen jeweils durch die Augenbrauen, Pupillen (Bipupillarlinie), Höhe der Nasenlöcher sowie Mundspalte bzw. Mundwinkel (Mundwinkelgerade) (Abb. 230). Diese

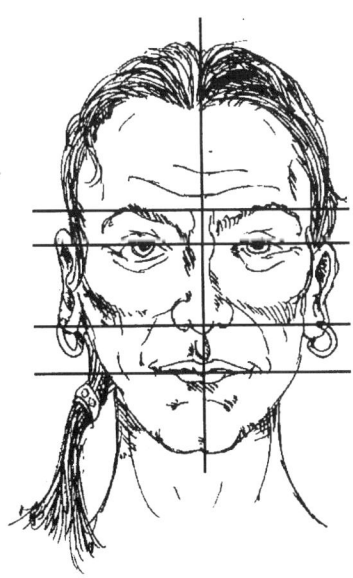

Abb. 230 Orientierungslinien im Gesichtsbereich

(gedachten) Linien liegen normalerweise parallel zueinander und suggerieren dem Betrachter faziale Harmonie. Beim Lächeln tritt die Verbindungslinie der Inzisalkanten der Oberkieferfrontzähne (Inzisallinie) in Erscheinung, die in der Regel gerade oder in einem leichten nach kaudal gerichteten (konvexen) Bogen verläuft. Wild (1950) hebt die Bedeutung dieser „*das 'Weiß' der Zahnreihe vom 'Schwarz' der Mundhöhle*" trennenden Linie hervor, indem er feststellt, daß es im ganzen Gesicht keine Linie von ähnlicher Prägnanz gibt.

Aus der Sinnesphysiologie ist bekannt, daß beim Betrachten eines Gesichts Konturen sowie Konturenunterbrechungen und -überschneidungen besonders häufig fixiert werden (*Yarbus* 1967). Daher werden als unharmonisch bewertete Beziehungen zwischen einzelnen Gesichtshälften, -partien, -konturen und -linien vom Betrachter sofort als störend wahrgenommen. Solche Dysharmonien, durch die Symmetrie und Gleichgewicht einer fazialen Komposition gestört werden, können angeboren oder erworben sowie temporärer oder permanenter Art sein. Beispiele sind Schwellungen nach einem Trauma, Vernarbungen nach einem Unfall, ein Schiefstand der Nase, eine unilaterale Masseterhypertrophie oder -hyperplasie, eine Hemiatrophia faciei, die einseitige Fazialisparese, genetisch bedingte Asymmetrien, z. B. im Kinnbereich, oder eine Hypoplasie des Unterkiefers.

Zu weiteren Elementen, die für die ästhetische Beurteilung einer fazialen Komposition von Bedeutung sind, zählen Haaransatz, Höhe und Form der Stirn, Lage und Form der Augenhöhlen, Höhe, Größe, Form, Farbe und Abstand der Augen, Form und Ausprägung der Augenbrauen, Ansatz, Größe und Form von Nase und Ohren, Prominenz der Jochbögen, Ausprägung von Unterkiefer und M. masseter, Form und Farbe von Lippen (Lippenrot und Lippenweiß) und Zähnen, Ausprägung der Sulci nasolabiales, des Sulcus mentolabialis und anderer Hautfalten sowie Form der Mundwinkel und des Kinns. Da diese anatomischen Strukturen in bestimmten Beziehungen bzw. Proportionen zueinander stehen, sind sie nicht isoliert, sondern vielmehr in ihrer Gesamtkomposition (die für jeden Menschen anders ist) zu sehen.

Alle Gesichter differieren bezüglich ihrer Breite und Länge voneinander. In der physischen Anthropologie sind verschiedene Indizes bekannt, durch die diese Unterschiede dargestellt und klassifiziert werden können (*Martin* und *Saller* 1957).

Von kranial nach kaudal läßt sich das Gesicht (besser: die sog. physiognomische Gesichtshöhe: Abstand Haaransatz bis Kinnspitze) in drei Drittel einteilen, nämlich in einen Stirnbereich (Distanz Haaransatz [Trichion] zur Augenbrauenhöhe [genauer: zur größten Konvexität zwischen Stirn und Nase: Glabella = Hautnasion]), einen Nasenbereich (zwischen Glabella und Nasensteg [Gerade verläuft durch den Schnittpunkt des Nasenstegs mit dem Lippenweiß der Oberlippe: Subnasale]) und einen Lippen-Kinn-Bereich (Bereich zwischen Nasensteg und Kinnspitze [Hautmenton]) (Abb. 231), die von Person zu Person verschieden starke Ausprägungen zeigen. Sind alle drei Etagen (in etwa) gleich hoch, so stehen sie untereinander in einem Gleichgewicht, was sich ästhetisch günstig auswirken soll. Daß sie sich in einem exakt gleichen Verhältnis zueinander befinden, kommt jedoch extrem selten vor. Dennoch kann durchaus auch bei Dominanz eines der Gesichtsdrittel eine faziale Harmonie vorliegen.

Ästhetik im Gesichtsbereich 529

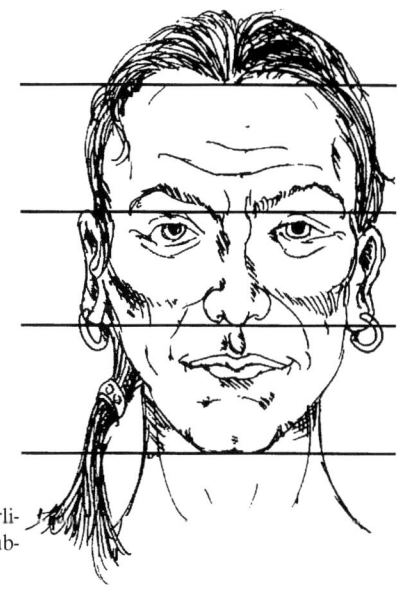

Abb. 231 Die drei Gesichtsdrittel: Haarlinie - Glabella, Glabella - Subnasale, Subnasale - Menton im Verhältnis 1 : 1 : 1.

Um eine harmonische Proportion im Bereich des unteren Gesichtsdrittels selbst zu erzielen, sollten bei geschlossenem Mund die Länge der Oberlippe möglichst ein Drittel, die Länge der Unterlippe und des Kinns zwei Drittel der Gesamthöhe betragen (Abb. 232) (*Schwarz* 1958).

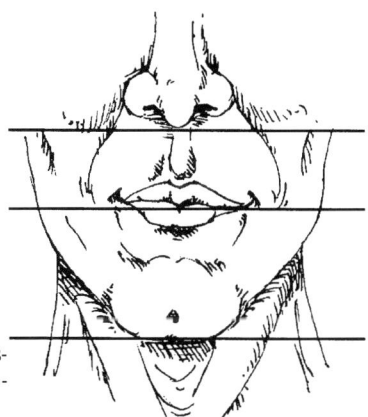

Abb. 232 Unterteilung des unteren Gesichtsdrittels: Subnasale - Rima oris, Rima oris - Menton im Verhältnis 1 : 2.

Harmonie muß natürlich nicht allein in der Frontal-, sondern auch in der Seitenansicht, im Profil, vorhanden sein. *Schwarz* (1958) analysierte die diversen Verlaufsmöglichkeiten des Gesichtsprofils und klassifizierte sie in neun Gruppen (gerader, nach hinten schiefer oder nach vorne schiefer Profilverlauf bei Durchschnitts-, Vor- oder Rückgesicht). Für eine ästhetische Beurteilung ist entscheidend, ob das Profil gerade ist: Nach *Schwarz* (1958) sind das gerade Vor- und Rückgesicht dem Mittelwertgesicht an Schönheit gleichwertig (Abb. 233).

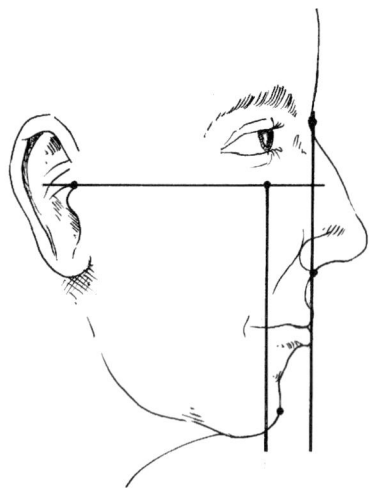

Abb. 233 Das gerade Durchschnittsgesicht

Subtelny (1959) differenziert darüber hinaus u. a. nach der Kurvatur, die das Weichteilprofil (Verbindungslinie zwischen Glabella, Oberlippenkante und Hautpogonion [Scheitelpunkt des Weichteilkinns]) bildet (gerades, konvexes, konkaves Profil) (Abb. 234).

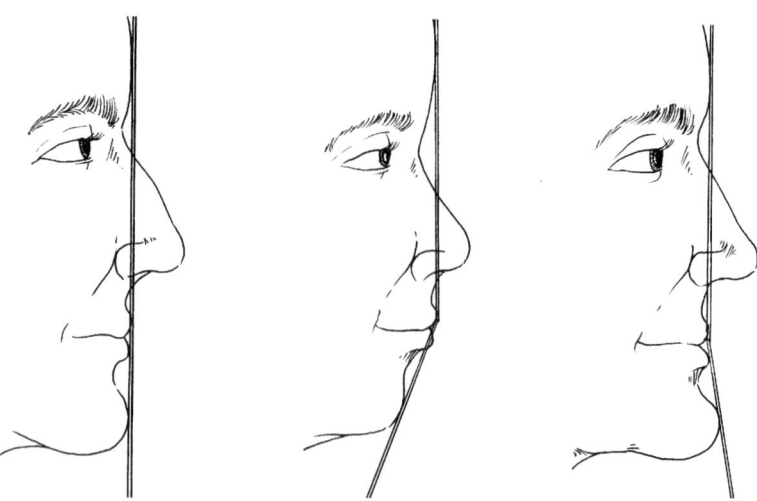

Abb. 234 a bis c Das Weichteilprofil:
a) Gerades Profil　　　　　　b) Konvexes Profil　　　　　c) Konkaves Profil

Der Profilverlauf ist nicht nur im Rahmen einer kieferorthopädischen und kieferchirurgischen Therapie von Bedeutung. Auch der Prothetiker nimmt darauf vor allem bei der Herstellung von Zahnersatz im Frontzahnbereich in mehr oder weniger starkem Maße Einfluß. Besonders der Bereich von Lippenweiß und Lippenrot im Oberkiefer ist davon betroffen. Bei zu wenig Unterstützung durch Prothesenkunststoff oder zu weit palatinal stehenden Ersatzzähnen fällt dieser Bezirk nach innen ein, während er bei einem Zuviel an Ersatzmaterialien zu stark ausgepolstert erscheint.

Letztlich wird ein Gesicht dann als harmonisch empfunden, wenn die verschiedenen Linien, Proportionen und Strukturen in einem visuellen Gleichgewicht zueinander stehen und auf diese Weise „zusammenklingen wie ein Akkord"; ist dies nicht der Fall, erscheint das Gesicht dysharmonisch (*Reither* 1959). Aber auch hier ist es wieder der subjektiven Beurteilung des Betrachters überlassen, ob er ein Gesicht vom Aufbau her als ästhetisch bzw. harmonisch empfindet oder nicht.

Für das Ergebnis einer solchen Beurteilung spielen daneben auch Faktoren wie Schädelform, Haarfarbe und Frisur, vorhandene Behaarung (Bart und Koteletten) sowie Teint bzw. Farbe und Charakter bzw. Relief (z. B. glatt, faltig, vernarbt; Muttermale, Sommersprossen) der Gesichtshaut eine nicht unbedeutende Rolle.

Zusätzlich besteht die Möglichkeit, innerhalb gewisser Grenzen bestimmte Gesichtspartien in ihrer Wirkung zu betonen oder abzuschwächen. Das Ziel solcher Maßnahmen liegt bei Personen des westlichen Kulturkreises meist darin, an Attraktivität zu gewinnen, während bei nicht-westlichen Ethnien häufig andere Gründe ausschlaggebend sind (z. B. magisch-religiöse, soziale). Solche Manipulationen können durch kosmetische Mittel (z. B. Make-up, Wimperntusche, Lidschatten, Lippenstift), Veränderung der natürlichen Haarfarbe und -frisur oder durch das Tragen von Kopfbedeckungen und Schmuck (z. B. Ohrringe, Halsketten, Haarschmuck) geschehen. Bei Fehlsichtigen haben (evtl. eingefärbte) Kontaktlinsen oder das Brillengestell einen direkten Einfluß auf das äußere Erscheinungsbild. In Form von chirurgischen Eingriffen an Knochen, Knorpeln und Weichgeweben (z. B. Verschiebung von Kieferteilen in sagittaler Richtung; Nasenkorrekturen; Face-lifting) können große Veränderungen innerhalb der fazialen Komposition erzielt werden.

Außerhalb des westlichen Kulturkreises, insbesondere in Afrika, sind weitere Maßnahmen verbreitet, die ein verändertes Aussehen im Mund- und Gesichtsbereich zur Folge haben. Dazu zählen neben den in Abschnitt 17.2 bereits erwähnten Eingriffen an Zähnen und Zahnfleisch Bemalungen, Tätowierungen und spezielle Farbmarkierungen im Gesichtsbereich (z. B. als Zeichen der Zugehörigkeit zu einer bestimmten Kaste), Schmucknarben (Skarifizierungen) sowie Körperschmuck (z. B. Holzscheiben, Ohr-, Nasen- und Lippenpflöcke), durch deren Anbringung an und um Körperöffnungen (Ohren, Nase, Lippen) Gesichtsanteile deformiert (durchbohrt, geweitet, umgeformt) werden.

Vereinzelt wird bis heute immer wieder versucht, ausgehend von der Gesichtsform (Physiognomie) eines Menschen, wie z. B. der Ausprägung der Gesichtsdrittel oder bestimmter anatomischer Strukturen, Rück-

schlüsse auf den Charakter und die Persönlichkeit zu ziehen (*Rufenacht* 1990 b).
So interessant solche Betrachtungen auch sein mögen - sie stehen auf keiner wissenschaftlichen Grundlage. Innerhalb der Persönlichkeitspsychologie gilt es als gesichert, daß keine direkte objektive Korrelation zwischen physiognomisch-anatomischen Gegebenheiten einerseits und objektiv gemessenen Charaktereigenschaften und Persönlichkeitsmerkmalen andererseits besteht (*Rohracher* 1975). Nichtsdestotrotz werden von einem Betrachter dennoch häufig subjektive Zuordnungen getroffen; diese sind aber in der Regel über soziale Stereotypien und Vorurteile vermittelt.

17.5 Ästhetik in der Mundregion: Der Weichteilrahmen

Die Mundregion ist neben der Augenpartie der am meisten betrachtete Gesichtsabschnitt (*Yarbus* 1967). Nicht umsonst konzentrieren sich die Frauen beim Schminken des Gesichtes in verstärktem Maße auf diese beiden Regionen. Der Mundregion kommt eine besondere Bedeutung für die Ausdruckswirkung eines Gesichts zu. Aus Untersuchungen der Psychologin *Winkler* (1951) geht hervor, daß dabei die Mundform eine größere Bedeutung als die Mundhöhe (Abstand Oberlippe - Nasensteg) oder die Mundwinkel besitzt. Da bei der Fixierung eines bestimmten Details durch einen Betrachter die unmittelbar angrenzende Umgebung zwangsläufig mitbeobachtet wird, darf im Zuge einer Beurteilung der ästhetischen Wirkung der Zähne der sie umgebende Weichgewebsrahmen (Gesichtshaut, Lippen, Gingiva) nicht übersehen werden.
Die Lippen bilden den vorderen dynamischen Rahmen, hinter dem die Zähne beim Sprechen und Lächeln erscheinen. Die Lippen (genauer: das Lippenrot) weisen bezüglich ihrer Form (in horizontaler Richtung: schmal, breit; in vertikaler Richtung: voll, dünn; symmetrisch, asymmetrisch), ihrer Höhe (langer oder kurzer Abstand zur Nase), ihrer Oberflächenbeschaffenheit (glatt, rissig) sowie ihrer Farbe (blaß, rot; mit Lippenstift überdeckt) einen direkten Einfluß auf die Sichtbarkeit und die ästhetische Wirkung der Zähne auf. Eine volle Oberlippe beispielsweise bedeckt die Frontzähne mehr als eine dünne; wegen der dadurch verstärkten Schattenwirkung ist das Ausmaß der Lichtreflexion der davon betroffenen Zahnkronen geringer, und die Zähne erscheinen dunkler, als es bei dünnen Oberlippen der Fall wäre.
Gleichzeitig wirken die Zahnkronen kleiner (*Lombardi* 1973).
Einen Einfluß hat ferner die Farbe der an das Lippenrot angrenzenden Gesichtshaut: Zähne kontrastieren bei dunkler Gesichtsfarbe - wie auch bei einem vorhandenen dunklen Bart - stärker und fallen dem Betrachter daher deutlicher ins Auge.
Auch die sichtbaren Gingivaanteile besitzen nicht zu unterschätzende Auswirkungen auf die ästhetische Wirkung von Zähnen. Das Zahnfleisch, das den direkten, statischen Rahmen der Zahnreihen bildet, weist unter physiologisch normalen, klinisch gesunden Verhältnissen eine blaßrosa Farbe auf und reicht in etwa bis zur Schmelz-Zement-Grenze. Dunkelrotes und

geschwollenes, also entzündetes Zahnfleisch, fehlende Interdentalpapillen, lange Zahnhälse (z. B. aufgrund erfolgter parodontaler Behandlung) und Unterschiede in der Höhe der Gingivalsäume von Zähnen wirken sich im sichtbaren Bereich negativ auf das ästhetische Erscheinungsbild aus, unabhängig davon, ob einzelne, mehrere oder alle sichtbaren Zähne davon betroffen sind.

17.6 Ästhetik in der Mundregion: Die Sichtbarkeit der Zähne

Die ästhetische Wirkung der Mundregion wird durch das Verhältnis zwischen konstantem bzw. statischem (Zähne und Gingiva) und dynamischem Faktor (Lippen und angrenzende mimische Muskulatur) sowie die mannigfache Veränderung dieses Verhältnisses während der Funktion bestimmt (*Reither* 1959). Dabei kommt den Frontzähnen, vor allem denen des Oberkiefers, neben ihren funktionellen (Schneideinstrumente, Führungsfunktion bei Unterkieferbewegungen) und phonetischen Aufgaben eine Schlüsselstellung für die Erzielung einer Harmonie im dentofazialen Bereich zu.

Als Orientierung für das Ausmaß der Sichtbarkeit der Zähne dient der Verlauf des unteren Randes der Oberlippe, gemeinhin als Lachlinie bezeichnet. Hierbei bestehen von Person zu Person zum Teil deutliche Unterschiede. Abhängig davon, wie hoch der untere Rand der Oberlippe beim Sprechen und Lachen reicht und in welchem Grad damit die Frontzähne und die Gingiva des Oberkiefers entblößt werden, unterscheidet *Reither* (1959) drei mögliche Situationen, die auch an ein und demselben Patienten auftreten können:

- Inzisaler Effekt: tiefe Lippen- bzw. Lachlinie, Sichtbarkeit des inzisalen Drittels (oder der inzisalen Hälfte) der Oberkiefer-Zähne (Abb. 235a).

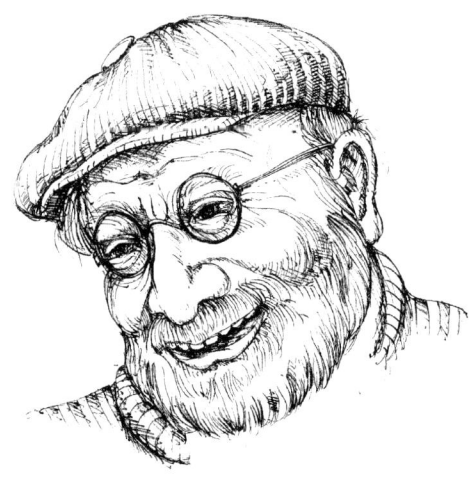

Abb. 235 a
Der inzisale Effekt

- Zervikaler Effekt: Sichtbarkeit der Zahnreihe bis zu den Papillenspitzen (Abb. 235b).

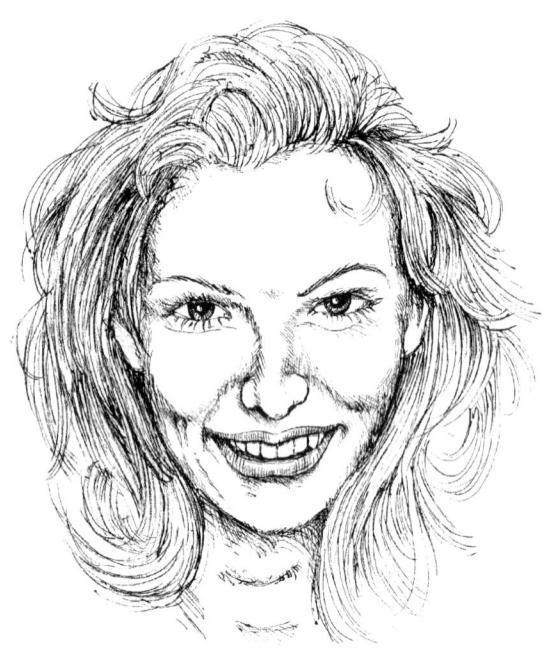

Abb. 235 b
Der zervikale Effekt

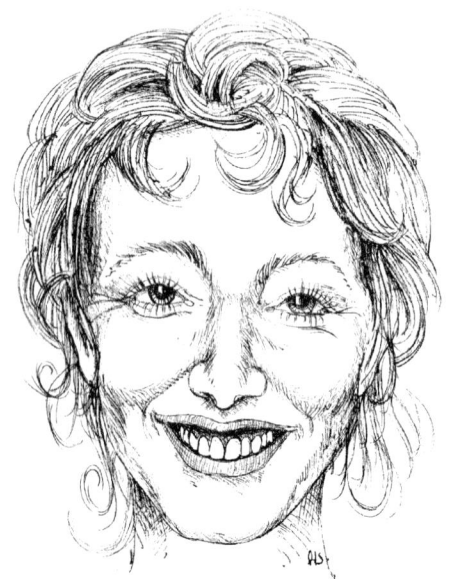

Abb. 235 c
Der gingivale Effekt

- Gingivaler Effekt (Abb. 235c):
  hohe Lippen- bzw. Lachlinie, aufgrund kurzer Oberlippe oder starkem Anheben bzw. Kräuseln derselben, dadurch starke Betonung der gingivalen Komponente, was im angloamerikanischen Schrifttum als „Gummy Smile" bezeichnet wird.
  Speziell ein vorhandener gingivaler Effekt kann sich unter Umständen negativ auf die Ästhetik auswirken. Ein pathologisch veränderter Gingivalbereich, verfärbte Zähne, sichtbare Kronenränder und Brückenzwischenglieder oder ein deutlicher Übergang von Prothesenkunststoff zur Mundschleimhaut bewirken eine Störung der Harmonie und damit des ästhetischen Empfindens.

Damit ein Lächeln harmonisch ist und zu einer dentofazialen Symmetrie beiträgt, sollten folgende Faktoren erfüllt sein:
- Eine durch die Frontzahnmitte verlaufende Mittellinie teilt den beim Lächeln sichtbaren Bereich in zwei visuell gleichgewichtige Hälften (dynamische Symmetrie).
- Die Mundwinkel befinden sich auf gleicher Höhe, demnach liegt die durch sie laufende gedachte Verbindungslinie parallel zur Bipupillarlinie und zur Okklusionsebene.
- Die Spitzen der Eckzähne stehen leicht auf der Unterlippe auf.
- Der obere Rand der Unterlippe läuft in etwa parallel zur (gedachten) in der Regel nach kaudal konvex verlaufenden inzisalen Verbindungslinie (Inzisallinie) der sichtbaren Oberkieferzähne.
- Intraoral befindet sich auf der rechten und linken Seite ein gleich großer Bukkalkorridor. Dabei handelt es sich um einen im Seitenzahnbereich zwischen den Bukkalflächen der Zähne einerseits und dem Mundwinkel und der Wangeninnenfläche andererseits beim Lachen entstehenden, nach posterior immer dunkler werdenden Bereich.

Unterschiede im Höhenniveau der Inzisalkanten der einzelnen Frontzähne sowie in der Ausprägung der Form der frontalen Zahnbögen bedingen eine von Individuum zu Individuum unterschiedliche Wirkung der beim Lachen sichtbaren Inzisallinie. Ein uniformer Inzisalkantenverlauf wirkt monoton, statisch und langweilig, er ist typisch für das abradierte Gebiß des alten Patienten oder des Bruxers. Leichte Höhenunterschiede zwischen zentralen und lateralen Inzisivi haben dagegen einen lebendigen Effekt und fügen sich optisch besser in den dynamischen äußeren Rahmen ein.

Bezüglich der Sichtbarkeit der Zähne gelangt man nach Auswertung verschiedener Untersuchungen zu folgenden allgemeinen Feststellungen:
- Von Person zu Person kommen außerordentlich große Unterschiede vor.
- Oberkiefer-Frontzähne sind bei leichter Mundöffnung, zum Beispiel beim Sprechen, und beim Lächeln stärker sichtbar als Unterkiefer-Frontzähne (Abb. 236a und b) (*Vig* und *Brundo* 1978, *Wichmann* 1990).
- Bei vielen Personen sind beim Lachen auch die Seitenzähne des Ober- und Unterkiefers zu sehen (*Crispin & Watson* 1981 b, *Wichmann* 1990) (Abb. 236b bis c).

Abb. 236 a Die sichtbaren Zahnflächen beim Sprechen (Frontalansicht).
Innerhalb der durchgezogenen Linie: 51 - 100 %.
Innerhalb der gestrichelten Linie: 11 - 50 %.
Außerhalb der gestrichelten Linie: 0 - 10 %.

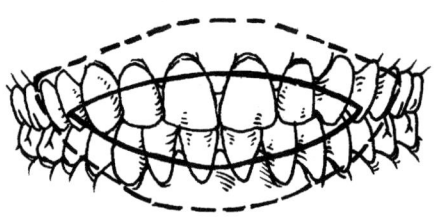

Abb. 236 b Die sichtbaren Zahnflächen beim Lächeln (Frontalansicht).
Innerhalb der durchgezogenen Linie: 51 - 100 %.
Innerhalb der gestrichelten Linie: 11 - 50 %.
Außerhalb der gestrichelten Linie: 0 - 10 %.

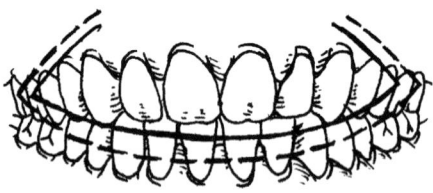

Abb. 236 c Die sichtbaren Zahnflächen beim Lächeln (Halbprofil).
Innerhalb der durchgezogenen Linie: 51 - 100 %.
Innerhalb der gestrichelten Linie: 11 - 50 %.
Außerhalb der gestrichelten Linie: 0 - 10 %.

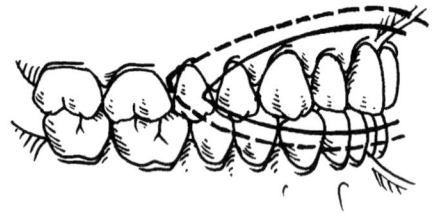

- Bei Frauen sind (bei leichter Mundöffnung) obere mittlere Schneidezähne im Durchschnitt fast doppelt so stark sichtbar wie bei Männern (3,4 zu 1,9 mm). Umgekehrtes gilt für die Sichtbarkeit der unteren mittleren Inzisivi (1,2 zu 0,5 mm) (*Vig* und *Brundo* 1978).
- Obere mittlere Inzisivi sind (bei leichter Mundöffnung) bei Weißen im Durchschnitt stärker sichtbar als bei Asiaten und Schwarzen (2,4 mm zu 1,9 mm und 1,6 mm) (*Vig* und *Brundo* 1978).
- Je kürzer die Oberlippe, desto mehr sieht man bei leichter Mundöffnung die oberen Schneidezähne und desto weniger die unteren mittleren.
- Bei einer nicht unbedeutenden Anzahl von Personen sind beim Lachen die gingivalen Anteile im Frontzahnbereich bedeckt. *Crispin & Watson* (1981 a, b), die 425 Probanden auf die Sichtbarkeit der Zähne hin untersuchten, fanden für Oberkieferzähne, daß beim normalen Lachen die Gingiva bei mittleren Inzisivi in 50 %, bei seitlichen Inzisivi in 33,7 % und bei Eckzähnen in 44 % der Fälle nicht

sichtbar war. Für den Unterkiefer lauten die entsprechenden Werte 88,8 %, 88,2 % und 93,4 %. Beim breiten (lauten) Lachen war das Zahnfleisch bei den gleichen Oberkieferzähnen immerhin noch zu 25,9 %, 16,0 % und 24,2 %, bei den Unterkieferzähnen zu 52,7 %, 51,3 % und 67,7 % bedeckt.
- Mit fortschreitendem Alter (längerwerdende Oberlippe aufgrund der allgemein, aber besonders im Gesichtsbereich sichtbar zunehmenden Erschlaffung des Muskeltonus) sinkt die Oberlippe nach kaudal, so daß bei leichter Mundöffnung die Oberkieferfrontzähne mehr, die Unterkieferfrontzähne entsprechend weniger bedeckt werden (*Vig* und *Brundo* 1978).

Dieses im Rahmen des Alterungsprozesses als normal anzusehende Phänomen bedingt, daß bei Patienten, bei denen Zahnersatz im Frontzahnbereich hergestellt wird, Fotografien aus ihrer Jugendzeit nur bedingt zu Rate gezogen werden sollten, wenn es um die Relation zwischen Lippen und Zahnreihen geht (diese Vorbehalte gelten nicht bezüglich der vom Foto gewonnen Informationen über Zahnform und Zahnstellung).

Unabhängig vom Ausmaß der individuellen Zahnentblößung beim Lachen entsteht im Seitenzahnbereich zwischen den Bukkalflächen der Zähne einerseits und dem Mundwinkel und der Wangeninnenfläche andererseits ein nach posterior immer dunkler werdender Bereich, der sog. Bukkalkorridor. Aufgrund seines Vorhandenseins beim normal Bezahnten muß er bei der Herstellung von Zahnersatz unbedingt beachtet werden. Auf keinen Fall darf er aufgrund überkonturierter Bukkalflächen ersetzter Seitenzähne oder wegen eines im Prämolaren- oder Molarenbereich zu breit gestalteten Zahnbogens verlorengehen (*Levin* 1978). Das Vorhandensein eines Bukkalkorridors verstärkt zudem ein als „Abstufung" oder „Graduation" bezeichnetes Phänomen, nach dem vom Eckzahn ausgehend die Seitenzähne nach distal hin zunehmend kleiner und weiter entfernt erscheinen (Abb. 237) (*Lombardi* 1973).

Ein weiterer dunkel erscheinender Bezirk wird im Frontzahnbereich zwischen den Schneidekanten der Ober- und Unterkieferzähne sichtbar, wenn sich beim Lachen die Zahnreihen trennen. Es handelt sich dabei um den sog. „negativen Raum" („negative space"), der einen deutlichen Kontrast zu den Zähnen bildet (*Matthews* 1978).

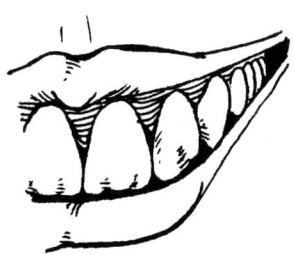

Abb. 237 Graduation und Bukkalkorridor

17.7 Morphologie der Zähne aus ästhetischer Sicht

Außer durch die zuvor beschriebenen Effekte der umgebenden Weichteile wird die optische Wirkung eines Zahnes bzw. einer Zahnreihe durch drei Komponenten bestimmt (*Wild* 1950):

1. Zahngröße, -form, -stellung.
2. Oberflächenstruktur.
3. Zahnfarbe und Transluzenz.

Diese Faktoren bestimmen, inwieweit innerhalb der Zahnreihe (der dentalen Komposition) Symmetrie und Harmonie bzw. Asymmetrie und Dysharmonie ausgeprägt sind. Im Zusammenwirken mit dem die Zähne direkt umgebenden Weichteilrahmen einerseits (dentofaziale Komposition) und mit der Gesamtkomposition (Gesicht) andererseits ergibt sich ein Bild, das dem Betrachter einen (mehr oder weniger bewußten) ästhetischen Gesamteindruck erlaubt.

Im dentalen Bereich sind all diejenigen Zähne von ästhetischer Bedeutung, die beim Sprechen und Lachen ganz oder teilweise sichtbar werden können. Dies betrifft, wie oben bemerkt, besonders die Oberkiefer-, in geringerem Maße auch die Unterkieferzähne, wobei Front- und Seitenzähne bis einschließlich der ersten Molaren betroffen sein können (*Crispin & Watson* 1981 b, *Wichmann* 1990). Die maximale Entblößung der Oberkiefer-Frontzähne in der Funktion entsteht beim herzhaften, breiten Lachen (wenn man das bewußte extreme Zähnefletschen wegen seiner fehlenden praktischen Relevanz einmal beiseite läßt).

Während von den mittleren und seitlichen Inzisivi die gesamte Labialfläche (bis auf die von den Lippen bedeckten Anteile) entblößt wird, sieht man vom Eckzahn in der Frontalansicht in der Regel nur den mesiolabialen Anteil; von den Prämolaren und eventuell den ersten Molaren erscheinen aufgrund der ellipsen- bzw. parabelförmigen Anordnung der Zahnbögen und des Abstufungseffektes beim Lachen lediglich Teile der Mesiobukkalflächen. Im Halbprofil sind demgegenüber auch die distolabialen Anteile zumindest der Eckzähne und der distobukkalen Bereiche der ersten, bei nicht wenigen Personen auch der zweiten Prämolaren sowie der entsprechenden Interdentalräume zu erkennen (*Wichmann* 1990).

Bei vielen Menschen werden beim Sprechen und Lachen Teile der Kauflächen sichtbar. Dies ist vor allem dann der Fall, wenn der Betrachter eine Körpergröße aufweist, die von der des Betrachteten deutlich differiert.

Die für die Ästhetik wichtigen Charakteristika der betroffenen Zähne werden im folgenden zusammengefaßt (vgl. auch Kap. 2.5). Bei einem anzufertigenden Zahnersatz sollten sie Beachtung finden.

Oberkiefer
- Mittlere Inzisivi:
  - Breiteste Frontzähne (dominierende Frontzähne, „Blickfänger").
  - Schaufelform (sofern deutlich ausgebildete Randleisten vorhanden).

- Schneidekante scharfkantig (Schneidefunktion) und zu den mesialen und distalen Ecken leicht abfallend.
- Inzisalkante des frisch durchgebrochenen Zahnes zeigt drei leichte Erhebungen.
- Mesiale Ecke der Schneidekante eher spitz, distale Ecke eher rund (Winkelmerkmal).
- Mesiale Approximalfläche beinahe gerade, distale Fläche konvexer geformt.
- Apikalster Punkt des labialen Zahnhalses nach distal verschoben (Zahnhalsmerkmal).
- Wölbungsgipfel der Labialfläche nach mesial verschoben (mesial massiger) (Krümmungsmerkmal).
- Labialachsen (Zahnachse in mesiodistaler Richtung) der oberen mittleren Inzisivi sind leicht nach distal und vestibulär geneigt.

- Seitliche Inzisivi:
- Schmaler und kürzer als obere mittlere Inzisivi.
- Schneidekante deutlich runder als bei mittleren Inzisivi.
- Ausgeprägtes Winkelmerkmal.
- Zahnhalsmerkmal.
- Krümmungsmerkmal weniger deutlich ausgeprägt.
- Starke Formvarianten bei ein- und derselben Person zwischen rechter und linker Seite und zwischen verschiedenen Personen möglich (bis hin zu rudimentären Formen: Zapfenzähne).
- Labialachsen der seitlichen Inzisivi sind nach distal und vestibulär geneigt.

- Eckzähne:
- Längste Frontzähne („Augenzähne") (nach den mittleren Inzisivi die nächst dominierenden Frontzähne).
- Keine Schneidekante, sondern spitz zulaufende Form (Festhalte- und Abreißfunktion).
- Mesiale Kante kürzer und flacher als distale.
- Distal weiter auslaufend.
- Winkelmerkmal.
- Zahnhalsmerkmal.
- Krümmungsmerkmal.
- Farblich häufig etwas dunkler als die benachbarten Schneidezähne und Prämolaren.
  Im Zahnbogen Eckpfeiler zwischen Frontzahn- (mesiale Facette) und Seitenzahnregion (distale Facette).
- Labialachse gerade, Zahnhals nach vestibulär geneigt.

- Erste Prämolaren:
- Grundform: Rechteck; durch mesiale Eindellung im Bereich der Schmelz-Zement-Grenze Nierenform.
- 2 Höcker.
- Bukkaler Höcker etwas höher und größer als palatinaler.
- Bukkale Höckerspitze nach distal verschoben: Palatinale Höckerspitze liegt mehr mesial als bukkale.
- Krone verjüngt sich stark nach zervikal.

- Umgekehrtes Krümmungsmerkmal
  (Wölbungsgipfel nach distal verschoben).
- Fissur: Schräg von mesio-palatinal nach disto-palatinal verlaufend, Fissur fällt nach distal ab.

• Zweite Prämolaren:
- Etwas kleiner als erste Prämolaren.
- Sehr regelmäßig gebaut, keine Nierenform.
- 2 Höcker.
- Beide Höcker gleich hoch und gleich groß.
- Normales Krümungsmerkmal.
- Fissur fällt nach distal ab.

• Erste Molaren (Sechsjahrmolaren):
- Grundform: Rhombus.
- 4 Höcker.
- Oft fünfter zusätzlicher Höcker (Tuberculum Carabelli) am mesiopalatinalen Höckerabhang.
- Höckergröße (in absteigender Folge): mesio-palatinal, mesio-bukkal, disto-bukkal, disto-palatinal.
- Fissur: H-Form.

• Zweite Molaren (Zwölfjahrmolaren):
- Grundform: Rhombus.
- 4 Höcker.

Unterkiefer
• Mittlere Inzisivi:
- Schmalste Frontzähne.
- Sehr symmetrische Form, geringe Variationsbreite.
- Kein Winkelmerkmal.
- In der Regel kein Zahnhalsmerkmal.
- Krümmungsmerkmal kann vorhanden sein.
- Labialachsen gerade und nach vestibulär geneigt.

• Seitliche Inzisivi:
- Etwas breiter als untere mittlere Inzisivi.
- Symmetrische Form, geringere Variationsbreite.
- Leichtes Winkelmerkmal.
- In der Regel kein Zahnhalsmerkmal.
- Krümmungsmerkmal kann vorhanden sein.
- Labialachsen gerade und nach vestibulär geneigt.

• Eckzähne:
- Schmaler als obere Eckzähne, besonders in mesio-distaler Richtung.
- Mesiale Kante kürzer und höher gelegen als distale („skoliose"-förmiges Aussehen).
- Leichte Kronenflucht (linguales Abknicken der Krone von der Wurzelachse).
- Leichtes Winkelmerkmal.
- Zahnhalsmerkmal kann vorhanden sein.

- Krümmungsmerkmal.
- Labialachse gerade, Zahnhals nach vestibulär geneigt.

• Erste Prämolaren:
- Grundform: Kreis.
- 2 Höcker.
- Großer Höhenunterschied: Lingualer Höcker erreicht die Kauebene nicht.
- Kronenflucht.
- Bukkale Höckerspitzen liegen über der Wurzelmitte.
- Fissur fällt nach distal ab.

• Zweite Prämolaren:
- Grundform: Kreis.
- 3, selten 2 Höcker.
- Linguale(r) Höcker etwas niedriger als bukkaler.
- Disto-lingualer Höcker kleiner und niedriger als mesio-lingualer.
- Kronenflucht.
- Bukkale Höckerspitze liegt bukkalwärts der Wurzelmitte.
- Fissur fällt nach distal ab.

• Erste Molaren (Sechsjahrmolaren):
- Grundform: Trapez.
- 5 Höcker: 3 bukkale, 2 linguale.
- Bukkale Höcker: Höhengefälle von mesial nach distal.
- Linguale Höcker: Fast gleich hoch.
- An der Bukkalfläche zwischen mesio-bukkalem und medio-bukkalem Höckerabhang Foramen caecum.
- Leichte Kronenflucht.
- Fissur fällt nach distal ab.

• Zweite Molaren (Zwölfjahrmolaren):
- Grundform: Trapez.
- 4 sehr regelmäßig gebaute Höcker.

17.8 Klinische Konsequenzen

Bei der Herstellung von Zahnersatz ist darauf zu achten, daß sich die zu ersetzenden Zähne harmonisch in die Gesamtkomposition des Gesichts und in die Mundregion im speziellen einfügen (*Lombardi* 1974). Dies betrifft sowohl die Größe, Form und Stellung als auch die Oberflächenstruktur und Farbe der Zähne. Eine unnatürliche, statische Symmetrie im sichtbaren Bereich sollte vermieden werden, weil es dem natürlichen Vorbild nicht entspricht. Vielmehr können einzelne künstliche Zähne bezüglich ihrer Stellung und ihren Farbeffekten von der Idealnorm abweichen. Wird der gesamte Oberkiefer-Frontzahnbereich ersetzt, so ist ein eher unregelmäßiger Schneidekantenverlauf anzustreben, wobei altersspezifische

Unterschiede zu beachten sind. So sollten die Frontzähne einer Prothese eines alten Menschen nicht die Form aufweisen, wie sie für ein jugendliches Gebiß typisch sind. Angedeutete abrasions- bzw. attritionsbedingte Abnutzungen der Inzisalkanten und leichte Stellungs- und Farbvarianten helfen, ein dem Alter angepaßtes harmonisches Gesamtbild zu schaffen. Niemals aber darf der Verlauf der Inzisalkanten wie eine mit dem Lineal gezogene Linie aussehen.

Bei allen Maßnahmen sind neben dem Alter des Patienten auch das Ausmaß der Lippenbewegungen und damit die in der Funktion sichtbar werdenden Anteile der Kronen vorhandener oder zu ersetzender Zähne zu berücksichtigen. *Matthews* (1978) stellte für diesen Zweck eine Checkliste vor, anhand der vor Beginn der eigentlichen Behandlung die Lippenkonfiguration und die beim Lächeln sichtbaren Bereiche der Mundhöhle sowie weitere für ästhetische Belange wichtige Informationen festgehalten werden können.

Probleme können auftreten, wenn das Ästhetikempfinden zwischen Zahnarzt, Zahntechniker und Patient differiert (z. B. Wunsch des Patienten nach „Goldzähnen" im Frontbereich) oder wenn der Patient eine Situation, die er selber zwar auch nicht als ästhetisch ideal ansieht, aber an die er (und seine Umgebung) sich über Jahre hinweg gewöhnt haben, auch im neuen Zahnersatz verwirklicht sehen will.

In solchen Fällen ist viel Einfühlungsvermögen von seiten des behandelnden Zahnarztes notwendig. Autoritäres Auftreten unter Mißachtung von Patientenwünschen ist möglichst zu unterlassen. Eventuell muß der Zahnarzt Kompromisse hinsichtlich seiner eigenen ästhetischen Vorstellungen eingehen, denn das oberste Ziel ist die Zufriedenheit des Patienten.

Ausgehend von den in diesem Kapitel beschriebenen Grundsätzen können für festsitzenden, kombinierten und abnehmbaren Zahnersatz folgende spezielle Empfehlungen gegeben werden:

17.8.1 Festsitzender Zahnersatz

Wenn die Lachlinie nicht bis zum Gingivarand reicht, ist im Bereich der sichtbaren Oberkieferzähne aus parodontalen Gründen eine supragingivale Kronenrandlage möglich (*Crispin & Watson* 1981 a). In allen anderen Fällen ist bei Oberkieferfrontzähnen sowie bei ersten, in Sonderfällen auch bei zweiten Prämolaren, eine intrasulkuläre Kronenrandlage indiziert.

Außerhalb des sichtbaren Zahnbereichs ist aus parodontalprophylaktischen Gründen in jedem Fall eine supragingivale Kronenrandlage angezeigt.

Im Zuge der labortechnischen Gestaltung der Restauration ist besonders auf eine anatomische Zahnform zu achten. Brückenzwischenglieder müssen sich harmonisch in den Zahnbogen einfügen.

Richtlinien für die Erzielung eines guten ästhetischen Resultats bei festsitzendem Zahnersatz werden in Kapitel 22 gegeben.

17.8.2 Kombinierter Zahnersatz

Der mit Hülsengeschieben (Konus-, Teleskopkronen) verankerte Zahnersatz bringt immer ästhetische Nachteile mit sich, weil eine zu wulstige Gestaltung der beschliffenen und mit Verblendungen versehenen Pfeilerzähne nicht zu umgehen ist (der Platzbedarf für das Metall von Innenkonus bzw. -teleskop sowie das Metall und die Kunststoffverblendung des Außenkonus bzw. -teleskops ist größer als die Tiefe der entfernbaren Zahnhartsubstanz).
Bei ästhetisch anspruchsvollen Patienten sind Lösungen, bei denen konfektionierte Präzisions-Fertiggeschiebe verwendet werden, möglichst vorzuziehen.
Fortschritte auf ästhetischem Gebiet bieten extrakoronale Adhäsivverankerungen (s. Kap. 29). Trotz der erst relativ kurzen klinischen Erfahrung scheinen sie sich zu echten Alternativen in der Versorgung vor allem von Freiendsituationen zu entwickeln.

17.8.3 Abnehmbarer Zahnersatz: Modellgußprothetik

Bei klammerverankerten Prothesen sind in der Regel immer Einbußen in bezug auf die Ästhetik in Kauf zu nehmen, weil ein Sichtbarwerden störender Klammeranteile kaum zu vermeiden ist. Um die ästhetischen Mängel in Grenzen zu halten, sollten im Bereich der Schneidezähne allerhöchstens Auflagen, aber unter keinen Umständen labiale Klammerarme zu sehen sein. Wenn bei Eckzähnen und Prämolaren die vestibulären Klammerarme von distal kommend um die Zähne geführt werden, sind sie in der Frontalansicht kaum oder nicht sichtbar (*Wichmann* 1990).
Eine verbesserte Ästhetik im Frontzahnbereich läßt sich speziell bei Modellgußprothesen durch die „Rotationsprothese" nach *Krol* (1981) erzielen. Diese Prothese zeichnet sich dadurch aus, daß sie rotierend eingesetzt wird und daß Klammerbedeckungen an Zähnen auf ein Minimum beschränkt werden (s. Kap. 32).

17.8.4 Abnehmbarer Zahnersatz: Hybrid- und Totalprothetik

Bei der Versorgung mit Hybrid- oder Totalprothesen wird im Zuge der Kieferrelationsbestimmung die Höhe des unteren Gesichtsdrittels neu festgelegt. Dabei kann die sich ästhetisch günstig auswirkende Drittelteilung der gesamten Gesichtshöhe eine wertvolle Orientierungshilfe sein. Auf ein ansprechendes Weichteil- und Lippenprofil ist zu achten. Die sichtbaren Ersatzzähne müssen sich bezüglich Größe, Form, Stellung, Oberflächenstruktur und Farbe in den Weichteilrahmen und die gesamte faziale Komposition einfügen. Zwischen rechter und linker Seite muß Gleichgewicht bzw. dynamische Symmetrie vorhanden sein. Dies betrifft vor allem auch solche Fälle, in denen die Mittellinie des Gesichts mit der intraoralen Mitte nicht übereinstimmt. Auf die Wiederherstellung eines Bukkalkorridors ist zu achten. Diastemata zwischen den oberen mittleren Inzisivi sowie Goldfüllungen an den Mesialfächen dieser Zähne sollten nicht eingearbeitet werden, weil dadurch die Gesamtkomposition optisch in zwei getrennte Hälf-

ten geteilt wird (*Lombardi* 1973, 1974). Durch zusätzliches Individualisieren der in Funktion sichtbaren Ersatzzähne (aus Keramik) lassen sich ästhetische Vorteile erzielen.
Zwecks Hinweisen zur Erzielung ansprechender ästhetischer Ergebnisse siehe Kapitel 31 und 38.

17.9 Schlußbetrachtung

Ziel der Verwirklichung ästhetischer Grundsätze bei der Herstellung eines prothetischen Zahnersatzes ist es, die angefertigte Restauration harmonisch in die faziale Komposition einzufügen und die ehemals vorhandenen Zähne sowie Gingiva-, Schleimhaut- und Knochenanteile so naturgetreu wie möglich zu imitieren. Im Idealfall sollte ein Betrachter nicht erkennen können, daß es sich um einen „Ersatz" handelt. Dieses gelingt jedoch nur, wenn sich Zahnarzt und Zahntechniker so eng wie möglich an die natürliche Morphologie anlehnen. Außerhalb des sichtbaren Bereiches muß, falls erforderlich, die Ästhetik zugunsten parodontalprophylaktischer und mund- bzw. prothesenhygienischer Gesichtspunkte in den Hintergrund treten. Dies betrifft sowohl zahnärztliche (z. B. supragingivale Präparation) als auch zahntechnische Maßnahmen (z. B. glatte Gestaltung von Prothesenflächen im nichtsichtbaren Bereich).
Bei aller Anstrengung, ästhetische Prinzipien zu verwirklichen, darf die Funktion keinesfalls außer acht gelassen werden. Da Zahnkronen mit natürlicher Morphologie Voraussetzung für eine gute Ästhetik und eine gute Funktion sind, müssen sich zahntechnische Restaurationen auch aus diesem Grund so eng wie möglich an das natürliche Vorbild orientieren. Eine Entfernung davon ist nicht nur eine Entfernung vom ästhetischen, sondern auch vom funktionellen Optimum; Störungen im stomatognathen System können die Folge sein.

Literatur

Crispin B. J., Watson J. F.: Margin placement of esthetic veneer crowns. Part I: Anterior tooth visibility. J Prosthet Dent 1981 a; 45: 278 - 282.

Crispin B. J., Watson J. F.: Margin placement of esthetic veneer crowns. Part II: Posterior tooth visibility. J Prosthet Dent 1981 b; 45: 389 - 391.

Hagenmaier O.: Der Goldene Schnitt. 4.Auflage. Moos, München 1977.

Krol A.J.: Removable partial denture design. 3. Aufl. San Francisco, University of the Pacific, School of Dentistry 1981.

Levin E. J.: Dental esthetics and the golden proportion. J Prosthet Dent 1978; 40: 244 - 252.

Lombardi R. E.: The principles of visual perception and their clinical application to denture esthetics. J Prosthet Dent 1973; 29: 358 - 382.

Lombardi R. E.: A method for the classification of errors in dental esthetics. J Prosthet Dent 1974; 32: 501 - 513.

Martin R., Saller K.: Lehrbuch der Antropologie. 3. Auflage. Band 1. Fischer, Stuttgart 1957.

Maslow A. H.: Motivation und Persönlichkeit. Walter, Olten 1977.

Matthews T. G.: The anatomy of a smile. J Prosthet Dent 1978; 39: 128 - 134

Reither W.: Die Bedeutung der Relationen zwischen Lippen und Zahnreihen für die ästhetische Wirkung der Mundregion. Dtsch Zahnärztebl 1959; 13: 764 - 778.

Rohracher H.: Charakterkunde. Urban & Schwarzenberg, München - Berlin - Wien 1975.

Rufenacht C. R.: Einführung in die Ästhetik. In: Rufenacht C. R. (Hrsg.): Ästhetik in der Zahnheilkunde. Quintessenz, Berlin 1990 a. S. 11-32.

Rufenacht C. R.: Morphopsychologie. In: Rufenacht C. R. (Hrsg.): Ästhetik in der Zahnheilkunde. Quintessenz, Berlin 1990 b. S. 33-58.

Schwarz A. M.: Die Röntgenostatik. Urban & Schwarzenberg, Wien - Insbruck 1958.

Subtelny J. D.: A longitudinal study of soft tissue facial structures and their profile characteristics, defined in relation to underlying skeletal structures. Am J Ortho 1959; 45: 481 - 507.

Sütterlin Ch.: Was uns gefällt. Kunst und Ästhetik. Funkkolleg Der Mensch - Anthropologie heute. Deutsches Institut für Fernstudien an der Universität Tübingen, Tübingen 1993.

Tripodakis A.-P.: Dental esthetics: „Oral personality" and visual perception. Quintessence Int 1987; 18: 405 - 418.

Vig R. G., Brundo G. C.: The kinetics of anterior tooth display. J Prosthet Dent 1978; 39: 502 - 504.

Wichmann R.: Über die Sichtbarkeit der Front- und Seitenzähne. ZWR 1990; 99: 623 - 626.

Wild W.: Funktionelle Prothetik. Schwabe, Basel 1950.

Winkler M.: Der Ausdruckswert der Mundgegend aufgrund schematischer Darstellungen. Unveröffentl. Diss. Wien 1951. Zit. nach: Rohracher H.: Charakterkunde. Urban & Schwarzenberg, München - Berlin - Wien 1975.

Yarbus A. L.: Eye Movements and Vision. Plenum Press, New York 1967.

18 Provisorische Versorgung

18.1 Einleitung

Provisorien können in festsitzende, festsitzend-abnehmbare und abnehmbare Provisorien eingeteilt werden. Die Einteilung entspricht demnach der von definitivem Zahnersatz. Entsprechend der Länge ihrer Tragedauer lassen sich Kurz- und Langzeitprovisorien voneinander unterscheiden.
Alle Provisorien haben den gemeinsamen Zweck, für die Zeit bis zur definitiven Versorgung die Kaufunktion und Okklusion zu gewährleisten. Zugleich müssen sie die Stellung (Position) der Zähne im Zeitraum zwischen Abformung und Eingliederung des definitiven Zahnersatzes sichern. Außerdem sind sie wichtig für die Phonetik und Ästhetik. Provisorien können auch dazu verwendet werden, geplante Änderungen in Okklusion, Ästhetik und Phonetik auszutesten.

18.2 Provisorien bei festsitzendem Zahnersatz

Durch festsitzende Provisorien sollen beschliffene Zähne vor physikalischen, chemischen und biologischen Reizen geschützt werden.
Festsitzende Provisorien können auf verschiedene Arten hergestellt werden (Tab. 17).

18.2.1 Anfertigung direkt im Mund

Bei dieser Herstellung von Provisorien sind mehrere Methoden möglich:

18.2.1.1 *Verwendung einer vor der Präparation am Patienten hergestellten Situationsabformung,*

z. B. aus Alginat oder Silikon wie Silone® (Detax; Huber, D-Karlsruhe).

Tabelle 17 Herstellungsmöglichkeiten von festsitzenden Provisorien

	Herstellung

1. Anfertigung direkt im Mund
   a. Verwendung einer vor der Präparation am Patienten hergestellten Situationsabformung
   b. Verwendung vorgefertigter Einzelkronen
   c. Umarbeiten alter Kronen und Brücken
   d. Verwendung von auf Gipsmodellen tiefgezogenen Polyäthylenfolien
   e. Verwendung von im Labor über ein Wax-up bzw. eine Zahnaufstellung hergestellten Silikonschlüsseln
   f. Adhäsivprovisorien
	direkt

2. Schalenprovisorien
   a. Präparationstechnik
   b. Ausschleiftechnik
   c. Dünnschichttechnik
	indirekt-direkt

3. Langzeitprovisorien laborgefertigt (ohne Gerüst)	indirekt
4. Langzeitprovisorien (laborgefertigt) mit NEM-Gerüst	indirekt

Alternativ zu den autopolymerisierenden PMMA-Kunststoffen können auch auto- oder dualpolymerisierende Kompositkunststoffe auf BisGMA-Basis verwendet werden, die in Kartuschenform angeboten werden. Sie weisen verbesserte mechanische Eigenschaften auf, lassen sich aber nur nach Vorbehandlung mit speziellen niedrigviskösen Monomergemischen (z.B. Ecusit composite-repair, DMG, D-Hamburg) unterfüttern bzw. reparieren.

Die Situationsabformung wird nach dem Beschleifen der Zähne mit Kaltpolymerisat - Trim® (Ubert, D-Kassel) oder TAB 2000® (Kerr, D-Karlsruhe), für den Bereich der Schneidekante mit dem transparenten Palaferm® (Kulzer, D-Wehrheim) - aufgefüllt und nach Isolierung der Pfeilerzähne mit Vaseline in situ gebracht. Die Anmischung des Kaltpolymerisats erfolgt jeweils durch Zugabe des Pulvers in das Monomer. Dabei wird mit einem Spatel umgerührt. Es wird soviel Pulver verwendet, bis eine schwerfließende Konsistenz erreicht ist.
Nachdem der Kunststoff von der plastischen in die elastische Phase übergegangen ist, werden die Abformung und das Provisorium aus dem Mund genommen. Das überflüssige Material wird zügig mit einer Kronenschere entfernt. Das Provisorium wird daraufhin mehrmals auf die Pfeilerzähne aufgesetzt und entfernt. Sobald der Kunststoff warm und fester wird, wird das Kunststoffprovisorium abgenommen und in heißem Wasser endgehärtet. Die sich im Kunststoff abzeichnende Präparationsgrenze kann

mit einem dünnen Stift markiert werden. Anschließend werden die über die Präparationsgrenze reichenden Überstände mit einer Fräse entfernt, und das Provisorium wird anprobiert.
Nach dem Ausarbeiten und Polieren erfolgt die Eingliederung des Provisoriums mit eugenolfreiem provisorischem Zement (z. B. Freegenol, GC Dental International, D-Hofheim). Die Eugenolfreiheit erlaubt ein späteres Unterfüttern mit Kunststoff (Eugenol würde die Anpolymerisation von neuem Kunststoff behindern).

18.2.1.2 Verwendung vorgefertigter Einzelkronen
(z. B. Frasaco-Strip-Kronen (Sachs, D-Tettnang))
Prinzip: Die vorgefertigten Kronen, deren Ränder zunächst leicht aufgerauht werden, werden mit Kaltpolymerisat - Trim® oder TAB 2000®, Palaferm® - oder mit Komposit aufgefüllt und auf die isolierten Pfeilerzähne gebracht. Das übrige Vorgehen entspricht dem bei der Herstellung direkter Provisorien mit Hilfe einer Abformung (siehe 18.2.1.1).

Marxkors (1983) bezeichnet Provisorien, die auf die in Möglichkeit a. und b. beschriebene Weise hergestellt werden, auch als „Sofortkronen" bzw. „Sofortbrücken" (Immediatprovisorien).

18.2.1.3 Umarbeiten alter Kronen und Brücken zu Provisorien
Prinzip: Die alten (vor der Abnahme vom Stumpf in der Regel geschlitzten) Restaurationen werden von Zementresten gereinigt, ihre Innenflächen werden mit Aluminiumoxidpulver (50 µm) abgestrahlt. Danach werden sie mit Kaltpolymerisat - Trim®; TAB 2000® - aufgefüllt.
Weiteres Vorgehen wie unter 18.2.1.1 beschrieben.

18.2.1.4 Verwendung von auf Gipsmodellen tiefgezogenen Polyäthylenfolien
Prinzip: Die Folie wird mit Kaltpolymerisat - Trim® oder TAB 2000®, Palaferm® - aufgefüllt.
Weiteres Vorgehen wie unter 18.2.1.1 beschrieben.
Da sich die Folie und das Kaltpolymerisat nicht miteinander verbinden, lassen sich die Provisorien nach dem Aushärten des Kunststoffs ohne Schwierigkeiten aus der Folie entfernen.

18.2.1.5 Verwendung von im Labor über ein Wax-up bzw. eine Zahnaufstellung hergestellten Silikonschlüsseln

Prinzip:

Zahntechniker:	-	montierte Situationsmodelle im Artikulator
	-	additives Wax-Up
	-	Silikonschlüssel (z. B. aus Formasil®; Kulzer, D-Wehrheim) vom Wax-up
Zahnarzt:	-	Präparation der Zähne
	-	Silikonschlüssel im zervikalen Bereich mit Hilfe eines Skalpells erweitern
	-	Kunststoff (Kaltpolymerisat: Trim® oder TAB 2000®, Palaferm®) mit Hilfe des Schlüssels in den Mund bringen

Zahntechniker: – Ausarbeiten
Zahnarzt: – Eingliedern mit provisorischem Zement (z. B. Free genol®, GC-Dental International, D-Hofheim)

Sind Teilprothesen vorhanden (z. B. Modellguß, Konuskronenarbeit), müssen diese in der plastischen Phase des abbindenden Kunststoffes des Provisoriums über die bestehenden Restaurationen eingesetzt werden, damit durch das Provisorium auch die Beziehung zur Teilprothese wiederhergestellt wird.

18.2.1.6 Adhäsivprovisorien
Zum Lückenschluß besteht in günstigen Bißsituationen auch die Möglichkeit, anstelle der Anfertigung eines abnehmbaren Provisoriums (Drahtklammerprothese) einen extrahierten oder künstlichen Zahn provisorisch mit Komposit an den Nachbarzähnen zu befestigen (evtl. Verstärkung mit einem Metall- oder Glasfasernetz).

18.2.2 Schalenprovisorien

18.2.2.1 Übersicht
Schalenprovisorien können, ebenso wie direkt hergestellte Provisorien, als „Immediatprovisorien" bezeichnet werden, da sie in der Sitzung, in der die Zahnpräparation erfolgt, im Munde eingegliedert werden.
An eine Schale für eine direkte Unterfütterung werden folgende Anforderungen gestellt:

- So dünn wie möglich, aber stabil in einem Stück.
- Kunststoffarbe entsprechend der natürlichen Zahnfarbe.
- Abrasionsfest (daher Verwendung von PMMA-Heißpolymerisat oder Kompositverblendkunststoffen für die Herstellung der Schale).
- Guter Materialverbund zwischen Schale (daher PMMA-Heißpolymerisat bevorzugt) und dem Unterfütterungskunststoff (PMMA-Kaltpolymerisat) muß gewährleistet sein. Bei Schalen aus Kompositverblendkunststoffen müssen diese für einen ausreichenden Materialverbund mit gezielten niedrigviskösen Monomergemischen vorbehandelt werden. (z.B. Ecusit compisite-repair, DMG, D-Hamburg).
- Zervikal angerauht (matt) für guten Verbund, okklusal poliert.
- Okklusal physiologische Gestaltung.
- Zervikal leichte Überkonturierung für gute Unterfütterbarkeit („Löffeleffekt").

Drei zahntechnische Vorgehensweisen zur Herstellung von Schalenprovisorien sind möglich (Tab. 18):

   A. Präparationstechnik
   B. Ausschleiftechnik
   C. Dünnschichttechnik
Material: Schalen aus Biodent® K + B Plus (DeTrey Dentsply)
        (Heißpolymerisat)
        Unterfütterung im Mund mit TAB 2000®,
        Biodent®-Farbring (DeTrey, Dentsply) verwenden.

Vorteile von Schalenprovisorien:

1. Eine individuelle Farbgestaltung ist möglich.
2. Da die Außenschicht des Schalenprovisoriums aus Heißpolymerisat oder Verblendkomposit-Kunststoff besteht, verlängert sich die Farbstabilität und somit die Lebensdauer des Provisoriums.
3. Durch erhöhte Verschleißfestigkeit im okklusalen Bereich ist ein besserer Erhalt der vertikalen Dimension gewährleistet.
4. Ästhetische Verbesserung: Da das Schalenmaterial aus transparenterem Material als das Unterfütterungsmaterial besteht, wird optisch eine Schneide-Dentin-Wirkung erreicht.
5. Reduzierte Anpassungszeit am Patienten durch den Zahnarzt, da sich das Ausarbeiten nach der Unterfütterung nur auf den Zervikal- bzw. Interdentalbereich, bei Zwischengliedern auf die Basalflächen beschränkt.
6. Okklusale Korrekturen beschränken sich auf ein Minimum, da die Unterfütterungsposition des Schalengerüsts in Okklusion mit dem Gegenkiefer erfolgt.
7. Da die Zwischenglieder bereits in das Schalengerüst eingearbeitet sind, wird eine verbesserte Paßgenauigkeit erzielt (geringere Polymerisationsschrumpfung aufgrund des geringen Volumens des Unterfütterungs-Kunststoffes).
8. Da bei der Unterfütterung nur geringe Wandstärkeanteile mit Kunststoff gefüllt werden, kommt es bei der Polymerisation im Mund zu einer verminderten Wärmeentwicklung (geringere Pulpairritation).

Tabelle 18   Vorgehensmöglichkeiten bei der Herstellung von Schalenprovisorien

A. Präparationstechnik	B. Ausschleiftechnik	C. Dünnschichttechnik
	- Montierte Situationsmodelle - Additives Wax-up	
- Duplikationsmodell aus Hartgips		
- Silikonschlüssel vom Duplikatmodell	- Silikonschlüssel vom Wax-up	
	- Schaffung eines sog. zervikalen Löffeleffekts durch Ausfräsen des Sulkusbereichs im Silikonschlüssel	
- Hartgipsmodell, diagnostische Präparation (ca. 0,5 mm abtragen)	- Heißpolymerisat bis ca. 2 mm apikalwärts über den Zervikalrand hinaus in den Schlüssel geben und polymerisieren	- Mit Hilfe der Pinseltechnik Heißpolymerisat dünnwandig in die Form schichten. Bei Brückengliedern diese voll auffüllen und polymerisieren
- Silikonschlüssel mit Heißpolymerisat auf präpariertes Hartgipsmodell bringen und polymerisieren	- Pfeilerzähne bis auf dünne N-Wandstärke ausschleifen (ca. 0,5 mm) - Bei Brückengliedern diese als Pontic gestalten	
	- Definitive oder provisorische Präparation im Mund - Schalengerüst im Mund unterfüttern - Ausarbeiten - Eingliedern	

8.2.2.2 Schritt-für-Schritt-Vorgehen im Labor und am Patienten

a) *Herstellung eines Schalengerüsts im Labor*
   (am Beispiel der Dünnschichttechnik)

Materialien und Geräte:

- Biodent® K + B Plus Schmelzmasse
- Biodent® K + B Plus Dentinmasse
- Biodent® K + B Flüssigkeit „S" (für Heißpolymerisation) (DeTrey Dentsply)
- Formasil®
- Ivomat®-Drucktopf (Ivoclar, FL-Schaan)
- 1 Gumminapf
- 1 Pinsel, Größe 3

Vorgehen:

- Formasil®-Abformung (Silikonschlüssel von Wax-up) (Abb. 238) an der okklusalwärts gerichteten Basis mit Messer so plan schneiden, daß die Zervikalränder der mit dem Zahnkranz nach oben zeigenden Abformung tischparallel sind. Dies erleichtert die Plazierung des Silikonschlüssels im Drucktopf.

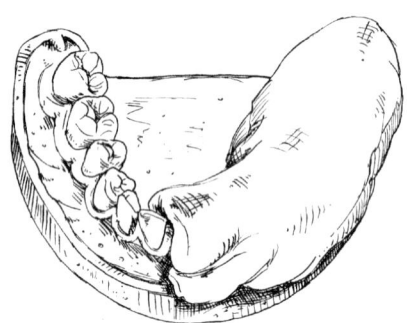

Abb. 238 Auf der Kieferseite, von der ein Schalenprovisorium hergestellt werden soll, wird ein Silikonschlüssel angefertigt.

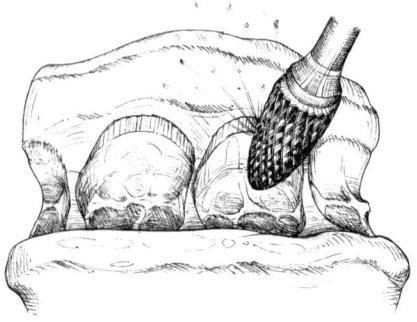

Abb. 239 Mit einer scharfen Hartmetallfräse und niedriger Umdrehungsgeschwindigkeit kann der Sulkusbereich aus dem Silikonschlüssel herausgefräst werden.

- Um einen spannungsfreien Sitz des Schalengerüsts im Bereich der Präparationsgrenze zu erzielen, wird der abgeformte Sulkusbereich mit einer Hartmetallfräse aus dem Silikonschlüssel ausgefräst (Abb. 239). Dadurch liegt die spätere Schale wie ein Löffel um die Präparationsgrenze; man spricht von einem sog. „(zervikalen) Löffeleffekt" (Abb. 240).

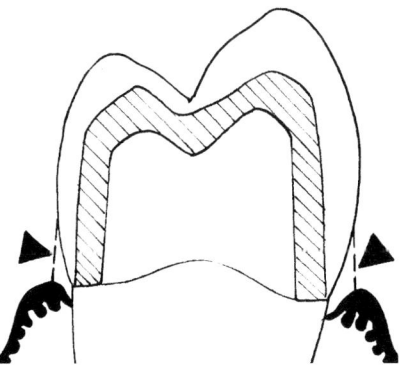

Abb. 240 Der „Löffeleffekt": Damit die Schale im Mund zervikal nicht zu eng am Zahn anliegt, muß dieser Bereich etwas weiter gestaltet werden. Dies kann durch Ausblocken am Modell bzw. am Wax Up vor dem Herstellen des Silikonschlüssels geschehen oder aber durch anschließendes Ausfräsen des Silikonschlüssels, der ohne Ausblocken erstellt wurde.

- Zur Schichtung des Schalengerüsts werden Dentin- und Schneidemasse zu gleichen Teilen mit einer entsprechenden Menge Monomer gemischt.
- Es wird eine standfeste Kunststoffkonsistenz gewählt. Die günstigste Verarbeitungskonsistenz wird während der Anquellphase des Kunststoffs (dickfließende Anmischkonsistenz) erzielt. Diese Phase dauert je nach Raumtemperatur 10 bis 15 min (Abb. 241).

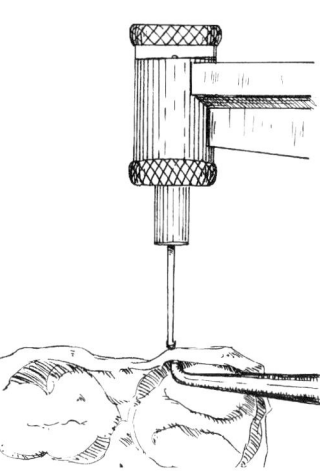

Abb. 241 Die Schale kann durch die Verarbeitungseigenschaften des Kunststoffs sehr dünn in den Silikonschlüssel geschichtet werden. Mit einem Taster läßt sich nach dem Ausbetten die angestrebte Schichtstärke von 0,5 mm kontrollieren.

- Bei größeren Arbeiten kann der Kunststoff auch nach der Anquellzeit lange verarbeitet werden, ohne daß Porositäten auftreten.
- Mit Hilfe eines kleinen Pinsels wird der Kunststoff mit gleichmäßiger Schichtstärke in den Schlüssel geschichtet. Zwischenglieder können im selben Arbeitsgang aufgebaut werden (Abb. 242).

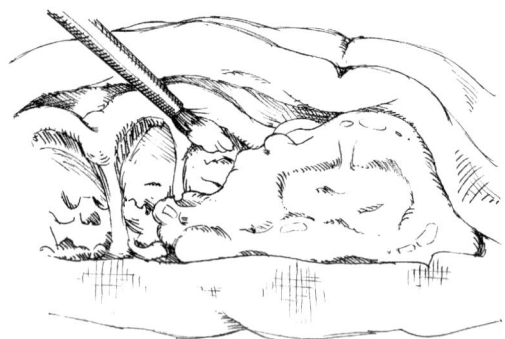

Abb. 242 Mit einem Pinsel wird das Heißpolymerisat in den Silikonschlüssel eingeschichtet. Es entsteht eine dünne Wand, die apikalwärts ca. 1,5 mm länger als der Sulkusbereich ist.

- Beim Schichten des Schalengerüsts ist auf eine ausreichende zervikale Länge zu achten. Ein zu lang geschichtetes Schalengerüst kann problemlos gekürzt werden. Ein zu kurzes Gerüst verlangt dagegen beim Unterfüttern im Mund eine nicht zu dünnfließende Kunststoffkonsistenz, um ein Wegfließen der Masse zu verhindern.
- Die Polymerisation erfolgt in einem entsprechenden Polymerisationsgerät (z. B. Ivomat®-Gerät) (bis unterhalb der Strichmarkierung kaltes Wasser einfüllen). Mit der K + B-S-Flüssigkeit wird bei 95° C für 15 Minuten polymerisiert.
- Der Pinsel ist mit Aceton oder Monomer zu reinigen.
- Nach vollständigem Aushärten der Schale wird diese aus dem Silikonschlüssel entnommen. Durch einen Schnitt in der Schlüsselbasis kann dieser leichter auseinandergebrochen werden (Abb. 243).

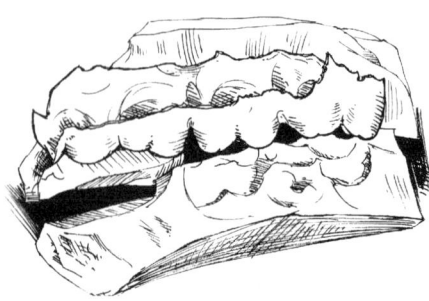

Abb. 243 Nach dem Aushärten des Heißpolymerisats kann die Schale aus dem Silikonschlüssel entfernt werden. Ein Einschnitt auf der okklusalen Seite des Schlüssels erleichtert das Aufbrechen.

- Das Ausarbeiten des Schalengerüsts beschränkt sich auf die Okklusalflächen und die approximalen Anteile. Es ist darauf zu achten, daß die zervikale Länge nicht gekürzt wird, da sonst das Unterfütterungsmaterial unkontrolliert aus der Schale gepreßt würde und der gewünschte Löffeleffekt verlorenginge. Wahlweise kann die Okklusalfläche entweder bereits zu diesem Zeitpunkt oder erst später (nach der Unterfütterung) poliert werden. Die Approximalkontakte sollten sauber beschliffen (feine Metallfräse) zur Unterfütterung bereitgestellt werden. Die später am Patienten aufgepaßte Schale darf approximal nicht klemmen, d. h. es ist ein spannungsfreier Sitz erwünscht (Abb. 244 und 245).

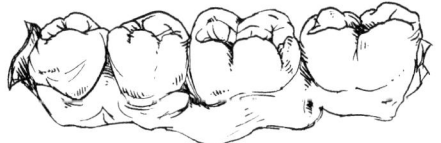

Abb. 244 Die Schale aus Heißpolymerisat entspricht der Kontur des angefertigten additiven Wax-Ups. Approximale Anteile können saubergeschliffen werden.

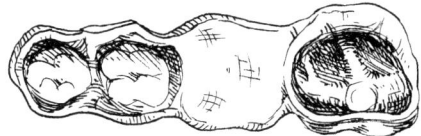

Abb. 245 Die Ansicht der Schale von innen (unten). Das Zwischenglied wurde zusammen mit den Kronen aufgebaut.

b) Unterfütterung von Schalenprovisorien am Patienten

Materialien:
- TAB 2000® (drei verschiedene Farben stehen zur Verfügung: gelb, mittel, halb; zwei Flüssigkeiten: schnellabbindend (Einzelprovisorien), normalabbindend (für größere Provisorien)).
- Freegenol®.
- kreuzverzahnte Fräse.

Vorgehen:

- Spannungsfreien Sitz der Schale in der Unterfütterungsposition sicherstellen (bei klemmenden Stellen Zahnstumpf mit Bleistift markieren und Schalengerüst aufsetzen).
- Schale im Mund dem Verlauf des Präparationsrandes, dem Gingivaverlauf und der Okklusion anpassen (Abstimmung zwischen Zahnreduktion und Stärke des Schalengerüsts).
- Stumpf dünn mit Vaseline isolieren (Pulpaschutz vor Monomer, Erleichterung des Abnehmens der unterfütterten Schale).

- Aktivierung der Schaleninnenfläche durch Benetzen mit Monomer.
- Einfüllen des Unterfütterungskunststoffs in das Schalengerüst (auf richtige Konsistenz achten: fließbar, aber nicht zu „wäßrig" angerührt); Kunststoffprobe zurückbehalten.
- Schalengerüst mit plastischem Kunststoff gefüllt in den Mund geben. Positionierung beim bezahnten Patienten durch vorsichtiges Schließen der Zahnreihen.
- Wenn der Kunststoff von der plastischen in die elastische Phase übergegangen ist, wird das unterfütterte Schalenprovisorium aus dem Mund genommen. Störende Überschüsse werden abgeschnitten. Anschließend wird das Provisorium mehrmals auf die Pfeilerzähne aufgesetzt und wieder entfernt.
- Sobald die Kunststoffprobe warm und fester wird, wird das unterfütterte Schalengerüst aus dem Mund genommen und in heißem Wasser endgehärtet (auspolymerisiert) (Abb. 246).

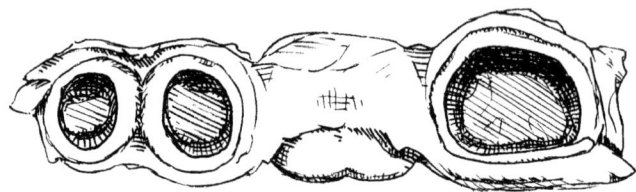

Abb. 246 Das unterfütterte Schalenprovisorium. Die Präparationsgrenzen sind deutlich im Kunststoff abgezeichnet. Das Zwischenglied wurde basal ebenfalls mit Kunststoff ergänzt.

- Ausarbeiten: zervikal nur grob; Rand innen mit Bleistift markieren und bis zur Markierung wegschleifen; zervikale Paßungenauigkeiten mit Pinseltechnik (TAB 2000®: Monomer und Polymer) korrigieren.
- Statische und dynamische Okklusion im Mund überprüfen und falls nötig einschleifen; bei statischer Okklusion gilt: im Bereich der Inzisivi: doppelte Shimstock-Folie muß, einfache sollte nicht halten; im Eckzahn- und Seitenzahnbereich: einfache Shimstock-Folie muß halten.
- Endpolitur: Wurde das Kunststoffprovisorium (Gültigkeit für Heiß- oder Kaltpolymerisat) im letzten Arbeitsschritt mit dem Silikonpolierer bearbeitet, ist die Oberfläche des Kunststoffs bereits vorpoliert. Die endgültige Politur kann mit einer Ziegenhaarbürste (im Handstück) und geeigneter Polierpaste erfolgen. Danach wird ein Hochglanz mit einem Schwabbel und Hochglanzpolierflüssigkeit erreicht. Dieser Arbeitsschritt erfolgt ebenfalls mit dem Handstück, um bessere Kontrolle über die Kronenränder zu haben.

- Reinigung der vaselinierten Pfeiler mit Chlorhexidin-Lösung.
- Einsetzen mit eugenolfreiem provisorischem Befestigungszement (z. B. Freegenol®) (Eugenol behindert die Polymerisation bei einer erneuten späteren Unterfütterung, z. B. nach dem Finieren der Zahnstümpfe).

18.2.3 Langzeitprovisorien laborgefertigt (ohne oder mit Gerüst)

Der prinzipielle Unterschied zu den unter 2. beschriebenen Schalenprovisorien besteht darin, daß Langzeitprovisorien auf Modellen von intraoral bereits präparierten Pfeilerzähnen hergestellt werden. Langzeitprovisorien bestehen in ihrer vollen Schichtstärke aus Heißpolymerisat und bleiben über einen längeren Zeitraum in situ, als dies bei Immediatprovisorien der Fall ist. Daher geht auch ihre Funktion über die in der Einleitung genannten Faktoren hinaus.
Spezielle Gründe für die Anfertigung von Langzeitprovisorien (ohne oder mit Gerüst) können sein:

- Therapeutische Bißhebung oder -senkung.
- Austesten einer neuen Bißlage.
- Austesten der Prognose parodontal stark angeschlagener Zähne.
- Austesten eines für den Patienten neuen Okklusionskonzepts.
- Ermöglichen einer optimalen Ausheilung des Gewebes nach parodontalchirurgischen Eingriffen (Ausbildung der biologischen Breite).
- Austesten von Zähnen mit unsicherer endodontischer Prognose.
- Austesten bei ästhetisch schwierigen Fällen.
- Austesten der Phonetik.

Aus Stabilitätsgründen sollte Langzeitprovisorien mit Metallgerüst der Vorzug gegeben werden. Seit kurzem stehen aber auch metallfreie Gerüstmaterialien auf Glasfaserbasis zur Verfügung (z.B. Vectris; Ivoclar, FL-Schaan), deren längerfristige Bewährung aber noch aussteht.

Verschiedene Herstellungstechniken für Langzeitprovisorien stehen zur Auswahl (Tab. 19).

Tabelle 19 Materialien und Herstellungstechniken für laborgefertigte Langzeitprovisorien.

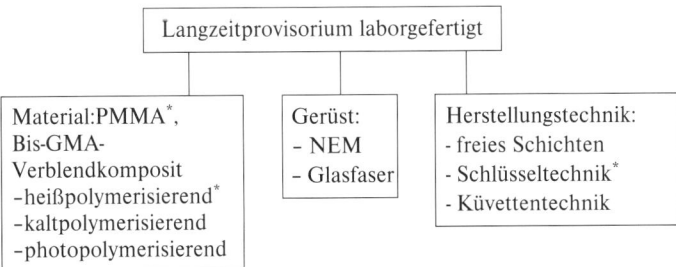

* In der Abteilung Poliklinik für Zahnärztliche Prothetik des Universitätklinikums Freiburg bevorzugt.

18.2.3.1 Arbeitsablauf

Herstellung von gerüstfreien Langzeitprovisorien mit Hilfe der Schlüsseltechnik.
Material:
PMMA (Biodent® K + B Heißpolymerisat)

Grund für die Verwendung von Heißpolymerisat:
Verblendkomposite bieten zwar ästhetische Vorteile, eignen sich aber aufgrund ihrer Sprödigkeit und Frakturanfälligkeit beim mehrfachen Ein- und Ausgliedern weniger gut.

Vorgehen:

- Provisorische oder definitive Präparation im Mund.
- Abformung der Präparation (grundsätzlich gesamter Kiefer; bei grazilen Zahnstümpfen mit reversiblem Hydrokolloid).
- Modellherstellung (Abformung mehrfach ausgießen für Modelle 1, 2 und 3); bei reversiblen Abformmassen mehrere Abformungen durchführen:

Modell 1:   Einzelstümpfe (für die Randkontrolle)
Modell 2:   Superhartgipsmodell (ungesägt), Einartikulieren und Her
            stellen eines Wax-Ups (Abb. 247).
Modell 3:   Hartgipsmodell (für die Kunststoffverarbeitung)

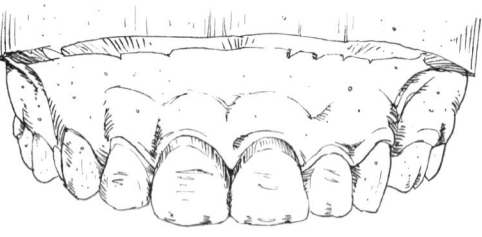

Abb. 247 Aufgewachste Zähne (1 3 - 2 3) auf einem Modell mit definitiver Präparation.

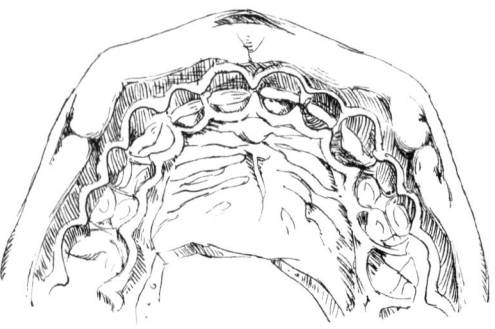

Abb. 248 a Silikonabformung von der aufgewachsten Frontsituation. Der Vorwall hat genügend Abstützung am Modell.

Provisorien bei festsitzendem Zahnersatz 559

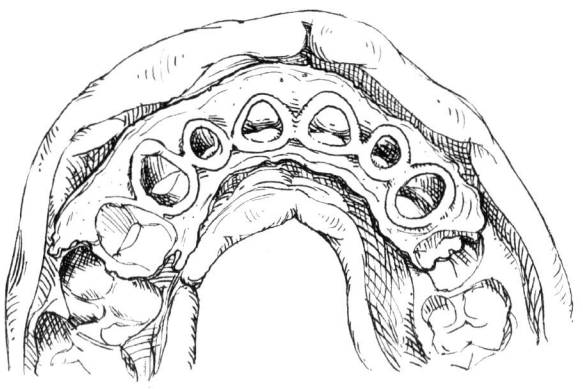

Abb. 248 b Vorwall mit ausgefrästem, dadurch entlastetem Sulkusbereich (1 3 - 2 3).

- Silikonschlüssel vom Wax-Up (Abb. 248a).
- Silikonschlüssel im Sulkusbereich entlasten, indem der Sulkusbereich mit einem Skalpell oder einer Fräse entfernt wird („Löffeleffekt") (Abb. 248b).
- Anmischen des K + B® Kunststoffes mit S-Flüssigkeit (Biodent®):
  - Bei Rekonstruktionen im Seitenzahnbereich (Molaren) ist der Einsatz von nur einer Dentinfarbe ausreichend. Im Frontzahnbereich sollten Halsmasse, Dentinmasse und Schneidemasse verwendet werden. Die Schneidemasse wird immer als 1/2 Schneide und 1/2 Dentin angemischt und verarbeitet (Abb. 249).
  - Der Kunststoff wird in dünnflüssiger Konsistenz angemischt und verarbeitet. Bei Einsatz von S-Flüssigkeit quillt das Gemisch nach einigen Minuten an (je nach Raumtemperatur) und wird zähflüssiger, später standfest. Das Material bleibt in dieser Phase etwa 20 Minuten verarbeitungsfähig. Da die S-Flüssigkeit durch ihre niedrige Lage-

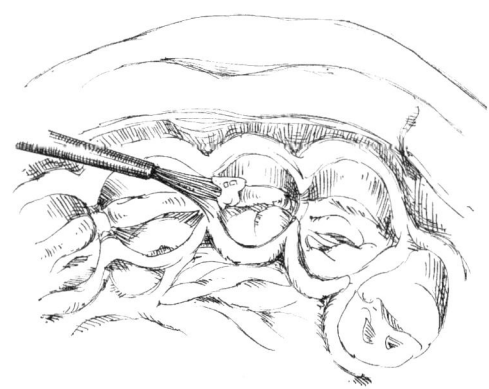

Abb. 249 Eine Mischung aus Dentin und Schneidemasse des Heißpolymerisates wird in standfester Konsistenz in den Vollwall geschichtet.

rungstemperatur (Kühlschrank) das Anquellen verzögert, bleibt genügend Zeit, den Kunststoff fließfähig in der Schlüsseltechnik zu verarbeiten.

- Es folgt das Einfüllen des Dentin-Kunststoffs in den Schlüssel: Dentinfarbene Masse wird dünnfließend auf die standfeste Schneide in den Schlüssel gegeben (Verarbeitungskonsistenz wie bei Schalenprovisorien) (Abb. 250).

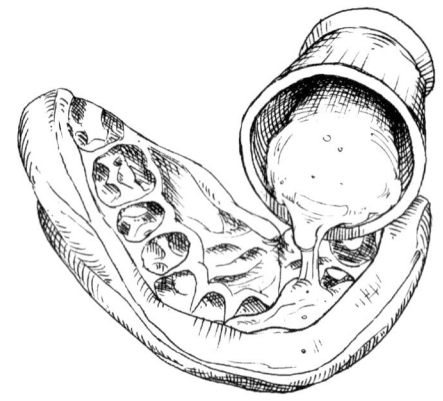

Abb. 250 Über die Schneideschichtung wird dünnfließendes Dentin in den Schlüssel gegeben. Die Schneidemasse bleibt standfest und dünnwandig an der Schlüsselwand.

- Fakultativ: Um eine verbesserte Bruchstabilität von Brückenverbänden aus Kunststoff (Provisorien) zu erreichen, besteht die Möglichkeit, Fiberglasnetze (Super Splint®, Hager & Werken, D-Duisburg) in den noch nicht ausgehärteten Kunststoff zu integrieren. Die Fiberglasnetze werden z. B. in Streifen geliefert und können in die Kunststoffschichtung in die Lingual- bzw. Palatinalflächen des Provisoriums eingelegt werden.
- Aufsetzen des Schlüssels auf das Hartgipsmodell (Modell 3). Gegebenenfalls mit Gummiband fixieren. Silikonschlüssel nur auf Restgebiß oder Zahnfleisch abstützen (Abb.251a und b).
- Heißpolymerisation.
Bis zu zwei Heißpolymerisationen können mit S-Flüssigkeit bei 95° C und 15 Minuten Haltezeit im Ivomat®-Drucktopf durchgeführt werden. Für weitere Korrekturen wird die K-Flüssigkeit verwendet. Der Gebrauch von Promotor® (DeTrey, D-Dreieich), dosiert mit dem Dosierlöffel (kleiner Teil Promotor, großer Teil Kunststoff), ist notwendig. Die Polymerisation erfolgt bei 45° C und 2,5 bar für 8 Minuten.
- Ausarbeiten des Kunststoffes:

a) Entfernen der Preßfahne (Vorsicht beim Brechen; Schleifen ist sicherer).

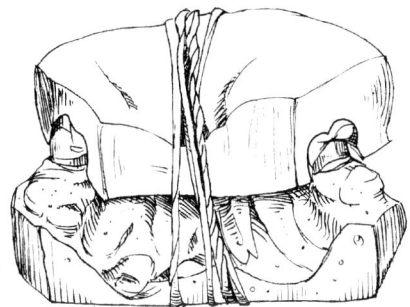

Abb. 251 a Ein Silikonschlüssel kann mittels Gummiband auf dem Duplikatmodell befestigt werden.

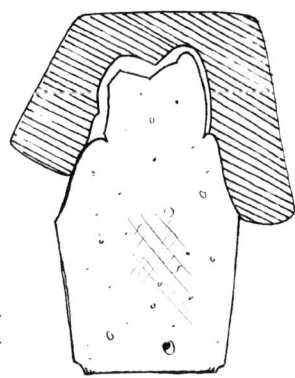

Abb. 251 b Der Silikonschlüssel muß sich gleichmäßig auf den Gingivaanteilen des Modells abstützen. Der Schlüssel muß spannungsfrei aufsitzen.

b) Öffnen des Interdentalraums mit einer Trennscheibe 0,6 mm (Abb. 252a).
c) Trimmen und Vorpolieren des Rands und des Interdentalraums mit einem Silikonpolierer (Brasseler, D-Lemgo) (Abb. 252b und c).
d) Aufpassen der Provisorien auf die Stümpfe.
e) Ausarbeiten der Fissuren und Kontrolle der Okklusion.
f) Ästhetische Nachkonturierung.

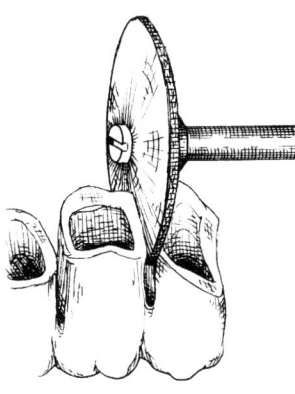

Abb. 252 a Bei verblockten Kronen wird zuerst der Interdentalbereich separiert. Dies kann mit einer dickeren Trennscheibe ausgeführt werden.

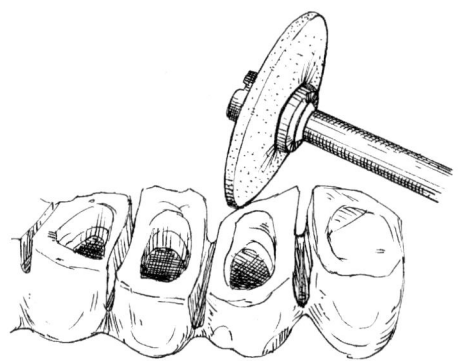

Abb. 252 b Mit dem Silikonpolierer können die Ränder entsprechend zurückgetrimmt werden. Die Form des Rades kann seiner Funktion angepaßt werden.

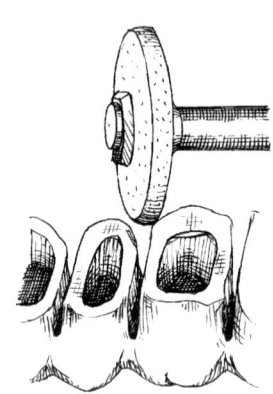

Abb. 252 c Das Zurückschleifen des Kunststoffüberschusses am Rand muß vorsichtig durchgeführt werden. Der Silikonpolierer hinterläßt eine glatte und vorpolierte Oberfläche des Kunststoffs.

- Übertragen der Arbeit auf das Superhartgipsmodell (Modell 2) und Einschleifen der Okklusion.
- Paßgenauigkeit auf Einzelstümpfen überprüfen.
- Wenn erforderlich, farbliche Individualisierung mit Lightpaint-On® (Dreve, D-Unna) durchführen.
- Versiegelung des Interdentalraumes mit Palaseal® (Kulzer, D-Wehrheim), wenn eine Politur aus Platzgründen nur mit einer Gefährdung der Kronenränder möglich ist.
- Endpolitur, Reinigung und Desinfektion mit Alkohol.
- Eingliederung mit Freegenol®.

18.2.4 Langzeitprovisorien mit NEM-Gerüst

(Kobalt-Chrom-Legierungen, z. B. Remanium® CD (Dentaurum, D-Ispringen) oder Rexillium® NBF (Keppeler & Wöhr, D-Kusterdingen)

18.2.4.1 Arbeitsablauf

Herstellung von Langzeitprovisorien mit NEM-Gerüst.

a) Präparation im Mund.
b) Abformung der Präparation (gesamter Kiefer). Alginatabformung des Gegenkiefers.
c) Modellherstellung:

1. Erstausguß: Sägemodell (Gips Typ IV) (Fujirock®, GC Dental International, D-Hofheim) einartikuliert, Wax-Up, Silikonschlüssel.
   Wenn möglich, d. h. wenn im Zuge der Vorbehandlung keine größeren parodontalen und dentalen Veränderungen stattgefunden haben, kann das Wax-up der diagnostischen Phase mit Hilfe eines Silikonschlüssels auf das Sägemodell übertragen werden. Bei starken Veränderungen der Gingivaverhältnisse muß das Wax-Up an die neue Situation angepaßt werden. Ideal ist das Aufwachsen auf dem Metallgerüst und das spätere Anfertigen eines Silikonschlüssels.
   Die aufgewachste Situation soll mit Hilfe des Schlüssels (Negativform) in Kunststoff reproduziert werden können.
   Es werden zwei Silikonschlüssel hergestellt:
   I. Reduzierter Schlüssel für die Gerüstgestaltung.
   II. Vollständiger Schlüssel mit Abstützung an Gingiva und Restzahnbestand zwecks Herstellung der Verblendung.

Bei der Herstellung von Einzelkronen sowie bei der Kerneinbettung für großspannige Brücken ist es nicht erforderlich, ein Sägemodell anzufertigen. Es reicht, wenn neben einem kompletten Modell (Zweitausguß) zum Einartikulieren Einzelstümpfe durch einen Erstausguß hergestellt werden.

2. Zweitausguß, Hartgipsmodell (Gips Typ III).
3. Gegenkiefermodell in Superhartgips (Typ IV).

Gerüstherstellung: Herstellung von Käppchen und Gerüstmodellation.
a) Einzelkronen und Brücken mit zwei Pfeilern: Herstellung der Gerüste durch Abheben und Einbetten der Wachsmodellation.
b) Brückenverbände mit vier und mehr Pfeilern: Herstellung der Gerüste mittels Kerneinbettung (Einbettmassenmodell).

ad (a): Herstellen von Käppchen: (s. a. Kap. 25.2)

- Auftragen von Platzhalterlack (z. B. Die Prep Cement Spacer blau; Girrbach, D-Pforzheim) auf den Arbeitsstumpf (ca. 3 Schichten; Gesamtschichtstärke 30 µm). Der Lack endet rund 1,5 mm koronal der Präparationsgrenze.
- Mindeststärke der getauchten Wachskäppchen 0,3 bis 0,4 mm.
- Die Wachskäppchenstärke ist mit einem Taster vorsichtig zu überprüfen und gegebenenfalls mit Wachs zu verstärken. Zu dünne Wachsschichten (durch zu heißes Tauchwachs) fließen im Metall nicht aus, zu dicke Gerüste (durch zu kaltes Tauchwachs) müssen hingegen mühsam zurückgeschliffen werden (Nichtedelmetall!).

- Bei Langzeitprovisorien wird die Wachsmodellation im Schulterbereich gekürzt; die definitive Paßgenauigkeit wird durch die Kunststoffschulter erreicht.
- Für diese Kunststoffschultern sind die Wachskäppchen im Bereich der Stufe oder Hohlkehle zu reduzieren und an den Stumpf anzuschwemmen (Abb. 253).

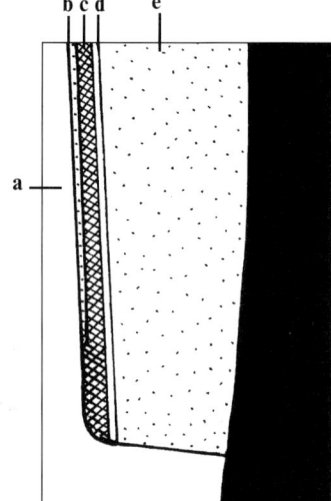

Abb. 253 Bei gerüstverstärkten Langzeitprovisorien wird das Gerüst bis in die Stufe hineingeführt und der restliche Anteil der Stufe im Kunststoff ergänzt.
a Modellstumpf
b Stumpflack
c Metallgerüst
d Opaker
e Kunststoffverblendung

Gerüstmodellation:

- Anders als in der Metallkeramik handelt es sich um eine aus rein statischen Gründen angebrachte Verstärkung von Brückenkonstruktionen. Das eingearbeitete Gerüst soll lediglich Frakturen verhindern (Abb. 254).
- Brückenpfeiler werden mit einem Querbalken (ein Gußkanal mit einem Durchmesser von 2,0 mm) verbunden. Bei Rekonstruktionen mit Kunststoffstufen soll nach der Verblendung bei der gesamten Arbeit kein Metall sichtbar sein.

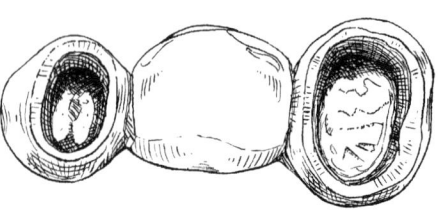

Abb. 254 Das fertig ausgearbeitete Langzeitprovisorium mit Metallverstärkung, Ansicht von unten. Die Stufe ist in Kunststoff gefaßt.

Ausnahme:
Bei prämolarisierten, hemisezierten und trisezierten Pfeilerzähnen mit auslaufender Präparation wird ein Metallrand in Kauf genommen (vgl. Kap. 28). Es ist darauf zu achten, daß im apikalen Drittel des Gerüsts an zwei oder drei Stellen eine jeweils drei bis vier Millimeter lange Rille (Einschnitt) vorhanden ist, die mit Kunststoff aufgefüllt werden muß. Dadurch wird die Entfernung des Provisoriums mit Hilfe der Arterienklemme erleichtert, denn nur auf diese Weise ist es möglich, Spannungen auf den provisorischen Zement auszuüben, speziell im zervikalen Bereich.

Die Gerüstmodellation für prämolarisierte, hemisezierte und trisezierte Pfeiler erfolgt grundsätzlich mit einem 2 mm hohen zervikalen Metallrand. Dies wird durch die auslaufende Präparationsform vorgegeben. Der Rand sorgt beim Abheben der Brücke für eine ausreichende Unterstützung des Verblendkunststoffes. Die vertikalen Einschnitte durch das Gerüst werden auch durch den Metallrand geführt. Die Gerüstgestaltung zwischen den einzelnen Stümpfen (Pfeiler) muß konvex und für eine Interdentalbürste gut zugänglich sein. Die interdentalen Öffnungen sollten bei dem gleichen Patienten gleiche Größen aufweisen, um den Einsatz nur einer Bürstengröße zu ermöglichen.

Anbringen der Gußkanäle, Einbetten und Gießen mit NEM-Legierung:

- Einzelkäppchen werden mit einem Gußkanal von okklusal versehen (Durchmesser 3,0 bzw. je nach Größe des Objektes bis zu 4,0 mm; direktes Anstiften) (vgl. Kap. 27.4: Setzen der Gußkanäle).
- Brückenverbände werden wie in der Goldgußtechnik direkt oder mit Balken angestiftet (vgl. Kap. 27.4: Setzen der Gußkanäle). Der Durchmesser der Gußkanäle beträgt je nach Objektgröße 3,0 bis 4,0 mm).
- Käppchenränder in Richtung der bevorzugten Zone plazieren.
- Schleuderrichtung am Gußtrichter markieren (Punkt an der bevorzugten Seite!).
- Nur Muffel mit Größe Nr. 3 oder größer verwenden.
- Immer zwei (doppelte) Muffeleinlagen (Fiberring, Renfert, D-Hilzingen) in den Ring geben (Expansion!). Die gesamte Innenfläche der Muffel muß ausgekleidet sein.
- Das Einbetten erfolgt mit einer Spezialeinbettmasse (z. B. Castorit Super C; Dentaurum, D-Ispringen) für die NEM-Gußtechnik. Diese muß zur Kompensation der Gußschwindung der Legierung eine genügende Expansion aufweisen.
- Wichtig sind die Haltezeiten beim Vorwärmen: je 1 Stunde bei 280° C und 580° C.
- Die Haltezeiten und die doppelte Muffeleinlage ermöglichen eine ausreichende Expansion der Einbettmasse. Damit werden zu enge Kronenkäppchen vermieden.
- Das Gießen erfolgt nach Angaben des Legierungsherstellers in einer Induktionsgußapparatur.

Aufpassen des Gerüsts:

- Gleiche Vorgehensweise wie in der Goldgußtechnik:

1. Entfernen von Gußperlen (punktuell mit Rosenbohrer) (mit Sehhilfe).
2. Feinaufpassung (mit Hilfe von Farbindikatoren wie z. B. Okklu-Spray; Hager & Werken, D-Duisburg).
3. Störstellen punktuell mit Hartmetallrosenbohrer entfernen.

- Vorsichtiges Vorgehen beim Anprobieren der Gerüste: Ein Abbrechen der Stümpfe auf dem Meistermodell muß verhindert werden.
- Gerüste ohne Metallränder sollen im Bereich der Stufe sauber aufsitzen (Abb. 255).

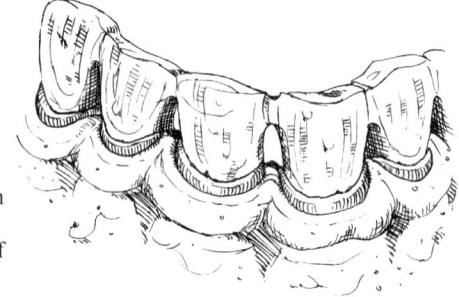

Abb. 255 Das angefertigte NEM-Gerüst auf dem ungesägten Arbeitsmodell. Die Stufe der Präparation wird in Kunststoff gefaßt.

- Die Verblendung erfolgt mittels der Schlüsseltechnik (wie für laborgefertigte Provisorien ohne Gerüst beschrieben; Kap. 18.2.2.2).
- Wässern und Isolieren des Modells (Alginatisolierung für Heiß- und Kaltpolymerisation).
- Silikonschlüssel des Wax-Ups auf dem Hartgipsmodell anpassen. Der richtige Sitz des Schlüssels ist auch mit aufgesetztem Gerüst wichtig.

Kunststoff-Gerüst-Verbund:

- Für einen dauerhaften Verbund von Gerüst und Verblendung wird ein Silikatisierungs-System (z. B. Rocatec®, Espe, D-Seefeld) angewendet. Wird kein entsprechendes Konditionierungssystem für einen chemischer Verbund zum Gerüst verwendet, ist der Einsatz von mechanischen Retentionen am Gerüst notwendig.
- Aufbringen des Biodent®-Opakers der entsprechenden Farbe.
- Fixieren des Gerüsts auf dem isolierten Hartgipsmodell (z. B. mit Cyanoacrylatkleber).
- Die folgende Kunststoffverarbeitung erfolgt wie bei laborgefertigten Langzeitprovisorien ohne Gerüst.

ad (b):
- Gerüstherstellung mittels Kerneinbettung
- Bei Brückenkonstruktionen mit mehr als vier Pfeilerzähnen erfolgt die Gerüstherstellung mittels Kerneinbettung (Einbettmassemodell). Verzugfehler, bedingt durch das Abheben der Wachsmodellation, können auf diese Weise nicht auftreten.

- Modellherstellung:

  Erstausguß: Einzelstümpfe
  Zweitausguß: Meistermodell, abnehmbar einartikuliert für die Dublierung
  Drittausguß: Hartgipsmodell.

- Da bei dieser Technik zwecks Erstellung eines Einbettmassenmodells das Meistermodell dubliert werden muß, empfiehlt es sich, das einartikulierte Arbeitsmodell (Modell 2) nicht als Sägeschnittmodell anzufertigen. Wird dennoch ein Sägemodell als Arbeitsmodell gewünscht, müssen für den Dubliervorgang die Sägeschnitte mit Wachs geschlossen werden.
- Das Meistermodell wird mit drei Schichten Stumpflack auf den Zahnstümpfen dubliert.
- Die Dublierform wird mit einer Modellgußeinbettmasse (z. B. Rema Star®-Einbettmasse; Dentaurum, D-Ispringen) ausgegossen. Die Dosierung von Pulver und Flüssigkeit wird wie für die Kronen-Brückentechnik gewählt.
- Die Wachskäppchen werden durch Tauchen auf den Einzelstümpfen (Modell 1) hergestellt, auf das Einbettmassenmodell umgesetzt und zervikal angewachst. Die Zwischengliedgestaltung erfolgt - wie unter (a) beschrieben - in Leichtbauweise, um die Metallschrumpfung beim Erstarren der Schmelze und somit Deformationen möglichst gering zu halten.
- Die Gußkanäle werden wie in der Modellgußtechnik mit einem Trichter bestückt (Abb. 256).
- Vorwärmen, Gießen und Aufpassen erfolgt wie für Einzelkronen und zweigliedrige Brücken.

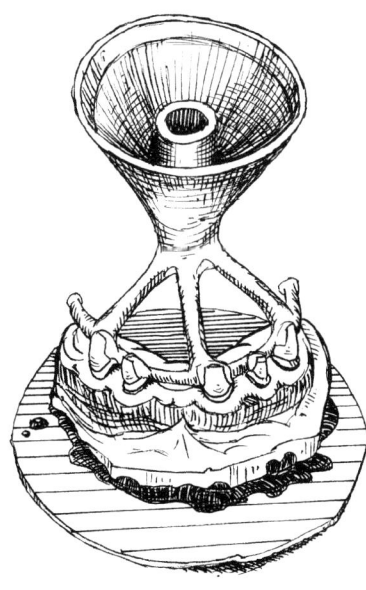

Abb. 256 Das Einbettmassenmodell mit aufgebrachter Modellation und aufgesetzten Gußkanälen mit Gußtrichter. Das Modell ist auf der Basisplatte des zu verwendenden Muffelformers befestigt.

18.3 Provisorien bei abnehmbarem Zahnersatz

Ist bei vorhandenem kombiniert festsitzend-herausnehmbarem Zahnersatz bis zur Eingliederung einer neuen prothetischen Arbeit eine provisorische Versorgung notwendig, so bieten sich abhängig vom Einzelfall verschiedene Möglichkeiten an:

- Bei erfolgten Kieferkammresorptionen:
  - Unterfütterung vorhandener alter Prothesen im Bereich des zahnlosen Kiefers.

- Bei Kürzung von Zähnen für eine Hybridprothese:
  - Pfeilerzähne werden mit Hilfe eines Stiftprovisoriums mit Kunststoff geschützt (vgl. Kap. 37).
  - Nach der Abformung der Pfeilerzähne wird auf einem Modell ein Stiftprovisorium aus einer Nichtedelmetall-Legierung angefertigt.
  - Vorhandene abnehmbare Teilprothesen werden in dem Bereich, in dem die Zähne gekürzt werden, erweitert.
  - Falls kein abnehmbarer Zahnersatz vorhanden ist, werden die Situationsmodelle einartikuliert, die entsprechenden Zähne auf den Modellen radiert und im Artikulator eine Immediatprothese angefertigt.

- Nach Extraktion von Zähnen:
  - Provisorisches Unterfüttern bzw. Erweitern (Kunststoffsättel bzw. Ersatzzähne) der vorhandenen Prothesen (Tab. 20 und 21).
  - Zusätzliches Anbringen von handgebogenen Klammern in die vorhandene alte Prothese.
  - Im Falle einer vorhandenen Doppelkronenarbeit: Auffüllen der Außenkonusse von extrahierten Zähnen mit Kunststoff.
  - Herstellung einer sog. Interimsprothese.

Tabelle 20 Indirekte Unterfütterung einer vorhandenen Prothese

Klinik	Labor
Anrauhen des Prothesenrandes und der Protheseninnenfläche, Beseitigung untersichgehender Stellen (Ausschleifen von Überhängen), Unterfütterungsabformung (z. B. Kerr-Rand, Zinkoxid-Eugenol-Paste)	
	Einbetten der Prothese in Küvette mit Silikonmanschette, Entfernen der Abformmasse, Entfernung von altem Kunststoff (Kaltpolymerisat) im zu unterfütternden Bereich, Schließen der Küvette, Aushärten im Drucktopf (15 min, 2 bar), Ausbetten, Ausarbeiten und Politur der Prothese
Eingliederung der unterfütterten Prothese	

Tabelle 21 Erweiterung einer vorhandenen Prothese

Klinik	Labor
Abformung über im Mund eingesetzte Prothese (konfektionierter Löffel, Alginat)	
	Ausgießen der Abformung (Hartgips), Modellherstellung, Aufstellen der Zähne in Wachs, Herstellen eines Vorwalls (Snow-White®-Gips), Entfernen von Vorwall und Zähnen, Ausbrühen des Aufstellwachses, Einsatz der Zähne in den Vorwall (Fixieren mit Klebewachs)
	Bei Modellgußprothesen: Anlöten von Retentionen an das Gerüst
	Befestigen des Vorwalls am Modell (Klebewachs), Einbringen von Kunststoff (kalt) zwischen Vorwall und Prothese, Aushärten im Drucktopf (15 min, 2 bar), Vorwall abnehmen, Ausarbeiten und Politur der Prothese
Eingliederung der erweiterten Prothese	

Tabelle 22 Behandlungsablauf bei der Herstellung einer Interimsprothese

Klinik	Labor
Alginatabformung (mit Gegenkiefer), Farbauswahl, evtl. Kieferrelationsbestimmung, Auswahl der zu umklammernden Zähne	
	Modellherstellung, Einartikulieren (Mittelwertartikulator), [im Falle einer Immediatprothese: Radieren der zu extrahierenden Zähne], Auffinden und Ausblocken untersichgehender Bereiche (Parallelometer), Biegen und Fixieren der Klammern, Zahnaufstellung in Wachs, Umsetzung in Kunststoff durch Küvetten- oder Vorwalltechnik, Ausbetten, Ausarbeiten und Politur der Immediatprothese
Extraktion der betroffenen Zähne, Eingliederung der Immediatprothese; monatliche Kontrollen, evtl. Unterfütterungen	

Interimsprothesen stellen die klassische herausnehmbare provisorische Versorgung dar, wenn Zähne extrahiert worden sind. Diese provisorischen

Prothesen können vor oder nach der Extraktion angefertigt werden (also prä- oder postchirurgisch) und werden getragen, bis der definitive Zahnersatz eingegliedert wird. Im Falle der prächirurgischen Anfertigung spricht man auch von Immediatprothesen (Sofortprothesen). Als Prothesenzähne werden konfektionierte Kunststoffzähne eingearbeitet.

Tabelle 22 skizziert den Ablauf der Herstellung einer Interimsprothese. Interimsprothesen werden mit handgebogenen Drahtklammern (i. d. R. aus federhartem V_2A-Stahl, Ø 0,8 mm) am Restgebiß befestigt. Auch Halbfertigteile wie Klammerkreuze oder I-Klammern können zur Anwendung kommen. Bei Drahtklammern lassen sich verschiedene Klammerabschnitte unterscheiden (Abb. 257), denen bestimmte Funktionen zukommen (Tab. 23). Um ein Absinken einer Interimsprothese zu verhindern, sollten die Drahtklammern eine dentale Auflage aufweisen.

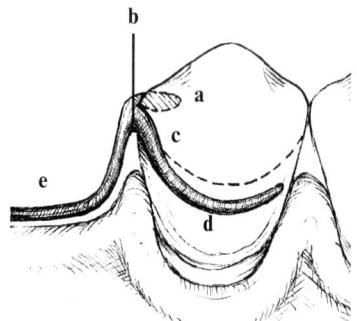

Abb. 257 Die verschiedenen Abschnitte einer Drahtklammer
a Klammerauflage
b Klammerschulter
c Klammeroberarm
d Klammerunterarm
e Klammerschwanz

Tabelle 23 Abschnitte einer handgebogenen Drahtklammer, ihre Lage am Zahn und ihre Funktion

Klammerabschnitte	Lage am Zahn	Funktion
Klammerauflage	horizontal auf Okklusalfläche	parodontale Abstützung (wirkt Druckkräften entgegen)
Klammerschulter	auf prothetischem Äquator	Schubverteiler (wirkt Horizontalkräften entgegen)
Klammeroberarm	schneidet prothetischen Äquator	Schubverteiler (wirkt Horizontalkräften entgegen)
Klammerunterarm	in Infrawölbung, Abstand zum Margo gingivalis mindestens 1 mm	Retentionsfunktion (wirkt Zugkräften entgegen)
Klammerschwanz	über Kieferkammitte, Abstand zur Schleimhaut mindestens 1 mm	Verankerung der Klammer im Prothesenkunststoff

Drahtklammern für Interimsprothesen können wie folgt eingeteilt werden (*Lehmann* 1988):

Klammern ohne dentale Auflage
= Halteklammern
1. Einseitig (i. d. R. vestibulär) am Zahn angreifend

Beispiele:
- Einarmklammer (C- oder L-Klammer)
- Doppelbogenklammer (einseitig)
- Zahnhalsklammern (z. B. I-Klammer)

Einseitig am Zahn ansetzende Klammern müssen auf der gegenüberliegenden Seite, also in der Prothesenbasis, ein Widerlager haben. Im Bereich des Zahnfleischrands ist die Interimsprothese zur Vermeidung einer Traumatisierung der Gingiva hohlzulegen.

2. Doppelseitig am Zahn angreifend

- Doppelklammer (C-Klammer)
- Doppelbogenklammer (beidseitig) = Extensionsarmklammer

Klammern mit dentaler Auflage
= Halte-Stützklammern (Auflageklammern)

Beispiele:
- E-Klammer (Doppelarmklammer mit sattelnaher Auflage = Dreiarmklammer)
- G-Klammer (Doppelarmklammer mit sattelferner Auflage)
- Jackson-Klammer (O-Klammer)
- Kugelknopfklammer (Kugelknopfanker)

- Vorteile der Drahtklammern:
  • Preiswert.
  • Schnell zu biegen.
  • Durch punkt- bzw. linienförmiges Anliegen an den Klammerzähnen geringere Kariesgefahr als bei flächenhaft anliegenden Gußklammern.
  • Verlaufen durch die beiden gingivalen Zahnquadranten, so daß sie im Einzelfall einen ästhetisch günstigeren Verlauf haben als Gußklammern.

- Nachteile:
  • Deformierbarkeit (hohe Elastizität) und mangelnde Stabilität (besonders bei Horizontalschüben).
  • Unzureichende Paßform.
  • Unzureichende körperliche Fassung des Zahnes.
  • Gefahr der Traumatisierung des marginalen Parodonts durch Absinken der Prothese.
  • Durch nachträgliches Nachbiegen abstehender Klammerarme (sog. „Aktivieren") werden unkontrollierte Kräfte auf den Zahn ausgeübt.

Die oben genannten Nachteile sind zu beachten. Bei einer durchschnittlichen Tragedauer des provisorischen Ersatzes von 6 - 9 Monaten und monatlichen Kontrollintervallen sind allerdings keine größeren Schäden an Zähnen, Parodont und Kieferkamm zu erwarten.

Literatur

Lehmann K.M., Hellwig E.: Einführung in die restaurative Zahnheilkunde. 8. Auflage. Urban & Schwarzenberg. München - Wien 1998.

Marxkors R.: Sofortersatz. Deutscher Zahnärztekalender 1983. Hanser, München-Wien 1983.

Weiterführende Literatur
zum Thema „Provisorien bei festsitzendem Zahnersatz"

Amsterdam M., Fox L.: Provisional splinting-principles and technics. Dent Clin North Am 1959; 4: 73 - 99.

Bral M.: Periodontal considerations for provisional restorations. Dent Clin North Am 1989; 33: 457 - 477.

Curilovic Z., Lutz F., McDermott T., Lufi A.: Zwei Jahre klinische Erfahrung mit verstärkten Kunststoffbrücken. Schweiz Mschr Zahnheilk 1982; 92: 639 - 649.

Ferencz J. L.: Fabrication of provisional crowns and fixed partial dentures utilizing a „shell" technique. New York Dent J 1981; 51: 201 - 216.

Körber K.H., Körber S., Ludwig K.: Das GFK-Brückensystem Targis-Vectris. Eine verfahrenstechnische Bewertung. Quintessenz 1997; 48: 839-860.

Rieder C. E.: The use of provisional restorations to develop and achieve esthetic expectations. Int J Periodontics Restorative Dent 1989; 9: 123 - 139.

Shavell H. A.: Mastering the art of provisionalization. J Calif Dent Assoc 1979; 4: 44 - 51.

Wiehl P. H.: Langzeitprovisorien. Schweiz Mschr Zahnmed 1987; 97: 779 - 785.

Yuodelis R. A., Faucher R.: Provisional restorations: A integrated approach to periodontics and restorative dentistry. Dent Clin North Am 1980; 24: 285 - 303.

Ziebert G. J.: A modified „shell" type of temporary acrylic resin fixed partial dentures. J Prosthet Dent 1972; 27: 667 - 669.

19 Abformmassen, Abformlöffel, Abformmethoden

19.1 Einleitung

Abformmassen werden verwendet

a) für die Herstellung von Situationsmodellen für Planungs- oder Dokumentationszwecke;
b) für die Anfertigung von Arbeitsmodellen zwecks Herstellung von festsitzendem, kombiniertem und herausnehmbarem Zahnersatz, von kieferorthopädischen Apparaturen sowie von Epithesen;
c) für die Herstellung von Provisorien

Prinzipielles Vorgehen bei einer Abformung (*Viohl* 1988):
Abformmassen werden in plastischem Zustand mit Hilfe eines Trägers (Abformlöffel, der u. U. mit einem geeigneten Adhäsiv bestrichen ist) in die Mundhöhle gebracht. Dort wird die Abformung vorgenommen. Nach Ablauf der vom Hersteller angegebenen Abbindezeit, in der die Masse in einen festen bzw. elastischen Zustand übergegangen ist, wird der Abformlöffel wieder aus dem Mund entfernt.

Zusammenfassend läßt sich der Ablauf wie folgt darstellen:

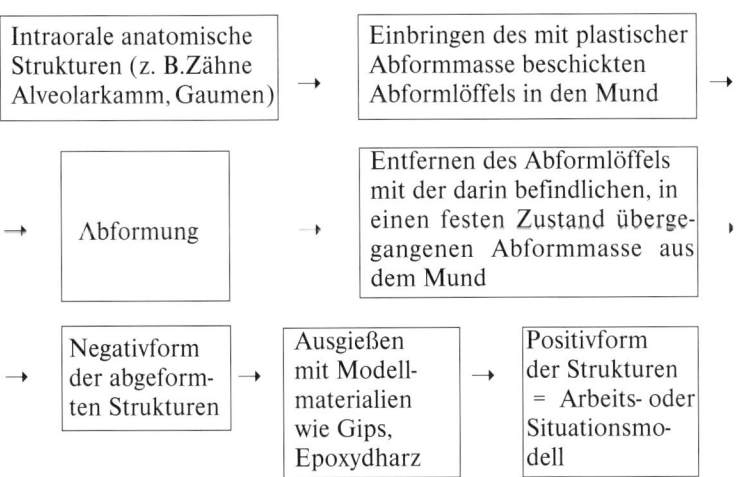

19.2 Anforderungen an Abformmassen

An Abformmassen werden folgende Anforderungen gestellt
(nach *Viohl* 1988):

1. Ausreichende Elastizität (elastische Abformmassen) bzw. Festigkeit (starre Abformmassen).
2. Hohe Dimensionstreue (geringe Schrumpfung oder Quellung beim Abbinden).
3. Hohe Detailwiedergabe (Abformschärfe).
4. Kompatibilität mit Modellmaterialien.
5. Einfache Verarbeitbarkeit.
6. Ausreichende Verarbeitungs- und Abbindezeit.
7. Geeignete Konsistenz nach dem Mischen der einzelnen Komponenten bzw. nach dem Erwärmen (thermoplastische Abformmassen).
8. Angenehmer Geruch und Geschmack.
9. Keine allgemein oder lokal toxische bzw. allergisierende Wirkung (Biokompatibilität).
10. Lagerfähigkeit.
11. In abgebundenem Zustand desinfizierbar.

Nicht alle Abformmassen erfüllen diese Anforderungen gleichermaßen.

19.3 Einteilung von Abformmassen

Abformmassen lassen sich auf verschiedene Arten einteilen. Im folgenden werden zwei gängige Möglichkeiten dargestellt.

Möglichkeit 1:

1. Irreversibel – starre Abformmassen

    a) Abformgips
    b) Zinkoxid-Eugenol-Pasten
    c) Kunststoffe

2. Reversibel – starre Abformmassen

    a) Thermoplastische Kompositionsmassen (Kerr, Stents)
    b) Abdruckguttapercha (veraltet)

3. Reversibel – elastische Abformmassen

    a) Agar – Agar (reversible Hydrokolloide)

                   thermoplastische Abformmassen

4. Irreversibel – elastische Abformmassen

    a) Alginate (irreversible Hydrokolloide)
    b) Elastomere (gummielastische Abformmassen)

- Silikone
- Polyäther
- Polysulfide (Thiokole)

Möglichkeit 2:

1. Viskoelastische Abformmaterialien

a. Elastomere Abformmassen

   a) Kondensationsvernetzende Silikone (K-Silikone)
   b) Additionsvernetzende Silikone (A-Silikone)
   c) Polyäther
   d) Polysulfide

b. Hydrokolloide

   a) Alginate
   b) Agar - Agar

2. Nicht-viskoelastische Abformmassen

   a) Thermoplastische Kompositionsmassen
   b) Abformwachse (veraltet)
   c) Abformgips
   d) Zinkoxid-Eugenol-Pasten
   e) Kunststoffe

19.4 Beispiele für die klinische Anwendung von Abformmassen

Von den genannten Abformmassen kommen abhängig von der jeweiligen Indikation K- und A-Silikone, Polyäther, Alginate, Hydrokolloide auf Agar-Agar-Basis, thermoplastische Kompositionsmassen sowie Zinkoxid-Eugenol-Abformmassen bevorzugt zur Anwendung (Tab. 24). **Elastomere** zeichnen sich durch eine hohe Dimensionstreue aus (Tab. 25). Sie dürfen nach 1 Stunde ausgegossen werden, weil ihre elastische Rückstellung (nach der Verformung beim Entfernen der Abformung aus dem Mund) nach dieser Zeit abgeschlossen ist.

Da beim Abbinden von kondensationsvernetzenden Silikonen (sog. **K-Silikonen**) im Zuge der Polykondensation Alkohol als Kondensat abgespalten wird, kommt es während der Abbindung und anschließenden Lagerung zu einer stärkeren Schrumpfung als bei A-Silikonen (*Marxkors* und *Meiners* 1988, *Lehmann* 1989) (Tab. 25). Wegen der höheren Dimensionsstabilität (geringere Schrumpfung) werden zur Stumpfabformung daher neben Polyäthermassen ausschließlich **A-Silikone** benutzt (jeweils Doppelmischabformung mit individuellem Löffel und Applikationsspritze).

Tabelle 24 Charakteristika der in der Abteilung Poliklinik für Zahnersatzkunde der Universität Freiburg verwendeten Abformmassen

Material Hersteller	Typ	Konsistenz	Verarbeitungszeit*	Abindezeit**	Ausgießen	Indikation in der Abteilung Poliklinik für Zahnersatzkunde	Dosierung
Formasil® II Kulzer, D-Wehrheim	K-Silikon	knetbar	45 sec	6 min 30 sec	frühestens 3 Stunden nach Abformung	Schlüssel über Wax-up	pro Dosierlöffel Basispaste 2,5 cm Härtepaste
Silone® Dentax Karl Huber, D-Karlsruhe	K-Silikon	mittelfließend	1 min 15 sec	3 min 45 sec	frühestens 3 Stunden nach Abformung	direkte Provisorienherstellung	gleiche Stranglänge Silone®-Basispaste/Katalysator bzw. pro cm Silone®-Basispaste ein Tropfen Katalysator
Xantopren® M mucosa Bayer Dental D-Leverkusen	K-Silikon	mittelfließend	1 min 30 sec	6 min	frühestens 3 Stunden nach Abformung	modifizierte mukostatische Abformung des zahnlosen Kiefers im OK und UK bei ZnO-Eugenol-Allergie oder entzündlich veränderter Schleimhaut	pro cm Xantopren® Mucosa- oder Xantropren® VL plus-Paste ein Tropfen Optosil-Xantopren® Aktivator-Flüssigkeit oder gleich langer Strang Aktivatorpaste
Xantopren® VL plus Bayer Dental D-Leverkusen	K-Silikon	mittelfließend	1 min 30 sec	5 min 30 sec	frühestens 3 Stunden nach Abformung		
Fit-Checker® G-C International D-Hofheim	A-Silikon	mittelfließend	20 sec	3 min		Passungskontrolle von Metallrestaurationen	gleiche Stranglänge Basispaste/Katalysatorpaste
Bite-Checker G-C International D-Hofheim	A-Silikon	mittelfließend	20 sec	3 min		Passungskontrolle von Vollkeramikrestaurationen und Kunststoffprovisorien	gleiche Stranglänge Basispaste/Katalysatorpaste
President® Coltene Whaledent, CH-Altstätten	A-Silikon	dünnfließend (light body) (grün) für Applikationsspritze; mittelfließend (regular body) (blau) für Abformlöffel	2 min / 2 min	6 min / 5 min	frühestens 3 Stunden nach Abformung	Stumpfabformung	gleiche Stranglänge Basispaste (grün und blau)/ Katalysatorpaste (für beide Basispasten verschieden)
Impregum® F Espe D-Seefeld	Polyäther	mittelfließend	3 min	6 min	frühestens 3 Stunden nach Abformung	Stumpfabformung, Fixationsabformung	gleiche Stranglänge Basispaste/ Katalysatorpaste
Permadyne® Espe D-Seefeld	Polyäther	dünnfließend (blau) für Applikationsspritze; fest (orange) für Löffel	3 min / 2 min, 10 sec	6 min / 6 min	frühestens 3 Stunden nach Abformung	Stumpfabformung	gleiche Stranglänge Basispaste (blau oder grün)/Katalysatorpaste (für beide Basispasten gleich)

Beispiel für die klinische Anwendung von Abformmassen

Material Hersteller	Typ	Konsistenz	Verarbeitungszeit*	Abindezeit**	Ausgießen	Indikation in der Abteilung Poliklinik für Zahnersatzkunde	Dosierung
Palgaflex® Espe D-Seefeld	Alginat	normal abbindend	1 min 45 sec	3 min 45 sec	sofort nach Abformung	Situationsabformung, Überabformung zur provisorischen Erweiterung vorhandener Prothesen	pro Löffel ein Drittel Meßbecher kaltes Wasser
VanR Acculoid Dentax Karl Huber, D-Karlsruhe	Agar-Agar	für Löffel; fes → mittelfließend	1. Material für Löffel und Spritze 10 min bei 95°C im Kochbad (Bad 1) kochen und in Lagerbad (Bad 2; 65°C) umsetzen. 2. Material für Löffel für 5 min in Temperierbad (Bad 3; 43°C) legen. 3. Material für Spritze 20–30 sec vor Entnahme des Löffelmaterials aus Bad 2 nehmen. 4. Stumpf mit Spritzenmaterial umspritzen, währenddessen Löffelmaterial in Löffel füllen. 5. Löffel in situ bringen und Wasserkühlung anstellen. 6. Löffel 5 min im Mund belassen. 7. Löffel ohne zu verkanten aus dem Mund entfernen.		nach Neutralisation in Kaliumsulfat-Lösung direkt ausgießen	Einzelstumpfabformung, stark bewegliche Pfeiler	
VanR Pink Catri-Loids, Dentax Karl Huber D-Karlsruhe	Agar-Agar	für Applikationsspritze fes → dünnfließend					
Stangenkerr Kerr D-Karlsruhe	thermoplastische Kompositionsmasse	fest				Randgestaltung vor Abformung mit ZnO-Eugenol-Pasten	
Kühns' Abdruckgips Hinrichs, D-Goslar	Abformgips			2 min		intraorale Verschlüsselung bei Gerber-Registrierung	45 g Gips in 30 cm³ Wasser (22°C) oder 75g Gips in 50 cm³ Wasser (22°C) geben
Kelly's Impression Paste Ubert, D-Berlin	Zinkoxid-Eugenol	fest		4 min	möglichst bald	modifizierte mukostatische Abformung des zahnlosen Kiefers oder zahnloser Kieferabschnitte in OK bzw. UK	gleiche Stranglänge Basispaste/ Katalysatorpaste
S. S. White Impression Paste Ubert, D-Berlin	Zinkoxid Eugenol	fest		5 min	möglichst bald		

* Mischbeginn bis Positionierung des Abformlöffels im Mund
** Mischbeginn bis Entfernen des Löffels aus dem Mund

Tabelle 25 Lineare Dimensionsänderung von Abformwerkstoffen in % (Viohl 1988)

	irreversibel-elastisch				reversibel-elastisch		reversibel-starr	irreversibel-starr
	Elastomere				Hydrokolloide		Thermoplastische Kompositionsmassen	Zinkoxid-Eugenol-Pasten
	K-Silikone knetbar bzw. leichtfließend	A-Silikone	Polyäther	Polysulfid	Alginat	Agar-Agar		
Abbindeschrumpfung	0,2 - 0,4	~ 0	0,2	0,2	~ 0	0,15 - 0,5	0,2 - 1,2	< 0,15
Schrumpfung nach 24 h Lagerung an Luft	0,2 - 1,2	< 0,1	0,2	0,2 - 0,4	> 5	> 5	< 0,1	0,15

Polyäther werden entweder in Doppelmischtechnik oder mit der Einphasenabformtechnik verwendet. Aufgrund der hohen Steifigkeit der abgebundenen Abformmasse ist es unbedingt notwendig, untersichgehende Bezirke vor der Abformung auszublocken. Vorteilhaft bei Polyäthergummimassen sind ihre relativ geringe Schrumpfung (Tab. 25) und die gute Dimensionsstabilität. Nachteilig ist, daß beim Entfernen der Abformung aus dem Mund dünne Stellen (z. B. abgeformte subgingivale Bezirke) ausreißen können. Bei unvorsichtigem Entfernen des abgebundenen Gipsmodells aus der Abformung ist ein Abbrechen von Gipsteilen möglich. Häufiger Kontakt mit der Haut kann zu Hautirritationen (Allergie) führen.
Alginate - sie werden mit konfektionierten Rim-Lock-Löffeln (z. B. von Weil-Dental, D-Rosbach) oder, beim Zahnlosen, mit konfektionierten Schreinemakers-Löffeln (Ubert, D-Kassel) appliziert - sind preiswert, weisen aber eine geringere Dimensionstreue als andere Abformmassen auf.
Hydrokolloide auf Agar-Agar-Basis sind ebenfalls sehr dimensionstreu. Sie werden in speziellen wasserkühlbaren Löffeln und einer Applikationsspritze verwendet, sind aber auch mit Alginat kombinierbar (Agar-Agar mit Spritze am Zahnstumpf appliziert, Alginat im Abformlöffel darübergeben). Reversible Hydrokolloide müssen nach Neutralisation in Kaliumsulfat-Lösung sofort mit Superhartgips ausgegossen werden.
Da alle Hydrokolloide empfindlich auf Druck und Torsionsbelastungen reagieren (Gefahr einer bleibenden Deformation), sollten sie möglichst ohne Kippung des Abformlöffels und mit möglichst geringer Deformation der Abformmassen aus dem Mund entfernt werden (*Lehmann* 1989). Wie Alginate sollten sie möglichst bald ausgegossen werden, da sie an der Luft stark schrumpfen. Falls ein sofortiges Ausgießen nicht möglich ist, ist eine Lagerung im Hygrophor (feuchte Kammer) empfehlenswert.
Thermoplastische Kompositionsmassen dienen u.a. in Form von Stangenkerr zur Randgestaltung vor Abformungen mit Zinkoxid-Eugenol-Pasten. Dabei wird das Stangenkerr vorsichtig über der Flamme erwärmt, so daß es von dem starren in einen erweichten Zustand übergeht, in welchem es verarbeitungsfähig ist.
Abformgipse zeichnen sich dadurch aus, daß sie im Gegensatz zu Modellgipsen leichter zu brechen sind und scharfkantige Bruchstücke ergeben. Sie kommen bei der intraoralen Verschlüsselung nach einer Gerber-Registrierung oder zur Fixation von Lötarbeiten zur Anwendung.
Zinkoxid-Eugenol-Pasten werden für die Abformung zahnloser Kiefer (mit individuellem Löffel) oder zahnloser Kieferabschnitte bei Teilbezahnten verwendet (sog. Altered-Cast-Abformung; Freiendsättel zum individuellen Löffel umgestaltet). Diese Abformmassen geben die Schleimhautsituation sehr detailliert wieder. Die Abformung sollte möglichst bald ausgegossen werden. Ist dieses nicht möglich, muß sie in einem feuchten Tuch aufbewahrt werden.

Abformmassen können je nach Art des Materials auf verschiedene Weise für die Abformung vorbereitet werden, nämlich durch
a) manuelles Anmischen (z. B. elastomere Abformmassen; Alginat; Abformgips, Zinkoxid-Eugenol-Pasten, Kunststoffe),
b) Anmischen in einem speziellen Anmischgerät (z. B. Alginat),
c) direktes Vermischen durch Verwendung einer automatischen Mischpistole (z. B. elastomere Abformmassen),

d) Erwärmen im Wasserbad (z. B. Agar-Agar; thermoplastische Kompositionsmassen),
e) Erwärmen über der Flamme (z. B. thermoplastische Kompositionsmassen).

19.5 Abformlöffel

Die Abformungen werden mit Hilfe von Abformlöffeln durchgeführt. Diese werden mit Abformmassen gefüllt und in den Mund gebracht, evtl. nach vorherigem Umspritzen der Pfeilerzähne mit einer dünn- oder mittelfließenden Masse. Ein Abformlöffel muß bestimmte Anforderungen erfüllen (Lehmann 1989):

- Der Löffel muß alle Zähne bzw. alle abzuformenden Strukturen überdecken. Werden distale und apikal befindliche Partien vom Löffel nicht erfaßt, so muß dieser mit Kerr-Masse oder autopolymerisierendem Kunststoff verlängert werden.
- Der Löffel muß verwindungsstabil sein und darf keine Formveränderung zeigen. Daher dürfen Löffel aus kalthärtendem Kunststoff erst 24 Stunden nach ihrer Herstellung verwendet werden. Bei Verwendung neuerer lichtpolymerisierender Kunststoffe kann der Löffel sofort verwendet werden.
- Der Löffel muß der verwendeten Abformmasse genügend Raum für deren elastische Rückstellung bieten. Als Richtwert kann 5 mm Platz in alle Richtungen dienen.
- Der Löffel muß die Abformmasse fest verankern. Zu diesem Zweck muß dieser Perforationen oder eine Retentionsleiste (z. B. Rim-Lock-Löffel) aufweisen. Zusätzlich ist bei Gebrauch von irreversibel-elastischen Abformmassen (Elastomere; Alginate) die Verwendung von Haftlacken (Adhäsiven) notwendig, durch die die Masse am Abformlöffel fixiert wird.

Abformlöffel können unterschieden werden in

a) konfektionierte, d. h. fabrikmäßig hergestellte und
b) im Labor hergestellte individuelle Abformlöffel.

Konfektionierte Löffel können aus Metall oder Kunststoff sein.
Individuelle Abformlöffel bestehen demgegenüber aus autopolymerisierendem Kunststoff. Sie werden kalthärtend (z. B. Formatray®, Kerr, D-Karlsruhe; Pekatray®, Bayer Dental, D-Leverkusen) oder lichthärtend (z. B. Convertray®, Wilde, D-Walluf) hergestellt. Lichthärtende Kunststoffe haben den Vorteil, daß sie vor der Polymerisation gut verarbeitbar sind und unmittelbar nach der Lichthärtung (in einem speziellen Lichtgerät) direkt für die Abformung verwendet werden können. Ferner ist ihre Beschleiffähigkeit besser als bei kalthärtendem Polymerisat; außerdem enthalten sie kein Restmonomer. Die durch die Sauerstoffinhibition entstehende Schmierschicht auf dem Löffel kann mit alkoholhaltigen Mitteln entfernt

werden. Nachteilig bei individuellen Abformlöffeln ist, daß sie relativ teuer sind.
Vor der Herstellung des individuellen Löffels müssen untersichgehende Bereiche am Situationsmodell ausgeblockt werden. Für diesen Zweck wird vornehmlich Wachs verwendet. Anschließend wird eine Wachsplatte der Stärke 2 mm über das gesamte Restgebiß adaptiert. Um eine Abstützung des Löffels zu erreichen, werden distal im Bereich der Tubera maxillae bzw. der Trigona retromolaria zwei Bereiche nicht hohlgelegt. Hier ruht der Kunststoff direkt auf der Schleimhaut. Ein dritter Abstützungspunkt kann im Oberkiefer im Bereich des harten Gaumens oder, wie im Unterkiefer, im anterioren Bereich an den Inzisalkanten der Zähne gewählt werden. Durch diese Stopps wird während der Abformung ein Durchdrücken des Löffels auf die Zähne verhindert und damit ein gleichmäßiger Abstand von den Zähnen erreicht. Die Ausblockung erfolgt bis zum tiefsten Punkt in der Umschlagfalte, um den Löffel auch dort nicht zu eng anliegen zu lassen.
Über die Ausblockung wird eine Schicht lichthärtendes Löffelmaterial (z. B. Palatray, Kulzer, D-Weinheim) adaptiert. Es ist darauf zu achten, daß an exponierten Stellen (z. B. Schneidekanten und Kauflächen) das Löffelmaterial nicht zu dünn gestaltet wird, wodurch sich die Stabilität des Löffels verringern würde.
Der Löffel soll in der Umschlagfalte 2 mm koronal des tiefsten Punkts der Umschlagfalte enden. Bei der Verarbeitung von lichthärtenden Materialien bleibt genügend Zeit, eine genaue Adaptation und Extension des Löffels durchzuführen. Eine sorgfältige Vorarbeit erspart aufwendiges Ausarbeiten nach dem Aushärten.
Mit den abgeschnittenen Resten des Löffelrands läßt sich ein Löffelgriff formen, der an den Löffelkörper adaptiert wird. Es ist darauf zu achten, daß die Verbindungsfläche zwischen Griff und Löffelkörper ausreichend stabil gestaltet wird.
Die Ausarbeitung des Löffels erfolgt nach den Angaben des Herstellers und dauert je nach lichthärtendem Material zwischen fünf und fünfzehn Minuten. Die Lichthärtung erfolgt erst auf dem Modell auf der Oberseite. Anschließend wird der Löffel vom Modell abgenommen und auch von der Innenseite her gehärtet.
Der Löffel wird mit Fräsen und Sandpapier ausgearbeitet. Seine Ränder müssen abgerundet und glatt sein. Die Lippen- und Wangenbändchen werden großzügig ausgespart und ebenfalls geglättet.

19.6 Abformmethoden

Abhängig von der Wahl der Abformmasse lassen sich Abformungen folgendermaßen unterscheiden:

a) nach der Anzahl der Arbeitsschritte:

- einzeitig (z. B. Abformung mit President®, Impregum®, Permadyne®, Alginat, Abformgips)

- zweizeitig (Doppelabformung, Korrekturabformung) (z. B. Erstabformung mit Knetsilikon [z. B. Optosil® P plus; Bayer Dental, D-Leverkusen], darüber mit dünn- oder mittelfließendem Silikon [z. B. Xantopren® L blau; Bayer Dental, D-Leverkusen]).

b) nach der Anzahl der Materialkomponenten:

- Einkomponentenabformung (z. B. mit mittelfließendem Elastomer wie Impregum®) (Einphasenabformung)
- Zweikomponentenabformung (Zweiphasenabformung, Doppelmischabformung) mit schwerfließendem Löffelmaterial und leicht- oder mittelfließendem Spritzenmaterial (z. B. President®, Permadyne®; Hydrokolloide).

19.7 Desinfektion von Abformungen

Bei jeder intraoralen Abformung besteht, bedingt durch die immer stattfindende Übertragung von Keimen aus der Mundhöhle auf das Abformmaterial, die Möglichkeit einer Infektion von Praxispersonal, Patienten und/oder Zahntechnikern. Bereits die physiologische Mundflora besitzt ein pathogenes Potential. Darüber hinaus ist aber auch die Übertragung von erworbenen Keimen wie Hepatitis B- und HIV-Viren nicht ausgeschlossen. Zum Zwecke einer Keimreduzierung und damit eines höchstmöglichen Schutzes vor Ansteckung erscheint daher eine Desinfektion intraoraler Abformungen dringend geboten. Es sollten aber nur solche Desinfektionsmittel bzw. -methoden zum Einsatz kommen, deren mikrobiologische Wirksamkeit nachgewiesen ist. Gleichzeitig sollten sie natürlich mit den verwendeten Abformmaterialen kompatibel sein, d.h. Wiedergabegenauigkeit und Dimensionstreue der Abformung dürfen durch das Desinfektionsmittel nicht negativ beeinflußt werden.
Ferner sollten die Desinfektionsmaßnahmen einfach zu handhaben sein, so daß sie problemlos in den Praxisalltag integriert und auch vom zahnärztlichen Hilfspersonal schon in der zahnärztlichen Praxis durchgeführt werden können. Vorteilhaft sind Methoden, die nicht nur für ein spezielles Abformmaterial geeignet, sondern für die gängigen Abformmaterialien gleichermaßen verwendbar sind.
Grundsätzlich stehen folgende Arten der Desinfektion intraoraler Abformungen zur Verfügung:

- Sprühdesinfektion (oberflächliche Benetzung)
  Ein Beispiel für ein gängiges Desinfektionssystem mit Sprühdesinfektion ist das Desinfektionsmittel MD 520, das in Kombination mit dem Hygojet®-Gerät (Dürr Dental, D-Bietigheim-Bissingen) in einer feuchten Kammer verwendet wird. Die Gesamtzeit der Desinfektion beträgt 10 Minuten.

- Tauchbaddesinfektion
  Als Beispiel sei Impresept® (Espe, D-Seefeld) genannt. Hierbei liegt die Abformung vollständig eingetaucht im Desinfektionsmittel. Für die Desinfektion wird eine Zeitdauer von 10 Minuten benötigt.

Die wirksamen Bestandteile gängiger Desinfektionsmittel beinhalten Aldehyde, quartäre Ammoniumverbindungen und Alkohole. Tenside verbessern die Benetzbarkeit der Abformmaterialien.
Neben diesen beiden Standard-Desinfektionsverfahren seien noch zwei weitere Möglichkeiten erwähnt:

- Strahlensterilisation (Gammastrahlen)
  Mit Hilfe der Strahlensterilisation läßt sich eine sehr starke Keimverminderung erzielen. Aus praktischen Gründen kann die Strahlensterilisation aber nicht als Standardverfahren empfohlen werden, weil die betreffende Abformung in der Regel auf dem Postweg zu dem Ort der Bestrahlung geschickt werden muß (Setz und Benzing 1989). Daher eignen sich für eine Strahlensterilisation auch nur Abformungen, die über längere Zeit dimensionsstabil bleiben. Hydrokolloide (Alginat, Agar-Agar) sind aus diesem Grund nicht geeignet.

- „Aseptische" Abformmaterialien
  Abformmaterialien mit integriertem Desinfektionsmittel sind bislang nur auf Basis einer quartären Ammoniumverbindung für Alginatabformmassen im Handel (z. B. Blueprint Asept®; De Trey Dentsply, D-Konstanz). In Deutschland sind diese Materialien für die Anwendung am Patienten allerdings noch nicht zugelassen.

Kern et al. (1993) stellten in einer Versuchsreihe fest, daß individuelle Unterschiede zwischen einzelnen Abformungen desselben Abformmaterials sowie unterschiedlicher Materialien einen größeren Effekt auf Dimensionsunterschiede (im Test: A-Silikone, Polyäther, reversible Hydrokolloide, Aginate) haben als Veränderungen, die nach Behandlung mit den getesteten Desinfektionssystemen Hygojet®/MD 520 und Impresept® auftreten. Aus diesem Grund ist zumindest bezüglich der getesteten Desinfizientien keine klinisch relevante Beeinflussung der Paßgenauigkeit von prothetischem Zahnersatz zu erwarten. Zugleich konnte für jede der getesteten möglichen Desinfektions-Abformmaterial-Kombinationen eine deutliche Keimreduktion (um fünf log-Stufen) erzielt werden (*Kleimann* 1992).
Keine befriedigenden Desinfektionsmethoden sind bisher für Abformmassen auf Zinkoxid-Eugenol-Basis bekannt, die vor allem in der Totalprothetik zur Anwendung kommen. Ihr klinischer Einsatz ist daher in Zukunft zu überdenken.

Literatur

Kleimann J. B.: Desinfektion zahnärztlicher Abformmaterialien. Med Diss., Freiburg 1992.

Lehmann K. M.: Abformung und Modell für festsitzenden Zahnersatz. In: Voß R., Meiners H. (Hrsg.): Fortschritte der Zahnärztlichen Prothetik und Werkstoffkunde. Band 4. Hanser, München - Wien 1989. S. 285 - 297.

Kern M., Rathmer R.M., Strub J.R.: Three-dimensional investigation of the accuracy of impression materials after desinfection. J Prosthet Dent 1993; 70: 449-456.

Marxkors R., Meiners H.: Taschenbuch der zahnärztlichen Werkstoffkunde. 3. Auflage. Hanser, München - Wien 1988.

Setz J., Benzing U.: Strahlensterilisation von Abformungen. Dtsch Zahnärztl Z 1989; 44: 106 - 107.

Viohl J.: Abformwerkstoffe. In: Eichner K., Kappert H.-F.: Zahnärztliche Werkstoffe und ihre Verarbeitung. Band 1. Grundlagen und Verarbeitung. Auflage. Hüthig, Heidelberg 1996. S. 273-302.

Weiterführende Literatur

Körber K., Ludwig K.: Zahnärztliche Werkstoffkunde und Technologie. 2. Auflage. Thieme, Stuttgart 1993, S.74-89.

Lehmann K. M.: Abformung und Modellherstellung. In: Hupfauf (Hrsg.): Festsitzender Zahnersatz. 2. Auflage. Praxis der Zahnheilkunde, Band 5. Urban & Schwarzenberg, München - Wien 1987. S. 105 - 129.

Rehberg H.-J.: Abformmaterialien. In: BDZ, KZBV (Hrsg.): Das Dental Vademekum. 3. Ausgabe. Deutscher Ärzte-Verlag, Köln 1991. S. 531 - 569.

20 Präparationstechnik

20.1 Einleitung

Die Präparationstechnik beeinflußt in hohem Grade den langfristigen Erfolg restaurativer Maßnahmen. Dabei stehen technische und biologische Anforderungen jedoch oft in direktem Widerspruch zueinander: Einerseits sollen die Zahnstrukturen soweit wie möglich erhalten und die Pulpa als auch das marginale Parodont geschützt werden, andererseits muß genügend Zahnhartsubstanz wegpräpariert werden, um eine ausreichende Retentions- und Widerstandsform zu erreichen und um werkstoffkundlichen bzw. konstruktionsbedingten sowie ästhetischen Kriterien Rechnung zu tragen. Eine adäquate Präparationstechnik muß versuchen, nicht nur einige dieser Kriterien zu berücksichtigen, sondern möglichst allen diesen Faktoren gerecht zu werden.

Ziel jeder zahnärztlich-prothetischen Präparationsmaßnahme muß es sein, den Pfeilerzahn mit möglichst geringer Traumatisierung von Zahn, Gingiva und Parodont derart zu beschleifen, daß er mit einem ästhetisch und funktionell befriedigenden Zahnersatz versorgt werden kann.
Im folgenden wird näher auf die dabei zu beachtenden Punkte eingegangen. Des weiteren wird das für die Ausführung der Schleifmaßnahmen entwickelte Freiburger Präparationskonzept dargestellt.

20.2 Erhaltung der Zahnstrukturen und Schutz der Pulpa

Klinische Nachuntersuchungen an überkronten Zähnen, die mit hochtourigen Instrumenten präpariert worden sind, zeigten nach einer Beobachtungszeit von 5 Jahren in 4 - 5 % der Fälle apikale Aufhellungen; nach 10 Jahren war bei weiteren 10 % keine Vitalität der Pfeilerzähne mehr nachweisbar (*Kerschbaum & Voss* 1979; *Kerschbaum & Leempoel* 1989).
Das Beschleifen der Zähne stellt im Zusammenhang mit der Überkronung den Hauptrisikofaktor für eine mögliche Pulpaschädigung dar. Beachtung verdienen hierbei:

1. Das Ausmaß des Hartsubstanzabtrags
Je mehr Zahnhartsubstanz abgetragen wird, um so eher ist mit einer irreversiblen Schädigung der Pulpa zu rechnen. Restdentinstärken von 1 - 2 mm lassen ziemlich sicher Schäden an der Pulpa vermeiden, während bei einer Wandstärke von deutlich unter 1 mm die histologisch nachweisbaren Schäden zunehmen (*Walther* et al. 1984). Leider gibt es bis heute keine

klinisch brauchbare Möglichkeit, um die Restdentindicke nach einer Zahnpräparation zu überprüfen. Einen interssanten Ansatz stellt jedoch eine kürzlich entwickelte Methode dar, bei der der verbliebene Abstand zur Pulpa mittels elektrischer Widerstandsmessung bestimmt wird (*Gente* 1995). Diese Methode befindet sich momentan in der klinischen Erprobung.

2. Eine mögliche thermische Schädigung der Pulpa
Die wichtigste Maßnahme zur Vermeidung irreversibler thermischer Pulpaschädigungen während des Präparationsvorgangs besteht in einer ausreichenden Kühlung des Arbeitsteils des verwendeten Instruments. Die Kühlwassermenge sollte 50 ml/min betragen und die Wassertemperatur nicht wärmer als 30° C sein. Dreidüsen-Spraysysteme sind bezüglich ihres Kühlungseffekts Zwei- oder gar Eindüsensystemen deutlich überlegen. Seit kurzem werden für Turbinen sogar Vierdüsen-Spraysysteme angeboten. Allerdings ist weniger die Wassermenge, die die Austrittsöffnung am Präparierinstrument verläßt wichtig, als vielmehr das Wasserangebot an der Kontaktstelle zwischen Instrument und Zahnoberfläche entscheidend. Daher sollte die Justierung der Spraystrahlen regelmäßig überprüft werden.
Um eine vollständige Instrumentenbenetzung durch die Wasserkühlung zu erzielen, sollte die Maximallänge des Instruments (Schaftlänge plus Arbeitslänge) 19 mm nicht überschreiten. Sehr lange Instrumente neigen neben einer unzureichenden Kühlbarkeit zudem dazu, unrund zu laufen; bei hohen Umdrehungszahlen können sie sogar abknicken. Der Durchmesser von intraoral verwendeten Präparationsinstrumenten mit FG.-Schaft (Frictions Grip) sollte nicht größer als 1,6 mm sein. Bei zu großem Durchmesser nimmt die Wärmeentwicklung deutlich zu; als Hauptgründe dafür sind die höhere Schnittgeschwindigkeit und die schlechtere Kühlbarkeit zu nennen. Zur Vermeidung erhöhter Reibungswärme ist auf eine hohe Andruckkraft (über 500 p) (sog. Vorschubkraft) sowie auf stumpfe und vibrierende Instrumente zu verzichten.

3. Eine mögliche Schädigung durch Austrocknung
Weitere Schäden für die Pulpa kommen durch Austrocknung der Zähne aufgrund starker Absauggeräte oder durch wiederholtes intensives Trockenblasen während und nach der Präparation zustande. Daher sollten bei der Präparation mehrerer Zähne bereits beschliffene Stümpfe durch Bestreichen mit Vaseline oder mit Hilfe eines Provisoriums vor einem Austrocknen geschützt werden.

4. Die Wahl zwischen Mikromotor oder Turbine
Unklar ist immer noch, ob das Arbeiten mit der Turbine eine schädlichere Wirkung auf die Pulpa hat als die Präparation mit dem Mikromotor. (Terminologischer Hinweis: Luftgelagerte Turbinen wurden früher auch als Airrotor bezeichnet). Nach Auffassung der Turbinengegner erzeugen die Turbinen Ultraschallfrequenzen, die die Zellkernmembranen der Odontoblasten zerstören (*Harndt* 1982). Andere Untersucher konnten zwischen Turbinen- und Winkelstückpräparation histologisch keine Unterschiede hinsichtlich des Ausmaßes der Pulpaschädigung nachweisen (*Walther* et al. 1984).

5. Schutz benachbarter Zähne
Iatrogene Nachbarzahnverletzungen bei der Pfeilerzahnpräparation sind leider nicht die Ausnahme, sondern eher die Regel, da in Nachuntersuchungen in zwischen 70 und 100% der Fälle Präparationsschäden an Nachbarzähnen festgestellt werden konnten (*Moopnar* und *Faulkner* 1991). Das versehentliche „Anschleifen" des Nachbarzahnes erhöht die Kariesgefahr erheblich. Daher sollte die Pfeilerzahnseparation unbedingt innerhalb des zu beschleifenden Zahnes (unter Erhalt einer dünnen Schmelzlamelle) durchgeführt und Maßnahmen zum Schutz benachbarter Zähne ergriffen werden.

Benachbarte Zähne können bei der Zahnseparation durch das vorhergehende Verkeilen einer dünnen Metallmatrize geschützt werden. Die Schutzwirkung ist allerdings nur sehr beschränkt, da die hochtourig rotierenden Diamanten die Matrize schnell durchschleifen. Eine interessante Alternative für die den Nachbarzahn schonende Präparation der Approximalflächen stellen einseitig belegte Diamantinstrumente für den Einsatz in oszillierenden Airscalern dar (z.B. Sonicsys-System, KaVo, D-Biberach), die in unterschiedlichsten Formen vorliegen (*Hugo* 1998).

20.3 Schutz des marginalen Parodonts

Grundvoraussetzung für eine definitive Pfeilerpräparation sind gesunde parodontale Verhältnisse, welche in der Hygiene- und präprothetischen Vorbehandlungsphase erreicht werden sollten.

Das marginale Parodont wird am besten durch eine supragingivale Präparation bzw. eine supragingivale Lage des Restaurationsrandes geschützt (Übersicht bei *Leon* 1977). Wird jedoch (aus ästhetischen Gründen) eine subgingivale Präparation notwendig (in der Regel im Oberkiefer: Frontzahnbereich und erste Prämolaren), so sind beim klinischen Vorgehen spezielle Vorsichtsmaßnahmen zu ergreifen, um möglichst atraumatisch zu arbeiten:
- Einlegen eines dünnen Gingivaretraktionsfadens vor der Präparation und Verwendung von Adstringentien wie Aluminiumchlorat.
- Wenn nötig, zusätzlicher Schutz des Gingivalsaumes durch ein Abhalteinstrument (z.B. Heidemannspatel oder Zekrya-Abhalteinstrument, Maillefer, CH-Ballaigues).
- Präparation entlang des Verlaufs des Gingivalsaums.
- Subgingivale Präparationstiefe 0,5 bis 1,0 mm. Der Abstand der Präparationsgrenze zum Knochenrand muß die sogenannte „biologische Breite" von 2,5 bis 3 mm berücksichtigen (*Ingber et al.* 1977).

20.4 Retentions- und Widerstandsform

Durch die Gestaltung der Präparation muß an jedem einzelnen Stumpf eine ausreichende Retentions- und Widerstandsform erzielt werden, so daß eine Verankerung der Restauration gegen abziehende und extraaxiale (kippende) Kräfte gewährleistet ist.
Eine Rolle spielen dabei:
- Der Umfang des Stumpfs (je größer der Umfang, umso geringer ist bei gleicher Höhe und Konizität des Stumpfs die Widerstandskraft gegen kippende Kräfte).

Abb. 258 Ist die Stumpfhöhe zu gering, kann die Restauration (Krone) bei exzentrischer Belastung vom Stumpf abkippen. Im dargestellten Beispiel verläuft die Kipp- bzw. Rotationsachse durch den lingualen Kronenrand, und die bukkale Stumpfwand bietet keinen Widerstand gegen diese Kippbewegung. Die Krone kann nicht rotieren. Rotationsachse im marginalen Bereich. Stumpfdurchmesser 10 mm, Höhe 3 mm, Winkel 12 Grad.

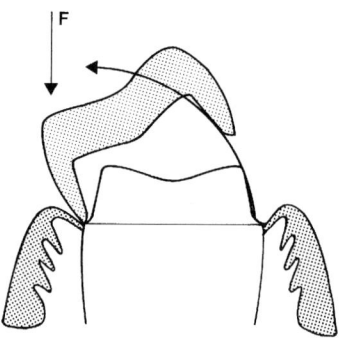

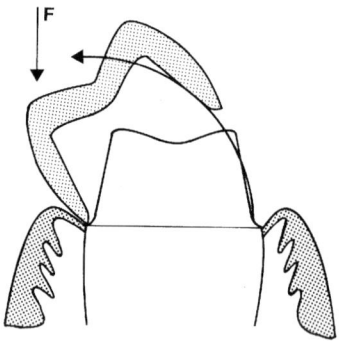

Abb. 259 Bei größerer Stumpfhöhe kann die Krone nicht abkippen, da die der möglichen Kippachse gegenüberliegende Stumpfwand dies verhindert. Stumpfdurchmesser 10 mm, Höhe 5 mm, Winkel 12 Grad.

Abb. 260 Bei geringer Stumpfhöhe, aber steilem Präparationswinkel kann die Krone nicht rotieren. Rotationsachse im marginalen Bereich. Stumpfdurchmesser 10 mm, Höhe 3 mm, Winkel 6 Grad.

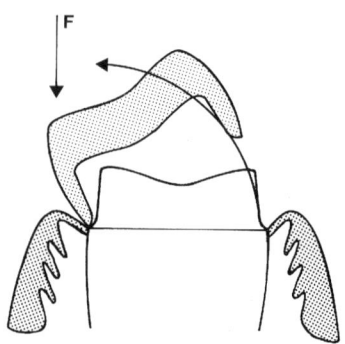

- Die Höhe des Stumpfs (Mindesthöhe der vertikalen Wände nach der Präparation 3 mm) (Abb. 258 bis 260).
- Der Präparationswinkel (Konizität der Seitenflächen) (idealer Konvergenzwinkel der Vertikalfächen zur Zahnachse: 3°) (Abb. 261).

Weitere Faktoren sind:

- Die Oberflächenrauhigkeit des Stumpfs.
  Beseitigung von Rauhtiefen von über 15 mm mit Hilfe von Feinkorndiamanten (rot) der ISO Norm 504 (Korngröße 24 bis 40 µm, eingebettet zwischen zwei Drittel und der Hälfte des Korndurchmessers ergibt eine Rauhtiefe von ca. 15 µm). Um die Gefügeauflockerungen der Zahnhartsubstanzen nach höchsttouriger Präparation im Schmelz zu beseitigen, wird empfohlen, das Finieren mittels Mikromotor bei mittlerer Drehzahl (ca. 20 000 U/min) durchzuführen (*Kimmel* 1986).
- Die Präparation zusätzlicher Kästen oder feiner axialer paralleler Retentionsrillen im Bereich der Vertikalflächen.
  Durch solche zusätzlichen präparatorischen Maßnahmen wird die Retentions- und Widerstandsform der Präparation entscheidend verbessert. Indiziert sind sie bei kurzen klinischen Kronen oder vorhandenen alten konischen Präparationen.

20.5 Werkstoffkundliche und konstruktionsbedingte Kriterien

Die Präparation muß werkstoffkundliche bzw. konstruktionsrelevante Aspekte berücksichtigen, die von der Art des vorgesehenen Ersatzmaterials und der Konstruktion abhängen. Dies betrifft:

1. Das Ausmaß der Präparation
   Der Platzbedarf des Ersatzmaterials ist abhängig von den Anforderungen an Ästhetik und Belastbarkeit. Aber auch an ein und demselben Zahn gibt es bezüglich des Platzbedarfs einer Rekonstruktion topographische Unterschiede (z. B. inzisal/okklusal und zervikal).

2. Die Art der Präparation
   Bei vollkeramischen Kronensystemen sowie bei metallkeramischen Kronen mit aufgebrannter Keramikstufe muß eine deutliche Hohlkehle oder Stufe mit abgerundeter Innenkante präpariert werden. Abschrägungen der Präparation sind kontraindiziert.

3. Spezielle konstruktive Belange
   Bei Extensionsbrücken beispielsweise ist eine Präparation entgegen der Belastungsrichtung sinnvoll (vgl. Kap. 29).

20.6 Ästhetische Kriterien

In ästhetisch wichtigen Bereichen ist der vom parodontalprophylaktischen Standpunkt aus zu bevorzugende supragingivale Präparations- bzw. Kronenrand oft nicht vertretbar. In der Regel ist daher bei Oberkieferfrontzähnen und ersten Oberkieferprämolaren eine leicht subgingivale (intrasulkuläre) Präparation (0,5 bis 1,0 mm) indiziert (gesundes Parodont ist Voraussetzung). Unter ästhetischen Gesichtspunkten ist dem Verlauf des Gingivalsaumes, dem der Verlauf der Präparation bzw. des Kronenrandes folgt, besondere Aufmerksamkeit zu widmen. Mit Hilfe von parodontalchirurgischen Maßnahmen (präprothetische Vorbehandlung, Phase II) kann in ästhetisch problematischen Fällen der Verlauf des Margo gingivalis vor der Präparation optimiert werden.

20.7 Weitere zu beachtende Faktoren

Für eine optimale Kavitäten- und Kronenpräparation stellen eine gute Absaugtechnik, optimale Sicht- und Beleuchtungsverhältnisse sowie ergonomisch günstige Arbeitspositionen von Zahnarzt und Zahnarzthelferin mit entsprechender Patientenlagerung nicht unbedeutende Co-Faktoren dar. Der Einsatz einer Lupenbrille mit zwei- bis vierfacher Vergrößerung erleichtert die Ausführung und visuelle Kontrolle von Präparationen erheblich. Auf die Arbeitssystematik wird in Kapitel 54 genauer eingegangen.

20.8 Präparationsformen

Prinzipiell stehen für die Kronenpräparation verschiedene Möglichkeiten offen. Folgende grundsätzlichen Präparationsformen lassen sich unterscheiden (*Kimmel et al.* 1986):

1. Tangentialpräparation (Abb. 261)
Vorteile dieser Präparationsart sind Schonung von Zahnhartsubstanz und relativ einfache Ausführung der Präparation. Die Hauptnachteile liegen in der häufig nicht erkennbaren Präparationsgrenze sowie in der notwendigen Überkonturierung der künstlichen Kronen. Für Metallkeramik- und Vollkeramikrestaurationen ist diese Präparationsform wegen des fehlenden Platzangebots für die Verblendung (starke Überkonturierung) nicht geeignet.

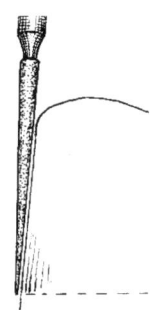

Abb. 261 Tangentialpräparation

2. Hohlkehlpräparation (Abb. 262)
Diese Präparation ergibt eine deutliche Präparationsgrenze. Für Metallkeramik- und Vollkeramikrestaurationen reicht das durch diese Präparationsform geschaffene Platzangebot aber häufig nicht aus.

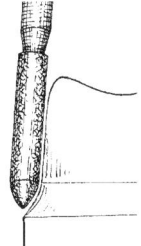

Abb. 262 Hohlkehlpräparation

3. Stufenpräparation (Abb. 263)
Eine Stufenpräparation führt zu einer deutlich erkennbaren Präparationsgrenze und ist einfach auszuführen, da die Präparationsinstrumente eine eindeutige zervikale Führung haben. Nachteilig zu sehen ist der notwendige hohe Verlust an Zahnhartsubstanz. Andererseits erlaubt diese Präparationsform die Erzielung optimaler ästhetischer Ergebnisse.

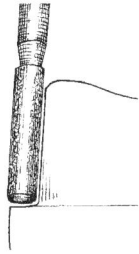

Abb. 263 Stufenpräparation
(abgerundete Innenkante)

4. Stufenpräparation mit Abschrägung (Abb. 264)
Die Stufenpräparation mit Abschrägung bietet bezüglich des Platzangebots ähnliche Vorteile wie die Stufenpräparation ohne Abschrägung. Aufgrund des deutlich sichtbaren Metallrands ist diese Präparationsform nur in Bereichen vertretbar, wo die zervikalen Kronenanteile nicht einsehbar sind.

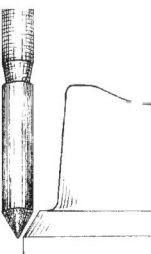

Abb. 264 Stufenpräparation mit Abschrägung

Durch die zusätzliche Abschrägung der Stufe wird aber der Randschluß theoretisch optimiert. Praktisch klinisch zeigte sich jedoch, daß die Randschlußgenauigkeit eingegliederter Restaurationen durch die Abschrägung nicht signifikant verbessert wurde (*Belser et al.* 1985). Da die Präparation einer Abschrägung technisch schwierig ist und zudem häufig mit der angestrebten supragingivalen Präparationsgrenze im Seitenzahnbereich kollidiert, wird heute in der Regel auf eine Abschrägung der Stufe verzichtet.

20.9 „Präparationssatz Prothetik" der Universitäten Freiburg und Kiel

Wichtig für eine gute Präparation ist die Verwendung geeigneter rotierender Instrumente. Standardisierte Präparationssätze, bei denen die für die Präparation benötigten Instrumente auf die notwendige Anzahl beschränkt sind, sind für diesen Zweck eine große Hilfe. Besonders wenn die Schleifinstrumente optimal zusammengestellt und in Form und Abrasivität genau aufeinander abgestimmt sind, kann eine Systematisierung und dadurch eine Erleichterung des Präparationsvorgangs erzielt werden. Mit dem von uns zusammengestellten „Präparationssatz Prothetik" (vgl. *Türp et al.* 1991), das nun in weiterentwickelter Form als „Präparationssatz Prothetik der Universitäten Freiburg und Kiel" (Fa. Komet, Gebr. Brasseler GmbH & Co., D-Lemgo) vorliegt, ist es möglich, alle in der zahnärztlichen Prothetik anfallenden Präparationen – Verblendschalen (Veneers), Kronen- und Brückenprothetik, Adhäsivprothetik, Modellgußprothetik, Hybridprothetik - auszuführen. Das Set (Abb. 264) enthält insgesamt 19 diamantierte Schleifinstrumente mit Friction-Grip-Schaft, die mit den Nummern 1 bis 9 (jeweils a und b) und 10 gekennzeichnet sind. Mit ihnen läßt sich eine Kongruenz zwischen Instrumenten- und Präparationsform erreichen. Die Kanten der Arbeitsfläche der Instrumente sind abgerundet. Im Vergleich zu scharfkantigen Instrumentenformen erlaubt diese Formgestaltung eine bessere Kühlung; weitere Vorteile bestehen in einer längeren Lebensdauer, weil praktisch keine Kantenabnutzung stattfindet und in einer weitgehenden Vermeidung von Mikrorissen im Dentin. Zwei verschiedene Diamantkorngrößen liegen vor; eine mit mittlerer (= ohne Farbmarkierung; 70 bis 80 Mikron) und eine mit feiner Körnung (= rot; 30 bis 40 Mikron, eingebettet zu $^2/_3$ bis $^1/_2$ des Korndurchmessers, was eine Rauhtiefe von ca. 15 µm ergibt). Da die als klinisch optimal angesehene Rand- bzw. Zementspaltbreite von nur 30 bis 50 Mikron in der Realität kaum erreicht werden kann (vgl. *Kerschbaum et al.* 1990), erübrigt sich unserer Meinung nach die Verwendung von noch feiner gekörnten Diamanten.

Die Diamantschleifkörper ohne Farbkennzeichnung werden für die Grobpräparation und diejenigen mit roter Farbmarkierung für das Finieren der Pfeilerzähne verwendet.

Mit Ausnahme einiger Spezialformen (Separierer, Knospe, Kugel) weisen die Diamanten eine Arbeitsteillänge von rund 8 mm auf. Dadurch wird eine durchgehende Präparationsfläche auch an parodontal vorbehandelten Zähnen, die eine lange klinische Krone aufweisen, sichergestellt. Die Breite des Arbeitsteils der zylindrischen Instrumente beträgt 1,2 mm bzw. 1,6 mm.

"Präparationssatz Prothetik" der Universitäten Freiburg und Kiel

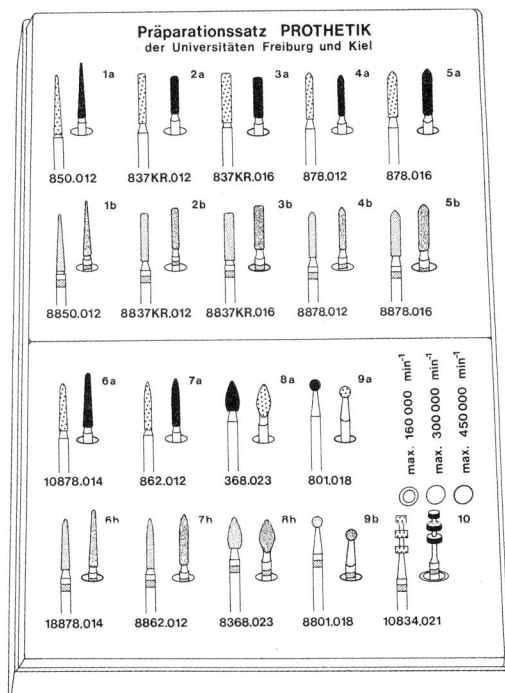

Abbildung 264 a

Da die Instrumente im hochtourigen Drehzahlbereich zum Einsatz kommen (rotes Mikromotorwinkelstück), ist auf eine ausreichende Wassersprühkühlung (mind. drei Spraydüsen; 50 ml/min) und auf eine dosierte Andruckkraft zu achten.

Bei jeglicher Präparationsmaßnahme sollten die von der Instrumentenkonfiguration abhängigen maximalen Drehzahlbereiche nicht überschritten werden. Aus diesem Grund dürfen bestimmte Schleifkörper (Nr. 1, 2, 4, 7, 8) des Präparationssatzes Prothetik eine maximale Umdrehungszahl von 300.000 Umdrehungen pro Minute nicht übersteigen, was bedeutet, daß sie nicht in luftgelagerten Turbinen eingesetzt werden dürfen, andere Instrumente hingegen (Nr. 3, 5, 9) können im Drehzahlbereich bis 450.000 Umdrehungen pro Minute, also ohne Einschränkung, eingesetzt werden. Die maximale Umdrehungszahl von Instrument 10 (Tiefenmarkierungsdiamant) beträgt 160.000 U/min. Es ist daher für Mikromotor-Winkelstücke geeignet, nicht jedoch für Turbinen. Auf dem Instrumentenständer sind diese Angaben durch eine blaue (bis 450.000 U/min, das heißt uneingeschränkt einsetzbar), gelbe (bis 300.000 U/min, das heißt einsetzbar in Mikromotor-Winkelstücken und kugelgelagerten Turbinen, aber nicht in luftgelagerten Turbinen) oder rote Umrandung (160.000 U/min, das heißt nur im Mikromotor, nicht in Turbinen einsetzbar) in der Aussparung für den jeweiligen Schleifkörper kenntlich gemacht. Dabei ist zu beachten, daß es sich um maximale Drehzahlen handelt, die z.B. beim Finieren von Kronenstümpfen aufgrund der Wärmeentwicklung (Pulpanähe!) und der Gefügeauflockerung in den Hartgeweben nicht voll ausgeschöpft werden sollten.

20.10 Hilfsmittel bei der Präparation

Um bei größeren Brückenspannen oder diffizilen Präparationen die Einschubrichtung besser kontrollieren zu können, können Hilfsmittel wie z. B. ein intraorales Parallelometer oder eine Kunststoffplatte mit einpolymerisiertem Anzeiger der Einschubrichtung zum Einsatz kommen. Der Einsatz eines intraoralen Parallelometers wird in Kapitel 32 (Adhäsivprothetik) beschrieben.

20.11 Kontrolle der Präparation

Liegt ein diagnostisches Wax-Up vor, so kann ein danach hergestellter aufgeschnittener Silikonschlüssel mit einem Meßinstrument (z. B. Parodontalsonde) gut zur Kontrolle des Ausmaßes der Hartsubstanzreduktion herangezogen werden (Abb. 265).

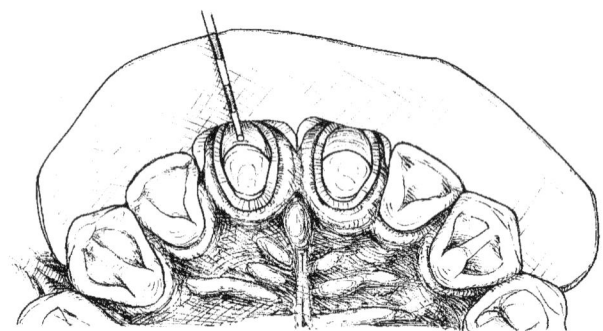

Abb. 265 Kontrolle des Ausmaßes der Hartsubstanzreduktion (hier: 1,5 mm) mit Hilfe eines aufgeschnittenen Silikonschlüssels und einer Parodontalsonde

Erwärmte Alu-Wachs-Plättchen können intraoral zur Kontrolle der Platzverhältnisse sowohl bei maximaler Interkuspidation als auch bei den exzentrischen Bewegungen zwischen die präparierten Pfeilerzähne eingelegt werden. Nach Abkühlen der Wachsplättchen ist mittels Tasterzirkel eine Bestimmung des für das Ersatzmaterial zur Verfügung stehenden Platzes möglich. Zum Zwecke einer nochmaligen Kontrolle einer ausreichenden Präparationstiefe sollte **immer** die Schichtstärke des eingeschliffenen Provisoriums gemessen und beurteilt werden.

20.12 Schutz des präparierten Stumpfes

Zwecks Reinigung und Desinfektion des präparierten Zahnstumpfes wird ein Absprayen (Wasserspray) und die anschließende Verwendung von chlorhexidinhaltigen Lösungen empfohlen. Die Versorgung der Dentinwunde sollte mit kalziumhydroxidhaltigen Präparaten erfolgen, die mit dem langsamtourigen Winkelstück mit einem Gumminapf in das nach der Präparation freiliegende Dentin einrotiert werden. Eine mögliche Alternative stellen Dentinadhäsive dar, die zu einem verbesserten Verschluß der durch die Präparation eröffneten Dentinkanälchen führen. Der Einfluß der Dentinadhäsive auf die Retention der verschiedenen Zemente ist jedoch unterschiedlich (*Mausner et al.* 1996) und muß vor einer generellen Empfehlung genauer evaluiert werden.

Auf die Anwendung sogenannter Liner und Lacke für die Stumpftoilette sollte jedoch verzichtet werden, da diese nur zu einem sehr unvollständigen Verschluß der Dentinkanälchen führen und teilweise sogar selbst Pulpaschäden hervorzurufen scheinen (*Klötzer & Langeland* 1994; *Tveit et al.* 1985).

20.13 Abformung und Präparation

Bei subgingivalen Präparationen wird empfohlen, die Abformung nicht am Präparationstermin, sondern möglichst erst zwei bis drei Wochen später vorzunehmen (*Wilson & Maynard* 1981). Durch ein solches Vorgehen wird die Abformung erleichtert (keine oder nur geringe Blutung); zudem läßt sich die Reaktion der marginalen Gingiva auf die präparativen Maßnahmen beurteilen.

20.14 Empfohlene Präparationsformen

Die in der Literatur empfohlenen Präparationsformen für die Kronenstumpfpräparation sind vielfältig. Um den sich teilweise widersprechenden Belangen der Präparation hinsichtlich der biologischen, technischen und ästhetischen Kriterien möglichst gerecht zu werden, werden die in Tabelle 26a angegebenen Standardpräparationen empfohlen.

Zu beachten ist, daß die in Tabelle 26a sowie im folgenden Kapitel genannten Werte bezüglich der Breite der Stufe bzw. Hohlkehle lediglich Richtwerte darstellen. Sie gelten für Zähne mit normaler klinischer Kronenlänge (entspricht der anatomischen Kronenlänge). Bei Pfeilerzähnen mit reduziertem Parodont (verlängerte klinische Krone) sind diese abhängig vom Grad der Verjüngung der Zahnwurzel zu reduzieren. Im stark reduzierten Parodont führt dies dazu, daß anstelle einer Stufe oder ausgeprägten Hohlkehle eine seichte Hohlkehle oder sogar auslaufende Präparation ausgeführt wird, um die Stabilität des Pfeilerstumpfes und gegebenenfalls die Vitalität des Zahnes nicht zu gefährden.

Tabelle 26a Empfohlene Präparationsformen

Oberkiefer

Frontzähne und 1. Prämolaren

Vollkeramik:	● zirkuläre Stufe 1,2 mm
	■ bukkal subgingival, palatinal supragingival
Metallkeramik mit aufgebrannter Stufe:	● bukkale Stufe 1,2 mm, palatinale Stufe 0,7 mm
	■ bukkal subgingival, palatinal supragingival
Metallkeramik ohne aufgebrannte Stufe:	● bukkale Stufe 1,2 mm, palatinale Stufe 0,7 mm
	■ bukkal subgingival, palatinal supragingival
Konuskronen	● bukkale Stufe 1,2 mm, palatinale Stufe 0,7 mm
	■ bukkal subgingival, palatinal supragingival

2. Prämolaren

Vollkeramik:	● zirkuläre Stufe 1,2 mm
	■ bukkal subgingival, im ästhetisch nicht sichtbaren Bereich epi-/supragingival
Metallkeramik mit aufgebrannter Stufe:	● bukkale Stufe 1,2 mm, palatinale Stufe 0,7 mm
	■ bukkal subgingival, im ästhetisch nicht sichtbaren Bereich epi-/supragingival
Metallkeramik ohne aufgebrannte Stufe:	● zirkuläre Hohlkehle
	■ bukkal subgingival, im ästhetisch nicht sichtbaren Bereich epi-/supragingival
Konuskronen:	● zirkuläre Hohlkehle
	■ bukkal subgingival, im ästhetisch nicht sichtbaren Bereich epi-/supragingival

Molaren

Vollkeramik:	● zirkuläre Stufe 1,2 mm
	■ supragingival
Metallkeramik mit aufgebrannter Stufe:	● bukkale Stufe 1,2 mm, palatinale Stufe 0,7 mm
	■ supragingival
Metallkeramik ohne aufgebrannte Stufe:	● zirkuläre Hohlkehle
	■ supragingival
Vollgußkronen:	● zirkuläre Hohlkehle
	■ supragingival
Konuskronen:	● zirkuläre Hohlkehle
	■ supragingival

Unterkiefer

Frontzähne und 1. Prämolaren

Vollkeramik:	● zirkuläre Stufe 1 mm (max.)
	■ bukkal subgingival, lingual supragingival
Metallkeramik mit aufgebrannter Stufe:	● bukkale Stufe 1 mm, linguale Stufe 0,7 mm
	■ bukkal subgingival, lingual supragingival
Metallkeramik ohne aufgebrannte Stufe:	● zirkuläre Hohlkehle
	■ bukkal subgingival, lingual supragingival
Konuskronen:	● zirkuläre Hohlkehle
	■ bukkal subgingival, lingual supragingival

2. Prämolaren und Molaren

Vollkeramik:	● zirkuläre Stufe 1,2 mm
	■ supragingival
Metallkeramik mit aufgebrannter Stufe:	● bukkale Stufe 1,2 mm, linguale Stufe 0,7 mm
	■ supragingival
Metallkeramik ohne aufgebrannte Stufe:	● zirkuläre Hohlkehle
	■ supragingival
Vollgußkronen:	● zirkuläre Hohlkehle
	■ supragingival
Konuskronen:	● zirkuläre Hohlkehle
	■ supragingival

Da die für die Stufen- bzw. Hohlkehlpräparation verwendeten Instrumente des vorgestellten Präparationssatzes Prothetik einen Arbeitsteildurchmesser von 1,2 mm bzw. 1,6 mm aufweisen, ist für die Breite der bereits präparierten Stufe bzw. Hohlkehle eine optische Kontrollmöglichkeit gegeben. Die Hohlkehle weist hierbei immer maximal die Hälfte der Breite des Arbeitsteildurchmessers, also 0,6 mm bzw. 0,8 mm auf. Der 1,6 mm breite zylindrische Diamant wird verwendet, wenn ausnahmsweise eine Stufenbreite von mehr als 1,2 mm erforderlich ist, er sollte aber nie vollständig im Zahn versenkt werden.

Tabelle 26b Richtwerte für Kronenpräparationen im Front-, Prämolaren- und Molarenbereich

Reduktion zirkulär	Vollguß: 0,8 mm
	Metall- und Vollkeramik: 1,2 mm
Reduktion inzisal	2 mm
Mindestreduktion okklusal	Vollguß: 1,2 mm
	Metall- und Vollkeramik: 1,5 mm
Mindestretentionshöhe	3 mm
Intrasulkuläre Tiefe	
(obere Frontzähne, erste Prämolaren)	0,5 - 1,0 mm
Abstand der Präparationsgrenze	
zum Knochen	mind. 2 mm (besser 3 mm)

Sonderformen der Präparation werden angewendet bei Teilkronen, bei brückenprothetischen Versorgungen im parodontal stark reduzierten Gebiß (Kap. 30), in der Adhäsivprothetik (Kap. 31, 32) sowie in der Hybridprothetik (Kap. 40, 41).

20.15 Tendenzen

Eine Renaissance haben in den letzten Jahren Präparationsverfahren erlebt, die mittels Korundstrahlung die Zahnhartsubstanzen abtragen (*Goldstein & Parkins* 1994). Aufgrund des relativ unkontrollierten Substanzabtrages und unbefriedigend definierter Präparationsgrenzen werden diese Verfahren jedoch auch zukünftig kaum für die Herstellung laborgefertigter Restaurationen geeignet sein.
Ziel von Verbesserungen sollte die Verminderung der durch die Pfeilerzahnpräparation hervorgerufenen Schäden sein. Alternative Präparationsmethoden, wie z.B. die Verwendung einseitig belegter Diamantinstrumente in Ultraschallgeräten und adhäsive Befestigungstechnologien könnten in Zukunft ein atraumatischeres Vorgehen erlauben. So ist zu hoffen, daß mit der Verbesserung der Dentinadhäsivsysteme zukünftig die mechanischen Anforderungen an die Zahnpräparation an Bedeutung verlieren werden und sich das Ausmaß der Präparation in erster Linie nach der Größe der Hartsubstanzdefekte richten wird (vgl. auch Kap. 31 und 32).

Literatur

Belser U.C., MacEntee M.I, Richter W.A.: Fit of three porcelain-fused-to-metal marginal designs in vivo. A scanning electron microscope study. J Prosthet Dent 1985; 53: 24-29.

Gente M: Begrenzung der Präparationstiefe durch elektrische Widerstandsmessungen. Dtsch Zahnärztl Z 1995; 50: 658-660.

Goldstein R.E., Parkins F.M: Air-abrasive technology: Ist new role in restorative dentistry. J Am Dent Assoc 1994; 125: 551-557.

Harndt R.: Ist die Turbinenpräparation noch akzeptabel? Dtsch Zahnärztl Z 1982; 37: 427 - 432.

Hugo B.: Sonoabrasive Präparations- und Restaurationsprinzipien. Teil I, II Zahnärztl Mitt 88; 40-44, 128-132 (1998).

Ingber J.S., Rose L.F., Sveriges Tandlak T., Coslet J.G.: The biological width a concept in periodontics and restorative dentistry. Alpha Omegan 1997; 70: 62-65.

Kerschbaum Th., Voß R.: Zum Risiko der Überkronung. Dtsch Zahnärztl Z 1979; 34: 740 - 743.

Kerschbaum Th., Leempoel P. J. B.: Kronen und Brüken - Konsequenzen aus Langzeitergebnissen. In: Voss R., Meiners H. (Hrsg.): Fortschritte der Prothetik und Werkstoffkunde. Band 4. Hanser, München 1989. S. 109 - 136.

Kerschbaum Th., Mentler-Koeser M., Stender E.: Qualitätskontrolle mit der zahnärztlichen Sonde? Zahnärztl Mitt 1990; 80: 2200 - 2210.

Kimmel K., Büchs H., Eibofner E.: Zahnärztliche Präparationstechnik. Hüthig, Heidelberg 1986.

Klötzer W.T., Langeland K.: Pulpaschutz durch Lacke oder Liner. Eine tierexperimentelle Studie. Dtsch Zahnärztl Z 1994; 49: 307-310.

Leon A. R.: The periodontium and restorative procedures. A critical review. J Oral Rehabil 1977; 4: 105 - 117.

Mausner I.K., Goldstein G.R., Georgescu M: Effect of two dentinal desensitizing agents on rentension of complete cast coping using four cements. J Prosthet Dent 1996; 75: 129-134.

Moopnar M., Faulkner K.D.: Accidental damage to teeth adjacent to crown-prepared abutment teeth. Aust Dent J 36, 136-140 (1991).

Türp J. C., Kern M., Hürzeler M. B., Bertalanffy C., Strub J. R.: Der Präparationssatz Prothetik. Teil I und Teil II. Quintessenz 1991; 42: 1757 - 1767, 1919 - 1926.

Tveit A.B., Riordan P.J., Olsen H.C.: Cavity varnish and cavity liner appearence on enamel and dentin. J Prosthet Dent 1985; 53: 199-203.

Walther W., Klaiber B., Heners M.: Vergleichende histologische Untersuchung nach Präparation mit unterschiedlichen Techniken. Dtsch Zahnärztl Z 1984; 39: 787 - 790.

Wilson R. D., Maynard G.: Intrasulculäre restaurative Zahnheilkunde. J Parodontol Restaurat Zahnheilk 1981; 1 (4): 35 - 49.

Weiterführende Literatur

Belser U.: Präparationsmethoden. In: Schärer P., Strub J. R., Belser U. (Hrsg.): Schwerpunkte der modernen kronen- und brückenprothetischen Behandlung. Quintessenz, Berlin 1979. S. 67-89.

Clinical Research Associates: Magnification. Newsletter 1990; 14 (10): 1-2.

Weber H.: Präparation und temporäre Versorgung. In: Hupfauf L. (Hrsg.): Praxis der Zahnheilkunde 5. Festsitzender Zahnersatz. Urban & Schwarzenberg, München 1987. S. 85-129.

21 Metalle in der Zahnmedizin und ihre Verarbeitung aus klinischer Sicht

Heinz F. Kappert

21.1 Einleitung: Metallische Eigenschaften

Dentallegierungen sind Metalle. Sie sind geeignete und mit langjähriger Erfahrung ausgesuchte Mischungen von verschiedenen Metallen und Nichtmetallen, z.B. auch Kohlenstoff oder Silizium (Tab. 27 a). Natürlich ist die Legierungsbildung nur sinnvoll, solange die Mischung metallisch bleibt. Von den vier charakteristischen Eigenschaften der Metalle,

- ihre große elektrische Leitfähigkeit,
- die ausgezeichnete Wärmeleitfähigkeit,
- das optische Reflektionsvermögen und
- die einzigartige plastische Verformbarkeit bei hoher elastischer Festigkeit

ist nur die vierte Eigenschaft für den Zahnersatz bedeutungsvoll, die anderen sind in diesem Zusammenhang nicht nur unwichtig sondern sogar störend. Die Optimierung der Werkstoffeigenschaften *Duktilität und elastische Festigkeit* im Hinblick auf einen bestimmten Indikationsbereich ist neben der Steigerung der *Korrosionsfestigkeit* das wichtigste Ziel bei der Entwicklung von Dentallegierungen.

21.2 Die für den Zahnersatz unnötigen und störenden metallischen Eigenschaften

Daß Dentallegierungen metallisch sind, klingt banal. Trotzdem lohnt es sich, über diesen einfachen Satz nachzudenken. Warum werden immer noch Metalle als Zahnersatzmaterial verwendet? Warum werden bei Metallen viele unangenehme Eigenschaften toleriert, die bei anderen Werkstoffen strengen Forderungen und hohen Ansprüchen unterliegen? Von allen anderen Werkstoffen wird verlangt, daß sie farblich und ästhetisch möglichst den Mundverhältnissen entsprechen. Prothesenkunststoff muß rosa sein wie das Zahnfleisch; Verblendkunststoff und Dentalkeramik müssen in feinsten Abstufungen die hellen Farben und die Transparenz natürlicher Zähne wiedergeben.

Metallischer Glanz
Metalle können damit nicht konkurrieren, sie sind opak und farblich extrem vom natürlichen Zahn verschieden. Auf einem Schaumodell sieht eine frisch polierte metallische Krone, gleichgültig aus welcher Legierung, wie ein Schmuckstück aus, aber in der Mundhöhle darf sich ein Metall nicht

sehen lassen, es wird verdeckt und verblendet oder im hintersten Seitenzahnbereich versteckt. Dieser ästhetische Anspruch ist so hoch, daß eine zahnfarbene Verblendung von metallischem Frontzahnersatz aus Keramik oder Kunststoff zur Standardversorgung geworden ist.

Gute Wärmeleitfähigkeit
Auch die meisten anderen Eigenschaften, die die Metalle sonst noch charakterisieren und auszeichnen, sind für die Anwendung als Zahnersatzmaterial uninteressant und eher nachteilig. Durch die hohe Wärmeleitfähigkeit einer metallischen Krone wird bei größeren Temperaturschwankungen von Speise und Trank der Nerv des Zahns unangenehm gereizt. Wer kennt nicht - aus eigener Erfahrung oder aus der Beobachtung - das schmerzlich verzogene Gesicht, wenn ein plötzlicher Kaltkontakt durch Speiseeis oder Obst mit metallischem Zahnersatz in der Mundhöhle entsteht?

Gute elektrische Leitfähigkeit
Die große elektrische Leitfähigkeit bietet keinen Schutz vor elektrischen Strom- und Spannungsentladungen, die durch Berührkontakt (Kappert 1990) mit anderen metallischen Instrumenten wie z.B. Löffel und Gabel in der Mundhöhle oder auch durch direkte antogonistische oder approximale Metallkontakte ausgelöst werden können. Unterfüllungen und Zementschichten zwischen Zahnstumpf und Metallkrone oder zwischen Pulpa und Inlay können nur notdürftig den schmerzlichen Impuls dämpfen.

Elektrochemische Eigenschaften
Zusätzlich sind Metalle neben der chemischen Korrosionsanfälligkeit, der sie ebenso wie andere Werkstoffe unterliegen, auch noch für die elektrochemische Korrosion empfänglich, die sich durch intra- und interkristalline Korrosion, durch galvanische Elementbildung bei direktem Kontakt verschiedener Metalle, z.B. bei Lötungen, Geschieben, Teleskopen und Suprakonstruktionen, sowie durch Lochfraß und Spaltkorrosion negativ bemerkbar machen kann.

21.3 Die für den Zahnersatz nützlichen metallischen Eigenschaften

Die Aufzählung dieser vielen unangenehmen Nebenerscheinungen, die bei der Entscheidung für eine Dentallegierung als Zahnersatzwerkstoff in Kauf genommen werden müssen, macht um so mehr deutlich, wie kostbar die mechanischen Eigenschaften der Metalle, ihre hohe elastische Festigkeit und Plastizität, einzuschätzen sind.

Elastisches Verhalten durch hohe Elastizitätsmodule
Metalle sind im elastischen Verhalten steifer und widerstandsfähiger als die meisten anderen Werkstoffe, die aufgrund ihrer kleineren Elastizitätsmodule bei einer mechanischen Belastung stärker verbiegen oder sich dehnen. Lediglich einige moderne Keramikwerkstoffe mit hohem Gehalt an Aluminiumoxid oder Zirkoniumoxid sind aufgrund von noch größeren Elastizitätsmodulen in ihrem elastischen Verhalten steifer.

Duktilität (plastische Verformbarkeit)
Die Nachteile nichtmetallischer Werkstoffe bestehen darin, daß sie entweder zu schwach, zu spröde oder beides gleichzeitig sind. Sprödigkeit bedeutet nicht, daß der Werkstoff keine elastisch federnde Verformung ausüben kann. Diese Eigenschaft wird, wie oben schon erwähnt, durch den Elastizitätsmodul beschrieben. Sprödigkeit bedeutet vielmehr, daß bei einer kleinen Überschreitung der elastischen Grenze der Werkstoff sofort und total zerbricht. Der Werkstoff ist schwach, wenn diese gefährliche Grenze des elastischen Bereiches niedrig liegt.
Bei Keramiken wird dieser Grenzwert durch die Zug- oder Biegezugfestigkeit beschrieben. Für einfache Keramiken liegt er bei ca 70 MPa; erst hochwertige moderne Dentalkeramiken (z.B. In-Ceram, Vita, D-Bad-Säckingen) die sich für metallfreie Restaurationen in bestimmten Indikationsbereichen eignen, erreichen Biegezugfestigkeiten von 300 bis 600 MPa. Im Gegensatz dazu reagieren Metalle bei kleinen Überlastungen mit kleinen plastischen Kaltverformungen. Es bleiben dabei im Bereich des Überlastungsschadens Fehler oder Versetzungen im Metallgitter zurück, die wie eine gut verarbeitete Naht dem Werkstoff an dieser Stelle eine erhöhte Festigkeit verleihen. Metallischer Zahnersatz, z.B. ein Brückenzwischenglied oder eine Freiendbrücke, erfährt nach einer leichten plastischen Verformung durch Überlastung eine Festigkeitssteigerung, so daß beim nächsten Zubiß mit gleicher Belastungskraft wieder rein elastische Verformungen möglich sind.

0,2 %-Dehngrenze
Bei Metallen wird der Grenzwert der elastischen Verformung näherungsweise durch die 0,2 %-Dehngrenze beschrieben. Diese liegt bei Hochgoldlegierungen für einflächige Inlays (Typ 1 nach *DIN EN ISO 1562*) ebenfalls nur im Bereich zwischen 80 - 100 MPa, erreicht aber für Edelmetallegierungen für größere Brücken (Typ 4) mehr als 300 MPa und bei Kobalt-Chromlegierungen für den Modellguß (*DIN EN ISO 6871*) mehr als 500 MPa. Die hochfesten Keramiken erscheinen unter diesem Gesichtspunkt den hochfesten metallischen Werkstoffen ebenbürtig zu sein.

Bruchdehnung
Wie schon oben erwähnt, offenbart sich der entscheidende Unterschied erst beim Überschreiten dieser elastischen Grenzen, was durch die Begriffe zäh bzw. spröde, duktil bzw. fragil, plastische Verformung bzw. Rißfortschreitung oder Bruch beschrieben wird. Die Möglichkeit zur plastischen Verformung nach Übersteigen der elastischen Grenze, d.h. die Bruchdehnung, nimmt bei Dentallegierungen mit zunehmender Festigkeit ab, beträgt aber bei den hochfesten Legierungen immer noch mehr als 2 % der Ausgangslänge. Das erscheint zunächst als sehr wenig, ist aber unendlich mal mehr als der fatale Wert „Null", der beispielsweise bei den spröden Keramiken vorliegt.

Wärmedehnung
Eine weitere nützliche Eigenschaft ist die dem Zahnschmelz ähnliche Wärmedehnung, da der Wärmeausdehnungskoeffizient (WAK) der Dentallegierungen mit $13 - 16 \times 10^{-6}/K$ in der Nähe des WAK des Zahnschmelzes liegt. Lediglich die herkömmlichen Dentalkeramiken sind mit einem WAK

von ca 7 - 12 x 10^{-6}/K noch günstiger. Dieser Umstand ist nicht zu unterschätzen. Durch die mit steigender Temperatur zunehmende Ausdehnung fester Körper werden Naturgewalten freigesetzt. Eindrucksvolle Beispiele sind Eisenbahnschienen oder größere Bürogebäude, die ohne eine geeignete Pufferzone zum Ausgleich der Dehnung oder Schrumpfung aufgrund der jahreszeitlichen Temperaturschwankungen sich aufwerfen und zerbersten würden. Bei festsitzendem Zahnersatz werden durch angepaßte WAK-Werte die bei Heiß/Kalt-Wechsel nachteiligen mechanischen Wechselbelastungen der Zement- oder Klebefugen zwischen Zahnstumpf und Metallgerüst, wie sie z.B. bei Kunststoffen oder Kompositen auftreten können, vermieden.

Zusammenfassung
Die mechanischen Qualitäten der Metalle sind so überragend im Vergleich zu anderen Werkstoffen, daß bei vielen zahnärztlichen Indikationen der Verzicht auf Dentallegierungen schwerwiegende Nachteile mit sich bringen würde, denn nichtmetallischer Zahnersatz muß auf Kosten von gesundem Zahnschmelz oder zu Lasten der Ästhetik und Funktionalität voluminöser gestaltet werden.

21.4 Physik der metallischen Bindung

Metallische Bindung
Die guten mechanischen Eigenschaften der Metalle und auch die für den Zahnersatz nachteiligen Eigenschaften der großen Wärme- und elektrischen Leitfähigkeit sowie optischen Opazität und Farbe beruhen darauf, daß ihre Atome im Kristallgitter durch quasi-frei bewegliche Elektronen miteinander verbunden werden. Die anschaulichen Bilder vom Elektronengas oder Elektronensee beschreiben diesen Zustand. Die metallischen Atomrümpfe sind hier (als positive Ionen) wie in einem zähen Teig (die negativen Elektronen) eingebettet, der sich bei Überdehnung plastisch verformen läßt. Das wesentliche hierbei ist, daß aufgerissene atomare Bindungen durch die Beweglichkeit der Elektronen schon bei Zimmertemperatur immer wieder neu verknüpft werden können.

Zusammenfassung
Am grundlegenden physikalischen Unterschied zwischen metallischen und nichtmetallischen Werkstoffen kann keine moderne Technologie etwas ändern. Mit modernen Verblend-Techniken mit Kunststoff oder Keramik können jedoch die oben beschriebenen nachteiligen Nebenerscheinungen der Metalle weitgehend überdeckt, reduziert oder sogar ausgeschaltet werden.

21.5 Die Frage nach der Verantwortung

In Deutschland werden etwa 1050 Dentallegierungen von verschiedenen Herstellern angeboten. Ihre wichtigsten Daten sind im Dental Vademekum (*1998*) zusammengestellt (vgl. Tab. 27 a). Nach den Legierungstypen geordnet sind dort die Handelsnamen, die Hersteller, die Preise, die Zusammensetzung, die mechanischen Daten wie z. B. Härte oder die 0,2 %-Dehngrenze, und die physikalischen Daten, wie z. B. der Wärmeausdehnungskoeffizient (WAK), die Liquidustemperatur oder die Farbe, angegeben.

Es stellt sich die Frage, ob Zahnärzte, die sicherlich im Bereich der Medizin und Pharmakologie und auch im Hinblick auf die vielen verschiedenen werkstoffkundlichen Verarbeitungstechniken sehr viel Zeit zum Nachdenken, zur Aneignung von Wissen und zum Einüben von Fertigkeiten investieren, ausgerechnet bei Dentallegierungen besondere Kenntnisse besitzen sollten. Die Antwort lautet: Ja, - denn sie tragen dafür die Verantwortung gegenüber ihren Patienten.

Die Bestimmungen des Arzneimittelgesetzes wurden ab 1.1.1995 aufgrund der Anpassung einzelner nationaler Marktbereiche an den gemeinsamen Europäischen Binnenmarkt durch Richtlinien des Rates der Europäischen Gemeinschaften (Amtsblatt der Europäischen Gemeinschaft, Nr. L 169/1, Juli 1993) bzw. durch das sogenannte Medizinproduktegesetz (August 1994) ergänzt bzw. ersetzt. Hier wird die Problematik der Verantwortung bzw. Haftung für zahntechnisch angefertigte Medizinprodukte wie z.B. Kronen und Brücken durch den neuen Begriff einer „Sonderanfertigung" eindeutig beschrieben und besser gelöst. *Eine Sonderanfertigung ist jedes Produkt, das nach schriftlicher Verordnung eines entsprechend qualifizierten Arztes unter dessen Verantwortung nach spezifischen Auslegungsmerkmalen eigens angefertigt wird und zur ausschließlichen Anwendung bei einem namentlich genannten Patienten bestimmt ist (vgl. Gesetz über Medizinprodukte Medizinproduktegesetz-MPG (1994) § 3 „Begriffsbestimmungen").* Das Medizinproduktegesetz ist am 14. Juni 1998 endgültig in Kraft getreten.

Damit wird die Verantwortlichkeit für den laborgefertigten Zahnersatz, also z. B. Kronen, Brücken, Prothesen etc, auch auf europäischer Ebene erneut dem Zahnarzt übertragen. Der Zahntechniker wird jedoch ausdrücklich verpflichtet, die zur Identifizierung des betreffenden Produktes notwendigen Daten, den Namen des Patienten und den Namen des Arztes, der das betreffende Produkt verordnet hat, und eine Versicherung, daß das betreffende Produkt den allgemeinen chemischen, physikalischen und biologischen Anforderungen entspricht, in einem Dokument festzuhalten. Mit Ausnahme dieser Sonderanfertigungen müssen alle anderen Produkte (Serienprodukte) zum Kennzeichen ihrer Übereinstimmung mit den allgemeinen Anforderungen bei ihrem Inverkehrbringen durch einen Hersteller mit dem CE-Kennzeichen versehen sein. Hiermit übernimmt der Hersteller die Verantwortung für den Grundwerkstoff. Wenn der Zahntechniker in seiner Dokumentation nachweisen kann, daß er auf Anordnung eines Zahnarztes Werkstoffe mit der CE-Kennzeichnung verwendet hat, die er ordnungsgemäß verarbeitet hat, dann ist sein Anteil an der Aufgabe, für die Biokompatibilität des Zahnersatzes zu sorgen, erfüllt.

Tabelle 27a Exemplarische Beispiele einer Legierungsbeschreibung aus dem Dental Vademekum 6.Aufl. (1998)

Produkt	Anbieter	Im Handel seit	Liefer- form	Preis/g in DM	Farbe	Typ	Dichte in g/cm³	HV	HV (w)	HV (a)	HV (g/b)	Korrosion µg/cm²
23 kt-Gold	Heimerle+Meule	1925	Plättchen	27,80	gelb	weich	18,7	HV 5	40		45	<100
23er-Gold	Heraeus	1954	Plättchen	?	gelb	weich	19,0	HV 5	36			<100
InLloyd W	Bego	1950	Würfel	27,30	gelb	weich	18,6	HV 5	50		75	<100
Jena 23kt	M&K Dental Walser-Bauer	1991	Plättchen	29,50	sattgelb	weich	18,7	HV 5	40		45	<100
Biorpliid G 98	Hafner	1992	Würfel	28,00	sattgelb	mittel	18,5	HV 5	90	155	105	<100
22 kt-Gold	Heimerle+Meule	1925	Plättchen	26,80	gelb	weich	17,9	HV 5	55		65	<100
22er-Gold	Heraeus	1938	Plättchen	27,50	gelb	weich	17,8	HV 5	60			<100
Argenco 10	Argen	1976	Plättchen	26,50	sehr gelb	weich	18,2	HV10	70	75	70	
Jena 22kt	M&K Dental Walser-Bauer	1991	Plättchen	27,50	sattgelb	weich	17,9	HV 5	55		65	<100
Koos 92-Karat gold 22kt.	SM Koos	1990	Plättchen	27,40	gelb	weich	17,9	HV 5	55			
Koos Bio 90	SM Koos	1990	Plättchen	29,00	gelb	mittel	19,2	HV 5	100	120		<100
Maingold W	Heraeus	1961	Plättchen	25,40	goldgelb	weich	17,5	HV 5	55		55	<100
Resistor 1	D.H.V. UGDO	1979	Plättchen	26,85	gelb	weich	17,6	HV 5	50		65	<100
Portadur IN	Wieland	1993	Plättchen	27,50	gelb	mittel	17,7	HV 5	100	150	140	<100
Degulor A	Degussa	1950	Plättchen	25,70	sattgelb	weich	17,2	HV 5	55	55	55	<100
Qualigold 1	Stomed Qualident	1988	Plättchen	25,70	gelb	weich	17,2	HV 5	50		45	<100
Ahldent G100	M.Ahlden WBK	1992	Plättchen	29,90	gelb	weich	17,2	HV 5	45	60	60	
Aurocast 1	Nobil-Metal.	1989	Plättchen	25,40	sattgelb	weich	18,1	HV 5	45	45	60	
Cecom II	nicht genannt	1980	Plättchen	26,00	sattgelb	weich	17,2	HV 5	45	60	60	

Tabelle 27a (Zusammensetzung in Gew. %)

PRODUKT	ANBIETER	Au	Pd	Ag	Pt	Cu	Sn	Zn	In	Ga	SONST
23 kt-Gold	Heimerle+Meule	96,0		3,0		1,0					
23er-Gold	Heraeus	96,0		3,0		1,0					
InLloyd W	Bego	95,8		3,0				x	x		
Jena 23kt	M&K Dental Walser-Bauer	95,8		4,2							
Biorplid G 98	Hafner	92,0	3,0	1,0	2,9						Re 0,1
22 kt-Gold	Heimerle+Meule	91,7		5,0		3,3					
22er-Gold	Heraeus	91,7		4,0		4,3					
Argenco 10	Argen	91,7		6,0		1,0		1,3			
Jena 22kt	M&K Dental Walser-Bauer	91,7		5,0		3,3					
Koos 92-Karatgold 22kt.	SM Koos	91,7		5,0		3,3					
Koos Bio 90	SM Koos	90,0			10,0						
Maingold W	Heraeus	88,0	0,4	10,3	0,3	x		x			
Resistor 1	D.H.V. UGDO	88,0	3,4	8,0	0,1			x			Ir x
Portadur IN	Wieland	87,9		5,0	4,0			3,0			Ir x
Degulor A	Degussa	87,5	1,0	11,5							
Qualigold 1	Stomed Qualident	87,4	0,7	11,5	0,1			0,3			Ir x
Ahldent G100	M.Ahlden WBK	86,0	1,0	12,5	0,5						
Aurocast 1	Nobil-Metal	86,0	3,0	10,3		0,7					
Cecom II	nicht genannt	86,0	1,0	12,5	0,5						

Fortsetzung Tab. 27a (Mechanisch-physikalische Eigenschaften)

PRODUKT	ANBIETER	WAK-(1) 10⁻⁶/K	WAK (2) 10⁻⁶/K	SCHMELZ-INTERVALL in °C	0,2%-Dehngr. (w) in MPa	0,2%-Dehngr. (a) in MPa	E-MODUL in MPa	Bruch-dehnung (w) in %	Bruch-dehnung (a) in %
23 kt-Gold	Heimerle+Meule			1020-1040	100			45	
23er-Gold	Heraeus			1020-1045	40	60		40	37
InLloyd W	Bego			1015-1030	170		85.000	45	
Jena 23kt	M&K Dental Walser-Bauer			1020-1040	100		80.000	45	
Biorplid G 98	Hafner			1025-1125	180	340	92.500	24	9
22 kt-Gold	Heimerle+Meule			980-1020	110			40	
22er-Gold	Heraeus			970-1010	120			34	
Argenco 10	Argen			1010-1030	100	360		45	22
Jena 22kt	M&K Dental Walser-Bauer			980-1020	110		86.000		40
Koos 92-Karatgold 22kt.	SM Koos			980-1020	110		86.000	40	
Koos Bio 90	SM Koos			1260-1300	130	320	85.000	30	20
Maingold W	Heraeus			1025-1060	80		92.000	45	
Resistor 1	D.H.V. UGDO			1095-1125	80		80.000	34	
Portadur IN	Wieland			940-1020	200	330	95.000	19	10
Degulor A	Degussa			1030-1080	80	80	86.000	45	45
Qualigold I	Stomed Qualident	15,3		1045-1070	80		85.000	40	
Ahldent G100	M.Ahlden WBK			1000-1050	160	280	100.000	26	8
Aurocast 1	Nobil-Metal			1000-1050	140	280	84.000	30	7
Cecom II	nicht genannt			1000-1050	160	280	121.000	26	8

Entscheidungskriterien
Sicherlich ist die Wahl der in einer zahnärztlichen Praxis verwendeten Dentallegierungen Routinesache. Aber die Entscheidungen müssen zunächst einmal getroffen werden. „Das Teuerste und Beste ist gerade gut genug für meine Patienten" wäre scheinbar die einfachste Lösung, wenn nicht durch Kosten und kassenzahnärztliche Verordnungen erschwerende Sachzwänge entstehen würden. Andererseits ist das Beste zu finden beim näheren Hinsehen auch nicht so einfach. Der spontane Gedanke „Hochgold" stimmt nicht immer. Modellguß aus Hochgold?

Ein Modellguß kann aus einer CoCrMo-Legierung wegen der größeren elastischen Festigkeit (E-Modul) graziler gestaltet werden, aufgrund der geringeren Dichte von nur 8,5 g/cm^3 gegenüber 18 g/cm^3 wiegt er weniger als die Hälfte, und aufgrund der geringeren Wärmeleitfähigkeit entsteht nicht das extreme Gefühl von Kälte beim Mundöffnen. Es gibt also sachliche Gründe, warum CoCr-Legierungen in diesem Fall in der Regel besser geeignet sind als Hochgold-Legierungen. Und außerdem würde sich nach der Entscheidung für Hochgold erneut die Frage stellen: Welche ist denn die Beste? Es stehen ca. 200 davon auf dem deutschen Dentalmarkt zur Verfügung.

Um selbständig für eine zahnärztliche Restauration die geeignete Dentallegierung auswählen zu können, müssen folgende Fragen beantwortet sein:

Welche Legierungsgruppen werden als Dentallegierungen angeboten?
Nach welchen Kriterien kann eine Legierung aus einer bestimmten Gruppe als „gut" oder „schlecht" bezeichnet werden?
Wie kann man nach diesen Kriterien aufgrund der Herstellerangaben oder von tabellarischen Datenzusammenstellungen entscheiden?
Für welche Indikation wird die Legierung benötigt?

21.6 Dentallegierungen: Einteilung und Normung

Das Ordnungsprinzip für dentale Legierungen ist der Massengehalt der einzelnen Elemente, angegeben in Prozentsätzen (Schwickerath 1989). Das Element, welches in Gewichts- oder Massenprozenten am höchsten in der Legierung vorhanden ist, bestimmt die Zugehörigkeit zu der entsprechenden Legierungsgruppe, - auch dann, wenn der Anteil weit unter 50 % liegt. Im Dentalbereich werden die drei Edelmetallgruppen (EM) Gold-, Palladium- und Silberlegierungen und die vier Nichtedelmetallgruppen (NEM) Kobalt-, Nickel-, Eisen- und Titanlegierungen angeboten. Aus historischen Gründen ist es üblich, die Goldlegierungen weiter in Hochgoldlegierungen mit einem Anteil an Gold- und Platinmetallen von mehr als 75 % und edelmetallreduzierte Legierungen mit einem Anteil an Gold- und Platinmetallen von 60 - 75 % zu unterteilen.

Ein weiteres Merkmal zur Differenzierung der Legierungsgruppen ist die Möglichkeit der Keramikverblendung, die allgemein als Aufbrennfähigkeit bezeichnet wird. Prinzipiell wäre bei allen sieben Legierungsgruppen zwischen den aufbrennfähigen und nicht-aufbrennfähigen Legierungen zu unterscheiden.

Konkret ist diese Unterscheidung jedoch nur bei den Goldlegierungen notwendig, denn nur diese müssen im wahren Sinn des Wortes aufbrennfähig gemacht werden. Einerseits muß durch erhöhte Zuschläge von Platin oder Palladium der Schmelzvorgang wenigstens über 1100 °C angehoben werden, um beim Aufbrennen der Keramik bei ca 960 °C die notwendige Warmfestigkeit der Legierung zu erreichen, und andererseits muß durch Legierungszusätze von nichtedlen Bestandteilen wie Zinn, Indium oder Gallium, – den Oxidbildnern –, ein chemischer Verbund des Metalls mit keramischen Massen über Sauerstoffbrücken ermöglicht werden. Als dritte notwendige Bedingung muß ein Wärmeausdehnungskoeffizient (WAK) in der Größenordnung von 14 – 15 x 10-6/ °C im Bereich zwischen 25 – 625 °C eingestellt werden, um in der Abkühlphase nach dem Keramikbrand eine möglichst spannungsfreie Schrumpfung der beiden Verbundwerkstoffe Metall und Keramik zu gewährleisten. Durch die Wahl der Keramik und durch eine Variation der Brennführung vor allem in der Abkühlphase ist eine Anpassung an verschiedene WAK der Metalle möglich (Dorsch 1987).

Bei Palladium-Legierungen ist die Ausgangssituation anders. Wegen des hohen Schmelzpunktes von Palladium müssen diese Legierungen durch Zusätze von Zinn, Indium oder Gallium niedrigschmelzend und gut fließfähig gemacht werden, damit sie überhaupt im Dentallabor mit herkömmlichen Gießmethoden verarbeitet werden können. Sie liegen dann immer noch mit ihren Schmelzpunkten oberhalb von 1100 °C und haben gleichzeitig die notwendigen Zusätze für den Metall-Keramik-Verbund. Da schon die Größenordnung von 1 % von Nichtedelmetall-Zusätzen für den Metall-Keramik-Verbund ausreichend ist, sind darum dentale Palladium-Legierungen immer aufbrennfähig. Es ist darauf zu achten, daß die Elemente Indium, Gallium, Zinn und Zink nicht zu hoch zulegiert sind, weil dadurch die Korrosionsfestigkeit und damit auch die Biokompatibilität beeinträchtigt werden kann.

Silberlegierungen sind dagegen nur bedingt aufbrennfähig. Sie sind einerseits so oxidationsfreudig, daß die für den Metall-Keramik-Verbund notwendigen Oxidschichten in diesem Fall zu dick und darum untauglich wären, und andererseits sind die Schmelzpunkte für einen Aufbrennvorgang mit herkömmlichen Aufbrennkeramiken zu niedrig. Erst mit moderneren niedrigschmelzenden Keramiken kommen auch sie wieder als aufbrennfähige Legierungen in Betracht. Zur Zeit sind solche Metallkeramik-Systeme noch nicht auf dem Markt.

Die klassischen NEM-Legierungen sind im Prinzip unter den oben angesprochenen Gesichtspunkten alle aufbrennfähig, wobei Eisenlegierungen wegen ihrer geringen Korrosionsfestigkeit allgemein und auch zahlenmäßig eine untergeordnete Rolle spielen. Natürlich gibt es in jedem Fall arbeitstechnische Besonderheiten, da speziell das stärkere Oxidationsverhalten der NEM-Legierungen und die gegenüber Goldlegierungen höheren WAK berücksichtigt werden müssen. Vorwiegend aus dem zuletzt genannten Grund sind die herkömmlichen Kobaltlegierungen für die Modellgußtechnik zur Keramikverblendung mit herkömmlichen Aufbrennkeramiken weitgehend ungeeignet, so daß für die Kronen- und Brückentechnik spezielle aufbrennfähige CoCr-Legierungen entwickelt wurden.

21.7 Kennzeichnung von Dentallegierungen

Für die Dentallegierungen wurde in Anlehnung an DIN 1700 eine Kurzbezeichnung eingeführt, mit der es möglich ist, die im Handel unter verschiedenen Namen angebotenen Legierungen direkt zu vergleichen oder unterscheiden zu können. Die gewichtsmäßig am höchsten vertretenen Bestandteile werden in fallender Reihenfolge mit ihren chemischen Symbolen und Prozentzahlen angegeben, wobei die Angabe über die Aufbrennfähigkeit noch hinzugefügt wird;

z. B.   Au70Ag13,5Cu8,8   nicht aufbrennfähig für Degulor M
        Au70Ag13,3Pd13,2   nicht aufbrennfähig für Maingold KF
        Au70Pd15Pt7,5   aufbrennfähig   für Primallor 3.

Die Mindestanforderungen für Dentallegierungen sollten in gültigen und verbindlichen Anforderungskatalogen des Deutschen Instituts für Normung e.V. (**DIN**) formuliert sein, um dem Zahnarzt Anhaltspunkte für eine selbständige Beurteilung der Eignung und Qualität einer Dentallegierung an die Hand zu geben. Im Hinblick auf die Einführung des gemeinsamen europäischen Marktes im Jahre 1993 wurde sowohl die europäische als auch deutsche Normungsarbeit intensiviert, so daß inzwischen für einige Legierungsgruppen endgültige Normen des DIN oder mindestens Entwürfe existieren, so

z. B.   DIN EN ISO 1562   Dental-Goldußlegierungen
        DIN EN ISO 8891   Dental-Gußlegierungen mit einem
                             Edelmetallanteil von 25 % bis
                             unter 75 %
        DIN EN ISO 6871-1   Edelmetallfreie Dental- Gußlegierungen Teil 1: Kobalt-Basis-Legierungen
        DIN EN ISO 9693   Metall-Keramik-Systeme für zahnärztliche Restaurationen

Für Palladium- und für Silberlegierungen ist die DIN EN ISO 8891 für einen Edelmetallgehalt zwischen 25–75 % zuständig.

In den Normen sind die Mindestanforderungen für die chemische Zusammensetzung sowie für die mechanischen Eigenschaften wie die 0,2 %-Dehngrenze und die Bruchdehnung angegeben, so daß zusammen mit den Informationen aus den Legierungstabellen des *Dental Vademekums* brauchbare Legierungen ausgewählt werden können.
Die Bedeutung der Korrosionsbeständigkeit gewinnt in der modernen Normgebung immer mehr an Gewicht. Es wird gefordert, daß der korrosive Materialverlust bei Lagerung in einer Milchsäure-Kochsalz-Lösung nach 7 Tagen weniger als 0,1 mg/cm^2 beträgt. Wissenschaftliche Untersuchungen zeigen, daß die Korrosionsfestigkeit einzelner Legierungen extre-

me Unterschiede zwischen 4 µg und 4 mg pro cm² in 7 Tagen aufweist *(Geis-Gerstorfer et al.* 1985, 1989, *Kappert* 1992*)* (vgl. Abb.266).

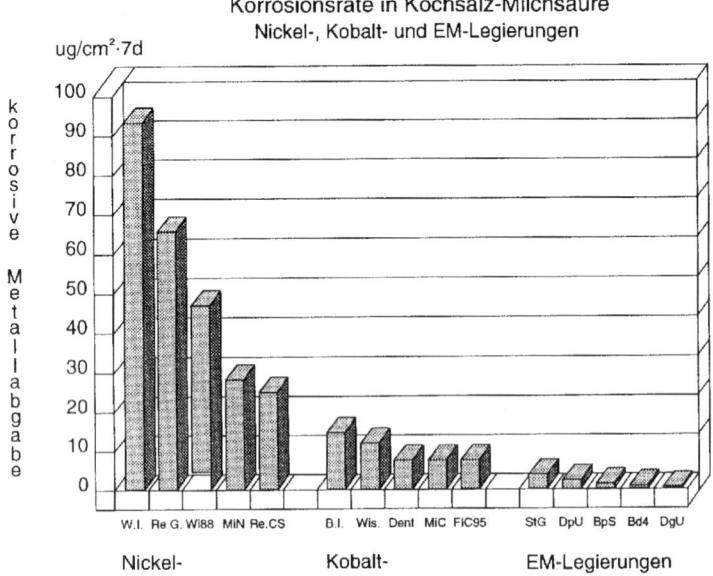

Abb. 266 Korrosionsraten verschiedener Dentallegierungen im Immersionstest. Die Nickel- und Kobalt-Legierungsplättchen wurden vor und nach einer 7tägigen Einlagerungsdauer in 0,1 m Kochsalz/Milchsäure-Lösung gewogen. Die Werte für die 5 Edelmetallegierungen stammen von *Geis-Gerstorfer et al.* (1989).

Bei NEM-Legierungen zeigt sich eine besonders starke Abhängigkeit vom Chrom- und Molybdängehalt, der mindestens 24 bzw. 5 % betragen muß, damit diese Legierungen ausreichende Passivschichten als Korrosionsschutz aufbauen können. Da die Prüfarbeit des DIN gerade erst angelaufen ist, kann dieser entscheidende Aspekt für die Auswahl einer Legierung zur Zeit noch nicht allgemein genutzt werden. Das gleiche trifft für die in der ISO 9693 festgelegten Prüfung der Verbundfestigkeit von Metall-Keramik-Systemen zu. Hier kann nur exemplarisch auf die wissenschaftliche Literatur *(Schwickerath* 1989, *Siebert* 1989*)* zurückgegriffen werden.

21.8 Titan

Titan hat nach vielen Jahrzehnten erfolgreichen Einsatzes in hoch-technisierten Bereichen wie Luft- und Raumschiffahrt auch in der Zahnheilkunde zunächst in der Implantologie und zunehmend auch in der Prothetik für festsitzenden Zahnersatz Verwendung gefunden. Dieses Metall hat gegenüber den herkömmlichen Dentallegierungen soviele bemerkenswerte Besonderheiten, daß hier eine umfassende Beschreibung der relevanten Eigenschaften von Titan als Werkstoff für die zahnärztliche Prothetik und Implantologie notwendig ist.

21.8.1 Mechanisch-physikalische Eigenschaften

In Tab. 27 b sind die charakteristischen mechanisch-physikalischen Eigenschaften von reinem Titan zusammengefaßt (*Kappert* 1994, *Küpper und Spiekermann* 1993, *Pröbster et al.* 1991, *Soom* 1987). Jede dieser Zahlen hat eine besondere Bedeutung für die Zahntechnik oder auch Zahnmedizin.

Tab. 27 b Physikalische Eigenschaften von reinem Titan

Ordnungszahl (Übergangsmetall)	22
Atomgewicht	47,8
Dichte in g/cm^3	4,51
Schmelzpunkt in °C	1688
Siedepunkt in °C	3260
Härte nach Vickers	80 – 105
Elastizitätsmodul in MPa	100 000
Zugfestigkeit in MPa (kaltverformt)	450
Zugfestigkeit nach Guß in MPa	bis 850
Bruchdehnung in %	15 – 20
Wärmeausdehnungskoeffizient in K^{-1}	9,6 x 10^{-6}
Wärmeleitfähigkeit in W/mK	21,4

Die Kernladungs- oder Ordnungszahl 22 läßt erkennen, daß Titan die diagnostisch interessante Eigenschaft der Röntgentransparenz besitzt, da die Absorption von Röntgenstrahlen mit der vierten Potenz der Kernladungszahl ansteigt. Schon bei Kobalt mit der Ordnungszahl 27, Nickel mit 28, erst recht bei Palladium mit 46 oder Gold mit 79 ist die Röntgenabsorption bedeutend höher (*Küpper und Marx* 1993).
Mit dem Atomgewicht 47,8 gehört Titan aufgrund seiner geringen Dichte von nur 4,51 g/cm^3 zu den Leichtmetallen. Eine geometrisch gleichwertige zahntechnische Rekonstruktion aus Titan wiegt darum nur 1/3 oder 1/4 dessen, was sie aus einer Goldlegierung wiegen würde. Das Gewicht wäre nur die Hälfte einer entsprechenden Rekonstruktion aus anderen NEM-Legierungen.
Durch den hohen Schmelzpunkt von 1688° C kann Titan nicht mit herkömmlichen Gießapparaturen mit Widerstandsheizung, sondern muß induktiv oder im Lichtbogenverfahren erschmolzen werden. Der hohe Siedepunkt von 3260° C wirkt sich günstig aus, damit beim Laserschweißen die Verdampfungsrate eingeschränkt bleibt.
Die Vickershärte liegt mit den Werten 80 - 105 im Bereich der Goldlegierungen vom Typ 2 - 3. Auch der Elastizitätsmodul ist mit 100 GPA vergleichbar mit dem von Edelmetallegierungen, das heißt etwa halb so groß wie der von Kobalt-Chrom-Legierungen. Die Zugfestigkeit würde mit 450 MPA eher niedrig liegen, da aber beim Vergießen von Titan in der Regel unvermeidbar geringe Spuren von Sauerstoff aufgenommen werden, kann sich die Zugfestigkeit bis zu 850 MPA erhöhen (vgl. Tab. 27 c und d). Mit einer Bruchdehnung von 15 - 20 % ist Titan sehr duktil, solange an der

Oberfläche keine harte und spröde α-case-Schicht vorliegt. Der Wärmeausdehnungskoeffizient (WAK) beträgt 9,6 x 10^{-6}/K und hat damit fast die gleiche Größe wie der Zahnschmelz. Da dieser Wärmeausdehnungskoeffizient jedoch erheblich niedriger liegt als der von anderen Dentallegierungen mit Werten zwischen 14 - 16 x 10^{-6}/K sind die sonst üblichen Aufbrennkeramiken für Titan nicht verwendbar. Spezielle Titankeramiken sind auf dem Markt (*Marx et al.* 1992, *Sommer et al.* 1991).

Die geringe Wärmeleitfähigkeit des Titans, die noch weit unter der von Kobalt-Chrom-Legierungen liegt, ist ein weiterer Grund, diesem Metall den Vorzug gegenüber einer Edelmetallegierung zu geben. Graden bei großflächigen Konstruktionen (z. B. Modellguß) ist die Wärmedämpfung bei heißen und bei kalten Einflüssen für den Patienten angenehm.

In den Tab. 27 c und d sind die Materialeigenschaften und die Zusammensetzung verschiedener handelsüblicher Titansorten mit den Graden 1 - 4 nach DIN 17850 zusammengestellt. Der wesentliche Aspekt dieser beiden Tabellen ist, daß mit zunehmender Konzentration von gelöstem Sauerstoff im Metall zwischen 0,12 bis 0,36 % deutlich die mechanische Festigkeit des Titans gesteigert werden kann. Hierdurch wird eine vielseitige Anwendung des Titans für fast alle prothetischen Indikationsbereiche möglich

Tabelle 27 c Zusammensetzung verschiedener Grade von technisch reinem Titan (Angaben in %, Rest Titan)

	Fe	C	N	O	N
Grad 1	0,20	0,08	0,05	0,12	0,01
Grad 2	0,252	0,08	0,05	0,18	0,01
Grad 3	0,30	0,10	0,05	0,25	0,01
Grad 4	0,35	0,10	0,05	0,35	0,01

Tab. 27 d Materialeigenschaften verschiedener Grade von technisch reinem Titan

	Zugfestigkeit in MPa	Bruchdehnung in %	Vickershärte
Grad 1	350	45	120
Grad 2	470	35	150
Grad 3	560	25	170
Grad 4	640	15	200
nach Guß	bis 850	10 - 15	200

Titanklammern sind wegen des kleineren Elastizitätsmoduls leichter elastisch zu verbiegen als entsprechende Klammern aus Kobalt-Chrom-Legierungen. Um einen kleinen Titanstift mit 1 mm Durchmesser von 1 cm Länge um 1 mm auszulenken, werden 15 N benötigt, dagegen 30 N für eine entsprechende Auslenkung eines Kobalt-Chrom-Stiftes. Die gleiche elastische Steifigkeit wie bei einer CoCr-Legierung könnte ein Titanstift dadurch erhalten, daß er um etwa 20 % dicker gestaltet wird als ein entsprechender Kobalt-Chrom-Stift. Titan besitzt im Elastizitätsbereich eine

deutlich bessere Dauerbiegefestigkeit als eine Kobalt-Chrom-Legierung *(Kappert 1994)*.
Beim technisch reinem Titan (cp Ti = *commercial pure titanium*) und auch bei Reintitan gibt es eine Phasenumwandlung des Metalls bei 882 °C, wobei sich nicht nur die kristalline Struktur, sondern auch das Volumen ändert. Bei Titan muß aus diesem Grund, zusätzlich aber auch wegen der außerordentlich starken Oxidationsbildung bei höheren Temperaturen, eine niedrigschmelzende Keramik verwendet werden, die bei etwa 750 °C aufgebrannt werden kann.

21.8.2   Herstellen von Zahnersatz aus Titan

Bei der Herstellung von Zahnersatz aus Titan sind die Gießtechnik (*Päßler et al.* 1991) und die Frästechnik (*Schlegel et al.* 1991) zwei konkurrierende Verfahren mit unterschiedlichen Vor- und Nachteilen (*Küpper* und *Spiekermann* 1992, *Pröbster et al.* 1991). Die früheren großen Probleme der Gießtechnik, nämlich das Auftreten einer Reaktionsschicht (α-case) an der Außenhaut eines Gußobjektes und das durch eine Röntgenaufnahme sichtbar zu machende Auftreten von Argonblasen im Gußobjekt (*Hero et al.* 1993) sind durch verbesserte Gießtechniken und verbesserte Einbettmassen weitgehend reduziert (*Päßler et al.* 1991), jedoch noch nicht endgültig und sicher beseitigt.
Der Vorteil der Gießtechnik ist in jedem Fall, daß sie universell für die Herstellung des kleinsten Inlays bis zur größten Suprakonstruktion oder Modellgußplatte genutzt werden kann. Speziell ist die übliche Kronen- und Brückentechnik inklusive einer Gestaltung der Okklusalflächen mit der herkömmlichen Wachsaustreibetechnik möglich.
Auch im Bereich der Frästechnik (*Schlegel et al.* 1991) wurden Fortschritte erzielt, so daß auch hiermit schon eine wirtschaftliche Herstellung von Zahnersatz möglich ist. Das zur Zeit interessanteste System (DCS, Precidenta DCS, CH-Basel) erlaubt, paßgenaue Kronen- und Brückengerüste herzustellen, die für die eigentliche Funktion in der Mundhöhle noch mit Kunststoff oder Keramik verblendet werden müssen. Ein wesentlicher Vorteil der Frästechnik liegt darin, daß ein dichtes, porenfreies und feinkörniges Metallgefüge vorliegt. Dieser Vorteil beruht darauf, daß als Ausgangsprodukt für die Frästechnik gewalzte Titanrohlinge verwendet werden.

21.8.3   Verblendtechniken

Zahnärztliche Restaurationen aus Titan wirken bei den heutigen Ansprüchen unästhetisch. Die aufgrund der hohen Affinität zu Sauerstoff sich bildenden dünnen Oxidschichten auf der Titanoberfläche vermindern den Glanz und wirken leicht gräulich. Wenn es irgendwie möglich ist, muß Titan verblendet werden, nicht nur wegen der Ästhetik sondern auch wegen der schon oben beschriebenen Plaquefreundlichkeit.
Die beiden wichtigsten Metall-Kunststoff-Verbundtechniken, das Rocatec- und das Silicoater-MD-Verfahren, können bei Titan mit Erfolg eingesetzt werden. Hier wirkt sich die Oxidbildung an der Oberfläche des Titans wieder vorteilhaft aus.
Beim zahntechnischen Aufbrennen von Keramik auf Titan treten dagegen

zwei Komplikationen auf. Zum einen nimmt mit zunehmender Temperatur die Oxidationsfreudigkeit von Titan fast unkontrollierbar zu, so daß möglichst niedrige Brenntemperaturen wünschenswert sind, weil zu dicke Oxidschichten den Verbund schwächen. Zum anderen muß wegen des niedrigen Wärmeausdehnungskoeffizienten von 9,6 x 10^{-6}/K eine leuzitarme oder leuzitfreie Feldspatkeramik verwendet werden mit einem Wärmeausdehnungskoeffizienten von etwa 8 x 10^{-6}/K. Beide Probleme wurden in den vergangenen Jahren von verschiedenen Keramikherstellern gelöst

21.9 Galvanotechnik

Die Spannbreite des galvanogeformten Zahnersatzes erstreckt sich inzwischen von Einzelkronen im Front- und Seitenzahnbereich über Inlay- und Onlayversorgungen zu festsitzenden kleineren Brücken, Teleskopkronen für den abnehmbaren Ersatz, Basisplatten für die Totalprothetik und Suprakonstruktionen in der Implantatprothetik *(Krieg* 1988, *Diedrichs* und *Rosenhain* 1995, *Diedrichs* 1996*)*. Zahlreiche Autoren bestätigten durch ihre werkstoffkundlichen und klinischen Untersuchungen die Tauglichkeit der galvanogeformten Kronen in Verbindung mit keramischer Verblendung (*Stehle* 1998). Neuere Untersuchungen haben auch die Galvano-Kunststoff- Haftverbunde zum Ziel *(Göbel et al.* 1994*)*.
Die Vorteile galvanoplastischer Kronen liegen einmal im Material selber, welches aus reinem Gold mit einem Feingehalt von mindestens 99,7% besteht, das auf Grund seiner biologischen Verträglichkeit *(Wirz* 1995*)*, seiner geringen Plaqueanlagerungstendenz *(Simonis et al.* 1989*)* und seiner materialsparenden Verarbeitung unbestritten ist. Wiederzuvergießendes Altmaterial, was zu schlechteren Materialeigenschaften führt, fällt erst gar nicht an. Neben großer Präzision und Paßgenauigkeit *(Hämmerle et al.* 1994, *Setz et al.* 1989, *Schäfers et al.* 1995*)* ist bei Einhaltung einer korrekten Präparation eine im Vergleich zu einer in herkömmlicher Aufbrenntechnik hergestellten Krone gute Ästhetik ohne einhergehende Verfärbung des Gingivalrandes durch haftoxidbildende Metalle erzielbar *(Kappert et al.* 1994 und 1995, *Wirz* 1994 und 1995*)*.
Klinische Langzeitstudien über einen durchschnittlichen Beobachtungszeitraum von vier Jahren ergaben eine hohe Mängelfreiheit *(Krieg* 1995*)*. Für galvanogeformte, keramisch verblendete Inlays beziehungsweise Onlays und Teilkronen sind die ästhetischen Erfolge nicht ganz so vielversprechend wie bei vollkeramischem Zahnersatz.
Es ergibt sich für das Galvanoinlay jedoch im Grenzbereich Schmelz-Dentin ein unübersehbarer Vorteil, da es auf herkömmliche, durch große Langzeiterfahrung gesicherte Weise, mit Phosphatzement eingegliedert werden kann, was zudem kostengünstig ist *(Stellwag* 1994*)*. Selbst im Vergleich zu Gußinlays ergibt sich ein ähnlich gutes, teilweise sogar besseres Randschlußverhalten *(Hannig et al.* 1994*)* bei besserer Ästhetik.
Einen weiteren Einsatzbereich stellt die dreigliedrige Galvanobrücke mit in herkömmlicher Gußtechnik hergestelltem Zwischenglied dar, das anschließend mit verschiedenen Möglichkeiten (mit Anguß, Löt-, Eingalvanisier-, Klebe- oder Lasertechnik) mit den Einzelkronen verbunden werden kann *(Klaus* 1988, *Horn* und *Kappert* 1992*)*.

Eine andere Anwendungsmöglichkeit der Galvanoformtechnik findet sich in der intermediären Doppelkronen Technik *(Busch 1995, Diedrichs 1991)*. Sie beruht auf dem Prinzip des Einfügens eines galvano-plastischen Käppchens zwischen Primär- und Sekundärteilen einer teleskopierenden oder einer implantatgetragenen abnehmbaren Arbeit.

Die zur Herstellung von galvanischem Zahnersatz gängigen Geräte, (AGC-GAMMAT-12, Gramm, D-Tiefenbronn; AGC-5-Process, Wieland, D-Pforzheim und die HF-600 Helioform®-Anlage, Hafner, D-Pforzheim) stehen in Konkurrenz, wobei der Bonder individueller Bestandteil des jeweiligen Systems ist und die Keramikauswahl in den Händen des Zahntechnikers liegt.

21.9.1 Grundlagen der Galvanotechnik

Die Galvanotechnik läßt sich in verschiedene Anwendungsmöglichkeiten einteilen. Die *galvanische Oberflächenbeschichtung*, mit der man Edelmetalle oder auch Nichtedelmetalle auf elektrochemischen oder chemischen Wegen auf andere Metalle oder Kunststoffe aufbringt, dient beispielsweise zur Herstellung von Leitfähigkeiten auf Platinen, zur Härtesteigerung von Legierungen oder für Korrosionsschutz von Oberflächen in vielen Bereichen. Dabei geht es immer um das Auftragen von möglichst dünnen Schichten, damit eine kostengünstige und trotzdem funktionelle Produktion erzielt werden kann.

Ganz anders verhält es sich bei der *Galvanoform-Technik*, bei der dasselbe Grundprinzip zur Anwendung kommt, aber zum einen wesentlich dickere Schichten erzielt werden sollen und zum anderen eine bestimmte, auch komplizierte Form erreicht werden soll.

Beide Techniken gehen auf den italienischen Arzt und Naturforscher Luigi Galvani (1737–1798) zurück, der herausfand, daß sich aus Primärelementen, in einen Elektrolyten getaucht, Gleichstrom erzeugen läßt. Der deutsche Physiker Moritz Hermann von Jakobi (1801–1874) gilt als der spätere Begründer der galvanischen Verfahren *(Kramer et al. 1959)*.

Rogers und Armstrong stellten 1961 eine erste Möglichkeit vor, bei der sie über Elektroforming mit einem Gold-Cyanid-Bad paßgenaue dünne Goldgerüste anfertigten. Diese dienten dann als Basis für den anschließenden Goldgußaufbau.

In nachfolgenden Veröffentlichungen erweitern sie ihr Verfahren *(Rogers* 1970*)*. Es wurden keramisch verblendete Kronen, Keramik-Inlays, metallkeramische Restaurationen mit marginalen Galvanogold-Rändern und das Aufgalvanisieren einer Goldschicht auf Nichtedelmetallegierungen beschrieben *(Rogers 1979, 1980 a und b)*.

Wismann stellte 1983 als erster ein Cyanid-freies Verfahren vor, genannt Platamic®. Darauf basierend folgten die Entwicklungen von Wieland (AGC®) und Hafner (Helioform®), beide auch mit cyanidfreien Elektrolyten und einem inzwischen automatisierten und perfektionierten Prozeß *(Diedrichs 1995)*.

21.9.2 Das Prinzip

Das Grundprinzip ist die Elektrolyse, bei der durch elektrischen Gleichstrom die chemische Umwandlung eines Elektrolyten bewirkt wird. Der Elektrolyt ist eine wässrige Metallsalzlösung, in der die Metalle als Ionen vorliegen.

In dem mit Elektrolyt gefüllten Gefäß wird über eine Kathode, an der sich das Werkstück befindet, und eine Anode eine Gleichspannung angelegt. In diesem elektrischen Feld wandern die Metallionen an die Elektronen im Überschuß enthaltende Kathode. Die Metallionen werden dort entladen und können sich an den Metallverbund der Kathode anlagern. Die dem Bad so entnommenen Metallionen müssen dabei regelmäßig wieder zugeführt werden.

Die Beschaffenheit des abgeschiedenen Metalls läßt sich durch die Elektrolytzusammensetzung und Badreinheit, durch die Temperatur des Bades, durch die Stromdichte und durch den ph-Wert des Bades steuern (*Diedrichs* und *Rosenhain* 1995).

Der Elektrolyt setzt sich wie folgt zusammen (*Diedrichs* und *Rosenhain* 1995):

- Metallkomplexsalze (Goldsulfit-Komplexe)
- Stabilisatoren
- Leitsalze
- Puffersubstanzen
- Kornfeiner (Replanisher).

Das Gold liegt nicht in Ionen-Form vor, sondern in einem *Sulfitkomplex*, der das Gold an die Kathode transportiert und dann im Bad zurückbleibt, weshalb die Bäder auch keine beliebig lange Standzeiten haben.

Die Komplexbildner können aber auch gleichzeitig als *Stabilisatoren* fungieren, indem sie möglicherweise eingeschleppte Verunreinigungen, in Form von zum Beispiel Fetten und Ölen, binden.

Leitsalze dienen zum Transport des Stroms im Elektrolyt und sind als Sulfate oder Phosphate im Bad enthalten.

Puffersubstanzen sollten im Bad enthalten sein, um den durch Mitabscheidung entstehenden Wasserstoff abpuffern zu können und den pH-Wert zwischen 8 und 12 zu halten.

Sogenannte *Replanisher* sollen Porenbildung verhindern und die Ausscheidung einer homogenen Goldschicht fördern. Meist sind es oberflächenaktive Substanzen, die die Metalloberfläche während des Ausscheidungsprozesses teilweise blockieren, und so für ein gleichmäßiges, feinkörniges und gezieltes Wachstum der Kristallisationskeime sorgen.

Die Steuerung der Eigenschaften des Werkstücks über die Stromdichte erfolgt nach den Faraday'schen Gesetzmäßigkeiten bei der Elektrolyse: die abgeschiedene Metallmenge m ist proportional der Stromstärke I und der Zeit t

$$m \sim I \times t$$

die abgeschiedene Metallmasse m ist proportional der Äquivalentmasse $Ä$ des abgeschiedenen Metalls

$$m \sim Ä$$

Damit ergibt sich für die abgeschiedene Masse m die Formel:

$$m = (I \times t \times Ä) / F$$

wobei F die Faraday-Konstante ist.

21.9.3 Feingold

Chemisch reines Feingold hat einen Goldanteil von 99,99 %. Weitere Eigenschaften sind eine hohe Kohäsivität, hohe Widerstandsfähigkeit gegen chemische Einflüsse, eine warme sattgelbe Farbe, eine hohe Korrosionbeständigkeit und damit eine hohe Resistenz gegenüber Säuren. Tabelle 27 e zeigt die physikalischen Werte von reinem Gold.

Tab. 27 e Physikalische Werte von Feingold

Dichte	19,3 g/cm^3
Schmelzpunkt	1063 °C
Härte	25 HV
WAK-Wert	14,3 • 10^{-6} /K

Es muß jedoch zwischen der Verarbeitung von Feingold mittels herkömmlicher Gußtechnik und der Verarbeitung mittels Galvanoforming differenziert werden.

Bei der herkömmlichen Gußtechnik kommt es beim Erkalten des Metalls zur Ausbildung von Kristallen beziehungsweise eines Kristallgitters, welches die geringe Härte von 25 HV bedingt und somit eine Anprobe im Mund unmöglich macht. Die Korngröße dieses gegossenen Metalls beträgt 400 µm (*Diedrichs* 1995).

Bei der elektrolytischen Ausscheidung von Gold werden die Goldatome mit einer so hohen Geschwindigkeit ausgeschieden und angelagert, daß es nicht zur Ausbildung eines normalen Kristallgitters kommen kann. Diese gestörte Kristallgitterstruktur und die geringe Korngröße von 50 µm bedingt die höhere Härte des abgeschiedenen Goldes im Galvanogerüst von 100 HV (*Diedrich* 1995, *Wirz et al.* 1995).

Eine Gerüstanprobe am Patienten ist somit ohne weiters möglich. *Schwickerath* (1986) konnte aber nachweisen, daß es durch die Warmbehandlung beim Aufbrennen von Keramik auf Galvanogerüste zu einer deutlich sichtbaren Ausbildung von Kristallen kommt und damit einhergehend zur Abnahme der Vickershärte.

21.10 Allgemeine Forderungen für gute Dentallegierungen

Aus der Sicht des Zahnarztes steht die biologische Verträglichkeit bei der Auswahl einer bestimmten Legierungsgruppe bzw. einer speziellen Legierung an erster Stelle. Sie ist eng mit der Korrosionsbeständigkeit der Legierung und mit der Allergenität und Toxizität der einzelnen Legierungsbestandteile, sofern diese korrosiv in Lösung gehen, verbunden.

Nachfolgend sind je nach Anwendung die mechanische Dauerfestigkeit (Biege- und Abriebfestigkeit), eine möglichst geringe Dichte (bei großen Restaurationen), ästhetische Gesichtspunkte und die Schleif- und Polierbarkeit, die Finierbarkeit und letztlich auch die Möglichkeit zum Auftrennen und Fräsen im Munde beim Entfernen der metallischen Restauration in Erwägung zu ziehen. Neben oder über allen Kriterien spielt die Wirtschaftlichkeit eine gewichtige Rolle.

21.10.1 Biologische Verträglichkeit
Unter allen biologisch-chemischen Wechselwirkungen von Dentallegierungen mit dem lebenden Organismus ist die toxische und allergene Potenz sowie speziell die Gewebeverträglichkeit der Metalle von Bedeutung.

Die toxische Wirkung einer Legierung ist unter dem Gesichtspunkt der physiologischen Dosis-Wirkungs-Beziehung der metallischen Spurenelemente näher zu betrachten. Hier ist es erlaubt, die korrosiv freigesetzte Metallmenge vom metallischen Zahnersatz mit der täglichen Aufnahme des gleichen Metalls durch die Nahrung in Korrelation zu setzen *(Herrmann* 1989, *Reuling* 1989*)*. So liegt z. B. die tägliche Aufnahme des essentiellen Metallelementes Kobalt bei einem Körpergewicht von 70 kg zwischen 150 - 950 µg. Die Kobaltabgabe von 20 cm^2 einer Modellgußplatte aus einer guten CoCr-Legierung liegt unterhalb der unteren Grenze. Toxische Wirkung tritt bei einer Kobaltaufnahme von 25 - 30 mg pro Tag auf, so daß eine toxische Wirkung von Kobalt durch eine gute Dentallegierung mit Sicherheit ausgeschlossen werden kann. Analoge Überlegungen müssen und können für jedes in einer Legierung vorhandene Element durchgeführt werden.

Für die Bewertung der allergenen Potenz einer Dentallegierung muß dagegen berücksichtigt werden, daß bei vorangegangener Sensibilisierung geringste Spuren eines Elementes Allergieerscheinungen auslösen können. Im allgemeinen lassen sich jedoch bei Anwendung des epikutanen Patch-Testes graduelle Abstufungen in der individuellen Empfindlichkeit auf potentielle allergene Materialien erkennen. So wird z. B. die Nickelsensibilisierung in der Regel durch eine Nickelsalzlösung (Nickelsulfat) im Epikutantest diagnostiziert. Es ist aber nachgewiesen *(Herrmann* 1989, *Schwickerath* 1989*)*, daß dennoch die meisten dieser Patienten im gleichen Epikutantest mit Plättchen aus nickelhaltigen Legierungen aus dem Dentalbereich und auch aus dem Schmuckgoldbereich negativ reagieren. Patienten mit einer größeren Empfindlichkeit reagieren positiv auf korrosionsanfällige Nickellegierungen, aber negativ auf korrosionsbeständige Legierungen. Bei der höchsten Empfindlichkeit reagieren die Patienten im Epikutantest schon auf die allerbesten korrosionsfesten Legierungen. Entsprechende Abstufungen sind bei allen Legierungskomponenten, die wie Nickel, Kobalt und Chrom eine hohe allergene Potenz besitzen, zu beobachten. Es wurden schon positive Reaktionen bei einem Gehalt von 2 % Co in einer Goldlegierung festgestellt *(Schwickerath* 1989*)*. Bei Patienten mit Allergiepaß ist darum die Kenntnis der Zusammensetzung einer Legierung auch im Hinblick auf die geringeren Zuschläge notwendig, um Allergieerscheinungen bei späteren Problemen, denen ganz andere Ursachen zugrunde liegen, mit Sicherheit ausschließen zu können. Es ist allgemein anerkannt, daß der Ausschluß entsprechender Dentallegierungen aufgrund eines Epikutantestes lediglich als eine Vorsichtsmaßnahme anzusehen ist, da die orale Mukosa eine 5 - 10 mal geringere Reaktionsfähigkeit als die äußere Haut aufweist *(Herrmann 1989, Reuling 1989)*. Bei aller Aufmerksamkeit, die der Allergenität dentaler Legierungen gewidmet werden muß, ist dennoch grundsätzlich zu beachten, daß trotz millionenfacher Verwendung dieser Legierungen, sicherlich auch bei Nickelsensibilisierten, in der Literatur keine allergische Allgemeinreaktion bekannt geworden ist *(Herrmann 1989)*. Durch ein gründliches bibliographisches Studium konnten im Zeitraum zwischen 1934 und 1988 lediglich 149 klinische Fälle zusammengetragen werden, bei denen die drei Kriterien

1. klinisches Erscheinungsbild in Form von Ekzemen, Rötungen oder Ulzerationen,
2. Heilung nach Entfernen des Allergens und
3. positiver Epikutantest

zusammentrafen *(Hildebrand et al. 1989)*.

Bezüglich der Gewebeverträglichkeit dentaler Legierungen sind Titan und CoCr-Legierungen am besten untersucht, weil sie im zahnärztlichen und im orthopädischen Bereich die meiste Verwendung finden. Die bisherigen Erfahrungen sprechen dafür, daß Titan und Ti-Legierungen hinsichtlich der Gewebeverträglichkeit völlig unbedenklich sind. Für CoCr-Legierungen gilt das gleiche nur dann, wenn die durch Abrieb (z. B. bei Hüftgelenken *(Reuling et al. 1990)*) und Korrosion freigesetzte Menge an Metallionen gering ist. Bei Nickellegierungen konnte im in-vitro Experiment nachgewiesen werden, daß menschliche Gingivazellen daran anhaften und auch wachsen können (Exbrayat et al. 1987). Im In-vivo-Experiment wurde trotz erhöhter Nickel- und auch Chromkonzentration in der näheren Umgebung von Implantaten aus Nickellegierungen keine pathologische Veränderung des Gewebes festgestellt *(Reuling et al. 1990)*.

Aus den wenigen bisher vorliegenden Untersuchungen *(Reuling 1989)* mit Edelmetall-Legierungen ist zu entnehmen, daß bei Verwendung von PdCu-Legierungen ein sehr geringes, aber im Vergleich zu anderen Legierungsgruppen dennoch das größte Risiko für akute Entzündungsreaktionen vorliegt, wobei der toxische oder gewebeschädigende Einfluß dem Kupfergehalt zugeschrieben wird.

21.10.2 Mechanische Dauerfestigkeit

Damit ein metallischer Zahnersatz möglichst lange funktionstüchtig bleibt, muß er den funktionellen Belastungen in der Mundhöhle standhalten können. Von entscheidender Bedeutung ist bei Einzelzahnersatz die Abriebfestigkeit und bei allen überbrückenden oder verbindenden Teilen eines metallischen Zahnersatzes die Dauerbiegefestigkeit.

Das Problem der Abriebfestigkeit ist vielschichtig. Bei den Kompositen z. B. wird am deutlichsten die Forderung nach einer möglichst hohen

Abriebfestigkeit gestellt. Auch bei den weichen Legierungen für die Inlaytechnik ist dieses Problem zu beklagen, weil die vom Zahnarzt eingeschliffenen Okklusionsverhältnisse bald verlorengehen. Andererseits reichen die härteren Dentallegierungen in den anderen Grenzbereich hinein, wo befürchtet wird, daß durch allzu gute Abriebfestigkeit der Dentallegierung der Schmelz des Gegenzahnes unnötig rasch abnutzt, - wobei die Frage noch unbeantwortet ist, ob diese Befürchtung zurecht besteht. Die Abriebfestigkeit einer Dentallegierung verhält sich entsprechend wie jede andere spanabhebende Bearbeitung, also wie Schleifen, Polieren und auch Fräsen.

Der Abrieb und auch die Möglichkeit einer spanabhebenden Verformung werden häufig mit der Härte der Legierung verknüpft. Experimentelle Untersuchungen zeigen aber, daß beide Eigenschaften durch hohe Elastizitätsmodule ebenfalls reduziert bzw. erschwert, durch eine große Bruchdehnung jedoch erhöht bzw. erleichtert werden *(Weber* 1990).

Der notwendige Kompromiß bei der Entscheidung für oder gegen eine Legierung kann mit Hilfe der aus Legierungstabellen erkennbaren mechanisch-physikalischen Eigenschaften durchdacht werden. Diese sind ebenso bei der Forderung einer guten Finierbarkeit bei der Inlaytechnik, wofür eine möglichst hohe Bruchdehnung und eine im Spektrum der Dentallegierungen möglichst geringe 0,2 %-Dehngrenze notwendig sind, sowie bei der Forderung einer guten Biegefestigkeit im elastischen Bereich, wofür ein möglichst hoher E-Modul und eine möglichst große 0,2 %-Dehngrenze notwendig sind, bei der Legierungsauswahl in Betracht zu ziehen.
Die Dauerbiegefestigkeit ist legierungsspezifisch unterschiedlich. Aus den makroskopischen Größen sind insofern grobe Rückschlüsse zu ziehen, daß bei vergleichbaren Belastungen Legierungen mit einem großen Elastizitätsmodul und einer hohen 0,2 %-Dehnung (z. B. der große Elastizitätsmodul von 200 GPa und die 0,2 %-Dehngrenze von mehr als 600 MPa bei CoCr-Legierungen) eine höhere Dauerbiegefestigkeit erwarten lassen. Allerdings haben die Oberflächenbeschaffenheit und die Gefügestruktur entscheidenden Einfluß auf die Kerbwirkung und die initiale Rißbildung, wodurch die Dauerbiegefestigkeit stark beeinträchtigt werden kann.

21.10.3 Forderungen bezüglich Zusammensetzung und Gefüge

Die klinische Forderung einer möglichst großen Korrosions- sowie mechanischen Dauerfestigkeit von Dentallegierungen läßt sich werkstoffkundlich auf Forderungen hinsichtlich der Zusammensetzung und des Gefüges zurückführen.

Forderungen bezüglich der Zusammensetzung
Die Korrosionsfestigkeit von Edelmetallegierungen beruht auf einem möglichst großen Anteil an Gold- und Platinmetallen, wobei unter wirtschaftlichen Gesichtspunkten Palladium von besonderem Interesse ist. Moderne Vergleichsuntersuchungen zwischen Hochgold- und goldreduzierten Legierungen können in der Regel nur bisher bekannte Untersuchungen aus den 20iger und 30iger Jahren bestätigen, wo lediglich bei mehr als 18-karätigen Legierungen eine für die Mundhöhle ausgezeichnete (*Wirz et al.* 1987), aber auch bei bis 14-karätigen Legierungen noch eine ausreichende Kor-

rosionsfestigkeit vorgefunden wurde (*Schwickerath* 1989, *Siebert* 1989). Bei der heutigen Einteilung der Dentallegierungen entspricht die erste Gruppe den Hochgoldlegierungen mit mehr als 75 % an Au/Pt-Metallen und die zweite Gruppe den goldreduzierten Legierungen mit mehr als 60 %. Darüber hinaus gilt sowohl durch klinische Erfahrung als auch durch In-vitro-Versuche und auch theoretische Überlegungen als gesichert, daß kupferfreie Legierungen weniger zu Verfärbungen neigen als kupferhaltige (*Siebert* 1989).

Abb. 267 a und b Eine porige und lunkrige Oberfläche durch unsachgemäßes Gießen beim Zwischenglied einer Brücke aus einer kupferhaltigen Pd-Legierung.

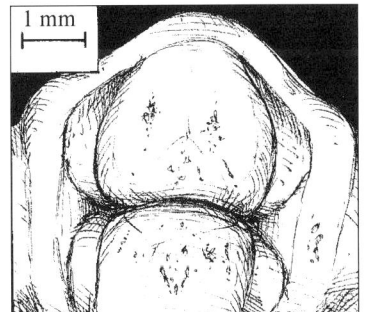

a

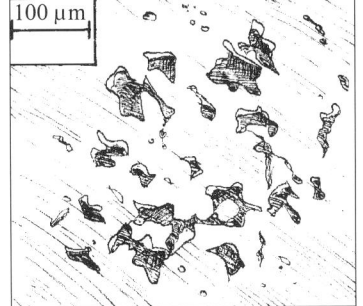

b

Die Palladium-Legierungen werden als silberhaltige und als silberfreie hergestellt. Die typische Zusammensetzung der PdAg-Legierungen ist 50 - 60 % Pd, ca 30 % Ag und als Zusatzelemente gewöhnlich In und Sn. Ihre Zusammensetzung ist in der Regel einfacher und damit weniger komplex als die der silberfreien Pd-Legierungen, welche zu 75 - 85 % aus Pd und hohen Anteilen von Nichtedelmetallen wie Cu, Ga, In, Sn oder Co bestehen. Die Aussagen in der wissenschaftlichen Literatur über ihre Korrosionsbeständigkeit sind möglicherweise bedingt durch Verarbeitungsprobleme, wodurch poröse und lunkrige Oberflächen entstehen (Abb. 267 a und b), sehr widersprüchlich. Nur bei idealer, fehlerfreier Oberfläche sind die Palladiumlegierungen ebenso korrosionsfest wie die Goldlegierungen. Schon nach einer für den Keramikbrand notwendigen Wärmebehandlung treten auch nach oberflächlichem Polieren erhöhte Korrosionsraten auf. Dieser Umstand ist bei Kronen- und Brückenteilen, die nicht mit Keramik beschichtet sind (z. B. Kronenränder, Zwischenglieder, hintere Molaren) möglicherweise für Unverträglichkeiten wie Zungenbrennen oder Metallgeschmack verantwortlich. Aufgrund neuerer Untersuchungen scheint sich herauszukristallisieren, daß silberhaltige Palladiumlegierungen bessere Korrosionseigenschaften haben als die kupferhaltigen (*Kappert* 1993) (Abb. 268 a und b).

Dentale Silberlegierungen werden zur Steigerung der Korrosionsfestigkeit mit Palladium legiert. Da definitionsgemäß der Hauptanteil dabei immer noch Silber bleibt (sonst wäre es eine Palladium-Legierung), ist dieser Legierungstyp den echten Palladiumlegierungen hinsichtlich der Korrosionsbeständigkeit immer unterlegen. Da sie auch sonst weder ästhetisch, noch mechanisch noch preislich irgendeinen Vorteil bieten, sollten sie für zahnärztliche Maßnahmen nicht verwendet werden.

Die Korrosionsfestigkeit von Nichtedelmetallegierungen beruht auf der Möglichkeit dieser Metalle, an ihrer Oberfläche korrosionshemmende Schichten, vorwiegend Oxide, auszubilden (*Kaesche* 1979).

Die für diesen Zweck geeigneten Metalle sind in erster Linie Chrom, aber auch Molybdän und Wolfram. Nach DIN 13 912 wird darum als Mindestanforderung ein Anteil dieser Elemente gemäß der Formel

$$Cr + 3{,}3 \times (Mo + 0{,}5\, W) > 30$$

gefordert. Diese Formel ist so zu verstehen, daß die Summe des Chrom-, Wolfram- und Molybdängehaltes, angegeben in Gewichtsprozenten und multipliziert mit den entsprechenden Faktoren, größer als 30 ist. Ergänzende Nebenbedingungen, wie z. B. Mo > 4 % und Cr > 25 % sind hier allerdings zur eindeutigen Beschreibung notwendig. Neuere Untersuchungen der korrosiven Löslichkeit von Dentallegierungen in Kunstspeichel lassen es ratsam erscheinen, bei einer Legierungsauswahl speziell für Nickellegierungen die obengenannte Formel besser mit > 40 oder sogar > 50 zu verwenden (*Kappert* 1992).

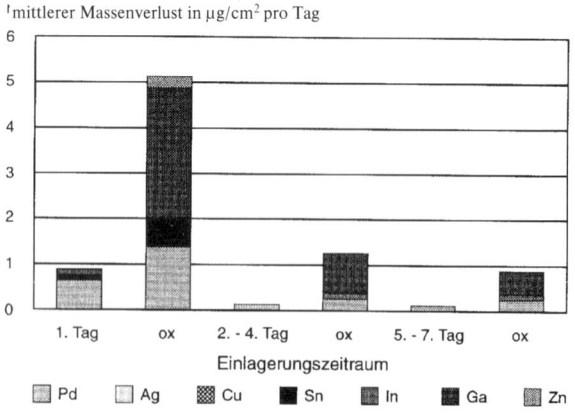

Abb. 268a Titan ist in den bisher im klinischen Bereich angebotenen Formen als Reintitan und auch mit Al und V legiert ausreichend biokompatibel (*Reuling* 1989).

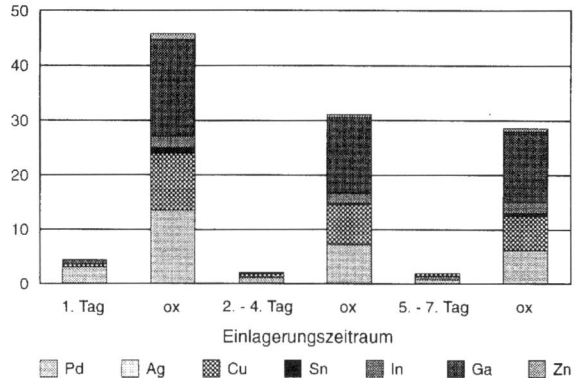

Abb. 268 a und b Korrosionsraten am ersten Tag, im Einlagerungszeitraum vom 2.-4. Tag und vom 5.-7. Tag während des Immersionstestes in 0,1 m Kochsalz/Milchsäure-Lösung, wobei die Proben einmal nach dem Guß und zusätzlich nach einem simulierten Keramikbrand mit Oxidationsschichten an der Oberfläche eingelagert wurden. a) eine PdSnAg-Legierung und b) eine PdCuGa-Legierung (nach Kappert 1993).

Forderungen bezüglich der Gefügeausbildung

Die Korrosionsfestigkeit und auch die mechanische Dauerfestigkeit sind um so besser, je feinkörniger und homogener das Gefüge ist. Diese Eigenschaft kann aus den Legierungstabellen nicht ohne weiteres abgelesen werden, weil sie stark von der Verarbeitung beim Gießen abhängt. Bei den Gold- und den Palladium-Kupfer-Legierungen ist diese Forderung am ehesten erfüllbar. Das Ziel wird bei diesen Legierungen durch die Zugabe von Kornfeinern aus der Gruppe der Platinmetalle (Pt, Re, Rh, Ru und Ir) im ‰-Bereich erreicht(Abb. 269 a). Die Palladium-Silber-Legierungen neigen mehr zu einem gröberen und dendritischen Gefüge *(Kappert 1986)* (Abb. 269 b). Dentale Silberlegierungen besitzen ein heterogenes Gefüge, welches bei den silberfarbigen Legierungen neben den primären Dendriten ein Eutektikum (Abb. 269 c) und bei den goldfarbigen in der Regel zwei Phasen (Abb. 269 d) aufweist *(Kappert 1987)*.

NEM-Legierungen besitzen üblicherweise ein erheblich gröberes Gefüge (Abb. 269 e) als Edelmetallegierungen, welches häufig von großen, aber fein verästelten Dendriten durchwachsen ist. Hier dürfen bezüglich Gefügekörnigkeit nicht die gleichen Maßstäbe angelegt werden wie bei den Edelmetallegierungen, weil verschiedene Legierungsphasen bei den NEM-

Legierungen galvanisch ähnlicher sind als es bei verschiedenen Phasen einer Edelmetallegierung der Fall ist, so daß die Korrosions- und Verfärbungsanfälligkeit nicht durch die Mehrphasigkeit erheblich ansteigt. Im Hinblick auf die mechanische Festigkeit ist allerdings auch bei NEM-Legierungen die Feinkörnigkeit oder zumindest eine feine Verästelung und Verzahnung der Dendrite vorteilhaft *(Lindigkeit 1989)*. Auch hier kommen Kornfeiner aus der Gruppe der Metalloxide (z. B. Kobaltoxide) zum Einsatz.

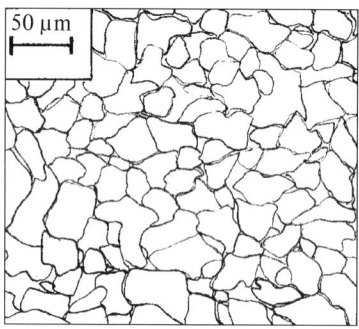

Abb. 269 a Homogenisiertes Gefüge einer PdCu-Legierung.

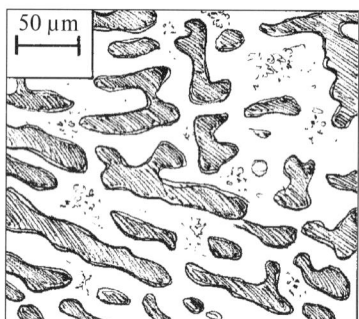

Abb. 269 b Nicht-homogenisiertes Gefüge einer PdAg-Legierung.

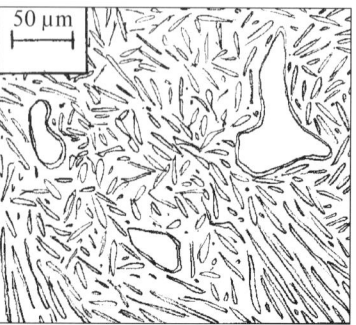

Abb. 269 c Eutektisches Gefüge einer AgPdCu-Legierung.

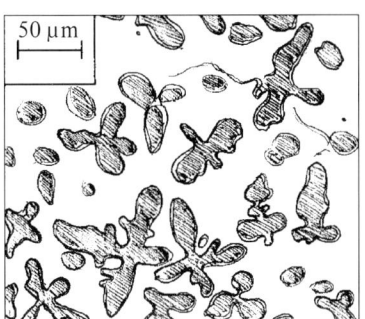
Abb. 269 d Zweiphasig heterogenes Gefüge einer AgPdIn-Legierung.

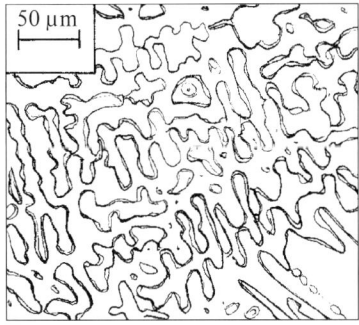
Abb. 269 e Dendritisches Gefüge einer aufbrennfähigen CoCr-Legierung.

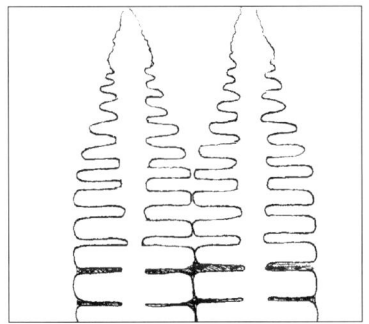
Abb. 269 f Schematische Darstellung der dendritischen Erstarrung.

21.11 Zusammenfassung

Auswahl einer Dentallegierung unter klinischen Gesichtspunkten mit Hilfe der mechanisch-physikalischen Parameter.
Unter allen Gesichtspunkten schneiden Silberlegierungen unter den EM-Legierungen am schlechtesten ab: Sie haben als Korrosionsschutz keinen genügend großen Gehalt an Gold- oder Platinmetallen, sie sind aber auch nicht passivierbar und sie haben in der Regel ein heterogenes Gefüge. Daß dennoch bei richtiger Verarbeitung in vielen Fällen ausreichend gute klinische Erfahrungen mit diesem Legierungstyp gesammelt werden konnten, beweist um so mehr, auf welch hohem Niveau sich die anderen dentalen Legierungstypen bewegen.

Unter den NEM-Legierungen sind Eisenlegierungen nur für vorübergehende Maßnahmen (Brackets, Ligaturen, Klammern) akzeptabel. Nickellegierungen müssen hinsichtlich Chrom- und Molybdängehalt kritisch betrachtet werden. Es gibt Nickellegierungen, die auch dem allgemein höheren Standard von Kobaltlegierungen entsprechen. Titan und seine Legierungen sind unter dem Aspekt der Biokompatibilität optimal.

Bei der Auswahl einer Dentallegierung ist unter dem Gesichtspunkt von Feinkörnigkeit und Homogenität ein schmales Schmelzintervall und hinsichtlich der Reduzierung von Verarbeitungsproblemen ein niedriger Schmelzpunkt vorteilhaft.

Die Anforderungen an die mechanischen Eigenschaften dentaler Legierungen sind je nach klinischer Anwendung z. T. sehr unterschiedlich. Bei der Legierungsauswahl können die folgenden allgemeinen Grundsätze berücksichtigt werden:

gute Finierbarkeit	• niedriger E-Modul
	• geringe 0,2 %-Dehngrenze
	• große Bruchdehnung
geringer Abrieb	• hoher E-Modul
(Okklusalflächen)	• große Härte
	kleine Bruchdehnung
leichtes Einschleifen	• niedriger E-Modul
Auftrennen von Kronen	• niedrige Härte
	• große Bruchdehnung
große Biegefestigkeit	• möglichst großer E-Modul
(Brücken, Teilersatz)	• hohe 0,2 %-Dehngrenze
geringes Gewicht	• geringe Dichte

Von seinen Erfahrungen ausgehend, könnte hiermit ein Zahnarzt unter Berücksichtigung der ästhetischen Vorstellungen, der schon in der Mundhöhle vorhandenen Legierungen und der finanziellen Möglichkeiten seines Patienten die optimale Legierung aus dem vielfältigen Angebot der Legierungshersteller auswählen.

Literatur

Busch M.: Die intermediäre friktive Doppelkrone in der Implantatprothetik. In: Implantat Prothetik. Hrsg.: Bücking, W., Suckert R. Verlag Neuer Merkur, München 1995.

Dental-Vademekum. 6. Auflage. Bundeszahnärztekammer (BDZ) und Kassenzahnärztliche Bundesvereinigung (Hrsg.) Deutscher Ärzte-Verlag, Köln 1998.

Diedrichs G.: Galvano- Außenteleskope in der direkten Technik. Quintessenz 1991, 42: 49-55.

Diedrichs G., Rosenhain P.: Galvanoforming. Verlag Neuer Merkur, München 1995.

Diedrichs G.: Galvanoforming Möglichkeiten und Grenzen. Dtsch Zahnärztebl 1996, 105: 21-26.

Dorsch P.: Harmonie von Keramik und Legierung. Thermisches Verhalten im Vergleich. dent lab 1987, 35: 473-478.

Geis-Gerstorfer J., Sauer K. H., Weber H., Päßler K.: Untersuchungen zum Massenverlust von EM-, NEM-und Pd-Basis-Legierungen. dent lab 1989, 37: 1605-1609.

Geis-Gerstorfer J., Sauer K.H., Weber H.: In vitro-Korrosionsuntersuchungen zum Massenverlust von Nichtedelmetall-Legierungen. Dtsch Zahnärztl Z 1985, 40: 87-91.

Göbel R., Welker D., Musil R., Liebetrau F.: Festigkeit und Mikromorphologie der Fügezone beim Galvano Kunststoff Verbund nach unterschiedlichen Konditionierungsverfahren. Quintessenz Zahntech 1994, 20: 515-522.

Hämmerle C., Mesaric W., Lang N.P.: Marginal Fit of Porcelain Crowns with Galvanized Frames. Schweiz Monatsschr Zahnmed 1994, 104: 740-745.

Hannig M., Niziak P., Albers H.K.: Das Randschlußverhalten metallkeramischer Inlays nach Thermowechsel und okklusalen Druckbelastungen. Dtsch Zahnärztl Z 1994, 49: 925-929.

Hero H., Syverud M., Waarli M.: Porosity and mould filling of titanium castings. J Mater Science 1993, 4: 296.

Herrmann D.: Allergien auf zahnärztliche Werkstoffe. In: Voß R. und Meiners H. (Hrsg): Fortschritte der Zahnärztlichen Prothetik und Werkstoffkunde. Bd.4; Hanser, München 1989.

Hildebrand H.F., Veron C., Martin P.: Nickel, chromium, cobalt dental alloys and allergic reactions: an overview. Biomaterials 1989; 10:545-548.

Horn V., Kappert H.F.: Festigkeit von dreigliedrigen Galvanobrücken im Seitenzahnbereich. Dtsch Zahnärztl Z 1992, 47: 597.

Kaesche H.: Die Korrosion der Metalle. Springer, Berlin 1979.

Kappert H. F.: Vergleich zwischen Palladium-Legierungen und NEM-Legierungen. Phillip J 1986, 3: 142-148.

Kappert H. F.: Untersuchung an Silberlegierungen - Gelbliche Einfärbung birgt Nachteile in sich. dent lab 1987, 35: 485-494.

Kappert H.F.: Oraler Galvanismus unter besonderer Berücksichtigung des Amalgams. Phillip J 1990, 5: 233.

Kappert H.F.: Schweißtechnik mit Plasma und Laser. Quintessenz Zahntech 1991, 17: 977-998.

Kappert H.F.: Metallegierungen in der Zahnheilkunde. Zahnärztl Mitt 1992, 82: 46-54.

Kappert H.F., Schwickerath H., Veiel S., Bregazzi J.: Zur Korrosionsfestigkeit aufbrennfähiger Edelmetallegierungen. Dtsch Zahnärztl Z 1994, 49: 716-721.

Kappert H.F.: Titan als Werkstoff für die zahnärztliche Prothetik und Implantologie. Dtsch Zahnärztl Z 1994, 49: 573-583.

Kappert H.F., Schwickerath H., Bregazzi J., Veiel S., Hölsch W.: Beeinträchtigung der Korrosionsfestigkeit durch den Aufbrennprozeß. dent lab 1995, 43: 65-76.

Klaus G.: Die Entwicklung der Galvanobrücken. Teil I und II. Quintessenz Zahntechn 1988, 14: I, 1109-1122, II, 1229-1240a und b.

Krämer O.P., Weiner R., Fett M.: Die Geschichte der Galvanotechnik. Eugen G. Leuze Verlag, Saulgau 1959.

Krieg G.: Erste Langzeitergebnisse galvanokeramischer Kronen nach dem AGC Verfahren. Eine 9 Jahres Studie.Quintessenz 1995, 46: 783-788.

Krieg G., Klaus G.: Klinische Aspekte und neue Anwendungsmöglichkeiten der Galvanotechnik. Quintessenz 1988, 39: 2103-2114.

Küpper H., Marx R.: Röntgentransparenz von Titan und Früherkennung von Sekundärkaries. Dtsch Zahnärztl Z 1993, 48: 174.

Küpper H., Spiekermann H.: Titan: Ein neuer Dentalwerkstoff für prothetische Restaurationen? Zahnärztl Mitt 1992, 82: 56.

Lindigkeit J.: Werkstoffkunde und Technologie. In: Siebert G.K. (Hrsg.): Dentallegierungen in der zahnärztlichen Prothetik. Hanser, München 1989.

Marx R., Geurtsen W.: Haftfestigkeit von Kunststoff und Keramik auf Titan. Zahnärztl Prax 1992, 43: 82.

Medizinproduktegesetz -MPG.Bundesgesetzblatt 1994, 52: 1936-1984.

Päßler K., Bestelmeyer F., Ohnmacht P., Sernetz F.: Einflüsse auf die Qualität und Eigenschaften von dentalen Titangüssen. dent lab 1991, 39: 809-815.

Pröbster L., Geis-Gerstofer J., Simonis A., Setz J., Weber H.: Titan - zum gegenwärtigen Stand eines neuen Dentalwerkstoffes. dent lab 1991, 39: 1073.

Reuling N.: Biologische Verträglichkeit (Biokompatibilität) von Dentallegierungen. In: Siebert G.K. (Hrsg): Dentallegierungen in der zahnärztlichen Prothetik. Hanser, München 1989.

Reuling N., Wisser W., Jung A.: Release and detection of dental corrosion products in vivo: Development of an experimental model in rabbits. J Biom Mat Res 1990, 24: 979-991.

Rogers O.W.: The electroformed gold matrix inlay technique. Aust Dent J 1970, 15: 316-323.

Rogers O.W.: The dental application of electroformed pure gold. I. Porcelain jacket crown technique. Aust Dent J 1979, 24: 163-170.

Rogers O.W.: The dental application of electroformed pure gold. II. A. Porcelain inlay. B. Cast copings with adaptable electroformed gold margins. Aust Dent J 1980a, 25: 1-6.

Rogers O.W.: The dental application of electroformed pure gold. III. An investigation into an alternative ceramic bonding system for base metal alloys. Aust Dent J 1980b, 25: 205-208.

Rogers O.W., Armstrong B.W.: Electroforming a gold matrix for indirect inlays. J Prosthet Dent 1961, 11: 959-966.

Schäfers F., Meyer G.: Paßgenauigkeit von Auro Galva Crown und Platamic Inlays und Teilkronen. Dtsch Zahnärztebl 1995, 104: 830-835.

Schlegel A., Besimo Ch., Guggenheim R., Düggelin M.: In-vitro-Untersuchung zur marginalen Passgenauigkeit von computergefrästen Titankronen (I). Schweiz Monatsschr Zahnmed 1991, 101: 1273.

Schwickerath H.: Galvanische Kronenherstellung im Test. Zahnärztl Mitt 1986, 76: 479-483.

Schwickerath H: Eigenschaften und Verhalten von aufbrennfähigen Palladium- und Nichtedelmetall (NEM) -Legierungen. Phillip J 1989, 6: 357-367.

Setz J., Diehl J., Weber H.: Der Randschluß zementierter galvanokeramischer Kronen. Quintessenz 1989, 8: 1439-1445.

Siebert G.K.: Dentallegierungen in der zahnärztlichen Prothetik. Hanser, München 1989.

Simonis A., Freesmeyer W.B., Benzing U., Setz J.: Plaqueanlagerung an galvanokeramischen Kronen. Dtsch Zahnärztl Z 1989, 44: 793-795.

Sommer M.Ch., Schwickerath H., Marx R., Witt G.: Mechanische Festigkeit von Keramiken für die Verblendung von Titanrestaurationen. Dtsch Zahnärztl Z 1991, 46: 746.

Soom U: Reines Titan in der Zahnmedizin und Zahntechnik: Anwendungsgebiete in der Implantologie und Prothetik. Swiss Dent 1987, 8: 27-32.

Stehle M.: Die Scherfestigkeit von Dentalkermik mit Galvanogold. Zahnmed. Diss. 1998, Universität Freiburg.

Stellwag H.: Untersuchung der Haftfestigkeit von drei verschiedenen Befestigungszementen an mit fünf Verfahren oberflächenkonditionierten Galvanokronen in vitro. Zahnmed Diss. 1991, FU Berlin.

Weber H.: Über das Abriebverhalten verschiedener Dentallegierungen. Zahnmed. Diss. 1990, Universität Freiburg.

Wirz J. et al.: Aufbrennkeramik im Spaltkorrosionstest. Schweiz Monatsschr Zahnheilk 1987, 97: 571-590.

Wirz J., Schmidli F., Förster F.W.: Haftoxide. Quintessenz 1994, 45: 1279-1290.

Wirz J., Jäger K., Schmidli F.: Galvanoforming Zahnersatz mit hoher Biokompatibilität. Quintessenz 1995, 46: 539-547.

Wismann H.L.: Patentschriften 1983, DE 3219008 AL und DE 3218300 AL.

22 Keramik als zahnärztlicher Werkstoff

Heinz F. Kappert

22.1 Einleitung

Die Entwicklung von keramischem Zahnersatz ist sicherlich das zur Zeit interessanteste und aufregendste Kapitel in der zahnärztlichen Werkstoffkunde. Da die Biokompatibilität der Keramik noch nicht oder nur selten in Frage gestellt wird, ist die größte Schwäche in der für einen breiten Indikationsbereich mangelhaften mechanischen Stabilität und Festigkeit zu sehen. Aus diesem Grund wird Keramik bei festsitzendem Zahnersatz zur Zeit immer noch vorwiegend zur Verblendung von Metallgerüsten, die die notwendige Stabilität für funktionelle Belastungen gewährleisten, verwendet. Die zunehmende, zumeist unbegründete Sorge um die ausreichende Biokompatibilität von Dentallegierungen und andererseits das wachsende Interesse an zahnfarbenem Zahnersatz lenkt allerdings das Interesse auf dentale Vollkeramiksysteme, deren Anwendung ohne Metallunterstützung jedoch auf Einzelzahnrestaurationen, Inlays und Verblendschalen (Veneers), in einigen Fällen auch auf kleinere Frontzahnbrücken beschränkt ist.

22.2 Struktur und Festigkeit traditioneller Dentalkeramiken

Die traditionelle Dentalkeramik besteht in der Regel aus einer amorphen, transparenten Glasphase (z.B. Feldspatglas mit der chemischen Formel $K_2O \times Al_2O_3 \times 6SiO_2$ für Kalifeldspat bzw. Orthoklas oder $Na_2O \times Al_2O_3 \times 6SiO_2$ für Natronfeldspat bzw. Albit), in welche kristalline Partikel (z.B. Leuzit mit der chemischen Formel $K_2O \times Al_2O_3 \times 4SiO2$) dispers verteilt eingelagert sind (Abb. 270). Diese Partikel haben die Aufgaben,

- durch Lichtstreuung und Trübung das transparente Glas farblich dem Zahnschmelz anzugleichen,
- die Standfestigkeit beim Brennen und
- die Endfestigkeit unter funktioneller Belastung in der Mundhöhle
zu gewährleisten.

Für besondere Zwecke, z. B. Erzielung einer extrem hohen Festigkeit bei Zahnersatz, können auch oxidische Keramiken (z. B. Aluminium- oder Zirkoniumoxidkeramik) ohne Glasphase eingesetzt werden (vgl. nächstes Kapitel).
Die Atome oder oxidischen Molekülgruppen in beiden Komponenten sind durch kovalente Bindung oder durch Ionenbindung verknüpft, die häufig

festere atomare Verbindungen bieten als die metallische Bindung. Jedoch haben kovalente Bindungen, die durch Überbeanspruchung einmal geöffnet wurden, nur bei sehr hohen Temperaturen (z. B. beim Keramikbrand) eine Chance für eine erneute Verknüpfung.

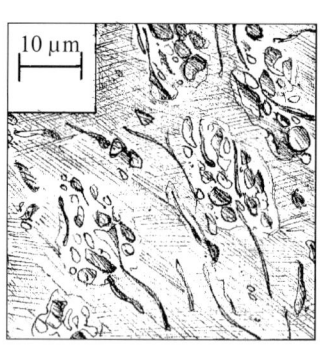

Abb. 270 Traubenförmig angeordnete Leuzitkristalle (Areale mit 10-30 µm Ø im Feldspatglas, ebene Flächen) einer typischen Aufbrennkeramik (Rasterelektronenmikroskopisches Bild einer geätzten Schlifffläche der Metallkeramik VMK 68).

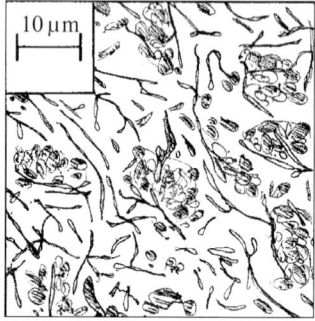

Abb. 271 Traubenförmig angeordnete Leuzitkristalle wie in Abb. 270. Hier sind allerdings in der Glasmatrix deutlich mehr Risse enthalten, die durch eine Thermowechselbelastung (TWL) von 10000 Wechseln zwischen 5 °C und 55 °C hervorgerufen wurden (Rasterelektronenmikroskopisches Bild einer geätzten Schlifffläche der Metallkeramik VMK 68).

Im Gegensatz zu den duktilen, zähen metallischen Werkstoffen, die sich für eine plastische Verformung – d. h. stetes Öffnen und Verknüpfen der atomaren Bindungen bei Raumtemperatur – am besten eignen, sind keramische Werkstoffe darum spröde und bruchempfindlich. Ein Riß an der Oberfläche oder auch im Inneren des Werkstücks kann sich bei den in der Mundhöhle vorliegenden Temperaturen nicht mehr schließen. Bei jeder Belastung, die einen kritischen Wert übersteigt, kann er sich durch Aufreißen weiterer atomarer Bindungen langsam aber stetig vergrößern und so durch das Werkstück wandern (Abb. 271). Es hängt von der Größe und Dichte der kristallinen Partikel und von dem Verbund zwischen Glas- und Kristallphase ab, ob die Rißfortschreitung an amorph-kristallinen Grenzflächen gestoppt werden kann, oder ob der Riß um die Kristalle herumwandert und weiter fortschreitet.

Durch mikroskopische Studien ist bekannt, daß bei der Feldspatkeramik die Bruchlinien in der Regel die Glasmatrix der Keramik durchlaufen, wobei sie die eingelagerten Leuzitkristalle umgehen. Die Zug- und Biegefestigkeit der Feldspatkeramik ist darum vergleichbar mit der von einfachen Silikatgläsern, die in der Größenordnung von 100 MPa liegt.

22.3 Materialtechnische Aspekte von Oxidkeramiken

Oxidkeramiken sind einphasige keramische Materialien, die aus Oxiden bestehen. Die Hauptvertreter dieser Werkstoffgruppe sind Al_2O_3-, MgO-, ZrO_2-, $MgAl_2O_4$ (Spinell)- und TiO_2-Keramiken. Die Aufzählung zeigt bereits die grundlegende Gemeinsamkeit dieser Werkstoffe. Die Metalle, mit denen die Oxide gebildet werden, gehören zu den am wenigsten edlen Metallen. Ihre Oxidationspotentiale sind daher sehr hoch und ihre Oxide sehr stabil. Diese Oxide werden jedoch auch in unterschiedlichen Mengen, je nach gewünschter Einflußnahme, in andere keramische Massen (z. B. Silikat-haltige Keramiken) eingebracht, vorwiegend um mechanische und optische Eigenschaften zu optimieren. Hier handelt sich dann um mehrphasige Keramikmassen, die unter dem häufig angestrebten Ziel der Festigkeitssteigerung dann auch den Namen Oxid-verstärkte Keramik tragen. Im folgenden werden die zwei reinen Grundwerkstoffe Aluminiumoxid und Zirkoniumoxid charakterisiert.

22.3.2 Aluminiumoxid

Aluminiumoxid (Al_2O_3) ist am besten unter dem Namen *Korund* bekannt. Es werden beim natürlichen *Korund* primäre und sekundäre Vorkommen unterschieden. Primär liegt er als magmatische Ausscheidung in Al-reichen Gesteinen wie Syeniten, Graniten und deren Pegmatiten in vielen Ländern (im Tessin, Ural, Kanada, USA, Australien) vor. Sekundär wird er aufgrund seiner chemischen und mechanischen Widerstandsfähigkeit häufig in Sedimenten oder angereichert in Seifen vorgefunden.
Nach den physikalischen Eigenschaften und der Art des Vorkommens wird der „edle" vom „gemeinen" Korund unterschieden. Zum „edlen" Korund zählen die durchsichtigen, schön gefärbten Varietäten wie der blau gefärbte Saphir (aber auch weißer „Leukosaphir", gelber „Goldsaphir", die mehrfarbigen violetten, grünen etc „fancy saphires") und der rot gefärbte Rubin. Die meisten Edelkorunde stammen aus Ceylon, Burma, Australien, USA, Thailand sowie aus Kenia und Tansania. Mit „gemeinem" Korund werden die trüben und unrein gefärbten Kristallkörper verschiedenster Herkunft bezeichnet. Er wird vorwiegend in den USA, Kanada und Südafrika gewonnen. Eine Besonderheit stellt ein kleinkörniger, stark mit Eisenoxiden verunreinigter Korund dar, der häufig mit Magnetit, Hämatit, Quarz u.a. in großen Gesteinsmassen vermengt ist und dann als *Smirgel* bezeichnet wird. *Korund* ist ein wichtiges Industriemineral, welches vorwiegend als Schleifmittel und Feuerfestmaterial eingesetzt wird. In der Zahntechnik hat es als Strahlmittel verschiedenster Körnung (häufig falsch als Sandstrahlen benannt) vielfältige Anwendung gefunden. Aluminiumoxidtiegel werden zum Aufschmelzen von Kohlenstoff-empfindlichen Legierungen verwendet. Industriekorund wird heutzutage vorwiegend aus Bauxit gewonnen, der in elektrischen Öfen geschmolzen wird. Selbst „edler" Korund sowohl für den Schmuckbereich als auch für technische Anwendungen wird heute ohne große Probleme synthetisch hergestellt; beispielsweise werden in einem Ziehverfahren bis zu 30 cm lange Einkristalle für den Bau von Rubinlasern gefertigt.
Neben diesen Anwendungsmöglichkeiten des reinen Korunds ist Alumi-

niumoxid nach dem Quarz (SiO$_2$) das nächst wichtige Oxid in verschiedensten Tonmineralien und Keramiken, die in Form von Blumenvasen, Kaffeetassen und vieles andere mehr, z.B. auch als keramischer Zahnersatz, unser tägliches Leben begleiten. Wegen der zahnfarbenen Erscheinung, der hohen Abrasionsfestigkeit, der chemischen Resistenz, der biologischen Verträglichkeit und des angenehmen Kontaktgefühls glanzgebrannter oder polierter Keramikoberflächen ist dieser Werkstoff der am besten geeignete als Zahnersatzwerkstoff.

Aluminiumoxid ist mit 10 - 20 Gew.% Bestandteil des Feldspats, welcher Ausgangswerkstoff für metallkeramische Verblendwerkstoffe ist. Die keramischen Massen für Kerngerüste von Jacketkronen sind zur Festigkeitssteigerung bis zu 60 Gew.% mit 10 - 30 µm großen Aluminiumoxidkristallen angereichert. Wegen des großen Unterschieds im Brechungsindex (Feldspat: n = 1,53; Korund: n = 1,76) findet an den Aluminiumoxidkristallen im Feldspat eine starke Lichtbrechung statt, wodurch solche Al$_2$O$_3$-verstärkten Keramikmassen optisch opak wirken und darum nur für die Herstellung von Kronengerüsten mit nachträglicher Verblendung geeignet sind. Bei In-Ceram wird synthetisch hergestellter *Korund* in einer Körnung zwischen 2 - 5 µm (Abb. 274) als wässriger Schlicker zur Ge-rüstherstellung von Zahnersatz auf Gipsmodellen aufgetragen, in der festen Phase weit unterhalb des Schmelzpunktes von 2040 °C bei 1100 °C gesintert und anschließend bei 1120 °C mit dentinfarbenem Glas infiltriert. Die Biegefestigkeit dieses Werkstoffs überragt herkömmliche Dentalkeramiken um das drei- bis vierfache (Abb. 276), wodurch ästhetischer Zahnersatz aus In-Ceram mit anschließender Beschichtung aus Vitadur Alpha in Form von Kronen (Abb. 278) und Brücken deutlich höhere Festigkeitswerte aufweist, als es bisher ohne Metallunterstützung möglich war.

22.3.2 Zirkoniumoxid

Das metallische Element Zirkonium wird in vulkanischem Gestein wie Schiefer, Gneis, Syenit oder Granat gefunden. Es liegt entweder in Verbindung mit Siliziumdioxid als *Zirkon* (ZrO$_2$ x SiO$_2$) oder als freies Oxid *Baddeleyit* (ZrO$_2$) vor. Die wichtigsten Vorkommen werden in Australien, Indien, Südafrika und den USA abgebaut.

Zirkon ist in klaren und gut gleichmäßig gefärbten Stücken als Schmuckstein beliebt. Rote bis rosabraune Steine („Hyazinth") kommen besonders aus Ceylon und von Mongka in Thailand, blaue, die aber nur reduzierend gebrannte Hyazinthe sind, von Pailin in Kambodscha. Von Natur aus weiße Steine (Maturadiamanten) sind sehr selten. *Zirkon* ist entweder als mikroskopischer Gemengteil in Magmatiten (z. B. Granit) oder in kristallinen Schiefern oder im Sandstein weit verbreitet. Es kommt aber auch in größeren Kristallen, z. B. als *Zirkon*syenit an der Südostküste Norwegens, im Ural oder als bis zu 20 cm lange feine Nadeln auch im Granit z. B. in den Basalten des Siebengebirges, der USA und von Kanada vor. Als Verwitterungsprodukt bildet es aufgrund seiner hohen Dichte (ρ = 4,3 - 4,8 g/cm^3 gegenüber 2 - 2,5 g/cm^3 sonst) Sekundärlagerstätten an vielen Sandstränden.

Reines Zirkoniumdioxid ZrO_2 (*Baddeleyit*) wird im Nephelin-Syenit von Jacupiranga in Brasilien und von Edelsteinseifen auf Ceylon, vom Vesuv und in der Rep. Kongo gefunden. Es ist auch als Mondmineral bekannt geworden.

Die wichtigsten Anwendungsgebiete sind die Produktion von Feuerfestmaterialien (z. B. Schmelztiegel in der Pyrotechnik, Einbettmassen für den Titanguß) oder in Verbindung mit Aluminiumoxid die Herstellung von Schleifscheiben. Zirkoniumoxid bewährt sich bei Schneidwerkzeugen aller Art, vom Küchenmesser bis zu Hochgeschwindigkeits-Schneiden in der industriellen Anwendung. Eine Schere aus Zirkoniumdioxid erwies sich in einem Schneidtest an verschiedenen Fasern als siebzigfach dauerhafter als eine Stahlschere. Durch die hohe Festigkeit und Verschleißfestigkeit konnte Zirkoniumoxid bisher erfolgreich für die Herstellung von Hüftgelenksprothesen eingesetzt werden. ZrO_2 ist weiterhin Trübungsmittel für Email und metallkeramische Opakermassen und dient zur Erhöhung der Lichtbrechung und Festigkeit von Gläsern.

Für medizinische und speziell für zahnmedizinische Anwendungen wird in der Regel auf die Verwendung des natürlichen *Zirkons* bzw. *Baddeleyits* verzichtet, weil aufgrund von Verunreinigungen mit verschiedenen metallischen Spurenelementen (Hf, Y, Ce und andere Seltene Erden, P, Nb, Ta, Th, Al, U, Fe und Ca) unerwünschte Verfärbungen das Material für diese Anwendungsbereiche unbrauchbar machen. Durch die Beimengungen mit Hafnium oder auch Uran kann ungereinigtes Zirkonium auch eine geringfügige, jedoch für medizinische Zwecke unzulässige Radioaktivität aufweisen.(Natürliches *Baddeleyit* kann bis zu 2 % HfO_2 enthalten.) Hier wird darum mit aufwendigen Methoden gereinigtes und neu synthetisiertes Zirkoniumoxid verwendet.

ZrO_2 besitzt bei sehr hohen Temperaturen unterhalb des Schmelzpunktes von 2680 °C eine kubische Kristallstruktur, die sich beim weiteren Abkühlen unterhalb 2370 °C in eine tetragonale Phase umwandelt und unter 1250 °C zum monoklinen *Baddeleyit* deformiert wird. Diese letzte Phasenumwandlung ist mit einem 3 - 5 %igem Volumenzuwachs verbunden. Hierdurch wird in reinem Zirkoniumoxid eine solch große innere Spannung erzeugt, daß nach der Sinterung von Bauteilen aus *Baddeleyit* eine spontane Rißbildung in der Abkühlphase auftritt. Durch Zugabe von stabilisierenden Oxiden wie MgO, CaO oder Y_2O_3 kann diese schädliche Volumenausdehnung umgangen werden.

Wird ein nicht ausreichend stabilisierendes Oxid verwendet, dann erhält man ein teilstabilisiertes Zirkoniumoxid (PSZ) statt der vollstabilisierten Form. Hierdurch kann der oben beschriebene schädliche Volumenzuwachs positiv zur Festigkeitssteigerung von Keramiken genutzt werden. Werden Kristalle aus PSZ mit einer bestimmten kritischen Größe fein verteilt in einer Matrix (z. B. in *In-Ceram*, einer hochfesten Dentalkeramik aus Aluminiumoxid und Glasphase) eingelagert, so können diese Teilchen unter dem Druck der Matrix auch bei Abkühlung unterhalb der Transformationstemperatur in der metastabilen tetragonalen Form verharren. Erst beim Auftreten von Rissen in der Keramik durch Belastung wandeln sich diese Kristalle in die monokline Form um, so daß unter dem damit verbundenen Volumenzuwachs das Spannungsfeld der Rißspitze abgeschwächt wird. Das Fortschreiten der Risse wird hierdurch behindert bzw. gestoppt, so daß der katastrophale Bruch weitgehend vermieden werden kann. Die Keramik ist dadurch widerstandsfähiger gegen Verformungen im elastischen Grenzbereich geworden, was auch als Zunahme an Zähigkeit interpretiert werden kann. Hierdurch kann eine Steigerung der Dauerfestigkeit der Keramik erzielt werden (= spannungsinduzierte Umwandlungsverstärkung).

Da Kronen- und Brückengerüste aus *Zirconia* opaker sind (Brechungsindex n = 1,97 - 2,02) als solche aus *Alumina* (n = 1,76), wird dieser Festigkeitsgewinn aus ästhetischen Gründen nur im Seitenzahnbereich genutzt.

22.4 Metallkeramik

Metallkeramische Massen sind transluzente mineralische Werkstoffe, die vorwiegend aus natürlichem Feldspat durch Wärmebehandlungen (Schmelzen und Fritten) und verschiedene Mahlvorgänge gewonnen werden und die bei der zahntechnischen Herstellung von zahnfarbenem Zahnersatz zur dauerhaften Verblendung auf metallischen Kronen- und Brückengerüsten durch einen Brennprozeß aufgesintert bzw. aufgeschmolzen werden können.

Tabelle 27 f Chemische Zusätze bei metallkeramischen Massen verschiedener Hersteller (*Herstellerangaben*)

Substanz	Gew. %	Bemerkungen
SnO_2	bis 17,5	speziell im Opaker
TiO_2	bis 3,3	speziell im Opaker
ZrO_2	bis 20	speziell im Opaker
CeO_2	bis 14,0	speziell im Opaker
Be_2O_3	bis 3,5	
Fe_2O_3	bis 0,28	
Sb_2O_3	bis 0,45	
CrO_2	bis 2,0	
F	bis 1,0	
P_2O_5	bis 1,0	
BaO	bis 2,5	
Y_2O_3	bis 0,2	
Rb_2O	bis 0,1	
plus Pigmente	bis 2,0	speziell im Dentin
plus Pigmente	bis 12,0	speziell im Opaker

Solange Dentalkeramik nur zur Verblendung von Metallgerüsten verwendet wird, spielt das Festigkeitsproblem nur eine untergeordnete Rolle, weil die Stabilität bei richtiger Verarbeitung mit einem guten Metall-Keramik-Verbund durch die Metallunterstützung gewährleistet ist. Bei diesen Aufbrenn- oder Metallkeramiken ist vorrangig,

- daß ein Aufbrennen und Sintern bei Temperaturen, die mindestens 150(C unter dem Soliduspunkt der für das Gerüst verwendeten Legierung liegen, möglich ist, und
- daß die Wärmedehnung bzw. Kontraktion in der Abkühlphase nach dem Keramikbrand unterhalb der Glastemperatur (bei 600 bis 650 (C) etwa 10 % kleiner ist als die feste Schwindung des Metallgerüstes.

Auch die thermischen Wechselbelastungen in der Mundhöhle durch warme und kalte Speisen oder Getränke können auf Dauer nur dann von einem Metall-Keramik-Verbundsystem toleriert werden, wenn die Wärmedehnung beider Werkstoffe aufeinander abgestimmt ist.

Die Kombination Feldspatglas und Leuzitkristall ist zur Lösung dieses Problems besonders geeignet, weil der Wärmeausdehnungskoeffizient (WAK) des Glases mit etwa 7-8 µm/mK weit unter dem der herkömmlichen aufbrennfähigen Dentallegierungen mit 14-15 µm/mK liegt, der des Leuzits mit 25-27 µm/mK dagegen weit darüber (vergl. Tab.28). Durch eine geeignete Mischung von etwa 20-30 % dispers verteilter Leuzitkristalle im Glas kann beim Fritten ein passender WAK der Metallkeramik in der Größenordnung von ca. 13 µm/mK eingestellt werden.

Mit dem gleichen Mechanismus wird die Wärmedehnung von metallkeramischen Massen für die Verblendung von Titan auf einen Wärmeausdehnungskoeffizienten von ca. 8 (m/mK reduziert, indem dem Glas nur äußerst wenig oder auch gar kein Leuzit zugeführt wird. Die entgegengesetzte Problematik liegt bei neueren niedrigschmelzenden Keramikmassen *(Duceragold®, Duceram, D-Rosbach* oder *Omega 900®, Vita, D-Bad Säckingen)* vor, die zum Verblenden von gelben, Palladium- und Platin-armen Goldlegierungen entwickelt wurden.

Die für Metallkeramik geltenden Anforderungen sind in der Norm *DIN EN ISO 9693: 03.95 (entspricht EN ISO 9693:1994 = ISO 9693:1991)Zahnheilkunde; Metall-Keramik-Systeme für zahnärztliche Restaurationen* zusammengefaßt.

22.4.1 Niedrigschmelzende Massen

22.4.1.1 hoher WAK-Bereich

Niedrigschmelzende Verblend-Keramiken wurden entwickelt, um die Klasse der herkömmlichen goldfarbenen Kronen- und Brückenlegierungen mit leichten Abwandlungen keramisch verblenden zu können. Zwei Probleme mußten gelöst werden *(Hohmann* 1993).

- Wegen der niedrigen Solidustemperatur dieses Legierungstyps zwischen 900-950°C durfte die Brenntemperatur nicht höher als 800° C liegen und
- der WAK mußte um ca 20 % gegenüber den konventionellen Aufbrennlegierungen auf den Wert α_{25-500} = 15,6 µm/mK angehoben werden, damit er zu den korrosionsfesten und biokompatiblen Goldlegierungen (mit etwa 10 % Platinmetallen und ca. 25% Silber) mit einem WAK α_{25-500} = 16-17 µm/mK paßt.

Die Absenkung der Erweichungstemperatur der Glasphase und damit auch der Brenntemperatur erfolgt bei der

- hydrothermalen Keramik *Duceragold* (*DUCERA Dental GmbH, D-Rosbach*), die sich in Kombination mit der Goldlegierung *Degunorm (Degussa, D-Frankfurt)* mit der Bezeichnung *Golden Gate-System* auf dem Markt befindet, mit Hilfe einer neuen Technologie durch einen ca 1%igen Einbau von Hydroxil in das Netzwerk der SiO_4-Tetraeder in der Keramik. Hieraus leitet sich auch der Name *hydrothermales Glas* für die Glasphase dieser speziellen Keramik ab;
- niedrigschmelzenden Keramik *Omega 800* (*Vita Zahnfabrik, D-Bad Säckingen*) durch einen Zusatz von 5,7 % B_2O_3 (vgl. Tab. 22.2).

Die Einstellung des WAK α_{25-500} = 15,6 µm/mK wird durch einen erhöhten Gehalt an Leuzitkristallen erzielt, was durch den gegenüber konventionellen metallkeramischen Massen überdurchschnittlich hohen Anteil an K_2O (vgl. Tab. 22.2) ermöglicht wird. Ansonsten bestehen bzgl. der Zusammensetzung keine wesentlichen Unterschiede im Vergleich zu den konventionellen keramischen Massen.

22.4.1.2 konventioneller WAK-Bereich

Die Tatsache, daß die erste Generation niedrigschmelzender Keramikmassen nur für eine kleine Auswahl der gesamten Legierungsvielfalt verwendet werden kann, ist im Prinzip unbefriedigend. Darüberhinaus zeigt die zahntechnische Erfahrung, daß zumindest bei der Herstellung von Brücken mit mehr als drei Gliedern die geringe Warmfestigkeit der goldfarbenen Legierungen Probleme bereiten kann. Es kommt während des Keramikbrandes zu Verformungen des Metallgerüstes. Die Gründe hierfür liegen in dem relativ kleinen (d.h. < 150° C) Temperaturunterschied zwischen Solidustemperatur der Legierung (z.B. 890° C) und der Brenntemperatur für die Keramik (z.B. 800° C) und auch in der relativ geringen Festigkeit im weichen, nicht vergüteten Zustand, der während der Aufbrennphase in der Regel vorliegt.

Tab. 27 g Gegenüberstellung der chemische Zusammensetzung der klassischen metallkeramischen Masse mit modernen Keramiken für verschiedene Anwendungsbereiche (*Herstellerangaben*).

Keramik	VMK 68	Duceratin	Duceragold	Omega800	Omega900	Creation
Komponente			in Gew. %			
SiO_2	48 - 50	76,7	61	57,4	58 - 62	> 62
Al_2O_3	16,3 - 20	6,26	16	17,1	14 - 16	> 13
K_2O	8,4-10,3	÷	13	11,2	9 - 11	> 9
Na_2O	5,7 - 7,0	7,7	8	6,7	5 - 6	> 5
CaO	1,2 - 1 5	8,21	0,4	1,8	1 - 2	> 1
MgO	÷	÷	0,3	÷	0,3 - 0,8	< 0,1
Li_2O	÷	0,67	1	÷	< 0,3	÷
B_2O_3	1,2 - 2,5	0,44	÷	5,7	0,3 - 0,8	> 1
CrO_2	1,2 - 1,5	÷	÷	÷	÷	÷
TiO_2	2,7 - 3,3	0,04	÷	÷	÷	÷
Fe_2O_3	(0,03	0,29	÷	÷	÷	÷
F	÷	0,05	0,3	÷	÷	÷
BaO	÷	0,01	÷	÷	3 - 4	< 2
ZrO_2	÷	÷	÷	÷	1 - 1,5	< 0,5
SnO_2	4,3 - 5,3	÷	÷	÷	1 - 1,5	< 2
Rb_2O	÷	÷	÷	÷	÷	< 0,1
Y_2O_3	÷	÷	÷	÷	÷	< 0,2
Sb_2O_3	÷	0,12	÷	÷	÷	÷
CeO_2	÷	0,14	÷	÷	÷	÷
P_2O_3	÷	0,01	÷	÷	÷	÷

Die Entwicklung neuerer goldfarbenener Legierungen mit etwas höheren Solidustemperaturen ≥ 1050° C, aber mit konventionellem WAK_{25-500} = 14-15 µm/m K, machte darum eine parallele Entwicklung von neuen metallkeramischen Massen mit einer Brenntemperatur von 900° C und konventionellem WAK_{25-500} =12 - 13,5 µm/mK sinnvoll. Das z. Z. einzige Produkt dieser Art ist die Metallkeramik *Omega 900 (Vita, D-Bad Säckingen)*. Die Zusammensetzung entspricht qualitativ und quantitativ der konventionellen metallkeramischen Masse (vgl. Tab. 22.2). Die um ca 50° C erniedrigte Brenntemperatur wird durch einen modernen technologischen Prozeß bei der Herstellung dieser keramischen Masse ermöglicht.

22.4.1.3 Titankeramik

Der WAK von Titan liegt bei α_{25-500} = 9µm/mK, so daß keramische Massen mit einem WAK von α_{25-500} = 8 µm/mK für die Verblendung notwendig sind. Aus diesem Grund sind die konventionellen und auch die oben genannten niedrigschmelzenden keramischen Massen für die Verblendung von Titangerüsten nicht geeignet. Die niedrige Brenntemperatur von 800° C wird allerdings auch hier gefordert, weil Titan
- sehr stark zur Oxidation neigt und weil
- bei 882° C eine kristalline Strukturumwandlung beim Titan verbunden mit einer Volumenveränderung auftritt.

Der niedrige WAK wird dadurch erreicht, daß keine und nur sehr wenig Leuzitkristalle gebildet werden. Bei der in Tab. 27 g aufgelisteten chemischen Zusammensetzung fehlt bei dem Beispiel einer typischen handelsüblichen Titankeramik (*Duceratin von Ducera, D-Rosbach*) darum die sonst in allen anderen keramischen Massen vorhandene K_2O-Komponente, die für die Leuzitkristallbildung notwendig ist. Als kristalline Phase kann allerdings Mullit vorliegen. Mit Ausnahme dieser Abweichung ist die chemische Zusammensetzung qualitativ identisch mit der von den konventionellen Metallkeramiken (vgl. Tab. 27f mit der Tab. 27g).

22.4.2 Metall-keramischer Verbund

Da bei metall-keramischen Restaurationen die physiologischen Belastungen im wesentlichen durch das Metallgerüst aufgefangen werden, hängt die Festigkeit einer metall-keramischen Restauration hauptsächlich von der Qualität des Verbundes der beiden Werkstoffe ab. In den Normgremien werden zur Überprüfung dieser Festigkeitseigenschaft verschiedene Prüfanordnungen diskutiert. Die meisten quantitativen Meßergebnisse liegen für einen Biegetest (*Lenz et al.* 1995) von keramisch verblendeten Metallplättchen vor. Als Mindestanforderung wird eine Biegescherfestigkeit, gemessen in dieser Prüfanordnung, von 25 MPa gefordert. Diese Anforderung orientiert sich an klinisch bewährten metallkeramischen Systemen (z.B. *DegudentU/VMK68*), für die Festigkeitswerte von mehr als 40 MPa ermittelt wurden

22.4.3 Klinische Bewertung

Metallkeramische Restaurationen werden seit mehr als 30 Jahren erfolgreich klinisch angewendet. *Yamomoto* berichtete 1986 noch von etwa 7% Fehlschlägen in Form von Keramikbrüchen, Abplatzungen aber auch von Metallbrüchen. Im gleichen Jahr veröffentlichten *Coornaert et al.* eine 7-Jahres-Studie mit 844 Patienten und insgesamt 2181 Einheiten, wobei 52 Frakturen auftraten, d.h. die Mißerfolgsrate betrug 2,28%.
22 Brüche wurden auf Bruxismus zurückgeführt, aber auch 19 auf eine zu geringe Gerüststärke bzw. eine falsche Gestaltung der Metallkappen. Sie führen dieses gute Ergebnis auf die qualitativ hochwertige klinische Behandlung und zahntechnische Arbeit zurück. *Strub et al.* (1988) berichten ebenfalls von einer 7-Jahres-Studie mit 2,7% Frakturen bei 132 Patienten mit 975 metallkeramischen Kronen. *Erpenstein et al.* (1992) berichten über eine Verlustrate von 3% nach fünf Jahren und 10% nach 10 Jahren. Mit diesen Studien kann der metallkeramischen Versorgung eine hervorragende klinische Langzeitprognose gestellt werden, die für viele andere Restaurationstechniken als Vergleichsmaßstab herangezogen werden kann. Am oben zitierten Beispiel des Bruxismus wird allerdings deutlich, daß dies nur bei der richtigen Indikation gewährleistet ist.
In der Vergangenheit sind vorübergehend immer dann größere Probleme mit Abplatzungen und Keramiksprüngen aufgetreten, wenn neue Legierungstypen für die metallkeramische Versorgung verwendet werden mußten, wie z. B. 1982 bei der Einführung von goldreduzierten Legierungen, 1986 von Palladium- und NEM-Legierungen oder zur Zeit auch bei der Verwendung von Titan oder auch niedrigschmelzenden Metallkeramik-

Systemen. Zum Beispiel berichtete *Schmidt (1990)* von 9% Schadensfällen in einer 3-Jahresstudie mit einer seit 1986 vielfach verwendeten Palladiumlegierung, während *Kerschbaum* und *Voß (1977)* in den ruhigeren Zeiten vor den Neuerungen nur 2,2 % verzeichnen. Die Erfahrung zeigt jedoch, daß bisher alle Probleme zahntechnisch recht bald unter Kontrolle gebracht werden konnten.

Bei der Titanverblendung mit Keramik liegt das besondere Problem vor, daß kaum vermeidbare dickere Oxidschichten während des Keramikbrandes entstehen, durch welche die Verbundfestigkeit geschwächt wird. Im Normtest wurde darum für die ersten Verblendungen auf Titan (Ohara-System 1988) lediglich eine Biegescherfestigkeit von 18-20 MPa erzielt (aktueller Vergleichswert auf *Degudent U* von *Degussa, D-Frankfurt* mit *Omega von der Vita Zahnfabrik, D-Bad Säckingen* ist z.B. 44 MPa). Bei dem augenblicklichen Stand der Technik sind durchaus schon 35 MPa erreichbar (*letzte eigene Messungen 1996*) mit *Rematitan* von *Dentaurum, D-Pforzheim* mit *Duceratin, Ducera, D-Rosbach*), so daß das Vorurteil über die noch nicht ausreichende Verbundfestigkeit bei Titankeramik allmählich gegenstandslos wird (*Nilson et al.* 1995, *Tesch et al.* 1993).

22.5 Vollkeramik

Vollkeramik ist ein Sammelbegriff für mineralischen, zahnfarbenen Zahnersatz ohne Metallunterstützung, der entweder durch Sinterung von pulverförmigen keramischen Massen, durch plastische Umformung von vorgefertigten glasigen bzw. keramischen Blöcken im schmelzflüssigen oder teigig-zähen Zustand, durch spanabhebende Verformung solcher Blöcke mit und ohne nachträgliche Sinterung, durch Glasinfiltration vorgesinterter Strukturen oder auch durch eine Kombination von mehreren der vorgenannten Prozesse hergestellt wird.

Die für Vollkeramik geltenden Anforderungen sind in der Norm

DIN EN ISO 6872 (entspricht EN ISO 6872 = ISO 6872:1996)
Zahnheilkunde; Keramische Massen

zusammengefaßt.

22.5.1 Zusammensetzung

Für die klinische Anwendung ist unter dem biologischen Gesichtspunkt vor allem die Zusammensetzung der mit der Mundhöhle in direktem Kontakt stehenden Keramikmassen interessant. Hier wird vorwiegend sowohl bei den Verbund- als auch bei den Nicht-Verbundsystemen wie bei der metallkeramischen Versorgung als Ausgangsprodukt der natürliche Feldspat mit einer Mischung aus *Kalifeldspat* (ca 80 %) mit der Zusammensetzung $K_2O \times Al_2O_3 \times 6\ SiO_2$ und *Natronfeldspat* (ca 20 %) mit der Zusammensetzung $Na_2O \times Al_2O_3 \times 6\ SiO_2$ verwendet. Je nach Verwendungszweck wird diese Zusammensetzung leicht verschoben, z. B. bei Leuzit-verstärkten Keramiken durch Anreicherung mit K_2O, oder bei Leuzit-armen Keramiken zur Anpassung an den WAK von reinem Aluminiumoxid durch Anreicherung mit Al_2O_3. Die Prozentsätze liegen in etwa zwischen den Extremwerten von Vitadur N bzw. Alpha und der Leuzit-verstärkten Keramik Empress (vgl. Tab. 27h, Spalte 3 und 4). Deutliche Abweichungen von dieser typischen Zusammensetzung liegen bei Dicor (vgl. Tab. 27h, Spalte 5) und bei den Kernmassen, z. B. Vitadur N (vgl. Tab. 27h, Spalte 2) und in der Glasphase von In-Ceram (vgl. Tab. 27 h, Spalte 6) vor. Die Zusammensetzung der Glasphase von In-Ceram in Tab. 27h ist nach der Glasinfiltration und Fertigstellung des Gerüstes angegeben *(Fischer et al. 1991)*. Die Zusammensetzung solcher Kernmassen ist nur dann klinisch von Interesse, wenn diese Kernmaterialien durch keine Verblendkeramik beschichtet sind. Dies kann in Ausnahmefällen, z. B. an nicht überbrannten Kronenrändern, vorkommen.

Tabelle 27h Gegenüberstellung der chemischen Zusammensetzung vollkeramischer Massen für verschiedene Anwendungsbereiche *(Herstellerangaben, *Messung von Schmid 1991).*

Keramik	Vitadur N Kern	Vitadur N Dentin	Empress Maltechnik	Dicor	In-Ceram Glas*
Komponente			in Gew. %		
SiO_2	29 - 33	65,2 - 68,6	60 - 63	58 - 62	3,6
Al_2O_3	57 - 60	18,8 - 21,5	16 - 19,5	0 - 1	90,8
K_2O	3,0 -4,7	5,8 - 8,7	11 - 14	13 - 15	1
Na_2O	2,0 - 3,5	3,2 - 5,6	4,0 - 6,5	÷	÷
CaO	0,5 - 1,5	0,8 - 2,2	0,5 - 3,0	÷	0,4
B_2O_3	÷	÷	0,0 - 1,0	÷	÷
CrO_2	÷	0,2 - 2,0	÷	÷	÷
TiO_2	÷	÷	0,0 - 0,5	÷	÷
F	÷	÷	÷	4 - 6	÷
BaO	÷	÷	0,0 - 1,5	÷	÷
CeO_2			0,4 - 0,9		
La_2O_3	÷	÷	÷	÷	4,3

Im *Dental Vademekum* (1998) werden von 11 Herstellern insgesamt 18 Vollkeramiksysteme mit unterschiedlichen Technologien bzgl. der Ver- und Bearbeitung für verschiedene Indikationen angeboten. Weitere interessante Produkte sind gerade in diesem Jahr auf dem Markt erschienen, so daß sie noch nicht im *Dental Vademekum (*1998) enthalten sind.

Da nahezu alle Vollkeramiksysteme sich material- und herstellungsbezogen unterscheiden, ist eine Zusammenstellung der chemischen Zusammensetzung nur produktbezogen möglich.

22.5.1.1 Leuzit-verstärkte Keramik

Produkte   *Duceram, LFC (Ducera, D-Rosbach), Optec HSP und OPC (Jeneric, D-Kusterdingen), Empress (Ivoclar, FL-Schaan)*.

Mit dem Verzicht auf eine Metallunterstützung zahnärztlicher Keramikrestaurationen können die physikalischen Eigenschaften dieses Werkstoffes (vgl. Kap. 22.4) zur Verbesserung des ästhetischen Erscheinungsbildes noch wirksamer genutzt werden. Die Forderung nach Festigung der Keramik rückt dann allerdings in den Vordergrund, während die für Metallkeramik beschriebene Bedeutung eines angepaßten WAK (vgl. Kap. 3) mangels Verbundpartner (Metall) vollständig entfällt. Das Zusammenspiel von Glasmatrix und Mikrokristallen kann damit allein unter den Aspekten Festigkeit, Transluzenz und Farbe optimiert werden.

Die Zusammensetzung entspricht im Prinzip der von den metallkeramischen Massen; da jedoch zur Festigkeitssteigerung ein größerer Leuzitgehalt eingesetzt wird, ist in der chemischen Zusammensetzung der Anteil von K_2O um 1-2 % erhöht (vgl. Tab. 22.3, 4. Spalte).

22.5.1.2 Gießfähige Keramik

Produkt   *Dicor (DeTrey Dentsply, D-Dreieich)*

Die unter dem Handelsnamen *Dicor (DeTrey Dentsply, D-Dreieich)* bekannte gießfähige Glaskeramik wurde von den Firmen *Dentsply International (USA)* und *Corning Glass Works (USA)* entwickelt und ist seit 1984 auf dem deutschen Markt. Kaum eine andere Dentalkeramik wurde in den letzten Jahren so vielfältig wissenschaftlich untersucht und in der Literatur beschrieben. Mit *Dicor* wurden die für alle Vollkeramiksysteme wichtigen Grundvoraussetzungen hinsichtlich zahnärztlicher Präparation (Stufenpräparation mit abgerundeter Innenkante) und Zementierung (Adhäsivtechnik) entwickelt, erlernt und erprobt. Ohne die hinter uns liegenden *Dicor-Jahre* müßte hier das Rad neu erfunden werden. *Dicor* ist weitgehend vom Mark verschwunden, weil durch die vielen auf Unkenntnis beruhenden Fehler bei der Präparation, Herstellung und Zementierung die klinische Langzeiterfahrung ungünstig beeinflußt wurde (*Richter* 1996) und weil tatsächlich durch die modernen Preßtechnologien der Zahnersatz einfacher und eleganter hergestellt werden kann.

In völliger Analogie zu der Leuzit-verstärkten Dentalkeramik, wo das Verhältnis zwischen der Glasmatrix und den chemisch eng verwandten Leuzitkristallen durch Fritten abgestimmt wird, wachsen bei der Glaskeramik Dicor im gegossenen Glasgerüst aus den Oxiden SiO_2, K_2O und MgO sowie dem Fluorid MgF_2 während des Keramisierbrandes chemisch verwandte Fluorglimmerkristalle ($K_2Mg_5(Si_8O_{20})F_4$ mit einer Größe von etwa 3 µm bis zu einer Dichte von etwa 45 vol%. Hierdurch wird eine weißliche Farbe mit einer zahnschmelzähnlichen Transluzenz und auch eine den Leuzit-verstärkten Keramiken vergleichbare Festigkeit erzielt (Abb. 276)

22.5.1.3 Aluminiumoxid- und Zirkonoxid-verstärkte Keramik

Produkte   *Vitadur N, Hi-Ceram, In-Ceram (Vita, D-Bad Säckingen)*
Die Idee, Dentalkeramik durch die Einlagerung von Aluminiumoxid-Kristallen zu verstärken, wurde von *McLean (1979)* in seiner Dissertation bear-

beitet. Hieraus ergab sich die Möglichkeit zur Herstellung von Jacketkronen ohne Metallunterstützung. Das bekannteste Markenprodukt ist das Vollkeramiksystem Vitadur N (*Vita, D-Bad Säckingen*).
Gegenüber den Leuzit-verstärkten Dentalkeramiken bestehen mehrere wesentliche Unterschiede:

- Der erste ist der, daß die Aluminiumoxidkristalle nicht aus der Glasphase wachsen können. Sie müssen als feingemahlenes Pulver mit einer vorgegebenen Mahlfeinheit (z. B. 30 µm, 20 µm oder sogar nur 3 µm) der Glasschmelze zugefügt und möglichst gleichmäßig verteilt werden. Dieses Gemisch stellt darum keine Glaskeramik dar. Da jedoch das Feldspatglas ebenfalls lösliches Al_2O_3 enthält, ist bei hohen Temperaturen ein Molekül- und Ionenaustauch zwischen beiden Werkstoffen möglich, wodurch eine feste Verbindung zwischen Glasmatrix und Aluminiumoxidkristallen entsteht.
- Ein weiterer Unterschied zu Leuzit-verstärkten Keramiken besteht darin, daß die Glasmatrix und die eingelagerten Aluminiumoxidkristalle nahezu den gleichen WAK besitzen, d. h. es entsteht ein Keramiksystem ohne größere innere mechanische Spannungen.
- Der dritte Unterschied besteht darin, daß die Aluminiumoxidkristalle nicht so transluzent sind wie die Leuzitkristalle, d. h. die Aluminiumoxid-verstärkte Keramik eignet sich zunächst nur für den Aufbau eines keramischen Gerüstes, welches noch mit transluzenteren Massen beschichtet werden muß, um die gewünschte Ästhetik zu erzielen. Die zur Beschichtung verwendeten Dentin-, Schmelz- und Glasurmassen (*Vitadur Alpha, Vita, D-Bad Säckingen*) sind im Prinzip das gleiche Leuzit-freie Feldspatglas, welches dem Kern als Matrix dient. Da die chemischen und physikalischen Eigenschaften gleich sind, entsteht ein fester Verbund zwischen Kerngerüst und Verblendkeramik, der bei der Abkühlung nach dem Sinterbrand keine thermischen Anpassungsprobleme hat.

Nach den Untersuchungen von *McLean (1979)* nimmt die Festigkeit des Kerns mit zunehmendem Aluminiumoxid-Kristallgehalt zu, wobei aber auch die Opazität zunimmt. Weil die Dauerfestigkeit herkömmlicher Jacketkronen mit den *Vitadur N*-Massen nicht zufriedenstellend war, wurde bei den Produkten Hi-Ceram und inzwischen in extremem Ausmaß bei *In-Ceram* (beide *Vita, D-Bad Säckingen*) der Aluminiumoxidgehalt weiter gesteigert, um bezüglich Festigkeit noch mehr Sicherheit zu erzielen. Das Schliffbild von In-Ceram zeigt eine hohe Packungsdichte kleiner Kristalle von etwa 3 - 5 mm Größe (*Kappert et al.* 1991b). Da diese im Kerngerüst in Berührkontakt stehen, ist eine weitere Steigerung höchstens dann noch möglich, wenn eine vollständige Sinterung der Aluminiumoxidkörner (vgl. 5.1.4) selbst durchgeführt wird, wobei auf eine Glasphase -und damit auch auf die Transluzenz- verzichtet wird. So wie *Empress* unter dem Aspekt der Packungsdichte der Leuzitkristalle als das Optimum der Leuzit-verstärkten Dentalkeramik angesehen werden kann, so kann *In-Ceram* als das Optimum der Aluminiumoxid-verstärkten Keramik (bzw. Spinell- oder Zirkoniumoxid-verstärkte Keramik) bezeichnet werden.

22.5.1.4 Oxidkeramiken ohne Glasphase

Als Ausgangswerkstoffe für vollkeramische Systeme können neben den silikatischen Keramiken, deren Hauptbestandteil Siliziumdioxid ist, auch andere Werkstoffe aus der Gruppe der technischen *Hochleistungskeramiken* verwendet werden. Es handelt sich dabei um

1. oxidische (Al_2O_3, MgO, BeO, ZrO_2, TiO_2) oder auch
2. nichtoxidische (Kohlenstoff als Graphit oder Diamant; Nitride wie AlN, BN, Si_3N_4, TiN; Carbide wie B_4C, SiC, TiC, WC; Boride wie z.B. TiB_2, ZrB_2 oder auch Silicide wie z.B. $MoSi_2$)

Werkstoffe, die in verschiedenen technischen Bereichen schon seit längerem verwendet werden und keine oder nur eine äußerst geringe Menge an Glasphase besitzen (*Hahn* und *Löst* 1992a und b, *Hahn* und *Wolf* 1994, *Hennicke* und *Klein* 1996). Im medizinisch-orthopädischen Bereich werden bereits silikatfreie Oxidkeramiken wegen ihrer größeren Festigkeitswerte verwendet. Es werden mit großtechnischen Verfahren hergestellte Bauteile, z.B. Hüftgelenke, aus vollständig und dicht gesintertem Aluminium- bzw. Zirkoniumoxid hergestellt und klinisch eingesetzt (*Cales et al.* 1994). Ästhetik oder bestimmte optische Eigenschaften (z. B. Transparenz, Farbe), die in den technischen Bereichen häufig eine ganz untergeordnete Rolle spielen, sind im Dentalbereich ein wichtiges zusätzliches Auswahlkriterium. Auch die Frage der Biokompatibilität (Mundbeständigkeit und Mundverträglichkeit) stellt sich im Prinzip bei jedem innovativen Werkstoff neu, da die langjährige klinische Bewährung der Dentalkeramik bisher nur für die silikatischen Keramiken bzw. für die aus dem Rohstoff Feldspat hergestellten Keramiken vorliegt.

Die zahntechnische Herstellung von individuellen Einzelrestaurationen aus solchen Oxidkeramiken ist schwierig und immer aufwendig, weil

- die Sintertemperatur sehr hoch ist (mehr als 1500 °C),
- die Sinterschrumpfung sehr groß ist (20 vol%) und
- die zahntechnische Aus- und Nacharbeitung wegen der großen Festigkeit und Härte sehr mühsam und kostspielig ist.

Dennoch sind verschiedene Verfahren in der Entwicklung und teilweise schon in der klinischen Anwendung, um individuelle Gerüste für Kronen und Brücken aus Aluminium- bzw. Zirkoniumoxid herzustellen.

22.5.2 Festigkeitssteigerung bei Vollkeramik

Es wird eine möglichst große Materialfestigkeit gefordert. Diese drückt sich in den zwei Meßgrößen (Materialeigenschaften) *Biegefestigkeit* und *Riß- oder Bruchzähigkeit* aus.
Biegefestigkeit (auch Biegebruchfestigkeit oder Biegezugfestigkeit) ist ein Maß für die spontane Belastbarkeit bei einmaliger steigender Krafteinleitung bis zum Bruch. Sie wird in verschiedenen Prüfanordnungen (Dreipunkt- oder Vierpunktbiegeversuch, biaxialer Biegeversuch, siehe *DIN EN ISO 6872*) mit plättchenförmigen Prüfkörpern ermittelt. Bei diesen Versuchsanordnungen liegt die Hauptbelastung während der Durchbiegung

des keramischen Prüfkörpers auf der konvexen Seite (in der Zugzone), weshalb die Oberflächenqualität, d.h. gute Politur und möglichst wenig Mikrorisse, dieser Fläche für das Meßergebnis entscheidend sein kann (vgl. *Dorsch* und *Pfeiffer* 1996). (Ein anschauliches Beispiel für diesen Zusammenhang ist die mit dem Glasschneider geritzte Glasplatte, die entlang des Risses besonders leicht bricht.) Zur Zeit in Anwendung befindliche Keramiken besitzen Biegefestigkeit zwischen 50 MPa für leuzithaltige Keramiken (vgl. Abb. 276) mit hohem Glasanteil und maximal 1000 MPa für reines Zirkoniumoxid ohne Glasphase.

Die *Riß- oder Bruchzähigkeit* ist ein Maß für den maximal möglichen Widerstand, den ein Werkstoff der Zugspannung an einer Rißspitze entgegensetzen kann, ohne daß der Riß weitergleitet. (Ein anschauliches Beispiel ist die Spaltspitze im Holzscheit vor dem Keil oder vor der Axt, womit das Holzstück gespalten werden soll.) Mit kleinen einwirkenden Kräften (leichte Schläge mit der Axt auf den Keil im obigen Beispiel), die gerade eben diesen Widerstand überwinden können, die aber weit unter der Belastungsgrenze für den Gewaltbruch liegen, kann der Riß allmählich weitergetrieben werden. Dieses langsame Fortschreiten des Risses bei unterkritischer (physiologischer) Belastung ist häufig Ursache für das Langzeitversagen eines vollkeramischen Zahnersatzes.

Bei Keramiken, die ohne Metallunterstützung verwendet werden sollen, ist darum sehr wichtig, daß

- nicht nur an der Oberflächen (wie bei der Ermittlung der Biegefestigkeit), sondern auch im Innern des Werkstoffs möglichst wenige Mikrorisse vorliegen und daß
- Mechanismen in den Werkstoff eingebaut werden, durch welche das Rißfortschreiten behindert oder erschwert wird (wie z.B. kleine Astverzweigungen beim Spalten von Holzscheiten).

Eine typische Methode, solche Hindernisse in einer Keramik einzubauen, besteht darin, daß kleine kristalline Partikel in der Glasmatrix mit einem festen Verbund zum Glas eingelagert werden. Risse, die sich durch die Glasanteile der Keramik relativ leicht fortbewegen können, werden an solchen Kristallen gestoppt oder umgeleitet, wodurch das Fortschreiten von Rissen verlangsamt und zähflüssiger wird. Je größer darum die *Rißzähigkeit* eines keramischen Werkstoffs ist, um so mehr wird das Bruchversagen verzögert, d.h. die vollkeramische Restauration kann länger halten. Die Eigenschaft von spröden Werkstoffen, bei unterkritischer Belastung dem Riß einen mehr oder weniger großen Widerstand entgegenzusetzen, wird darum als *Rißzähigkeit* oder auch *Bruchzähigkeit* bezeichnet.

Für die Ermittlung der Rißzähigkeit eines Werkstoffs gibt es verschiedene Versuchsanordnungen mit komplexen Auswerteverfahren (*Bieniek* und *Marx* 1994, *Geis-Gerstorfer et al.* 1993, *Marx* 1993), die hier nicht beschrieben werden sollen. Der Meßwert für die Rißzähigkeit wird in MPa $m^{1/2}$ angegeben.

Partikelverstärkung
Ein erhöhter Leuzitgehalt kann neben der Steigerung des WAK auch eine Festigkeitssteigerung bewirken. Dies tritt dann auf, wenn

- die eingelagerten Kristalle möglichst klein sind,
- wenn die Menge bzw. die Dichte möglichst groß,
- ihre Verteilung möglichst homogen und
- der Verbund zwischen Glasphase und Kristallen sehr fest ist.

Alle Bedingungen können durch geschickte Brennführung beim Fritten von Feldspatkeramiken herbeigeführt werden. Die Größe und Dichte der eingelagerten Kristalle unterliegt dabei der Nebenbedingung, daß durch Lichtstreuung und -absorption eine möglichst zahnähnliche Farbe und Transluzenz erzeugt wird. So würde z.B. durch eine zu große Kristalldichte die Keramik weißlich opak und darum unästhetisch wirken.

Ein interessantes Optimum dieser Anreicherung von Leuzitkristallen im Feldspatglas (erkennbar durch den erhöhten WAK, vergl. Tab.22.4) liegt bei dem Keramiksystem Empress® (Ivoclar-Vivadent, FL-Schaan) vor. Die Leuzitkristalle haben hier eine mittlere Größe von etwa 3 µm (Abb. 272) und sind sehr gleichmäßig im Glas verteilt. Durch ihre im Vergleich zum Glas stärkere Schwindung beim Abkühlen nach dem Brenn- und Preßvorgang wird die Glasphase unter innere Druckspannung gesetzt, was äußeren Zugspannungen, die bei Keramiken immer leicht zum Bruch führen können, entgegenwirkt. Hierdurch wird die Zug- und Biegefestigkeit (vergl. Abb. 276, 82 MPa für VMK68 und 145 MPa für Empress) um ca. 50 % gegenüber den konventionellen Metallkeramiken gesteigert.

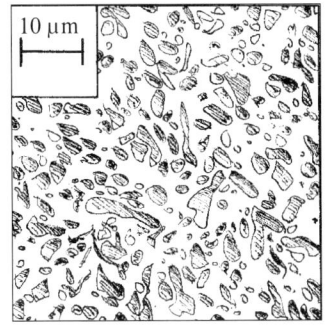

Abb. 272 In der Leuzit-verstärkten Feldspatkeramik Empress sind die Leuzitkristalle weniger in traubenförmigen Anhäufungen sondern mehr isoliert und homogener verteilt angeordnet (Rasterelektronenmikroskopisches Bild einer geätzten Schlifffläche der Vollkeramik Empress).

Eine noch höhere Festigkeitssteigerung kann durch Einlagerung von dispers verteilten Al_2O_3-Kristallen erzielt werden (*McLean* 1979), weil diese eine größere Eigenfestigkeit als die Leuzitkristalle besitzen. Hier gilt ebenfalls, daß die Festigkeitssteigerung um so größer ist,

- je kleiner die Kristalle,
- je größer die Dichte und
- je homogener ihre Verteilung ist.

Es bestehen andererseits jedoch mehrere Unterschiede gegenüber der Einlagerung von Leuzitkristallen:
- die Aluminiumoxidkristalle entstehen nicht durch Kristallisation aus der Glasphase,

- Wärmedehnung von Aluminiumoxid ist ungefähr identisch mit der des Feldspat-glases, d. h. es entstehen keine oder höchstens nur geringe inneren Spannungen in der Keramik,
- ihre optische Dichte unterscheidet sich stark von der Glasphase, d. h. durch starke Lichtstreuung im Inneren des Werkstoffs wirken Aluminiumoxid-verstärkte Keramiken immer opak.

Sie eignen sich darum lediglich als Kerngerüst einer vollkeramischen Restauration, welches für eine akzeptable ästhetische Erscheinung mit einer transluzenteren Keramik beschichtet werden muß. Die interessantesten Produkte auf dem Dentalmarkt sind mit zunehmender Feinheit und Dichte der Aluminiumoxidkristalle die Vollkeramik-Systeme *Vitadur NR* (Abb. 273), *Hi-Ceram®* und *In-Ceram®* (Abb. 274) *(alle Vita, D-Bad Säckingen)*.

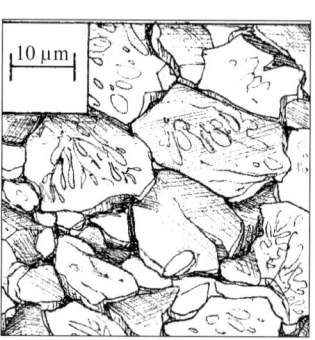

Abb. 273 20-30 µm große Al_2O_3-Körner eingebettet im Feldspatglas verstärken die vollkeramische Kernmasse.
(Rasterelektronenmikroskopisches Bild einer geätzten Schlifffläche des Hartkerns der Vollkeramik Vitadur N).

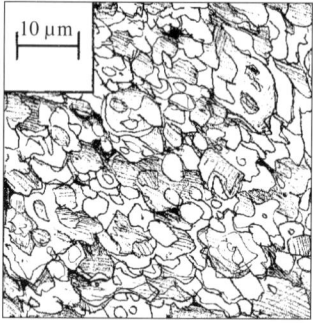

Abb. 274 2 bis maximal 10 µm große Al_2O_3-Körner in großer Dichte eingebettet im Lanthanglas verstärken den vollkeramischen Hartkern In-Ceram.
(Rasterelektronenmikroskopisches Bild einer Bruchfläche des Hartkerns von In-Ceram).

Der einfachste Weg, kleine kristalline Partikel im Glas einzulagern (Partikelverstärkung) ist dann möglch, wenn sich bei erhöhten Temperaturen im Glas chemisch gleiche oder ähnliche Kristallkeime bilden und wachsen können, wie z.B. die Leuzitkristalle mit der chemischen Zusammensetzung $K_2O \times Al_2O_3 \times 4\ SiO_2$ aus dem anteiligen Kalifeldspat ($K_2O \times Al_2O_3 \times 6\ SiO_2$) der Feldspatglasphase.
Solche Keramiken, in denen chemisch ähnliche Kristalle aus der Glasphase wachsen können, werden *Glaskeramik* genannt. Gelegentlich werden Glaskeramiken, die dem Zahntechniker als Pulver angeboten werden (z.B. *Optec*

HSP, Generic, D-Tübingen), zur Abgrenzung von Keramiken, die als Glaskörper gegossen (*Dicor*) oder gepreßt (*Empress*) werden, auch mit dem Namen Sinter(glas)keramik belegt.

Werden dagegen geeignete hochschmelzende und -feste oxidische Werkstoffe feingemahlen und als kristalline Partikel in die Glasschmelze eingerührt", so wird der verstärkende Werkstoff in die Namengebung des Keramiktyps mit einbezogen, z.B. Al_2O_3- oder ZrO_2-verstärkte Keramik.

Transformationsverstärkung
Kristalline Werkstoffe erfahren häufig bei einer Zustandsänderung, z.B. beim Übergang von einer hohen zu einer geringeren Temperatur, eine Umstrukturierung der mikroskopischen kristallinen Ordnung (Phasentransformation), welche sich makroskopisch mit einer Volumenveränderung bemerkbar macht. Durch Einlagerung von geeigneten Kristalliten (z. B. Zirkoniumoxid ZrO_2) mit geeigneter Größe (z.B. 2 µm), die nur beim Auftreten eines Risses im Spannungsfeld an der Rißspitze eine Umwandlung (beim Zirkoniumoxid die Transformation von einer tetragonalen in eine monokline Gitterstruktur) vollziehen und dabei durch die Vergrößerung (ca. 1 – 3 %) ihres Volumens die Spannung reduzieren, kann ebenfalls die Rißausbreitung gestoppt oder zumindest verlangsamt wird (*Hennicke* und *Klein* 1996, *Sadoun* 1996b).

Meßgrößen für die Rißzähigkeit
Einfaches Glas (amorph ohne kristalline Anteile) setzt natürlich auch schon dem Rißfortschritt einen Widerstand entgegen. Typische Werte für die Rißzähigkeit von Gläsern liegen zwischen 0,6 bis 1 MPa $m^{1/2}$. Merkwürdigerweise erreichen auch die leuzithaltigen Keramiken für die metallkeramische Versorgung kaum höhere Werte (*Bieniek und Marx* 1994). Gefügeuntersuchunge zeigen, daß hier die Leuzitkristalle in Haufwerken zusammenlagern und große Bereiche von kristallfreier Glasmatrix vorliegen (*Schmid et al.* 1992). Risse finden darum leicht ohne größere Behinderung einen Weg durch diese Keramiken, die nur mittels einer Metallunterstützung zu einem ausreichend festen Zahnersatz verarbeitet werden können.

In Keramiken für die metallfreie Versorgung müssen die Kristalle klein sein (einige µm), möglichst isoliert liegen und homogen dispergiert sein (darum auch der Name Dispersionsverstärkung). Solche Vollkeramiksysteme erreichen Rißzähigkeitswerte zwischen 1,5 MPa $m^{1/2}$, wenn der Glasanteil groß ist, bis zu 10 MPa $m^{1/2}$ bei reinen Oxidkeramiken ohne Glasanteil.

Vorteile der Festigkeitssteigerung
Je größer die Festigkeit der Keramik ist, um so graziler kann ein Zahnersatz mit langjähriger Gebrauchsdauer hergestellt werden. Für dieses Ziel ist jedes Mittel recht solange eine zahntechnische Be- und Verarbeitung unter wirtschaftlichen Gesichtspunkten möglich ist und das Hauptziel, einen ästhetischen, zahnfarbenen Zahnersatz herzustellen, erreicht werden kann. Hierfür werden verschiedene keramische Werkstoffe und verschiedene Technologien für die Herstellung eingesetzt. Da diese beiden Anforderungen -Wirtschaftlichkeit und Ästhetik- um so schwieriger zu erfüllen sind, je fester der keramische Werkstoff ist, werden sie bei vielen vollkeramischen Systemen ähnlich wie bei den metallkeramischen Ver-

bundsystemen auf ein opakes Keramikgerüst (mit geringem Glasanteil und darum erhöhter Festigkeit bei geringer Transluzenz) und ein keramisches Verblendmaterial (mit geringerer Festigkeit und aufgrund eines größeren Glasanteils größeren Transluzenz) verteilt. Solche Systeme werden *vollkeramische Verbundsysteme* genannt. Zur Abgrenzung werden vollkeramische Systeme, bei denen eine einheitliche keramische Masse für die ganze Restauration verwendet wird, auch als *vollkeramische Nicht-Verbundsysteme* bezeichnet. Bei den vollkeramischen Verbundsystemen unterliegen die Verbundpartner ähnlich wie bei der Metallkeramik der Anforderung, daß sie in der Wärmedehnung aufeinander abgestimmt sein müssen.

Tabelle 28 Wärmeausdehnungskoeffizienten (WAK) verschiedener Dentalkeramiken und ihrer Komponenten.

Keramik		WAK x 10^{-6} /K
Al_2O_3		7,60
Feldspat-Glas		7,70
Leuzit (Kristall)	27,00	
Vitadur-N-Kern	(Feldspat-Glas)	7,43
Hi-Ceram-Kern	(Feldspat-Glas)	7,64
In-Ceram-Kern	(Lanthan- Glas)	7,67
Vitadur-N-Dentin	(Feldspat-Glas)	7,27
Metallkeramik	(konventionelle)	11,20-13,8
Titankeramik		8,00
Duceram MK (+LFC)		13,40
Duceram VK		13,40
Duceragold	(hydrothermale Glaskeramik)	16,00
Omega 800		16,00
Empress		17,00
Optec		19,00
Dicor	(Fluor-Glimmer-Kristalle)	8,02

22.5.3 Festigkeitsprüfung

Durch Aluminiumoxid-Kristalle verstärkte Keramiken (z. B. die für Jacketkronen geeignete Keramik Vitadur-NR und die unter dem Namen Cerestore® bekannte feinkörnige polykristalline Keramikmasse) weisen 1,6- bis 2-fach höhere Festigkeitswerte als herkömmliche Feldspatkeramik im Ermüdungstest auf (*Morena et al.* 1986a). Die mikroskopische Untersuchung zeigt, daß hier die Rißbildung im Gegensatz zur Feldspatkeramik mit Leuzitkristallen an den eingelagerten kristallinen Teilchen gestoppt wird. Aus der Extrapolation der Meßergebnisse eines dynamischen Ermüdungstests in Form von „Lebenszeitkurven" (*Morena et al.* 1986b) ergibt sich, daß bei einer 5-jährigen klinischen Dauerbelastung von 13 MPa die Feldspatkeramik, von 42,1 MPa die Aluminiumoxidkeramik Vitadur N und von 95,2 MPa die feinkörnige Keramikmasse Cerestore zu Bruch gehen kann.
Keramik ist sehr empfindlich auf Biegebeanspruchung, so daß größere Restaurationen in der Mundhöhle immer sehr bruchgefährdet sind. Ein

charakteristischer Festigkeitswert, mit dem diese empfindliche Schwäche der Keramik bewertet werden kann, ist die im Dreipunkt-Biegetest (Abb. 275) nach ISO 6872 ermittelte Biegefestigkeit (vergl. Abb. 276) von Keramikplättchen. Übliche Feldspatkeramik, die zum Verblenden von Metallen benutzt wird, besitzt eine Biegefestigkeit von ca. 70 N/mm². Durch die Metallunterstützung ist das für die Aufbrennkeramik ausreichend. Zahnersatz ohne Metallunterstützung kann hiermit jedoch nicht hergestellt werden.

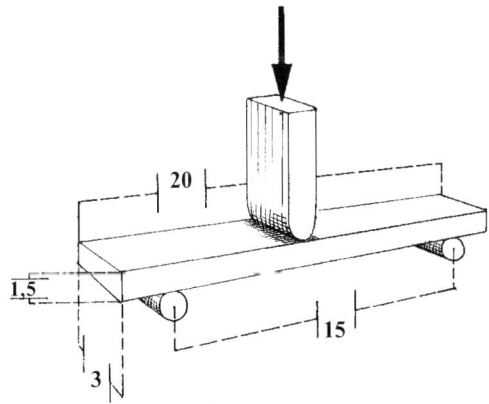

Abb. 275 Prüfanordnung für den Dreipunkt-Biegeversuch zur Ermittlung der Biegefestigkeit von Keramik (Abmessungen in mm).

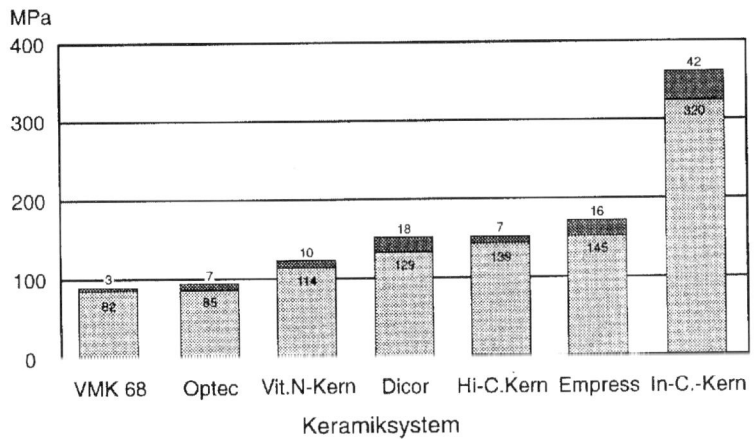

Abb. 276 Aus dem Dreipunkt-Biegeversuch nach DIN EN ISO 6872 ermittelte Biegefestigkeit verschiedener Dentalkeramiken.

Einfache Vollkeramik-Systeme wie *Dicor® (DeTrey-Dentsply, D-Dreieich)* oder *Optec® (Jeneric, D-Tübingen)* erreichen schon Festigkeitswerte von etwa 100 ± 30 MPa, während mit Aluminiumoxid verstärkte Keramiken wie z. B. die Kernmassen von *Vitadur N®* oder *Hi-Ceram®* sogar Werte bis zu 140 MPa erreichen können (*Kappert* 1989). Die höchste Biegefestigkeit wird mit dem Kernmaterial des Keramiksystems In-Ceram mit Werten zwischen 350 (vgl. Abb.276) bis 600 MPa (*Claus* 1990) erzielt.

22.5.4 Korrelation zur klinischen Beanspruchung

Ob damit auch für bestimmte klinische Indikationen, wie z. B. Kronen für den Seitenzahnbereich oder dreigliedrige Brücken, eine ausreichend hohe Festigkeit vorliegt, kann aus solchen Meßwerten aus zwei Gründen nicht abgeleitet werden.
Es fehlen

- die Korrelation zu den mechanischen Anforderungen in der Mundhöhle und
- eine Aussage über die Dauerfestigkeit.

Die Biegeprüfung dient nur dazu, Vergleichswerte für die Anfangsfestigkeit verschiedener Vollkeramiksysteme zu ermitteln. Eine weitergehende Aussage kann damit nicht gewonnen werden.
Von verschiedenen Autoren (*Schwickerath* und *Coca* 1987, *Schwickerath* 1988, *Kappert et al.* 1990, *Hölsch* und *Kappert* 1992) wurden darum über die Biegeprüfung hinaus zusätzlich Festigkeitsprüfungen an Einzelkronen (Abb. 277 und Abb. 278) bzw. kleineren Brücken durchgeführt, deren Grenzbelastungen dann mit maximalen Kaukräften korreliert werden können. Zum anderen wurden Keramiken einem Dauertest (*Schwickerath* 1986) unterworfen, woraus sich eine voraussichtliche Lebensdauer des Zahnersatzes abschätzen läßt. Vor allem von *Schwickerath* (1986) liegen zu diesen Problemen zahlreiche Publikationen vor. Bei der Feldspatkeramik *VMK 68* (*Vita, D-Bad Säckingen*) wird bei mechanischer Dauerbelastung schon nach 1000 Lastzyklen die Festigkeit um ca. 40 % gemindert. Bei Lagerung in Wasser oder Korrosionslösung wurde eine weitere Festigkeitsminderung um ca. 10 % beobachtet.

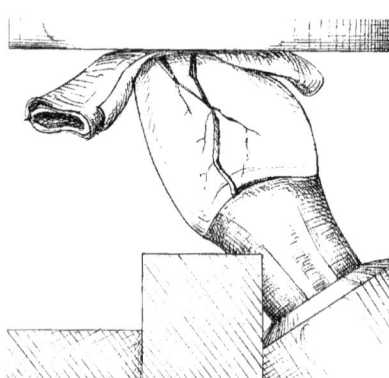

Abb. 277 Prüfanordnung zur Ermittlung der Festigkeit von Einzelkronen.

Aus In-vitro-Untersuchungen dieser Art wurden in den vergangenen Jahren Anforderungen an die mechanische Festigkeit von Zahnersatz formuliert, die besagen, daß für den Frontzahnbereich eine Anfangsfestigkeit von 400 N und für den Seitenzahnbereich von 600 N erreicht werden muß (*Schwickerath* 1986, 1988, *Schwickerath und Coca* 1987). Diese Forderung

Vollkeramik

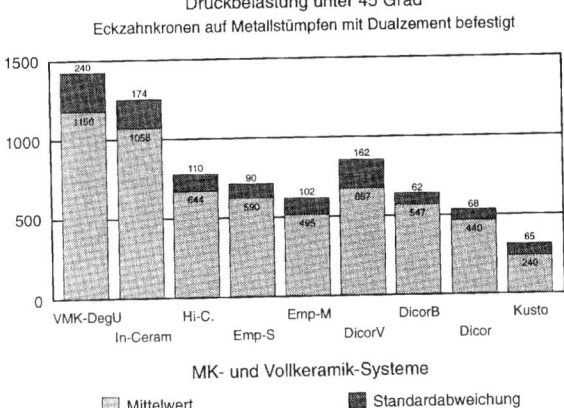

Abb. 278 Festigkeit von Eckzahnkronen 13 aus einem metallkeramischen und verschiedenen vollkeramischen Systemen, mit Dualzement (Vivadent) auf Metallstümpfen befestigt.
(VMK-DegU = Vita VMK 68 auf Degudent U, Hi-C = Hi-Ceram, Emp-S = Empress Schichttechnik, Emp-M = Empress Maltechnik, Dicor B = Dicor mit Dicor plus Vollverblendung, Dicor B = Dicor mit Dicor plus Teilverblendung, Kusto = Kunststoffverblendung mit Retentionsperlen)

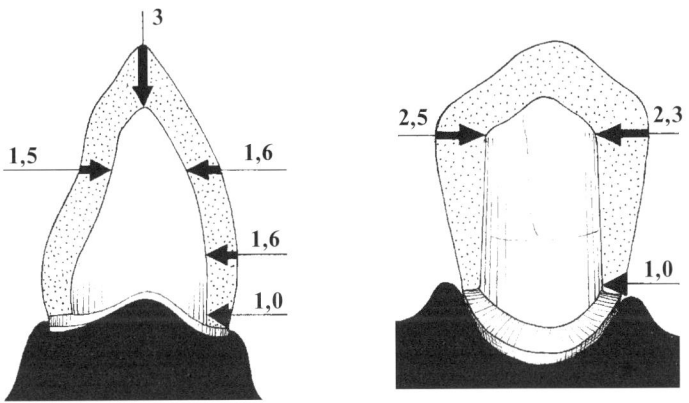

Abb. 279 Präparationsform und Wandstärke der für die Festigkeitsprüfung in Abb. 277 und Abb. 278 hergestellten Vollkeramikkronen.

enthält die Prämissen, daß bei vollkeramischen Restaurationen die Dauerfestigkeit nur etwa 60 % der Anfangsfestigkeit beträgt und daß im Frontzahnbereich mittlere maximale Kaubelastungen von ca. 200 N und im Seitenzahnbereich von 300 N auftreten (*Körber* und *Ludwig* 1983). Die Konsequenz aus dieser Forderung ist, daß bei täglich einmalig auftretender Kraftspitze von ca. 200 N im Maximalbereich der Zahnersatz unter dem Gesichtspunkt der Dauerfestigkeit dann wenigstens 3-4 Jahre (= 1000 Belastungszyklen) halten soll. Es liegt hiermit also nur eine sehr bescheidene

Minimalforderung vor, die zudem durch keine In-vivo-Studie bisher gestützt wird.
Einzelzahnersatz aus herkömmlichen Vollkeramiksystemen wie z.B. *Dicor* (*DeTrey Dentsply, D-Dreieich*) oder *Hi-Ceram* (*Vita, D-Bad Säckingen*) erreichen mit 440 bis 640 N mehr oder weniger diese geforderte Minimalfestigkeit *(Hölsch* und *Kappert 1992).* Es kann hier also nur unter besonders günstigen Bedingungen, wie z.B.
- bei richtiger zahnärztlicher Präparation mit aureichendem Platzangebot für die Keramikkrone (Abb. 279),
- bei materialgerechter Verarbeitung durch den Zahntechniker,
- bei fehlerfreiem Einsetzen der Krone mit Hilfe der Adhäsivtechnik und
- bei mäßigen kaufunktionellen Belastungen ohne täglichesErreichen der Kraftspitzen (z. B. Verzehr eines zarten Steaks mit Kartoffelpüree)

mit einer längeren Lebensdauer des Zahnersatzes als nur etwa 5 Jahre gerechnet werden. Auch Frontzahnkronen aus neueren Vollkeramiksystemen wie das Verblendsystem *Dicor plus* (*DeTrey Dentsply, D-Dreieich*), welches als Vollverblendung oder Teilverblendung (*Dicor V* bzw. *Dicor B* in Abb. 278) von Keramikgerüsten aus Dicor angewendet werden kann, oder Empress (*Ivoclar, FL-Schaan,*), welches in Schicht- oder Maltechnik (*Emp-S* bzw. *Emp-M* in Abb. 278) verarbeitet wird, liegen mit Festigkeitswerten zwischen 500 - 650 N im gleichen bedenklichen Bereich.
Da vollkeramische Einzelkronen diese geforderten Grenzwerte bisher nicht oder nur gerade eben ohne eigentlichen Sicherheitsabstand erreichen, ist damit eine allgemeine Zurückhaltung mit vollkeramischem Zahnersatz bei verantwortungsbewußten Zahnärzten zu Recht geboten. Lediglich für die Aluminiumoxidkeramik *In-Ceram* (*Vita, D-Bad Säckingen*) liegen Berichte über mehr als doppelt so hohe Festigkeitswerte vor *(Claus 1990, Hölsch* und *Kappert 1992)* (vergl. Abb. 278), so daß hiermit ein Vollkeramiksystem mit vergleichbarer Festigkeit wie bei keramikverblendeten Metallkronen gegeben ist. Für dieses System, welches vom Hersteller (*Vita, D-Bad Säckingen*) zunächst nur für Einzelkronen und für kleinere Frontzahnbrücken freigegeben wurde, zeigen experimentelle In-vitro- und In-vivo-Studien, daß der Indikationsbereich mit entsprechender Vorsicht auf Seitenzahnbrücken (*Kappert* und *Knode* 1990), auf Klebebrücken (*Kern et al.* 1991*)* und sogar auf Implantat-gestützte Suprakonstruktionen ausgedehnt werden kann *(Hürzeler et al. 1990).*

22.5.5 Klinische Bewertung

Vollkeramische Restaurationen bieten Vorteile gegenüber allen anderen Werkstoffgruppen bezüglich der Ästhetik und der Biokompatibilität. Probleme liegen in einer möglichen Bruchgefahr nach einer mehr oder weniger langen Tragedauer.
Von den seit einigen Jahren auf dem Markt befindlichen Keramiksystemen liegen inzwischen klinische Langzeitstudien vor. *Erpenstein* und *Kerschbaum* (1995) berichten über mit *Dicor*-Zement eingesetzte Dicor-Kronen. Die Mißerfolgsrate im Frontzahnbereich betrug nach vier Jahren 8 %, im Seitenzahnbereich 18 %, nach sechs Jahren dagegen schon etwa 20 % bzw. 28 %. *Malament* und *Grossman* wiesen aber schon 1990 darauf hin, daß

adhäsiv befestigte Kronen eine deutlich bessere Überlebenschance haben. Von *McCormick et al. (1993)* wird in einer in vitro Studie bestätigt, daß adhäsiv befestigte *Dicor*-Kronen einen höheren Widerstand gegen eine Bruchbelastung aufweisen.

Ludwig und *Joseph* (1994) zeigten in einer Laborstudie, daß adhäsiv befestigte *Empress*-Kronen mit einer Bruchfestigkeit von 505 N signifikant höher belastbar sind als solche, die mit ZnO-Phophatzement befestigt wurden und schon bei 308 N zerbrachen. Eine klinische Studie von *Brodbeck et al.* (1995) zeigt eine Verlustrate von 5 % in 3 Jahren für adhäsiv eingesetzte *Empress*-Kronen, dagegen nur von 2 % für *Empress*-Inlays. Damit ist nach Meinung dieser Autoren die Überlebensrate von *Empress*-Inlays gleich oder eher höher als die von Amalgamfüllungen.

Hofmann et al. (1995) legen eine sehr kritische Studie an 59 *Cerec*-Inlays nach einer 5-jährigen Liegedauer vor. Bei Randspalten zwischen 168-270 µm waren Substanzverluste im okklusalen Fügebereich sicht- und tastbar. Nur etwa 70 % des Randes waren ohne Haarrisse. In drei Fällen wurde Sekundärkaries beobachtet, in zwei Fällen Frakturen. Damit liegt die Frakturrate etwas höher als bei den sonstigen klinischen Nachuntersuchungen mit 0,9-2,1 %. Eine schwedische Gruppe (*Sjögren et al.* 1995) findet *Cerec*-Inlays nach 2-jähriger Tragedauer in einem fast idealen klinischen Zustand vor. *Schmalz et al. (1994)* weisen in einer Studie daruf hin, daß keramische Inlays nur dann indiziert sind, wenn die Kavität allseitig von Schmelz begrenzt wird und wenn eine Materialstärke von nicht weniger als 1,5 mm möglich ist. Obwohl die Einschätzung der Autoren relativ positiv ist, sehen sie keramische Inlays aufgrund der fehlenden umfangreichen Langzeitstudien noch nicht als Routine-Verfahren an. Patienten sollten darauf hingewiesen werden. Entsprechend lautet auch eine Stellungnahme der *DGZMK* im Jahre 1994 über keramische Inlays und auch Veneers.

Deutlich günstiger fallen die klinischen Ergebnisse für das Al_2O_3-verstärkte *In-Ceram*-System aus. *Sadoun* (1996a) berichtet von 27 Mißerfolge bei über 6000 Kronen in 10 Jahren, das entspricht 0,44 %. Von 61 Kronen gibt es bei *Pröbster (1993, 1996)* nach drei und auch nach vier Jahren noch keinen Mißerfolg, während *Hüls (1995)* in einerie 3-Jahres-Studie 2,7 % Ausfälle bei 335 Einzelkronen feststellt. Die gute Dauerfestigkeit von *In-Ceram* wird einerseits auf die Materialfestigkeit (*Kappert* und *Knode* 1990) und andererseits auf die außergewöhnlich gute Paßgenauigkeit (*Kappert* und *Altvater* 1991a) zurückgeführt.

Die Studien belegen, daß die Zeiten der hohen Mißerfolgsraten bei vollkeramischen Restaurationen in den 80-er Jahren, die teilweise zwischen 20-30 % lagen, durch die vielen Lernprozesse bzgl. Präparation, Wandstärke und Adhäsivtechnik und durch verbesserte Keramiksysteme in diesem Jahrzehnt überwunden sind. Es liegt im Bereich des Möglichen, daß sich allmählich eine ähnliche Überlebenschance herauskristallisiert, wie sie für metallkeramische Restaurationen festgestellt wurde. Allerdings ist eine allgemeine klinische Beurteilung aufgrund von Langzeitstudien zur Zeit nur begrenzt möglich, da einige Systeme erst in den letzten Jahren auf den Markt gekommen sind, bzw. sich zum Teil sogar immer noch in der Entwicklungsphase (CAD/CAM DCS-System, Procera-Technik) befinden.

22.5.6 Anwendungsbereiche für vollkeramische Systeme

Jede Keramik bzw. jede Technologie, um keramischen Zahnersatz herzustellen, ist für jede Indikation geeignet. In Tabelle 28 sind die z. Z. verfügbaren und in der Entwicklungsphase befindlichen Vollkeramik-systeme und der damit herstellbare Zahnersatz aufgelistet. Einzelne Restaurationen vom Veneer bis zur Krone können praktisch mit allen Keramiken und Technologien mit mehr oder weniger Aufwand hergestellt werden. Jedoch sind Verbundsysteme mit Hartkern für die Herstellung von Veneers aus Platz- und ästhetischen Gründen nicht sinnvoll. Am besten sind hier Glaskeramiken zu verwenden, gleichgültig mit welcher Technik sie hergestellt werden, weil sie für die adhäsive Befestigung am besten geeignet sind.

Auch die Wahl für die Keramik und die Technologie zur Herstellung von vollkeramischen Kronen muß unter Berücksichtigung der geplanten und möglichen Zementierung getroffen werden. Glaskeramiken müssen adhäsiv eingesetzt werden. Oxidkeramische Gerüste können konventionell zementiert werden; aber auch hier bietet die Adhäsivtechnik -wenn sie möglich sein sollte- die größere Sicherheit zur Vermeidung eines frühzeitigen Bruchversagens und von Sekundärkaries.

Kleinere Frontzahnbrücken können mit den zur Zeit verfügbaren Vollkeramiksystemen nur mit In-Ceram mit der Schlickertechnik, mit dem Kopierfräsverfahren *Celay* oder mit dem CAD/CAM-System von DCS hergestellt werden. Brücken im Seitenzahnbereich können nur in besonderen Fällen mit großem Platzangebot für eine massive Konstruktion vor allem in den Interdentalbereichen gewagt werden und müssen als experimenteller Versuch angesehen werden.

22.5.7 Neuentwicklungen

Für das IPS EMPRESS®-Verfahren wird seit November 1998 vom Hersteller (Ivoclar, FL-Schaan) eine neue Keramik mit dem Namen „EMPRESS® 2" angeboten. Sie besteht aus zwei unterschiedlichen Glaskeramiken, einer Gerüst- und einer Schicht-Glaskeramik. Beide Glaskeramiken sind für den Dentalbereich neue Werkstoffe, die unter wissenschaftlichen Aspekten keine Ähnlichkeit mit der bisher üblichen Leuzit-Glaskeramik (vgl. 22.5.1.1) haben. Die Gerüstkeramik ist eine Lithiumdisilicat-Glaskeramik auf der Basis des SiO_2-Li_2O Systems. Die kristalline Phase besteht zur Hauptsache aus länglichen, ca. 0,5 bis 5 µm großen Lithiumdisilicat-Kristallen; als weitere Kristallart finden sich 0,1 bis 0,3 µm kleine Lithiumorthophosphat-Kristalle im Gefüge. Diese Lithiumdisilicat-Glaskeramik (Gerüstwerkstoff) wird mit der Fluorapatit-haltigen Sinterkeramik beschichtet. Der WAK dieses Keramiksystems liegt bei 10×10^{-6} /K und ist darum nicht kompatibel mit der klassischen EMPRESS-Keramik. Auf dem Weg zu metallfreiem, festsitzendem Zahnersatz ist EMPRESS® 2 mit seinen erstaunlichen Festigkeitswerten bei einer Biegefestigkeit von 450 MPa und einer Bruchzähigkeit von 3,2 MPa m$^{1/2}$ ein neuer Meilenstein. Mit der gewohnten Preßtechnik ist sie einfach und zuverlässig zu verarbeiten.

Tabelle 28a Zusammenstellung der vollkeramischen Systeme und des durch sie anzufertigenden Zahnersatzes.

Technologie	Werkstoffe (Produktname)	Veneer	Inlay/Onlay	Kronen	Frontzahnbrücken	Seitenzahnbrücken
	Indikation/Zahnersatz: xx = empfohlen/möglich; (x) = aufwendig; – = nicht zu empfehlen; (xx) = möglich aber noch nicht verfügbar					
Schichten ohne Hartkern/ Nicht-Verbundsystem	Glaskeramik: Biodent-Inlay Duceram Flexo-Ceram LFC Optec HSP Vintage Lamina Vitadur Alpha	xx	xx	(x)	–	–
Schichten mit (Hart)kern/ Verbundsystem	Duceram-LFC Vita Hi-Ceram Vitadur	–	xx	xx	–	–
Schlickern und Infiltrieren plus Schichten	Vita In-Ceram/ Alumina Spinell Zirkonia	–	xx	xx	xx	(x)
Gießen	Dicor	xx	xx	xx	–	–
Pressen	Cerapress Empress Optec OSP	xx	xx	xx	–	–
	Empress 2	xx	xx	xx	xx	xx
Kopierfräsen	Celay/ Vita Celay Dicor Vita Celay Alumina und Zirkon	xx	xx	xx	xx	xx
CAD/CAM	Cerec/ Vita Cerec Mark II Dicor	xx	xx	x	–	–
	DCS/ Vita Blanks In-Ceram	xx	xx	xx	xx	xx
	Procera	–	–	xx	–	–

Literatur

Bieniek K., Marx R.: Die mechanische Belastbarkeit neuer vollkeramischer Kronen- und Brückenmaterialien. Schweiz Monatsschr Zahnmed 1994; 104: 284-289.

Brodbeck U., Studer St., Lehner Ch.: Sechs Jahre Erfahrung mit einem vollkeramischen Restaurationssystem. dent lab 1995; 43: 1793-1802.

Cales B., Stefani Y., Lilley E.: Long-term in vivo and in vitro aging of a zirconia ceramic used in orthopaedy. J Biomed R 1994; 28: 619-624.

Claus H.: Vita In-Ceram, ein neues Verfahren zur Herstellung oxidkeramischer Gerüste für Kronen und Brücken. Quintessenz Zahntech 1990; 16: 35-46.

Coornaert J., Adriaens P., Boever de J.: Mit VMK auf dem richtigen Weg. Einzige Kontraindikation: Bruxismus. dent lab 1986; 34: 1741-1743.

Dental Vademekum: Bundeszahnärztekammer Arbeitsgemeinschaft der Deutschen Zahnärztekammern e.V.Kassenzahnärztliche Bundesvereinigung 1998; 6.

DGZMK: Sind Keramik-Inlays und -Veneers wissenschaftlich anerkannt? Dtsch Zahnärztl Z 1994; 49: 191.

Dorsch P., Pfeiffer T.: Wirkung verschiedener Einflußgrößen auf die biaxiale Festigkeit von Dentalkeramiken. Quintess Zahntech 1996; 22: 905-914.

Erpenstein H., Kerschbaum Th., Fischbach H.: Verweildauer und klinische Befunde bei Kronen und Brücken. Dtsch Zahnärztl Z 1992; 47: 315.

Erpenstein H., Kerschbaum Th.: Frakturanfälligkeit von glas- und galvano-keramischen Kronen. Dtsch Zahnärztl Z 1995; 50: 668-670.

Fischer J., Schmid M., Kappert H.F., Strub J.R.: Gefügeausbildung der dentalkeramischen Kernmasse In-Ceram und thermische Dehnung ihrer Einzelkomponenten. Dtsch Zahnärztl Z 1991; 46: 461.

Geis-Gerstofer J., Kanjara P., Pröbster L., Weber H.: Untersuchung der Bruchzähigkeit und des Rißwachstums zweier vollkeramischer Kronen- und Brückensysteme. Dtsch Zahnärztl Z 1993; 48: 685-691.

Hahn R., Löst C.: Konventionelle Dentalkeramik versus bruchzähe Hochleistungskeramik. Dtsch Zahnärztl Z 1992a; 47: 659-6647.

Hahn R., Löst C.: Sonoerosive Fertigung keramischer Zahnrestaurationen. Dtsch Zahnärztl Z 1992b; 47: 734-739.

Hahn R., Wolf M.: Hochleistungskeramik und sonoerosive Fertigungstechnik. dent lab 1994; 42: 169-177.

Hennicke H.W., Klein S.: Nichtmetallisch-anorganische Werkstoffe im Dentalbereich. In Kappert H.F. (Hrsg.): Vollkeramik. Quintessenz, Berlin 1996.

Hofmann N., Popp M., Klaiber B.: Klinische und rasterelektronenmikroskopische Nachuntersuchung von Cerec-Inlays nach fünf Jahren Liegedauer. Dtsch Zahnärztl Z 1995; 50: 835-839.

Hölsch W., Kappert H.F.: Festigkeitsprüfung von vollkeramischem Einzelzahnersatz für den Front- und Seitenzahnbereich. Dtsch Zahnärztl Z 1992; 47: 621-623.

Hohmann W.: Dentalkeramik auf der Basis hydrothermaler Gläser. Quintessenz, Berlin 1993.

Hüls A.: Zum Stand der klinischen Bewährung infiltrationskeramischer Verblendkronen. Dtsch Zahnärztl Z 1995; 50: 674-676.

Hürzeler M.B., Knode H., Weingart D., Joos U.: Klinische Fallpräsentation: Versorgung einer zahnlosen Patientin mit implantatgetragenen Vollkeramikbrücken nach vorgängig durchgeführter orthognather Chirurgie. Parodont 1990; 3: 263-276.

Kappert H.F.: Dentalkeramik. In: Voß R., Meiners H. (Hrsg.): Fortschritte der Zahnärztlichen Prothetik und Werkstoffkunde, Bd 4. Carl Hanser Verlag, München/Wien 1989; 341-389.

Kappert H.F., Knode H.: In-Ceram auf dem Prüfstand. Quintessenz Zahntech 1990; 16: 980-1002.

Kappert H.F., Altvater A.: Feldstudie über die Paßgenauigkeit und das Randschlußverhalten von In-Ceram-Kronen und -Brücken. Dtsch Zahnärztl Z 1991a; 46: 151.

Kappert H.F., Knode H., Schultheiss R.: Festigkeitsverhalten der In-Ceram-Keramik bei mechanischer und thermischer Wechsellast im Kunstspeichel. Dtsch Zahnärztl Z 1991b; 46: 129.

Kern. M., Knode H., Strub J.R.: The allporcelain, resin-bonded Bridge. Quintessence Int 1991; 22: 257-262.

Kerschbaum Th., Voß R.: Guß- und metallkeramische Verblendkrone im Vergleich - Ergebnisse einer Nachuntersuchung bei Teiprothesenträgern. Dtsch Zahnärztl Z 1977; 32: 200-206.

Körber K.H., Ludwig K.: Maximale Kaukraft als Berechnungsfaktor zahntechnischer Konstruktionen. dent lab 1983; 31: 55-60.

Lenz J., Schwarz S., Schwickerath H., Sperner F., Schäfer A.: Bond Strength of Metal-Ceramc Systems in Three-Point Flexure Bond Test. J Appl Biomat 1995; 6: 55-64.

Ludwig K., Joseph K.: Untersuchung zur Bruchfestigkeit von IBS-Empress-Kronen in Abhängigkeit von den Zementiermodalitäten. Quintessenz Zahntech 1994; 20: 247-258.

Malament K.A., Grossman D.G.: Clinical Application of Bonded Dicor Crowns. J Dent Res 1990; 69: 299, Abstract No. 1523.

Marx R.: Moderne keramische Werkstoffe für ästhetische Restaurationen-Verstärkung und Bruchzähigkeit. Dtsch Zahnärztl Z 1993; 48: 229-236.

McCormick J.T., Rowland W., Shillingburg jr. H.T., Duncanson jr. M.G.: Effect of luting media on the compressive strengths of two typesof all-ceramic crown. Quintessence Int 1993; 24: 405.

McLean J.W.: The Science and Art of Dental Ceramics. Vol. I: The Nature of Dental Ceramics and their Clinical Use. Quintessence, Chicago 1979.

Morena R., Beaudreau G.M., Lockwood P.E., Evans A.L., Fairhurst C.W.: Fatigue of dental ceramics in a simulatied oral environment. J Dent Res 1986; 65: 993-997.

Morena R., Lockwood P.E., Fairhurst C. W.: Fracture toughness of commercial dental porcelains. Dent Mater 1986; 2: 58-62.

Nilson H., Bergmann M., Bessing Ch., Lundquist P., Andersson M.: Mit Procera-Keramik verblendete Titankronen-eine klinische Verlaufsstudie. Quintessenz 1995; 46: 503-510.

Pröbster L.: Survival Rate of In-Ceram Restorations. Int J Prosthodontics 1993; 6: 259-263.

Pröbster L.: Four year clinical study of glass-infiltrated, sinterd alumina crowns. J Oral Rehab 1996; 23: 147-151.

Richter E.J.: Klinische Erfahrung mit der DICOR-Glaskeramik. In Kappert, H.F. (Hrsg.): Vollkeramik Quintessenz, Berlin 1996.

Sadoun M.: In-Ceram: 10 Jahre in der Erprobung. In Kappert, H.F. (Hrsg.): Vollkeramik. Quintessenz, Berlin 1996a.

Sadoun M.: Künftige Entwickluungen mit In-Ceram. In Kappert, H.F. (Hrsg.): Vollkeramik. Quintessenz, Berlin 1996b.

Schmalz G., Federlin M., Geurtsen W.: Sind Keramik-Inlays und -Veneers wissenschaftlich anerkannt? Dtsch Zahnärztl Z 1994; 49: 197-208.

Schmid M.: Gefügeuntersuchungen an dentalkeramischen Massen. Chemische und thermische Anpassung vollkeramischer Verbundsyteme. Zahnmed. Diss. 1991; Universität Freiburg i.B..

Schmid M., Fischer J., Salk M., Strub J.R.: Mikrogefüge Leucit-verstärkter Glaskeramiken. Schweiz Monatsschr Zahnmed 1992; 102: 1046.

Schmidt V.: Verweilzeit-Analyse von metallkeramischen Verblendungen. Dtsch Zahnärztl Z 1990; 45: 329-331.

Schwickerath H.: Dauerfestigkeit von Keramik. Dtsch Zahnärztl Z 1986; 41: 264-266.

Schwickerath H., Coca I.: Einzelkronen aus Glaskeramik. Phillip J 1987; 4: 336-338.

Schwickerath H.: Vollkeramische Brücken - Gerüste aus Kern- oder Hartkernmassen. dent lab 1988; 36: 1081-1083.

Sjögren G., Molin M., Dijken van J., Bergman M.: Ceramic inlays (Cerec) cemented with either a dual-cured or a chemically cured composite resin luting agent. A 2-year clinical study. Acta Odont Scand 1995; 53: 325-330.

Strub J.R., Stiffler S., Schärer P.: Causes of failure following oral rehabilitation: biological versus technical factors. Quintessence international 1988; 19/3: 215-221.

Tesch U., Päßler K., Mann E.: Untersuchungen zum Titan-Keramik-Verbund. dent lab 1993; 41: 71.

Yamomoto M.: Metallkeramik. Quintessenz, Berlin 1986.

23 Einführung in die Kronen-Brücken-Prothetik

Kurt W. Alt

23.1 Definition von Kronen und Brücken

Bei künstlichen **Kronen** handelt es sich um festsitzenden Zahnersatz, der dazu dient, natürliche Zähne (bzw. durch präparative Maßnahmen entsprechend vorbereitete Zahnstümpfe) zu überdecken (überkronen).
Unter **Brücken** versteht man einen in der Regel festsitzenden Zahnersatz, durch den verlorengegangene oder nicht angelegte Zähne ersetzt werden. Brücken werden an natürlichen Zähnen, den sog. Brückenpfeilern, fixiert, welche durch präparative Maßnahmen für die Aufnahme der Brücke(n) entsprechend vorbereitet worden sind.
Künstliche Kronen und Brücken werden heute aus Metall, Keramik, Kunststoff oder Verbundwerkstoffen gefertigt.

23.2 Historische Entwicklung des Kronen- und Brückenersatzes

Als die frühesten Kronen kann man die Stiftzähne *Fauchards* (1728) und die Goldkappen *Moutons* (1746) aus der ersten Hälfte des 18. Jahrhunderts bezeichnen (vgl. Kap. 1). Während sich die Goldkappen nicht sofort durchsetzen konnten, war die Herstellung von Stiftzähnen unter Verwendung natürlicher Zähne von Leichen bis in die zweite Hälfte des 19. Jahrhunderts die bevorzugte Methode zum Ersatz für einzelne Zähne oder zur Überbrückung von Lücken.
Das Hauptproblem der Stiftkronen blieb bis zur Einführung der Zahnzemente ihre Verankerung in der Wurzel. Die aus Gold, Platin oder Holz gefertigten Stifte waren meist an natürliche Zähne angekittet oder geleimt. Im Laufe der Jahre kamen die verschiedensten organischen Materialien (Hanf, Flachs, Baumwolle, Seide, Kork, Rinde u. ä.) zur Anwendung, mit denen die Stifte umwickelt und im Wurzelkanal verklemmt wurden. Alternativen zu dieser Methode entstanden mit dem von Bourdet vorgestellten Schraubstift und dem Schnappschloßstift von Maggiolo (1809), der zur Anfertigung erstmals eine Abformung vom Wurzelstumpf nahm, ein Gipsmodell herstellte und darauf den natürlichen Ersatzzahn anpaßte.
Der erste, der die Zahnwurzel zum Zwecke der Frakturprophylaxe mit Goldplättchen überzog, war im Jahre 1834 C. J. Linderer. Da es zu jener Zeit noch keine endodontischen Behandlungsmethoden gab, führten chronische Entzündungen der Zahnwurzeln vielfach zu Abszessen. Aus diesem Grunde wurden Stifte entwickelt, die zur Sekretdrainage hohlgelegt waren. Schon in der ersten Hälfte des 19. Jahrhunderts mehrten sich die ablehnenden Stimmen gegen die auf nichtvorbehandelten Wurzeln sitzenden

Stiftzähne. Vor allem der Londoner Zahnarzt L. Koecker verbreitete ab 1826 vehement die Theorie der odontogenen Herdinfektion, was dazu führte, daß man ab 1850 die Wurzelkanäle ausraspelte und reinigte. In der Folgezeit wurden die Stifte dann auf eine hygienischere Art befestigt, nämlich mit Goldfolie oder Guttapercha. Kurze Zeit später kamen die ersten Zahnzemente auf den Markt; der heute noch verwendete Phosphatzement bereits 1858.

Hinsichtlich der Befestigung von Stiftzahnkronen wurden, wie in der gesamten Kronen-Brücken-Prothetik, in der zweiten Hälfte des 19. Jahrhunderts neue Wege eingeschlagen. 1880 ließ sich der Amerikaner C. M. Richmond eine nach ihm benannte Stiftkrone patentieren, deren Besonderheit eine mit einem Stift verlötete Wurzelkappe war, auf der ein Goldaufbau mit Porzellanfacette saß. Mit der Umfassung des Wurzelstumpfs wurde ein erheblich verbesserter Schutz der Wurzel erreicht. Sein Landsmann M. L. Logan meldete 1884 eine Vollporzellankrone mit eingebranntem Platin-Iridium-Stift zum Patent an, bei der ein Schutz der Wurzel durch Umfassung jedoch unterblieb.

Bei der Verwendung von Vollkronen verlief die Entwicklung langsamer. Die bereits 1746 von *Mouton* angegebene Goldkappe wurde erst 1873 von B. B. Beers neu entdeckt; andere Quellen nennen W. N. Morrison als den Entdecker der Ring-Deckel-Krone (1870).

Die erste Teilkrone wurde 1888 von N. G. Benett erwähnt, der sie als Brückenanker einsetzte. Sie wurde um 1900 von J. P. Carmichal verbessert und variiert. G. Preiswerk gab 1906 die ersten Ring-Deckel-Kronen mit gegossenen Kauflächen an, denen 1907 die ersten Vollgußkronen folgten. Diese konnten sich jedoch erst in den fünfziger Jahren des 20. Jahrhunderts durchsetzen.

Eng an die Entwicklung der Kronen lehnte sich die Herstellung von Brückenzahnersatz an. Sie begann mit den von *Fauchard* beschriebenen Stiftzahnbrücken. Eine sehr modern anmutende Erfindung war die 1869 von dem Franzosen B.J. Bing vorgestellte Inlaybrücke, der eine Vielzahl neuer in Amerika entwickelter Brückenkonstruktionen folgte. Zunächst waren dies die abnehmbaren Brücken von J.E. Dexter (1883) und R.W. Starr (1886), letztere als Teleskopkronenbrücken konzipiert. Nach Patentierung der Richmond-Krone (1880) benutzte J.L. Williams (1884) die Methode für seine Richmond-Kronenbrücke, und 1889 stellte C.W. Stainton seine aus hygienischen Gründen unterspülbare Brücke („open posterior bridge") vor.

Durch die zu Beginn des 20. Jahrhunderts vor allem von A. Ollendorf (1904) und W.H. Taggert (1907) eingeführte Metallgußtechnik wurde die Anfertigung von Kronen und Brücken entscheidend verbessert, da zuvor nur die Kaltverformung von Blechen und deren Verlötung möglich war.

Der Höhepunkt in der Frühzeit der Kronentechnik war 1903 mit der Erfindung der individuell gebrannten Porzellan-Mantelkrone durch C. H. Land erreicht. Diese als Jacketkrone bekannte Vollkrone gelangte erst in den zwanziger Jahren zu größerer Bedeutung. Mit ihr konnten Zähne erstmals mit einer kosmetisch befriedigenden Krone versorgt werden. Die Frakturanfälligkeit dieser Jacketkronen führte jedoch dazu, nach bruchstabileren Lösungsmöglichkeiten zu suchen.

Anfang des 20. Jahrhunderts erfolgte die Entwicklung keramisch verblendeter Metallkronen. Die damaligen Bemühungen scheiterten zunächst an der thermischen Inkompatibilität von Metall und Keramik: Es kam häufig zum Abplatzen des Porzellans von der Metalloberfläche. Fortschritte brachten später vor allem das 1949 von Gatzka eingeführte Vakuum-Brennverfahren und, im Jahre 1962, die Einführung der Aufbrennlegierungen durch die Firmen Vita-Zahnfabrik (D-Bad Säckingen) und Degussa (D-Frankfurt) (VMK®-Technik = Vita® Metallkeramik-Technik). 1966 folgte die „Biodent-Herador-Gold-Keramik".

Die metallkeramische Verblendung ist heute als Standard für zahnfarbenen Zahnersatz anzusehen. In neuerer Zeit wird jedoch aus Gründen der Ästhetik, der Biokompatibilität und nicht zuletzt der Kostendämpfung im Gesundheitswesen nach neuen Wegen in der Herstellung von Keramikkronen gesucht.

Dem ästhetischen Problem der bläulichen Verfärbung am marginalen Rand und dem Durchscheinen des Metallkerns versuchte man auf unterschiedliche Weise zu begegnen. So wurden zum Beispiel spezielle Schultermassen entwickelt, die den Metallkern im Bereich des labialen marginalen Randes ersetzen sollen. Andere Hersteller reduzierten den Metallkern auf eine hauchdünne Platinfolie. Des weiteren gibt es Bestrebungen zur galvanischen Formung des Metallgerüstes mit dem Ziel, dieses möglichst dünn zu halten. Diese Methode wurde unter dem Namen „Platamic-Verfahren" (*Klett* und *Hornig* 1987) eingeführt.

Eine weitere Alternative, den Metallanteil zu reduzieren, liegt in der Verwendung gitterartiger Metallkonstruktionen. Die Firma Renfert (Singen) entwickelte das „Probond-System", mit dem auch Brückengerüste hergestellt werden können (*Wirz* et al. 1987 a,b).

Eine völlig metallfreie Rekonstruktion bieten moderne vollkeramische Systeme (s. Kap. 24). Dadurch werden dem Zahnarzt Möglichkeiten an die Hand gegeben, den Patienten mit Hilfe von Schalen, Inlays, Onlays und vollkeramischen Kronen und Brücken mit metallfreien, ästhetisch hochwertigen Restaurationen zu versorgen.

23.3 Einteilung, Indikationen und Kontraindikationen von Kronenzahnersatz

23.3.1 Einteilung von Kronenzahnersatz

Kronen lassen sich auf verschiedene Weise einteilen. Die sinnvollsten Klassifikationen sind die, die nach der Funktion sowie nach dem Ausmaß der Bedeckung der Zahnflächen unterscheiden.

23.3.1.1 Einteilung nach der Funktion

a. Ersatzkronen: Ersatz von (umfangreich) verlorengegangener, kariöser, verfärbter oder minderwertiger Zahnsubstanz.
b. Schutzkronen: Schutz des freiliegenden Dentinmantels vor Reizen aus der Mundhöhle.
c. Stütz- und Verankerungskronen:

   Befestigung von festsitzendem Zahnersatz (Brücken) (die Kronen werden in diesem Fall auch als Brückenanker bezeichnet) und kombiniert

festsitzend-herausnehmbarem Zahnersatz (z. B. an Kronen verankerte Modell-, Konus- oder Teleskopprothesen).
Die Differenzierung zwischen Ersatz- und Schutzkronen hat eher didaktischen Wert, um die Hauptfunktion der Krone in einem bestimmten Fall zu betonen. Letztlich erfüllt jede Art von Kronenversorgung gleichzeitig eine Ersatz- (oder: primäre Funktion) und eine Schutzfunktion.

23.3.1.2 Einteilung nach dem Ausmaß der Bedeckung äußerer und innerer Zahnflächen bzw. des Ersatzes von Zahnsubstanz

a. Hülsenkronen: Vollständige Umfassung der klinischen Zahnkrone.
Bei Hülsenkronen sind weitere Differenzierungen möglich und nötig (Tab. 29). Zunächst lassen sich Metall- von Nichtmetallhülsenkronen unterscheiden. Letztere werden auch als Mantelkronen bezeichnet, und je nach Material kann man Kunststoffmantelkronen (s. Kap. 16) von Vollkeramikkronen (s. Kap. 23) abgrenzen. Metallhülsenkronen bestehen entweder ganz aus Metall (Vollkronen) oder, in Form von Verblendkronen, aus einem Metall-Kunststoff- oder einem Metall-Keramik-Verbund, wobei abhängig von Präparationsart und zahntechnischer Lösung ein sichtbarer Metallrand vorhanden sein kann oder auch nicht. Daneben existieren die sog. Doppelkronen (Konuskronen, Teleskopkronen), die nicht für Einzelzahnersatz, sondern im Rahmen von kombiniertem Zahnersatz (Innenanteil der Doppelkrone auf präpariertem Zahnstumpf zementiert, Außenteil im herausnehmbaren Ersatz befindlich) indiziert sind (Kap. 35 und 36).
b. Stiftkronen: Ersatz der verlorengegangenen klinischen Zahnkrone bei gleichzeitiger Verankerung mit Hilfe eines Stifts im Wurzelkanal der Zahnwurzel.
Stiftkronen gelten heute als veraltet, da sich Lösungen, bei denen zunächst ein Stiftkernaufbau und in einem zweiten Schritt die definitive Krone hergestellt wird, besser bewährt haben. In Form von provisorischen Stiftkronen im Zuge der Herstellung eines Stiftkernaufbaus haben Stiftkronen allerdings noch eine Indikation.
c. Teilkronen: Nur teilweise Umfassung der klinischen Zahnkrone.
Teilkronen sind traditionell ein Teilgebiet der Zahnerhaltungskunde. Für eine genaue Beschreibung sei daher auf Lehrbücher dieses zahnmedizinischen Fachgebiets verwiesen.

23.3.2 Indikationen von Kronenzahnersatz

Kronen werden zum einen im Sinne von Ersatzkronen zum Ersatz von Defekten, die durch ein Trauma, Karies, Attrition, Abrasion oder Erosion entstanden sind, angefertigt. Weitere Indikationen sind multiple Füllungen, verfärbte (avitale) natürliche Zahnkronen und genetisch bedingte minderwertige Zahnhartsubstanz (z. B. bei Amelogenesis imperfecta).
Ferner können Kronen hergestellt werden, um verlorengegangene oder fehlende Stützzonen aufzubauen und eine neue Unterkieferposition (Bißlageveränderung) festzulegen. Im Erwachsenengebiß können die Form- und, in beschränktem Umfang, die Stellungskorrektur eine Indikation sein.
Häufig ist auch eine Überkronung intakter Zähne für die Verwendung als Brückenpfeiler oder zur Befestigung von kombiniertem Zahnersatz (Geschiebeprothetik, Doppelkronen) notwendig.

Tabelle 29 Einteilung von Hülsenkronen

Hülsenkronen

Metallhülsenkronen

- **Vollkronen**
  a. Ringbandkrone (veraltet)
  b. Vollgußkrone
  c. Sinterkronen
  d. Funkenerosion
  e. CAD/CAM

- **Verblendkronen mit oder ohne Metallrand**
  a. Kunststoffverblendung
  b. Keramikverblendung

- **Gerüste**
  a. Gußgerüst
  b. Foliengerüst
  c. Galvanogerüst
  d. Sintergerüst
  e. CAD/CAM-gefrästes Gerüst

- **Doppelkronen**
  a. Konuskrone
  b. Teleskopkrone
  c. Doppelkronen mit zusätzlichen Haftelementen

Nichtmetallhülsenkronen (= Mantelkronen)

- **Kunststoffmantelkronen**

- **Vollkeramische Kronen** (= Keramikmantelkronen, Mineralmantelkronen)
  a. gesintert
  b. gegossen
  c. gepreßt
  d. Sonoerosion
  e. CAD/CAM

23.3.3 Kontraindikationen von Kronenzahnersatz

Periapikale Entzündungen und bestehende Parodontopathien müssen vor der Versorgung mit Kronen und Brücken beseitigt, insuffiziente Wurzelkanalfüllungen revidiert sein. Avitale Zähne sind vorgängig mit einer lege artis ausgeführten Wurzelkanalfüllung und einem Wurzelstift, einem Stiftkernaufbau oder einem plastischen Aufbau zu versehen. Ist keine ausreichende Menge an Zahnsubstanz für eine genügende Retention der späteren Restauration vorhanden, so sind im Rahmen der Vorbehandlung entsprechende Maßnahmen zu treffen (z. B. apikaler Verschiebelappen zur Verlängerung der klinischen Krone [s. Kap. 12], Stiftkernaufbau [s. Kap.

9]). Bei Jugendlichen, die jünger als 18 Jahre sind, ist aufgrund des in der Regel noch großen Pulpakavums definitiver festsitzender Zahnersatz nicht indiziert.

Alle hier aufgeführten Kontraindikationen gelten, neben weiteren, auch für die Anfertigung von Brückenzahnersatz.

23.4 Aufbau, Einteilung, Aufgaben, Indikationen und Kontraindikationen von Brückenzahnersatz

23.4.1 Aufbau von Brückenzahnersatz

Brücken bestehen aus den Pfeilerzähnen (Brückenpfeilern) aufsitzenden Brückenankern sowie dem Brückenzwischenglied (bzw. den Brückenzwischengliedern) (Brückenkörper) (Abb. 280), durch welches nicht (mehr) vorhandene Zähne ersetzt werden.

Brücken sind das klassische Beispiel für parodontal getragenen Zahnersatz, da sie allein auf dem Restgebiß abgestützt sind. Kraftübertragung findet ausschließlich auf die Restzähne bzw. deren Zahnhalteapparat statt („physiologische Abstützung").

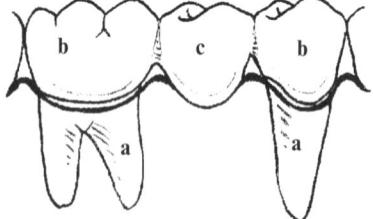

Abb. 280 Einspannige Brücke im Unterkiefer
a Pfeilerzahn (Brückenpfeiler)
b Brückenanker
c Brückenzwischenglied

23.4.2 Einteilung von Brückenzahnersatz

Nach der Lokalisation differenziert man Seitenzahn- von Frontzahnbrücken.

Abhängig von der Anzahl und der Anordnung der Pfeilerzähne lassen sich ein- von mehrspannigen Brücken unterscheiden.

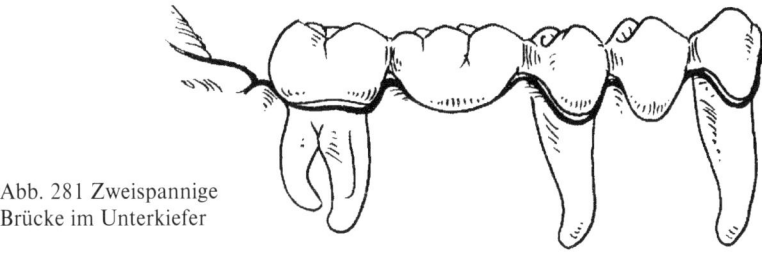

Abb. 281 Zweispannige Brücke im Unterkiefer

Einspannige Brücken bestehen aus einem Brückenzwischenglied, zweispannige aus zwei usw. (Abb. 280 und 281).

In der Regel bilden die Brückenanker die distale und mesiale Begrenzung der Brücke (sog. Endpfeilerbrücke), d. h. es liegt eine zahnbegrenzte Lücke vor, die durch die Brückenkonstruktion ersetzt wird. Ragt die Brücke hingegen in Form einer Verlängerung nach mesial oder distal heraus, so spricht man von einer Extensionsbrücke (Freiendbrücke) (s. Kap. 29).

Nach Art der definitiven Befestigung kann man mit Zementen oder speziellen Kompositen eingesetzte Brücken von adhäsiv befestigtem Ersatz (Adhäsivbrücken; s. Kap. 31 und 32) unterscheiden.

Neben der Einzementierung von Brücken besteht die Möglichkeit, Brücken oder Brückensegmente über eine zweiteilige Konstruktion abnehmbar oder bedingt abnehmbar zu gestalten.
Im Falle einer (vom Patienten) abnehmbaren Konstruktion hält das abnehmbare Sekundärteil durch frikative oder retentive Kräfte auf dem festzementierten Primärteil. Bei einer (nur durch den Zahnarzt abnehmbaren) Konstruktion erfolgt die Befestigung des abnehmbaren Teils durch eine starre Verschraubung.

Nach dem Material lassen sich Brücken einteilen in:

1. Reine Metallbrücken (mit Gußtechnik, Sintertechnik, Funkenerosion oder CAD/CAM hergestellt)
2. Kunststoffverblendete Metallbrücken
3. Metallkeramische Brücken
4. Vollkeramische Brücken
5. Reine Kunststoffbrücken.

Nach Art der Zwischengliedgestaltung kann man unterteilen:

1. Schwebebrücke (Abb. 282a-b)
2. Tangentialbrücke (Abb. 283a-b)
3. Spaltbrücke (Abb. 284a-b)
4. Sattelbrücke (Abb. 285a-b).

Das Indikationsgebiet von **Schwebebrücken** (Abb.282a-b) war früher der

668 Einführung in die Kronen-Brücken-Prthetik

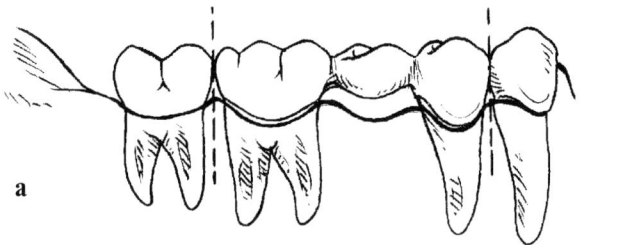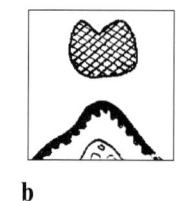

Abb. 282 Schwebebrücke
a Seitenansicht
b Gestaltung des Brückenzwischenglieds im Querschnitt

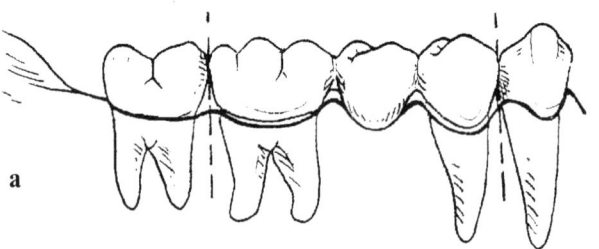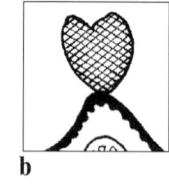

Abb. 283 Tangentialbrücke (einspannig)
a Seitenansicht
b Gestaltung des Brückenzwischenglieds im Querschnit

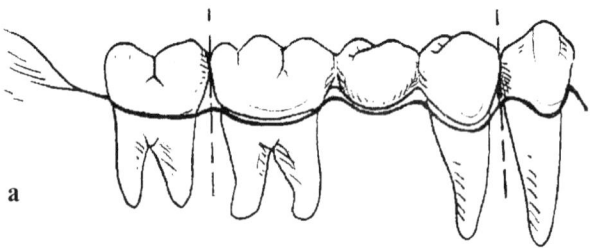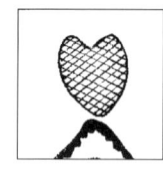

Abb. 284 Spaltbrücke
a Seitenansicht
b Gestaltung des Brückenzwischenglieds im Querschnit

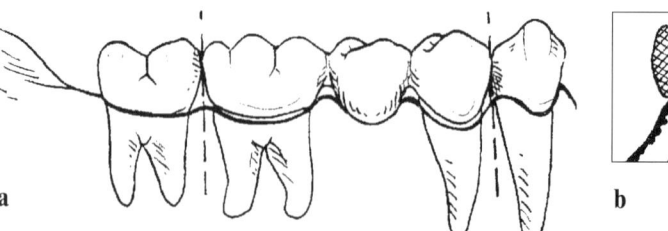

Abb. 285 Sattelbrücke
a Seitenansicht
b Gestaltung des Brückenzwischenglieds im Querschnitt

Unterkiefer-Seitenzahnbereich. Aus parodontalhygienischen Gründen soll das Zwischenglied einen Mindestabstand von 3 mm von der Schleimhaut aufweisen; konkave Flächen müssen vermieden werden. Im Querschnitt soll das Zwischenglied ein herzförmiges Aussehen haben. Inzwischen haben Studien gezeigt, daß die Reinigung von Tangentialbrücken gleich gut oder sogar besser möglich ist. Daher gelten **Tangentialbrücken** (Abb. 283a-b) heute generell bei Schaltlücken indiziert. Das Zwischenglied von Tangentialbrücken berührt die Schleimhaut im Querschnitt in der Regel flächig. Nach innen gewölbte Flächen sind bei der Herstellung des Zwischenglieds zu vermeiden. Ansonsten soll das Zwischenglied bezüglich der Breite der zu ersetzenden Kaufläche und seinem Verlauf im Zahnbogen die zu ersetzenden Zähne imitieren.

Bei **Spaltbrücken** (Abb. 284a-b) ist das Zwischenglied durch einen Spalt von der Schleimhaut getrennt. Da sich hier vermehrt Speisereste festsetzen können und zudem keine leichte Reinigung möglich ist, gelten Spaltbrücken heute als kontraindiziert.

Sattelbrücken (Abb. 285a-b) kommen als festsitzende Brücken heutzutage ebenfalls nicht mehr zur Anwendung. Sattelbrücken sind Brücken, deren Zwischenglied zwecks Wiederherstellung größerer Alveolarkammdefekte relativ breitbasig aufliegt und dadurch eine konkave Basalfläche aufweist. Bei festsitzenden Brücken ist die konkave Unterseite nicht mit Zahnseide reinigbar, so daß hier sattelförmige Zwischengliedauflagen kontraindiziert sind. In Kombination mit herausnehmbaren Brücken hingegen können bestimmte Sattelbereiche durchaus im Sinne einer Sattelbrücke gestaltet werden.

Je nach Brückenkonstruktion lassen sich beim Einzementieren Einstückbrücken von geteilten Brücken unterscheiden.
Brücken werden in der Regel in einem Stück eingesetzt. In besonderen Fällen jedoch können geteilte Brücken (Geschiebebrücken) indiziert sein. Dies betrifft vor allem nicht-parallel zueinander stehende vitale Pfeilerzähne. Da die Möglichkeit besteht, daß Brückensegmente in apikaler Richtung absinken, sollten solche Geschiebebrücken durch Verschraubung gesichert sein. Ist hingegen wenigstens einer der Pfeilerzähne avital, so läßt sich die Disparallelität in der Regel durch einen Stiftkernaufbau ausgleichen. Geschiebebrücken kommen ebenfalls bei der Kombination von konventionellen Brückenankern mit Adhäsiv- oder Implantatankern zum Einsatz.

23.4.3 Aufgaben von Brückenzahnersatz

Durch Brücken sollen vorhandene Lücken geschlossen und damit die Kaufunktion und Okklusion erhalten oder wiederhergestellt und, vor allem im Frontzahnbereich, Ästhetik und Phonetik gewährleistet werden.
Brücken kommt daneben eine prophylaktische Funktion zu, nämlich Änderungen von Zahnstellungen wie Wanderungen, Kippungen und Drehungen von Nachbarzähnen sowie Elongationen von Antagonisten zu verhindern.

23.4.4 Indikationen von Brückenzahnersatz

Brücken sind indiziert, wenn es aufgrund von Verlust oder Nichtanlage von Zähnen zu Störungen der Kaufunktion, Phonetik und/oder Ästhetik gekommen ist oder solche Störungen zu einem späteren Zeitpunkt zu erwarten sind.
Bei dem Verlust von Seitenzähnen ist nicht immer ein Lückenschluß erforderlich, da nachgewiesen wurde, daß Seitenzahnlücken bei günstigen Okklusionsverhältnissen häufig über viele Jahre ohne Störungen bestehen können (*Marxkors & Mohr* 1985; *Love & Adams* 1971). Praktisch klinisch bedeutet dies, daß der Zahnarzt in unklaren Fällen vorerst auf die Anfertigung von Zahnersatz verzichten sollte und die Lückensituation in regelmäßigen Abständen im Rahmen des routinemäßigen Recalls beurteilen sollte. Treten erste Anzeichen von Störungen auf, kann ein Zahnersatz immer noch geplant und angefertigt werden. Auch bei dem Verlust der endständigen Molaren ist häufig kein Zahnersatz angezeigt (*Witter* 1993), da eine Prämolarenokklusion für viele Patienten einen ausreichenden Kaukomfort darstellt („Konzept der verkürzten Zahnreihe").

23.4.5 Kontraindikationen von Brückenzahnersatz

Neben den Punkten, die bereits für Kronenzahnersatz angeführt wurden (Abschnitt 23.3.3), gibt es für Brückenzahnersatz noch spezielle Kontraindikationen, nämlich zu große Spannweiten der vorhandenen Lücken und ein zu geringer Restzahnbestand. Im Zweifelsfall ist eine Austestung der Brückenversorgung mittels Langzeitprovisorien anzuraten.
Nach frischen Extraktionen sollte man aufgrund des bevorstehenden Ab- und Umbaus des Alveolarfortsatzes von der Anfertigung definitiver Brücken Abstand nehmen. Eine Wartezeit von wenigstens drei bis sechs Monaten ist anzuraten.

23.5 Verblockungsarten

Festsitzende Brücken sind Elemente der primären Verblockung. Von solch einer *direkten Verblockung* (Primärverblockung) läßt sich eine *indirekte Verblockung* (Sekundärverblockung) unterscheiden.
Bei einer Primärverblockung handelt es sich um festsitzenden Zahnersatz oder festsitzende Schienungen, wobei mindestens zwei Zähne miteinander verbunden sind. Zu primären Verblockungen zählen Verbindungen von Zähnen durch festsitzende Brücken, Adhäsivschienen, Stege oder Kronenblöcke (miteinander verlötete Einzelkronen).
Im Gegensatz dazu ist bei einer sekundären Verblockung die schienende Konstruktion abnehmbar. Dies trifft für kombinierte prothetische Arbeiten zu, die ihre Retention über Doppelkronen (partielle Prothesen; abnehmbare Brücken) und Geschiebe (partielle Prothesen) erhalten, sowie für abnehmbare Schienen.

Vorteile von Kronen und Brücken als Primärverblockungen

- Großer Verblockungseffekt

- Pfeilerzähne müssen weniger stark beschliffen werden als im Falle einer sekundären Verblockung von Konuskronen

Nachteile von Kronen und Brücken als Primärverblockungen

- Bei Verlust eines Pfeilerzahns muß u. U. die gesamte Arbeit neu angefertigt werden
- Unphysiologisch, da weitgehendste Aufhebung der Zahnbeweglichkeit.

23.6. Langzeitresultate bei konventionellem festsitzendem Zahnersatz (Vollguß, Metall-Kunststoff, Metallkeramik)

Nur mit Hilfe von Langzeitstudien kann man verläßliche Aussagen über die Verweildauer eines bestimmten Typs von Zahnersatz treffen. Allerdings ist zu berücksichtigen, daß die Aussagekraft der in klinischen Langzeit-Nachuntersuchungen erhobenen Daten eingeschränkt ist, da Faktoren wie eine oft erhebliche und kaum beeinflußbare Ausfallrate von Patienten (z. B. durch unbekannten Verbleib, Krankheit oder Tod) und Differenzen in der Beobachtungsgleichheit sowie Bearbeitungsfehler entweder nicht oder nur teilweise zu eliminieren sind (Kerschbaum 1983, Erpenstein et al. 1992).

Von allen Möglichkeiten des festsitzenden Zahnersatzes sind konventionelle Kronen und Brücken (Vollguß, Metallkeramik) auf ihre Langzeitprognose am besten dokumentiert. Die auf einer Analyse des Schrifttums beruhende und von *Kerschbaum* (1986), *Kerschbaum et al.* (1991) bzw. *Kerschbaum* und *Leempoel* (1989) angegebene mittlere Tragezeit („Halbwertzeit") von 15 bis 25 bzw. 20 Jahren ist als erfreulich hoch anzusehen. Sie liegt deutlich über der durchschnittlichen Funktionszeit von herausnehmbarem Zahnersatz, die mit 8 bis 10 Jahren angegeben wird (*Kerschbaum* und *Mühlenbein* 1987).
Die in den letzten Jahren veröffentlichten Untersuchungen bestätigen die gute Prognose von festsitzendem prothetischen Ersatz:
In einer Longitudinalstudie von *Karlsson* (1989) waren 14 Jahre, nachdem 104 Brücken ohne Extensionen eingesetzt worden waren, noch 88,5 % dieser Versorgungen in Funktion; die Mißerfolgsquote betrug 11,5 %.
Valderhaug (1991) stellte in einer Nachuntersuchung von kunststoffverblendeten Brücken nach 5 Jahren eine Mißerfolgsrate von 4%, nach 10 Jahren von 12% und nach 15 Jahren von 32% fest.
Kerschbaum et al. (1991) ermittelten bei einem Patientengut von 1841 Privatversicherten, daß nach einer Tragezeit von 15 Jahren von 1669 Brücken, 4371 Einzel- und 175 verblockten Kronen noch 64 %, 56 % bzw. 45 % inkorporiert waren.
In einer Studie von *Erpenstein* et al. (1992), in der bei 403 Patienten die Verweildauer von 593 Einzelkronen und 298 Brücken untersucht worden war, waren nach 5 Jahren noch rund 96,2 % der Kronen und 89,4 % der Brücken in Funktion. Nach 10 Jahren waren es immerhin noch 91,3 % bzw. 74,7 %, nach 15 Jahren 83,7 % bzw. 60,4 %.
In einer weiteren Langzeitstudie konnten 66 von ursprünglich 122 Patienten 18 bis 23 Jahre nach der Eingliederung von festsitzendem Zahnersatz

nachuntersucht werden. Durchschnittlich waren noch 72% aller Restaurationen in Funktion. Metallkeramische Restaurationen schnitten am besten ab und waren zu 79% noch unverändert in Funktion (*Palmquist & Swartz* 1993). Zu ähnlich positiven Ergebnissen kommt eine klinische Studie, in der die Rate intakter Brückenanker nach 25 Jahren zwischen 56% und 67% betrug (*Valderhaug* et al. 1997).

Bezüglich der Verweildauer von Einzelkronen kommt deren Lokalisation eine Bedeutung zu. Verglichen mit Schneidezahnkronen (denen zu Vergleichszwecken der Risikofaktor 1 zuerteilt wurde) ist das Verlustrisiko im Molarenbereich am geringsten (Risikofaktor 0,84). Für Prämolarenkronen beträgt es 0,89. Bei Eckzahnkronen ist die Wahrscheinlichkeit des Verlustes am größten (1,37) (*Kerschbaum* et al. 1991).

Beim Brückenzahnersatz sind mehrere Faktoren zu berücksichtigen (*Kerschbaum* et al. 1991). Gegenüber der Frontzahnbrücke (Risikofaktor 1) weist die Seitenzahnbrücke (0,46) ein deutlich geringeres Verlustrisiko auf. Eine Brücke mit zwei Pfeilern (1) hat eine bessere Prognose als eine solche mit mehr als zwei (1,57) oder mit nur einem Pfeilerzahn (2,24). Je älter der Patient bei der Eingliederung ist, umso höher liegt das Verlustrisiko: Verglichen mit der Altersgruppe bis 29 Jahre (Risikofaktor 1) lauten die Werte für die Gruppe 30 bis 49 Jahre: 1,89; für 50 bis 69 Jahre: 2,2; für 70 Jahre und älter: 5,0. Mehrspannige Brücken sind gegenüber einspannigen ebenso risikoreicher (1,54 zu 1) wie Freiend- gegenüber Endpfeilerbrücken (1,43 zu 1). Schließlich sind auch die Prognosen in beiden Kiefern unterschiedlich: Gegenüber dem Unterkiefer (1) beträgt der Risikofaktor im Oberkiefer 1,36.

Ursachen für eine eingeschränkte Verweildauer von Kronen und Brücken sind technischen und biophysikalischen sowie biologischen Mißerfolgen zuzuschreiben (*Strub* et al. 1988):

1. Zu den technischen und biophysikalischen Mißerfolgen zählen Frakturen im Metall und in der Keramik, durch Zahnersatz bedingte Frakturen der Pfeilerzähne und Retentionsverlust.
2. Ein Großteil der biologischen Mißerfolge (Karies im Bereich des Restaurationsrandes, Parodontopathien) ist mangelnder Mundhygiene und/oder zahnärztlichen bzw. zahntechnischen Unzulänglichkeiten (z. B. stark subgingivaler Kronenrand, ungünstig gestaltete Brückenzwischenglieder, schlechter Randschluß) zuzuschreiben. Allerdings ist zu beachten, daß bislang durch keine prospektive Studie bewiesen worden ist, daß, auch wenn dies plausibel erscheint, ein mangelhafter Randschluß zu Sekundärkaries führt.

Zu biologischen Mißerfolgen zählen auch nach der Eingliederung der Kronen und Brücken notwendig gewordene endodontische Behandlungen (Vitalitätsverlust des Zahnes; Klopfempfindlichkeit; periapikale Aufhellungen), apikale Wurzelresektionen und Zahnextraktionen.

Technische und biologische Mißerfolge können zwar durch eine genaue Planung, eine sorgfältig ausgeführte präprothetische und prothetische Behandlung sowie ein gezieltes Nachsorgeprogramm (s. Kap. 44) stark vermindert werden; vollkommen vermeiden lassen sie sich allerdings nie.

Literatur

Erpenstein H., Kerschbaum Th., Fischbach H.: Verweildauer und klinische Befunde bei Kronen und Brücken - eine Langzeitstudie. Dtsch Zahnärztl Z 1992; 47: 315 - 319.

Fauchard P.: Le chirurgien dentiste ou traité des dents. 2 Bände. Paris 1728.

Karlsson S.: Failures and length of service in fixed pros- thodontics after long-term function. A longitudinal clinical study. Swed Dent J 1989; 13: 185 - 192.

Kerschbaum Th.: Zur Bedeutung von Nachuntersuchungen in der zahnärztlichen Prothetik. Dtsch Zahnärztl Z 1983; 38: 990 -997.

Kerschbaum Th.: Überlebenszeiten von Kronen- und Brückenzahnersatz heute. Zahnärztl Mitt 1986; 76: 2315 - 2320.

Kerschbaum Th., Mühlenbein F.: Longitudinale Analyse von herausnehmbarem Zahnersatz privatversicherter Patienten. Dtsch Zahnärztl Z 1987; 42: 352 - 357.

Kerschbaum Th., Leempoel P.: Kronen und Brücken. In: Voß R., Meiners H. (Hrsg.): Fortschritte der zahnärztlichen Prothetik und Werkstoffkunde. Band IV, S. 109 - 136. Hanser, München 1989.

Kerschbaum Th., Paszyna Ch., Klapp S., Meyer G.: Verweilzeit- und Risikofaktorenanalyse von Kronen und Brücken. Dtsch Zahnärztl Z 1991; 46: 20 - 24.

Klett R., Hornig W.: Die galvanisierte Kronenhülse. Dtsch Zahnärztl Z 1987; 42:614 - 617.

Love W.D., Adams R.L.: Tooth movement into edentulous area. J Prosthet Dent 1971; 25: 271 - 278.

Marxkors R., Mohr P.: Folgen nach Entfernung von 6-Jahr-Molaren bei Kindern und Jugendlichen. Zahnärztl Welt 1985; 94: 776 - 781.

Mouton C.: Essay d'odontotechnique ou dissertation sur les dents artificielles. Paris 1746.

Palmquist S., Swartz B.: Artificial crowns and fixed partial dentures 18 to 23 years after placement. Int J Prosthodont 1993; 6: 279 -285.

Strub J. R., Stiffler S., Schärer P.: Ursachen von Mißerfolgen bei der oralen Rehabilitation: Biologische und technische Faktoren. Quintessenz 1988; 1511 - 1522.

Valderhaug J.: A 15-year clinical evaluation of fixed prosthodontics. Acta Odontol Scand 1991; 49: 35 - 40.

Valderhaug J., Jokstad A., Ambørnsen E., Norheim P.W.: Assessment of the periapical and clinical status of crowned teeth over 25 years. J Dent 1997; 25: 97 - 105.

Wirz J., Görg E., Jäger K.: Das Probondsytsem: Metalleinsparung für die Aufbrennkeramik. Dent Labor 1987a; 35: 1143 - 1149.

Wirz J., Jäger K., Görg E.: Probond: Ein edelmetallsparendes Rekonstruktionsverfahren für die Metallkeramik. Schweiz Monatsschr Zahnmed 1987b; 97: 1008 - 1018.

Witter D.J.: A 6-year follow-up study of the oral function in shortened dental arches. Med Habil, Nijmwegen 1993.

Weiterführende Literatur

Fuhr K.: Festsitzende Brücken. In: Hupfauf L. (Hrsg.): Festsitzender Zahnersatz. 2. Auflage, S. 219 - 276. Urban & Schwarzenberg, München-Wien 1987.

Hoffmann-Axthelm W.: Die Geschichte der Zahnheilkunde. Quintessenz, Berlin 1985.

Körber K.-H.: Zahnärztliche Prothetik. 4. Auflage. Thieme, Stuttgart 1995.

Lässig H.E., Müller R.A.: Die Zahnheilkunde in Kunst- und Kulturgeschichte. DuMont, Köln 1983.

Strub J.R.: Vollkeramische Systeme. Dtsch Zahnärztl Z 1992; 47: 566 - 571

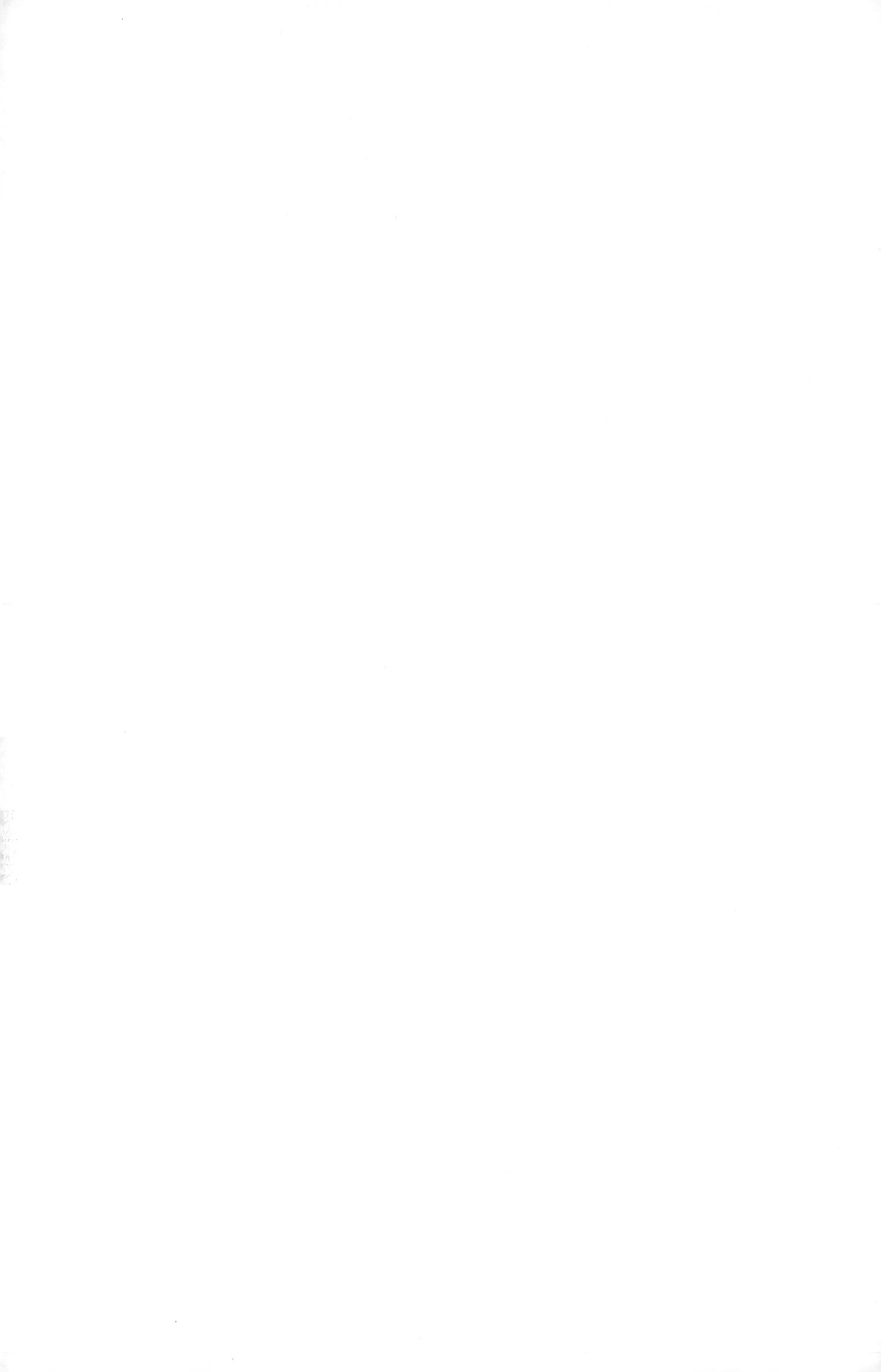

24 Metall- und Vollkeramiksysteme in der Kronen-Brücken-Prothetik

24.1 Einleitung

Für die Herstellung eines ästhetisch hochwertigen Zahnersatzes ist Keramik der Werkstoff der Wahl. In den letzten Jahren wurden verschiedene Techniken und Verfahren entwickelt, um keramischen Kronen-Brücken-Ersatz weiter zu verbessern. Neben den „klassischen" metallkeramischen Kronensystemen finden heute vermehrt vollkeramische Systeme Anwendung.

In der restaurativen Zahnmedizin verwendete metall- und vollkeramische Systeme lassen sich folgendermaßen einteilen:

24.1.1 Metallkeramische Systeme

24.1.1.1 Gußtechnisch hergestellte Gerüste

- Aus Edelmetall- und edelmetallreduzierten Legierungen
- Aus Nicht-Edelmetall-Legierungen
- Aus Reintitan und Titanlegierungen

24.1.1.2 Galvanotechnisch hergestellte Gerüste

- AGC®-System (Wieland, D-Pforzheim)
- Gammat® (Gramm, D-Pforzheim)
- Platamic® (IPM Platamic Marketing Dentaltechnologie, D-München)
- Helioform HF 600® (Hafner, D-Pforzheim)

24.1.1.3 Mittels Sintertechnik hergestellte Metallgerüste

- Heratec®-Sintertechnik (Heraeus, D-Pforzheim)
- Degusint® (Degussa, D-Frankfurt)
- Sinterloy®, Denpac (USA-Hackensack, NJ)

24.1.1.4 Durch Kaltverformung hergestellte Gerüste (Folientechniken)

- Sunrise® (Tanaka Dental, D-Bad Homburg)
- Ultralite® (S. & W. Dental-med, D-Moers)
- Ceplatec® (Ceplatec, D-Krefeld)

24.1.1.5 Durch Maschinenfräsung hergestellte Gerüste (CAD/CAM-Systeme)

a) CAD/CAM-Systeme
- Sopha-CAD/CAM-System (Sopha Bioconcept, F-Vienne)
- DentiCad® [nicht mehr auf dem Markt]
- Alldent® (Girrbach, D-Pforzheim)
- DCS®-System (Girrbach, D-Pforzheim)
- Cicero® (Elefant, NL-Hoorn)

b) Industriell gefertigtes Gerüst
- Procera®-System (Nobel Biocare, D-Köln)

24.1.2 Vollkeramische Systeme
24.1.2.1 Keramische Verbundsysteme

a) Verbundsysteme mit Grundmasse
- Vita-dur® N (Vita, D-Bad Säckingen)
- NBK 1000® (De Trey Dentsply, D-Dreieich) [nicht mehr auf dem Markt]
- Vivodent® Jacket Porzellan (Ivoclar, FL-Schaan) [nicht mehr auf dem Markt]

b) Verbundsysteme mit Hartkerngerüst
- Cerestore® (Johnson & Johnson, USA-East Windsor, NJ) [nicht mehr auf dem Markt]
- Hi-Ceram® (Vita, D-Bad Säckingen)
- In-Ceram® (Vita, D-Bad Säckingen)

24.1.2.2 Nicht-Verbundsysteme

a) Gegossene Glaskeramik
- Dicor® (De Trey Dentsply, D-Dreieich)
- Cerapearl® (Kyocera, J-Tokio) [nicht mehr auf dem Markt]

b) Gepreßte Glaskeramik
- Empress® (Ivoclar, FL-Schaan)
- Dröge-Keramik® (Wieland, D-Pforzheim)

c) Geschichtete leuzitverstärkte Keramiken
- Optec® (Keppeler & Wöhr, D-Kusterdingen)
- Duceram® (Ducera, D-Rosbach)
- Mirage® (Chameleon Dental Products, USA-Kansas City)

24.1.2.3. Durch Maschinenschleifung/-fräsung hergestellte Keramikrestaurationen

a) CAD/CAM-Systeme
- Cerec® (Siemens, D-Bensheim)
- Sopha-CAD/CAM-System (Sopha Bioconcept, F-Vienne)
- DentiCad® (Bego, D-Bremen)
- DCS®-System (Girrbach, D-Pforzheim)

b) Kopierfräsen
- Celay®-System (Mikrona, CH-Spreitenbach)

c) Industriell gefertigtes Gerüst
- Procera®-System (Nobel Biocare, D-Köln)

24.1.2.4 Durch Sonoerosion hergestellte Keramikrestaurationen

- Sonoerosion®-System (Espe, D-Seefeld)

24.1.2.5 Industriell gefertigtes Hartkerngerüst

Im folgenden werden die verschiedenen, in der Zahnmedizin verwendeten metall- und vollkeramischen Systeme genauer dargestellt.

24.2 Metallkeramische Systeme

Bei der Metallkeramik wird ein Metall mit mehreren gesinterten Keramikschichten versehen. (Unter dem Begriff „Sintern" versteht man das Zusammenschmelzen von Gläsern.) Es handelt sich somit um ein Verbundsystem, bei dem vorteilhafte Eigenschaften des Metalls (vor allem seine Zugfestigkeit) mit Vorteilen der Dentalkeramik (zahnähnliches Aussehen, Härte, chemische Resistenz, Biokompatibilität) kombiniert werden. Fast drei Jahrzehnte lang hat sich das metallkeramische Verbundsystem im klinischen Einsatz für den festsitzenden Zahnersatz erfolgreich bewährt.

24.2.1 Gußtechnisch hergestellte Gerüste

24.2.1.1 Aus Edelmetall- und edelmetallreduzierten Legierungen

Bei diesem System wird die gesamte Präparation mit einem Metallgerüst überzogen (Mindestwandstärke 0,3 mm).
Zur Anwendung kommen in der dentalen Aufbrenntechnik in erster Linie Edelmetall-Legierungen; zunehmend werden aber auch goldreduzierte, Halbedelmetall- und Nichtedelmetall-Legierungen auf Kobalt-Chrom-Basis eingesetzt. Alle Legierungen enthalten oxidierbare Gerüst-Bestandteile, die als Haftoxide für eine dauerhafte Verbindung zwischen Metall und Keramik unerläßlich sind. Neuere Entwicklungen bei den Aufbrennkeramiken beschäftigen sich mit Verbesserungen der Ästhetik, indem neue Farben und opaleszierende Effektmassen angeboten werden. Darüber hinaus sind überarbeitete Farb- und Schichtsysteme auf dem Markt. Bekannte Aufbrennkeramiken sind beispielsweise Omega® (Vita Zahnfabrik, D-Bad Säckingen), Carat® (Dentsply, D-Dreieich) und Duceram® (Ducera, D-Rosbach).
Kürzlich wurden sogenannte Low-Fusing-Systeme entwickelt, bei denen

auf ein hochgoldhaltiges Metallgerüst eine niedrigschmelzende Keramik aufgebaut wird. Der Vorteil ist hierbei, daß durch die geringere Hitzebehandlung beim Brennvorgang (650-700° C) eine verringerte Oxidation des Metallgerüsts auftritt und daß das Gerüst weniger thermischen Verwindungen ausgesetzt ist. Diese Systeme befinden sich seit drei Jahren in der klinischen Erprobung.

24.2.1.2 Aus Nichtedelmetall-Legierungen (NEM)

Das zahntechnische Herstellungsverfahren von Kronen-Brückenersatz aus NEM-Legierungen unterscheidet sich in seinen Grundzügen nicht von dem aus hochgold- bzw. hochgoldreduzierten Legierungen.
Bedingt durch spezielle Verarbeitungseigenschaften der NEM-Legierungen sind bei der Gerüstherstellung ein erhöhter Zeitaufwand sowie der Einsatz von speziellen stark expandierenden Einbettmassen notwendig. Für die Verblendung wird, wie für die konventionelle Metallkeramik, Aufbrennkeramik (900°-980° C) verwendet. Da NEM-Legierungen einen höheren Wärmeausdehnungskoeffizient (WAK) aufweisen, sind beim Aufbrennen der Keramik einige Besonderheiten zu berücksichtigen, um durch auftretende Spannungen bedingte Sprünge in der Keramik zu vermeiden. Die Sprünge können auch Stunden oder gar Tage nach dem Verblenden auftreten. Deshalb ist der sachgemäße Umgang mit den verwendeten Materialien bei metallkeramischen Arbeiten mit NEM-Legierungen besonders wichtig (*Kappert* 1989).

Kronen- und Brückenarbeiten aus NEM ermöglichen die gleichen Randgestaltungen wie aus hochgold- bzw. hochgoldreduzierten Legierungen. Da NEM-Legierungen durch ihren Chromanteil stärker oxidieren als hochgoldhaltige Legierungen, ist die Anfertigung eines verblendeten Metallrands ohne schwarzen Oxidkronenrand fast unmöglich.

24.2.1.3 Aus Reintitan

In den letzten Jahren ist der Einsatz von Titan in der restaurativen Zahnmedizin aufgrund der geringeren Materialkosten und einer günstigeren Biokompatibilität vorangetrieben worden (*Küpper* 1989). Reintitan kann mittels unterschiedlicher Verfahren verarbeitet werden:

- Gußtechnik
- Frästechnik
- Funkenerosion

Die am häufigsten durchgeführte Methode, Titan als Gerüstmaterial zu verarbeiten, ist mit Hilfe der Gußtechnik über eine Wachsmodellation. Diese Möglichkeit ist aufgrund der starken Reaktion des Titans mit Sauerstoff besonders schwierig und erfordert besondere Gußeinrichtungen mit Schutzgas. Bedingt durch die zusätzliche Reaktion des geschmolzenen Titans mit dem Tiegel und der Einbettmasse entsteht eine rauhe und spröde Gußoberfläche (alpha-case), die je nach Größe des Gußobjekts bis zu 200 µm dick sein kann. Aufgrund dieser Faktoren ist die Paßgenauigkeit von Gerüsten aus Titan eingeschränkt. Des weiteren sind besondere Geräte, wie z.B. ein Plasma- oder Laserschweißgerät, erforderlich, die das Zusammenfügen zweier Teile ermöglichen.

Die keramische Verblendung erfolgt mit einer speziellen niederschmelzenden Keramik, die mit ihrem WAK auf das Titan abgestimmt sein muß. Klinische Verfahren sind gerade auf dem Gebiet des Keramik-Titanverbundes aufmerksam zu verfolgen, da dieser unterhalb der Verbundfestigkeit der konventionellen Metallkeramik liegt.

24.2.2 Galvanotechnisch hergestellte Gerüste

24.2.2.1 Prinzip

Bei der Galvanotechnik wird mit Hilfe der Elektroformung ein Feingoldkäppchen auf einem Modellstumpf hergestellt. Die Stärke dieser Feingoldschicht kann durch die Länge des Galvanisierungsvorganges bestimmt werden. Aufgrund des gleichmäßigen Schichtwachstums ist es nicht möglich, eine individuelle Gerüstkontur aufzubauen. Das Feingoldmaterial schlägt sich überall dort nieder, wo ein Silberleitlack auf den Metallstumpf aufgetragen wurde. Da das Feingoldwachstum im Randbereich nicht kontrollierbar ist, kommt es dort zu einem Überschußwachstum. Dieser Überschuß muß individuell mit rotierenden Instrumenten reduziert werden.

Die keramisch verblendeten Galvanokäppchen weisen eine geringere Festigkeit auf als metallkeramische Kronen mit einem gegossenen Gerüstmaterial. Klinische Erfahrungen haben aber gezeigt, daß eine ausreichende Stabilität für Zahnersatz im Front- und Seitenzahnbereich gewährleistet ist.

Die Anfertigung von Brückenkonstruktionen kann nur durch eine Kombinationstechnik aus elektrogeformten Stumpfkäppchen und einem gegossenen Brückenteil geschehen. Dieses Zwischengliedteil kann dann durch eine E-klammerartige Verbindung auf den Galvanokäppchen der Pfeilerzähne abgestützt werden. Die beiden Teile lassen sich mittels eines Hochtemperaturklebers miteinander verbinden.

24.2.2.2 Indikation

Die Befürworter der Galvanotechnik sehen eine wesentliche Indikation dieses Kronensystems für Frontzahnkronen, da das Galvano-Gerüst nur eine Schichtstärke von 0,1 bis 0,2 mm aufweist und daher mehr Platz für die keramische Verblendung zur Verfügung steht als in der herkömmlichen Metallkeramik. Weiterhin läßt sich durch das goldfarbene Gerüstmaterial eine bessere ästhetische Tiefenwirkung der Verblendung erreichen.

24.2.2.3 Herstellung

Zur Herstellung (*Klaus* 1988a) der Feingoldkäppchen werden konventionell angefertigte Sägemodelle verwendet. Für den Galvanovorgang müssen die einzelnen Gipsstümpfe dubliert werden. Die Duplikatstümpfe aus Gips werden mit einer Kupferelektrode versehen, wobei diese unterhalb der Präparationsgrenze des Stumpfes angebracht wird. Durch das Auftragen eines Leitsilberlacks wird die Extension der Feingoldschicht festgelegt. Dabei wird eine Verbindung zwischen eigentlicher Gerüstkappe und der

Kupferelektrode mit Leitsilberlack hergestellt. Der Galvanovorgang erfolgt in einem speziell dafür entwickelten Galvanogerät. In diesem Gerät befindet sich ein zyanitfreies Elektrolyt, in welches die Objekte gehängt werden. Die Kupferelektrode, an der die Objekte angebracht sind, wird mit einem Schrumpfschlauch isoliert, damit es dort nicht zu einem Goldniederschlag kommt. Das Galvanogerät ist mit einem Niederspannungsgleichstromsystem und den dazugehörigen Reglern und der Kontrolleinheit ausgestattet. Im Zuge der Elektroformung schlägt sich Feingold, das in dem Elektrolyten gelöst ist, mit Hilfe von elektrischem Strom auf den mit Leitlack versilberten und somit leitfähig gemachten Teil des Duplikatstumpfs nieder. Dabei lagern sich Metallionen ohne Dimensionsänderung auf der Modellstumpfoberfläche ab. Die Kathode (Minuspol), die bei diesem Vorgang den Modellstumpf darstellt, und die Anode (Pluspol) - ein Metallgitter im Inneren des Elektrolytbeckens - ermöglichen bei Stromfluß den Niederschlag der Metallionen auf dem Modellstumpf.

Die Dauer des automatischen Galvanisiervorgangs beträgt je nach gewünschter Schichtstärke und Systemtyp bis zu einigen Stunden. Nach Abschluß der Elektroformung werden die Stümpfe aus dem Elektrolyten entnommen, und die Feingoldkäppchen können vom Gipsstumpf chemisch getrennt werden. Die Goldkäppchen müssen im Randbereich gekürzt werden. Es ist möglich, einen grazilen oder einen verblendeten Metallrand zu gestalten. Die Verblendung erfolgt mit konventionellen keramischen Aufbrennmassen. Da die Feingoldkäppchen keine unedlen Bestandteile für den notwendigen Keramik-Käppchenverbund aufweisen, muß zuvor ein Bonder auf die Metallkäppchen aufgebrannt werden. Auf den Bonder wird dann Opaker aufgetragen und auf diesen die Dentin- und Schneidemassen.

24.2.2.4 Vor- und Nachteile

Als Vorteile für die Galvanotechnik werden in der Literatur drei Punkte aufgeführt:

- Das Gerüstmaterial: Es besteht aus reinem Gold und entspricht daher einem biokompatiblen Material.
- Die dünne Schichtstärke: Dadurch wird genügend Platz für eine ausreichend starke keramische Verblendung ermöglicht.
- Die Paßgenauigkeit des Goldkäppchens: Da sich das Feingold gleichmäßig um den Duplikatstumpf niederschlägt, weist die Kappe eine gleichmäßig gute Paßgenauigkeit am Stumpf auf. Im Randbereich muß die Länge des Kronenrands allerdings manuell mit rotierenden Instrumenten gekürzt werden.

Als Nachteil der Galvanotechnik kann die notwendige Anfertigung eines Duplikatstumpfs angesehen werden. Außerdem sind für dieses Verfahren zusätzliche Geräte für das zahntechnische Labor notwendig.
Eine der Haupteinschränkungen für die Galvanotechnik ist die limitierte Indikation (nur für Einzelkronen geeignet). Brückenverbände lassen sich nur mit einem separat gegossenen Zwischengliedanteil und durch späteres Einkleben anfertigen (*Klaus* 1988b).

Beispiele für galvanotechnische Systeme sind das AGC®-System, Gammat®, Platamic® und Helioform HF 600®.

24.2.3 Mittels Sintertechnik hergestellte Metallgerüste

24.2.3.1 Prinzip

Bei der Sintertechnik wird wie bei der Galvanotechnik die konventionelle Gußtechnik umgangen (*Biffar* et al. 1991). Es wird ein Legierungspulver auf ein feuerfestes Brennträgermodell aufgeschichtet und in einem konventionellen Keramikofen gesintert.

24.2.3.2 Indikation

Mit der Sintertechnik lassen sich alle möglichen Einzelzahnrekonstruktionen und auch bedingt kleinere Brücken herstellen. Die Einzelzahnrekonstruktionen können Inlays, Onlays und vollmodellierte Kronen darstellen. Des weiteren läßt sich das gesinterte Material keramisch mit konventionellen keramischen Verblendmassen beschichten. Einige Hersteller bieten für die unterschiedlichen Restaurationstypen unterschiedliche Sinterlegierungen an. Diese Legierungen unterscheiden sich z. B. in Härte, Farbe, physikalischen Eigenschaften und der Möglichkeit, Keramik aufzubrennen, voneinander. Restaurationen mit in Sintertechnik hergestellten Gerüsten können sowohl für den Front- als auch für den Seitenzahnbereich hergestellt werden.

24.2.3.3 Herstellung

Für die Herstellung einer gesinterten Restauration ist es notwendig, den beschliffenen Zahnstumpf des Meistermodells in ein feuerfestes Spezialmaterial zu dublieren. Werden Kauflächen aus dem gesinterten Material aufgeschichtet, was bei der Herstellung von Vollgußkronen erfolgen muß, so ist es notwendig, daß das dublierte feuerfeste Modell ebenfalls in das Sägemodell und den Artikulator eingesetzt werden kann. Bei einigen Sintersystemen wird vor dem Auftragen des Legierungspulvers eine Haftschicht auf das feuerfeste Modell aufgetragen und durch einen Brand fixiert. Diese Haftschicht wird über die Präparationsgrenze hinausgezogen und läßt später, beim Sintervorgang, das gesinterte Metall fest auf dem Stumpf haften. Bevor das Legierungspulver auf das feuerfeste Modell aufgeschichtet wird, wird das Brennträgermodell in einer Spezialflüssigkeit gewässert. Dies ist erforderlich, damit beim Aufschichten der feuchten Sintermasse nicht die Flüssigkeit von dem trockenen Duplikatmodell aus dem Gemisch herausgezogen und damit die Modellierfähigkeit des Sinterschlickers beeinträchtigt wird. Das Legierungspulver wird mit einer Spezialflüssigkeit in einer sahnigen Konsistenz angemischt und dann, ähnlich wie in der Verblendkeramik, auf den feuerfesten Stumpf aufgetragen. Die richtige Konsistenz zum Schichten kann mit Hilfe eines Saugvlieses kontrolliert und beeinflußt werden. Beim Aufschichten ist mit diesem Vlies überschüssige Flüssigkeit abzusaugen. Durch Vibration des feuerfesten Stumpfs erfolgt ein Verdichten des Schlickers. Der Sintervorgang kann in konventionellen Keramikbrennöfen durchgeführt werden (Ein- und Zweikammerbrennöfen). Der spezielle Brennzyklus besteht aus einer Trockenzeit, Vorwärmzeit, einem Aufwärmzyklus und der Endtemperatur und ihrer Haltezeit. Dieses Verfahren ermöglicht ein porenfreies und homogenes Sintern des Legierungspulvers. Die Endtemperatur eines Sintervorgangs liegt je nach System zwischen 1000° bis 1100° C. Da das Legierungspulver beim Sintervorgang einer Volumenschrumpfung unterliegt, müssen entsprechende Korrekturbrände durchgeführt werden. So werden z. B. Materialschrumpfungen am Kronenrand durch wiederholtes Aufschichten und Einriffeln des Schlickers ergänzt und durch nochmaliges Brennen fixiert. Der feuerfeste Modellstumpf muß für die richtige Dimensionierung, für die Modellation und zur Kontrolle nach dem Sintervorgang immer wieder zurück in das Meistermodell bzw. in den Artikulator gesetzt werden.

Nach dem vollständigen Aufbauen des Metallgerüsts läßt sich das feuerfeste Stumpfmaterial aus der festen Metallkappe herauslösen. Dies erfolgt mittels Fein-Sandstrahlung. Dabei ist darauf zu achten, daß die Ränder der Feingoldkappe nicht beschädigt werden. Außerdem muß die Haftvermittlerschicht sorgfältig aus dem Goldkäppchen herausgenommen werden. Nach diesem Reinigungsvorgang können die Überschüsse im Randbereich mit rotierenden Instrumenten entfernt werden. Die Gerüstkappe kann daraufhin zurück auf das ursprüngliche Meistermodell gesetzt werden. Dort wird es wie in der konventionellen Gußtechnik weiter verarbeitet. Die Weiterverarbeitung umfaßt bei Vollgußkronen bzw. Inlays-Onlays die Oberflächenpolitur; bei keramisch zu verblendenden Teilen kann die keramische Masse aufgebrannt werden.

24.2.3.4 Vor- und Nachteile

Die Sintertechnik bietet den Vorteil, daß kein Gußvorgang stattfindet. Mit der Sintertechnik lassen sich standardisierte homogene Gerüstteile aus einer hochgoldhaltigen Legierung anfertigen. Für einige Autoren besteht ein weiterer Vorteil darin, daß eine durch die Einbettmasse und den Vorwärmvorgang der Gußtechnik bedingte Wartezeit bei der Sintertechnik nicht vorhanden ist. Eines der entscheidenden Erfolgskriterien bei der Sintertechnik sind die korrekte Modellherstellung des Einbettmassenmodells sowie die Möglichkeit, diese Einbettmassenteile zurück in das Sägemodell setzen zu können. Hierfür sind spezielle Modellsysteme erforderlich. Die Paßgenauigkeit der gesinterten Modelle im Randbereich wird weitgehend durch die Sorgfalt des Zahntechnikers beeinflußt. Da die Gerüste über den Kronenrand hinaus gesintert werden, müssen sie mit rotierenden Instrumenten aufwendig und sorgfältig reduziert werden.

Beispiele für sintertechnische Systeme sind Heratec®-Sintertechnik, Degusint®, Sinterloy®.

24.2.4 Durch Kaltverformung hergestellte Gerüste (Folientechniken)

24.2.4.1 Prinzip

Bei den Folienkronensystemen wird der Gußprozeß durch eine vorgefertigte Folie, die auf den Gipsstumpf adapiert wird, ersetzt. Obwohl dieses Grundprinzip bei den in der Einleitung genannten drei Systemen (Sunrise®, Ultralite®, Ceplatec®) gleich ist, unterscheiden sich die Folien in zwei

Punkten voneinander: Die verwendete Goldfolie kann aus einer einzigen Schichtlegierung bestehen oder aber aus verschiedenen aufeinandergelegten Schichten (*Körber* und *Ludwig* 1985, *Hanssen* 1988) angefertigt sein. Die äußere Schicht dieser Folie ist eine niederschmelzende Goldlegierung, die später die gefaltete und adaptierte Folie zu einer Einheit verlötet. Bei dem Sunrise®-System (*Tanaka* und *Clark* 1989) besteht die Gerüstfolie aus einer Gold-Platin-Legierung und besitzt eine Stärke von 50 µm. Bei diesem System erhält das gefaltete Gerüstkäppchen seine Stabilität durch einen Preßvorgang, bei dem die Folie mit ihren Überlappungen mit ca. 14 MPa auf den Gipsstumpf gepreßt wird.

Das zweite Unterscheidungsmerkmal von Folienkronensystemen besteht in der Art und Weise, wie die gefaltete Krone auf den Gipsstumpf adaptiert wird. Man unterscheidet ein Hammerverfahren („Swager") und ein Verfahren, das mit einer Isostatikpresse durchgeführt wird. Bei beiden Verfahren wird die Folie über den Präparationsrand hinaus am Stumpf adaptiert und muß später individuell mit rotierenden Instrumenten gekürzt werden. Die unterschiedlichen Folien der einzelnen Hersteller differieren neben der Folienzusammensetzung in ihrer Stärke nur geringfügig voneinander. Besondere Aufmerksamkeit muß den Bereichen geschenkt werden, in denen die Folie überlappend auf den Stumpf adaptiert wird, weil dort das Gerüst je nach Faltungstechnik automatisch stärker und verdickt wird. Für die Verblendung solcher Metallgerüste benutzt man konventionelle metallkeramische Massen. Gute Folienkronensysteme zeichnen sich durch einen fehlenden Gerüstverzug und somit durch nicht vorhandene Paßungenauigkeiten, die bei anderen Verfahren durch die Schrumpfung der Keramik beim Sintervorgang vorkommen, aus.

24.2.4.2 Indikation

Aufgrund der geringen Gerüststärke der Folienkronen sind diese besonders für den Frontzahnbereich geeignet. Durch die geringe Gerüststärke von 50 µm steht dem Techniker mehr Raum für das Verblendmaterial zur Verfügung, so daß eine bessere ästhetische Wirkung erzielt werden kann. Da die Stabilität von Folienkronen geringfügig unter der einer konventionellen metallkeramischen Restauration liegt, lassen sich auch Kronen im Seitenzahnbereich anfertigen, die konventionell mit Zinkphosphatzement befestigt werden. Die Indikationsausweitung von Folienkronen zu Brückenzahnersatz ist ähnlich wie in der Galvanotechnik nur mit einem gegossenen Zwischengliedanteil möglich, der die Pfeilerzähne umklammert. Diese beiden Teile werden dann miteinander entweder durch einen Hochtemperaturkleber verklebt oder im Zuge des Opakerbrands miteinander befestigt. Das Ultralite®-System bietet auch vorgefertigte Zwischengliedanteile an, die durch Biegen und Beschneiden der jeweiligen Zahnlücke angepaßt werden können, um Brückenverbände zu erreichen. Dieses Vorgehen sieht ein anschließendes Verlöten des Zwischengliedsegments mit den Folienkronen (Pfeilern) vor.

24.2.4.3 Herstellung

Die Herstellung von Folienkronen setzt eine konventionelle Abformung und Sägemodellherstellung voraus. Auf den Einzelstümpfen aus Gips wird die angelieferte Folie erst durch eine spezielle Falttechnik an den Stumpf voradaptiert, dann mit einem Instrument manuell anrotiert und im letzten Arbeitsschritt entweder mit einem Tiefzieh-Schlaggerät („Swager") oder mit einer isostatischen Presse mit hohem Druck auf die Stumpfoberfläche adaptiert. Die Folien können je nach System in einer unterschiedlichen Form angeliefert werden. So wird z. B. die Vielschichtfolie der Fa. Ceplatec (D-Krefeld) in einer Regenschirmform hergestellt, was eine rationale Adaptation dieser Folie am Gipsstumpf ermöglicht. Andere Systeme liefern die Goldplatinfolie in größeren Stücken, aus denen ein Stück herausgeschnitten werden muß. Wie bei der konventionellen Jacketkrone nach *McLean* (1987) gibt es verschiedene Techniken, die Folie möglichst genau und schnell auf den Stumpf zu adaptieren. Dabei ist es wichtig, daß möglichst wenig Folienschichten übereinander liegen, um die Gerüstschichtstärke so gering wie möglich zu halten. Nachdem das Gerüst in einer mechanischen Presse auf den Stumpf gedrückt wurde, kann das Gerüstkäppchen vom Gipsstumpf abgehoben werden. Je nach System wird das Käppchen entweder über der Flamme verlötet oder nur ausgeglüht. Vorgängig zur Verblendung kann das überschüssige Folienmaterial, welches über den Rand hinaus an den Stumpf adaptiert wurde, gekürzt werden; dieser Arbeitsschritt läßt sich aber auch nach der Verblendung durchführen.

Bevor der Opaker auf das Gerüst gebrannt wird, muß auf das Gerüst je nach Angaben des Herstellers ein Haftbonder aufgebrannt werden. Die keramische Verblendung dieser Gerüstkappen erfolgt dann wie in der konventionellen Metallkeramiktechnik durch Aufschichten der keramischen Massen und anschließendes Sintern in einem Keramikofen. Die zervikalen Überschüsse der Folie über den Präparationsrand hinaus werden mit Gummipolierern reduziert, dadurch wird zugleich vorpoliert.

24.2.4.4 Vor- und Nachteile

Als Vorteile können vier Punkte genannt werden: Die Zusammensetzung des Gerüstmaterials, die dünne Schichtstärke des Gerüsts, die gute Paßgenauigkeit des Käppchens im Randbereich und die fehlende Wartezeit durch Aufheizen einer Gußmuffel. Wie bei der Galvanotechnik können sich diese Vorteile bei näherem Hinsehen allerdings relativieren. Ein Nachteil dieser Herstellungstechnik kann z. B. in einer möglichen Beschädigung des Gipsstumpfs durch den Swag-Vorgang bestehen. Diesen Mangel versuchen Systeme durch den Einsatz einer isostatischen Presse zu umgehen, bei dem der Druck, der auf das Gerüstkäppchen wirkt, auf den Stumpf ausgedehnt wird; dadurch wird ein gleichmäßiger Druck auf das ganze Objekt ausgeübt. Bei einigen Systemen stellte sich auch das Problem eines Gerüstverzugs durch das Aufbrennen der keramischen Massen dar.

24.2.5 Durch Maschinenfräsung hergestellte Gerüste

Werden die Metallgerüste mittels Maschinenfräsung aus industriell hergestellten Materialblöcken gefertigt, können Materialien zur Anwendung kommen, die sonst gußtechnisch schwierig und nur unter Qualitätseinbuße zu verarbeiten sind (z. B. Reintitan). Die Maschinenfräsung kann weitgehend automatisch mittels sog. CAD/CAM-Systeme erfolgen oder technisch einfach durch Kopierfräsen durchgeführt werden.

24.2.5.1 Prinzip der CAD/CAM-Systeme

Bei der Herstellung von metallischen Gerüsten mittels sog. CAD/CAM-Systeme werden prinzipiell drei Arbeitsstufen durchlaufen:
- Sammeln der Information. Je nach System kann dies mittels einer Kamera fototechnisch oder durch ein mechanisches Abtasten erfolgen. Ziel der Bemühungen ist das präzise Erfassen einer Zahnpräparation auf dem Modell oder sogar im Mund des Patienten. Ist letzteres möglich, kann eine Abformung und die dadurch möglichen Fehler entfallen.
- Konstruktion der Restauration mit dem computergestützten CAD (Computer Aided Design). Bei diesem Arbeitsschritt ist es möglich, das anzustrebende Formteil auf einem Bildschirm zu konstruieren und auf den präparierten Zahnstumpf zu projizieren. Bei fortgeschrittenen Systemen wird dabei das Okklusionsrelief der Antagonisten berücksichtigt.
- Die Restaurationsherstellung mit dem CAM (Computer Aided Manufacturing). Hierbei wird das Formteil mit Hilfe einer computergesteuerten Fräseinheit aus einem Blockmaterial herausgefräst. In der Metallkeramik wird in diesem Arbeitsschritt nur das Gerüst herausgefräst, das dann konventionell mittels Keramik verblendet wird. Es ist jedoch auch möglich, daß die gesamte Restauration einschließlich der äußeren Zahnkonturen mittels des Fräsgeräts fertiggestellt wird (Ganzmetall).

24.2.5.2 Indikation

Mit CAD/CAM-Systemen lassen sich metallische Gerüstkappen für Einzelzahn- und Brückenrestaurationen herstellen.

24.2.5.3 Herstellung

Die Gerüstkappen können aus einem Reinmetall oder aus einer Legierung bestehen. Für die Gerüstgestaltung ist zu unterscheiden, ob das Fräsgerät in der Lage ist, eine individuelle, die Keramik unterstützende Kontur herauszufräsen. Mit einigen Systemen lassen sich bislang nur pyramidable Formen aus einem Block fräsen. Des weiteren ist kritisch zu betrachten, inwieweit das Fräsgerät in der Lage ist, eine gute Randpassung aus dem Block zu fräsen. Einige CAD-CAM-Systeme setzen grundsätzlich ein manuelles Nacharbeiten des Kronenrandes voraus. Der Einsatz eines CAD-CAM-Systems für Brückenkonstruktionen ist derzeit noch mit starken Problemen behaftet. Bei dem DCS-Titan-System® (Digitising Computer System) wird eine Brücke in zwei Teilen hergestellt. Diese Teile werden dann im Zwischengliedbereich mittels eines Lasers zusammengefügt (Laserschweißung).

24.2.5.4 Vor- und Nachteile

Bei der Herstellung einer Gerüstkappe oder eines Brückenverbands mittels CAD/CAM kann auf das Aufwachsen, Einbetten und Gießen der Restauration verzichtet werden. Auf diese Weise läßt sich bei der Gerüstherstellung Zeit sparen; zudem können in diesen Arbeitsschritten leicht auftretende Fehler umgangen werden. Als Hauptnachteil muß die noch nicht zufriedenstellende Randpassung genannt werden.

Da die Entwicklung einer geeigneten Software sehr komplex ist und bei den geringen Produktionszahlen der CAD/CAM-Systeme die Entwicklungs- und Produktionskosten solcher Anlagen natürlich sehr hoch sind, ist ein routinemäßiger Einsatz von CAD/CAM-Anlagen für die Herstellung von Gerüstkappen noch nicht möglich. Zur Zeit ist nur ein DCS-Titan-System® auf dem Markt erhältlich (*Schlegel* et al. 1991). Mit diesem System können Gerüstkappen aus Reintitan für Einzelkronen hergestellt und mit Titankeramik verblendet werden. Weitere in Prototypen zur Verfügung stehende Systeme sind das Sopha-CAD/CAM-System und das DentiCad®.

24.2.5.5 Industriell gefertigtes Gerüst aus Titan

Andersson et al. (1989) stellte das Procera(-System (Nobel Biocare, D-Köln) vor. Bei diesem System werden Gerüstkappen für die Einzelzahnversorgung aus Titan außerhalb des zahntechnischen Labors industriell angefertigt.
Bei dieser Methode wird der Implantatpfosten mit einem Scanner mechanisch abgetastet. Hierbei dreht sich der Stumpf um eine Saphirkugel mit 1,6 mm Durchmesser. Diese so erstellte digitale Außenform mit 20 000 Meßpunkten des Stumpfes wird im Computer zur weiteren Verarbeitung dargestellt. Auf dem Bildschirm wird über ein Softwareprogramm die Dicke der Platzhalterschicht für den Zement, die genaue Länge bzw. Lage der Präparationsgrenze, die Form und Dicke der Titankappe sowie die Randgestaltung der Kappe vom Bediener (Labor) definiert. Die eigentliche Herstellung der Kappe erfolgt durch die Firma. Zu diesem Zweck werden die Daten der bereits digital erstellten Kappe und des Stumpfes per Diskette oder via Modem zu Nobel Biocare in Göteborg gesandt. Dort wird als erster Arbeitsschritt der Stumpf in vergrößerter Form als Graphitelektrode mittels CAD/CAM reproduziert. Mit Hilfe dieser Elektrode wird aus einem Titanrohling die innere Form der Gerüstkappe mittels Funkenerosion herauserodiert. Die äußere Form der Titankappe wird dann über eine Maschinenfräsung erstellt. Nach beendeter Herstellung wird die Kappe zurück an das zahntechnische Labor zur weiteren Verblendung mit Komposit oder Keramik gesandt.

24.2.6 Das Cicero-System

Das Cicero-System wurde erstmals von *Van der Zel* (1993) (Fa. Elefant, NL-Hoorn) vorgestellt. Bei diesem CAD/CAM-Verfahren wurde die Sintertechnik und die Frästechnik mittels computergesteuerten Werkzeugen miteinander verbunden, um metallkeramische Kronen und Brücken bis zu vier Einheiten anzufertigen. Im ersten Verfahrensschritt wird ein durch Abformung hergestelltes Arbeitsmodell mittels Laser-Lichtschnitt dreidimensional digitalisiert und gespeichert. Hierzu gehört neben dem Zahnstumpf auch der gesamte Zahnkranz, um bei einem späteren Arbeitsschritt die Außenkontur der Restauration dem Restgebiß und den Antagonisten anpassen zu können. Aus einer Zahnbibliothek werden Restaurationen mit der Maus am Bildschirm konturiert. Die Präparationsgrenze wird bei der Lasererfassung von der Software erkannt und definiert. Um die Okklusion nach funktionellen Gesichtspunkten erstellen zu können, wird über ein Check-Biß zusätzliche Information in den Computer gegeben.

Als weiterer Arbeitsschritt wird aus diesen Daten der Zahnstumpf aus feuerfester Masse durch CAM-Fräsung hergestellt. Auf diesem erfolgt die Gerüstherstellung unter Verwendung einer Sinterlegierung, die auf den Stumpf aufgesintert wird. Dieser Metallunterbau befindet sich fest auf dem Stumpf, so daß dieser zurück in das Fräsgerät gespannt werden kann, um nach Aufpressen einer keramischen Masse die Außenform der Krone fräsen zu können. Diese Kontur kann gesteuert werden, um z. B. ein ausreichendes Platzangebot für eine Schneidemasse zu erhalten. Zum Abschluß wird ein Glanzbrand mit eventuellen Farbkorrekturen der Krone vorgenommen.

24.3 Vollkeramische Kronensysteme

24.3.1 Einleitung

Bei diesen Kronensystemen handelt es sich um metallfreie Vollkronen. Die Keramik umgibt den gesamten Zahnstumpf wie mit einem Mantel (engl.: Jacket), woraus sich der Name Mantel- bzw. Jacketkrone ableitet (*Körber* 1975). Der Vorteil vollkeramischer Kronensysteme liegt in einer befriedigenden Ästhetik und einer geringen Wärmeleitfähigkeit. Aus materialtechnischen Gründen wird eine zirkuläre Stufenbreite von mindestens 1,2 bis 1,5 mm verlangt, was einen großen Zahnhartsubstanzverlust bedingt. Die technische Herstellung erfordert ein hohes Maß an Präzision, da sonst große Randspalten entstehen. In ihrer klassischen Form beschränkte sich die Indikation vollkeramischer Kronen ausschließlich auf das Frontzahngebiet (sog. Jacketkronen). Bedingt durch diese Problematik wurden diese Kronen zunächst von Metallkeramikkronen verdrängt. In den letzten Jahren erfahren Vollkeramikkronen aufgrund einer anderen Materialzusammensetzung eine Renaissance (*Schmitt* 1986, *Geiger* 1986).

Vollkeramische Kronen wurden durch das Bedürfnis nach mehr Ästhetik und Biokompatibilität entwickelt. Ferner sollen durch Metalleinsparung die Kosten für Zahnersatz günstiger gehalten werden. Gleichzeitig sollte es möglich sein, durch genügend hohe Festigkeitswerte das Einsatzgebiet auf kleinere Brücken auszudehnen. Aufgrund der Einführung verpreßbarer Keramiken, gießbarer Glaskeramiken und Keramiken, die auf feuerfesten Stümpfen brennbar sind, liegt ein breites Spektrum von konkurrierenden vollkeramischen Systemen vor.

Die Anforderungen aus werkstoffkundlicher, technischer und klinischer Sicht an die Materialien und Methoden wurden in den letzten Jahren eingehend geprüft. Es herrscht weitgehende Übereinstimmung, daß die vollkeramischen Systeme für kleinere Brücken und Kronen sowie für Inlays, Onlays und Verblendschalen eingesetzt werden können.

Da mit Vollkeramiksystemen weniger Langzeiterfahrung vorliegt als mit den metallkeramischen Systemen, werden erstere im folgenden nur übersichtsartig dargestellt.

24.3.2 Keramische Verbundsysteme

24.3.2.1 Verbundsysteme mit Grundmasse

Diese Systeme haben gemeinsam, daß die Keramik nach der konventionellen Schichttechnik verarbeitet wird. Dabei wird zuerst eine Opaker-Schicht aufgebrannt, worauf die Dentin- und Schmelzschicht folgt, mit der die Form und Farbe der klinischen Krone bestimmt wird. Anschließend wird die Oberflächentextur und der Glanz durch Bearbeiten mit mechanischer Politur erstellt.

Vor dem Auftragen der keramischen Massen wird dem Gipsstumpf eine 0,02 mm starke Platinfolie aufkonturiert, die bei ca. 800°C etwa 1 bis 2 Minuten auszuglühen ist. Die Folie wird dadurch sowohl entfettet als auch entspannt. Nach Abschluß des Verblendvorganges wird sie wieder aus der fertigen Krone entfernt (*McLean* und *Sced* 1987).

Zu den Systemen mit Grundmasse, die zur Herstellung der klassischen Jacketkrone führen, gehören Vitadur N®, NBK 1000® und Vivodent Jacket Porzellan®. Diese drei Produkte sind kürzlich aufgrund von verbesserten Materialien, die alternativ angeboten werden, vom Markt genommen worden.

Bei allen drei Systemen werden Grundmassen mit einem hohen Anteil an Al_2O_3-Partikeln verwendet. Dadurch werden Biege- und Zugfestigkeit im Vergleich zu üblichen keramischen Massen erhöht. Bei der Vitadur-N®-Masse beträgt die Erhöhung des Al_2O_3-Anteils mindestens 125 %.

24.3.2.2 Verbundsysteme mit Hartkerngerüst

Es werden verschiedene Möglichkeiten beschritten, einen keramischen Hartkern herzustellen, der anschließend mit anderen keramischen Massen verblendet wird. Bei Cerestore® wird der Weg über die Spritzpreßtechnik gegangen. Die keramische Kernmasse besteht aus 65 bis 70 % Aluminiumoxid, 8 bis 10 % Magnesiumoxid und Zusätzen von $BaO\text{-}SiO_2\text{-}Al_2O_3$-Glas und Silikonharz. Unter Druck wird die Kernmasse bei 180°C in die durch das sog. „Lost-wax"-Verfahren hergestellte Hohlform des Hartkerngerüstes gepreßt (*Shillingburg* und *Kessler* 1985).

Ein anderer Weg, der zur Herstellung des Hartkerns führt, beruht darauf, daß die Kernmasse auf einen feuerfesten Stumpf aufgetragen wird. Die Stumpfmasse wird nach dem Brand durch Abstrahlen entfernt. Das enstandene Hartkernkäppchen wird nach Ausarbeitung auf dem Meistermodell mit der herkömmlichen Jacketkronenmasse verblendet. Stellvertretend für diese Methode sei die Hi-Ceram®-Technik genannt (*Witkowski* und *Wohlwend* 1986).

Ein weiteres Hartkern-System wird mit einer glasinfiltrierten Aluminiumoxidkeramik (In-Ceram®) angeboten (*Claus* 1990). Das In-Ceram®-Gefüge besteht aus feinstem Al_2O_3-Pulver, welches - nach Anmischung mit einer Spezialflüssigkeit - mit einem Pinsel auf den Gipsstumpf aufgebracht wird. Hierbei wird dem Gemisch Flüssigkeit entzogen, so daß es bereits vor der trockenen Sinterung in dichtester Packung zu einem relativ formstabilen Gerüst kommt. Der Sinterbrand wird bei 1120°C über 2 Stunden auf dem

Gipsstumpf in einem Spezialofen (Inceramat; Vita, D-Bad Säckingen) durchgeführt. Dabei kommt es zu einem Zusammenbacken der einzelnen Aluminiumoxidpartikel an ihren Berührungsstellen, ohne daß sie aufschmelzen. Eine Volumenschrumpfung des In-Ceram®-Gerüsts tritt hierbei im Gegensatz zur nassen Sinterung nahezu nicht auf. Hingegen schwinden die Gipsstümpfe wegen der Zersetzung des Gipses, und die Kappe kann mühelos vom Duplikatmodell abgehoben werden. Auf das so entstandene poröse Al_2O_3-Gerüst wird ein lanthanhaltiges Farbglas aufgetragen, das im sog. Infiltrationsbrand aufgrund der Kapillarkräfte und seiner niedrigen Viskosität eingesogen wird. Der Infiltrationsbrand wird bei 1100°C über 4 Stunden im vorgenannten Spezialofen durchgeführt. Es resultiert eine hochfestes glasinfiltriertes Al_2O_3-Gerüst, das nach Ausarbeitung und Aufpassen auf das Meistermodell mit Alpha®-Massen (Vita, D-Bad Säckingen) verblendet wird.

24.3.3 Nicht-Verbundsysteme

24.3.3.1 Gegossene Glaskeramiken

Bei diesen Systemen erfolgt die Herstellung der vollkeramischen Restauration durch das Gießen eines Glasrohlings im Lost-wax-Verfahren. Nach dem Gießen wird die Feinausarbeitung der Restauration durchgeführt. Zur Kristallisation („Keramisieren") wird die Restauration in eine spezielle Einbettmasse eingebettet und sechs Stunden bei 1075°C getempert. Während dieser Zeit findet das Kristallwachstum statt. Dadurch verliert das Glas seine Transparenz und die Festigkeit wird erhöht (*Malament* und *Grossman* 1992). Die Farbgebung erfolgt durch mehrmaliges Auftragen und Brennen von Malfarben sowie am Patienten durch Auswahl des farblich optimalen Zements.

Das derzeit wohl am weitesten verbreitete Glaskeramik-System ist unter dem Handelsnamen Dicor® (Dentsply International und Corning Glas Works) bekannt.

Eine weitere gießfähige Glaskeramik wurde als Apatit-Keramik unter dem Namen Cerapearl® vorgestellt und ist ausführlich werkstoffkundlich und biophysikalisch untersucht worden (*Hobo* und *Iwata* 1985). Dieses System findet in der Facettentechnik Anwendung, wobei bei der Herstellung der Hydroxylapatit-Facette ähnlich wie beim Dicor®-Verfahren vorgegangen wird. Da natürlicher Zahnschmelz aus Hydroxylapatit-Kristallen besteht, scheint dieses Verfahren ein idealer Ersatz für verlorengegangenen Zahnschmelz zu sein.

Obwohl die gießbaren Glaskeramiken als Nicht-Verbundsysteme eingeführt wurden, können sie auch im Verbund mit anderen Keramiken eingesetzt werden und zählen dann zu den Verbundsystemen. Von *Geller* und *Kwiatowski* (1987) wurde eine Methode vorgestellt, bei der ein Gerüst aus gegossener Glaskeramik (Dicor®) labial mit Vitadur-N® verblendet wird. Dieses Verbundsystem wurde unter dem Namen „Willi's Glas" bekannt (nach Zahntechniker Willi Geller, Zürich). Durch die Kombination von Vitadur-N® mit Dicor® kommt es zu einer verbesserten Lichtleitung - ähnlich dem natürlichen Zahn -, wobei die bei Metallkeramik häufig auftre-

tende und unästhetisch wirkende leichte Blaufärbung der Gingiva entfällt, da die dafür verantwortliche Metallbasis durch Dicor® ersetzt wird.
Der Gußglaskern ist so gestaltet, daß die Transparenz und die Refraktionseigenschaften des Glasmaterials optimal genutzt und dadurch nach Einsetzen im Mund die sonst verdunkelten approximalen und zervikalen Bereiche der Krone erhellt werden. Der Glaskern ist im labialen, lingualen und inzisalen Bereich 0,3 bis 0,4 mm dünn, wird im Approximalbereich dicker und endet im Gingivalbereich mit einem 1 mm starken Glasrand. Aus parodontalhygienischer Sicht bringt der Glasrand den Vorteil, daß im Vergleich zu anderen Materialien wesentlich weniger Plaqueanlagerung stattfindet. Der Kronenrand verläuft subgingival, die Vitadur-N®-Verblendung reicht bis zum Gingivalrand oder leicht darunter.
Neuerdings wird Dicor Plus E® (De Trey Dentsply, D-Dreieich), ein konventionelles Jacketkronenporzellan mit einer auf Dicor abgestimmten Wärmeausdehnung und Einfärbung, angeboten. Diese Keramik dient dazu, gegossene Dicor®-Kappen zu verblenden.

24.3.3.2 Gepreßte Glaskeramik

Ein relativ neues System stellt das Empress®-System dar (*Wohlwend* und *Schärer* 1990). Hierbei handelt es sich um eine leuzitverstärkte Glaskeramik, mit der im Preßverfahren Inlays, Onlays, Verblendschalen und Kronen hergestellt werden können, die anschließend bemalt oder verblendet werden.
Die Restaurationen werden ähnlich der Metallgußtechnik im Lost-Wax-Verfahren hergestellt. Die Restauration in Wachs wird in einer speziellen Muffel und mit einer speziellen Einbettmasse eingebettet und in einem Ofen bei 800°C vorgewärmt. Der vorgefertigte Keramikrohling wird in ein Reservoir gelegt, auf das ein Aluminiumoxidkolben aufgesetzt wird. Im Empress®-Ofen wird der Keramikrohling auf eine Temperatur von 1050°C (Maltechnik) bzw. 1180°C (Schichttechnik) aufgeheizt und bei einem Druck von 5 bar in die Form gepreßt. Das keramische Material ist in verschiedenen Farben und transluzenten Güten erhältlich. Die Krone kann entweder in voller Kontur gepreßt und durch Oberflächenbemalung charakterisiert werden oder es wird nur ein Gerüstkern gepreßt, der dann durch Aufschichten von Keramikmassen verblendet wird. Laut Herstellerangaben sollen Seitenzahnkronen in der Maltechnik hergestellt werden, da es hier in erster Linie auf eine perfekte Okklusion ankommt. Frontzahnkronen sollten hingegen in der Schichttechnik hergestellt werden, weil hier durch die individuelle Schichtung die Ästhetik erheblich verbessert wird.

24.3.3.3 Geschichtete leuzitverstärkte Keramiken

Bei diesen Keramiksystemen handelt es sich um Weiterentwicklungen von Feldspatkeramiken, wie sie in der Metallkeramik Verwendung finden. Dabei wird aufgrund eines höheren Leuzitgehalts eine höhere Festigkeit, aber auch eine stärkere Wärmeausdehnung erreicht. Die labortechnische Herstellung der Restaurationen erfolgt nach der Schichttechnik auf feuerfesten Stümpfen. Nach der Fertigstellung wird das feuerfeste Stumpfmaterial mit Aluminiumoxid bei 1,5 bar durch Abstrahlen entfernt.
Optec® ist ein Beispiel für eine solche hochleuzithaltige Feldspatkeramik,

die auf eine feuerfeste Stumpfmasse aufmodelliert und bei 1035°C gebrannt wird (*Kühn* 1992). Im Gegensatz zu Hi-Ceram® besitzt Optec® keine spezielle Kernmasse und gehört damit zu den Nicht-Verbundsystemen. Hauptindikationen dieser Keramiken sind Inlays, Onlays und Verblendschalen. Es sind aber auch vollkeramische Einzelkronen möglich, wobei bei der Präparation eine Mindestschichtstärke von 1,5 mm angestrebt werden muß.

24.3.4 Durch Maschinenschleifung/-fräsung hergestellte Keramikrestaurationen

Bei der Herstellung vollkeramischer Restaurationen mittels Maschinenschleifung oder Maschinenfräsung können industriell hergestellte Keramiken verwendet werden, die sich durch verbesserte mechanische Eigenschaften auszeichnen (Festigkeit, Abrasion und Abrasivität etc.). Die Herstellung kann weitgehend automatisiert mittels sog. CAD/CAM-Systeme oder mechanisch einfach mittels sog. Kopierschleifen geschehen.

24.3.4.1 CAD/CAM-Systeme

Bei der Herstellung von vollkeramischen Restaurationen durch CAD/CAM-Systeme werden prinzipiell drei Arbeitsstufen durchlaufen: Information sammeln (Kamera, Abtaster), Restauration entwerfen (CAD) und Restauration herstellen (CAM). Dabei kann oft auf die Abformung der präparierten Zähne, das Herstellen eines Meistermodells sowie das Aufwachsen, Einbetten und Gießen der Restauration verzichtet werden, weil die Krone aus dem vorfabrizierten Keramikblock herausgeschliffen wird. Beipiele für CAD/CAM-Systeme zur Herstellung von vollkeramischen Restaurationen sind das Cerec®-System (*Mörmann* und *Krecji* 1992), das Sopha-System (*Duret* et al. 1988) und das DentiCAD®-System (*Rekow* 1991). Mit Cerec®-CAD/CAM-System lassen sich bisher vollkeramische Inlays, Onlays und Verblendschalen herstellen, wobei die Okklusalfläche vom Behandler im Mund eingeschliffen werden muß. Die beiden übrigen Systeme sind noch im Entwicklungsstadium.

24.3.4.2 Kopierfräsen

Bei der Kopierfräsung (Celay®-System) wird eine Kunststoffmodellation in der Kavität im Mund durchgeführt. Die Modellation stellt eine exakte Vorlage für das Abtasten der Kopierfräse dar. Das Gerät wird die Vorlage genau aus einem vorgefertigten Keramikblock herausfräsen und reproduzieren. Vorteil hierbei ist, daß keine Abformung und Modellherstellung notwendig ist und somit deren mögliche Fehler entfallen. Farbliche Gestaltungen lassen sich durch oberflächliches Bemalen mit keramischen Malfarben durchführen (*Eidenbenz* und *Schärer* 1994).

24.3.4.3 Industriell gefertigtes Gerüst aus Aluminiumoxidkeramik

Eine Technik, die erlaubt, hochfeste Aluminiumoxidkeramik für Gerüstkappen einzusetzen, wurde von der Firma Nobel Biocare (Procera(, Nobel Biocare, D-Köln) vorgestellt (*Andersson* und *Odén* 1993, *Hegenbarth* 1996).

Hierbei handelt es sich um eine Weiterentwicklung des Procera-Systems für Titangerüste (s. Kap. 24.2.5.5 Industriell gefertigte Gerüste aus Titan). Die Datenerfassung und das Gerüstdesign erfolgen wie bei dem o.g. System im zahntechnischen Labor. Die Herstellung der keramischen Kappe erfolgt durch die Firma Sandvik in Stockholm. Zu diesem Zweck werden die Daten der bereits digital erstellten Kappe und des Stumpfes per Diskette oder via Modem nach Stockholm gesandt. Dort wird als erster Arbeitsschritt der Stumpf in vergrößerter Form als Stahlmodell mittels CAD/CAM reproduziert. Die vergrößerte Form wird die spätere Keramikschrumpfung beim Sinterprozeß kompensieren. Die Aluminiumoxidkeramik wird mit Druck auf den Metallstumpf gebracht und deren Außenform wiederum über ein Fräsung angelegt. Hiernach erfolgt die Sinterung der Kappe. Nach Übersendung der hochfesten Keramikkappe in das Labor wird die Kappe mit Jacketkronenkeramik verblendet. Die Indikation dieser neuen Technik beschränkt sich auf Einzelkronen.

24.3.5 Durch Sonoerosion hergestellte Keramikrestaurationen

Bei dieser aus industriellen Anwendungen in die Zahnmedizin übertragenen neuen Fertigungstechnologie für keramischen Zahnersatz werden vorgefertigte Hochleistungskeramiken mittels Ultraschall bearbeitet (*Hahn* und *Löst* 1992).
Prinzip: Die Restauration wird in herkömmlicher Weise auf einem Modellstumpf aufgewachst. Die Wachsmodellation wird dann bis zum Äquator in ausbrennfähiges Polymer eingebettet und dieses an die sog. Sonotrode I angekoppelt. Nach Abheben vom Modellstumpf werden die Innenseite sowie unterhalb des Äquators liegende Bereiche in Polymer eingebettet und dieses an die Sonotrode II angekoppelt. In Angußtechnik wird das Polymer in Metall überführt, so daß die Metallsonotroden I und II entstehen. Sonotrode I wird an das (vertikal) schwingende Ultraschallsystem angekoppelt. Die zwischen Sonotrode und Keramikwerkstück befindliche Borkarbid-Suspension trägt das keramische Material ab, bis das Formteil seine Einsenktiefe erreicht hat und auf diese Weise die Restaurationsinnenfläche hergestellt ist. Anschließend wird die korrespondierende Sonotrode II verwendet, um die Restauration okklusal und außen fertigzustellen. Zum jeweils abschließenden Finieren und Polieren der Restauration wird der Arbeitsabstand zwischen Sonotrode und Werkstück erhöht. Gegenwärtig ist noch kein sonoerosives Bearbeitungsverfahren auf dem Dentalmarkt eingeführt.

24.4 Klinische Betrachtungen

Aufgrund einer rund dreißigjährigen Bewährung stellen metallkeramische Systeme heute noch die Standardversorgung dar, wenn festsitzender zahnfarbener Zahnersatz eingegliedert werden soll. In einer Übersichtsarbeit faßte *Kerschbaum* (1986) die Überlebenszeiten von keramisch verblendeten Kronen und Brücken verschiedener Autoren zusammen. Dabei zeigte sich, daß nach einer Verweildauer von 10 Jahren Einzelkronen im Frontzahn- und Molarenbereich eine Überlebensrate von 93% bzw. 96 % erreichten.

Mit Vollkeramik ist eine gute Ästhetik leichter zu erreichen als mit metallkeramischen Systemen, da kein dunkles Metallgerüst abgedeckt werden muß und vor allem der Marginalbereich weniger Probleme durch eine Dunkelfärbung bereitet. Zudem bieten vollkeramische Systeme hinsichtlich Korrosion, Galvanismus und Biokompatiblitität Vorteile.

Nachteile vollkeramischer Systeme sind ihre begrenzte Bruchfestigkeit und vor allem begrenzte Scherfestigkeit. Klinische Studien haben gezeigt, daß vollkeramische Kronen bei konventioneller Zementierung erhöhte Frakturraten aufweisen, die durch adhäsive Befestigung deutlich gesenkt werden können (*Malament* und *Grossman* 1992). Daher gilt heute die adhäsive Befestigung vollkeramischer Restaurationen als notwendig für deren langfristigen klinischen Erfolg. Hierbei werden silikatische Vollkeramiken in der Regel mit Flußsäure angeätzt, silanisiert und mittels Befestigungskomposit eingesetzt. Die Ätzung schafft eine retentive Oberfläche, während die Silanisierung einen chemischen Verbund zwischen Keramik und Kleber herstellt. Das Silan wird auf die Innenfläche der Restaurationen aufgetragen und überzieht die Oberfläche als hauchdünne Schicht (wenige Moleküllagen). Das Silan verbindet sich einerseits mit der silikatischen Keramikoberfläche und enthält andererseits funktionelle Gruppen, die mit dem organischen Reaktionskleber chemisch reagieren können. Somit schafft die Silan-Zwischenschicht einen chemischen Verbund zwischen Keramik und Kleber. Werden die Restaurationen nach geeigneter Vorbehandlung der Zahnhartsubstanz (Schmelzätzung bzw. Dentinadhäsiv) mittels chemisch- oder dualhärtender Kompositkleber eingesetzt, sollte ein langfristig stabiler Verbund zwischen Restauration und Zahnhartsubstanz vorliegen. Allerdings steht für viele neuere Keramiken die langfristige klinische Bewährung noch aus.

Bei der glasinfiltrierten Aluminiumoxidkeramik In-Ceram® gelingt es nicht, durch Ätzen und Silanisierung einen stabilen Klebeverbund zu herkömmlichen BisGMA-Klebern zu erreichen. Aufgrund der zwei- bis dreifach höheren Biegefestigkeit von In-Ceram®-Keramik können bei diesen Restaurationen in der Regel jedoch herkömmliche Befestigungszemente verwendet werden. Inzwischen liegen klinische Daten über konventionell zementierte Kronen aus In-Ceram(-Keramik vor, die über einen Zeitraum von bis zu 6 Jahren ähnlich gut sind wie für metallkeramische Kronen (*Hüls* 1995; *Pröbster* 1996).

Aber auch eine adhäsive Befestigung von In-Ceram(-Restaurationen erscheint möglich, wenn für Keramiken neue Methoden angewendet werden (*Kern* et al. 1991; *Kern & Thompson* 1995). So kann die Silikatisierung von In-Ceram® mit anschließender Silanisierung eine gute Grundlage für den Klebeverbund darstellen, da nun die aufgebrachte oberflächliche Silikatschicht einen Bindungspartner für das Silan darstellt. Alternativ bildet der mittels Phosphatmonomer modifizierte chemische Kleber Panavia® 21 (Hager & Werken, D-Duisburg) einen guten Klebeverbund zu Aluminiumoxid und damit zu In-Ceram® (vgl. Kap. 31(3)).
CAD/CAM-Systeme und andere Systeme für die maschinelle Bearbeitung von Keramiken sind in den letzten Jahren stark weiterentwickelt worden und bieten den Vorteil, daß verbesserte Keramiken verwendet werden kön-

nen und sich die Herstellungszeit der Restauration verkürzt. Einige dieser Systeme (z.B. Cerec®- und Celay-System® für Inlays, Onlays, Verblendschalen und Kronen) haben schon eine gewisse Verbreitung für den Routineeinsatz erhalten, während die meisten Systeme noch in der Entwicklungs- bzw. Einführungsphase stecken. Obwohl in den nächsten Jahren auch hier bedeutende Fortschritte zu erwarten sind, stellt aus heutiger Sicht die begrenzte Individualisierbarkeit der Materialien (keine Schichtung der Farbe) einen limitierenden Faktor für den Einsatz rein maschinell hergestellter Restaurationen dar.

Die Mißerfolgsquoten für keramische Verblendschalen über einen Beobachtungszeitraum von 1,5 bis 4 Jahren liegen zwischen 0 bis 9,2% (*Jones* et al. 1987, *Calamia* 1989, *Christensen* 1990, *Jordan* et al. 1989, *Strassler* 1989, *Muenninghoff* et al. 1990). Mißerfolgsgründe sind Retentionsverlust, Teilfraktur und Verfärbung des gingivalen Rands. Eine neuere klinische Nachuntersuchung an 96 Patienten mit 315 Verblendschalen kommt aber zu deutlich schlechteren Ergebnissen (*Dunne* und *Millar* 1993). Über eine Beobachtungszeit von bis zu 63 Monaten wiesen 17% der Verblendschalen irgendein Problem auf. Da die meisten Patienten mehrere Verblendschalen erhalten hatten, waren 32% aller Patienten davon betroffen. Etwa 11% der Verblendschalen lösten sich oder mußten entfernt werden, während die betroffenen anderen Verblendschalen reparable Defekte aufwiesen (Randverfärbungen und marginale Frakturen).

Keramikinlays, die adhäsiv befestigt worden sind, haben sich bis zu einem Beobachtungszeitraum von 1,5 (Empress®) resp. 5 Jahren (Cerec®) klinisch gut bewährt (*Krecji* et al. 1992, *Mörmann* und *Kreji* 1992). Es sind wenige Frakturen oder Oberflächenporositäten aufgetreten. Die Randqualität war generell gut, wenn auch eine Abnahme derselben pro Zeiteinheit stattfand. Obwohl bei Cerec® eine Zementbreite zwischen 100 bis 265 Mikrometer vorhanden war, sind keine Sekundärkaries und nur minimale Verfärbung aufgetreten.

Bei vollkeramischem Kronensystem sind klinische Daten bis zu sieben Jahren Beobachtungszeit mit dem Material Dicor® bekannt. Die Mißerfolgsquote bewegt sich zwischen 2,9 bis 13,6% (*Moffa* et al. 1988, *Richter* und *Augthum* 1989, *Erpenstein* und *Kerschbaum* 1991, *Malament* und *Grossman* 1992). Dicor®-Kronen, die im Molarenbereich mit Zinkoxidphosphatzement eingesetzt worden sind, haben sich nicht bewährt, da bis zu 35,3% frakturiert sind. Nach *Malament* und *Grossman* (1992) betrug die Mißerfolgsquote von adhäsiv mit Komposit eingesetzten Dicor®-Kronen über eine vierjährige Beobachtungszeit 2,9%. Dabei waren keine Unterschiede zwischen überkronten Frontzähnen, Prämolaren und Molaren festzustellen. *Leempoel* et al. (1985) stellten bei Jacketfrontzahnkronen eine Frakturrate von 8% nach 3 Jahren fest.

Bevor ein vollkeramisches System für die zahnärztliche Praxis empfohlen werden kann, sollten klinische Fünfjahres-Resultate vorhanden sein, wobei bei Kronen die Resultate ähnlich positiv ausfallen müssen, wie sie von der Metallkeramik her bekannt sind.

Literatur

Andersson M., Bergman B., Bessing C., Ericson G., Lundquist P., Nilson H.: Clinical results with titanium crowns fabricated with machine duplication and spark erosion. Acta Odontol Scand 1989; 47: 279 - 286.

Andersson M., Odén A.: A new all-ceramic crown. Acta Odontol Scand 1993; 51: 59 - 64.

Biffar R., Waßmann J., Weisbecker R., Range Th.: Pulvermetallurgie und Verblendkeramik - Neue Möglichkeiten der metallkeramischen Verblendtechnik. Quintessenz 1991; 17:573-582.

Calamia J.R.: Clinical evaluation of etched porcelain veneers. Am J Dent 1989; 2: 9-15.

Christensen G.J., Christensen R.P.: Porcelain veneers - two years of clinical service. J Dent Res 1990; 69: 303 (Abstr. 1553).

Claus H.: Vita In-Ceram ein neues Verfahren zur Herstellung oxidkeramischer Gerüste für Kronen und Brücken. Quintessenz Zahntech 1990; 16: 35-46.

Dunne S.M., Millar B.J.: A longitudinal study of the clinical performance of porcelain veneers. Br Dent J 1993; 175: 317 - 321.

Duret F., Blouin J.L., Duret B.: CAD/CAM in dentistry. J Am Dent Assoc 1988; 117: 715-720.

Eidenbenz St., Schärer P.: Das Kopierschleifen keramischer Formkörper. Phillip J 1994; 11: 91-95.

Erpenstein H., Kerschbaum Th.: Frakturrate von Dicor-Kronen unter klinischen Bedingungen. Dtsch Zahnärztl 1991; 46: 124-128.

Geiger G.: Die Jacketkrone - eine Alternative? Kehret zu den Ursprüngen zurück. Dent Lab 1986; 34: 793-794.

Geller W., Kwiatowski S. J.: Willi's Glas: Glaskeramische Synthese zur Vermeidung der Dunkel- und Schattenzonen im Gingivalbereich. Quintessenz Zahntech 1987; 13: 39-57.

Hahn R., Löst C.: Sonoerosive Fertigung keramischer Zahnrestaurationen. Dtsch Zahnärztl Z 1992; 47: 734-739.

Hanssen Th.: Die Ultralite-Folienkronen-Erfahrung mit einer perfektionierten Methode. Dental Labor 1988; 36:1431-1436.

Hegenbarth E.A.: Das Procera-System. Ästhetik, Präzision und Stabilität eines neuen vollkeramischen Verfahrens. Quintessenz Zahntech 1996; 22: 1098 - 1114.

Hobo S., Iwata T.: Castable apatide ceramics as a new biocompatible restorative material. I. Theoretical considerations. Quintessence Int 1985; 16: 135-141.

Hüls A.: Vollkeramischer Zahnersatz aus In-Ceram. 6 Jahre klinische Praxis. Vita, Bad Säckingen 1995.

Jones G.E., Boksmann L., Mc Connell R.J.: Der Einfluß der Ätztechnik auf den klinischen Erfolg von Keramikfacetten. Quintessenz Zahntech 1987; 13: 657-662.Jordan R.E., Suzuki M., Senda A.:* Four years recall evaluation of labial porcelain veneer restorations. J Dent Res 1989; 68: 249 (Abstr. 544).

Kappert H.F.: Verarbeitungsprobleme bei Palladium- und NEM-Legierungen. In: Siebert G.K. (Hrsg.): Dentallegierungen in der zahnärztlichen Prothetik. Technologie - Klinik - Biokompatibilität. Hanser, München 1989. S. 112-168.

Kern M., Knode H., Strub J.R.: The allporcelain, resin-bonded bridge. Quintessent Int 1991; 22: 257-262.

Kern M., Thompson V.P.: Bonding to a glass infiltrated alumina ceramic: Adhesion methods and their durability. J Prosthet Dent 1995; 73: 240 - 249.

Kerschbaum Th.: Überlebenszeiten von Kronen und Brückenzahnersatz heute. Zahnärztl Mitt 1986; 76: 2315-2320.

Klaus G.: Galvanotechnik - Elektroformung, die Alternative zur Gußtechnik. Quintessenz Zahntech 1988a; 14: 556-571.

Klaus G.: Die Entwicklung der Galvanobrücke Teil I. Quintessenz Zahntech 1988b; 14: 1109-1122. Teil II. Quintessenz Zahntech 1988b; 14: 1229-1240.

Körber K.H.: Mantelkronen In: Zahnärztliche Prothetik Band II. Thieme, Stuttgart 1975, S. 121-127.

Körber K.H., Ludwig K.: Ein Gerät zur temperaturkontrollierten Diffusionsverschmelzung von Ceraplatin-Kronengerüsten. Quintessenz Zahntech 1985; 11: 997-1008.

Krejci I., Krecji D., Lutz F.: Clinical evaluation of a new pressed glass ceramic inlay material over 15 years. Quintessence Int 1992; 23: 181-186.

Kühn Th.: Eine Gegenüberstellung zweier vollkeramischer Systeme. Teil I und II. Dental Lab 1992; 40: 1329-1334, 1479-1483.

Küpper H.: Reintitan: Materialeigenschaften und Verbreitungstechnologien eines Dentalmetalles. Quintessenz 1989; 9: 1625-1636.

Leempoel P.J.B., Eschen S., de Haan A.F.J., van't Hof M.A.: An evaluation of crowns and bridges in a general dental practice. J Oral Rehabil 1985; 12: 515-528.

McLean J.W., Sced I.R.: Reinforcement of aluminious dental porcelain crowns using a platinium alloy performed coping technique. Brit Dent J 1987; 163: 347-352.

Malament K.A., Grossman D.G.: Bonded vs. non bonded Dicor crowns: Four years report. J Dent Res 1992; 71: 321 (Abstr. No. 1720).

Moffa J.R., Lugassy A.A., Ellison J.A.: Clinical evaluation of castable ceramic material. Three year study. J Dent Res 1988; 67: 118 (Abstr. No. 43).

Mörmann W.; Krecji I.: Computer-designed inlays after 5 years in situ: Clinical performance and scanning electron microscopic evaluation. Quintessence Int 1992; 23: 109-115.

Muenninghoff L.A., O'Neal S.J., Kristleifsson G.: Two and one-half years evaluation of clinical esthetic veneers (Dicor). J Dent Res 1990; 69: 279 (Abstr. No. 1368).

Pröbster L.: Four year clinical study of glass-infiltrated, sintered alumina crowns. J Oral Rehabil 1996; 23: 147 - 151.

Rekow D.: Dental CAD-CAM systems. What ist the state of the art? J Am Dent Assoc 1991; 122: 42-48.

Richter E.J., Augthum M.: Dicor Glaskeramikkronen. Ergebnisse nach 36monatiger klinischer Anwendung. Dtsch Zahnärztl Z 1989; 44: 785-787.

Schlegel K.A., Tavor A., Zaborsky J.: Das DCS-Titan-System - Ein neuer Weg in der Kronentechnik. Quintessenz 1991; 43: 461-468.

Schmitt St.: Die Herstellung von Jacketkronen auf galvanisierten Silberstümpfen. Dent Lab 1986; 34: 225-226.

Shillingburg H.T., Kessler J.C.: Neuere Entwicklung in der Keramiktechnik. Quintessenz Zahntech 1985; 11: 745-751.

Strassler H.E., Nathanson D.: Clinical evaluation of etched porcelain veneers over a period of 18 to 42 months. J Esthetic Dent 1989; 1: 21-28.

Tanaka A., Clark D.: Neues Metallkeramik-Herstellungsverfahren für verbesserte Ästhetik und Paßgenauigkeit - Sunrise-Metallkeramik-System Teil I; Quintessenz Zahn 1989; 15: 1169-1180; Teil II; Quintessenz Zahn 1989; 15: 1291-1302.

Van der Zel J.M.: Ästhetik aus dem Computer. Quintessenz Zahntech 1993; 19: 1479-1494.

Witkowski, S.; Wohlwend, A.: Herstellung von Vollporzellankronen. Aufbrennen auf einen feuerfesten Stumpf. Dent Lab 1986; 34: 1731-1735.

Wohlwend A., Schärer P.: Die Empress-Technik; Eine neue Möglichkeit Einzelkronen, Inlays und Verblendschalen herzustellen. Quintessenz Zahntech 1990; 16: 966-978.

25 Zahntechnische Gesichtspunkte zum ästhetischen Erfolg bei festsitzendem Zahnersatz

25.1 Einleitung

Der individuelle ästhetische Erfolg bei der keramischen Verblendung einer festsitzenden Restauration wird von zahlreichen Faktoren bestimmt. Viele davon müssen bereits vor der Verblendung berücksichtigt werden. Durch den Arbeitsgang der Verblendung wird der ästhetische Erfolg unwiderruflich festgelegt. Im Regelfall müssen Zahnarzt und Zahntechniker gemeinsam auf ein gutes Resultat hinarbeiten. Nur wenn auf Techniker- und Arztseite eine systematische Planung, eine gute Zusammenarbeit und fachliches Können vorhanden sind, kann ein überdurchschnittliches Ergebnis erreicht werden.
Allerdings gibt es weltweit nur einige wenige Zahntechniker, die in der Lage sind, wirkliche Spitzenergebnisse zu erzielen. Solche Arbeiten stellen, im wahrsten Sinne des Wortes, echte Kunstwerke dar.

Bei der Herstellung von definitivem festsitzendem Zahnersatz lassen sich, bezogen auf die Ausgangssituation, zwei Gruppen unterteilen:

I. Rekonstruktionen, die harmonisch an den Restzahnbestand (oder an die bestehenden Restaurationen) angeglichen werden.

II. Rekonstruktionen, die frei, d. h. ohne Korrespondenz zum Restzahnbestand, angefertigt werden.

Beide Möglichkeiten werden im folgenden genauer beschrieben.

25.2 Angleichung von Rekonstruktionen an den Restzahnbestand

Bei der Angleichung von Rekonstruktionen an das natürliche Restgebiß kann das ästhetische Ergebnis unmittelbar überprüft werden. Kriterium ist, ob die Krone oder kleine Brücke als künstlich erkennbar ist oder nicht.
Ein wichtiger Parameter für den an das Restgebiß anzugleichenden Zahnersatz ist die Wahl des Kronensystems.
Folgende Faktoren sind bei der Auswahl des Kronensystems zu berücksichtigen:

- Biologische Verträglichkeit des gewählten Gerüstmaterials.
- Physikalische Eigenschaften des Materials.
- Ästhetische Güte des Trägermaterials.

- Art der Farbgebung:
  a. Oberflächenbemalung.
  b. Schichttechnik.
- Marginaler Randschluß.

Die Verblendmaterialien der einzelnen industriellen Anbieter differieren nicht wesentlich voneinander. Die Realisierung von Zahnform, Oberflächenstruktur (Textur), Farbe, Transluzenz und Glanz der Rekonstruktion hängt fast ausschließlich vom Techniker ab.
Von zentraler Bedeutung ist das Gerüstmaterial. Neben seinen biologischen und physikalischen Eigenschaften ist die „ästhetische Güte" des Gerüsts für den ästhetischen Erfolg von großer Bedeutung. Unter „ästhetischer Güte" ist die Stärke bzw. Schwäche der Transluzenz des Trägermaterials zu verstehen. So weisen opake Materialien wie beispielsweise solche, die in der Metallgußtechnik oder der Galvanoformtechnik verwendet werden, ein anderes Lichtreflektionsverhalten als transluzentere Materialien auf. Die ästhetische bzw. transluzente Güte kann wie folgt abgestuft werden:

1. Metallgerüst
   (alle Guß-, Galvano-, Sinter- und Foliensysteme).

   zunehmende

2. Aluminiumoxidgerüst
   (Hi-Ceram®, In-Ceram®, Procera® und andere)

   ästhetische

3. a. Glas als Träger (Dicor®-Plus, Empress®-Schichttechnik).

   bzw. trans-

   b. Glas als Vollguß (Dicor®, Empress®-Maltechnik).

   luzente Güte.

Die Qualitätsfrage, ob man bezüglich der Farbgebung Glasoberflächen bemalen oder der Schichttechnik den Vorzug geben sollte, hängt allein von der Erfahrung des Zahntechnikers ab. Der Behandler muß die individuellen Fähigkeiten seines Technikers kennen und dieses Wissen als das „Machbare" in die ästhetische Therapiestrategie einbringen.

Ein weiterer entscheidender Gesichtspunkt für den ästhetischen Erfolg stellt die Kronenrandgestaltung dar. Ein Vorteil der vollkeramischen Systeme ist der nicht vorhandene dunkle Metallrand bzw. das nicht notwendige Abdecken des Metallgerüsts im Randbereich. Da die Metallkeramik heute immer noch die Standardversorgung darstellt, soll im weiteren auf die Möglichkeiten der Kronenrandgestaltung dieser bewährten Restauration eingegangen werden.
Die Randgestaltung und die Paßgenauigkeit des Gerüsts im Randbereich stehen in direktem Zusammenhang mit der Präparationsform des Zahnstumpfs.
Folgende Kronenrandgestaltungen sind in der Metallkeramik möglich:

1. Aufgebrannte Stufe
   Technische Ausführung: Der Bereich der Schulter wird vollständig mit keramischer Masse ergänzt.
   Präparation: Stufe oder tiefe Hohlkehle.
   Paßgenauigkeit: Stufe oder tiefe Hohlkehle bieten optimale Möglichkeiten für einen präzisen Randschluß. Je spitzer der Winkel der Verblendung im Randbereich ist, umso schlechter wird die Paßgenauigkeit der aufgebrannten Keramik sein. Die Qualität einer aufgebrannten Stufe ist technikerabhängig. Aufgrund des notwendigen Einsatzes eines Stereomikroskops ist ein erhöhter Zeitaufwand notwendig.
   Indikation: Sichtbarer Bereich, wobei man auf die o. g. Nachteile von Metallrändern verzichten will. Auch bei subgingivalen Kronenrändern ist, bei entsprechendem Arbeitsaufwand, eine Farbangleichung an vorhandene Zahnsubstanz möglich (kein Metallrand vorhanden) (Abb. 286).

2. Minimaler Metallrand - „unsichtbarer" Metallrand
   Technische Ausführung: Der Metallrand wird dünn auslaufend zurückgeschliffen und mit keramischer Masse verblendet.
   Präparation: Stufe oder tiefe Hohlkehle.
   Paßgenauigkeit: Die beste Paßgenauigkeit wird bei einer Stufe erzielt, da eine Gerüstverstärkung in der Stufe ein durch das Aufbrennen der Keramik bedingtes Aufbiegen des Randes verhindert.
   Indikation: Sichtbarer Bereich. Der Kronenrand liegt bevorzugt leicht subgingival, da eine Abdunkelung der vorhandenen Restzahnsubstanz durch den Rand des Metallgerüsts möglich ist (Abb. 287).

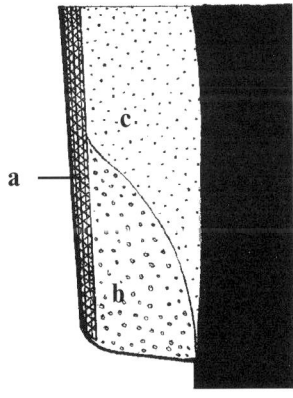

Abb. 286 Kronenrand mit aufgebrannter Stufe
a Metallgerüst
b Keramische Schultermasse
c Verblendkeramik

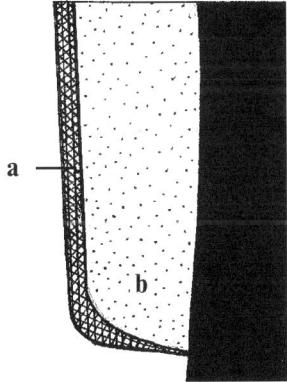

Abb. 287 Kronenrand mit dünnauslaufendem Metallrand
a Metallgerüst
b Verblendkeramik

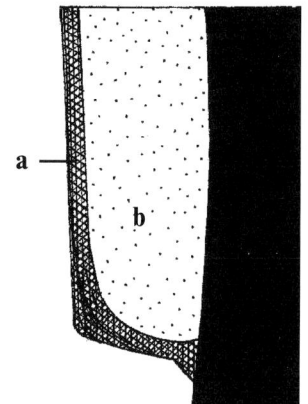

Abb. 288 Kronenrand mit Metallrand
a Metallgerüst
b Verblendkeramik

3. Metallrand
   Technische Ausführung: Je nach Breite der Abschrägung der Präparation ist ein Anteil des Gerüstmetalls im Randbereich sichtbar.
   Präparation: Stufe mit Abschrägung oder leichte Hohlkehle.
   Paßgenauigkeit: Bester Randschluß am Zahnstumpf ist bei einer Stufe mit Abschrägung möglich.
   Indikation: Ästhetisch nicht-sensible Bereiche (Abb. 288).

Falls der Metallrand subgingival zu liegen kommt, drängt sich im Hinblick auf den ästhetischen Langzeiterfolg eine weitere Frage auf: Ist die vorliegende Situation parodontologisch über längere Zeit zu erhalten, oder kommt es auf lange Sicht durch Gingivaretraktionen zu einem ästhetischen Mißerfolg? Die Lage und zahntechnische Gestaltung des Kronenrands (sowie die Möglichkeit eines eventuellen Zementierungsfehlers) spielen demnach eine sehr wichtige Rolle und sind genau abzuwägen.
Bei einem nicht adäquaten Platzangebot für die Verblendkeramik ist das Abdecken des Gerüsts nur durch eine Überkonturierung im Randbereich möglich (Abb. 289a und b), denn für den Aufbau einer ästhetisch wirkenden Verblendung sind Minimalschichtstärken der keramischen Massen notwendig. Um das opak und dunkel erscheinende Metallgerüst abzudecken, wird in jedem Fall eine Opaker-Schichtstärke von mindestens 0,25 mm Dicke benötigt (Abb. 290a bis c).
Da das Opakermaterial bezüglich der Transluzenz keine Tiefenwirkung bietet und das grobkörnige Material auch nicht hochwertig glasiert werden kann, ist diese Schicht mit transluzenten Körper- und Schneidemassen abzudecken. Je transluzenter eine Verblendung erscheinen soll, umso dicker muß die Schichtstärke für die Körper- und Schneidemasse aufgeschichtet und gebrannt werden. Im Randbereich, wo eine Angleichung der Verblendung an die vorhandene Restzahnsubstanz (Wurzel) in Farbe und Form erwünscht ist, ist dieses für die keramische Masse notwendige Platzangebot von großer Bedeutung. Hier kommt jedoch die Natur dem Zahntechniker entgegen: Da das Wurzeldentin der natürlichen Zähne opaker als der Zahnkörperanteil ist, ist im Randbereich eine geringere Schichtstärke als an den übrigen Kronenanteilen möglich.

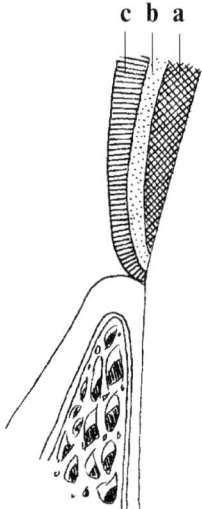 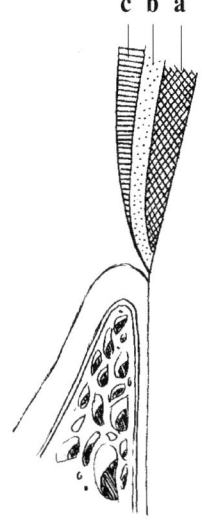

Abb. 289 a Schnitt durch eine Metallkeramikkrone: Bei nicht ausreichender Zahnreduktion bei der Präparation kann das Metallgerüst nur durch eine ungünstige Überkonturierung verblendet werden.
a = Metallgerüst
b = Opaker
c = Verblendkeramik

Abb. 289 b Soll die Überkontur eliminiert werden, hat dies ein Freilegen des Opakers und eventuell sogar des Metalls zur Folge.

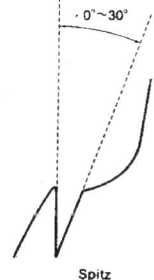 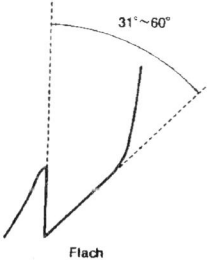 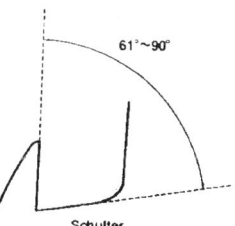

Abb. 290 a Die Möglichkeit, die Spitze des Randes ohne eine Überkontur zu verblenden, basiert auf dem Platzangebot, das durch die Präparation festgelegt wird. *Kuwata* (1990) teilt diese Dreieck-Struktur in drei Klassen ein.
Je größer der Randwinkel, desto besser ist die Möglichkeit, den Metallrand sauber mit Keramik zu verblenden. Je kleiner der Randwinkel, desto schwieriger wird es, den Metallrand abzudecken. Wenn der Randwinkel kleiner als 50 Grad ist, kann der Metallrand nicht mehr ohne eine Überkontur mit Keramik abgedeckt werden. Das Platzangebot für die Verblendkeramik steigt proportional zum Winkel.

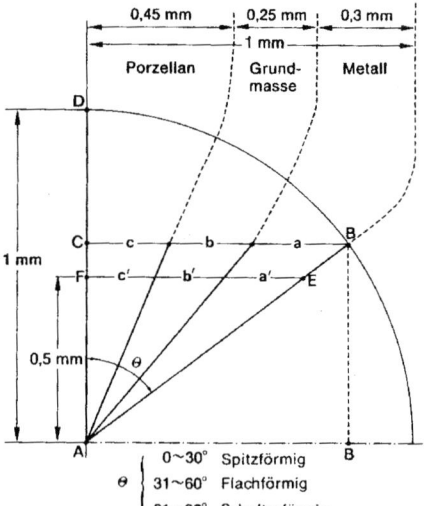

Abb. 290 b Numerisches Schema für die Dreieckstruktur nach *Kuwata* (1990). Die Werte der Seiten B und C des stehenden Dreiecks stellen die entsprechenden Wandstärken der Materialien dar. Die bei Punkt A angegebenen Mindestschichtstärken betragen:
a: Metallstärke 0,3 mm
b: Opakerstärke max. 0,25 mm
c: Porzellanstärke über 0,2 mm

θ	a: Metall	b: Opaker	c: Porzellan	a+b+c	AC	a': Metall	b': Opaker	c': Porzellan	a'+b'+c'
10°	0,1736	0,0	0,0	0,1736	0,9848	0,0881	0,0	0,0	0,0881
20°	0,3	0,0420	0,0	0,3420	0,9397	0,1596	0,0223	0,0	0,1820
30°	0,3	0,2000	0,0	0,5000	0,8660	0,1732	0,1155	0,0	0,2887
40°	0,3	0,25	0,0928	0,6428	0,7660	0,1958	0,1632	0,0606	0,4196
50°	0,3	0,25	0,2160	0,7660	0,6428	0,2334	0,1945	0,1680	0,5958

Abb. 290 c Numerische Werte, abhängig von Winkeländerungen (a + b + c = BC; a'+ b'+ c'= EF)

25.3 Anfertigung von Restaurationen ohne Korrespondenz zum Restzahnbestand

Rekonstruktionen, die frei, d. h. ohne Korrespondenz zum Restgebiß angepaßt werden, sind im wesentlichen vom subjektiven Eindruck des jeweiligen Betrachters abhängig. In erster Linie ist es die Aufgabe des dentalen Teams, den Patienten bezüglich Zahngröße, -form,- stellung und -farbe zufriedenzustellen. Diese Ansicht rechtfertigt natürlich nicht, für weniger anspruchsvolle Patienten beispielsweise eine „08/15"-Ausführung anzufertigen. Bei Totalrekonstruktionen ist auch Können im Bereich des psychologischen Patientenmanagements gefordert. So kann beispielsweise ein sechzigjähriger Patient, der Zähne wie ein Jugendlicher fordert, durch eine entsprechende eingehende Beratung seitens des Zahnarztes die Praxis auch mit Zähnen eines Fünfzigjährigen, die für sein orales Erscheinungsbild viel vorteilhafter sind, zufrieden verlassen.

Aus diesem Grund ist es wichtig, die genauen ästhetischen Vorstellungen des Patienten rechtzeitig herauszufinden und mit dem Patienten über die Möglichkeiten der Verwirklichung dieser Wünsche zu reden. Dabei ist bereits bei der provisorischen Versorgung zu klären, ob und in wieweit Zahngröße, -form, -stellung und -farbe in Bezug auf die dentofaziale (Lachlinie) und die faziale Komposition (Gesicht) individuell harmonisiert werden können. Hochwertige zahntechnische Rekonstruktionen sind zu aufwendig und kostspielig, um am Tag der Eingliederung vom Patienten abgelehnt zu werden.

25.4 Systematisches Behandlungskonzept für optimale ästhetische Erfolge bei festsitzendem Zahnersatz

Bei der Anwendung eines systematischen Behandlungskonzeptes durchläuft der Patient verschiedene Phasen, in denen schrittweise das ästhetische Ergebnis erarbeitet wird. Im folgenden werden diese Behandlungsphasen vorgestellt.

Phase I: Vorbehandlung und erste provisorische Versorgung =
Initiale ästhetische und funktionelle Adaptation.
Bestandteile sind:

1. Studienmodelle im Artikulator.
2. Additives diagnostisches Wax-up.
3. Übergangsprovisorien (Schalenprovisorien).

Ziele:

- Entwicklung, Festlegung und erste Testphase für die ästhetischen und funktionellen Richtlinien eines individuellen Falles.

Tragezeit: einige Tage.

Phase II: Versorgung mit Langzeitprovisorium =
Verbindliche ästhetische und funktionelle Adaptation.
Bestandteile sind:

1. Montierte Stumpfmodelle von der provisorischen oder definitiven Präparation im Mund.
2. Komplettes Wax-up unter Berücksichtigung der initialen Phase.
3. Langzeitprovisorium (mit oder ohne Metallverstärkung).

Ziele:

- Weiterentwicklung und Verbesserung des Übergangsprovisoriums.
- Anstreben einer befriedigenden Lösung in Bezug auf Ästhetik, Phonetik, Funktion und Kaukomfort.
- Akzeptanz des Patienten gegenüber der Rekonstruktion.
- Testphase für neues Okklusionskonzept.

- Ausheilung der Gewebe nach parodontaler oder chirurgischer Vorbehandlung.
- Aufbau von Vertrauen und Motivation des Patienten.

Phase III: Definitive Versorgung =
Permanente ästhetische und funktionelle Adaptation.
Bestandteile sind:

1. Situationsmodelle der provisorischen Versorgung.
   Bei quadrantenweiser Rekonstruktion in Oberkiefer und Unterkiefer ist zusätzlich ein „Crossmounting" durchzuführen, d. h. es werden nicht beide präparierten Kiefermodelle gegeneinander einartikuliert, sondern nur eines (als Arbeitsmodell), während der Gegenkiefer als Modell der provisorischen Versorgung oder als Duplikatmodell vom Wax-Up einartikuliert wird. So ist es für den Techniker möglich, gegen eine anzustrebende Situation (z. B. gegen das Wax-Up des Gegenkiefers) zu arbeiten.
2. Präparation entsprechend den Erfordernissen des Rekonstruktionsmaterials.
3. Abformung mit Informationen unterhalb (apikal) der Präparationsgrenze.
4. Meistermodelle schädelbezüglich im Artikulator montiert.

   - Sägeschnittmodelle oder Komplettausmodell.
   - Remontagemodelle mit Zahnfleischmaske und Metallgerüsten.

Ziele:

- Adäquate Gerüstgestaltung bei Metallkeramik und kombiniert festsitzend-herausnehmbarem Zahnersatz durch:

  - Wax-up.
  - Situationsmodelle der Provisorien.
  - Diagnostisches Set-up bei kombiniertem Zahnersatz.

- Eine individuelle Verblendung der Gerüste durch:

  - Reevaluation und Feinabstimmung von Zahngröße, -form und -stellung der provisorischen Versorgung (definitive Verblendung nicht wesentlich verändern).
  - Farbliche Gestaltung der Rekonstruktion (Übernahme des Grundtons der Provisorien, Festlegung der Transluzenz und individueller Charakteristika).
  - Gestaltung der Rekonstruktions-Oberfläche (Oberflächenstruktur und Glanz).

Durch diese Vorgehensweise wird es (besonders bei ästhetisch anspruchsvollen Patienten) möglich, die Ästhetik differenziert zu erfassen und ein Kontrollsystem aufzubauen, das Patient und Behandler vor Enttäuschungen bewahrt.

Literatur

Kuwata M.: Metallkeramik. Band 1. Behandlungsplanung und Gerüstgestaltung. Kap. 4: Herstellung des porzellantragenden Metallunterbaus. Phillips Verlag, Stuttgart 1990. S. 234-250.

Weiterführende Literatur

Kuwata M., Ku M.: Materialstrukturen und die Aussichten, Pfeiler- Randflächen mit Metall-Keramik-Verbindungen zu restaurieren. Teil I, II, III, IV. Quintessenz Zahntech 1979; (5): 95 - 102, (6): 59 - 71, (7): 41 - 50, (8): 51 - 60.

Preston J. D.: A systematic approach to the control of esthetic form. J Prosthet Dent 1976; 35: 393 - 402.

Rieder C. E.: The role of operatory and laboratory personnel in patient esthetic consultations. Dent Clinics North Am 1989; 33: 275 - 284.

Sheets C. G.: Modern dentistry and the esthetically aware patient. J Am Dent Assoc (Special Issue) 1987; 12: 103 - 105.

Seite 709–734	Kronen-Brücken-Prothetik: Zahntechnische Arbeitsunterlagen	**26**
Seite 735–767	Kronen-Brücken-Prothetik: Herstellung von Gußteilen	**27**
Seite 769–803	Kronen-Brücken-Prothetik: Klinischer und labortechnischer Ablauf	**28**
Seite 805–809	Extensionsbrücken	**29**
Seite 811–821	Festsitzende prothetische Versorgung im paradontal stark reduzierten Gebiß	**30**
Seite 823–836	Einführung in die Adhäsivprothetik	**31**
Seite 837–852	Einführung in die Adhäsivprothetik Verarbeitung aus klinischer Sicht	**32**

26 Kronen-Brücken-Prothetik: Zahntechnische Arbeitsunterlagen

26.1 Einleitung

Von der definitiven Abformung der präparierten Pfeiler (bei Verwendung von Hydrokolloid sollten zwei Abformungen vorliegen) werden im Labor folgende Modelle angefertigt:

1. Sägemodell mit Magnet-Split-Cast (Erstausguß der Abformung aus Superhartgips für die Gerüstpassung insgesamt sowie für die Okklusionsgestaltung).
2. Ungesägtes Modell mit Magnet-Split-Cast (Zweitausguß der Abformung aus Superhartgips für ein Wax-up aus zahnfarbenem Wachs; von diesem wird ein Silikonschlüssel für die Gerüstherstellung angefertigt).
3. Wurden Teilabformungen mit Mini-Tray-Löffeln durchgeführt, werden zum einen Einzelstümpfe (Erstausguß) und zum anderen ein der Teilabformung entsprechendes ungesägtes Modell (Zweitausguß) angefertigt.

Nach der Modellherstellung folgt die schädelbezügliche Modellmontage im Artikulator. Die weiteren Arbeitsschritte beinhalten gegebenenfalls die Anfertigung eines individuellen Frontzahnführungstellers sowie die Modellation der zu ersetzenden Zähne in Wachs und die Herstellung der Metallteile sowie deren Verblendung.

26.2 Sägemodellherstellung

26.2.1 Richtlinien zur Sägemodellherstellung

Nur ein Sägemodell, das die Mundsituation exakt wiedergibt, ermöglicht die Herstellung eines hochwertigen und paßgenauen Zahnersatzes.
Bei Verwendung gummielastischer Abformmassen sind ein individueller Abformlöffel und die Verwendung eines möglichst formgetreuen Abformmaterials die Voraussetzung für die Erzielung einer detailgetreuen Anfertigung solcher Sägemodelle (*Franz* 1981).

An ein Sägemodellsystem sind folgende Anforderungen zu stellen:

- Genau steuerbare Expansion des Modellmaterials.
- Definierter Sitz der Einzelstümpfe im Sockel.
- Exakte Positionierung der Stümpfe nach dem Segmentieren.
- Kein räumliches Spiel der Stümpfe.

- Bei der Modellherstellung leichte Integrierbarkeit eines Split-Cast-Systems.
- Gute Bearbeitbarkeit des Modellmaterials.
- Heraus- und Einschiebbarkeit der Stümpfe in jeder beliebigen Reihenfolge.
- Rationelle und problemlose Herstellung

Einer der kritischen Punkte bei der Sägemodellherstellung ist die Kontrolle und Steuerung der Expansion des Modellmaterials. Als Material der Wahl steht heute immer noch Gips im Vordergrund. Bei einem Sägemodell mit Zahnkranz und Sockel aus Superhartgips (Klasse IV) ist die notwendige Expansion für die Stümpfe zwangsläufig auch im Modellsockel vorhanden (*Lehmann* und *Withelm* 1979). Dies kann zu Ungenauigkeiten durch „Bewegungen der Stümpfe" führen. Einige Systeme verwenden daher neben dem aus Gips hergestellten Zahnkranz eine normierte Sockelplatte aus Kunststoff. Diese Systeme erreichen ihre Genauigkeit dadurch, daß der Zahnkranz vor Erreichen der maximalen Expansion segmentiert wird, wodurch den Stümpfen eine sockelunabhängige Expansion ermöglicht wird. Zweifelsohne stellen solche Systeme eine verbesserte Alternative zum konventionellen Sägemodell dar. Leider ist bei dieser Art von Modellherstellung das nachträgliche Sockeln von zuvor ausgegossenen Zahnkränzen nicht möglich. Ein anderer Nachteil besteht darin, daß bei Verwendung von Hydrokolloiden dieses System nicht angewendet werden kann, weil Hydrokolloide sofort in der Zahnarztpraxis ausgegossen werden müssen, so daß als Sockelmaterial nur Gips zu verwenden ist.

Aus diesen Gründen stellt die Sägemodellherstellung aus Superhartgips für Zahnkranz und Sockel heute immer noch die gebräuchlichste Vorgehensweise dar und wird im folgenden beschrieben (vgl. auch *Wiskott* 1987).

Das Sägemodell als die positive Wiedergabe der Abformung kann nur so gut sein wie die Abformung selbst. Fehler in der Abformung, z. B. im Bereich der Präparationsgrenze, dürfen auf dem Sägemodell nicht durch Korrekturen manipuliert werden. Blutreste im Bereich des Sulkus und der Präparationsgrenze stellen die Genauigkeit der Abformung entscheidend in Frage (*Schönenberger* 1985). In diesen Fällen würde die zahntechnische Arbeit zwar auf dem Modell passen, im Mund aber träten Differenzen auf. Daher muß in solchen Fällen eine erneute Abformung am Patienten erfolgen.

26.2.2 Lagerung und Vorbehandlung der Abformungen

Direkt nach Entnahme aus dem Mund werden Speichel und etwaige Blutreste unter fließendem Wasser abgespült, da sie sonst antrocknen und durch Abspülen nicht mehr entfernbar sind. Speichel- und Blutreste verhindern das vollständige Aushärten des Modellmaterials an seiner Oberfläche und führen zu Ungenauigkeiten. Die Temperatur des Wassers sollte in etwa der des Raumes entsprechen, um eine thermische Expansion oder Kontraktion auszuschließen.

Im Gegensatz zu Hydrokolloid kann bei Elastomeren die Reinigung mit einem weichen Pinsel und Seifenlösung durchgeführt werden; dies führt

zu einer Reduzierung der Oberflächenspannung der Abformmasse, was wiederum das blasenfreie Ausgießen der Abformung mit Gips erleichtert. Es ist darauf zu achten, daß mit dem Pinsel feine Abformanteile nicht beschädigt werden. Die Abformung wird anschließend nochmals sorgfältig ausgespült und trockengeblasen.
Nach der Entfernung von Speichel- und Blutresten sollte eine Desinfektion der Abformung erfolgen (vgl. Kap. 17). Je nachdem, ob Hydrokolloide oder Elastomere verwendet wurden, sind bei dem weiteren Vorgehen bestimmte Punkte zu beachten.

- Hydrokolloidabformungen werden zwecks Neutralisation der Alginsäure in einem „Neutralisationsbad" vorbehandelt (fünf Minuten in einer 2 % Kaliumsulfatlösung). Die Abformung kann auch auf dem Weg zwischen Praxis und Labor in dieser Lösung transportiert werden. Der Gebrauch einer Seifenlösung ist nicht sinnvoll. Ebensowenig darf eine Lagerung in Wasser erfolgen.
  Abformmaterial und Gips müssen aufeinander abgestimmt sein, weil auch trotz der o. g. Behandlung nicht alle Gipssorten in Verbindung mit Hydrokolloid eine akzeptable Oberfläche aufweisen. Alginatabformungen dürfen nicht trockengeblasen werden, da der auftretende Wasserverlust zur Kontraktion des Abformmaterials führt.

- Elastomere Abformungen sollten frühestens drei Stunden nach der Abformung ausgegossen werden. Dem Material muß genügend Zeit für die elastische Rückstellung nach der Stauchung, die beim Entfernen der Abformung aus dem Mund auftritt, gegeben werden (Abb. 291). Aus diesem Grund ist die Uhrzeit, zu der die Abformung aus dem Mund entfernt wurde, anzugeben.

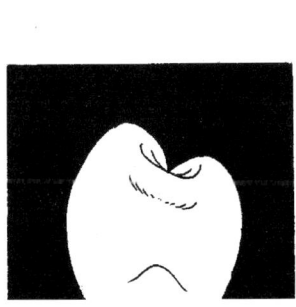 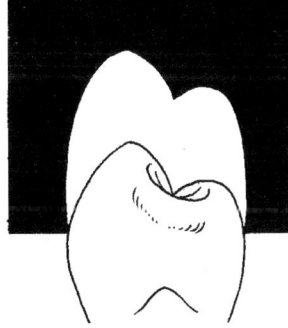

Abb. 291 Durch das Abheben der Abformung aus dem Mund bzw. des Modells von der Abformung wird das Abformmaterial gestaucht.

Temperaturunterschiede zwischen Mund und Außentemperatur (z. B. beim Transport im Winter) beeinflussen das Volumen des Abformmaterials. Diese thermische Kontraktion kann durch eine halbstündige Lagerung bei Raumtemperatur kompensiert werden.

26.2.3 Die Herstellung des Zahnkranzes

Die Herstellung des Zahnkranzes beinhaltet das Ausgießen der Abformung und das Beschleifen des Kranzes sowie das Setzen von Pins, die den Zahnkranz und die Zahnstümpfe im Modellsockel verankern.

26.2.3.1 Ausgießen der Abformung unter Berücksichtigung der späteren Lage der Pins

Da das Sägemodell zweiteilig aus Gips angefertigt wird, wird zunächst nur der Zahnkranz ohne Modellsockel in Gips ausgegossen. Die Abformung wird so weit über die Abformmasse hinaus mit Gips aufgeschichtet, daß für den späteren Trimmvorgang und für das Bohrloch, das für die Pinaufnahme notwendig ist, in vertikaler Richtung des Zahnkranzes genügend Platz vorhanden ist. Auch die Aufnahme von Pins im Bereich stark atrophierter Kieferkämme soll möglich sein. Wird der Zahnkranz zu flach hergestellt, kann dieser während des Trimmvorgangs in schmalen Bereichen, wie z. B. den Zwischengliedern, brechen. Vor allem im distalen Endbereich der Abformung ist auf eine ausreichende Höhe und Extendierung des Gipses zu achten, damit dort kein Gips fehlt und später beim Trimmen an der Basis des Zahnkranzes eine gleichmäßige Ebene geschaffen werden kann (Abb. 292).

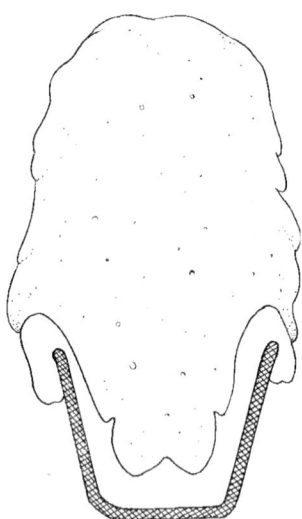

Abb. 292 Beim Ausgießen des Zahnkranzes für ein Sägemodell muß ausreichend Gips aufgebaut werden (Querschnitt).

Beim Gebrauch von synthetischen Gipsen der Klasse IV kann aufgrund einer langen Dünnfließphase des Gipses das Aufschichten des Zahnkranzes erschwert sein. Wenn man mit dem Aufschichten des Gipses wartet, bis dieser die Modellierphase erreicht hat, erleichtert man sich diesen Arbeitsschritt. Der Vorteil eines dünnfließenden Gipses mit längerer Vibrationszeit zum problemlosen Ausgießen der Feinteile in der Abformung kann für den Arbeitsschritt des Aufschichtens des Gipses zum Nachteil werden. Umgekehrt läßt sich ein Naturgips, der schon in der Vibrationszeitphase standfest ist, insbesondere für den weniger Geübten schwerer ohne Blasen in die Abformung füllen als ein dünnfließender Gips. Bei Naturgips ist die Verarbeitungszeit in der Regel kürzer als bei synthetischen Gipsarten.

Folgendes Vorgehen beim Ausgießen einer Abformung ist zu empfehlen: Generell soll das Ausgießen des Zahnkranzes langsam und kontrolliert erfolgen. Lufteinschlüsse, insbesondere in schwer zugänglichen Bereichen wie z. B. den Stumpfspitzen, können nur während der fließfähigen Phase des Gipses verhindert werden. Mit Gips nicht vollständig ausgeflossene Bereiche treten im Modell zwangsläufig als Blasen in Erscheinung. Diese wirken sich vor allem im Bereich der Präparationsgrenze nachteilig aus und machen ein Zweitmodell notwendig, in dem die gesamte Präparationsgrenze wiedergegeben ist. Ein nachträgliches Ausfüllen von Blasen mit Gips im Bereich der Präparationsgrenze ist zu unterlassen; es führt zu nichtpassenden Restaurationen.
Für die Herstellung eines Sägemodells sind die Dosierung und das standardisierte Anmischen des Gipses von entscheidender Bedeutung. Die physikalischen Eigenschaften des Gipses, insbesondere seine Expansion und Härte, verlangen ein kontrolliertes Vorgehen. Bei der Gipsverarbeitung müssen folgende Faktoren berücksichtigt werden: Dosierung von Gipspulver und Anmischflüssigkeit, Einstreuzeit, Sumpfzeit (Einlagerung der Wassermoleküle in das Gipspulver), Rührzeit und Verarbeitungszeit (genaue Beschreibung s. Kap. 5).
Die richtige Anwendung des Gipses wird der jeweiligen Produktbeschreibung entnommen. Als Anhaltspunkt gilt für Superhartgips der Klasse IV ein Mischverhältnis von 22 bis 25 ccm destilliertem Wasser auf 100 g Gipspulver. Für die Herstellung der Zahnkränze werden für den Oberkiefer 120 g und für den Unterkiefer 150 g Gipspulver benötigt. Das Wasser wird genau dosiert in den sauberen und trockenen Mischbecher gegeben. Das Gipspulver wird während ca. 10 Sekunden (Einstreuzeit) in den Becher eingestreut. Diese Reihenfolge des Vorgehens (erst Wasser, dann Pulver) ist für eine günstige und gleichmäßige Hydration notwendig. Dem eingestreuten Gips wird anschließend ohne zu rühren während 20 Sekunden die Aufnahme des Mischwassers ermöglicht (Sumpfzeit). Durch diese Wartezeit läßt sich selbst bei einer Handmischung ohne Vakuum das Entstehen von Pulverklumpen vermeiden. Nach der Sumpfzeit wird der Gips mit einem Spatel von Hand durchgemischt. Es ist besonders auf den Boden und die Wände des Mischbechers zu achten und dort eventuell vorhandener Gips zu entfernen, da das Rührwerk dort nicht voll anliegt. Die Mischung mit dem Vakuummischgerät erfolgt nach Angaben des Herstellers zwischen 30 und 60 Sekunden. Eine verlängerte Mischzeit hat eine verkürzte Verarbeitungszeit zur Folge. Damit eine konstante Produktqualität des Sägemodells gewährleistet ist, sollten die angegebenen Zeiten eingehalten werden. Die Mischzeit beeinflußt auch die Expansion des Gipses. Für ein blasenfreies Ausgießen unter Vibration auf dem Rüttler sind verschiedene Vorgehensweisen möglich. Wichtig für jedes blasenfreie Ausgießen ist das Arbeiten mit einer möglichst spannungsfreien, also leicht zu benetzenden Oberfläche der Abformung.

Zwei Möglichkeiten des Ausgießens haben sich bewährt:

1. Möglichkeit
Der Gips wird in kritischen Bereichen in extrem kleinen Portionen mit einer Sonde oder einem kleinen Pinsel vorsichtig eingefüllt, so daß Lufteinschlüsse ausgeschlossen werden können. Nach dem Auffüllen der Stümpfe wird die gesamte Abformung portionsweise gefüllt.

2. Möglichkeit
Der Gips wird von distal der einen Seite der Abformung in die Form eingegeben, von wo er langsam durch den gesamten Zahnbogen fließt. Danach wird die Abformung auf dem Rüttler derart gedreht, daß der eingefüllte Gips wieder so weit aus der Abformung fließen kann, daß nur noch eine dünne Schicht in der Abformung verbleibt. Sollte sich in einer Ecke der Abformmasse noch ein Lufteinschluß befinden, kann diese Blase aufsteigen, so daß dieser Bereich nun ebenfalls mit Gips gefüllt wird. Nach diesem „Sicherheitsschritt" wird die Abformung komplett mit Gips aufgefüllt und die Basis des Zahnkranzes wird ohne Vibration mit einem Spatel aufgebaut.
Ein sauberes Beschneiden und Nachkonturieren des Gipses kann nach dem Glanzverlust des Gipses leicht durchgeführt werden. Der Gips benötigt je nach Produkt nach dem Einsetzen seiner Erstarrung eine unterschiedlich lange Aushärtezeit (Mindestdauer: zwei Stunden). Erst danach dürfen sich die weiteren Arbeitsschritte anschließen.

26.2.3.2 Das Beschleifen des Zahnkranzes

Der ausgehärtete Zahnkranz wird vorsichtig aus der Abformung entnommen. Das Abziehen bzw. Ausheben des Gipses aus der Löffelform sollte von allen Seiten möglichst parallel und gleichmäßig weit erfolgen. Ungleichmäßige Entnahme auf nur einer Seite des Kranzes kann zu Frakturen von Stümpfen oder Zähnen führen. Besonders gefährdet sind lange dünne Stümpfe sowie lange untersichgehende klinische Zahnkronen. In extremen klinischen Situationen kann das Problem durch eine Hydrokolloidabformung umgangen werden. Ist eine solche Abformung nicht möglich, muß bei einem parodontal stark reduzierten Gebiß das Schlitzen und Entfernen des individuellen Löffels zwecks Entnahme des Zahnkranzes in Erwägung gezogen werden.

Der aus der Abformung entfernte Zahnkranz wird anschließend zur Aufnahme der Pins vorbereitend basal plangeschliffen. Dieses kann sowohl trocken als auch naß erfolgen. Bei einer Naßtrimmung der Basalfläche des Kranzes an der Gipstrimmerscheibe sind zuvor die präparierten Pfeilerzähne auf dem Gipsmodell vor Wasseraufnahme zu schützen. Eine Wasseraufnahme des Gipses hätte eine Expansion und eine Härteverminderung des Gipses zur Folge. Durch den Einsatz moderner Trockenschleifgeräte (Bandschleifer) kann dieser notwendige Schutz vor Trimmerwasser entfallen.
Der Wasserschutz kann durch unterschiedliches Vorgehen erreicht werden.

1. Möglichkeit
Die Gipsstümpfe werden mit einem Oberflächengipshärter (Härtebad; Renfert, D-Hilzingen) imprägniert. Dieser Härter wird zwei- bis dreimal aufgetragen und zieht sofort in die Gipsoberfläche ein. Es ist wichtig, daß durch die Imprägnierung keine Oberflächenschicht aufgetragen wird, wie es bei zu starkem Auftragen und anschließendem Abblasen des Überschusses geschehen kann.
Der Imprägniervorgang kann auf den gesamten Zahnkranz ausgedehnt werden. Die Gipsoberfläche erhält auf diese Weise auch einen gewissen Schutz gegen Verunreinigungen; zudem werden die Okklusalflächen widerstandsfähiger (Gegenbezahnung!). Der gesamte Zahnkranz ist auf diese Weise gegen das gipsgetränkte Trimmerwasser geschützt.

2. Möglichkeit
Die zu schützenden Anteile werden mit einem dünnfließenden Silikon (Prävegum®; Pratzner, D-Böbingen) abgedeckt, das mittels Pinsel oder Spritze aufgetragen wird. Die Aushärtung des Silikons erfolgt je nach Raumtemperatur innerhalb von rund 5 Minuten. Diese dünne Schutzhaut verbleibt auf dem Modell, bis alle Naßschleifarbeiten, einschließlich des Trimmens des Modellsockels, durchgeführt sind. Durch den Silikonschutz sind die Gipsstümpfe auch gegen kleinere Stoßschäden geschützt. Nachteil dieser Methode ist der nur partielle Schutz gegen Trimmerwasser. Es besteht die Gefahr, daß Wasser zwischen Silikonschicht und Gipsoberfläche eindringt.

3. Möglichkeit
Abdecken der Gipsstümpfe mit dünnem, leicht zu adaptierendem Plattenwachs, das an seinen Rändern durch Aufschmelzen auf den Gips abgedichtet wird. Da die Stümpfe beim Bohrvorgang für die Pins nicht richtig zur Orientierung sichtbar sind, muß das angeschwemmte Wachs nach dem Einsatz am Naßtrimmer vorsichtig entfernt werden.

Von den drei vorgestellten Möglichkeiten wird von uns die erste zur Anwendung empfohlen. Aber auch eine Kombination der ersten beiden Möglichkeiten bringt einen sehr guten Schutz.

Das Trimmen der Zahnkranzbasis soll eine Fläche schaffen, die parallel zur Okklusionsebene liegt. Je nach Aufrauhtiefe des Schleifgeräts muß die Oberfläche der Zahnkranzbasis anschließend mit einem auf der Tischplatte liegenden Schleifpapierbogen (400er-Körnung) feingeschliffen werden. Die Bedeutung der vertikalen Höhe des Kranzes wurde bereits angesprochen. Sie muß hier ebenfalls beachtet werden.
Neben der Zahnkranzbasis sind auch die oralen und vestibulären Anteile zu beschleifen. Diese Flächen sind teilweise mit dem Trimmer nicht zu erreichen und müssen mit einer Hartmetallfräse und/oder geeigneten Sandpapierrädern beschliffen werden. Aus Stabilitätsgründen und wegen des notwendigen Platzangebots für zwei Pins darf der Zahnkranz in horizontaler Richtung nicht zu dünn geschliffen werden. Die Seitenflächen des Kranzes (vertikale Richtung) werden leicht konisch beschliffen. Dies ermöglicht das spätere Trennen von Zahnkranz und Modellsockel (Abb. 293).

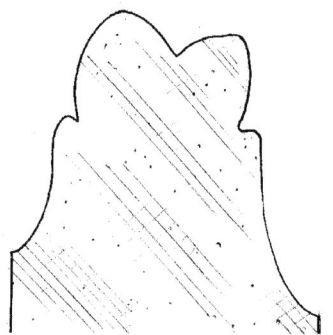

Abb. 293 Der Zahnkranz wird so beschliffen, daß der Bereich, der im Modellsockel gefaßt ist, sich nicht in einem untersichgehenden Bezirk befindet (Querschnitt).

Einige Schleifgeräte (trocken und naß) bieten die Möglichkeit, den Modelltisch in einem bestimmten Winkel zu kippen (Tisch zur Trimmerscheibe ansteigend) (Abb. 294). Dies ist jedoch nur für den vestibulären Anteil hilfreich. Andere Schleifgeräte ermöglichen den Zugang zum oralen Bereich des Kranzes mit Hilfe einer konischen Fräse. Ihre Achse befindet sich im rechten Winkel zu einem Frästisch, welcher als Abstützung für den Zahnkranz dient. Mit dieser Technik können die Seitenflächen sehr gut und gleichmäßig bearbeitet werden. Die Techniken haben gemeinsam, daß das Objekt um das Schleifinstrument bewegt wird. Dies setzt allerdings ein entsprechendes Gefühl für die Zahnkranzführung voraus, um zu verhindern, daß der Kranz bricht.

Beim konventionellen Vorgehen wird die Fräse mit Hilfe eines Handstücks an das Objekt geführt, was auch für den weniger Geübten einen gewohnten Arbeitsgang darstellt.

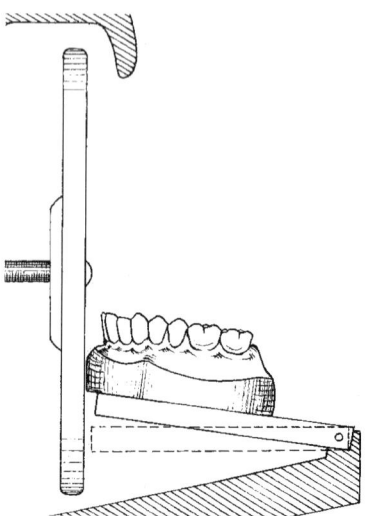

Abb. 294 Durch Kippung des Trimmertischs läßt sich der labile Anteil des Zahnkanzes konisch beschleifen.

26.2.3.3 Das Setzen der Pins

Für das Bohren der Pinlöcher und das spätere Segmentieren des Kranzes werden an den Außenflächen (vestibulär, oral) des Kranzes mit einem Bleistift Orientierungsmarkierungen angebracht. Sie geben die spätere Lage der Pins an. Markierungen an der Basisfläche wären beim Bohrvorgang wegen der Auflage und Abstützung des Kranzes demgegenüber nicht sichtbar. Die Bohrung der Pinlöcher erfolgt mit Hilfe eines Bohrtischs, der eine Bohrung im rechten Winkel zur Zahnkranzbasis und ein zueinander paralleles Setzen der Pins ermöglicht. Bei einigen Bohrgeräten dient ein Lichtpunkt als Orientierungshilfe, um die Lage des Bohrlochs zu markieren. Bohrer und Pin müssen aufeinander abgestimmt sein. Daher bieten die Hersteller der verschiedenen Pinsysteme jeweils einen zum Pin passenden Bohrer für ihre Produkte an. Wichtig für die Wahl des Pinsystems sind Drehschutz, Reinigbarkeit, Friktion in der Schlußstellung, Erhalt der Friktion, stramme Passung von Bohrung und Pin und Laufruhe des Bohrers.

Beim SAM-Pin-System (SAM-Präzisionstechnik, D-München) werden für jedes Zahnkranzsegment zwei Pins gesetzt. Diese weisen die gleiche Länge auf und haben als Führungsmatrize eine Kunststoffhülse im Modellsockel. Bei der Herstellung von Einzelstümpfen und Kieferkammanteilen von Zwischengliedern werden die beiden Pins vestibulär und oral mit ausreichendem Abstand zueinander plaziert. Größere Restzahnsegmente können an jedem Endbereich des jeweiligen Segments mit nur einem Pin versehen werden (Abb. 295). Die Pins werden so angeordnet, daß mindestens eine Dreipunktabstützung des Zahnkranzes vorhanden ist; beim Sockelvorgang muß der Zahnkranz in der Sockelform stehen und darf nicht abkippen (Abb. 296).

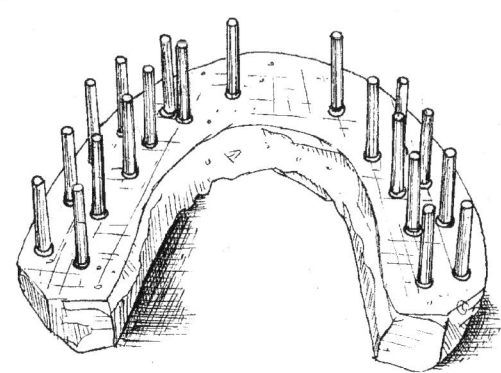

Abb. 295 Ein Zahnkranz mit eingeklebten Pins (Ansicht von unten hinten). Der Frontzahnblock ist mit zwei Pins versorgt. Die Zähne 1 3 - 1 2 werden in einem Block aus dem Modell genommen. Die Seitenzähne können nach dem Sägen einzeln entnommen werden.

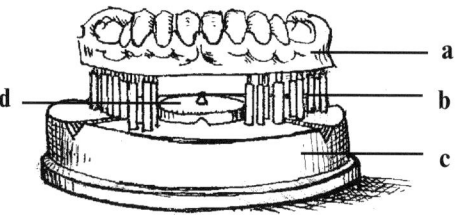

Abb. 296 Zahnkranz auf dem Sockelformer ohne Gummimanschette.
a Zahnkranz
b Pins
c Sockelplatte
d Haftplatte

Beim Bohren der Pins sind folgende Punkte zu beachten:
1. Die Lochposition ist genau festzulegen.
2. Der Zahnkranz muß auf dem sauberen Bohrtisch gleichmäßig abgestützt sein.
3. Der Bohrer wird stückweise ein- und ausgeführt; der feuchte Bohrstaub darf das Loch nicht vergrößern.

Nach dem Bohren und dem Sauberblasen der Löcher wird die Paßgenauigkeit der Pins für jedes Loch überprüft. Wenn eine gute und spielarme Passung festgestellt wird, können die Pins mit einem Tropfen Cyanoacrylat-Kleber eingeklebt werden. Ein eventuell vorhandener Kleberüberschuß wird vor dem Antrocknen mit einem Vliestuch abgesaugt, um den späteren Sitz der Kunststoffhülsen nicht zu stören. Nach der Aushärtezeit des Klebers werden auf die Metallpins Kunststoffhülsen geschoben. Je nach Pinsystem ist auf die exakte Richtung der Hülse, wie diese auf dem Pin sitzen soll, zu achten. Beim SAM-System zeigt der Retentionsteil der Kunststoffhülse im aufgeschobenen Zustand vom Stumpf weg (Abb. 297).

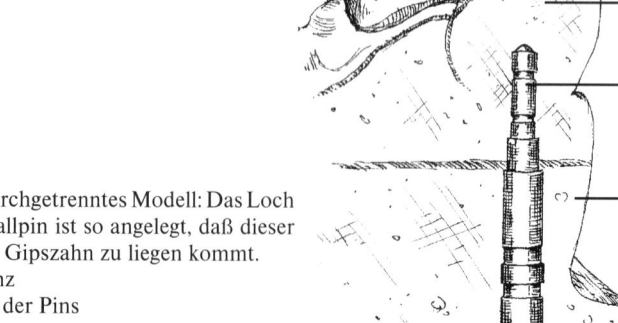

Abb. 297 Durchgetrenntes Modell: Das Loch für den Metallpin ist so angelegt, daß dieser zentrisch im Gipszahn zu liegen kommt.
a Zahnkranz
b Klebeteil der Pins
c Modellsockel
d aufgeschobene Plastikhülse

26.2.4 Der Modellsockel mit integriertem Magnetsplit-Cast

Verschiedene Split-Cast-Systeme bieten die Möglichkeit, bei der Modellsockelherstellung zwischen Modellsockel und Split-Cast-Platte einen

Magneten zu integrieren. Die Anforderungen an ein solches Sockelsystem sind wie folgt:

- Leichte und schnelle Anwendung.
- Sockelplatte und Manschette müssen leicht reinigbar und haltbar sein.
- Erhalt der Split-Cast-Kerben auch nach dem Trimmen des Sockels.
- Einfache Möglichkeit, den Magneten für diagnostische Arbeiten zu entfernen.
- Der Magnet soll genügend Halt für das einartikulierte Modell bieten.
- Das Split-Cast-Magnetsystem sollte möglichst wenig vertikalen Raum in Anspruch nehmen.
- Der Sockelformer muß in verschiedenen Größen zur Verfügung stehen.
- Die Manschette um die Sockelformplatte soll in ihrer Höhe auf die Pins abgestimmt sein, um eine entsprechende Sockelhöhe zu erreichen.
- Es muß möglich sein, in die Split-Cast-Platte (Gips) Retentionen zum Einartikulieren einzuarbeiten.
- Beim Ausgießen der Split-Cast-Platte muß die Manschette einen guten Sitz am Modellsockel aufweisen.

26.2.4.1 Herstellung des Modellsockels

Im folgenden wird die Technik des SAM-Systems beschrieben:
Der Zahnkranz mit eingeklebten Pins wird an den Flächen, die den Sockelgips berühren werden, mit einer Isolierschicht (Gips gegen Gips) (Super-Sep®; Kerr, D-Karlsruhe) versehen, d. h. an der Zahnkranzbasis sowie ca. 2 bis 3 mm an der Außenfläche in Richtung Zähne. Die Isolierflüssigkeit läßt sich mit einem Pinsel bequem auftragen und sorgt für eine sichere Separierung der Gipsschichten voneinander.

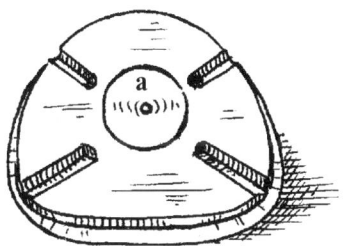

Abb. 298 Die Split-Cast-Sockelplatte mit aufgelegter Haftplatte.
a Haftplatte

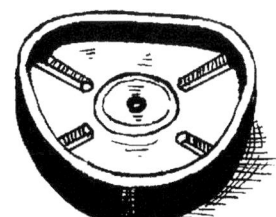

Abb. 299 Die Split-Cast-Sockelplatte mit aufgeschobenem Gummiring (Manschette).

Anschließend wird ein Sockelformer der richtigen Größe ausgewählt (Abb. 298). Auf die Sockelplatte wird eine Metallhaftplatte in die gekennzeichnete Position gebracht (Abb. 299). Diese wird später in den Modellsockel eingegossen und dient als Haftplatte für den Magneten im Magnettopf (Abb. 300). Die Pflege von Sockelplatte und Gummimanschette mit Vaselineöl sowie das Reinigen nach Gebrauch stellt die Voraussetzung für ihre wiederholte Verwendung dar.

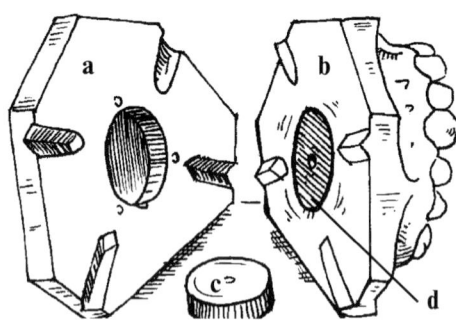

Abb. 300 Die Split-Cast-Platte (a), die genau auf den Modellsockel (b) paßt. Das Magnetgehäuse wurde in die Split-Cast-Platte (a) integriert. Der Magnet (c) kann eingelegt werden. Im Modellsockel befindet sich die Haftplatte (d).

Eine entsprechende Gipsmenge der Klasse IV (120 g für großen, 90 g für kleinen Sockler) wird wie für den Zahnkranz unter Vakuum angemischt und unter Vibration in den Sockelformer bis zum oberen Rand der Gummimanschette gefüllt. Um Lufteinschlüsse (Blasen) im Bereich der Zahnkranzbasis im Modellsockel zu verhindern, wird zusätzlich um die Pins am Zahnkranz mit einem Instrument Gips aufgetragen. Dadurch wird ein sicheres Umfließen der Pins mit Sockelgips gewährleistet. Der Zahnkranz kann unter leichter Vibration in die mit Gips gefüllte Sokelform eingelassen und ausgerichtet werden. Der Sockelgips soll den Zahnkranz von der Zahnkranzbasis aus seitlich ca. 2 mm einfassen. Die Erhöhung um den Zahnkranz herum sorgt später für einen „Anschlag-Effekt" und bietet einen zusätzlichen Halt für die Gipsstümpfe. Nachteil bei diesem Vorgehen ist, daß keine visuelle Kontrolle der Paßgenauigkeit zwischen Stumpf und Modellsockel erfolgen kann. Zu diesem Zweck müssen kleine Kerben in dieser Umfassung angebracht werden, welche vestibulär in der Mitte eines jeden Segments liegen und die Einsicht in den Kontaktbereich ermöglichen.

Die Gesamthöhe des Sockels wird durch die Gummimanschette definiert. Durch das leichte Vibrieren des Gipses ergibt sich automatisch eine glatte Gipsoberfläche. Sollte ein Gipsüberschuß entstanden sein, kann dieser über den Gummiring weg ablaufen. Anschließend wird der Vibrator abgeschaltet, und der Gips kann aushärten (Abb. 301).

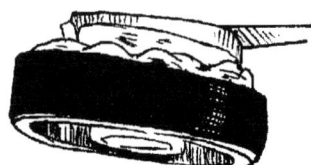

Abb. 301 Die Abformung wurde ausgegossen. Die Sockelform wurde mit Gips gefüllt und die Abformung darin hineingegeben.

26.2.4.2 Herstellung der Split-Cast-Platte

Zur Herstellung der Split-Cast-Platte wird nach der Aushärtezeit des Gipses die Sockelplatte vom Modellsockel und aus der Gummimanschette entfernt. Die Manschette bleibt zunächst noch in ihrer Position vom Modellsockel gefaßt. Sie dient als Form für die in Gips zu gießende Split-Cast-Platte. Gipsreste oder Gipsfahnen werden von den Rändern und vom Modellsockel entfernt. Es präsentiert sich jetzt der Modellboden mit eingegossener Haftplatte aus Metall. Die Gipsfläche wird gegen Gips isoliert. Dies bewirkt, daß das Modell von der Split-Cast-Platte getrennt werden kann. Der Magnettopf mit eingelegtem Magneten wird auf der Haftplatte in Position gebracht (Abb. 302). Die bereits zu diesem Zeitpunkt auftretende Magnethaftwirkung wird das Modell später in Position halten. Nun

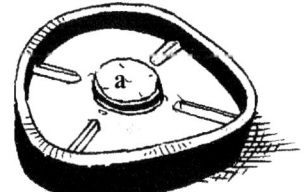

Abb. 302 Modellunterseite des entstandenen Modells.
a Magnetgehäuse

wird Superhartgips (90 g) unter Vakuum angerührt. Für den Ausgießvorgang der Split-Cast-Platte befindet sich das Modell mit dem Zahnkranz auf der Tischplatte. Um keine Zähne zu beschädigen, sollte jedes Absetzen auf einer sauberen Schaumgummi- oder Papierunterlage erfolgen. Die Vibration beim Einfüllen des Gipses in die Split-Cast-Platte kann durch Berühren des Vibrators am Modellsockelrand erfolgen.
Um das Sägemodell mit der Split-Cast-Platte später problemlos in den Artikulator montieren zu können, sollten mechanische Retentionen in die weiche Gipsoberfläche der Split-Cast-Platte gemacht werden. Es ist zu beachten, daß diese Fläche auch zur Abstützung auf dem Trimmertisch dienen soll. Die Retentionen sollen so angebracht werden, daß während des Beschleifvorgangs eine sichere Abstützung des Modells in der Okklusionsebene des Sockels gewährleistet ist (Abb. 303).

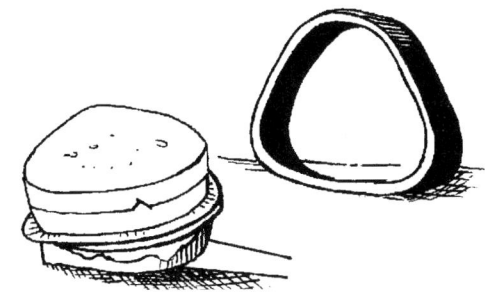

Abb. 303 Abformlöffel mit ausgegossenem Modell und darauf sitzender Split-Cast-Platte. Der Gummiring wurde nach dem Aushärten des Gipses entfernt. Die Split-Cast-Platte ist mit deutlichen Retentionen für das Einartikulieren versehen worden.

Für die Form des Modellsockels gibt es - anders als bei kieferorthopädischen Modellen - keine festen Richtlinien. Die Sockelform soll zweckmäßig und optisch ansprechend gestaltet werden (Abb. 304). Sie dient als Halteinstrument bei Arbeiten in der Hand und im Artikulator. Wird der Sockel naß in Form getrimmt, müssen die Zahnkranzstümpfe vor Wasser geschützt werden. Falls Fließsilikon verwendet wird, darf der Schutz erst nach abgeschlossenem Trimmvorgang entfernt werden. Das Sägemodell wird anschließend einartikuliert (s. Kap. 5).

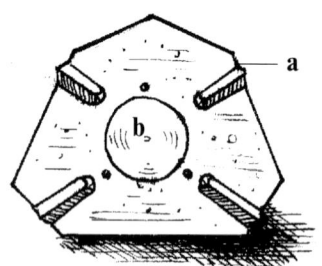

Abb. 304 Das Arbeitsmodell in der Ansicht von unten. Deutlich sind die Split-Cast-Kerben und die Haftplatte zu erkennen.
a Split-Cast-Kerben
b Haftplatte

26.2.5 Segmentierung des Zahnkranzes
Dem Sägen des Zahnkranzes geht die Entscheidung des Zeitpunkts zum Trennen voraus. Wird der Zahnkranz erst nach Erreichen der maximalen Expansion (24 Stunden) des Sockelgipses vom Modellsockel abgehoben, wird man eine stärkere Friktion der Pins feststellen, als wenn der Zahnkranz schon nach einer Stunde vom Sockel entfernt wird. Dieses Phänomen läßt sich mit der Expansion des Sockelgipses erklären. Durch die Expansion kann soviel „Druck" auf den Zahnkranz entstehen, daß dieser beim Abheben in seiner Gesamtheit frakturiert. Ungenauigkeiten in der Parallelität der Pins aufgrund von Bohrtoleranzen können solch eine Fraktur begünstigen. Vermeiden läßt sich dies dadurch, daß man das Segmentieren vor dem Abheben des Zahnkranzes durchführt. Der Nachteil dabei ist, daß die Sägeschnitte nur von okklusal her erfolgen können und für eine vollständige Trennung des Zahnkranzes bis tief in den Modellsockel heruntergezogen werden müssen. Dies kann bei sehr engstehenden Stümpfen und bei eng verlaufenden Zahnbögen zu Problemen führen. Eine bessere Möglichkeit ist, den Zahnkranz möglichst nach einer Stunde vom Sockel abzuziehen und zu sägen. Die einzelnen Stümpfe lassen sich so in das Modell einschieben, und es kann eine „freie Expansion" des Modellsockels stattfinden.

Das Vorgehen im Detail:
Die Split-Cast-Platte wird vom Modellsockel entfernt. Die Pins werden an der Modellunterseite mit einem Handinstrument oder mit einer speziell dafür vorgesehenen Fräse freigelegt. Wichtig ist, daß die Pins nicht beschädigt werden bzw. daß kein Grat entsteht, der das Herausziehen behindert. Durch Druck auf die Pins kann der Zahnkranz vom Modellsockel langsam entfernt werden. Das Drücken der Pins sollte auf beiden Seiten (im Frontzahn- sowie im Molarenbereich) gleichmäßig erfolgen. Ein zu starkes ein-

seitiges Drücken führt zum Verkanten und Blockieren und kann im schlimmsten Fall zur Frakturierung des Zahnkranzes führen.

Das Durchführen der Sägeschnitte kann mit einer elektrischen Säge oder manuell mit einer Handsäge erfolgen. Die vorhandenen Orientierungsstriche am Zahnkranz, die für die Bohrung angelegt worden sind, sind auch für diesen Arbeitsschritt hilfreich. Die elektrische Säge bietet den Vorteil, daß alle Sägeschnitte genau im rechten Winkel zur Modellbasis und parallel zueinander ausgeführt werden können. Nachteile können bei engstehenden Stümpfen entstehen. In diesen Fällen bietet das Sägen von basal in Richtung Okklusionsebene Vorteile. Beim Gebrauch der Handsäge kann jeder Schnitt der individuellen Situation flexibel angepaßt werden. Dies birgt allerdings das Risiko in sich, daß die Schnitte nicht parallel zueinander gelegt werden. Sind alle Schnitte parallel angefertigt, lassen sich die einzelnen Segmente des Zahnkranzes in beliebiger Reihenfolge aus- und einschieben (Abb. 305). Sollten die Schnitte nicht parallel ausgeführt sein, müssen die entstandenen untersichgehenden Bereiche an den Stümpfen eventuell noch mit einer Fräse eliminiert werden.

Nach der Durchführung der Sägeschnitte werden sowohl die Stümpfe als auch der Modellsockel von allen Staubresten befreit. Erst dann sollten die Teile zum ersten Mal auf den Sockel gebracht werden.

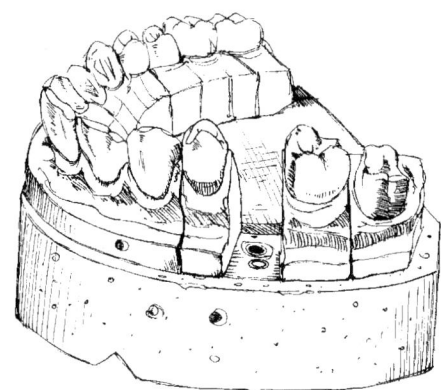

Abb. 305 Das Sägemodell nach Anbringen der Sägeschnitte. Der Stumpf des Zahnes 15 wurde aus dem Modell entnommen. Deutlich sind die beiden Pinlöcher im Modellsockel in Regio 15 zu sehen.

26.2.6 Die Modellstumpfvorbereitung

Zur Vorbereitung des Modellstumpfes für die spätere Ausführung der Arbeit gehören folgende Arbeitsschritte:

26.2.6.1 Entfernen der Zahnfleischanteile

Die einzelnen Sägestumpfsegmente lassen sich vom Sägemodell abheben und auf diese Weise einzeln in der Hand weiterverarbeiten. Um für spätere Arbeitsschritte einen problemlosen Zugang zum Präparationsrand auf dem Gipsstumpf zu haben, werden die Zahnfleischanteile mit einer kreuzverzahnten Hartmetallfräse entfernt. Liegen die Präparationsgrenze und die Ansatzlinie zwischen Gingiva und Zahn sehr eng beieinander, so sollte der Gips mit Hilfe eines Stereomikroskops reduziert werden. Es ist wichtig, daß die unterhalb der Präparationsgrenze befindlichen abgeformten Zahnanteile beim Beschleifen erhalten bleiben. Diese Anteile geben für die spätere Zahnkonturierung eine wichtige Orientierungshilfe zur Vermeidung einer maginalen Überkonturierung der Krone (Abb. 306 a und b). Jegliche Manipulation an der Präparationsgrenze ist zu unterlassen.

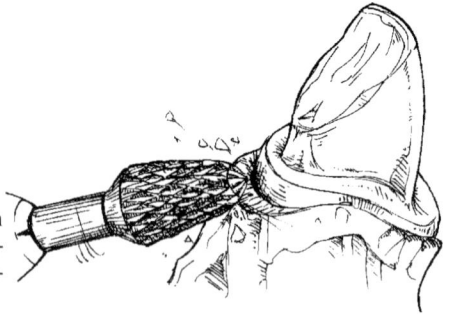

Abb. 306a Bei den Einzelstümpfen (mit oder ohne Pin) wird der „Zahnfleischanteil" mit einer Fräse entfernt.

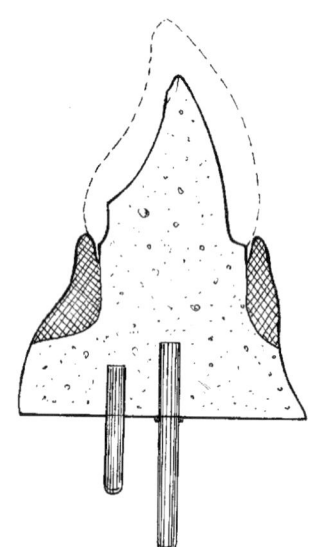

Abb. 306b Querschnitt durch einen Gipsstumpf: Der abgeformte Anteil des Zahns unterhalb der Präparationsgrenze wird beim Beschleifen des Stumpfes nicht entfernt. Dieser Bereich gilt als wichtiger Anhaltspunkt für die Kronenkontur.

26.2.6.2 Anzeichnen der Präparationsgrenze

Das Anzeichnen der Präparationsgrenze ist für die Ausführung der Wachsmodellation im Randbereich wichtig. Es erfolgt mit einem graphitfreien Farbstift (Abb. 307). Ein Bleistift darf für diesen Zweck nicht verwendet werden, weil Graphitpartikel an der Wachsmodellation haften bleiben und den Guß negativ beeinflussen könnten.
Diese Farbmarkierung muß so dünn wie möglich gehalten werden. Weist der Markierungsstrich eine zu große Breite auf, so kann bei der späteren Modellation nur schwer entschieden werden, wo diese genau enden soll.

Der angelegte feine Strich sollte mit dem Auge betrachtet gerade sichtbar sein. Unter der Vergrößerung des Stereomikroskops weist er dann gerade die richtige Breite auf. Zum besseren Schutz des Strichs gegen ein Abwischen kann dieser durch Applikation eines Oberflächengipshärters auf dem Gipsstumpf fixiert werden. Der Härter darf keine Schicht an der Oberfläche bilden.

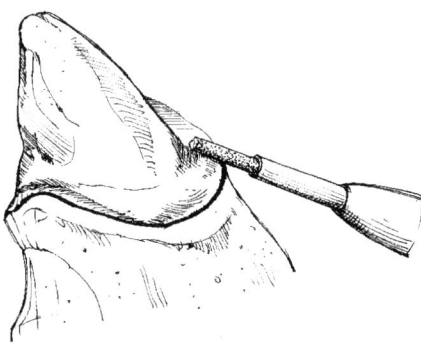

Abb. 307 Anzeichnen der Präparationsgrenze

26.2.6.3 *Auftragen des Platzhalterlacks*

Der Platzhalterlack (Stumpflack) soll beim späteren Zementieren der Krone im Mund den notwendigen Platz für die Zementschichtstärke garantieren. Dies gilt jedoch nicht für den Rand und die Schulter bzw. den Stufenbereich der Krone, wo das Gußobjekt so eng wie möglich auf dem Stumpf anliegen muß. Die Forderung, den Stumpflack auch über den Rand hinaus aufzutragen, um dem Zement den notwendigen Platz zum Abfluß zu geben, wird durch In-vitro-Studien widerlegt, die zeigen, daß bei Stufen auch Randspaltbreiten unter 20 µm nach dem Zementieren erreicht werden können (*Wohlwend* et al. 1988).
Beim Auftragen des Stumpflacks ist auf eine gleichmäßige Schichtstärke zu achten. Oft werden die Höckerspitzen wegen des „Weglaufens" des Lackes zu dünn beschichtet. Die Beantwortung der Frage, wieviele Schichten Stumpflack aufgetragen werden sollen, wird durch die unterschiedliche Konsistenz der Lacke und durch unterschiedliche Auftragetechniken erschwert. Als Faustregel gilt, daß 2 bis 3 Schichten auf einen Gipsstumpf aufgetragen werden sollten. In der Literatur wird eine Platzhalterschicht von 20 bis 40 µm Stärke gefordert (*Campagni* et al. 1982).

26.3 Die flexible Zahnfleischmaske für das Arbeitsmodell

Im allgemeinen wird für die Kronen- und Brückentechnik auf Modellen mit herausnehmbaren Stümpfen gearbeitet. Diese Sägemodelle haben den Nachteil, daß sie keine Angaben über den Verlauf des Gingivalsaumes geben. Gerade diese Information ist aber für die Konturierung der Gerüste und der Verblendung wichtig (Abb. 308). Viele Techniker bevorzugen

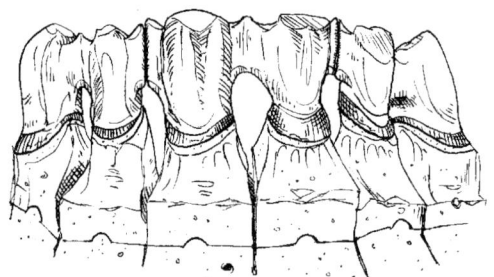

Abb. 308 Fertiges Sägemodell (mit Brückengerüst) mit entfernter Zahnfleischpartie.

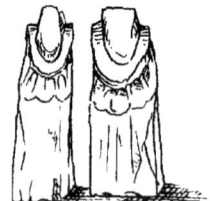

Abb. 309 Vom Erstausguß hergestellte Einzelstümpfe ohne Metallpin.

daher das Arbeiten auf einem ungesägten Modell und verwenden für die Herstellung der Wachskäppchen und die Bearbeitung des Randbereichs Einzelstümpfe (Stumpfhöhe ca. 2 cm) (Abb. 309). Ein solches Vorgehen bietet für den ungeübten Techniker aber oft Schwierigkeiten bei Brückenverbänden, da die Stümpfe auf dem Arbeitsmodell nicht herausnehmbar sind. Außerdem müssen Modellstümpfe und Einzelstümpfe absolut identisch sein, da sonst ein Umsetzen der Arbeit nicht möglich ist.

Eine weitere Einschränkung bei der Arbeit auf einem ungesägten Arbeitsmodell der Präparationsabformung stellt die Verdrängung der Gingiva durch Retraktionsfäden dar. Die reproduzierte Situation ist daher mit der Mundsituation nicht identisch. Die entstandenen Unterschiede sind für die Konturierung des Interdentalbereiches sehr wichtig. Bei der Anfertigung von Modellen, bei denen der Zahnfleischanteil aus einer flexiblen Silikonmaske hergestellt wird, unterscheidet man Abformungen, die mit Retraktionsfäden durchgeführt wurden, von solchen, die ohne Retraktionsfäden genommen wurden (Remontageabformungen).

Zahnfleischmasken, die auf einem Sägemodell abnehmbar angefertigt werden, können aufgrund der mit Retraktionsfäden erfolgten Abformung die Mundsituation nur bedingt wiedergeben. Um diese Differenz auszuschalten, besteht die Möglichkeit, bei der Modellherstellung von Remontageabformungen mit den Gerüsten eine flexible Maske zu integrieren (*Martin* 1982). Da Remontageabformungen ohne Fäden ausgeführt werden, kann sich die Gingiva entsprechend der natürlichen Kontur um bzw. an die Gerüste legen. So läßt sich die Verblendung entsprechend des Gingivaverlaufs auf dem Modell gestalten (*Martin* 1982). Das technische Vorgehen sieht im einzelnen wie folgt aus:

1. Eine Remontageabformung (Polyäther-Gummi-Abformmasse) wird über dem Gerüst durchgeführt.

Die flexible Zahnfleischmaske für das Arbeitsmodell

2. Die Innenseiten der Gerüste in der Abformung werden mit Vaseline gegen das Stumpfmaterial isoliert. Die Gerüste müssen später im Randbereich fest auf dem Modellmaterial aufsitzen.
3. Das Stumpfmaterial kann aus Epoxy (z. B. Epoxy-Die®; Ivoclar, FL-Schaan) oder Kunststoff (z. B. Futura Lay®; Schütz, D-Roßbach) hergestellt werden. Die Gerüste werden mit dem Material gefüllt. In das eingefüllte Stumpfmaterial wird ein Retentionsstift zur Verankerung des Materials im Modellsockel gegeben. Im Normalfall werden diese Remontagestümpfe nicht-abnehmbar gestaltet. Besteht das Stumpfmaterial aus PMMA-Kunststoff, so kann durch leichtes Vorwärmen des Stifts vor dem Eintauchen in den Kunststoff ein schnelleres Abbinden und somit ein Abkippen des Retentionsstifts verhindert werden (Abb. 310).

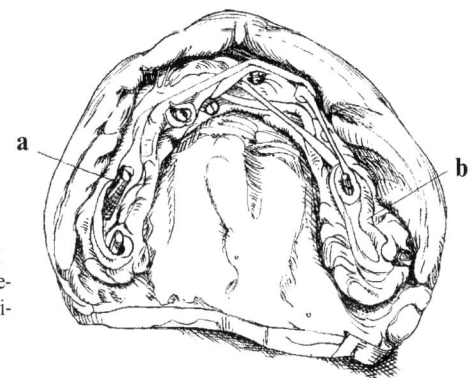

Abb. 310 Remontageabformung mit eingebrachten Pins und umgespritzter weichbleibender Gingivamasse.
a. Metallpins
b. Gingivamaterial

4. Nach Aushärtung des Stumpfmaterials wird das Gingivamaterial (z. B. Gi-Maske®, Coltène, D-Konstanz; Vestogum, Espe, D-Seefeld) mittels Spritze in die Abformung um die Stümpfe und im Zwischengliedbereich eingespritzt. Damit die Maske fest am Modellsockel sitzt, also nicht abnehmbar ist, müssen im Silikon Retentionen angebracht werden. Dies können Metallringe sein oder aufgespritztes Silikon, das einen untersichgehenden Bereich anlegt.
5. Der Zahnkranz mit Zahnfleischanteil aus Silikon wird anschließend wie üblich mit einem Modellsockel aus Gips Typ IV versehen. Wie bei der Sägemodellherstellung erfolgt das Einarbeiten eines Split-Cast-Systems mit Magnet.
6. Die Abformung kann mit den Gerüsten vorsichtig vom Modell abgezogen werden. Die Gerüste bleiben hierbei in der Abformung, da sie vom Abformmaterial umgeben sind. Sie können vorsichtig durch Einschnitte in die Abformmasse mittels Klemmpinzette aus der Abformung entnommen werden.

26.4 Die Herstellung eines individuellen Frontzahnführungstellers

Ein Frontzahnführungsteller wird in allen Fällen notwendig, bei denen eine vorherige Situation in eine spätere prothetische Arbeit übernommen werden soll. Dabei spielt es keine Rolle, ob die jeweilige Situation bereits klinisch vorhanden ist oder erst diagnostisch erarbeitet wurde. Ist bei einem Patienten eine intakte Führung über die Eck- und Schneidezähne vorhanden, soll diese in die prothetische Arbeit übernommen werden. Wurde eine neue Führung mit Provisorien ausgetestet und vom Patienten akzeptiert, so soll diese Situation ebenfalls in die spätere prothetische Arbeit übernommen werden. Technisch wird wie folgt vorgegangen:

- Material: Lichthärtendes Löffelmaterial (z. B. Convertray®).
- Der Inzisalführungsstift wird etwa 1 mm vom vorfabrizierten Inzisalführungstisch abgehoben (Abb. 311).

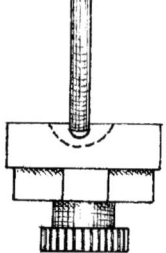

Abb. 311 Der Inzisalführungsstift wird etwa 1 mm vom vorfabrizierten Inzisalführungstisch abgehoben.

- Der Inzisalführungsstift muß im Bereich des Kontakts mit dem Kunststoff isoliert werden. Ein dünner Vaselinefilm ist dafür ausreichend.
- Drei Platten lichthärtendes Löffelmaterial werden auf dem Inzisalführungstisch aufeinander plaziert (Abb. 312a und b). Beim SAM-Artikulator können die Platten durch Umlegen um den Tellerrand genügend stabilisert werden. Je nach Steilheit der Front-Eckzahn-Führung müssen auf dem Führungsteller zwischen 2 bis 4 Platten Kunststoff (Plattenstärke 2 mm) aufgebracht werden. Bei Schneide-Schneide-Kontakt

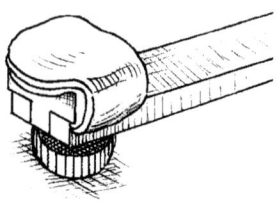

Abb. 312 a Der Frontzahnführungsteller mit aufgelegtem lichthärtenden Kunststoff. Der Kunststoff ist über den Rand des Tellers adaptiert.

Die Herstellung eines individuellen Frontzahnführungstellers 729

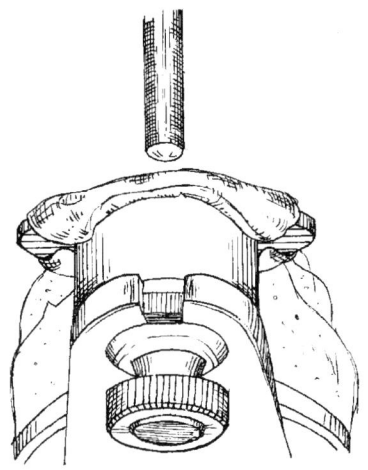

Abb. 312 b Der Frontzahnführungsteller mit aufgelegtem lichthärtendem Kunststoff. Der Kunststoff ist über den Rand des Tellers adaptiert.

der Front- und Eckzähne muß der Stift noch in Kunststoff gefaßt sein. Der Artikulator wird für das Abzeichnen des Führungsstiftes im Kunststoff zum ersten Mal geschlossen. Der Stift dringt so in die plastische Masse ein und hinterläßt eine erste Markierung (Abb. 313).

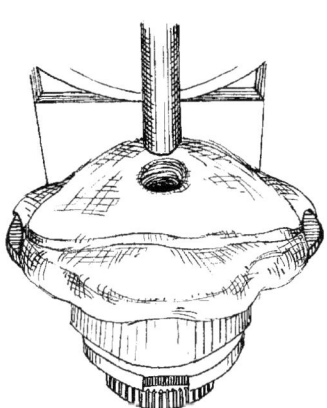

Abb. 313 Der Artikulator wurde mit seinem Inzisalstift in Okklusion geschlossen. Die Impression stellt eine Verschlüsselung der Zentrik dar.

- Mit dem Führungsstift in situ können nun die Exkursionsbewegungen durchgeführt werden (Abb. 314a und b). Zwei Faktoren müssen beachtet werden:

  • Die Schneide- und Eckzähne müssen bei den Bewegungen im richtigen Kontakt geführt werden.
  • Das plastische Material kann sich immer wieder verformen. Schon festgelegte Markierungen können durch das Verdrängen neuer

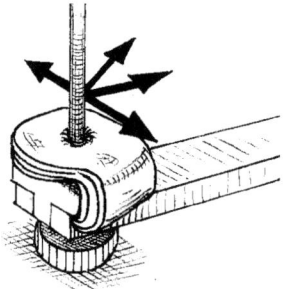

Abb. 314a Ausführen der Exkursionsbewegungen mit dem Führungsstift in situ.

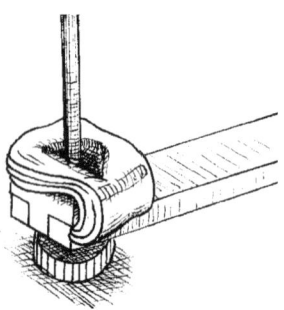

Abb. 314b Nach den Bewegungen mit dem Stift

Gebiete wieder etwas verformt werden. Deshalb müssen die Exkursionsbewegungen (einschließlich Protrusion) mehrmals durchgeführt und kontrolliert werden.
- Nachdem alle Informationen in das Material überführt wurden, kann die Lichthärtung des Kunststoffs erfolgen.
- Der letzte Arbeitsschritt besteht im Beschleifen des Kunststoffblocks mit einer Hartmetallfräse. Es ist darauf zu achten, daß keine notwendigen Führungsflächen zwischen Stift und Kunststoff entfernt werden (Abb. 315). Bei Seitwärtsbewegungen muß immer ein leichter Frontzahnkontakt vorhanden sein.

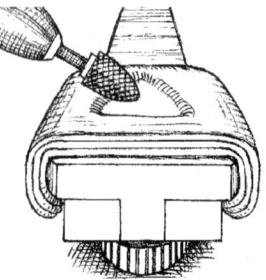

Abb. 315 Bei Seitwärtsbewegungen muß immer ein leichter Frontzahnkontakt vorhanden sein.

- Die Kontaktpunkte der Zahnreihen zueinander und der Kontakt zwischen Führungsstift und individuellem Teller werden mit Hilfe von Okklusionsfolie kontrolliert. Durch die Herstellung eines Führungstellers dürfen die Kontaktpunkte und Führungsflächen der Zähne nicht verändert werden.

26.5 Das Aufwachsen von Zahnformen (Wax-up)

Ursprünglich wurde unter dem Aufwachsen in erster Linie das Modellieren der Wachsform von z. B. Vollgußkronen und Onlays für die Goldgußtechnik verstanden. Heute dient das Erstellen von Zahnformen in Wachs (Aufwachsen) nicht nur der Anfertigung von Gußteilen, sondern auch diagnostischen Zwecken in der Planungsphase. Auf diese Weise läßt sich das angestrebte Ergebnis im Artikulator vorgängig erarbeiten und überprüfen. Je nach Umfang der Arbeit kann ein ein- oder mehrmaliges Aufwachsen notwendig werden. Ändert sich zum Beispiel durch die präprothetische Vorbehandlung die parodontale Situation derart, daß die klinischen Zahnkronen stark verlängert sind, so sollte diese Situation neu in Wachs berücksichtigt und mit Hilfe von Provisorien klinisch ausgetestet werden.

Das Aufwachsen aus diagnostischen Gründen wird auch als Wax-up bezeichnet. Man unterscheidet zwei Arten von Wax-up, additives und volles.

1. Additives Wax-up (Abb. 316)

Technisches Vorgehen:

- Ergänzen von Zahnsubstanz oder Einfügen von fehlenden Zähnen auf Situationsmodellen. Elongierte Zähne können auf dem Modell auch durch Abtragen von Gips und Auftragen von Wachs in die Okklusionsebene harmonisiert werden.

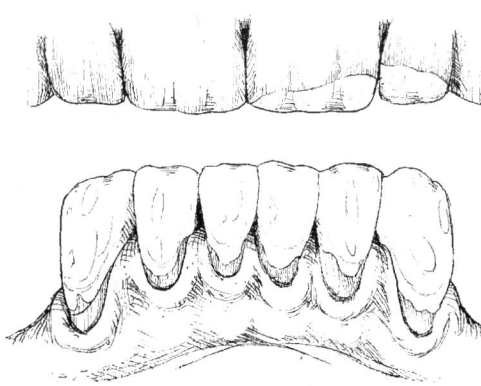

Abb. 316 Das additive Wax-up ergänzt vorhandene Strukturen am Gipsmodell.

- Es ist darauf zu achten, daß immer ein ursprüngliches Situationsmodell als Ausgangsbefund unverändert erhalten bleibt. Sind zwei Alginatabformungen nicht möglich, muß das Situationsmodell vor Beginn des Wax-ups dubliert werden.
- Material: Geeignet sind alle Wachse, die die Oberflächenkontur gut erkennen lassen (z. B. Thonwax®, beige; Yeti Dental, D-Eugen). Das Wachs sollte opak und nicht zu hart sein. Dunkle (lila, blau, grün) und harte Guß- bzw. Inlaywachse sind ungeeignet.

Indikationen des additiven Wax-up:

- Diagnostische Phase mit schädelbezüglich einartikulierten Modellen, z. B. bei Bißerhöhung, aufbauender Eckzahnführung, ästhetischen Veränderungen und Okklusionsverbesserung.
- Anfertigung von Immediatprovisorien, z. B. Schalenprovisorien.

2. Volles Wax-up („full wax-up") (Abb. 317)
Technisches Vorgehen:

- Erstellen von kompletten Zahnformen in Wachs auf Modellen mit präparierten Zähnen. Diese Modelle können gesägt oder ungesägt sein. Das volle Wax-up soll eine Verbesserung des additiven Wax-ups und des ersten Provisoriums darstellen.
- Es ist darauf zu achten, daß die einzelnen Kronen oder Segmente aus Wachs vom Arbeitsmodell abnehmbar sind. Die Gipsstümpfe werden gegen Wachs isoliert (z. B. mit Claycris®; Ubert Dental, D-Berlin). Als Grundlage zum Aufwachsen werden Wachskäppchen (z. B. Dipping Wax, Belle de St. Claire; Girrbach, D-Pforzheim) gezogen.
- Material: wie für additives Wax-up.
Bei Anwendung für die Gußtechnik ist ein rückstandsloses Verbrennen des Wachses erforderlich.

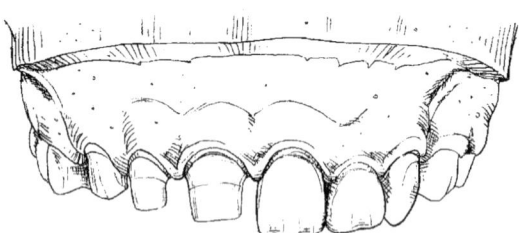

Abb. 317 Das volle Wax-up erstellt komplette Zahnformen auf Modellen mit präparierten Stümpfen.

Das Aufwachsen von Zahnformen (Wax-up)

Indikationen des vollen Wax-ups:

- Zu diagnostischen Zwecken vor Herstellung der definitiven Arbeit.
- Als Orientierungshilfe für die Gerüstherstellung in der Metallkeramik.
- Zur Herstellung von Vollgußkronen.
- Zur Provisoriumsherstellung.
- Als Planungshilfe bei kombiniert festsitzend-abnehmbarem Zahnersatz.

Checkliste zur Kontrolle des Wax-ups:

- Mittellinie
- Okklusionsebene
- Sagittale Kompensationskurve
- Verzahnung
- Front-Eckzahn- oder Gruppenführung
- Overjet
- Overbite
- Ästhetik
- Verhältnis der anatomischen zur klinischen Zahnkrone
- Zahnhalsgestaltung
- Interdentalraumgestaltung (ästhetisch, hygienisch)
- approximaler Kontaktpunkt bzw. Kontaktfläche

Sowohl das additive als auch das volle Wax-up können einerseits diagnostisch und andererseits für spätere Arbeitsgänge genutzt werden. Ihre Einsatzmöglichkeiten sind:

1. Zu diagnostischen Zwecken auf Situationsmodellen, zur Ergänzung von Zahnsubstanz.
2. Als Arbeitsgrundlage für die Herstellung von Provisorien, und zwar sowohl für Schalen als auch für Langzeitprovisorien mit Gerüst.
3. Zur Erstellung von Silikonschlüsseln für folgende Aufgaben:

    a. Überprüfung der Präparationsreduktion im Munde.
    b. Herstellung von Schalenprovisorien.
    c. Herstellung von Langzeitprovisorien.
    d. Hilfsmittel bei der Gerüstherstellung.

4. Als dubliertes Modell zur diagnostischen Präparation auf dem Modell.

Literatur

Campagni W. V., Preston J. D., Reisbick M. H.: Measurement of paint-on die spacer used for casting relief. J Prosthet Dent 1982; 47: 606 - 611.

Franz G.: Dentalgipse. Hanser, München 1981.

Lehmann K. M., Withelm H.: Die Änderung des Pfeilerabstandes bei Sägemodellen in Abhängigkeit von der Abbindeexpansion des Sockelgipses. Dtsch Zahnärztl Z 1979; 34: 691 - 693.

Martin D.: Zur Darstellung der Gingiva auf dem Meistermodell. Int J Parodontol Restaurat Zahnheilk 1982; 4: 35 - 43.

Schönenberger A. T.: Voraussetzung für die Arbeit unter dem Mikroskop. Dent Lab 1985; 33: 327 - 338.

Wiskott A.: Labortechnische Arbeitsschritte beim Herstellen von Modellen und ihre klinische Bedeutung (I, II). Quintessenz Zahntech 1987; 14: 779 - 789, 877 - 886.

Wohlwend A., Sato T., Schärer P.: Der Randschluß bei zwei Metallkeramik-Kronen-Systemen (I, II). Quintessenz Zahntech 1988; 14: 377 - 398, 497 - 508.

Weiterführende Literatur

Ash M. M., Ramfjord S. P.: Funktionelle Okklusion. Kapitel 3: Halbeinstellbare Artikulatoren: Anteriore Führung. Quintessenz, Berlin 1988, S. 63 - 90.

Caesar H.-H.: Modelle für festsitzenden Zahnersatz. Dental Labor 1983; 3: 309 - 316.

Franz G.: Untersuchungen über das Dimensionsverhalten zahnärztlicher Hartgipse. Hanser, München 1978.

Franz G.: Gips. In: K. Eichner (Hrsg.): Zahnärztliche Werkstoffe und ihre Verarbeitung. Band 1. 5. Auflaghe Hüthig, Heidelberg 1988. S. 1-29.

Schöttl W.: Das TMR-System. Herstellung von individuellen Inzisalführungen. S. 92 - 99. Quintessenz, Berlin 1978.

Steger E.: Die anatomische Kaufläche. Quintessenz, Berlin 1986.

Thornley J. R.; Hunt G. C.: Aufwachsleitfaden Zahn-zu-Zahn-Okklusion. Das Herstellen des individuellen Frontzahnführungstellers. Quintessenz, Berlin 1981. S. 39 - 41.

27 Kronen-Brücken-Prothetik: Herstellung von Gußteilen

27.1 Einleitung

Die präzise Herstellung von Gußteilen, sei es als Vollgußkrone oder als Gerüst zur späteren Verblendung mit Keramik- oder Kunststoffmaterial, wird von einer Vielzahl von Faktoren beeinflußt. Diese sind sowohl techniker- als auch materialabhängig. Die Qualität seitens des Zahntechnikers ist durch dessen manuelles Geschick, seine Erfahrung und den getriebenen Aufwand (Maßnahmen, Zeit) gekennzeichnet. Die Aspekte der Materialabhängigkeit sind durch die Produktqualität einerseits und durch sachgerechte Materialverarbeitung andererseits charakterisiert. All diese Faktoren sind Bestandteil einer „Präzisionskette", die nur bei einem standardisierten Ablauf zu einem gleichbleibenden Ergebnis führt. Diese Kette besteht aus Wachsmodellation, Gußtechnik sowie Feinaufpassung und Ausarbeitung der Gußteile. Die Qualität der angefertigten Arbeiten ist letztlich Ausdruck der Sorgfalt, die während dieser Herstellungsschritte aufgebracht worden ist. Die konsequente Kontrolle von Zwischenschritten ist notwendig, um Fehler so gering wie möglich zu halten. Ein wichtiger Aspekt für ein gutes Resultat stellt der Einsatz eines Stereomikroskops dar. Dieses kommt nicht nur zum Zwecke der Endkontrolle zum Einsatz, sondern ist bereits während der verschiedenen Herstellungsphasen des Gußteils ein hilfreiches Mittel (vgl. Kap. 26):

1. Zur Kontrolle der Abformung.
2. Beim Trimmen der Stümpfe.
3. Zur Markierung der Präparationsgrenze.
4. Bei der Anfertigung der Randmodellation in Wachs.
5. Bei der Entfernung von Gußperlen in der Kroneninnenseite.
6. Beim Gummieren und Polieren von Gußrändern und Interdentalräumen.
7. Beim Arbeiten in Fissuren aus Metall oder Keramik.

In den folgenden Abschnitten dieses Kapitels werden die Arbeitsschritte dargestellt, die bei der Herstellung von Gußteilen von der Wachsmodellation bis hin zur Endpolitur durchlaufen werden.

27.2 Die Wachsmodellation

Die Wachsmodellation wird im weiteren hinsichtlich der äußeren Kontur, der Paßgenauigkeit des Käppchens insgesamt und der Paßgenauigkeit des Randbereichs genauer beschrieben.

27.2.1 Die äußere Kontur

Zur Anfertigung von Vollgußkronen wird die gesamte Zahnform in Wachs modelliert und durch die Technik des verlorenen Gusses in Metall umgesetzt. Neben der funktionellen Gestaltung der Kaufläche und der Außenkronenkontur stellen die approximalen Kontaktpunkte besondere Anforderungen an das Herstellungsverfahren. Die Kontaktpunkte dürfen durch den Guß-, Ausarbeitungs- und Polierprozeß nicht verlorengehen. Sie sind in Wachs deutlich mit Kontaktfolie sichtbar zu machen. Shimstock-Folie muß stramm zwischen Wachsmodellation und Nachbarzahn halten. Das Wiederanbringen von approximalen Kontaktpunkten durch Lot ist nicht gestattet. Eine Neuanfertigung der Restauration ist erforderlich, falls der approximale Kontakt fehlt.
Die Oberfläche des Gußobjekts kann nur so gut sein wie seine Vorgabe, d. h. die Wachsmodellation. Daher sind die Wachsoberflächen vor dem Einbetten mit weichem Vliesstoff zu glätten. Auf diese Weise kann auf aufwendiges Ausarbeiten nach dem Guß verzichtet werden.

27.2.2 Die Paßgenauigkeit des Käppchens insgesamt

Die Innenflächen von Gußteilen sollen eine gleichmäßige Ummantelung des präparierten Zahnstumpfs aufweisen. Neben der Technik, als Modellationsgrundlage tiefgezogene Kunststoffkäppchen zu benutzen, können auch durch Tauchen der Stümpfe in Wachs Käppchen hergestellt werden. Da tiefgezogene Kunststoffkäppchen stärker kontrahieren als wachsgetauchte Käppchen und daher dem Stumpf unter Spannung anliegen (*Sauer* und *Galandi* 1982), bieten getauchte Wachskäppchen Vorteile. Wachskäppchen dienen sowohl als Aufwachsgrundlage für Vollgußkronen als auch für Gerüste für die Metallkeramik und Kunststoffverblendkronen.
Beim Herstellen von getauchten Wachskäppchen wird wie folgt vorgegangen:

- Die mit Stumpflack (Platzhalter) versehenen Einzelstümpfe werden gegen Wachs isoliert. Dabei spielt es keine Rolle, ob die Stümpfe Bestandteil eines Sägemodells mit Metallpins sind oder ob es sich um Einzelstümpfe handelt (s. Kap. 26.2.6).
- Das Tauchen der Wachskäppchen erfolgt in einer Wachstauchdose, in der sich geschmolzenes Wachs bei einer konstanten Temperatur befindet. Die Wachstemperatur steuert die spätere Schichtstärke des Wachskäppchens: Je heißer das Wachs ist, desto dünnwandiger werden die Käppchen. Wird die Wachstemperatur abgesenkt, so wird die Schichtstärke entsprechend dicker. Die richtige Temperatur wird durch Ver-

messen der Wachskäppchen ermittelt. In der Metallkeramik soll bei einer hochgoldhaltigen bzw. hochgoldreduzierten Legierung die Wachsstärke 0,2 bis 0,3 mm betragen (Hobo 1973) (Abb. 318 und 319). Bei NEM-Legierungen ist die Wachsmodellation der Käppchen stärker (0,3 bis 0,4 mm) zu gestalten.

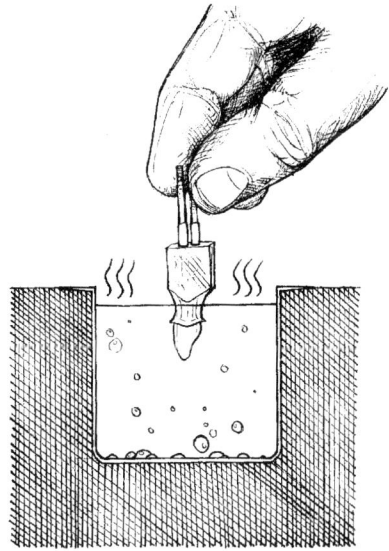

Abb. 318 Tauchen des Stumpfs.

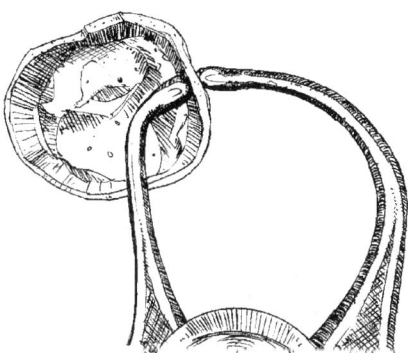

Abb. 319 Messung der Wachswanddicke mit dem Dickentaster.

Nicht jedes Wachs eignet sich für die Tauchtechnik gleich gut. Ein Tauchwachs sollte:
- nicht zu hart (wie z. B. Inlaywachs) sein
- schnell abkühlen
- rückstandslos verbrennen
- nicht auf Schwankungen der Raumtemperatur reagieren (kein Verziehen)
- eine gewisse Elastizität aufweisen
- gute Fließeigenschaften zeigen
- einen hohen Schmelzpunkt haben

- Der Tauchvorgang wird durch schnelles Eintauchen des Stumpfs in das flüssige Wachs eingeleitet. Der Stumpf wird anschließend wieder langsam aus dem Becken herausgezogen. Die Verweildauer des Stumpfes im Wachs hat für die Schichtstärke sekundäre Bedeutung. Sie sollte dennoch immer möglichst gleich lang durchgeführt werden. Die Wachsschicht sollte bis mindestens 2 bis 3 mm über die Präparationsgrenze nach apikal reichen (Abb. 320).

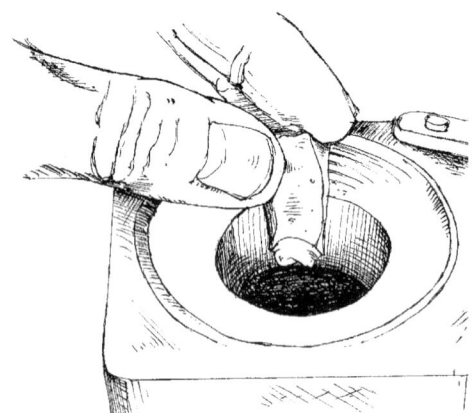

Abb. 320 Der Stumpf wird mit schneller Bewegung in das flüssige Wachs getaucht.

- Nach der Abkühlung des Wachskäppchens wird der apikale Überschuß durch Einschneiden dieses Anteils im rechten Winkel zur Zahnachse und durch Abziehen desselben entfernt (Abb. 321). Das Wachskäppchen kann daraufhin vom Stumpf abgehoben und hinsichtlich der Schichtstärke überprüft werden. Durch richtiges Eintauchen des Stumpfs lassen sich „Wachstumsringe" im Inneren des Käppchens vermeiden. Diese Ringe würden zwar die Zementretention erhöhen, führen aber zu einer ungleichmäßigen Schichtstärke des Käppchens, was gerade für spätere Verblendungen mit

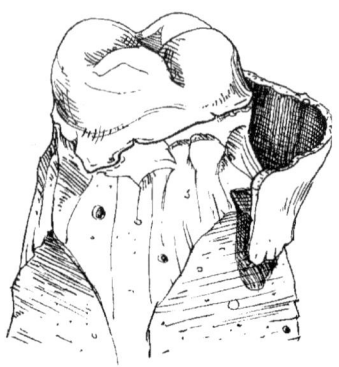

Abb. 321 Entfernung des überflüssigen Wachses.

Keramik Probleme bringen kann. Das Wachskäppchen sollte sich leicht vom Stumpf abheben lassen. Ein Stück Kofferdam, das zwischen Finger und Wachsmodellation plaziert wird, verhindert ein Abgleiten der Finger an der Modellation und erleichtert ein Abheben ohne Deformation des Käppchens. Sollte ein Käppchen nicht oder nur durch Bruch vom Stumpf zu entfernen sein, kann dies folgende Gründe haben:

- Schlechte Isolierung zwischen Wachs und Gipsstumpf.
- Die Isolierung löste chemisch den Stumpflack an und es kam zu einer Verklebung von Wachs und Stumpflack.
- Die Präparation weist untersichgehende Bereiche auf.

27.2.3 Paßgenauigkeit im Randbereich

Eine ausreichend gute Paßgenauigkeit zwischen Gußteil und präpariertem Stumpf stellt eine wesentliche Anforderung zur Prävention von Sekundärkaries und zur Reduzierung der Plaqueanlagerung dar. Die Paßgenauigkeit getauchter Wachskäppchen im Randbereich ist aufgrund der Wachseigenschaften und des Tauchvorgangs nicht ausreichend. Der Randbereich muß daher mit Zervikalwachs (Violet Inlay Wax®, G-C Inlaywachs, G-C International, D-Hofheim) individuell neu angeschwemmt werden (*Wohlwend* 1984).
Technisches Vorgehen:

- Der gesamte Schulterbereich des Käppchens muß nach Beendigung der Modellation reduziert werden (Abb. 322). Dies kann mit einem warmen Skalpell an dem vom Stumpf abgehobenen Käppchen erfolgen.

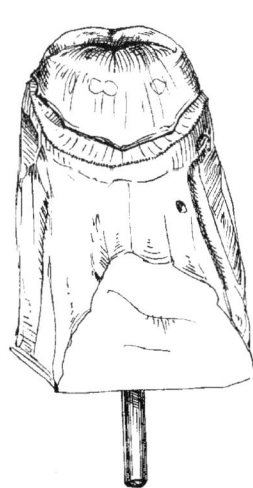

Abb. 322 Das Wachskäppchen wird im Schulterbereich gekürzt.

- Das reduzierte Wachskäppchen wird wieder auf den erneut isolierten Stumpf gesetzt. Der gekürzte Rand wird mit einem warmen Wachsmesser an den Stümpfen leicht angeschmolzen (Abb. 323). Dies ist wichtig, um einen Absatz zwischen Zervikalwachs und Käppchen zu vermeiden. Dabei sollte die Schulter nicht mit Tauchwachs gefüllt werden.

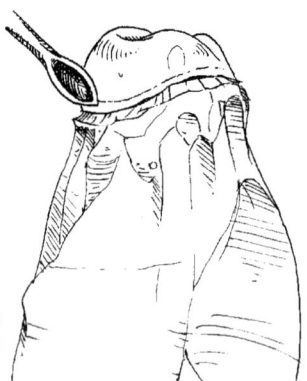

Abb. 323 Das gekürzte Wachskäppchen wird an den Stumpf angeschwemmt und der reduzierte Bereich der Schulter mit Zervikal-wachs ergänzt.

- Der folgende Arbeitsschritt erfolgt am besten unter Zuhilfenahme eines Stereomikroskops und eines elektrischen Wachsmessers. Beide Geräte erleichtern das Vorgehen und erhöhen die Qualität des Arbeitsgangs. Das Zervikalwachs wird mit der richtigen Temperatur im Schulterbereich appliziert. Die Wachstemperatur darf nicht zu hoch sein, da sonst die Wachskontraktion unnötig steigt. Auch sollte nur soviel Wachs aufgetragen werden, wie benötigt wird. Ein späteres Schaben am Zervikalwachs kann die Präparationsgrenze im Gips beschädigen und im Wachs Deformationsstreß hervorrufen. Um die Wachskontraktion auszugleichen, wird das aufgetragene Wachs während des Erstarrungsvorgangs mit dem Finger an den Stumpf gedrückt. Dies ist ein wichtiger Arbeitsschritt. Er sollte sorgfältig bei jeder applizierten Wachsportion durchgeführt werden. Das Zervikalwachs soll mit geglätteter und polierter Oberfläche eingebettet werden. Nur so läßt sich materialabtragendes Ausarbeiten mit Fräsen oder Steinchen vermeiden. Bei einer sorgfältigen Wachsbearbeitung brauchen die Ränder nach dem Feinaufpassen nur noch mittels Gummi poliert zu werden.

27.3 Gerüstgestaltung für die verblendete Restauration (mit Keramik oder Kunststoff)

Folgende Parameter sind bei der Gerüstgestaltung zu beachten:

1. Unterstützung der Keramik
2. Stabilität des Gerüsts
3. Gerüstgestaltung aus ästhetischer Sicht
4. Konturierung des marginalen Bereichs

5. Zwischengliedgestaltung
6. Lötverbindungsflächen
7. Übergang vom Metall zur Keramik
8. Gerüstgestaltung für die Kunststoffverblendung

27.3.1 Unterstützung der Keramik

Aufgrund der physikalischen Eigenschaften der Feldspatkeramik ist eine Metallunterstützung der Verblendkeramik notwendig. Bei kaufunktioneller Belastung gilt es, die auftretenden Kräfte so auf das Gerüst zu verteilen, daß keine Fraktur des keramischen Verblendmaterials auftritt (Abb. 324) (*Yamamoto* 1985). Höckerform, -position und -größe sowie Schicht-

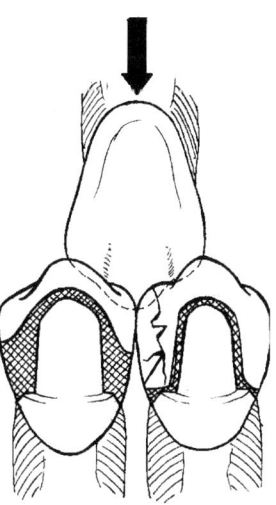

Abb. 324 Bei nicht ausreichender Unterstützung der Keramik kann es in Extremfällen zum Abplatzen der Keramik kommen.

stärke der Keramik haben einen direkten Einfluß auf die Belastbarkeit der Verblendung. Okklusal ist darauf zu achten, daß Höcker ausreichend mit dem Gerüst unterstützt sind. Im Höcker- und Fissurenbereich soll eine nahezu gleichmäßige Schichtstärke der Keramik angestrebt werden (Abb. 325 a und b, 326 a und b). Bedingt durch okklusale Kontaktpunkte im

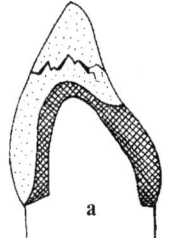 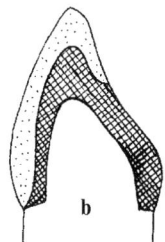

Abb. 325 a und b Falsche (a) und richtige (b) Gerüstgestaltung an einem Frontzahn.

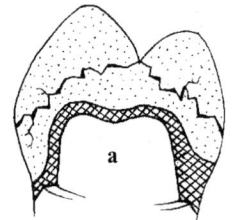 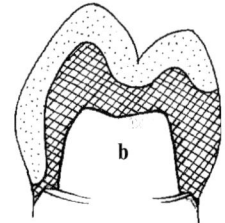

Abb. 326 a und b Falsche (a) und richtige (b) Gerüstgestaltung im Seitenzahnbereich.

approximalen Bereich ist der Metallkragen (Girlande) so weit interdental nach inzisal bzw. okklusal zu ziehen, bis auch dort eine Gerüstunterstützung gewährleistet ist. Im Normalfall liegt dieser Metall-Keramik-Übergang 1 mm unterhalb des approximalen Kontaktpunkts. Der Kontaktpunkt selbst wird in Keramik gestaltet (Abb. 327a und b).

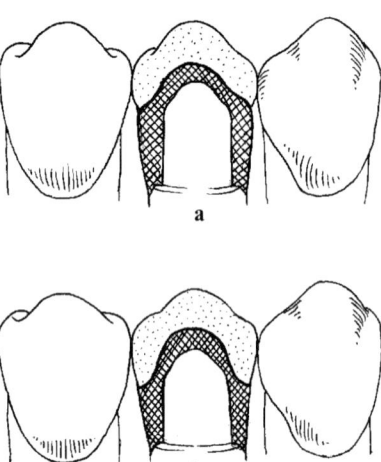

Abb. 327 a und b Falsche (a) und richtige (b) Approximalgestaltung an einem Seitenzahn.

Die gleichen Richtlinien gelten bei der aufgebrannten keramischen Stufe für den Randbereich. Das Gerüst, nicht aber die Verblendung, muß auf dem Pfeilerzahn abgestützt werden, um eine Unterstützung der Keramik zu gewährleisten. Es ist wichtig, daß die labiale Gerüstkappenfläche bis tief in die Stufe hineingezogen wird (Abb. 328a und b). Die Kappe darf nicht von innen ausgeschliffen werden. Um bei der Anprobe der Gerüste im Mund des Patienten den Randschluß des lingualen bzw. palatinalen Anteils überprüfen zu können, wird das Gerüst im labialen Randbereich erst nach der Anprobe mit rotierenden Instrumenten reduziert.

Gerüstgestaltung für die verblendete Restauration 743

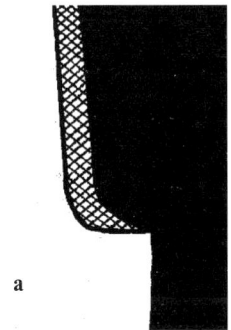 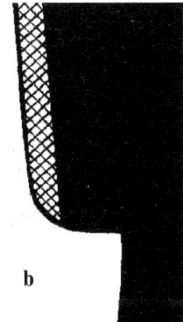

Abb. 328 a und b Gerüstgestaltung für aufgebrannte keramische Stufen:
a) Das Gerüst vor der oralen Gerüstanprobe,
b) Das reduzierte Gerüst vor dem Verblenden.

27.3.2 Stabilität des Gerüsts

Bei kaufunktioneller Belastung wirken auf das Gerüst Druck-, Biege- und Scherkräfte ein. Da das keramische Verblendmaterial nur sehr begrenzt Torsionsbewegungen des Metallgerüsts toleriert, muß das Gerüst diesen Kräften widerstehen. Gerade im Bereich statisch schwacher Verbindungsstellen zwischen Brückenglied und Pfeilerzahn muß ausreichende Gerüstmaterialstärke vorhanden sein (Abb. 329). Diese Materialstärke muß in

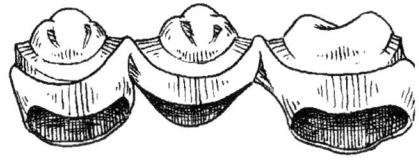

Abb. 329 Gerüstgestaltung von lingual: Durch das Hinausziehen des Kragens nach okklusal kann der Interdentalbereich verstärkt werden, ohne den Papillenraum einzuengen.

Bereiche gelegt werden, wo sie sowohl optisch als auch funktionell (Hygienefähigkeit) nicht stört (Abb. 330a und b).

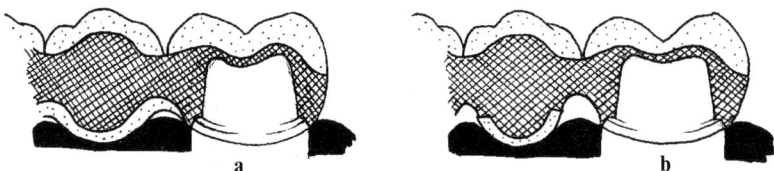

Abb. 330 a und b Interdentalraumgestaltung: Bei der Gerüstgestaltung ist auf eine ausreichende Öffnung des Interdentalbereiches zu achten (b). Bei a) wurde durch zusätzliches Aufbrennen von Keramik der Interdentalbereich geschlossen.

Bei verarbeitungstechnischen Abläufen des keramischen Verblendprozesses wird das Gerüst mehrfach starkem Hitzeeinfluß ausgesetzt. Das Glühen der Gerüstlegierung kann bei falscher Gerüstgestaltung und bei nicht-ausreichender Gerüstkappenstärke zu einem Verzug und zu einer späteren Paßungenauigkeit führen. Ferner übt die Keramik bei ihrer Sinterung einen Druck auf die Gerüstkappe aus. Diese kann nur dann wirksam vor Deformation geschützt werden, wenn eine ausreichende Schichtstärke der Kappe vorliegt (Abb. 331a und b).

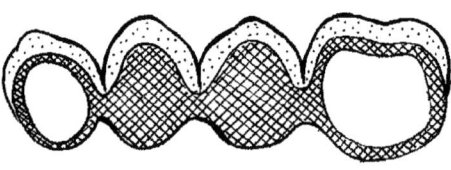

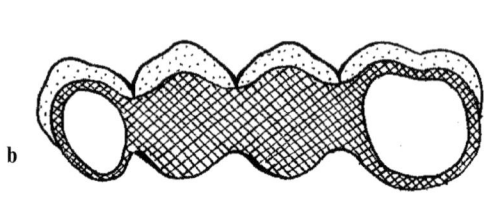

Abb. 331 a und b In der Okklusalansicht (horizontaler Querschnitt in Höhe des Zahnäquators) wird sichtbar, wie schnell das Metall beim Ausarbeiten zu dünn geschliffen werden kann (a). Trotz interdentaler Separierung muß die Stabilität gewährleistet sein (b).

27.3.3 Gerüstgestaltung aus ästhetischer Sicht

Die ästhetischen Möglichkeiten von Keramikverblendungen stehen in direktem Zusammenhang mit der möglichen Schichtstärke des Verblendmaterials (Abb. 332a und b). Zahnmorphologie, Gerüstextension und Schichtstärke der Verblendung müssen aufeinander abgestimmt sein (*Hobo*

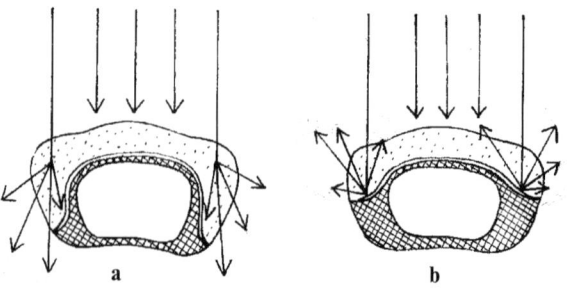

Abb. 332 a und b Gerüstgestaltung: Einstrahlendes Licht wird in a) im Interdentalbereich durchgelassen, in b) reflektiert. Die Lichttransmission wird durch das Metallgerüst verhindert (b).

Gerüstgestaltung für die verblendete Restauration

und *Shillingburg* 1977). Gerade bei verblockten mehrgliedrigen Gerüstkonstruktionen ist es notwendig, zwecks ausreichender Lichttransmission im Bereich der Verblendung eine Harmonie zwischen statisch ausreichender Verblockung und ästhetischer Gerüstreduktion zu erreichen. Aufgrund dieser Überlegungen und aufgrund biologischer Gegebenheiten des natürlichen Zahns werden folgende Werte empfohlen:

- Zahnreduktion im zervikalen Bereich als Hohlkehle, Stufe oder Stufe mit Abschrägung 1 bis 1,2 mm;
- Gerüstkappenstärke je nach physikalischen Eigenschaften der Legierung 0,2 bis 0,4 mm;
- Der Platzbedarf für die Verblendkeramik beträgt minimal 0,8 mm.

Um eine optimale Lichttransmission zu erreichen, wird heute in vielen Fällen das Metallgerüst so weit wie möglich reduziert. Zum Teil wird auf die Girlande völlig verzichtet (Abb. 333a und b). Da eine solche Metallreduktion zu einer statischen Schwächung des Gerüsts führt, ist es wichtig, die okklusalen Verhältnisse und den Legierungstyp bei der Entscheidungsfindung zu berücksichtigen.

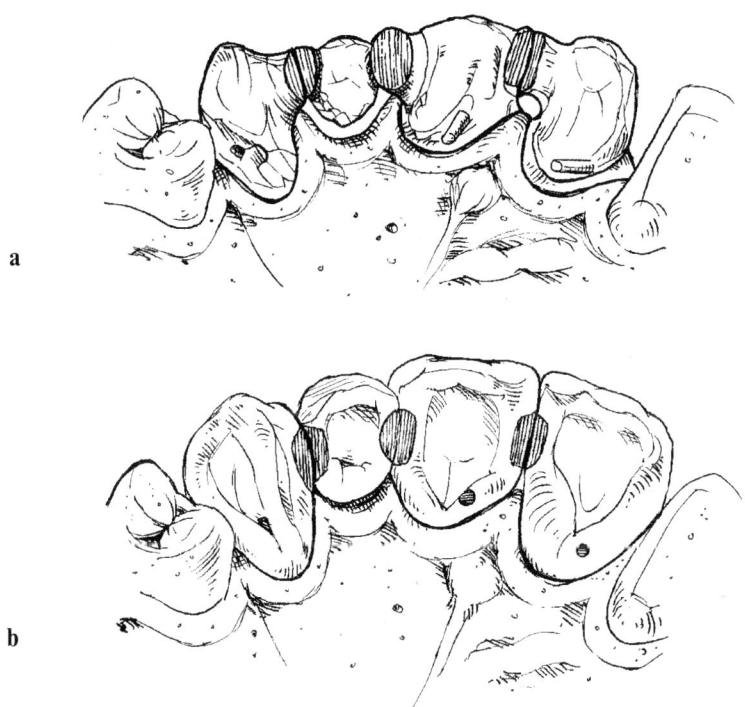

Abb. 333 a und b Eine Brücke mit Pfeilern auf den Zähnen 1 3, 1 1 und 2 1 vor (a) und nach (b) dem Verblenden. Um interdental eine ausreichende Verblockung zu erzielen, wurden Metallinseln angelegt. Diese Inseln können auch als Lötflächen (zwischen 1 3 und 2 3) für eine Lötung nach dem Brand genutzt werden. Auf die Metallgirlanden wurde in diesem Fall vollständig verzichtet.

Eine grazile Gerüststruktur hat eine Verminderung der Unterstützung der Keramik und somit eine Erhöhung der Frakturgefahr der Keramik zur Folge. Die völlige Eliminierung der Gerüstgirlande sollte nur bei günstigen okklusalen Verhältnissen erwogen werden. Auch ist bei dieser Art der Gerüstgestaltung der großflächige Einsatz von Deckgold nicht empfehlenswert, da dieses Vorgehen bei einigen Produkten die Verbundfestigkeit der Keramik auf dem Gerüst reduziert und die Belastung direkt auf die Verblendflächen (also unabgestützt) übertragen wird.

27.3.4 Konturierung im marginalen Bereich

Die Kronenkonturierung im marginalen Bereich und ihre Paßgenauigkeit auf dem natürlichen Zahnstumpf haben direkte Auswirkungen auf den parodontalen Gesundheitszustand. Eine Überkonturierung der Restauration führt zu einer erhöhten Plaqueakkumulation. Schon in der Planungsphase müssen die Art des Kronensystems, die Lage des Kronenrands, die Präparationsform und die Art des Kronenrands aufeinander abgestimmt werden (*Miller* 1984) (s. Kap. 25) (Abb. 334a bis c).

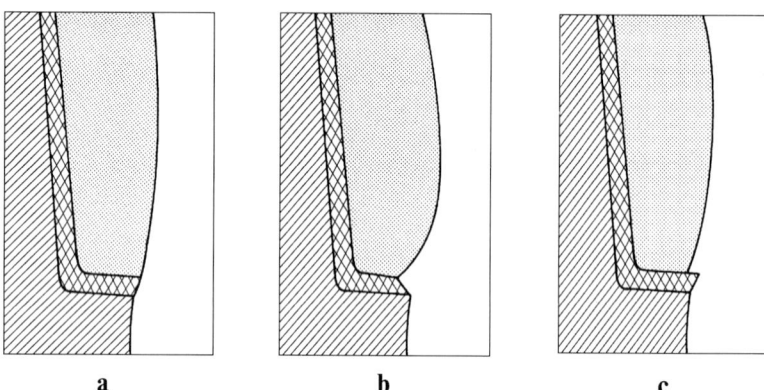

Abb. 334 a bis c Übergang von Metallrand und Verblendung
a) Richtig: Fließende Kontur von Metallrand und Verblendung
b) Unterkontur des Metallrands
c) Überkontur von Metallrand und Unterkontur der Verblendung

Bei der Ausführung eines Metallrands ist im Zuge der Metallbearbeitung (Polieren) darauf zu achten, daß die natürliche Zahnkontur im Metallrand und in der Verblendung fortgeführt wird. In Abbildung 334b wurde der Metallrand unterkonturiert. Dies kann durch eine fehlerhafte Wachsmodellation oder durch zu starkes Gummieren entstehen. Ein anderer negativer Effekt kann durch eine unsaubere Keramikverblendung am Übergang Metall - Keramik auftreten (Abb. 334c).

27.3.5 Zwischengliedgestaltung

Aus ästhetischen und parodontalhygienischen Gesichtspunkten soll die Zwischengliedauflage auf dem Alveolarkamm aus Keramik gestaltet werden. Es ist unbedingt zu vermeiden, daß der von der Oberflächenpolitur her kritische Übergang vom Metall zur Keramik mit dem Weichgewebe in Kontakt kommt.

Um das Zwischenglied ausreichend stabil mit den beiden Gerüstpfeilern zu verbinden, ist ein lingual bzw. palatinal verlaufender Kragen indiziert. Dieser dient, wie auch bei vollverblendeten Einzelkronen, der Unterstützung der Verblendkeramik (Abb. 335a bis c). Diese Unterstützung ist

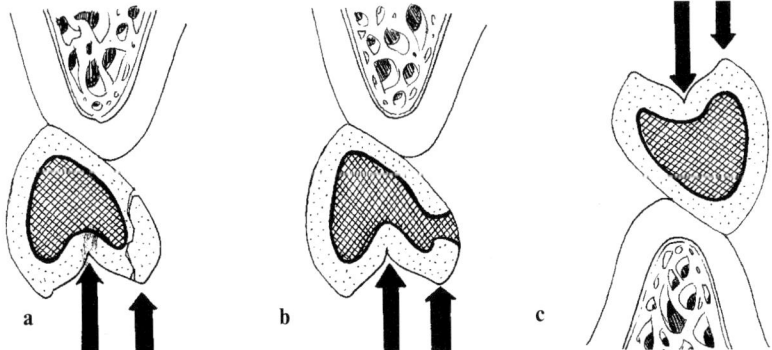

Abb. 335 a bis c Bedingt durch die Höcker-Fossa-Verzahnung sind die palatinalen Höcker des Oberkiefers (a) stärker durch Kaukräfte belastet als die lingualen Höcker des Unterkiefers (c). Die Anlage eines palatinalen Kragens ist im Oberkiefer zu empfehlen, um ein Versagen der Keramik (b) zu verhindern.

gerade bei tragenden Höckern (palatinalen im Oberkiefer) wichtig. Da die lingualen Höcker im Unterkiefer keine tragenden Höcker sind, kann auf eine Girlande verzichtet werden. Bei der Gestaltung des Kragens ist bereits im Stadium der Wachsmodellation die spätere konvexe Gestaltung der Verblendung für den Kieferkammkontakt zu berücksichtigen (Abb. 336a und b).

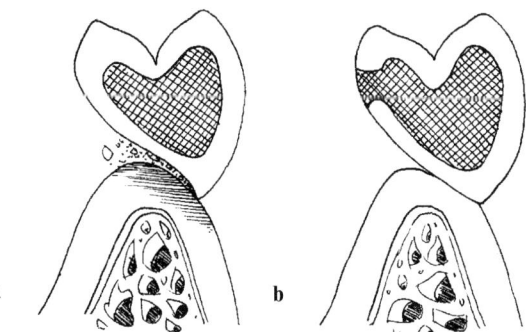

Abb. 336 a und b Zwischengliedgestaltung: a) zeigt eine falsche Auflage des Zwischenglieds auf der Gingiva und ein Gerüst ohne Kragen, b) zeigt eine richtige (konvexe) Gestaltung mit angelegtem Kragen.

Scharfe Kanten und Ecken sind abzurunden (Abb. 337a und b, 338a und b). Hierbei ist auch wieder auf eine gleichmäßig dicke Schichtstärke der Keramik zu achten (Abb. 339 und 340).

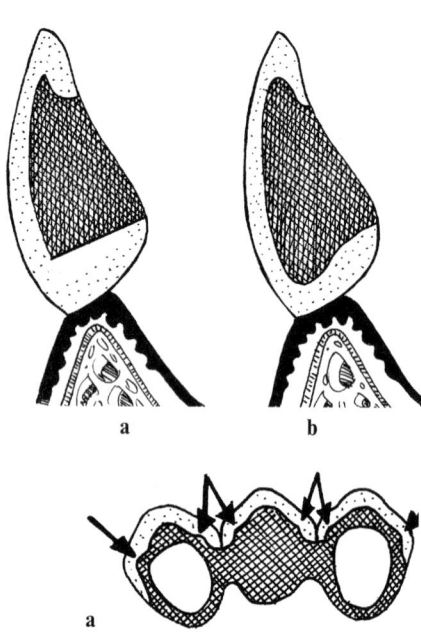

Abb. 337 a und b Verblendgerüst falsch (a) und richtig (b): An der Basalfläche muß das Metall parallel zur Keramik konvex verlaufen (b). Abbildung a) zeigt, neben einem zu großen Abstand zwischen Gerüst und Gingiva an der Basalfläche, im inzisalen Bereich zu scharfe Kanten.

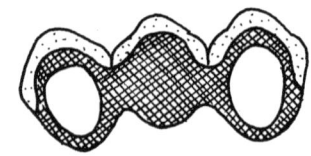

Abb. 338 a und b An den zu verblendenden Flächen müssen alle Kanten und Ecken (a) eliminiert werden. Dies geschieht bei richtigem Vorgehen in Wachs und nicht erst nach dem Guß in Metall; b) zeigt die geglättete Modellation.

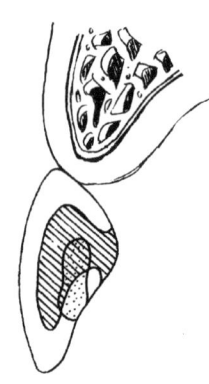

Abb. 339 Die Abbildung zeigt die richtige Zwischengliedgestaltung im Frontzahnbereich. Der gestrichelte Bereich stellt das Gerüst dar. Die gepunktete Zone ist Verbindungstelle zum Nachbarglied.

Gerüstgestaltung für die verblendete Restauration

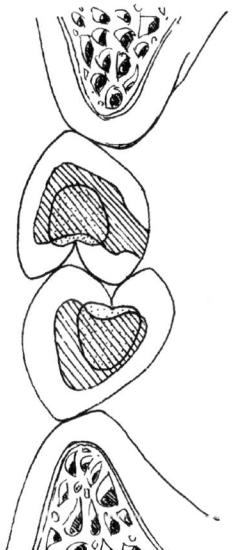

Abb. 340 Richtige Zwischengliedgestaltung im Seitenzahnbereich. Der gestrichelte Bereich stellt das Gerüst dar. Die gepunktete Zone gibt die ausreichend starke Verbindung zum Nachbarzahn wieder, die nach okklusal verstärkt wurde. Im Oberkiefer wird eine Girlande angelegt.

27.3.6 Lötverbindungsflächen

Ist eine Verbindung zweier Gerüstteile nach der Keramikverblendung durch eine Lötung vorgesehen, so muß die Verbindungsfläche im Gerüstdesign besondere Berücksichtigung finden. Es ist anzustreben, eine möglichst große Lötfläche zu erhalten (*Barretto* 1977). Damit diese Verblockung nicht den Interdentalraum verschließt, müssen die Lötflächen weit nach okklusal gelegt werden (Abb. 341a und b) (s. a. Abb. 340).

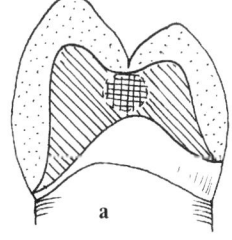 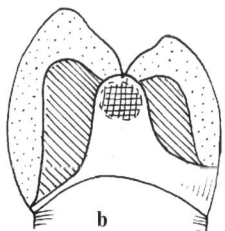

Abb. 341 a und b
Abb. a) veranschaulicht fehlendes Gerüstmaterial durch eine unzureichende Planung in der Modellationsphase.
In Abb. b) wurde eine approximale Lötfläche geplant und angelegt.

Ausreichende Stabilität und erwünschte Grazilität sind gegeneinander abzuwägen. Neben der Verstärkung des Gerüsts nach okklusal bietet oft auch der Lingual- bzw. Palatinalraum genügend Platz für eine Verstärkung mit Lot (Abb. 342a und b). Die Breite des Lötspalts muß auf die Legierung des Gerüstes und das verwendete Lot individuell abgestimmt sein. Als Faustregel gilt, daß die Spaltbreite 0,05 bis 0,2 mm betragen soll.

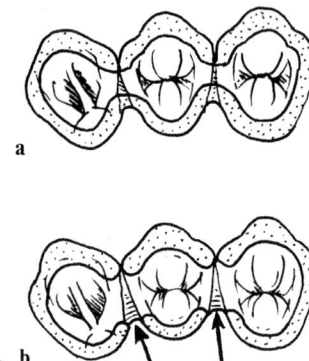

Abb. 342 a und b Die Lötflächen können palatinalwärts weiter vergrößert werden.

27.3.7 Übergang vom Metall zur Keramik

Der Übergang zwischen dem Metallgerüst und der keramischen Verblendung muß eindeutig definiert sein. Gerade im interdentalen Bereich, wo für Reinigungsinstrumente oftmals schwer Zugang zu finden ist, muß eine scharfe Demarkationslinie für eine optimale Oberflächenpolitur von Metall und Keramik vorhanden sein. Wenn immer möglich, sollte der Winkel zwischen dem gerüstunterstützenden Kragen und der Verblendungskontur 90 Grad betragen (Abb. 343a bis c).

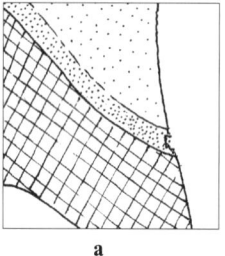 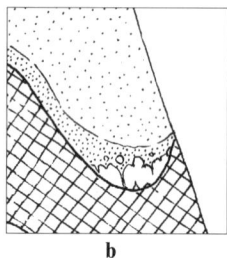 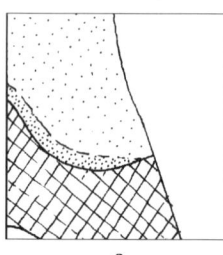

a   b   c

Abb. 343 a bis c Der Übergang zwischen Metallgerüst und Verblendung muß scharfkantig sein. a) und b) zeigen eine schlechte Gestaltung, c) ist richtig gestaltet.

Ist ein kleiner zervikaler Metallrand am Übergang Metall-Keramik nicht eindeutig definiert, kommt es bei der Konturierung oder der Endpolitur leicht zum Freilegen des Opakers. Als Besonderheit muß in diesem Zusammenhang auch die Eckzahnführung gesehen werden. Bei Exkursionsbewegungen des Unterkiefers, geführt durch die Palatinalfläche des oberen Eckzahns, darf der Übergang zur Gerüstverblendung auf gar keinen Fall auf diesem Gleitweg liegen. Jede Exkursionsbewegung mit Zahn-zu-Zahn-Kontakt muß entweder rein aus Keramik oder rein aus Metall gestaltet werden (Abb. 344, 345a und b, 346a und b).

Gerüstgestaltung für die verblendete Restauration

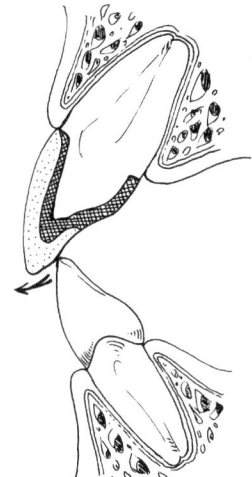

Abb. 344 Bei einem geringen Überbiß liegen die Gleitbewegungen nur auf der Keramik.

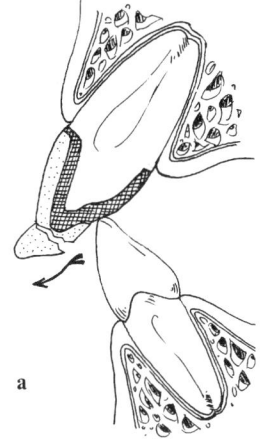 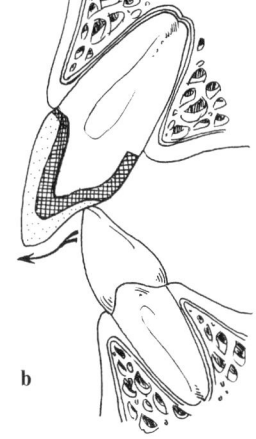

Abb. 345 a und b
a) Der Übergang Metall - Keramik darf nie auf einer Gleitfläche bzw. einem Kontaktpunkt liegen.
b) Die Gleitflächen an den Oberkieferzähnen müssen entweder ganz aus Metall oder ganz aus Keramik gestaltet sein.

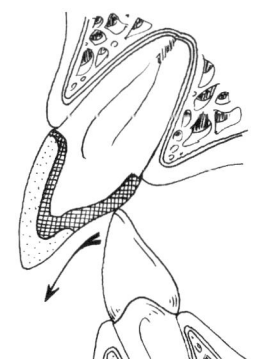 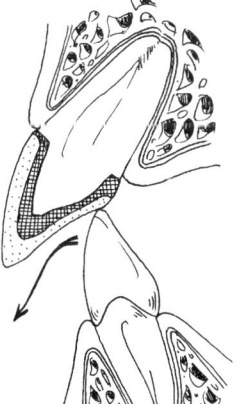

Abb. 346a und b
a) Bei einem tiefen Überbiß kann nur ein hoher Kronenkragen angelegt werden, wenn der Unterkiefer frühzeitig entkuppelt.
b) Bei einem tiefen Überbiß bietet sich ein kleiner Kronenkragen an. Die Gleitflächen liegen so komplett in Keramik.

27.3.8 Gerüstgestaltung für die Kunststoffverblendung

Kunststoffverblendungen sind bevorzugt nur bei herausnehmbarem Zahnersatz indiziert. Durch die begrenzte Haltbarkeit und die mangelnde Abrasionsfestigkeit sollte Verblendkunststoff nicht bei festsitzenden Restaurationen verwendet werden.
Die Gerüstgestaltung für Kunststoffverblendungen weist einige Besonderheiten auf, die durch die materialspezifischen Eigenschaften des Verblendmaterials bestimmt sind.

27.3.8.1 Schneidekantenschutz bei Frontzähnen

Um eine Abrasion der Kunststoffverblendungen zu minimieren, kann das Gerüst im Frontzahnbereich mit einer Rückenschutzplatte (unverblendeter Kronenanteil) ausgestattet werden. Dies gilt besonders für die palatinale Fläche des oberen Eckzahns. Dadurch ist die Verblendung gegen Abplatzungen geschützt. Es ist darauf zu achten, daß am Übergang Kunststoff zum Metall keine Gleitkontakte vorhanden sind, da das Metall im Kantenbereich durch die ständige Beanspruchung seine Form verändern und es dadurch zu Abplatzungen der Verblendung kommen kann. Gegebenenfalls bedeutet dies eine völlige Reduzierung des lingualen bzw. palatinalen Metallsaums. Wenn ein Kantenschutz eingeplant wird, muß der damit verbundene eventuelle ästhetische Nachteil des stärker sichtbaren Metallanteils in Betracht gezogen werden (Abb. 347 a).
Durch Verbesserung der mechanischen Eigenschaften der Verblendkomposite kann heute Antagonistenkontakt bei Seitwärtsbewegungen (Eckzahnführung) komplett in Verblendmaterial gestaltet werden. Dies verbessert die ästhetische Wirkung, wodurch das Metallgerüst wesentlich verkleinert werden kann (Abb. 347 b). Wichtig ist in jedem Fall, daß der Übergangsbereich Metall-Komposit nicht auf einer Funktionsfläche plaziert wird.

27.3.8.2 Kastenretention als Grundform

Die Kastenretention stellt trotz moderner Metall-Kunststoff-Verbundsysteme eine zusätzliche und wirksame Verbesserung der Retention für die Verblendung am Metallgerüst dar. Die damit verbundenen Unterschnitte („Uhrglasfassung") reduzieren außerdem das Metallgewicht und führen zu einer Kostenersparnis (Abb. 347 a und b). Neben den Kastenretentionen können an der Oberfläche Retentionsperlen angebracht werden. Es ist darauf zu achten, daß diese einen Unterschnitt aufweisen, der nicht durch den Perlenkleber gefüllt werden darf (s. 31.3.1 Makromechanische Methoden). Des weiteren können im Randbereich Drähte (Durchmesser 0,2 mm) plaziert werden, um eine Verankerung der Verblendung zu unterstützen. Unter Einsatz eines wirksamen mechano-chemischen Verbundsystems (s. Kap. 31.3.3 Mechano-chemische Methoden) ist es möglich, auf makromechanische Methoden (Retentionen) weitgehendst zu verzichten. Die Gerüstgestaltung entspricht in diesem Fall der Gerüstgestaltung, wie sie in der Metallkeramik durchgeführt wird. Bei Zwischengliedern wird das Verblendmaterial durch den fehlenden Zahnstumpf dicker als beim Pfeilerzahn, da für eine Kunststoffverblendung das Gerüst im Zwischengliedbe-

Abb. 347a Frontzahngerüst mit angelegtem Schneidekantenschutz als zusätzliche makromechanische Retention.
Abb. 347b Frontzahngerüst mit reduziertem Gerüst im Schneidebereich. Eventuelle Gleitkontakte bei Seitwärtsbewegungen liegen vollständig auf dem Verblendmaterial.

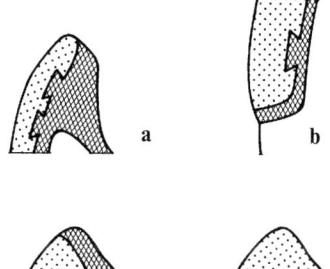

Abb. 348 Randgestaltung des Gerüsts

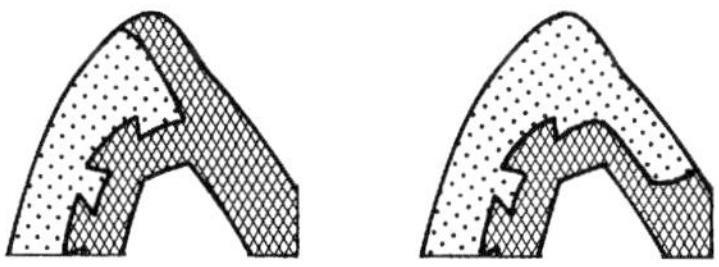

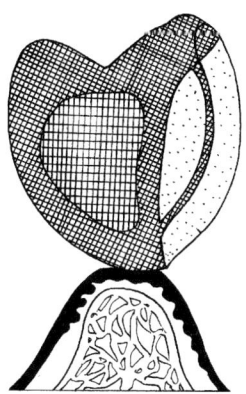

Abb. 349 Das Metallgerüst liegt hochglanzpoliert in konvexer Form auf der Gingiva. Beim Zwischenglied werden großzügige Retentionen (Bandretentionen) für den Halt der Verblendung angebracht.

reich von bukkal her ausgehöhlt wird. Dies findet zur Kostenersparnis und zur Vermeidung von Lunkern an massiven Gußteilen statt. Wird das Zwischenglied wie in der Metallkeramik mit der gleichen Kontur wie die Pfeilerzähne hergestellt, tritt diese Volumendifferenz der Verblendung nicht auf. Durch unterschiedliche Schichtstärken der Kunststoffverblendungen kommt es zu unterschiedlichen Farben der einzelnen Verblendungen. Eine Möglichkeit, das Zwischenglied auszuhöhlen und doch eine einheitliche Verblendungsdicke zum Pfeiler zu erreichen, erhält man durch eine aufgebrachtes Metallband, das das Zwischenglied bukkal auf die gleiche Dimension wie die Pfeilerzähne bringt. Es kann hier retentions- und raumerzeugend sein. Dabei muß das Zwischenglied nicht massiver modelliert werden, sondern kann vollständig ausgehöhlt werden (Abb. 349).
Die Zwischengliedgestaltung ist wie bei der Metallkeramik konvex. Die Auflagefläche des Zwischenglieds an der Gingiva wird nicht aus Verblendmaterial (Kunststoff), sondern aus Metall gestaltet. Es ist darauf zu achten, daß der Übergang von Verblendkunststoff zum Gerüstmetall nicht die Gingiva berührt.

27.4 Setzen der Gußkanäle

Das Ansetzen (Anstiften) der Gußkanäle an das Gußobjekt dient dazu, dem geschmolzenen Metall das Einfließen in den Hohlkörper der Muffel zu ermöglichen. Es gibt verschiedene Möglichkeiten zur Gestaltung des Gußkanals. Ziel ist es, standardisierte Gußergebnisse mit homogenem Gefüge, ausgeflossenen Rändern und guter Paßgenauigkeit (insgesamt bei Brückenverbänden und im Randbereich) zu erreichen. Der Gußkanal hat auf die Gefügequalität des Gusses Einfluß. Lunker und Porositäten lassen sich durch richtiges Anstiften und eine individuelle Vorwärmtemperatur vermeiden. Der Legierungstyp und die zu vergießende Menge der Legierung spielen eine große Rolle dafür, welcher Gußkanal gewählt werden soll. Das Material der Gußkanäle besteht entweder aus Wachs, einem Wachs-Kunststoff-Gemisch oder Kunststoff. Kunststoff bietet den Vorteil, daß sich dieser bei erhöhter Raumtemperatur nicht deformiert, was beim Anwachsen der Fall sein kann. Es dürfen nur Materialien verwendet werden, die rückstandslos verbrennen. Bei der Verwendung von massiven Kunststoffkanälen ist darauf zu achten, daß es durch zu schnelles Ansteigen der Vorwärmtemperatur nicht zu einem unkontrollierten Expandieren des Kunststoffs und somit zu einer Zerstörung der Muffel kommt.

Die folgenden Anstifttechniken sind gebräuchlich und werden für das Vergießen von dentalen Legierungen angewendet.

27.4.1 Syfon-Guß (Schlaufenguß) (Abb. 350)

Dieser ist geeignet für alle Gußteile, bietet aber gegenüber anderen Anstifttechniken keine Vorteile. Durch stärkeres Aufheizen der Muffel bei einschießender Schmelze neigen diese Güsse zu einem grobkörnigen Gefüge. Die Möglichkeit, mit Syfon-Guß anzustiften, findet vermehrt beim Titan-Vakuum-Druckguß-Verfahren Anwendung. Hierbei hindert die Schlaufe das Argon vor dem Eindringen in das Gußobjekt und somit werden Argon-Einschlüsse im Metall vermieden.

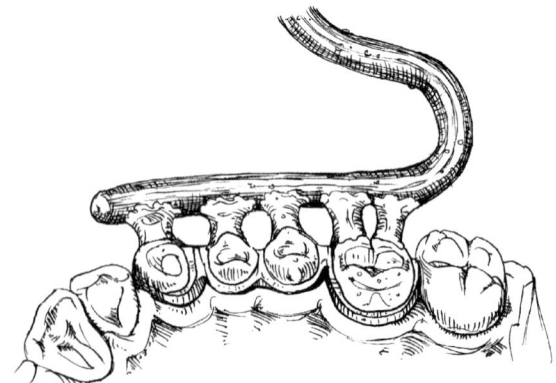

Abb. 350 Brückengerüst mit Gußkanal: Eine Gerüstmodellation von Zahn 2 3 auf Zahn 2 6 wurde mit einem Schlaufengußkanal versehen. Der Durchmesser beträgt 3,5 mm. Die Zubringerkanäle zwischen den Brückengliedern und der Schlaufe sind im Durchmesser ca. 3 mm stark.

27.4.2 Direktes Anstiften (Abb. 351)

Das direkte Anstiften ist für Stiftaufbauten und Einzelkronen geeignet. Der Durchmesser des Kanals richtet sich nach der Größe des Gußobjekts und dem zu vergießenden Legierungstyp. Normalerweise werden Kanäle von 2,5 bis 3,5 mm Durchmesser verwendet. Der Gußkanal soll an der massivsten Stelle des Gußobjekts angesetzt werden. Der Kanal fungiert auch als Schmelzreservoir beim Erstarren der Legierung. Die Gußkanäle werden an ihrer Kontaktstelle zum Objekt etwas (ca. 0,5 mm) verjüngt. Dieses Vorgehen verhindert die Lunkerbildung an den massiven Teilen des Gußobjekts.

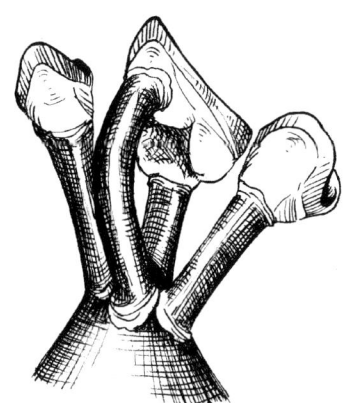

Abb. 351 Wachsobjekte mit je einem Gußkanal direkt angestiftet.

27.4.3 Direktes Anstiften mit Extrareservoir (Abb. 352)

Die Gußkanäle haben das gleiche Einsatzgebiet wie Gußkanäle ohne Reservoir, nämlich Stiftkernaufbauten und Einzelkronen. Das Extrareservoir (Birnenform) dient dem Zweck, beim Erstarren noch flüssige Schmelze aus dem großen Reservoir nachzuziehen und so Schrumpfungslunker zu vermeiden (Gußbirnen nach H. Thiel, Erkodent, D-Pfalzgrafenweiler). Dies ist besonders bei massiven Gußteilen von Bedeutung.

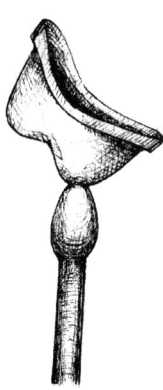

Abb. 352 Direktes Anstiften mit zusätzlichem Reservoir.

27.4.4 Direktes Anstiften bei Brücken (Abb. 353)

Auch Brückenverbände können direkt angestiftet werden. Hierbei werden Gußkanäle (Durchmesser 3,0 bis 3,5 mm) direkt an jedes Brückenglied herangeführt. Es ist darauf zu achten, daß die Gußkanalzufuhr nicht zu kurz ist, da die Kanäle sonst zu stark gespreizt werden müssen. Die Länge der Gußkanäle sollte hierbei ca. 15 bis 20 mm betragen.
Die Anstiftform wird nur noch selten eingesetzt, da hierfür eine größere Menge Metall erforderlich ist als z. B. bei einem Balkenguß, da alle einzelnen Zuführkanäle mit Metall gefüllt werden.

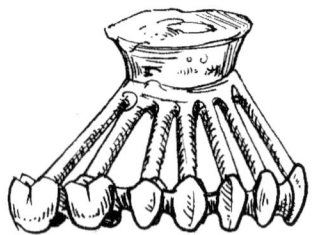

Abb. 353 Größere Brückenkonstruktionen werden wie Einzelglieder direkt angestiftet.

27.4.5 Balkenguß (Abb. 354 - 355)

Der Balkenguß wird für Brückenverbände verwendet. Hierbei wird ein hufeisenförmiger Verteilungsring (Balken) mit einem Durchmesser von 3,5 bis 5,0 mm angesetzt. Dieser Verteilerring wird mit Kanälen, die einen 1 mm dünneren Durchmesser als der Verteilerring aufweisen und in ihrer Länge der Dicke des Verteilerrings entsprechen, mit den Brückengliedern verbunden. Je massiver die Brückenglieder sind, umso dicker müssen die Gußkanäle sein. Bei massiven Brückengliedern muß der Verteilerring einen Durchmesser von 5 mm aufweisen. Der Balkenguß stellt für massive Brückenkonstruktionen das Mittel der Wahl dar. Allerdings ist ein dicker Gußkanal keine Garantie für einen lunkerfreien Guß. Dieser kann nur dann erzielt werden, wenn die Vorwärmtemperatur auf die Legierungsmenge abgestimmt ist.
Beim Balkenguß ist auf eine verzugs- und spannungsfreie Gußkanalkonstruktion zu achten, um einen möglichen Verzug der Wachsmodellation zu verhindern. Dies wird durch folgende Punkte erreicht:
1. Ein hufeisenförmiger Balken aus einem bei Raumtemperatur formstabilen Material wird ausgewählt (Wachs Profi Sticks®; Bredent, D-Senden).
2. Die Verbindung zwischen Brückengliedern und Verteilerring wird mittels Gußkanälen und Zervikalwachs hergestellt.
3. Nach Verformung und Anpassung des Verteilerrings durch Wärme wird dieser bei Raumtemperatur wieder ausgehärtet.
4. Die Wachstemperaturen sollen beim Anschwemmen immer möglichst gering gehalten werden.
5. Die modellierte Brücke wird vor dem Ansetzen der Gußkanäle getrennt, so daß einzelne Segmente mit nur einem Pfeilerstumpf entstehen. Die Brückensegmente werden erst nach dem Anwachsen des Gußkanals und nach völligem Erstarren des Verbindungswachses wieder zusammengefügt.

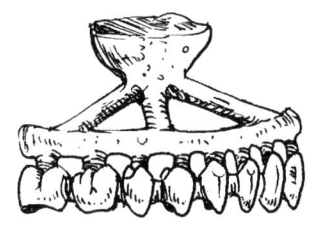

Abb. 354 Beim Balkengußkanal sind die Zubringerkanäle vom Objekt zum Balken und vom Gußtrichter zum Balken dünner als der Balken.

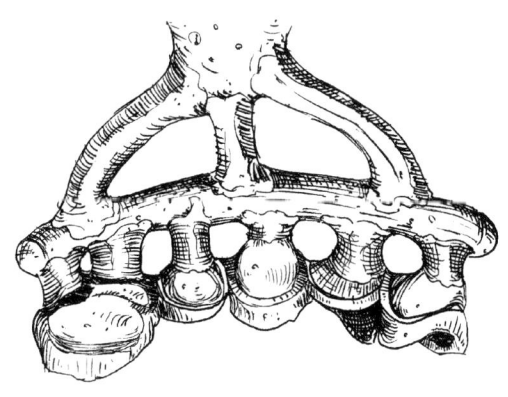

Abb. 355 Beim Balkenguß müssen alle Übergänge rund und glatt am Objekt bzw. untereinander befestigt werden.

27.4.6 Kühlrippen zur Lenkung der Erstarrung (Abb. 356)

Bei Gußteilen mit Modellationen, bei denen einzelne Bereiche sehr unterschiedlich dick sind (z. B. Kronenränder und Zwischenglieder mit Kaufläche), kann der Einsatz von Kühlrippen (Wärmeableitrippen) für eine gesteuerte Erstarrung benutzt werden (*Schmidt* 1988). Diese Kühlrippen haben einen Durchmesser von 1 bis 1,5 mm und führen von der angebrachten Stelle in Richtung äußerer Muffelrand. Sie enden nach ca. 15 mm blind in der Einbettmasse. Die Kühlrippen werden an besonders dicken Wachsstellen angebracht, also z. B. an Zwischengliedern, massiven Höckern einer Kaufläche oder in Interdentalbereichen.

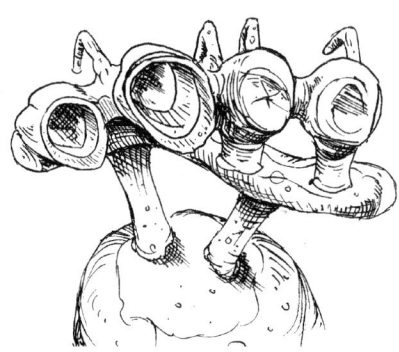

Abb. 356 Kühlrippen werden an besonders massiven Gußanteilen angewachst.

27.5 Wahl der Muffel

Man unterscheidet runde Muffelringe (z. B. Degussa, D-Frankfurt) mit unterschiedlichen Durchmessern von ovalen Gußringen (Girrbach Dental, D-Pforzheim) (Abb. 357). Der wesentliche Unterschied der Muffelformen ist im unterschiedlichen Abkühlverhalten für das Gußobjekt zu sehen. Da im ovalen Ring eine Brücke von einer gleichmäßig dicken Einbettmassenschicht umgeben ist, wird auch die Erstarrung gleichmäßig verteilt eingeleitet (*Berger* und *Benson* 1993). Der Einsatz einer runden Gußmuffel der Größe Nr. III (Durchmesser 45 mm) stellt die Standardlösung für kleine und mittlere Kronen- und Brückenarbeiten dar. Der Vorteil einer im Durchmesser etwas größeren Muffel ist darin zu sehen, daß der Abkühlvorgang nach der vollständigen Erstarrung verzögert ist und damit Zeit für Diffusionsvorgänge innerhalb des inhomogenen Mischkristalls verbleibt (*Taschner* 1987). Dies ist auch bei der Lage bzw. der Verteilung von Gußobjekten in der Muffel zu berücksichtigen.

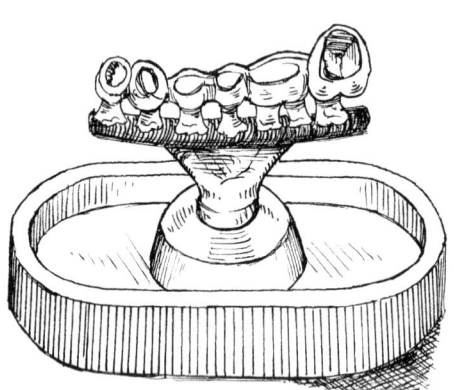

Abb. 357 Ovales Muffelsystem.

27.6 Lage des Gußobjekts in der Muffel

Die Lage des Gußobjekts in der Muffel hat für den Gußerfolg eine sekundäre Bedeutung. Die Aussage, das Gußobjekt müsse außerhalb des Wärmezentrums liegen, wird durch Studien relativiert, die zeigen, daß das Wärmezentrum sich dort befindet, wo das größte Legierungsvolumen eingeschossen ist (*Kappert* und *Blechschmidt* 1987). Folgende Punkte sollten bei der Plazierung des Gußobjekts auf dem Sockelformer beachtet werden:

1. Beim Schleuderguß müssen die Kronenränder in Richtung der bevorzugten Zone gelegt werden. Durch die Drehrichtung der Schleuder entsteht eine Tangentialbeschleunigung und eine Zentrifugalkraft. Die Kronenränder müssen so plaziert werden, daß sie in Richtung der auftre-

tenden Kräfte zu liegen kommen. Dabei zeigen sie in entgegengesetzter Richtung zur Drehrichtung. Die entsprechende Seite wird am Sockelformer mit einem Punkt Wachs markiert, der sich später in der Einbettmasse abzeichnet.

2. Abstand zum Muffelrand: Der Abstand vom Gußobjekt zur Muffelwand sollte 10 mm nicht unterschreiten. Ferner ist auf eine ausreichende Füllhöhe über dem Gußobjekt (ca. 10 mm) zu achten.

27.7 Einbetten und Vorwärmen

27.7.1 Muffeleinlage

Das Einbetten der Wachsmodellation beginnt mit der Auskleidung der Muffelinnenseite mit der Muffeleinlage. Die Muffeleinlagen müssen asbestfrei und hydrophob sein. Durch das wasserabweisende Verhalten wird beim Einfüllen und Erstarren der Einbettmasse deren Konsistenz nicht geändert. Die Einlage darf die Flüssigkeit nicht wie ein Löschblatt aus der Einbettmasse saugen. Ebenso darf durch das Anfeuchten der Einlage kein Wasser in die Einbettmasse gelangen, wenn diese in die Muffel eingefüllt wird. Die Muffeleinlage soll die gesamte Innenfläche der Muffel gleichmäßig bedecken. Stößt die Einbettmasse in irgendeinem Bereich direkt am Muffelring an, kann dies wegen der auftretenden Spannung der expandierenden Einbettmasse zu Rißbildung in der Gußform führen. Die Muffeleinlage soll das gleichmäßige und freie Expandieren der Einbettmasse ermöglichen. Je nach Stärke der Einlage müssen ein oder zwei Lagen verwendet werden.

27.7.2 Expansionssteuerung

Zum Anmischen der Einbettmasse dürfen nur saubere und trockene Becher und Instrumente benutzt werden. Wasserrückstände im Becher würden das Mischungsverhältnis verändern. Die Anmischflüssigkeit wird zur Verlängerung der Verarbeitungszeit im Kühlschrank gelagert. Auch können Pulver und Anmischbecher vorgekühlt werden.
Das Mischungsverhältnis richtet sich nach der Größe der Erstarrungskontraktion der Legierung. Kontraktionen der Legierung beim Erkalten nach dem Schmelzen müssen ausgeglichen werden, um paßgenaue Güsse zu erzielen. Die notwendige Expansion der Einbettmasse wird neben der thermischen Expansion auch durch eine Abbindeexpansion erreicht. Spezielle Expansionsflüssigkeiten (Polykieselsäure) ermöglichen die Steuerung der Expansion ohne Veränderung der Vorwärmtemperatur (thermische Expansion).
Die Expansionseigenschaften der Einbettmasse können sich mit einer neuen Charge verändern. Nur durch gezielte Probegüsse läßt sich die richtige Expansion einstellen.
Durch Erhöhung der Konzentration an Expansionsflüssigkeit erhöht sich

auch die Expansion der Einbettmasse. Ist bei einer Anmischflüssigkeit die Expansionsflüssigkeit mit destilliertem Wasser in einem bestimmten Prozentsatz gemischt, kann durch Verringerung der gesamten Flüssigkeitsmenge die Expansion erhöht, oder umgekehrt durch Erhöhung der Flüssigkeitsmenge verringert werden. Wenige Milliliter mehr oder weniger können schon einen sichtbaren Unterschied erzeugen. Die notwendige Expansionsgröße richtet sich im wesentlichen auch danach, wie stramm bzw. wie locker die Wachsmodellation auf dem Stumpf sitzt. Ebenfalls muß die individuelle Wachsbearbeitung berücksichtigt werden. Dies bedeutet, daß trotz standardisierter Einbettung die Gußergebnisse in Bezug auf die Gesamtpaßgenauigkeit auf den Stumpf differieren kann. Die angegebenen Werte einer Firma können demnach nur ein Anhaltspunkt für die Verarbeitung von Einbettmassen sein.

Die Expansionssteuerung hängt von folgenden Faktoren ab:

1. Mischverhältnis von Expansionsflüssigkeit zu destilliertem Wasser.
2. Mischungsverhältnis von Pulver und Flüssigkeit.
3. Länge und Intensität des elektrischen Rührens.
4. Vorwärmmodus mit Steigzeit und Haltezeiten.
5. Vorwärmendtemperatur.

Da das Expansionsverhalten der Einbettmasse von vielen Variablen beeinflußt werden kann, ist es unbedingt notwendig, den Arbeitsprozeß so weit wie möglich zu standardisieren.

27.7.3 Vorwärmen der Gußmuffel

Zur Erzielung der richtigen Vorwärmtemperatur der Gußmuffel sind verschiedene Aspekte zu berücksichtigen:

27.7.3.1 Zusammensetzung der Legierung

Je nach Höhe der Solidus- und Liquidustemperatur einer Legierung, die von deren Zusammensetzung abhängig ist, wird die Vorwärmtemperatur für den Standardfall ermittelt. Die Endtemperatur des Vorwärmens entspricht für hochgoldhaltige Legierungen der Liquidustemperatur abzüglich 300°C, für Palladiumbasislegierungen der Liquidustemperatur minus 350°C. NEM-Legierungen werden je nach Produkt zwischen 900 und 1050°C vorgewärmt.

27.7.3.2 Durchwärmen der Muffel

- Haltezeiten
  Neben der Abbindeexpansion und der thermischen Expansion ist die Volumenveränderung bei der Strukturumwandlung der Einbettmasse zu berücksichtigen. Diese Strukturumwandlung, die für Christobalit bei 270°C (1,9 % lineare Expansion) und für Quarz bei 575°C (0,8 % lineare Expansion) liegt, kann nur durch ein gleichmäßiges Durchwärmen der Einbettmasse voll zum Tragen kommen. Die Haltezeit für diesen Prozeß in der Einbettmasse beträgt bei einer Muffel der Größe Nr. III

40 Minuten und bei einer Muffel der Größe Nr. VI 50 Minuten (Degussa, Dental-Datenbank).
- Endtemperatur
Zum Zeitpunkt, bei dem die Muffel aus dem Vorwärmofen zum Gießen entnommen wird, muß sie gleichmäßig und vollständig durchgewärmt sein. Dies läßt sich nur durch eine entsprechend lange Haltezeit der Endtemperatur erreichen. Die Länge der Haltezeit nach Erreichen der Endtemperatur muß der Muffelgröße angepaßt werden. Eine Muffel der Größe Nr. III, Durchmesser 45 mm, benötigt bei einer Aufheizgeschwindigkeit von 8 Grad pro Minute 30 Minuten, um homogen durchgeheizt zu sein; eine Muffel der Größe Nr. VI, Durchmesser 60 mm, hingegen 45 Minuten (Degussa, Dental-Datenbank). Wird der Vorwärmofen sehr langsam aufgeheizt, z. B. mit 4° C pro Minute, kann die Dauer der Haltezeit bei Endtemperatur auch entsprechend verkürzt werden (Abb. 358).

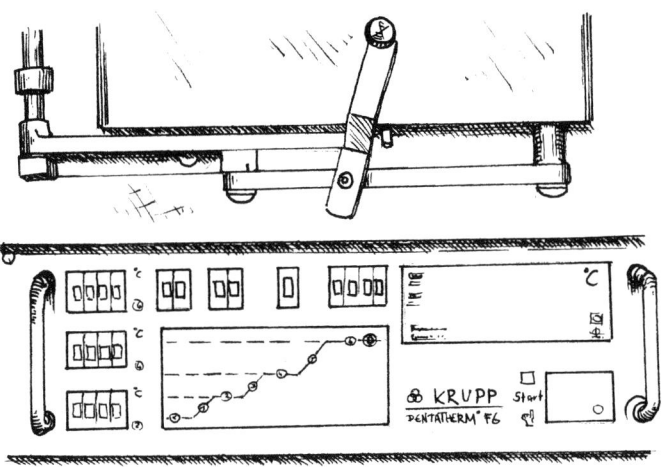

Abb. 358 Bei elektronisch gesteuerten Öfen können Aufheizgeschwindigkeit, Haltezeiten bei bestimmten Temperaturen und die Endtemperatur individuell gesteuert werden.

27.7.3.3 Gußverzugszeit

Nach homogenem Durchwärmen der Muffel entsteht beim Umsetzen der Muffel vom Ofen in die Schleuder (Gußverzugszeit) eine periphere Abkühlung der Einbettmasse. Die Abkühlung in den Randzonen der Muffel läßt ein Wärmezentrum im geometrischen Zentrum der Muffel entstehen (*Kappert* und *Blechschmidt* 1987). Für die Gußqualität sind die Erstarrungszeit, die Temperatur und der Zeitpunkt der einsetzenden Phasenumwandlung (fest - flüssig) von Bedeutung. Diese Faktoren können durch die gewählte Vorwärmtemperatur, das Einlegen der Muffel in die Schleuder, das Vorschieben des Gußtiegels bis an die Muffel und durch den zeitlichen Verzug durch das Schließen der Schleuder beeinflußt werden. Diese Arbeitsschritte sollten möglichst bei allen Güssen standardisiert durchgeführt werden, um bei auftretenden Qualitätsproblemen, wie z. B. einem groben Korn, die Ursachen gezielt beheben zu können. Durch ein Verändern der Vorwärmtemperatur kann Einfluß auf die Temperatur im Muffelinneren genommen werden, die die Phasenumwandlung der Legierung beeinflußt.

27.7.3.4 Größe der Gußteile

Durch das Einschießen der heißen Schmelze in die Hohlform der Muffel entsteht im Bereich des größten Volumenanteils des Objekts ein neues, von der Geometrie der Muffel unabhängiges Wärmezentrum. Das Aufheizen der Muffel in diesen Bereichen nimmt Einfluß auf die Temperatur und den Zeitpunkt der Phasenumwandlung. Bei größeren Mengen der Legierung kommt es zum Überhitzen der Schmelze in der Muffel. Die Vorwärmtemperatur steht also auch in direktem Zusammenhang mit der Dicke bzw. Größe der jeweiligen Gußteile.
Faustregeln zum Vorwärmen:

- Je dicker das Gußobjekt, umso dicker muß der Gußkanal sein; die Endtemperatur muß sinken.
- Bei grazilen Feinteilen muß der Gußkanal dünner sein; die Endtemperatur muß ansteigen.

27.8 Das Vergießen von Dentallegierungen

Das Schmelzen und Gießen von Dentallegierungen kann auf verschiedene Weise von Gußapparaturen durchgeführt werden. Man unterscheidet Zentrifugalschleudern (mit und ohne Schutzgas) von Vakuumdruckapparaten (mit und ohne Schutzgas).
Nach Art der Schmelztechnologie kann folgende Geräteeinteilung vorgenommen werden:

a) Induktionsschmelzen: für alle hochgoldhaltigen und reduzierten Legierungen; wegen der Möglichkeit zur höheren Energiezufuhr besonders für Nichtedelmetall-Legierungen (NEM) und Titan geeignet.
b) Widerstandsbeheiztes Schmelzen: für hochgoldhaltige und hochgoldreduzierte Legierungen.
   Typ I bis 1400° C (Kupferspulen).
   Typ II bis 1600° C (Iridiumspulen).
c) Lichtbogenschmelzen: für alle Legierungen; besonders geeignet für NEM und Titan wegen der Möglichkeit zur hohen Energiezufuhr.
d) Flammenguß:
   1. Propan-Sauerstoff 2900° C, für hochgoldhaltige und hochgoldreduzierte Legierungen.
   2. Acetylen-Sauerstoff 3100°C, für NEM-Legierungen.

Tiegelauswahl:
Ein weiterer Aspekt der Gußeinrichtung ist die Wahl des Gußtiegels. Man unterscheidet zwischen Graphit- und Keramiktiegeln.

a) Graphittiegel: Aufgrund der sauerstoffreduzierenden Wirkung des Graphits kann ohne Schmelzpulver gearbeitet werden (nicht bei Flammen- und Lichtbogenschmelzen).
b) Keramiktiegel: Hierbei ist der Einsatz von Schmelzpulver oder Schutzgas notwendig.

Der Gebrauch einer Zentrifugalschleuder mit widerstandsbeheizter Schmelzeinrichtung soll im folgenden beschrieben werden (TS 3; Degussa, D-Frankfurt) (Abb. 359):

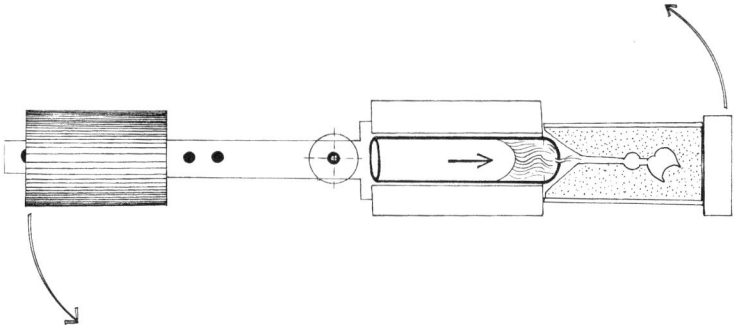

Abb. 359 Prinzip einer Gußschleuder: Beim Zentrifugalguß müssen die Kronenränder in der bevorzugten Zone der Muffel liegen. Dies setzt das richtige Plazieren der Muffel in den Gußapparat voraus.

1. Schleuder öffnen.
2. Gerät einschalten.
3. Schleuder aufziehen.
4. Muffelhalter auf Muffelgröße einstellen.
5. Heizung einschalten.
6. Gewünschte Schmelztemperatur einstellen.
7. Nach Erreichen der Schmelztemperatur Tiegel einschieben.
8. Tiegel drei Minuten auf Schmelztemperatur durchwärmen lassen.
9. Tiegel aus Schmelzkammer nehmen und zügig Metall in den Tiegel geben (bei Keramiktiegeln ein Stück Schmelzpellet hinzugeben) und zurück in den Schmelzofen schieben.
10. Legierung beobachten.
11. Nach Zusammensacken der Legierungsplättchen je nach Legierung die vom Hersteller empfohlene Haltezeit der Schmelztemperatur berücksichtigen.
12. Muffel aus Vorwärmofen entnehmen und in die Schleuder einlegen (bevorzugte Zone in der Muffel berücksichtigen).
13. Schmelzkammer öffnen und bis an die Muffel schieben.
14. Tiegel an die Muffel schieben.

15. Schleuder zügig schließen; damit wird automatisch die Zentrifuge ausgelöst.
16. Nach Ablauf der Wartezeit (Schleuder muß zum Stillstand gekommen sein) Schleuder öffnen.
17. Schmelzofen von Muffel wegziehen.
18. Muffel aus Halterung entnehmen.
19. Tiegel aus Schmelzkammer entnehmen.
20. Gußapparat abschalten.

Zum Einstellen der Schmelzofentemperatur gilt folgende Faustregel: Schmelzofentemperatur = Liquidustemperatur plus 100° bis 150° C. Die eigentliche Gießtemperatur wird wegen der Gußverzugszeit und durch das Einschießen der Schmelze in die Muffel niedriger als die Schmelzofentemperatur sein. Die Gußverzugszeit sollte durch schnelle Handhabung so gering wie möglich gehalten werden und bei jedem Guß gleich sein.

27.9 Ausbetten

Das Befreien des Gußobjekts von der Einbettmasse muß ohne Beschädigung des Gusses durchgeführt werden. Folgende Punkte sind zu beachten:

1. Muffel bis auf Raumtemperatur eigenständig abkühlen lassen.
2. Nicht auf das Objekt (Gußring, Gußobjekt, Einbettmasse) schlagen.
3. Die Ränder nicht mit Aluminiumoxid abstrahlen (Abb. 360).

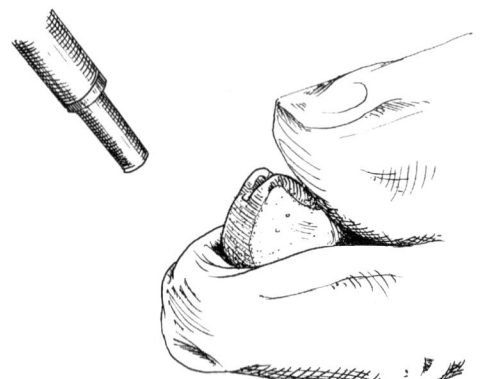

Abb. 360 Beim Abstrahlen werden die Ränder durch Eindrücken des Objekts in den Finger abgedeckt und vor der aggressiven Wirkung des Strahlmittels geschützt.

4. Ränder chemisch im Ultraschall (z. B. in Neazidlösung (Degussa, D-Frankfurt)) reinigen oder mit schwachem Druck (1,0 bar) und Kunststoffperlen abstrahlen.

Sollten sich an der Gußoberfläche Oxide befinden, können diese durch Abbeizen in Neazidlösung entfernt werden.

27.10 Feinaufpassung der Gußteile

Ein systematisches und vorsichtiges Vorgehen ist zum Feinaufpassen der Gußteile bzw. Gerüste auf den Modellstümpfen notwendig. Wird dieser Arbeitsprozeß nicht sorgfältig durchgeführt, werden die Gipsstümpfe beschädigt. Die Folge wäre, daß das Gußteil zwar auf dem Modellstumpf, aber nicht im Mund paßt. Das schrittweise Vorgehen kann wie folgt zusammengefaßt werden:

1. Das Gußobjekt wird mit Hilfe des Stereomikroskops daraufhin überprüft, ob die Einbettmasse völlig entfernt ist (Abb. 361).

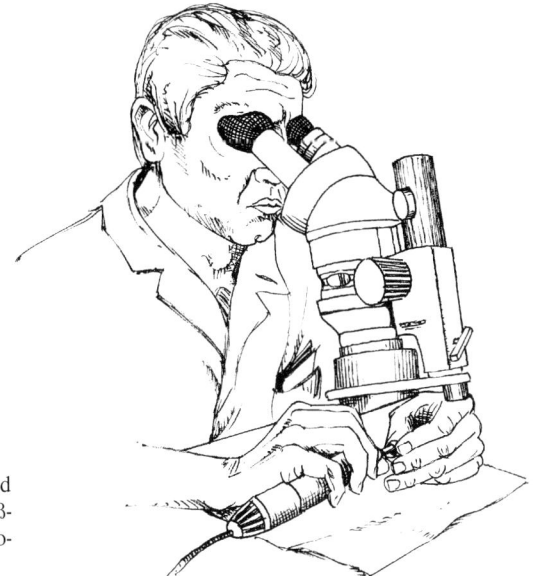

Abb. 361 Aufpassen und Feinausarbeiten der Gußteile mit Hilfe des Stereomikroskops.

2. Feine Gußperlen werden unter dem Stereomikroskop mit dem Rosenbohrer (Größe 004; Brasseler, D-Lemgo) aus dem Kroneninneren entfernt. An eckigen Stellen, wie z. B. am Übergang Schulter - Abschrägung, kann zum besseren Zugang in die Kante ein Kegelbohrer (Größe 008; Brasseler, D-Lemgo) verwendet werden.
3. Erster vorsichtiger Versuch, die Krone auf den Gipsstumpf zu setzen. Bei sauberer Modellation ohne überextendierte Ränder sollte die Krone bis ca. 1 mm von der Endposition durch Friktion gestoppt werden. Ist es möglich, die Krone gleich nach Entfernen der Gußperlen bis auf Randschluß auf den Stumpf zu setzen, so sitzt sie später meist zu locker im Mund.
4. Der endgültige Sitz der Krone wird durch gezieltes Wegschleifen der aufsitzenden Stellen erreicht. Dies kann mit Farbindikatoren, die aufgemalt oder aufgesprüht werden, wie Okklu-Spray® (Hager & Werken, D-Duisburg), erleichtert werden. Wichtig ist, daß Störstellen nur punk-

tuell entfernt werden und die Kroneninnenseite nicht großflächig ausgeschliffen wird. Der eindeutige Sitz des Gußteils muß ohne Schaukeln und Rotation sichergestellt werden.
5. Die Ränder dürfen zur Anprobe nicht bearbeitet werden (kein Abstrahlen, keine Schleifinstrumente). Bei Verblendkronen liegt die Metallstärke der zu verblendenden Flächen zwischen 0,2 und 0,4 mm. Vollgußkronen und -brücken werden fertig ausgearbeitet und poliert zur Anprobe angeliefert. Sie werden am Patienten anhand der in Kapitel 28 festgelegten Kriterien anprobiert, überprüft und eingegliedert.

27.11 Oberflächenpolitur der Gußteile

Die sorgfältige Oberflächenpolitur von Gußteilen stellt den abschließenden Arbeitsschritt dar. Dieser Vorgang ist nicht nur aus optischen Gründen zur Verschönerung notwendig. Vielmehr ist eine hochwertige Politur zur Oberflächenvergütung des gegossenen Materials erforderlich. Die Oberflächenverdichtung, die durch die einzelnen Poliervorgänge erreicht wird, macht den gegossenen Zahnersatz widerstandsfähig gegen äußere mechanische und chemische Einflüsse in der Mundhöhle. Bedingt durch das feuchte Mundmilieu ist einer Resistenz der gegossenen Legierung gegen eventuell auftretende Löslichkeit und Korrosionsvorgänge besondere Aufmerksamkeit zu widmen. Neben der Legierungszusammensetzung und der richtigen Gußtechnik stellt die Endpolitur einen wesentlichen Faktor für die Herstellung eines biokompatiblen Zahnersatzes dar. Bei Legierungstypen mit zusätzlichen Oxidbildnern für Aufbrennlegierungen ist darauf zu achten, daß diese Oxide, die während der einzelnen Aufbrennvorgänge der Verblendkeramik an die Oberfläche treten, sorgfältig entfernt werden. Diese Oxidschicht muß vor der Politur mit rotierenden Instrumenten entfernt werden. Dies kann mit abrasiven Gummirädern und -spitzen durchgeführt werden. Neu auf den Mandrel montierte Gummiräder müssen vor deren erstmaligen Gebrauch an einem Stein abgezogen werden, um ein gleichmäßiges Rundlaufen zu gewährleisten. Hierbei kann auch die Form der Räder dem zu polierenden Objekt angepaßt werden.

Beim Gummieren und Polieren der Kronenränder ist die Schwierigkeit gegeben, daß zum einen genügend Material zur Oxidentfernung abgetragen wird und zum anderen die Ränder nicht gekürzt werden. Dies kann nur unter Hinzuzug einer Sehhilfe (Stereomikroskop) gewährleistet werden. Es muß mit äußerster Vorsicht vorgegangen werden. Ein Kürzen des Kronenrandes würde eine Wiederholung des Gußteiles bedeuten. Passend zur verwendeten Legierung müssen die Gummierer und die noch etwas feineren Polierer aufeinander abgestimmt sein. Die Legierungshersteller geben hierzu Empfehlungen, die bei der Auswahl der Instrumente eine Hilfe darstellen. Als Standardverfahren kann der Einsatz eines Vorgummierers, eines feineren und härteren Gummipolierers und anschließendem Einsatz einer Polierbürste mit Polierpaste und einer Hochglanzpolierschwabbel festgehalten werden. Das Werkstück wird solange dem Poliervorgang ausgesetzt, bis keinerlei Oberflächenrauhigkeiten, Streifen oder Schlieren mehr sichtbar sind.

Literatur

Barreto M. T.: Procelain fused to metal framework design. In: Yamada H. N. (Hrsg.): Dental porcelain - the state of the art., University of Southern California, Los Angeles 1977, S. 181-188.

Berger R. P., Benson F. S.: Rund oder oval? Gußmuffeln im Vergleichstest. Dent Labor 1993; 41: 1229-1232.

Hobo S.: Porcelain fused to metal: Tooth preparation and coping design. J Prosthet Dent 1973; 30: 28 - 36.

Hobo S., Shillingburg H. T.: Porcelain fused to metal: Framework design. In: Yamada H. N. (Hrsg.): Dental porcelain - the state of the art. University of Southern California, Los Angeles 1977, S. 195 - 198.

Kappert H. F., Blechschmidt S.: Die Konfiguration der Temperaturzonen in der Einbettmasse beim dentalen Präzisionsguß. Quintessenz Zahntech 1987; 11: 1271 - 1284.

Miller L. L.: Klinische Betrachtungen zur Präparation des Zahnes und zur Gestaltung des Metallgerüstes bei Metall-Keramik Zahnersatz. In: McLean J. W. (Hrsg.): Dental Keramik - Vorträge und Diskussionen anläßlich des 1. Internationalen Keramik-Symposiums, Quintessenz, Berlin 1984, S. 153 - 206.

Sauer G., Galandi M. E.: Dimensionsverhalten tiefgezogener Kappen zur Kronenherstellung. Dtsch Zahnärztl Z 1982; 37: 811 - 814.

Schmidt T.: Möglichkeiten zur Verbesserung der gelenkten Erstarrung bei Gußlegierungen. Quintessenz Zahntech 1988; 14: 1029 - 1035.

Taschner C.: Die räumliche und zeitliche Erfassung des Temperaturverlaufs während des Erstarrens einer dentalen Goldlegierung. Med Diss, Freiburg 1987.

Wohlwend A.: Die Verwendung des Stereo-Mikroskopes für eine verbesserte Randgestaltung metallkeramischer Arbeiten (I,II). Quintessenz Zahntech 1984; 3: 323 - 334, 441 - 451.

Yamamoto M.: Factors affecting the strength of metal-ceramics. In: Yamamoto M. (Hrsg.): Metal-Ceramics, Chapter I, Quintessence, Chicago 1985, S. 15-105.

Weiterführende Literatur

Caesar: Inlay- und Onlay-Techniken, Neuer Merkur, 2. Auflage München 1991.

Martignoni M., Schönenberger A.: Präzision und Kronenkontur in der restaurativen Zahnheilkunde. Quintessenz, Berlin 1989.

Shillingburg H. T., Hobo S., Fisher D. W.: Preparation design and margin distortion in porcelain-fused-to-metal restorations. J Prosthet Dent 1973; 29: 276 - 284.

Suckert R.: Funktionelle Frontzahn-Ästhetik. Neuer Merkur, München 1990.

28 Kronen-Brücken-Prothetik: Klinischer und labortechnischer Ablauf

28.1 Einleitung

Patienten, die prothetisch zu versorgen sind, durchlaufen die einzelnen Phasen des in Kapitel 3 vorgestellten Behandlungskonzepts: Der Anamnese (Kap. 4) folgen Befundaufnahme, Diagnose und Planung (Kap. 5). Danach beginnt die eigentliche Behandlung mit Hygienephase (Kap. 6 bis 8) und präprothetischer Vorbehandlung (Kap. 9 bis 14). 2 bis 9 Monate nach Abschluß dieser Vorbehandlung kann der spezielle kronen- oder brückenprothetische Teil beginnen.

28.2 Labor: Diagnostische Präparation

Bei der Realisierung von Kronen- und Brückenzahnersatz ist es sinnvoll, vor der Präparation am Patienten eine Probepräparation am Gipsmodell durchzuführen. Je nachdem, in welcher Form die Herstellung von Provisorien geplant ist, muß vor dem Beschleifen eine Alginat- oder Silikonabformung, eine tiefgezogene Folie oder ein Schalenprovisorium angefertigt werden.

28.3 Klinik: Farbauswahl, Präparation am Patienten

Es ist von Vorteil, wenn vor der Präparation bereits die Farbauswahl durchgeführt wird, weil zu diesem Zeitpunkt die Zähne noch unbeschliffen sind und in ihrer ursprünglichen Farbe beurteilt werden können. Die Farbauswahl kann durch den Zahnarzt erfolgen; idealer ist es jedoch, wenn der ausführende Zahntechniker die Farbbestimmung durchführt (s. Kap. 16). Beim Präparieren sind die im Kapitel „Präparationstechnik" (Kap. 20) genannten Punkte zu berücksichtigen:
Erhaltung der Zahnsubstanz, Schutz der Pulpa, Schutz des marginalen Parodonts sowie Erzielung einer Retentions- und Widerstandsform unter Berücksichtigung werkstoffkundlicher, konstruktionsbedingter und ästhetischer Faktoren.
Im folgenden wird das Vorgehen bei der Durchführung der von uns empfohlenen Präparationen für Kronen und Brücken beschrieben. Die jeweiligen Instrumente des Präparations-Satzes Prothetik der Universitäten Frei-

burg und Kiel (vgl. Kap. 20) werden angegeben. Die Zahnpräparation kann mit dem roten Winkelstück oder mit der Turbine ausgeführt werden. Auf eine ausreichende Wasserkühlung ist zu achten.

Subgingivale Präparationen (Oberkiefer-Frontzahnbereich) sollten nur mit dem roten Winkelstück ausgeführt werden. Bei geplanter subgingivaler Präparation ist es vorteilhaft, vor Beginn der Präparation einen dünnen Retraktionsfaden (Größe 0) in den Gingivasulkus einzulegen. Dies erlaubt eine gute Kontrolle der Präparationsgrenze.

Die nachfolgend genannten Präparationstiefen gelten für die definitive Präparation. Werden die Pfeilerzähne zunächst für die Aufnahme von Langzeitprovisorien beschliffen, ist etwas weniger Zahnsubstanz abzutragen, und zwar soviel, daß nach dem Nachfinieren der Stümpfe, welches vor der Abformung für die endgültige Versorgung erfolgt, die im folgenden angegebenen Werte erreicht werden.

28.3.1 Zirkuläre Stufenpräparation

28.3.1.1 Separation der approximalen Kontaktpunkte (Abb. 362a)

Instrument: 1 a (Diamantseparierer, mittlere Körnung; Fig.-Nr. 850.012).

- Instrument möglichst senkrecht halten.
- Nachbarzähne nicht verletzen.
- Oberhalb der Interdentalpapille arbeiten.
- Matrize als Schutz des Nachbarzahns verwenden.

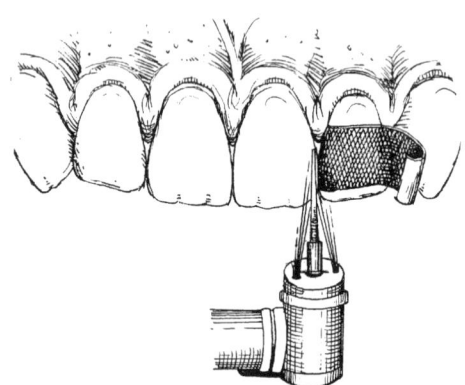

Abb. 362 a Separieren.

28.3.1.2 Setzen von Orientierungsrillen (Abb. 362b)

Instrument: 2 a (zylindrischer Diamant, mittlere Körnung; Fig. 873KR.012).
Generell gilt: Das Instrument entsprechend der Zahnkontur anlegen.
a. Labial, zervikales Kronendrittel: zwei Rillen, ca. 1 mm tief.

b. Palatinal, zervikales Kronendrittel: zwei Rillen, ca. 1 mm tief.
   • Gesamtpräparationswinkel von ca. 6° beachten.
   • Supragingival bleiben.

c. Labial: inzisales und mittleres Kronendrittel: zwei Rillen, ca. 1 mm tief.

   • Leichte palatinale Neigung des Instruments.

d. Inzisal: Zwei Rillen, ca. 2 mm tief.

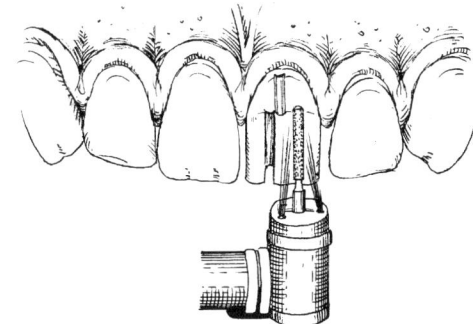

Abb. 362 b Orientierungsrillen.

28.3.1.3 Abtragen der Zahnhartsubstanz (Abb. 362c)

Instrument: 2 a (zylindrischer Diamant, mittlere Körnung).
Einebnen der Zahnoberfläche bis auf das Niveau der Orientierungsrillen, dabei im zervikalen Bereich Präparation einer Stufe.

– Reihenfolge:

   • Inzisale Kürzung.
   • Einebnen der inzisalen und mittleren Kronendrittel labial.
   • Einebnen des zervikalen Kronendrittels labial.
   • Einebnen des zervikalen Kronendrittels palatinal.
   • Gesamtpräparationswinkel ca. 6°.

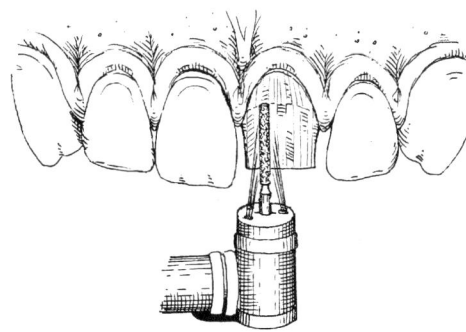

Abb. 362 c Einebnen der Rillen.

28.3.1.4 Approximale Präparation (Abb. 362d)

Instrument: 2 a (zylindrischer Diamant, mittlere Körnung).

- Gesamtpräparationswinkel von ca. 6°.
- Supragingivale Stufe dem Gingivaverlauf folgend.
- Nachbarzähne nicht verletzen.

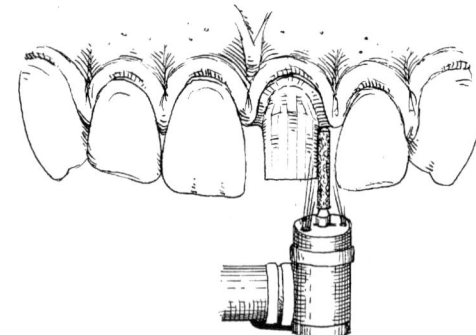

Abb. 362 d Approximale Präparation.

28.3.1.5 Palatinale Reduktion (Abb. 362e)

Instrument: 8 a (Knospe, mittlere Körnung; Fig.-Nr. 368.023).
Knapp 1,2 mm Hartsubstanz entsprechend der palatinalen Anatomie abtragen, wobei die zervikale Retentionsfläche palatinal nicht zu sehr verkleinert werden sollte (mind. 3 mm hoch).

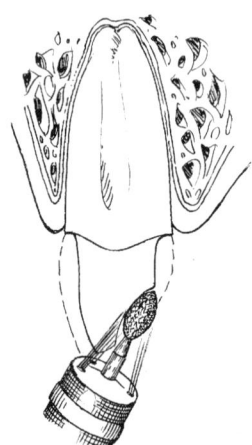

Abb. 362 e Palatinale Reduktion.

28.3.1.6 Tieferlegen der Stufe (Abb. 362f)

Instrument: 2 b (zylindrischer Diamant, feine Körnung,; Fig.-Nr. 8837KR.012).
- Die Stufe wird für Metall- und Vollkeramik auf knapp 1,2 mm verbreitert, geglättet und leicht subgingival (0,5 mm, max. 1,0 mm) gelegt.

- Instrument stets senkrecht zum Gingivasaum bewegen.
- Gesamtpräparationswinkel nicht verändern.
- Nachbarzähne nicht berühren.
- Gingiva nicht verletzen.

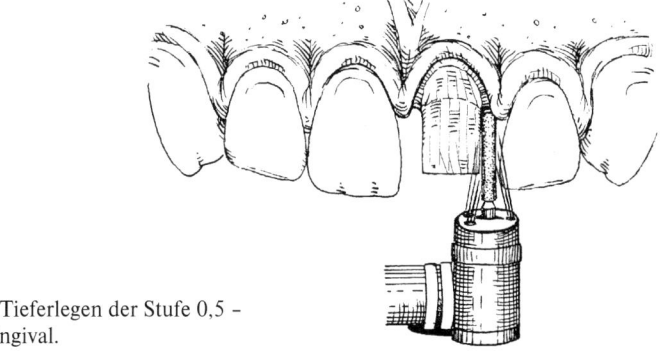

Abb. 362 f Tieferlegen der Stufe 0,5 - 1 mm subgingival.

28.3.1.7 Finieren und Kantenbrechen (Abb. 362g)

Instrument: 2 b und 8 b (zylindrischer Diamant und Knospe, jeweils feine Körnung).

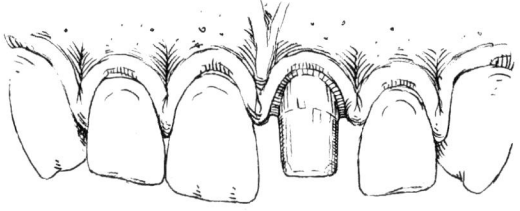

Abb. 362 g Zirkuläre Stufenpräparation finiert, Kanten gebrochen.

28.3.2 Zirkuläre Hohlkehlpräparation (Seitenzähne)

28.3.2.1 Separation der approximalen Kontaktpunkte

Instrument: 1 a (Diamantseparierer, mittlere Körnung).

- Instrument möglichst senkrecht halten.
- Nachbarzähne nicht verletzen.
- Oberhalb der Interdentalpapille arbeiten.
- Matrize als Schutz des Nachbarzahns verwenden.

28.3.2.2 Setzen der okklusalen Orientierungsrillen

Instrument: 2 a (zylindrischer Diamant, mittlere Körnung).
Zu beachten:
- Das Instrument entsprechend der Zahnkontur anlegen.

Tiefe der Rillen:
- Vollguß: ca. 1,0 mm
- Metallkeramik: ca. 1,5 mm

28.3.2.3 Okklusale Reduktion

Instrument: 2 a (zylindrischer Diamant, mittlere Körnung).
Anatomisches Abtragen der Kaufläche bis auf das Niveau der Orientierungsrillen.
- Die Oberflächengestaltung soll das ursprüngliche Höcker- und Fissurenrelief aufweisen.
- Durch die Überkuppelung kommen die Höckerspitzen wieder auf dem ursprünglichen Höckergrat zu liegen.
- Der Platzbedarf bei statischer und dynamischer Okklusion ist zu berücksichtigen.

Hilfsmittel: Alu-Wachsplättchen, ca. 1,5 mm dick, und Stärkentaster.
Ein erwärmtes Alu-Wachsplättchen definierter Dicke wird intraoral über die Okklusalfläche des präparierten Zahns gelegt. Nach der Kontrolle der statischen und dynamischen Okklusion wird das Plättchen aus dem Mund genommen und in kaltem Wasser abgekühlt. Nun wird kontrolliert, ob das Alu-Wachsplättchen irgendwo durchgedrückt ist. Dünne Stellen werden mit einem Taster auf ihre Dicke hin überprüft. Zahnanteile, die weiterer Reduktion bedürfen, werden markiert und nachpräpariert.

28.3.2.4 Setzen der bukkalen und oralen Orientierungsrillen

Instrument: 4 a bzw. 5 a (zylindrischer Torpedodiamant, mittlere Körnung; Fig.-Nr. 878.012 bzw. 878.016).

- Tiefe der Rillen: bukkal und oral ca. 0.8 mm (Vollguß) bzw. 1,2 mm (Metallkeramik).
- Gesamtpräparationswinkel von ca. 6°.
- Abstand zum Gingivalsaum ca. 1 mm.
- Kronenflucht im Unterkiefer beachten.

28.3.2.5 Abtragen der Zahnhartsubstanz bis auf das Niveau der Rillen

Instrument: 4 a bzw. 5 a (zylindrischer Diamant, mittlere Körnung).

- Gesamtpräparationswinkel von ca. 6°.
- Abstand zum Gingivalsaum ca. 1 mm.
- Kronenflucht im Unterkiefer.
- Tiefe der Hohlkehle 0,6 mm bei Instrument 4 a (Vollguß) bis 0,8 mm bei Instrument 5 a (Metallkeramik).

Klinik: Farbauswahl, Präparation am Patienten

28.3.2.6 Approximale Präparation

Instrument: 4 a bzw 5 a (zylindrischer Torpedodiamant, mittlere Körnung).

- Supragingivale Stufe dem Gingivaverlauf folgend.
- Gesamtpräparationswinkel von ca. 6°.
- Nachbarzähne nicht verletzen.
- Übergang an den bukkalen und oralen Wänden.
- Höhe der approximalen Wände nicht kleiner als 3 mm.

28.3.2.7 Finieren und Kantenbrechen

Instrument: 4 b bzw. 5 b (zylindrischer Torpedodiamant, feine Körnung; Fig.-Nr. 8878.012 bzw. 8878.016).

- Hohlkehle, Retentionsfläche, Okklusalfläche.

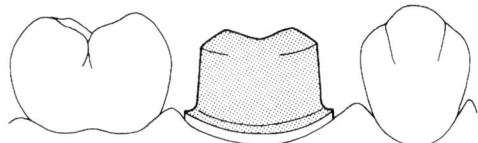

Abb. 363 Hohlkehlpräparation im Seitenzahn-Bereich.

28.3.3 Zirkuläre Hohlkehlpräparation (untere Frontzähne)
(bei unteren Frontzähnen für Metall- und Vollkeramik-Restaurationen)

28.3.3.1 Separation der approximalen Kontaktpunkte

Instrument: 1 a (Diamantseparierer, mittlere Körnung).
Zu beachten:

- Instrument möglichst senkrecht halten.
- Nachbarzähne nicht verletzen.
- Oberhalb der Interdentalpapille arbeiten.
- Matrize als Schutz des Nachbarzahns verwenden.

28.3.3.2 Setzen der Orientierungsrillen

Instrument: 4 a (zylindrischer Torpedodiamant, mittlere Körnung).
Generell gilt: Das Instrument entsprechend der Zahnkontur anlegen.
a. Labial, zervikales Kronendrittel: zwei Rillen, ca. 0,6 mm tief.

b. Palatinal, zervikales Kronendrittel: zwei Rillen, ca. 0,6 mm tief.

- Gesamtpräparationswinkel von ca. 6° beachten.
- Supragingival bleiben.

c. Labial, inzisales und mittleres Kronendrittel: zwei Rillen, 0,8 mm tief.

- Leichte palatinale Neigung des Instruments.

d. Inzisal: Zwei Rillen, ca. 2 mm tief.

28.3.3.3 Abtragen der Zahnhartsubstanz

Instrument: 4 a (zylindrischer Torpedodiamant, mittlere Körnung).
Einebnen der Zahnoberfläche bis auf das Niveau der Orientierungsrillen.

- Reihenfolge:

- Inzisale Kürzung.
- Einebnen der inzisalen und mittleren Kronendrittel labial.
- Einebnen der zervikalen Kronendrittel labial.
- Einebnen der zervikalen Kronendrittel palatinal.
- Gesamtpräparationswinkel ca. 6°.

28.3.3.4 Approximale Präparation (Abb. 364)

Instrument: 4 a (zylindrischer Torpedodiamant, mittlere Körnung).

- Gesamtpräparationswinkel von ca. 6°.
- Supragingivale Stufe dem Gingivaverlauf folgend.
- Nachbarzähne nicht verletzen.

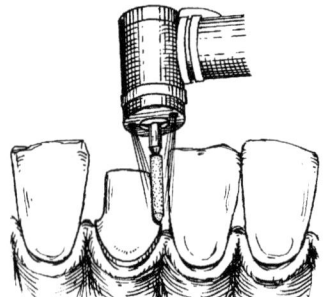

Abb. 364 Hohlkehlpräparation an unteren Frontzähnen mit Instrument Nr. 4 a.

28.3.3.5 Palatinale Reduktion

Instrument: 8 a (Knospe, mittlere Körnung).
Ca. 0,8 mm Hartsubstanz entsprechend der palatinalen Anatomie abtragen, wobei die zervikale Retentionsfläche nicht zu sehr verkleinert werden

sollte (mind. 3 mm hoch).

28.3.3.6 Tieferlegen der Hohlkehle

Instrument: 4 b (zylindrischer Torpedodiamant, feine Körnung).

- Die Hohlkehle wird labial und palatinal auf 0,6 mm verbreitert, geglättet und, sofern der Kronenrand in Funktion sichtbar wäre, leicht subgingival (0,5 mm, max. 1 mm) gelegt.
- Instrument stets senkrecht zum Gingivasaum bewegen.
- Gesamtpräparationswinkel nicht verändern.
- Nachbarzähne nicht berühren.
- Gingiva nicht verletzen.

28.3.3.7 Finieren und Kantenbrechen

Instrument: 4 b und 8 b (zylindrischer Torpedodiamant und Knospe, jeweils feine Körnung).

Zum Abschluß der Präparation ist zu kontrollieren, ob genügend Zahnsubstanz entfernt wurde.
Instrumente: Spiegel und Sonde, evtl. Alu-Wachsplättchen. Zu kontrollieren sind vor allem:

- Oberflächenbeschaffenheit: keine Riefen, keine scharfen Kanten.
- Gesamtpräparationswinkel/untersichgehende Stellen.
- Statische und dynamische Okklusion: optisch und evtl. mit Alu-Wachsplättchen.
- Verlauf des Präparationsrandes und Abstand vom Gingivalsaum.

Falls ein Silikonschlüssel vorhanden ist, läßt sich gut kontrollieren, ob vestibulär genügend Zahnhartsubstanz entfernt wurde.

28.4 Klinik: Postpräparatorische Maßnahmen am Patienten

28.4.1 Abformung

An die Präparation und Reinigung des beschliffenen Zahnstumpfs mit Chlorhexamed® (blend-a-med, D-Mainz) sowie dem langsamen Einrotieren von Calciumhydroxid mit einem Gummikelch schließt sich die definitive Abformung an. Diese wird bei subgingivaler Präparation (Oberkiefer: Frontzahnbereich und 1. Prämolaren) mit Vorteil erst zu einem späteren Termin vorgenommen, damit sich das Hart- und Weichgewebe vom nicht zu vermeidenden Präparationstrauma erholen kann. Nur bei supragingivalen Präparationen können Abformung und Präparation in derselben Sitzung erfolgen. Als Abformmassen bieten sich in erster Linie Elastomere an. Bei uns kommen für diesen Zweck Polyäther (Permadyne® oder Impregum® F, Espe, D-Seefeld) oder A-Silikone (President®, Fa. Coltène, CH-Altstätten) zum Einsatz (vgl. Kap. 19).

Vor der eigentlichen Abformung sind folgende Vorbereitungen notwendig:

- Anästhesie
  Eine gute Anästhesie ist durchzuführen. Dazu kann eventuell ein Anästhetikum mit einem höheren Zusatz an Vasokonstriktoren (wie UDS® forte) verwendet werden. (Die Adrenalinausschüttung des Nebennierenmarks ist in Streßsituationen, z. B. bei Schmerz, erheblich höher als die im Anästhetikum enthaltene Adrenalinmenge).
- Trockenlegung
  Zum Trockenlegen eignen sich neben dem Speichelsauger Watterollen, im Oberkiefer-Seitenzahnbereich auch Parotiswatterollen oder Dry-Tips® (Mölnlycke, D-Hilden). Letztere werden auf den Ausführungsgang der Glandula parotis gelegt; die Spitze zeigt nach dorsal, die rauhe Fläche liegt der Wangenschleimhaut an (Abb. 365a und b). Für den Sulkusbereich eignen sich darüber hinaus auch spezielle Saugstreifen (Sugi®; Kettenbach, D-Eschenburg). Beschliffene Zähne sollten nicht unnötig mit dem Luftbläser „gequält" werden.

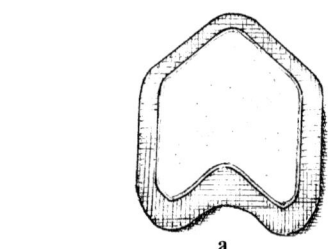

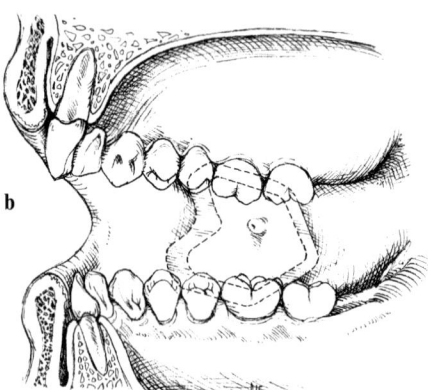

Abb. 365 a und b
a) Dry-Tips®
b) Richtige Positionierung in der Mundhöhle

- Legen von Fäden
  Das Legen von Fäden hat das Ziel, die Präparationsgrenze für die Abformung freizulegen. Bei physiologischer Taschentiefe empfiehlt es sich,

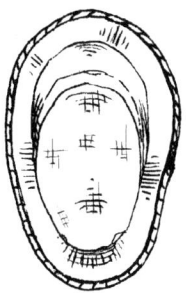 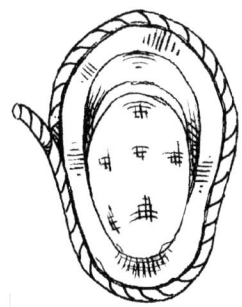

Abb. 366 Dünner Faden in Gingivasulkus eingelegt.

Abb. 367a Dicker Faden darüber eingelegt.

zwei Fäden zu verwenden. Durch den ersten Faden (Größe 0 oder 1) (Abb. 366) wird primär die Sulkusflüssigkeit abgehalten, während der zweite Faden (Größe 1 oder 2) den Sulkus noch weiter eröffnet (Abb. 367a). Wir empfehlen die Verwendung von mit Aluminiumsalzen imprägnierten Retraktionsfäden (sog. mechano-chemische Gingivaverdrängung). Eine Kontraindikation besteht lediglich bei entsprechender Patientenanamnese. In diesem Fall sollten nur unbehandelte Retraktionsfäden benutzt werden (mechanische Gingivaverdrängung). Das Legen der Fäden erfolgt am besten mit einem Heidemann-Spatel, wobei dieser Vorgang häufig dadurch erleichtert wird, daß die Assistenz mit Hilfe eines zweiten Heidemann-Spatels das Fadenende, das bereits in den Sulkus gestopft wurde, fixiert.
Die Fäden sollten „versetzt", also nicht an der gleichen Stelle enden (Abb. 367), damit beim Entfernen des oberen dickeren Fadens der darunter liegende Faden nicht versehentlich mitentfernt wird. Die Fäden sollen ca. 10 bis 15 Minuten in situ bleiben, bevor die eigentliche Abformung durchgeführt wird.
Zu beachten ist, daß bei gesundem Parodontium durch das Fadenlegen bindegewebiges Attachment verlorengehen kann. Darum sollte man möglichst atraumatisch vorgehen. Eine aufgrund der Traumatisierung durch das Fädenlegen bedingte Blutung am Gingivalsaum kann vorteilhaft durch zusätzliche Verwendung von Aluminiumsalz-Lösungen gestillt werden.
Beispiele für imprägnierte Fäden und Lösungen sind:

- Orbat® (Lege artis, D-Dettenhausen; Aluminiumchlorat; Lösung),
- Epipak® (Espe, D-Seefeld; Aluminiumhydroxidchlorid; Lösung und Fäden),
- Racestyptine® (Septodont, F-St. Maur-des-Fosses; Aluminiumchlorid; Fäden),
- Retracto® (Roeko, D-Langenau; Aluminiumsulfat; Fäden),
- Hemodent Cord® (Ubert, D-Berlin; Aluminiumsulfat; Fäden),
- Speikocord-Alu® (Speiko, D-Münster; Aluminiumsulfat; Fäden).

Abzulehnen sind trotz ihrer guten Blutstillung Adrenalinlösungen oder damit getränkte Baumwollfäden, da aufgrund der schnellen Resorption dieser Substanz systemische Wirkungen wie Tachykardie oder Blutdrucksteigerung auftreten können (BDZ & KZBV 1988).

- Vorbereitung der individuellen Löffel
  Bis 3 bis 4 mm über den Löffelrand wird dünn Adhäsiv aufgetragen und verblasen. Dieses sollte entsprechend der Herstellerangaben antrocknen, bevor das Abformmaterial eingefüllt wird.
- Abformung
  Für die eigentliche Abformung werden bis zu vier Personen benötigt: Eine Person hält mit zwei (Foto-)Haken die Wangen von den Zahnreihen ab, eine andere saugt und hält die Zunge ab. Zwei Personen (bei Verwendung einer einphasigen Abformmasse nur eine) mischen an; in der Regel (abhängig von der Abformmasse) beginnt das Anrühren des für die Applikationsspritze bestimmten Materials 20 bis 30 sec vor dem Anrühren der „Löffelmasse". Präparierte Zähne und Sulki müssen sauber und trocken, die Präparationsgrenzen gut sichtbar sein. Abformmaterial wird entsprechend der Herstellerangaben angerührt, in die Applikationsspritze gefüllt und dem Behandler gereicht. Dieser (sofern Rechtshänder) nimmt sie in die rechte Hand. Mit einer Pinzette (linke Hand) zieht er den dickeren, obenliegenden Faden heraus und folgt direkt mit der Spritze nach, um den noch offenen Sulkus mit Abformmaterial aufzufüllen (der erste Faden verbleibt während der Abformung im Sulkus). Um Luftblasen am Pfeilerstumpf zu vermeiden, wird das Abformmaterial mit dem Luftbläser dünn über dem Stumpf verblasen. Währenddessen wird der individuelle Löffel mit Abformmaterial gefüllt und dem Behandler übergeben. Watte und Sauger werden aus dem Mund entfernt (Dry-Tips® bleiben am Ort) und der Löffel wird über die Zahnreihe positioniert. Anschließend wird der Sauger wieder in den Mund gebracht. Bis zur vollständigen Abbindung der Abformmasse müssen Behandler oder Assistenz den Löffel in Position halten.
  Ist die Trockenlegung erschwert oder unmöglich, kann die Speichelsekretion auf medikamentösem Weg (0,5 mg Atropinsulfat) gehemmt werden. In solchen Fällen wird Atropinsulfat (Atropinum sulfuricum Compretten®, Cascan, D-Wiesbaden) ca. 1 Stunde vor der Abformung in Tablettenform verabreicht. Auch eine submuköse Injektion ist möglich, z. B. Atropinsulfat 0,0005 (D-Hameln) oder Atropinsulfat-Braun 0,5 mg (Braun, D-Melsungen) (BDZ & KZBV 1988). Die Kontraindikation (Glaukom) ist zu beachten. Nach der Verabreichung von Atropinsulfat soll keine Teilnahme am Straßenverkehr erfolgen.

Nach Ablauf der Abbindezeit wird der Abformlöffel ruckartig aus dem Mund entfernt und unter fließendem Wasser von Blut- und Speichelresten gesäubert. Anschließend wird die Abformung unter dem Mikroskop (empfohlene Vergrößerung 6 x) betrachtet und daraufhin beurteilt, ob die beschliffenen Pfeilerzähne (einschließlich Präparationsrand und 0,5 bis 1 mm vom nicht beschliffenen Zahnanteil) vollständig abgeformt wurden.
Abformungen mit Elastomeren werden desinfiziert (s. Kap. 19.7) und anschließend mit Entnahmezeit und Name des Patienten versehen (wasserfester Filzstift). Sie dürfen wegen ihrer elastischen Rückstellung frühestens 3 Stunden nach Entnahme ausgegossen werden. Auf dem

Transport zum Zahntechniker sollten Elastomerabformungen keinen zu großen Temperaturschwankungen unterworfen sein.

Zusätzlich zu der Abformung des gesamten Kiefers kann mit Hilfe eines Mini-Tray-Löffels (Mölnlycke, D-Hilden) eine Abformung speziell der präparierten Stümpfe erfolgen. Zuvor sollten die Mini-Tray-Löffel mit Kerr-Masse individualisiert werden.

Nach der Abformung sind die noch verbliebenen Retraktionsfäden (Größe 0 oder 1) aus dem Sulkus zu entfernen. Verbleiben sie versehentlich im Sulkus, ist mit einer parodontalen Destruktion und einer gingivalen Entzündung zu rechnen. Die Provisorien werden wiedereingegliedert.

Gesichtsübertragung und Kieferrelationsbestimmung schließen sich erst in der folgenden Sitzung an, weil zum einen der Patient noch anästhesiert ist und zum anderen unmittelbar nach der Kieferrelationsbestimmung die Montage der Meistermodelle erfolgen sollte. Wird der festsitzende Zahnersatz in zwei (oder mehr) Quadranten angefertigt und geht dies mit einem Verlust der Abstützung einher, so empfiehlt es sich, zunächst nur auf einer Kieferseite zu präparieren und danach eine Kieferrelationsbestimmung mit Hilfe eines Autopolymerisats (z. B. GC Pattern Resin®; GC International, D-Hofheim) über die beschliffenen Zähne (Kontakte auf der unbeschliffenen Seite) durchzuführen. Erst nach Eingliederung des Provisoriums wird die Präparation in der anderen Kieferhälfte begonnen.

28.5 Labor: Modellherstellung

Die Arbeitsschritte zur Modell- und Sägemodellherstellung sind in Kapitel 26 beschrieben.

28.6 Klinik: Gesichtsbogenübertragung, Kieferrelationsbestimmung (zentrisches Wachsregistrat)

Diese Maßnahmen erfolgen in der in Kapitel 5 beschriebenen Weise.

28.7 Labor: Vom Gipsmodell zur gegossenen Restauration

Es folgen das Aufwachsen von kompletten Zahnformen als „full Wax-up" und die Wachsmodellation sowie das Gießen und Ausarbeiten der Gußteile und Gerüste. Eine detaillierte Beschreibung dieser Arbeitsschritte findet sich in Kapitel 27.

28.8 Klinik: Gerüstanprobe

Benötigte Materialien: Spiegel
Feine Sonde
Pinzette
Fit Checker®
Alu-Wachsplatte
Tastzirkel
dünne Zahnseide
kleine Hartmetallkugelfräse
feiner wasserfester Filzstift

Bei der Gerüstanprobe von zu verblendendem Zahnersatz wird wie folgt vorgegangen:
1. Stümpfe mit einem Gummikelch und Polierpaste und einem in Chlorhexamed® (blend-a-med, Mainz) getränkten Wattepellet reinigen. Grobe Zementreste vom Provisorium können z. B. mit einer Universalkürette entfernt werden.
2. Eventuell Anästhesie.
3. Gerüste in warmes Wasser legen (geringere Schmerzempfindung).
4. Kontrolle der approximalen Verhältnisse:

Je nach Art der Arbeit liegen die Kontaktpunkte in Metall oder Keramik. Werden sie in Metall gestaltet, so erfolgt ihre Überprüfung mit Hilfe von dünner Zahnseide, die wie bei der natürlichen Bezahnung nach Überwinden eines Widerstands, der durch den approximalen Kontaktpunkt bedingt ist, in den Zervikalbereich einschnappt. Klemmt eine Restauration approximal, so äußert der Patient in der Regel ein Spannungsgefühl. Falls ein zu starker approximaler Kontaktpunkt vorhanden ist, wird er mittels Okklusionsfolie oder Okklusionsspray (z. B. Occlu Spray®; Hager & Werken, D-Duisburg) sichtbar gemacht: Entweder wird die Folie zwischen präparierten Zahn und Nachbarzahn gebracht, oder die Approximalflächen der Restauration werden dünn mit Occlu-Spray® besprüht, und die Restauration wird eingesetzt. An den klemmenden Stellen, wo sich die Folie abdrückt bzw. das Spray weggewischt wird, ist das Metall vorsichtig zu reduzieren, bis Zahnseide nach spürbarem Widerstand durch den Approximalbereich hindurchgeht.

Wenn Approximalkontakte in Keramik gestaltet werden sollen, muß genügend Platz vorhanden sein (evtl. Kontrolle mit Zahnseide).

Interdentalräume sollen für Mundhygienemittel zugänglich sein; dies kann bei der Gerüstanprobe mit Hilfe von Interdentalbürstchen überprüft werden.

5. Überprüfung auf Paßgenauigkeit und Randlänge
   Materialien:

a. Probe mit Fit-Checker® bzw. bei vollkeramischen Systemen mit Bite-Checker®.
   Das Gerüst muß trocken sein, da sonst das Silikon nicht an der Innenseite des Gerüsts haftet (die Speichelschicht wirkt als Isolierschicht).
   Der Zahn sollte hingegen feucht sein.

b. Feine Sonde (Kuhhornsonde/Furkationssonde).
Die klinische Sondierung der Gerüste stellt die wichtigste Grundlage für eine optimale Anpassung dar. Die Gerüste dürfen bei der Anprobe nicht klemmen. Falls das Gerüst an einer Stelle aufsitzt, wird die betreffende Stelle bei der Probe mit Fit-Checker® sofort sichtbar. Die betreffende Stelle wird daraufhin mit einem feinen Filzstift markiert und nach dem Entfernen des Fit-Checkers® mit einer kleinen Kugelfräse aus Hartmetall ausgeschliffen. Danach erfolgt eine erneute Fit-Checker®-Probe.

6. Überprüfung der Platzverhältnisse für die Verblendung:

   a. Kontrolle im Artikulator.
   b. Klinische Kontrolle der Situation im Mund: Den Patienten auf zusammengefaltete erwärmte Wachsplatte beißen lassen und die Wachsstärke mit dem Tastzirkel ausmessen. Notwendige Keramikstärke für die Verblendung: 0,8 bis 1 mm.

   Zu beachten: Bei einer Reduktion des Gerüsts muß zuvor die Wandstärke gemessen werden, um ein Durchschleifen zu verhindern.
   Ein nach dem Full-Wax-Up hergestellter Silikonschlüssel dient zur Kontrolle der Platzverhältnisse des Gerüsts.

7. Kontrolle der Metallränder hinsichtlich der Kontur und der Gestaltung in Bezug auf die Verblendung:

   • Bei hochgoldhaltigen Legierungen (z. B. Degudent® U; Degussa, D-Frankfurt) ist darauf zu achten, daß keine Überdimensionierung bzw. Überkonturierung des Gerüsts vorliegt.
   • Palladium-Basis-Legierungen (z. B. Degupal®; Degussa, D-Frankfurt) und NEM-Legierungen (z. B. Dentitan®; Austenal, D-Köln) sind anfälliger auf Verarbeitungsfehler. Sie weisen oft eine grobe Kristallstruktur auf und sind schlecht polierbar. Bei diesen Legierungen ist ausnahmsweise eine geringe Überkonturierung erlaubt, um bei der Endpolitur mit dem Gummipolierer die durch die Brände bedingten Oxide entfernen zu können.

8. Kontrolle der Gingivaverhältnisse der Zwischenglieder: Bei Metallkeramik-Brücken sollten die Brückenzwischenglieder im basalen Bereich aus Keramik gestaltet sein, da auf Keramik die Plaqueakkumulation geringer ist, als dies bei Metall der Fall ist. Die Zwischenglieder sollen konvex gestaltet sein und der Gingiva aufliegen.

Metallränder für die Keramikstufe werden erst nach der Anprobe reduziert.
In besonderen Fällen (subgingivale Kronenränder und große orale Rehabilitationen) wird über die im Mund eingesetzten Gerüste eine Abformung (sog. Remontageabformung) angefertigt. In diesen Fällen wird ein Modell mit Stümpfen aus Autopolymerisat (GC Pattern Resin®; GC International, D-Hofheim) hergestellt. Das Arbeitsmodell ist mit einem neuen zentrischen Wachsregistrat einzuartikulieren.
Bei unzureichender Gesamtpassung des Gerüsts erfolgt eine Trennung und

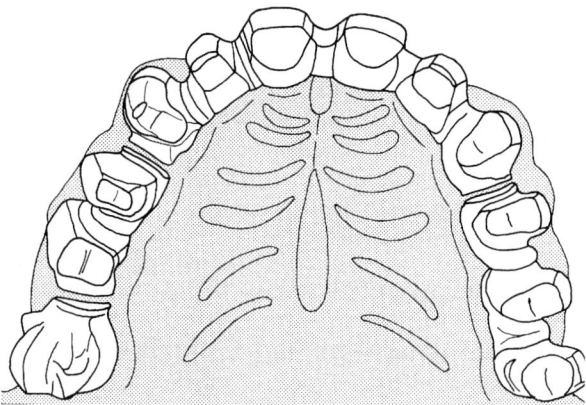

Abb. 367b Das Gerüst befindet sich in vier Teilen auf den präparierten Stümpfen im Munde. Diese Teile werden mit Autopolymersat verblendet.

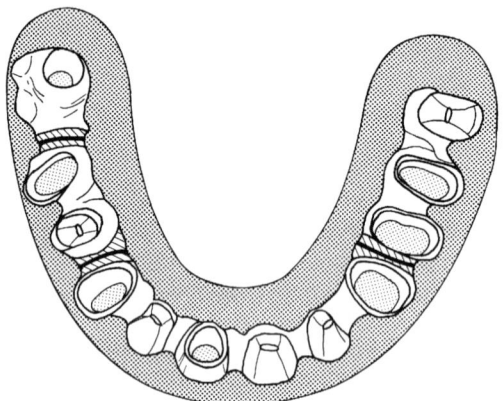

Abb. 367c Der Lötabdruck wurde über das Gerüst genommen. Das verblockte Gerüst befindet sich eindeutig in dem Abdruckgips fixiert.

anschließend eine Verlötung der Teile. Das Gerüst muß hiernach erneut im Mund anprobiert werden. Für die Separierung des Gerüstes wird eine Trennscheibe mit 0,2 mm Dicke verwendet (vgl. Kap 27.3.6,). Die Separierung sollte nicht interdental an der schwächsten Verbindungsstelle erfolgen. Oft kann bereits durch ein Verschieben der Trennung nach mesial oder distal um einige Millimeter eine Vergrößerung der Lötfläche erzielt werden.

Die durch Lötung zu verbindenden Teile werden im Mund des Patienten mit Autopolymerisat (GC Pattern Resin®, GC International, D-Hofheim) fixiert (Abb. 367 b). Zur späteren Rückkontrolle (nach der Lötung) wird über die mit Kunststoff verbundene Brücke im Mund ein Lötabformung (Gips) angefertigt (Abb 367 c).

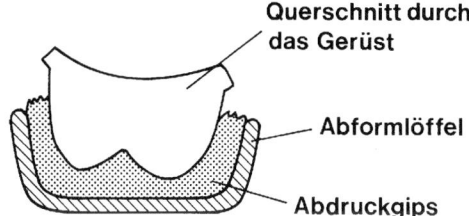

Abbildung 367d

Zu diesem Zweck wird ein individueller Lötabformlöffel auf dem Arbeitsmodell über das Gerüst angefertigt. Dafür wird das Gerüst mit einer Wachsplatte abgedeckt und darauf eine Platte lichthärtenden Kunststoffs adaptiert. Der Löffel wird ca. 2 - 3 mm über die Okklusalfläche zervikalwärts extendiert. Durch diese Schalenform kann der Abformgips gut im Löffel gehalten werden. Nach Anfertigung des Löffels kann der Abformgips in den Schalenlöffel gegeben werden. Der Gips wird glattgestrichen und ca. 0,5 mm tief auf die Okklusalflächen des Gerüstes eingedrückt (Abb. 367 d). Nach Aushärtung wird die Abformung entfernt. Es ist wichtig, daß sich das Gerüst eindeutig im Abformgips reponieren läßt.. Dies ist für die Anfertigung des Lötmodells aus Löteinbettmasse erforderlich. Das Fügen der beiden Gerüstteile erfolgt mittels einer Hartlötung. Hierbei wird ein Lot mit einem entsprechenden Schmelzintervall verwendet, welches ein anschließendes Aufbrennen der Verblendkeramik ohne Verzug ermöglicht.

28.9 Die Verblendung von Gerüsten

28.9.1 Die keramische Verblendung

28.9.1.1 Metall-Keramik-Kompatibilität

Bei der Wahl der keramischen Massen für eine Verblendung müssen die Wärmeausdehnungskoeffizienten (WAK) von Keramik und Metall aufeinander abgestimmt sein. Um auf dem Gerüst eine Druckspannung der Keramik zu erreichen, soll die Wärmeausdehnung der Keramik um etwa 10 % kleiner als die der Legierung sein. Die dadurch auftretende Druckspannung bewirkt eine Erhöhung des Verbunds zwischen der keramischen Verblendung und dem Gerüst. Bei einem zu großen Mißverhältnis des WAK zwischen der Keramik und der Legierung können entweder unmittelbar nach dem keramischen Brand während des Abkühlens oder aber erst Stunden später in der Keramik Spannungssprünge auftreten.

Das in der Metallkeramik gebräuchlichste System besteht aus einer hochgoldhaltigen Legierung (WAK ca. 13 - 15 x 10^{-6} °C) und einer darauf abgestimmten europäischen Keramik (WAK ca. 10 x 10^{-6} °C). Der WAK amerikanischer Keramikprodukte ist im allgemeinen etwas größer. Dies ist durch die häufige Verwendung von NEM- und goldreduzierten Legierungen mit Silberanteil zu erklären. Goldreduzierte und NEM-Legierungen liegen mit ihrem WAK in der Regel etwas höher als hochgoldhaltige Legierungen. Um europäische Keramiken auf reduzierte Legierungen mit höherem WAK aufbrennen zu können, kann durch eine gezielte Abkühlung des Objekts nach dem Brand das Leuzitwachstum angeregt und dadurch der WAK der Keramik erhöht und so besser dem Metall angepaßt werden. Die Legierungshersteller sind in der Lage, Empfehlungen über die notwendige Brandführung mit eventuellen Abkühlphasen für die einzelnen Keramiken zu geben. Bei der Auswahl der Legierung für eine metallkeramische Arbeit müssen Zahnarzt und Zahntechniker die Kompatibilität zur später verwendeten Keramik berücksichtigen.

28.9.1.2 Deckgold

Der Einsatz von Deckgold für die Oberflächenbeschichtung von metallkeramischen Gerüsten wird kontrovers diskutiert (*Kappert* 1989). Deckgolde sind pulverisierte Legierungen mit edlen und unedlen Anteilen und werden mit einer Flüssigkeit zu einer Paste angerührt. Diese Paste wird auf das Gerüst gestrichen und anschließend durch eine Temperaturbehandlung (Glühen im Ofen oder in der Flamme) auf das Gerüst geschmolzen. Die so entstehende gelbliche Farbe des Gerüsts hat insbesondere bei dünneren Schichtstärken der Keramik eine bessere Farbgebung der Verblendung zur Folge. Der Einsatz dieser Deckgolde ist allerdings umstritten, da einige Produkte in Verbindung mit einzelnen Legierungen zu einer Abnahme des Haftverbunds der Keramik zum Metallgerüst führen. Deckgolde sollten nur großflächig auf Gerüste aufgetragen werden, wenn sichergestellt ist, daß keine Abnahme des Verbunds erfolgt. Aus diesem Grund sollte Deckgold nur im zervikalen Bereich, wo eine besonders dünne Keramik-Schichtstärke auftritt, geringfügig aufgetragen werden.

28.9.1.3 Die Auswahl der Keramik

Neben der Kompatibilität der Keramik mit dem zu verblendenden Metallgerüst sind für die Auswahl des Keramiksystems das Farbwahlsystem, die Farbreproduzierbarkeit und die ästhetischen Wirkung der Keramik zu berücksichtigen. Wenn der Zahnarzt (oder der Zahntechniker) die Farbe aussucht, muß er das zum Keramiksystem des Technikers passende Farbringsystem benutzen. Eine Vita®-Farbe (Vita Zahnfabrik, D-Bad Säckingen) beispielsweise läßt sich nur über Umwege in eine Biodent®-Verblendung (DeTrey Dentsply, D-Dreieich) umsetzen.
Neben den Standardfarbringen bieten viele Firmen noch besondere Farbringe mit Intensivfarbtönen und besonderen transparenten Schneidemassen an.

28.9.1.4 Keramische Schichttechniken

Der Erfolg einer keramischen Verblendung ist von Kontur, Oberflächenglanz, Textur und Transluzenz der Keramik abhängig. Das Aufbauen der keramischen Massen auf das Metallgerüst erfolgt durch Anmischen des keramischen Pulvers mit destilliertem Wasser und dem Auftragen dieses Gemischs mit dem Pinsel auf die zu verblendenden Flächen. Die keramischen Massen werden portionsweise neben- bzw. aufeinander geschichtet. Die aufgebaute Form wird anschließend im keramischen Brennofen bei entsprechender Temperatur gesintert (Abb. 368).

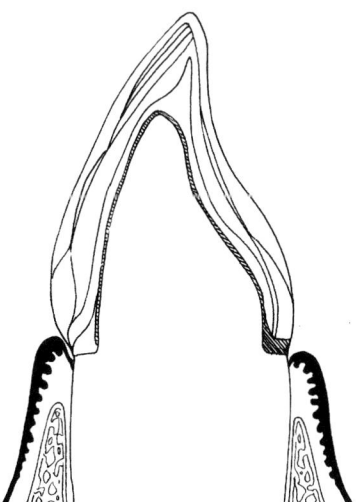

Abb. 368 Querschnitt einer aufgebauten Keramikschichtung zur Reproduzierung eines natürlichen Zahns. Mit Hilfe unterschiedlicher Keramikmassen werden Farbe und Transluzenz wiedergegeben.

Die keramischen Massen eines Produktsortimentes unterscheiden sich hinsichtlich Farbe und Transluzenz voneinander. Die unterschiedlichen Farben sind einem Farbringsystem angeglichen. Ein bestimmter Farbton einer Verblendung wird mit unterschiedlichen Massen einer Farbtongruppe reproduziert. Diese Massen weisen eine Abstufung in ihrer Transluzenz auf. Zu diesen Massen gibt es für die jeweilige Gruppe Modifikationsmassen (Intensivmassen) mit gleichem Transluzenzgrad, um eine farbliche Individualisierung der speziellen Masse ohne Veränderung ihrer Transluzenz durchführen zu können. Je nach Erfahrung, Geschick und Kreativität des Keramikers wird die Qualität des Ergebnisses durch die individuelle Schichttechnik beeinflußt. Im folgenden wird firmenunabhängig eine von vielen Vorgehensmöglichkeiten in ihren Grundzügen dargestellt.
Für die Rohbrandanprobe werden im Labor folgende Arbeitsschritte durchgeführt:

- Anbringen von Korrekturen, falls nötig.
- Bei Zwischengliedern erfolgt am Modell zwecks Schaffung eines basalen Betts eine leichte Radierung.
- Reduktion der Metallränder bei einer Keramikstufe.
- Bearbeiten der Oberflächen der zu verblendenden Flächen.
- Durchführen der Keramikbrände.

28.9.1.5 Oxidglühen der Gerüste

Der Oxidbrand für das Gerüst ist erforderlich, um nichtedle Bestandteile der Legierung an die Gerüstoberfläche zu bringen. Diese Bestandteile sind Zinn, Indium oder Gallium, auch Oxidbildner genannt (vgl. Kap. 21: Metalle in der Zahnmedizin). Durch die Wärmebehandlung wandern diese Bestandteile an die Gerüstoberfläche und bilden eine dunkelfarbene Schicht. Diese Schicht erlaubt eine Sauerstoffbrücke als chemischen Verbund zwischen Gerüst und Keramik. Die Oxide bilden sich bei jedem erneuten Brand und müssen an Gerüstoberflächen, die nicht verblendet werden, nach Abschluß aller Brände sorgfältig entfernt werden, um unverträgliche Reaktionen der Gingiva auf diese Bestandteile zu vermeiden.

Bei stark oxidierenden Legierungen, wie z.B. Palladium-Legierungen mit einem Palladiumanteil von 60 bis 85%, ist die Oxidschicht auf dem Gerüst so dick, daß diese nach dem Oxidbrand durch Abstrahlen mit Aluminiumoxid entfernt werden muß.

Brandführung:
Starttemperatur 500°C
Aufheizen 55°C/Minute
Endtemperatur 980°C, 5 Minuten
kein Vakuumbrand

28.9.1.6 Der Opaker-„Washbrand"

Diese erste Opakerschicht, die auf das Gerüst gebrannt wird, ist die einzige, die dünnfließend mit dem Pinsel oder einer Glasspitze auf die Metalloberfläche aufgestrichen wird. Bei allen anderen Arbeitsgängen wird die Masse portionsweise an- und übereinander geschichtet und nicht aufgepinselt. Der Opaker-„Washbrand" dient als Verbindungsschicht zwischen Metall und Keramik und muß die Metalloberfläche gleichmäßig benetzen.

Brandführung:
Vortrocknen 500°C, 4 Minuten;
Aufheizen 55°C/min;
Endtemperatur 950°C, 2 Minuten;
Vakuumbrand.

28.9.1.7 Der Opakerbrand

Der Opakerbrand stellt die zweite und deckende Opakerschicht dar. Diese muß das dunkle Metallgerüst gleichmäßig an den zu verblendenden Bereichen abdecken und wird in den gleichen Grundfarbtönen wie die spätere Verblendung gewählt. In Verblendungsbereichen mit geringer Schichtstärke der Keramik, wie z. B. im Zervikal- und Palatinalbereich, wird der Opaker mit Opaker-Intensivmassen eingefärbt, um eine farbliche Tiefenwirkung bei dünner Schichtstärke der Dentinmasse zu erreichen. Der Opaker darf nach dem Sintervorgang keine glasierte Oberfläche aufweisen, da auf dieser Schicht in einem solchen Fall eine Lichtreflexion entstehen würde.

Brandführung:
Vortrocknen 500°C, 4 min;
Aufheizen 55°C/min;
Endtemperatur 930°C, 2 min;
Vakuumbrand.

28.9.1.8 Dentinzwischenbrand (wahlweise)

Da eine individuelle Schichtung den Einsatz von vielen verschiedenen keramischen Massen voraussetzt, besteht die Gefahr, daß die Massen beim Aufeinanderschichten verrutschen bzw. sich unkontrolliert untereinander vermischen. Um dies zu verhindern, kann eine Teilschichtung der Verblendung vorgesintert werden (verkürzte Brennzeit). Auf diese Weise läßt sich ein stabilerer Unterbau für weitere Schichtvorgänge erreichen. Dieser Unterbau besteht meist aus dem den Opaker abdeckenden Opakdentin, dem Dentinkern der Verblendung und den wahlweise dazugehörenden Effektmassen.
Das Opakdentin ist aufgrund seiner gegenüber dem Dentin etwas höheren Opazität in der Lage, den Opaker gut abzudecken und den Grundfarbton der Verblendung festzulegen. Die Farbintensität des Opakdentins muß höher als die des gewünschten Farbtons sein, da die darüberliegenden Keramikschichten die Farbintensität des Opakdentins wie ein Filter reduzieren. Der Dentinkern sorgt für einen gleichmäßigen Übergang zwischen dem Bereich, der einen Metallunterbau aufweist, und dem Schneidebereich der Verblendung. Es muß ein fließender Übergang zwischen diesen in ihrer Lichtreflexion unterschiedlichen Bereichen erreicht werden. Die farblich intensiveren Massen werden entweder in die einzelnen Schichten integriert oder auf die Oberflächen der einzelnen Schichten aufgetragen.

Brandführung:
Vortrocknen 500° C, 4 min;
Aufheizen 55° C/min;
Endtemperatur 900° C, 1 min;
Vakuumbrand.

28.9.1.9 Hauptvakuumbrand

In dieser Arbeitsphase wird das Dentin mit Schneide- und darüberliegenden Transparentmassen abgedeckt. Durch einzelne keramische Schichtungen sollen die Transluzenz und die farbliche Tiefenwirkung der natürlichen Zähne imitiert werden. Die erste Schicht (opakes Material) wird mit immer transluzenter werdenden Keramikschichten überdeckt. Die äußere Keramikschicht stellt eine transluzente, dem natürlichen Schmelz nahekommende Ummantelung der Krone dar.

Brandführung:
Vortrocknen 500° C, 4 min;
Aufheizen 55° C/min;
Endtemperatur 930° C, 2 min;
Vakuumbrand.

28.9.1.10 Korrekturbrand

Beim Korrekturbrand wird in Bereichen, in denen noch Material fehlt, Keramik nachgeschichtet und nochmals gesintert. Durch die Sinterschrumpfung der Keramik wird eine Nachschichtung gerade bei Brückenarbeiten im Interdentalbereich notwendig.
Brandführung:
Vortrocknen 500° C, 4 min;
Aufheizen 55° C/min;
Endtemperatur 920° C, 2 min;
Vakuumbrand.

28.9.1.11 Schlußbetrachtung

Da die Anzahl der durchgeführten Brände Einfluß auf die Transparenz der Keramik nimmt und daher ein häufiges Wiederholen der Brände zu einer Eintrübung der Keramik führt, müssen die durchgeführten Sinterungsvorgänge möglichst gering gehalten werden.

Zur Anprobe wird die Keramik nicht glasiert, sondern nur im vestibulären Bereich mit feinem Bimsstein und Filzrand zur Farbkontrolle aufpoliert.

28.9.2 Die Kunststoffverblendung

Durch den Einsatz von modernen Kunststoffmaterialien ist es möglich, Kunststoffverblendungen in einer nahezu gleichen ästhetischen Qualität wie Keramik anzufertigen. Bei den Massen handelt es sich entweder um Heißpolymerisate in Form von Kompositen (z. B. Isosit®; Ivoclar, FL-Schaan) oder PMMA-Kunststoffen (z. B. Biodent® K + B-Paste; De Trey Dentsply, D-Dreieich) oder um lichthärtende Komposite (z. B. Visio Gem®, Espe, D-Seefeld; Dentacolor®, Kulzer, D-Wehrheim). Ähnlich wie bei keramischen Verblendsortimenten gibt es in der Kunststofftechnik unterschiedliche Massen, die bei einer bestimmten Schichtung die Farben eines zu den Massen passenden Farbringes reproduzieren. Die Massen einer Farbgruppe enthalten Opakdentin, Dentin- und Schneidemassen. Verschiedene farbliche Intensivmassen ermöglichen das Individualisieren der Grundfarbtöne. Transparente Massen erlauben das Aufschichten von transparenten Schneidebereichen.

Im einzelnen werden folgende Arbeitsschritte ausgeführt:

1. Bevor der Opaker auf das Gerüst aufgetragen wird, muß auf das Gerüst eine Opaker-Metall-Verbundschicht aufgetragen werden. Beim Opaker handelt es sich meist um ein Pulver, das mit einer Spezialflüssigkeit angemischt wird; zum Teil wird der Opaker auch in bereits angemischtem Zustand angeliefert. Dieses Gemisch wird mit einem Pinsel aufgetragen und je nach Material durch Temperatur oder Licht ausgehärtet.

2. Dentinaufbau
   Der Dentinaufbau besteht aus einer über dem Opaker befindlichen Opakdentinschicht und der eigentlichen Dentinschicht. Je nach Her-

steller wird das Kunststoffmaterial entweder in Pastenform für das Auftragen mit einem Spatelinstrument oder in einer etwas dünnfließenderen, aber noch standfesten Konsistenz für die Schichtung mit dem Pinsel geliefert. Lichthärtendes Material erlaubt, das Material nach dem Auftragen zwischenzuhärten, um ein Verrutschen von schon aufgetragenen Materialien zu verhindern. Individualisierungen können mit Intensivmassen eingearbeitet oder mit lichthärtenden Malfarben auf den Dentinbereich aufgemalt und gehärtet werden.

3. Die Schneideschichtung
   Über den Dentinkernbereich wird eine Schicht Schneide- bzw. Transparentmasse aufgetragen. Diese Schicht simuliert den Schmelz der natürlichen Zähne. Je nachdem, welche Effekte im Schneidebereich erforderlich sind, können auch in diesem Bereich Intensivmassen mit in die Schneide- bzw. Transparentmasse eingemischt werden.
4. Die Endhärtung
   Das aufgeschichtete Material, das entweder zwischengehärtet ist oder noch in seiner Gesamtheit ausgehärtet werden muß, wird je nach Art des Verblendmaterials entweder im Drucktopf oder, im Falle von lichthärtendem Kompositmaterial, durch eine spezielle Lichtquelle ausgehärtet. Dieser Vorgang benötigt je nach System zwischen 10 und 30 Minuten.

Bei Kunststoffverblendungen erfolgt keine Anprobe im unpolierten Zustand. Sie werden fertigpoliert vom Labor zur Anprobe angeliefert. Kunststoffverblendungen können in der gleichen Art wie Keramikoberflächen bearbeitet werden. Als zusätzliche Bearbeitungsinstrumente eignen sich Hartmetallfräsen. Das Vorpolieren erfolgt mit einem Silikongummierer. Für eine abgestufte Hochglanzpolitur ist der Einsatz von Ziegenhaarbürsten mit einer Kunststoffpolierpaste geeignet. Der Hochglanz wird mit einer Polierschwabbel und einer Polierpaste bzw. -flüssigkeit erreicht.

Das schrittweise Vorgehen läßt sich wie folgt zusammenfassen:

1. Bearbeitung mit Fräsen.
2. Vorpolieren mit Silikongummierer.
3. Politur mit Ziegenhaarbürste und Polierpaste.
4. Hochglanzpolitur mit Schwabbel und Hochglanzpolierflüssigkeit.

28.10 Klinik: Rohbrandanprobe (Keramik)

28.10.1 Allgemeines

Bei der Rohbrandanprobe am Patienten werden kontrolliert:
- Approximalkontaktpunkte (bei Metallkeramik sollen sie immer in Keramik liegen).
- Paßgenauigkeit (auf dem Stumpf) (Fit-Checker®; feine Sonde).
- Zwischengliedauflage auf Zahnfleisch (konvexe Gestaltung des Zwischenglieds).
- statische Okklusion (gleichmäßige Kontakte auf Zähnen und Restauration).
- Übergang Metall-Keramik (spaltfrei, glatt).

- Metallunterstützung der Keramikschulter.
- Oberfläche der aufgebrannten Keramikschulter (falls vorhanden).
- Spezielle ästhetische Kontrolle: Ästhetische Checkliste nach *Kopp* und *Belser* (1980).

Im Rahmen dieser Checkliste, die bei Keramikrestaurationen im Oberkiefer sehr hilfreich ist, werden dreizehn ästhetisch relevante Punkte kontrolliert:

1. Anordnung der Oberkiefer-Frontzähne in bezug zur fazialen Symmetrieachse (Gesichtsmittellinie).
2. Verlauf der Zahnachsen.
3. Verlauf des Gingivalsaumes
4. Höchste Stelle des Gingivalsaums.
   (Stimmen die Punkte 3. und 4. nicht, ist eine Nachpräparation mit Neuanfertigung der Restauration nötig, da diese nicht zahntechnisch korrigiert werden kann.)
5. Interdentalraumgestaltung.
6. Form und Höhe der Approximalkontakte.
7. Individuelle Zahnform.
8. Verlauf der Inzisalkanten.
9. Winkelmerkmal (Interinzisalwinkel) der Zähne.
10. Oberflächenstruktur (Textur).
11. Verlauf des Oberrandes der Unterlippe beim Lachen.
12. Inzisalkantenverlauf der Oberkieferfrontzähne.
13. Zahnfarbe (Grundton).

Falls erforderlich, sind im Rahmen der Rohbrandanprobe Schleifkorrekturen durchzuführen (z. B. an der Verblendung).
Zwecks besserer Kommunikation mit dem Zahntechniker kann der Zahnarzt fehlendes Verblendmaterial mit elfenbeinfarbenem Wachs auftragen (ein entsprechender Vermerk auf dem Arbeitszettel ist empfehlenswert).
Nach größeren Korrekturen wird sinnvollerweise eine zweite Rohbrandanprobe durchgeführt.
Bei Metallkeramik-Ankerzähnen für Klammerhalteelemente (abnehmbarer Zahnersatz) müssen unter Berücksichtigung der Einschubrichtung Klammerverlauf und Äquator angezeichnet werden.

28.10.2 Oberflächenkorrektur an der Keramik

Die Oberflächenbearbeitung von keramischen Verblendungen mit rotierenden Instrumenten kann während sämtlicher Phasen der Anprobe oder Fertigstellung durchgeführt werden. Solche Schleifkorrekturen dienen zur individuellen funktionellen und ästhetischen Anpassung der keramischen Verblendung an die Patientensituation. Hinsichtlich der Auswahl der Schleifkörper und deren Handhabung müssen einige Grundsätze berücksichtigt werden, die im folgenden erläutert werden. Mißerfolge bei der Bearbeitung, wie Sprünge oder Abplatzungen der Keramik, können durch Überhitzung oder falsches Ansetzen der Schleifkörper entstehen.
Jede mechanische Bearbeitung der Keramik führt zu einer Entfernung und Aufrauhung der Oberfläche. Durch nochmaliges Sintern oder durch mecha-

Klinik: Rohbrandanprobe (Keramik)

nisches Polieren kann die Oberfläche wieder verdichtet werden. Porenfreie und glatte Oberflächen sind besonders im marginalen Bereich zwecks Reduzierung der Plaqueakkumulation wichtig. Aufgeraute okklusale Kontaktpunkte aus Keramik würden die Gegenbezahnung, unabhängig davon, ob diese aus natürlichen Zähnen oder aus einem Restaurationsmaterial besteht, stärker abradieren (besser: „attritieren") und zu einer Schädigung der sich berührenden Funktionsflächen führen.

Deshalb ist es unbedingt notwendig, in den beschriebenen Bereichen einen Oberflächenglanz, d. h. eine polierte Oberfläche zu erreichen. Folgende Oberflächen müssen hochglanzpoliert werden:

1. Bereiche in Gingivanähe.
2. Okklusale Kontaktpunkte.
3. Interdentalbereiche.
4. Basale Anteile von Brückenzwischengliedern.

Im folgenden werden die Arbeitsabläufe für eine mechanische Oberflächenbearbeitung von Keramik schrittweise beschrieben.

28.10.2.1 Funktionelle Bearbeitung

a. Frontzahnbereich
Führungsflächen (Frontzahnführung) an den Schneidekanten der Frontzähne.
Es wird immer folgendermaßen vorgegangen:

- Konturierung mit Schleifkörpern.
- Vorpolitur mit Silikongummierer.
- Hochglanzpolitur mit einem Hochglanzpoliergummierer

Die Form der Schneidekanten wird aufgrund ihrer funktionellen und ästhetischen Bedürfnisse festgelegt. Je älter ein Patient ist, umso stärker wird auch die Abrasion (Attrition) auf seinen Führungsflächen (Abb. 369, 370a und b). Im eugnathen Gebiß wird zuerst die Eckzahnspitze abradiert.

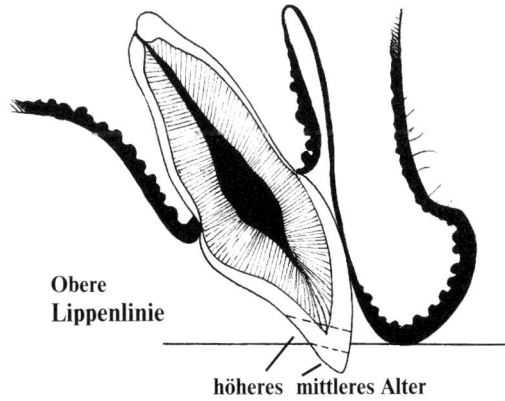

Abb. 369 Die Schneidekanten der Frontzähne sind je nach Beanspruchung schwächer oder stärker abradiert.

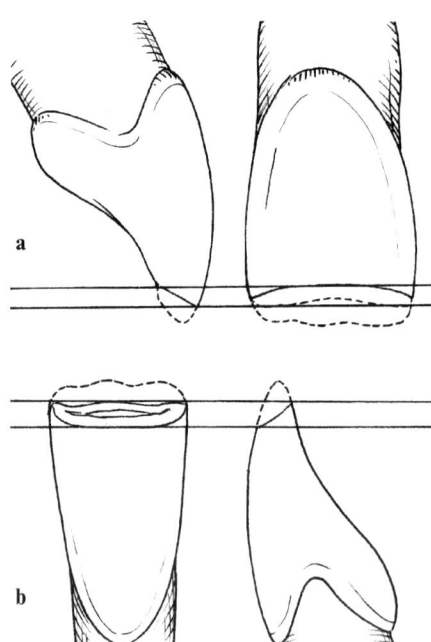

Abb. 370 a und b Bei Korrekturen an den Schneidekanten ist darauf zu achten, daß diese der Funktion entsprechend angelegt und durchgeführt werden.

- Das Reduzieren der Schneidekanten erfolgt mit radförmigen Schleifkörpern. Es spielt keine Rolle, ob es sich um diamantierte oder gebundene Schleifsteine handelt. Der Schleifstein bietet grundsätzlich den Vorteil, in seiner Form individuell konturiert und somit seiner Funktion angepaßt werden zu können (Abb. 371a und b).

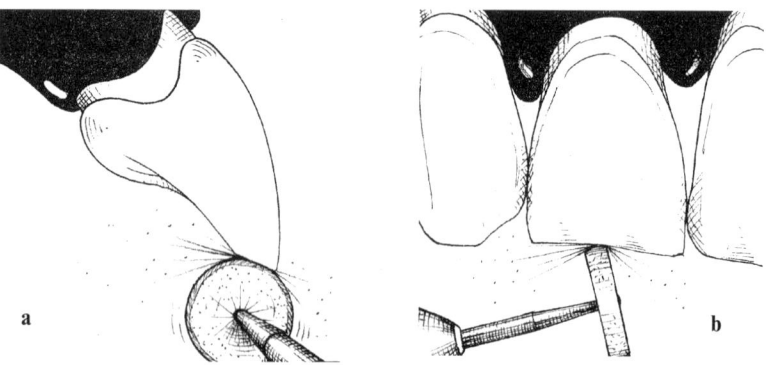

Abb. 371 a und b Die Schleifkörper müssen in der Form so gewählt werden, daß diese in der Lage sind, die Schneidekanten so zu kürzen, als ob dies durch natürliche Funktion über Jahre geschehen wäre. Eine Diamant-Walze eignet sich besonders gut für diesen Zweck.

Klinik: Rohbrandanprobe (Keramik)

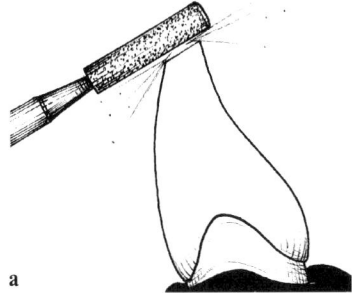

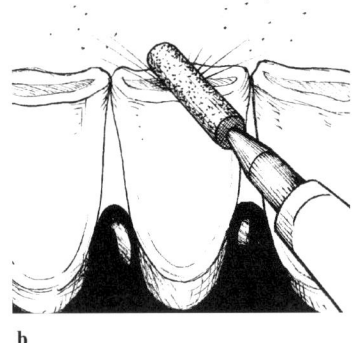

Abb. 372 a und b Durch simulierte Abnutzungsflächen bei Unterkiefer-Frontzähnen werden natürlich wirkende Abrasionsflächen geschaffen. Diese sind für einen Betrachter im Unterkiefer deutlicher als im Oberkiefer sichtbar. Oft entsteht so auch eine farbliche Individualisierung durch freiliegendes Dentin.

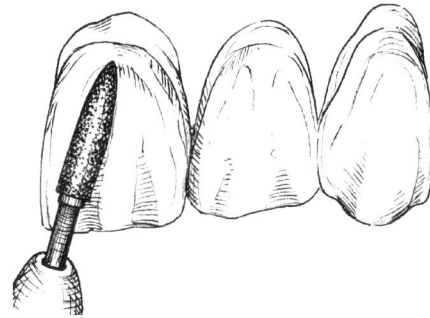

Abb. 373 Veränderungen an der Kontur und an der Oberflächenstruktur können gut mit einer Diamant-Flamme durchgeführt werden. Mit ihr lassen sich kleine Vertiefungen und Konkavitäten erzeugen. Die Flamme eignet sich darüber hinaus für Manipulationen im Interdentalbereich.

- Die Vorpolitur der aufgerauhten Flächen erfolgt mittels Silikongummierer (Brasseler, D-Lemgo). Diese Polierinstrumente sind rad-, linsen-, flammenförmig oder zugespitzt erhältlich. Je nach Form der zu polierenden Flächen wird die entsprechende Instrumentenform gewählt. Da diese Polierer bei dem zu bearbeitenden Werkstück eine schnelle Temperaturentwicklung hervorrufen, ist es wichtig, sie mit niedrigen Tourenzahlen und geringem Druck einzusetzen. Ein falscher Gebrauch führt zu Sprüngen in der Keramik und macht einen nochmaligen Vakuumbrand erforderlich (Abb. 372a und b, 373 bis 375).

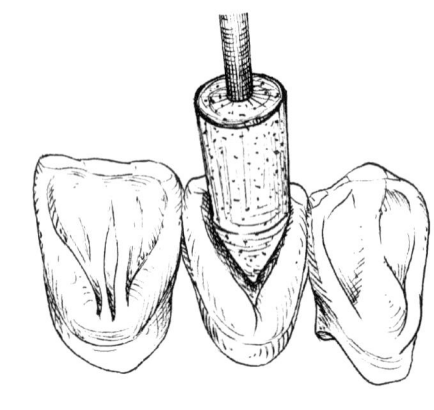

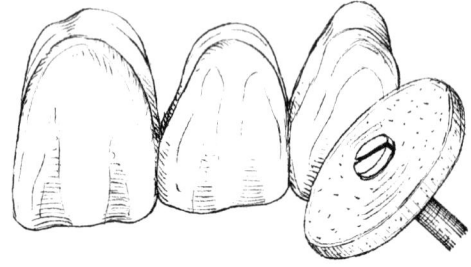

Abb. 374 und 375 Mit dem Silikongummierer läßt sich die bearbeitete und aufgerauhte Oberfläche der Keramik glätten. Die Form des Silikongummierers kann mit Hilfe eines Steins verändert werden.

- Für die Hochglanzpolitur der Keramik wird ein Filzkegel mit Diamantpaste (Vita, D-Bad Säckingen) oder feinem Bimsmehl verwendet. Die Form des Filzrads richtet sich nach der Form der zu polierenden Fläche. Im Handel sind Filzräder erhältlich, bei denen die Diamantpaste bereits im Filzrad integriert ist (Diafinish, Renfert, D-Hilzingen). In der zahnärztlichen Praxis empfiehlt sich der Einsatz eines diamantgefüllten Hochglanzpolierers (Diapol, Girrbach, D-Pforzheim). Dieser bewirkt einen sehr schnellen und gleichmäßigen Glanz.

Die Politur wird mit wechselnder Polierrichtung zur Oberfläche durchgeführt. Die Abrasionsflächen (Attritionsflächen) müssen mit starkem Hochglanz versehen werden, um eine Schädigung des Materials der Gegenbezahnung gering zu halten (Abb. 376).

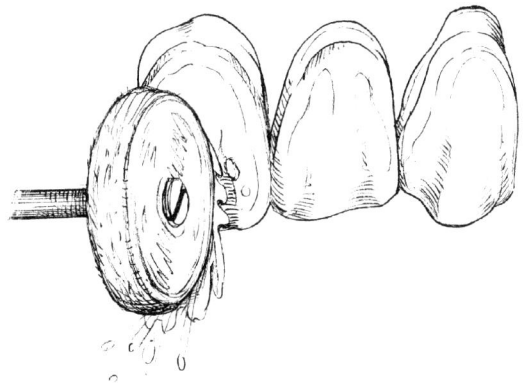

Abb. 376 Mit einem Filzrad und feiner Diamantpaste kann die vorpolierte Oberfläche hochglanzpoliert werden. Für Interdentalbereiche empfiehlt sich eine Linsenform, weil damit ein besserer Zugang ermöglicht wird.

b. Seitenzahnbereich:
Ziel ist es, zentrische Kontakte zu erhalten und diese als Abrasionen (Attritionen) darzustellen.

- Die okklusalen Schleifkorrekturen an der Kaufläche werden mit einem Diamanten oder gebundenen Schleifsteinen durchgeführt. Form und Größe des Bohrers richtet sich nach der einzuschleifenden Fläche. Ist nur wenig Keramik abzutragen, z. B. am approximalen Kontaktpunkt, kann dies mit dem Silikonpolierer durchgeführt werden. Der Vorteil dieses Vorgehens besteht darin, daß der notwendige Vorpoliervorgang nach dem Einschleifen mit einem Diamanten entfällt und somit ebenfalls das Risiko, durch einen zusätzlichen Arbeitsgang zuviel Material zu entfernen. Ein solches in einem Arbeitsgang erfolgendes Abtragen und Vorpolieren kann auch mit einem Silikonpolierer (Spitzenform) z. B. an den Palatinalflächen der Oberkieferfrontzähne durchgeführt werden.
- Nach dem Vorpolieren mit dem Silikonpolierer werden die Flächen mit dem Filzrad und Diamantpaste bzw. Bimsmehl hochglanzpoliert. Besonders für die Hochglanzpolitur von Okklusalkontakten eignet sich ein Hochglanzpoliergummi hervorragend.

28.10.2.2 Ästhetische Bearbeitung

Diejenigen Anteile der Verblendung, die nicht durch funktionell bedingte Kontakte oder Gleitwege definiert sind, werden nach ästhetischen Gesichtspunkten stärker oder schwächer bearbeitet. Die Zahnoberflächen sind je nach Alter und ihrer Beanspruchung unterschiedlich glatt und glänzend. Die Stellung und Morphologie der Zähne beeinflußt zusätzlich, wie stark ein Zahn der Funktion ausgesetzt ist. Der Oberflächenzustand reicht von stark gerillt (in der Jugend) bis glatt (im Alter). Im Zuge des ansteigenden Alters verändert sich der Oberflächenglanz von matt (bei jugendlichen Menschen) bis stark glänzend (beim älteren Menschen).

Für die Auswahl der Bearbeitungsinstrumente muß das gewünschte Ziel festgelegt sein. Je nach Stärke und Art der Oberflächentextur werden Schleifinstrumente eingesetzt. Diamantschleifkörper können kugel-, kegel- oder flammenförmig, konisch und zugespitzt zum Einsatz kommen.
Bei der Oberflächenverdichtung (Politur bzw. Glasur) von Keramik sind zwei Möglichkeiten gebräuchlich:

1. Auf die rauhe Keramikoberfläche wird eine Glasurmasse aufgetragen, die im Keramikofen gebrannt wird. Da nicht alle Glasurmassen eine absolut glatte Oberfläche produzieren und die ästhetische Wirkung durch die glänzende Oberfläche nicht vorteilhaft ist, sollten anstelle von Glasurmassen alternative und bessere Möglichkeiten verwendet werden.
2. Die rauhe Keramikoberfläche wird mechanisch vorpoliert (Silikonpolierer) und anschließend mit einem Hochglanzpoliergummi oder mit einem Filzrad unter Verwendung von Diamantpaste oder feinem Bimsmehl hochglanzpoliert. Diese Vorgehensweise kann nur dann erfolgreich werden, wenn die Keramik in ihrer Struktur keine Porositäten aufweist. Sollten dennoch Porositäten in der Keramik vorhanden sein (z. B. durch eine ungünstige Schichtung), müssen diese mit niederschmelzender Keramik (Korrekturmasse) gefüllt und im Ofen gebrannt werden. Die Verblendungen erhalten mit dieser Technik einen natürlichen Glanz.

28.11 Labor/Klinik: Fertigstellung und Anprobe der Arbeit

Alle im Zuge der Rohbrandanprobe angegebenen Korrekturen werden vom Zahntechniker ausgeführt.
Der festsitzende Zahnersatz gelangt in hochglanzpoliertem Zustand auf einem sauberen Arbeitsmodell zum Zahnarzt.
Dieser kontrolliert vor dem Zementieren:

- Approximalkontaktpunkte (in Metall oder Keramik)
- Paßgenauigkeit
- Statische Okklusion
- Dynamische Okklusion.

Bei Keramikkronen und -brücken zusätzlich:

- Übergang Gerüst-Verblendung
- Politur des Metalls
- Glasur der Keramikschulter
- Glasur des Zwischenglieds von basal
- interdentale Glasur
- vestibuläre Flächen der Verblendung bezüglich Zahnform, Oberflächenstruktur (Textur), Farbgebung und spezieller Effekte.

Wird vor dem Einzementieren eine Passungskontrolle mit einem Fließsilikon wie z. B. Fit-checker® (GC-International, D-Hofheim) durchgeführt, so sind die Innenflächen der Krone oder Brücke noch einmal abzustrahlen (Aluminiumoxid 50 µm), weil ansonsten die Retention der Arbeit reduziert wird (*Millstein* et al. 1989).

28.12 Klinik: Eingliederung der festsitzenden Arbeit

Das Zementieren von festsitzendem Zahnersatz kann mit verschiedenen Befestigungsmitteln erfolgen. Zuvor müssen Schlußröntgenbilder der restaurierten Zähne (Kronenrandpassung) erfolgen. Bis heute haben sich zwei Arten von Befestigungszementen bewährt:

A. Zinkoxid-Phosphat-Zement (z. B. Harvard Cement® - schnellhärtend, Richter & Hoffmann, D-Berlin)
B. Glasionomerzement (z. B. Ketac®-Cem Aplicap und Maxicap, Espe, D-Seefeld).

Relativ neu auf dem Markt sind Zementierungskomposite, die für die Inkorporation von Adhäsivbrücken und Keramikinlays (nach vorheriger Applikation eines Haftvermittlers zwischen Dentinoberfläche und Komposit) Verwendung finden. Für die Befestigung konventioneller Kronen und Brücken können sie nicht generell empfohlen werden, weil klinische Studien bezüglich der Langzeitbewährung adhäsiv befestigter Kronen fehlen. Zudem ist adhäsive Befestigung von Kronen mit erheblichem klinischen Mehraufwand verbunden und nur dann vertretbar, wenn nach der Dentinkonditionierung eine Kontamination der Pfeilerzähne sicher vermieden werden kann.

Instrumentarium zum Zementieren (Zinkoxid-Phosphat-Zement):

1. Glasplatte, gekühlt, mit Alkohol (96 %) abgewischt.
2. Zementspatel (Metall oder Kunststoff).
3. Zement (Pulver und Flüssigkeit).
4. Gerade Sonde, PA-Sonde, Furkationssonde, Pinzette, Spiegel, Universalkürette.
5. Speichelsauger.
6. Normale Watterollen, Parotiswatterollen, Dry-tips®.
7. Retraktionsfäden bei nach epi- und subgingival reichenden Restaurationen.
8. Kronenandrücker, evtl. Holzstäbchen.
9. Zahnseide, Superfloss® (Ubert, D-Berlin).
10. Evtl. Lokalanästhesie.
11. Okklusionspapier, Shimstock-Folie.
12. Wattepellets oder Sugis® (Kettenbach, D-Eschenburg).
13. Bimsstein, fein (autoklaviert), angerührt mit Kochsalzlösung.
14. Pinsel.
15. H_2O_2, Chlorhexidin, Alkohol 96 %, Chloroform.

Bei Verwendung von Glasionomerzement:
Anstelle von Glasplatte und Zementspatel Anmischgerät und Applikationspistole. Glasionomerzemente sollten in Kapselform angewendet werden, da sie sehr empfindlich auf Fehler im Anmischungsverhältnis reagieren.

28.12.1 Vorgehen beim Zementieren mit Zinkoxid-Phosphat-Zement

Vorbemerkung:
Die Retentionswirkung von Zinkoxid-Phosphat-Zement entsteht durch seine mikroretentiven Eigenschaften, die nach der Aushärtung des Zements im Bereich der von ihm benetzten Oberflächen zustande kommt. Die Klebekraft von Zinkoxid-Phosphat-Zement ist im ausgehärteten Zustand minimal.

1. Abstrahlen der Restaurationsinnenseiten mit Edelkorund (Aluminiumoxid) (Korngröße 50 mm). Dabei muß die Keramik mit dem Finger geschützt werden.
2. Reinigen von Stumpf (feiner Bimsstein) und Krone (Alkohol 96 %).
3. Sensibilitätskontrolle der Pfeilerzähne.
4. Bei empfindlichen Zahnstümpfen Lokalanästhesie, bei sehr viel Speichel 30 min vor Einzementieren Gabe von 0,5 mg (= 0,005 g) Atropin (Compretten® Atropinum sulfuricum; Cascan, D-Wiesbaden) (Packungsbeilage beachten!).
5. Relative Trockenlegung des intraoralen Arbeitsfelds mit Watterollen, Speichelsauger, Dry Tips®, evtl. Retraktionsfäden legen (nicht stopfen!).
6. Trocknen der Zähne mit Wattepellets oder speziellen, nicht fusselnden Saugtupfern (Sugi®; Kettenbach, D-Eschenburg).
Keine Austrocknung der Zähne mit Luftbläser provozieren!
7. Anmischen des Zements
Auf kühler Glasplatte für die erste einzuzementierende Einheit 5 Tropfen Flüssigkeit, für jede weitere Einheit zusätzlich 2 Tropfen; Pulver in 3 mm breite kleine Häufchen teilen; zuerst sehr wenig Pulver in die Flüssigkeit schieben (leicht milchige Farbe) und 20 sek lang großflächig mit ihr vermischen („slacken"); 1 min warten zur Neutralisierung der Säure; dann weiter Pulverhäufchen mit großflächigen Spatelbewegungen dazumischen, bis der Zement eine sahnig-tropfende Konsistenz aufweist, fadenförmig vom Spatel auf die Platte läuft und sich mit der zurückgebliebenen Zementmasse gerade noch vereinigt (Spatelprobe).
8. Innenseiten der trockenen und sauberen Krone dünn mit Zement ausstreichen (Pinsel benutzen); unbedingt darauf achten, daß auch im Bereich der Stufe Zement vorhanden ist.
9. Krone auf Stumpf bringen und mit allmählich steigendem manuellen Druck in Endposition drücken (Überprüfen mit feiner Furkationssonde an gut zugänglicher Stelle); für ca. 10 Sekunden mit dem Kronenandrücker stark anpressen. Bei Restaurationen im Seitenzahnbereich Patient fest auf Watterollen beißen lassen.
10. Kontrolle der Zementierung durch Zubeißenlassen und Shimstock-Folie, Eck- und Seitenzahnbereich: einfache Folie muß halten; Inzisivi: doppelte Folie muß halten, einfache darf gerade nicht halten. Im Seitenzahnbereich beißt der Patient anschließend bis zum vollständigen

Abbinden des Zements beidseits auf Watterollen oder Holzstäbchen; Frontzahnrekonstruktionen werden mit Vorteil bis zur Aushärtung durch den Behandler mit axialem Druck festgehalten.

Der Zement ist ausgehärtet, wenn der auf der Glasplatte befindliche übrige Zement nicht mehr plastisch ist, d. h. wenn er trocken bricht.

28.12.2 Vorgehen beim Zementieren mit Glasionomerzement (GIZ)

Bei Verwendung von in Kapselform vorliegenden Glasionomerzementen sollten die Kapseln im Kühlschrank gelagert und erst direkt vor dem Anmischen entnommen werden. Dadurch verlängert sich die klinische Verarbeitungszeit des Zements deutlich. Im Gegensatz zum Zinkoxid-Phosphat-Zement besitzt der GIZ *adhäsive* Eigenschaften zu Schmelz, Dentin und Metallen. Diese werden durch die Polyelektrolyte der Flüssigkeit (Polycarbonsäure/Polyacrylsäure) vermittelt. Dabei ist die Dentinhaftung nur halb so groß wie die Schmelzhaftung und abhängig von der Dentinkonditionierung. Die Schmelzhaftung entspricht wiederum 1/3 der Haftung bei der Säureätztechnik. Zur Verbesserung der Haftung des Glasionomerzements kann die Stumpfoberfläche zusätzlich zur Reinigung mit Bimssteinbrei mit 10 bis 25%iger Polyacrylsäure für 10 bis 20 Sekunden konditioniert werden.

Ansonsten wird bei der Zementierung mit GIZ gleich vorgegangen wie bei der Zementierung mit Zinkoxid-Phosphat-Zement. Wir empfehlen die Verwendung von Kapselsystemen, weil dadurch eine optimale Durchmischung des Glasionomerzements gewährleistet ist und Dosierungsfehler, auf die Glasionomerzement sehr empfindlich reagiert, ausgeschlossen sind.

Die Entfernung der Zementreste nach Eingliederung der Arbeit gestaltet sich aufgrund der Adhäsionseigenschaften oft schwieriger als beim Zinkoxid-Phosphat-Zement; deshalb ist eine „doppelte" Zementkontrolle ratsam. Die neu entwickelten Glasionomerzemente Ketac®-Cem Aplicap und Maxicap sind röntgenopak, so daß bei Verwendung dieser in Kapselform vorliegenden Glasionomerzemente die Zementreste auch im Schlußröntgenbild sichtbar sind!

Weiteres Vorgehen:

11. Retraktionsfäden und Zementüberschüsse restlos entfernen (Sonde; mit einem Knoten versehene Zahnseide oder mit Superfloss®).
12. Kontrolle der statischen und dynamischen Okklusion (Okklusionsfolie; Shimstock-Folie).
13. Mundhygieneeinstruktion.

Nachsorge:

- am nächsten Tag: Zementkontrolle
  Plaquekontrolle
  Kontrolle der statischen und
  dynamischen Okklusion
- weitere Nachsorge-Intervalle je nach Mitarbeit des Patienten zwischen 3 und 6 Monaten festlegen.

Ein Beispiel für den Behandlungsablauf (bei verblendeten Kronen und Brücken) ist in Tabelle 30 zusammengefaßt.

Tabelle 30 Behandlungsablauf am Beispiel von verblendeten Kronen und Brücken (Keramik, Kunststoff)

Klinik	Labor
Anamnese, Befundaufnahme, Situationsabformung, Gesichtsbogenübertragung, Kieferrelationsbestimmung, Röntgen (Orthopantomogramm, Rinn-Status)	
	Herstellung von Studienmodellen, schädelbezügliche Montage der Modelle im Artikulator
Modellanalyse im Artikulator und im Parallelometer **Diagnose, Planung**	
Hygienephase, präprothetische Vorbehandlung, Reevaluation der Vorbehandlung	
	Diagnostische Präparation, evtl. diagnostisches Wax-up, Set-up, Herstellung individueller Löffel; additives Wax-up und Anfertigen von Schalenprovisorien (oder Übernahme vorhandener Langzeitprovisorien)
Prothetische Phase: Farbauswahl, Präparation (oder, wenn Langzeitprovisorien inkorporiert waren: Nachfinieren), Legen von Retraktionsfäden, definitive Abformung, Retraktionsfadenkontrolle, Unterfütterung und Eingliederung der Provisorien	
	Herstellung des Arbeitsmodells
Gesichtsbogenübertragung, Kieferrelationsbestimmung	
	Modellmontage im Artikulator, volles Wax-up auf Arbeitsmodell für Gerüstgestaltung, Modellation des Gerüsts in Wachs, Einbetten, Gießen, Ausarbeiten
Gerüsteinprobe	
	Verblendung
(Keramik: Rohbrandanprobe)	
	Endpolitur der Keramik und des Metalls
Anprobe der fertigen Arbeit, Schlußröntgenbilder, Eingliederung der Arbeit	
Kontrolle	
Nachsorgeintervall festlegen	

Literatur

BDZ, KZBV (Hrsg.): Informationen über zahnärztliche Arzneimittel. 8. Auflage, BDZ und KZBV. Köln 1988.

Kopp F. R., Belser U. C.: Ästhetik-Checkliste für den festsitzenden Zahnersatz. In: Schärer P., Rinn L., Kopp F. R. (Hrsg.): Ästhetische Richtlinien für die rekonstruktive Zahnheilkunde. Quintessenz, Berlin, 1980. S. 187 - 204.

Kappert H.F.: Dentalkeramik. In: Voß R., Meiners H. (Hrsg.): Fortschritte der Zahnärztlichen Prothetik und Werkstoffkunde. Bd. 4. Hanser, München 1989.

Millstein P. L., Ho J. C., Naim W., Nathanson D.: Effect of a silicone fit-indicator on crown retention in vitro. J Prosthet Dent 1989; 62: 510 - 511.

Weiterführende Literatur

Anusavice K. J.: Stress distribution in atypical crown and designs. In: Preston J. P. (Hrsg.): Perspectives in Dental Ceramics. Quintessence, Chicago 1987, S. 175 - 191.

Dorsch P.: Die thermische Dehnung von Dental-Legierungen und Dental-Keramiken. Dent Labor 1983; 31: 1237 - 1242.

Jarvis R. H.: Framework design for porcelain fused to metal restorations: A clinical approach. In: Yamada H. N. (Hrsg.): Dental Procelain - The State of the Art. University of Southern California, Los Angeles 1977. S. 199 - 203.

Schäfer A.: Die Verformung von Brücken durch das Aufbrennverfahren. Dent Labor 1983; 31: 293 - 297.

Stein R. S.; Kuwata M.: A dentist and a dental technologist analyze current ceramo-metal procedures. Dent Clin North Am 1977; 21: 729 - 749.

Ubassy G.: Formen und Farben - Die Schlüssel zum Erfolg in der Dentalkeramik. Quintessenz, Berlin 1992.

Yamamoto M., Miyoshi Y., Kataoka S.: Grundlagen der Ästhetik - Konturierungstechniken für Metallkeramik-Zahnersatz, Quintessenz Verlag, Berlin 1991.

29 Extensionsbrücken

29.1 Definition

Unter einer Extensionsbrücke (= Anhängerbrücke, Fliegerbrücke) versteht man eine Brücke mit einem (oder mehreren) nach distal oder mesial hin freischwebenden Brückenglied(ern), die an zwei oder mehr Pfeilerzähnen verankert ist (sind) (Abb. 377).

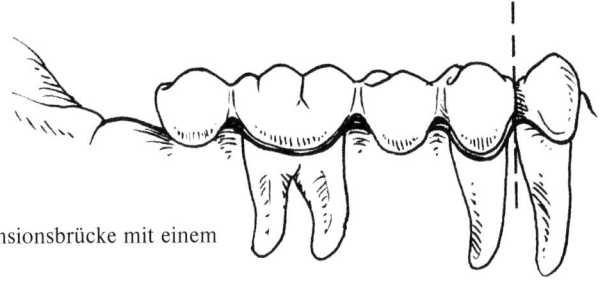

Abb. 377 Extensionsbrücke mit einem Distalanhänger

29.2 Indikationen

Das Hauptindikationsgebiet für Extensionsbrücken liegt in der Versorgung von uni- oder bilateral verkürzten Zahnreihen. Bei kleinen Schaltlücken (maximal eine Molarenbreite) kann bei kariesfreien oder bereits rekonstruierten Nachbarzähnen ebenfalls eine (in mesialer oder distaler Richtung freischwebende) Extensionsbrücke indiziert sein.
Als Alternative zu Extensionsbrücken kommt die Versorgung mit über Implantate verankertem Zahnersatz (Kap. 44 bis 47) oder, im Fall der verkürzten Zahnreihe, die kieferorthopädische Distalisation des endständigen Zahns (i. d. R. ein Prämolar) und die anschließende Versorgung mit einer Schaltbrücke in Frage.
Im Fall von festsitzend-abnehmbarem Zahnersatz kann eine Extensionsbrücke mit ihrem distalen Brückenglied auch als Verankerungselement für individuelle oder konfektionierte Verankerungen dienen (*Strub* et al. 1989).

29.3 Kontraindikationen

Keine Verwendung finden sollten Anhängerbrücken bei zu kurzen Pfeilerzähnen (Retentionshöhe < 4 mm) sowie bei Bruxismus-Patienten (unvorteilhafte extraaxiale Belastung der Brücke).

29.4 Klinische und labortechnische Voraussetzungen

Für eine erfolgreiche Versorgung mit Extensionsbrücken müssen in Klinik und Labor bestimmte Regeln beachtet werden (*Landolt* und *Lang* 1988, *Strub* et al. 1989, *Sommer* 1990):

29.4.1 Klinik

Aus Gründen der Stabilität und Retention sind die Pfeilerzähne für die Aufnahme von Vollkronen zu präparieren; ferner ist eine möglichst parallele sowie eine den Extensionsgliedern entgegengesetzt geneigte Präparation wünschenswert (Abb. 378). Dadurch wird erreicht, daß die Restauration größeren Belastungen des Freiendgliedes standhält, ohne daß sich die am weitesten entfernte Krone von ihrem Stumpf löst. Im Fall von devitalen Pfeilern müssen diese mit einem Stiftkernaufbau mit langem Verankerungsstift versorgt werden.

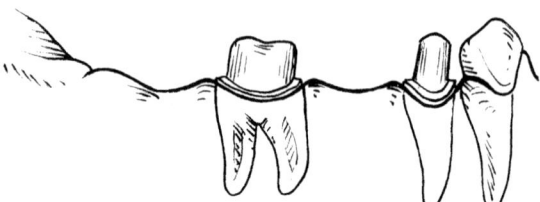

Abb. 378 Präparation der Pfeilerzähne möglichst parallel zur Belastungsrichtung (dem Extensionsglied entgegengesetzte Neigung der Pfeilerzähne).

Bezüglich des Okklusionskonzepts wird bei geringem und mittelstark reduziertem, aber entzündungsfreiem Parodont eine Front-Eckzahnführung, gegebenenfalls eine Gruppenführung empfohlen. Bei wenigen und stark mobilen Pfeilerzähnen sollte eine bilateral balancierte Okklusion angestrebt werden (*Nyman* et al. 1975). Für einen Anhänger (Prämolar) werden mindestens zwei, für zwei Anhänger mindestens drei Pfeilerzähne benötigt.

29.4.2 Labor

Der Übergang von der Pfeilerkrone zum Extensionsglied sollte ausreichend stabil gestaltet werden, weil in diesem Bereich stärkere Belastungen auftreten als bei konventionellen Brücken. Da Lötverbindungen Schwachstellen in bezug auf mechanische Festigkeit und Materialbeständigkeit darstellen, sind sie bei der Herstellung von Extensionsbrücken möglichst zu vermeiden. *Erhardson* et al. (1980) haben errechnet, daß bei Extensionsbrücken Lötstellen eine rund dreimal größere Höhe aufweisen müssen, um die gleiche bruchmechanische Festigkeit wie konventionelle Brücken zu besitzen. Anhängerbrücken sollten daher möglichst in einem Stück gegossen werden.

Die Herstellung von Extensionsbrücken kann mit Edelmetall-, edelmetallreduzierten und Nichtedelmetall-Legierungen erfolgen. Aufgrund der besseren physikalischen Eigenschaften (E-Modul, Dehngrenze) werden korrosionsfeste Kobalt-Chrom-Legierungen empfohlen.

29.5 Langzeitstudien

Nymann und *Lindhe* (1979) berichteten über Langzeitergebnisse bei Extensionsbrücken, die – nach entsprechender parodontaler Vorbehandlung – auf parodontal geschwächten Pfeilern (Knochenabbau 3 50 %) inkorporiert wurden. Dabei betrug die Mißerfolgsquote nur rund 8 %. Während der regelmäßig durchgeführten Kontrolltermine waren im Verlauf der 5 bis 8 Jahre dauernden Beobachtungszeit nach der Zementierung der Brücken weder weiterer Knochenabbau noch vertiefte Zahnfleischtaschen festzustellen.

Randow et al. (1986) konnten zeigen, daß bei doppelseitigen bzw. zwei Anhängerzähne aufweisenden Extensionsbrücken mit mehr Mißerfolgen zu rechnen ist als bei einseitigen Extensionsbrücken bzw. Brücken mit einem Anhänger.

In einer Nachuntersuchung an 61 Patienten mit gesundem, nicht reduziertem Parodont, denen 3 $^1/_2$ bis 8 Jahre zuvor 80 Extensionsbrücken (befestigt an insgesamt 154 Brückenankern) eingegliedert worden waren, stellten *Landolt* und *Lang* (1988) fest, daß die technischen Mißerfolge gegenüber biologischen Mißerfolgen deutlich überwogen. Retentionsverluste standen an erster Stelle; sie waren bei 12 der 80 Brücken (15 %) bzw. 20 der 154 Pfeilerzähne (13 %) festzustellen. Dabei waren 18 der 20 frakturierten Pfeiler devital und wurzelbehandelt. Bei den biologischen Mißerfolgen kamen Sekundärkaries (an 9 Brücken [11,3 %] bzw. 10 Pfeilern [6,5 %]) am häufigsten vor. Von den bei Eingliederung der Brücken 96 Pfeilerzähnen (62,3 %), die auf den CO_2-Test positiv reagierten, waren im Rahmen der Nachuntersuchung 4,2 % CO_2-negativ. 7 (12,7 %) von 58 bei der Eingliederung avitalen und wurzelbehandelten Pfeilerzähnen wiesen bei der Nachuntersuchung eine periapikale Aufhellung auf.

In einer Studie, bei der 14 Jahre nach Eingliederung festsitzender Zahnersatz nachkontrolliert wurde, konnte *Karlsson* (1989) feststellen, daß bei Extensionsbrücken häufiger mit Mißerfolgen zu rechnen ist als bei Schaltbrücken mit endständigen Pfeilern. Von 24 (17 %) Gesamt-Mißerfolgen bei insgesamt 140 festsitzenden Restaurationen mit (n = 36) und ohne Extension (n = 104) waren allein 12 aus der Gruppe der Extensionsbrücken. Dies entspricht einer Verlustrate von 33,3 % bei der Extensionsbrücken-Gruppe gegenüber 11,5 % bei der Gruppe der Restaurationen ohne Extension. Insbesondere wenn der distale Pfeilerzahn wurzelgefüllt ist, ist die Langzeitprognose für Anhängerbrücken ungünstig: Für 67 % der verlorengegangenen Extensionsbrücken traf dies zu.

Strub et al. (1989) untersuchten retrospektiv 80 Patienten mit insgesamt 96 Extensionsbrücken, deren Pfeilerzähne ein nur geringgradig reduziertes Parodont (Knochenabbau ≤ 25 %) aufwiesen. Die Gesamtmißerfolgsrate betrug während einer Beobachtungszeit von durchschnittlich 5,9 Jahren 36 %. In dieser Studie standen die biologischen Mißerfolge im Vordergrund; sie waren bei 23,3 % der Pfeilerzähne der Extensionsbrücken nachzuweisen. Endodontische Mißerfolge (d. h. Wurzelbehandlung nach definitiver Eingliederung) an Pfeilerzähnen von Extensionsbrücken gab es in 14,7 % der Fälle, parodontale Mißerfolge in 4,0 %, Sekundärkaries in 3,0 % und Pfeilerfrakturen von Extensionsbrücken in 1,6 %. Dabei konnte wie bei *Bergenholtz* und *Nyman* (1984) beobachtet werden, daß Pfeilerzähne von Extensionsbrücken in der Regel vier- bis fünfmal so häufig endodontisch nachbehandelt werden müssen wie Nichtpfeilerzähne. Technische Mißerfolge wurden in der Studie von *Strub* et al. (1989) bei 12,7 % aller Extensionsbrücken festgestellt, nämlich Frakturen im Bereich der Verblendung (6,2 %) und des Metallgerüsts der Brücke (5,2 %) sowie Retentionsverlust (1,3 %). Die Tatsache, daß Frakturen bei Kunststoffverblendungen (4,1 %) deutlich häufiger festzustellen waren als bei Keramikverblendungen (2,1 %), spricht neben der besseren Ästhetik für die Verwendung von Keramik als Verblendmaterial bei Anhängerbrücken. Trotz einer Gesamtmißerfolgsrate von 36 % waren immerhin 95 % der nachuntersuchten Patienten mit ihrer Extensionsbrücke zufrieden oder sehr zufrieden. Lediglich 5 % der Befragten gaben an, daß eine funktionelle Belastung nur mit gleichzeitigem Schmerz- oder Druckgefühl möglich war.

Im Vergleich mit einer Patientengruppe, die im Unterkiefer (Freiend) mit Modellgußprothesen versorgt worden war (n = 26), zeigten Patienten, denen stattdessen festsitzende Extensionsbrücken eingegliedert worden waren (n = 27), einen geringeren Plaquebefall und eine geringere Neuerkrankungsrate an Karies; ferner war bei letzteren die okklusale Stabilität erhöht (*Budtz-Jørgensen* und *Isidor* 1990). Bezüglich der parodontalen Befunde waren die Unterschiede dagegen sehr gering, was mit der regelmäßigen Nachsorge in beiden Patientengruppen erklärt werden kann (*Isidor* und *Budtz-Jørgensen* 1990).

In einer Studie von *Palmquist* und *Swartz* (1993) wurden Patienten, die mit festsitzenden Kronen und Brücken mit mindestens fünf Einheiten versorgt worden waren, 18 bis 23 Jahre nach deren Eingliederung nachuntersucht. 66 von ehemals 122 behandelten Patienten konnten in die Untersuchung eingeschlossen werden. Durchschnittlich waren noch 72 % aller Restaurationen in Funktion. Metallkeramische Restaurationen schnitten am besten ab: 79 % waren unverändert in Funktion, während nur 3 % komplett entfernt worden waren. Extensionsbrücken schnitten nicht schlechter ab als Schaltbrücken.

Betrachtet man diese Studien über den Langzeiterfolg von Extensionsbrücken, so kann man zusammenfassend feststellen, daß Extensionsbrücken in vielen Fällen eine bedenkenswerte Alternative zu abnehmbarem oder kombiniertem Zahnersatz darstellen, insbesondere bei reduziertem, aber entzündungsfreiem Parodont.

Literatur

Bergenholtz G., Nyman S.: Endodontic complications following periodontal and prosthetic treatment of patients with advanced periodontal disease. J Periodontol 1984; 55: 63 - 68.

Budtz-Jørgensen E., Isidor F.: A 5-year longitudinal study of cantilevered fixed partial dentures compared with removable partial dentures in a geriatric population. J Prosthet Dent 1990; 64: 42 - 47.

Erhardson S., Carlsson J., Wictorin L.: Brottmekanisk dimensionering av dentala guldlödninger. Swed Dent J 1980; 5: 1 - 62 (Suppl.).

Isidor F., Budtz-Jørgensen E.: Periodontal conditions following treatment with distally extending cantilever bridges or removable partial dentures in elderly patients. A 5-year study. J Periodontol 1990; 61: 21 - 26.

Karlsson S.: Failures and length of service in fixed prosthodontics after long-term function. A longitudinal clinical study. Swed Dent J 1989; 13: 185-192.

Landolt A., Lang N. P.: Erfolg und Mißerfolg bei Extensionsbrücken. Schweiz Monatsschr Zahnmed 1988; 98: 239 - 244.

Nyman S., Lindhe J., Lundgren D.: The role of occlusion for the stability of fixed bridges in patients with reduced periodontal tissue support. J Clin Periodontol 1975; 2: 53 - 66.

Nyman S., Lindhe J.: A longitudinal study of combined periodontal and prosthetic treatment of patients with advanced periodontal disease. J Periodontol 1979; 50: 163 - 169.

Palmquist S., Swartz B.: Artificial crowns and fixed partial dentures 18 to 23 years after placement. Int J Prosthodont 1993; 6: 279-285.

Randow K., Glantz P.-O., Zöger B.: Technical failures and some related clinical complications in extensive fixed prothodontics. Acta Odontol Scand 1986; 44: 241 - 255.

Sommer M. P. Ch.: Extensionbrücken - Eine Übersicht. Zahnärztl Mitt 1990; 80: 2551 - 2558.

Strub J. R., Linter H., Marinello C. P.: Die Versorgung des Lückengebisses mit Extensionsbrücken: Eine Retrospektivstudie. Int J Parodontol Restaurat Zahnheilk 1989; 9: 365 - 375.

30 Festsitzende prothetische Versorgung im parodontal stark reduzierten Gebiß

30.1 Einleitung

Zahlreiche klinische Studien haben gezeigt, daß durch eine systematische Parodontalbehandlung in Kombination mit einer regelmäßigen Nachsorge ein Wiederauftreten einer zuvor bestandenen Parodontalerkrankung und ein damit verbundener weiterer Attachmentverlust verhindert werden kann (*Knowles* et al. 1979, 1980, *Lindhe* et al. 1984, *Isidor* und *Karring* 1986, *Becker* et al. 1988).
Auch in Fällen einer stark fortgeschrittenen Parodontopathie ist durch regelmäßige Nachsorgetermine und eine entsprechende Mitarbeit des Patienten eine Begrenzung eines Rezidivs auf wenige, aber leider nicht vorher bestimmbare Parodontien möglich (*Nyman* und *Lindhe* 1976).
Die Versorgung von Patienten mit einem stark reduzierten Zahnbestand und eingeschränkter parodontaler Verankerung mit festsitzendem Zahnersatz kann heute bei sorgfältiger Patientenauswahl, adäquater präprothetischer Parodontalbehandlung und einem regelmäßigen Nachsorgeprogramm als erfolgversprechend angesehen werden (*Carnevale* et al. 1991). Jedoch muß bei dieser Art von Zahnersatz einigen Gesichtspunkten spezielle Beachtung geschenkt werden. Dazu zählen die Auswahl der für die prothetische Versorgung strategisch wichtigen Pfeilerzähne, die korrekte Gestaltung der Okklusionsflächen und Kronenkonturen sowie einige technische Besonderheiten. Technische Mißerfolge treten bei solchen Rekonstruktionen häufig im selben Ausmaß auf wie biologische Mißerfolge. Die Entscheidung, bei Patienten mit einer fortgeschrittenen Parodontalerkrankung festsitzende Restaurationen einzugliedern, basiert auf den im Vergleich zu den Versorgungen mit herausnehmbarem Zahnersatz zu verzeichnenden positiven Ergebnissen. *Karlsen* berichtete schon 1972 von 32 Patienten mit stark reduziertem Parodont, die mit festsitzenden Brücken versorgt worden waren, wobei Antes Gesetz nicht befolgt worden war (das Ante-Gesetz [*Ante* 1926] besagt, daß die summierte Attachmentoberfläche der Brückenpfeiler diejenige des oder der zu ersetzenden Zähne übertreffen oder zumindest erreichen sollte). Während der Beobachtungszeit von 8 bis 12 Jahren verschlechterte sich die parododontale Situation nur bei 9 von insgesamt 116 Pfeilerzähnen.
Die größte Herausforderung im parodontal geschädigten Gebiß stellt die Behandlung von furkationsbefallenen Zähnen dar. Einige Autoren berichten nach konservativer Furkationsbehandlung von einem Erfolg von 88 % über 5 - 24 Jahre (*Ross* und *Thompson* 1978), während andere einen 31%igen Mißerfolg über eine durchschnittliche Beobachtungszeit von 22 Jahren zeigten (*Hirschfeld* und *Wasserman* 1978). Das Hauptproblem besteht darin, daß im allgemeinen nicht abzusehen ist, bei welchen Zäh-

nen mit Furkationsbefall (Molaren, mehrwurzelige Prämolaren) nach Eindämmung der Krankheit ein langfristiger Zahnerhalt erreicht werden kann. Der Verlust eines Molaren kann jedoch bereits von entscheidender Konsequenz für den Erhalt einer festsitzenden Rekonstruktion sein. Deshalb ist zu hoffen, daß neue Techniken wie die gesteuerte Geweberegeneration mit und ohne Transplantat- oder Implantatmaterialien besser voraussagbare Ergebnisse für die Therapie von furkationsbefallenen Molaren oder Prämolaren liefern können (*Nyman* et al. 1987, *Lekovic* et al. 1989, *Caffesse* et al. 1990). Solange dies aber noch nicht nachgewiesen ist, stellen andere Therapieformen (wie z. B. Hemisektion/Trisektion/Prämolarisierung/Wurzelamputation) die Behandlung der Wahl dar, um furkationsbefallene Zähne (Grad II und III) als Pfeiler für den festsitzenden Zahnersatz zu verwenden (vgl. Kap. 14.4).

Die Behandlung von Zähnen mit Furkationsbefall durch Wurzelamputation wurde schon vor über 100 Jahren von *Farrar* (1884) beschrieben. Gegenwärtige Studien zeigen sehr gute klinische Langzeitergebnisse mit dieser Art der Therapie (*Hamp* et al. 1975, *Nyman* und *Lindhe* 1979, *Ehrlich* et al. 1989, *Carnevale* et al. 1991). Zu den Mißerfolgen, die nach Wurzelamputationen und/oder -separationen eintreten, zählen Frakturen der Pfeilerzähne, anhaltende Parodontopathien, endodontische Mißerfolge, Karies und Zementauswaschungen bei der eingesetzten Restauration (*Backman* 1982).

30.2 Behandlungsplanung und Behandlungsablauf

Nach einer genauen Befundaufnahme und einem entsprechenden Gespräch mit dem Patienten sollten zuerst nur richtungsweisende Behandlungsschritte diskutiert werden. Die Entscheidung, ob der Patient die notwendige Mitarbeit für eine festsitzende Restauration im parodontal reduzierten Gebiß aufweist, kann erst nach einer intensiven Hygienephase (vgl. Kap. 6 bis 8) gefällt werden. Falls die Mitarbeit des Patienten nicht den Vorstellungen des Behandlers entspricht, liegt es im Interesse aller Beteiligten, eine sowohl für den Patienten als auch für den Behandler einfachere Lösung zu finden.

Nach der Hygienephase (Scaling und Root Planing abgeschlossen) und der Entscheidung, die Restbezahnung mit einem festsitzenden Zahnersatz zu versorgen, läuft die Behandlung in den folgenden Schritten ab:

Die Situationsmodelle werden mit einer Gesichtsbogenübertragung und zentrischen Wachsbissen in einen Mittelwertartikulator montiert. Der Techniker fertigt ein Full-wax-up des geplanten Zahnersatzes im Artikulator an. Mit Hilfe dieses Full-wax-ups wird im Labor ein erstes Schalenprovisorium hergestellt. Aufgrund der erhöhten Beweglichkeit der Pfeilerzähne wird das Schalenprovisorium, je nach Verteilung der Zähne (bzw. der Zahnwurzeln), in einem oder höchstens zwei Teilen angefertigt. Es besteht keine Kontraindikation, Zähne mit einer erhöhten Beweglichkeit als Pfeiler für eine festsitzende Brückenrekonstruktion einzubeziehen. Diese Zähne sollten jedoch verblockt werden, um Wurzelfrakturen zu vermeiden, Pfeilerverluste nach parodontalchirurgischen Eingriffen zu verhindern und den Kaukomfort für den Patienten zu verbessern.

Nach diesen technischen Vorarbeiten werden, sofern vorhanden, die alten Rekonstruktionen im Mund des Patienten entfernt und alle Pfeilerzähne provisorisch präpariert. Dazu eignen sich mittelkörnige flammenförmige Diamanten (Instrument Nr. 7a des Präparationssatzes Prothetik: Arbeitsteillänge 8 mm, Durchmesser 1,2 mm). Bei der ersten provisorischen Präparation sollte darauf geachtet werden, daß nur eine leichte Hohlkehle oder, bei Molaren mit Furkationsbeteiligung, vorerst nur auslaufend präpariert wird (Tangentialpräparation), da die Präparationsgrenze aufgrund des ausgeprägten Knochenverlusts in einem Bereich zu liegen kommt, in dem die Wurzeln bereits so schmal sind, daß in dieser Phase der Behandlung durch eine Stufen- oder ausgeprägte Hohlkehlpräparation unnötig gesunde Zahnhartsubstanz geopfert würde (Abb. 379).

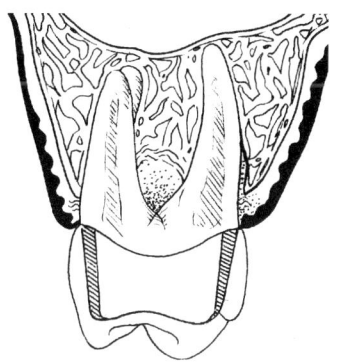

Abb. 379 Auslaufende Präparation bei Molaren mit Furkationsbefall Grad II-III. Durch die Präparation einer Stufe würde gesunde Zahnhartsubstanz geopfert, die später (schraffierte Bereiche) gebraucht wird.

Nach der Präparation wird das Schalenprovisorium im Mund des Patienten unterfüttert. Nachdem der Techniker die Ränder ausgearbeitet hat, wird das Provisorium mit einem eugenolfreien provisorischen Zement eingesetzt.
Anschließend findet die endodontische und konservative Vorbehandlung statt (vgl. Kap. 9). Für diese und alle folgenden Behandlungsschritte wird das Provisorium mit Hilfe einer Arterienklemme (BM 13; Aesculap, D-Tuttlingen) vorsichtig gelockert und entfernt, indem das Provisorium leicht verformt wird. Unnötige Krafteinwirkungen auf die zum Teil bereits beweglichen Pfeilerzähne sollten vermieden werden. Die endodontische Behandlung von furkationsbefallenen Molaren beinhaltet nicht nur das Entfernen der Pulpa und das Wiederfüllen des Wurzelkanalsystems, sondern auch eine größtmögliche Erhaltung von gesunder Zahnhartsubstanz. Dadurch sollen zum einen der Anteil des Aufbaumaterials minimiert und eine möglichst große Retentionsfläche und eine gute Haftung für den Aufbau erzielt und zum anderen die Eigenstabilität des Zahnes erhalten werden.
Nachdem die endodontische Behandlung abgeschlossen ist, wird der Zahn mit einem chemisch härtenden Komposit (Clearfil®; Cavex, NL-Haarlem) aufgebaut, wobei dieser Aufbau 2 bis 3 Millimeter im Wurzelkanal veran-

kert wird (Abb. 380). Zu diesem Zweck werden die Wurzelkanäle vorgängig mit einem Rosenbohrer auf ca. 3 mm Tiefe und mindestens 1,5 mm Durchmesser im koronalen Bereich erweitert. In der verbliebenen Zahnhartsubstanz werden Retentionsrillen eingebracht. Nach Reinigung der Kavität mit Wasser-Spray erfolgt die Applikation eines Dentinadhäsivs (z. B. Clearfil New Bond®; Cavex, NL-Haarlem) und das Einbringen des Komposits.

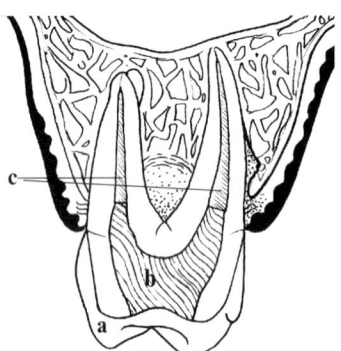

Abb. 380 Aufbau des Zahns mit einem chemisch härtenden Komposit.
a Kunststoffprovisorium
b Aufbau aus Komposit
c Wurzelkanalfüllung

Der Vorschlag, die Zähne vor der resektiven Therapie mit einem Füllungsmaterial aufzubauen, stammt von *Marin* et al. (1989). Die Herstellung eines Stiftkernaufbaus nach der resektiven Therapie ist technisch sehr schwierig; zusätzlich wird die Wurzel durch das Setzen eines Stifts geschwächt (*Brustlein-Rathle* et al. 1988).

Nach der endodontischen und konservativen Vorbehandlung erfolgt die parodontalchirurgische Therapie. Dafür wird das Provisorium wieder entfernt. Im Molaren- und Prämolarenbereich wird ein apikaler Verschiebelappen durchgeführt, wobei immer versucht werden soll, möglichst die gesamte Breite der angewachsenen Gingiva zu erhalten (vgl. Kap. 14.4.5). Im Frontzahnbereich notwendige parodontalchirurgische Eingriffe sollten aus ästhetischen Gründen etwas konservativer (z.B. ein Widman-Lappen; vgl. Kap. 14.4.4) bzw. in Kombination mit regenerativen Therapiemaßnahmen (z. B. geführte Geweberegeneration; vgl. Kap. 14.4.2) durchgeführt werden. Nach der Aufklappung werden die Wurzeloberflächen gescalt und das chronisch entzündete Gewebe entfernt.
In vielen Fällen kann bei den furkationsbefallenen Zähnen erst zu diesem Zeitpunkt entschieden werden, welche Wurzel(n) extrahiert werden muß bzw. müssen. Dazu wird die klinische Krone mit einem flammenförmigen Diamanten (Instrument Nr. 7a des Präparationssatzes Prothetik: Arbeitsteillänge 8 mm, Durchmesser 1,2 mm) in der Art und Weise durchtrennt, daß mehr gesunde Zahnhartsubstanz von der zu extrahierenden Wurzel geopfert wird.

Nach der Separierung und Extraktion der hoffnungslosen Wurzel(n) erfolgt die intraoperative Präparation der Pfeiler. Auf der Grundlage der Ergebnisse einer Tierstudie (*Carnevale* et al. 1983) wird die Ausdehnung der intraoperativen Präparation bis auf Höhe des bindegewebigen Attachments durchgeführt (Abb. 381a und b). Die Anwendung dieser Art von Präparation erlaubt die Reduzierung oder Elimination von untersichgehenden und

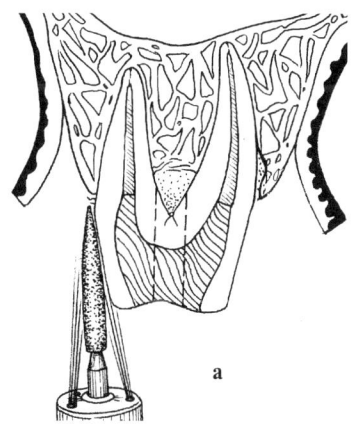

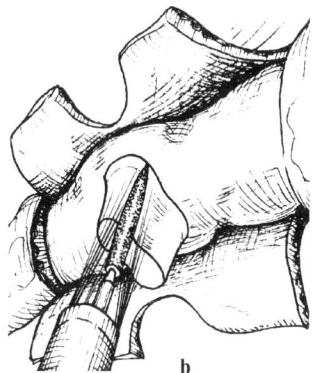

Abb. 381 a und b Intraoperative Präparation bis auf Höhe des bindegewebigen Attachments.

konkaven Bereichen des Zahns (Abb. 382), die die Plaque- und Zahnsteinentfernung erschweren und die Mundhygiene zum Teil unmöglich machen. Zusätzlich ist es möglich, den Abstand zwischen benachbarten Wurzeln zu vergrößern. Ein Minimum von 1,5 bis 2 Millimeter Abstand sollte nach der Präparation zwischen den einzelnen Pfeilerzahnwurzeln vorhanden sein.
Nach dieser ersten groben Präparation der Zähne wird der Knochen mit runden Hartstahlbohrern oder Kugeldiamanten modelliert. Dabei werden vertikale Einbrüche entfernt und es wird versucht, die natürliche Knochenarchitektur und -morphologie wiederherzustellen (Abb. 383).

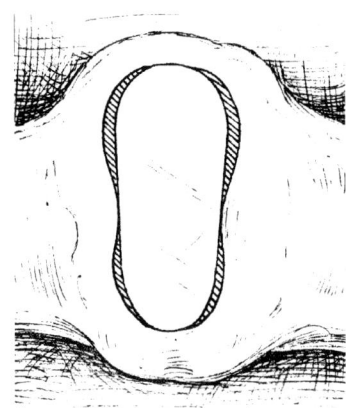

Abb. 382 Durch die Präparation werden konkave Flächen entfernt (schraffierte Bereiche).

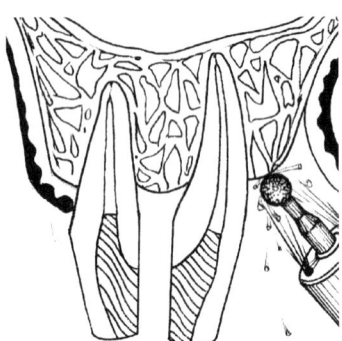

Abb. 383 Wiederherstellung der positiven Knochenarchitektur.

In einem nächsten Schritt folgt das Finieren der Pfeiler mit einem flammenförmigen, feinkörnigen Diamanten (Instrument 8b des Präparationssatzes Prothetik). Bevor die gingivalen Lappen vernäht werden, muß das Provisorium unterfüttert werden. Diese feinen Wurzeln müssen direkt geschient werden, da sonst die Gefahr sehr groß ist, solche Wurzeln postoperativ zu verlieren. Für die Unterfütterung werden die Pfeilerzähne isoliert und das Provisorium an den intraoperativ präparierten Zähnen mit einem kaltpolymerisierenden Acrylat gefüllt. Nachdem das Provisorium in situ gebracht wurde, schließt der Patient den Mund, um die Okklusion zu prüfen. Das Provisorium wird noch in der elastischen Phase des Unterfütterungskunststoffs entfernt und nach Aushärtung im Labor ausgearbeitet. Während dieser Zeit werden die gingivalen Lappen vernäht. Das ausgearbeitete Provisorium wird mit einem eugenolfreien provisorischen Zement eingegliedert und für ca. eine Woche ein Parodontalverband appliziert. Eine Woche später folgen die Entfernung des Parodontalverbands und der Nähte sowie eine gründliche Zahnreinigung mit Gumminapf und Polierpaste (z. B. CCS, Prophypasten, Clean Chemical Sweden AB, S-Borlänge).
Nach einer Heilungsphase von 3 Monaten schließt sich die Abformung (vorzugsweise mit Hydrokolloid) zur Herstellung eines metallverstärkten

Langzeitprovisoriums mit Kunststoff an. Bei der Abformung werden an den intraoperativ präparierten Zähnen keine Fäden gelegt. Der Kronenrand reicht bis zur apikalen Grenze der abgeformten Stümpfe.
Die Herstellung des Langzeitprovisoriums erfolgt wie die Herstellung der metallverstärkten Langzeitprovisorien (vgl. Kap. 18). Die Meistermodelle werden mit einem Gesichtsbogen und einer Kieferrelationsbestimmung in zentrischer Kondylenposition in einen Mittelwertartikulator montiert. Danach erfolgt die Herstellung des metallverstärkten Langzeitprovisoriums. Das Gerüst soll die resezierten Wurzeln 360 Grad umfassen und auslaufend bis auf Gingivahöhe angefertigt werden (Abb. 384). An zwei bis drei Stellen soll im apikalen Drittel eine 3 bis 4 Millimeter lange Rille ins Gerüst gefräst werden, welche mit Kunststoff verschlossen wird, um die Entfernung des Langzeitprovisoriums mit der Arterienklemme zu erleichtern. Der Metallrand, der durch diese Herstellungsweise in Kauf genommen wird, garantiert einen optimalen Sitz und verhindert, daß sich das Langzeitprovisorium während der Tragezeit löst und sich darunter kariöse Läsionen entwickeln

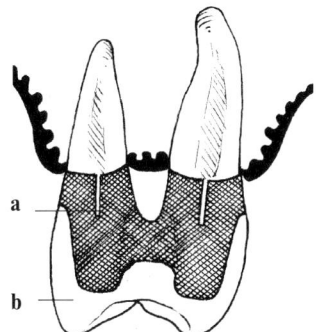

Abb. 384 Herstellung des Langzeitprovisoriums.
Ein Metallrand wird in Kauf genommen.
a Gerüst
b Kunststoffverblendung

Spezielle Beachtung verdient aus ästhetischen, aber auch aus mundhygienetechnischen Gründen die Interdentalraumgestaltung. Da die Pfeiler einen großen Attachmentverlust aufweisen, entstehen sowohl in der Vertikalen als auch in der Horizontalen große Interdentalräume. Spezielle Tricks (wie z.B. das Einfärben der Verblendungen interdental) sind notwendig, um mit einer festsitzenden Brücke nicht nur verlorengegangene Zahnhartsubstanz zu ersetzen, sondern auch um die großen Interdentalräume optisch zu verkleinern. Aus mundhygienisch-technischen Gründen müssen die Interdentalräume so gestaltet werden, daß sie den Zugang eines Interdentalbürstchens mit einem Durchmesser von 2 bis 3 Millimeter erlauben. Der Zahnersatz dient ebenfalls dazu, das Mundhygienemittel zu führen und dadurch eine gezielte Reinigung am Übergang von Gingiva zu Zahn zu ermöglichen (Abb. 385).
An dem Tag, an dem das Langzeitprovisorium eingesetzt wird, werden die Mundhygieneinstruktionen aktualisiert. Der Patient muß lernen, wie er seine Interdentalräume mit geeigneten Bürstchen plaquefrei halten kann (vgl. Kap. 7).

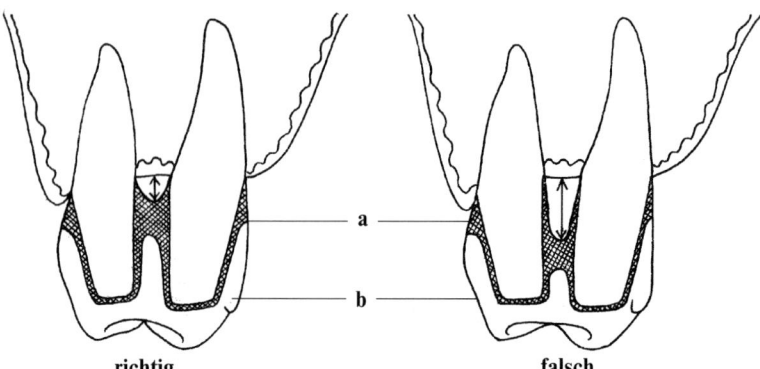

richtig   **falsch**

Abb. 385 Bei zu viel Platzangebot würde das Interdentalbürstchen nur die Rekonstruktion und nicht den Übergang Zahn/Gingiva reinigen.
a Gerüst
b Kunststoffverblendung

Während der neun- bis zwölfmonatigen Tragedauer des metallverstärkten Langzeitprovisoriums kann sich das epitheliale und bindegewebige Attachment wieder regenerieren und die biologische Breite zwischen dem Kronenrand und dem Knochen kann ausreifen. Gleichzeitig wird während dieser Zeit ausgetestet, ob die feinen Wurzeln als Pfeiler geeignet sind.
Für die definitive metallkeramische Brücke werden die Pfeiler noch einmal mit einem feinen Diamanten finiert. Anschließend wird die definitive Abformung genommen. Meistens haben sich die Wurzeln zwischenzeitlich so gefestigt, daß nun ohne weiteres eine Polyäthergummimasse als Abformmaterial verwendet werden kann. In den gingivalen Sulkus der resezierten Wurzeln dürfen keine Retraktionsfäden gestopft werden, weil die Fäden das vorgeschädigte Parodont erneut verletzen würden. Nach der Abformung folgen Gesichtsbogenübertragung und Kieferrelationsbestimmung sowie das Unterfüttern und Wiedereingliedern der Langzeitprovisorien.
Nach *Carnevale* et al. (1991) ist es nicht notwendig, das Okklusionsfeld der festsitzenden, metallkeramischen Brücke zu verringern, um die okklusale Belastung zu minimieren. Empfehlenswert ist es, mit Hilfe des Langzeitprovisoriums zu testen, ob sich eine Front-Eckzahnführung im speziellen Fall bewährt. Bei ganz extremen Fällen kann es vorkommen, daß einer bilateral balancierten Okklusion der Vorzug zu geben ist. Das Okklusionskonzept sollte also für diese Fälle individuell bestimmt werden.
Der definitive metallkeramische Zahnersatz wird prinzipiell wie das Langzeitprovisorium gestaltet. Um die resezierten Wurzeln muß ein Metallrand in Kauf genommen werden, welcher ästhetisch eine untergeordnete Rolle spielt, da er im Seitenzahnbereich liegt. Für den Langzeiterfolg ist es unerläßlich, daß der Patient über die richtige Durchführung der Mundhygiene instruiert wird und an einem Nachsorgeprogramm teilnimmt.
Der klinische und labortechnische Behandlungsablauf für die Anfertigung von festsitzendem Zahnersatz im parodontal stark geschädigten Gebiß ist in Tabelle 31 zusammengefaßt.

Tabelle 31 Klinischer und labortechnischer Behandlungsablauf bei der Anfertigung von festsitzendem Zahnersatz im parodontal stark geschädigten Gebiß

Klinik	Labor
Anamnese, Befundaufnahme, Situationsabformung, Gesichtsbogenübertragung, Kieferrelationsbestimmung, Röntgen (Orthopantomogramm, Rinn-Status)	
	Herstellung von Studienmodellen, schädelbezügliche Montage der Modelle im Artikualtor
Diagnose, Planung	
Hygienephase, Farbauswahl	
	Volles Wax-up, Anfertigen eines Schalenprovisoriums
Präprothetische/prothetische Phase: Entfernen der alten Rekonstruktionen des Patienten, provisorische Präparation, Unterfütterung des Schalenprovisoriums	
	Ausarbeiten der Ränder des Schalenprovisoriums
Eingliederung des Schalenprovisoriums Endodontische und konservierende Vorbehandlung (Kompositaufbau), parodontalchirurgische Therapie (Seitenzähne: ARF, Frontzähne: z. B. mod. Widman-Lappen), bei furkationsbefallenen Zähnen Trennung der Wurzeln, evtl. Extraktion der hoffnungslosen Wurzel(n), intraoperative Pfeilerzahnpräparation, Knochenmodellation, Finieren der Pfeilerzähne, Unterfütterung des Schalenprovisoriums	
	Ausarbeiten des Schalenprovisoriums
Vernähen des Gingivalappens, Wiedereingliederung des Schalenprovisoriums Nach 1 Woche: Nahtentfernung, Zahnreinigung Nach 2 - 3 Monaten: Abformung der Pfeilerzähne (Hydrokolloid) Gesichtsbogenübertragung, Kieferrelationsbestimmung	
	Modellmontage im Artikulator, Sägemodellherstellung, Herstellung eines metallverstärkten Langzeitprovisoriums
Eingliederung des Langzeitprovisoriums, Mundhygiene-Reinstruktion Nach 9 - 12 Monaten: Reevaluation Alginatabformung	
	Herstellung individueller Löffel
Finieren der Pfeilerzähne, definitive Abformung, Unterfütterung und Eingliederung des Langzeitprovisoriums	
	Modellmontage im Artikulator, Sägemodellherstellung, Herstellung des definitiven Zahn ersatzes: Full-wax-up, Modellation des Gerüstes in Wachs, Einbetten, Gießen und Ausarbeiten
Gerüsteinprobe	
	Verblendung
(Keramik: Rohbrandanprobe) Austesten der Interdentalhygiene	
	(Keramik: Glanzbrand, Metallpolitur)
Anprobe der fertigen Arbeit, Eingliederung der Arbeit	
Kontrolle	
Nachsorgeintervall festlegen	

30.3 Langzeitstudien

Während einer Beobachtungszeit von fünf Jahren stellten *Hamp* et al. (1975) bei 87 Zähnen, an denen eine Wurzelseparation durchgeführt worden war, an nur fünf Zahnoberflächen kariöse Läsionen fest (5,7%).
Nyman und *Lindhe* (1979) konnten zeigen, daß Zähne mit Furkationsbefall, bei denen eine Wurzelamputation, eine Hemisektion oder eine Trisektion in Kombination mit einem festsitzenden Zahnersatz durchgeführt worden war, eine ebenso gute Prognose aufwiesen wie die natürlichen kontralateralen Molaren im selben Mund ohne Furkationsbefall - unter der Voraussetzung, daß eine regelmäßige Nachsorge betrieben wurde.
Ehrlich et al. (1989) behandelten 67 Patienten mit Wurzelresektionen (51 Zähne) oder Wurzelseparationen (16 Zähne). Bei 58 der 67 Patienten wurden über einen Zeitraum von 10 bis 18 Jahren regelmäßige Kontrollen durchgeführt. Während dieser Zeit mußten 6 Zähne (9%) aufgrund von Karies und 4 (6%) wegen parodontaler Probleme extrahiert werden.
In einer klinischen Langzeitstudie über 3 bis 11 Jahre mit resezierten Zähnen, die als Pfeiler für einen festsitzenden Zahnersatz dienten, erzielten *Carnevale* et al. (1991) eine Erfolgsrate von über 94,3%.
Diese Erkenntnisse unterstützen die Wahl von resektiven Behandlungsmethoden zur Therapie von furkationsbefallenen Molaren, falls diese als Pfeiler für einen festsitzenden Zahnersatz dienen sollen.

30.4 Schlußfolgerung

Die synoptische Behandlung von Zähnen mit Furkationsbefall (Grad II und III) - wie von *Carnevale* et al. (1981) vorgeschlagen - und Versorgung mit festsitzendem Zahnersatz zeigt eine bessere Langzeitprognose als Versorgungen mit abnehmbarem Zahnersatz. Jeder Schritt der präprothetischen und prothetischen Behandlung muß jedoch sorgfältig durchdacht und ausgeführt werden, wodurch die Therapie sehr zeitaufwendig wird.

Literatur

Ante I.H.: The fundamental principles of abutments. Michigan Dent Soc Bull 1926; 8: 14.

Backman K.J.: The incomplete root resection - case presentations. Int J Periodontics Restorative Dent 1982; 2 (3): 61 - 71.

Becker W., Becker B.E., Ochsenbein C., Kerry G., Caffesse R., Morrison E. C., Prichard J.: A longitudinal study comparing scaling, and osseous surgery and modified Widman procedures. Results after one year. J Periodontol 1988; 59: 351 - 365.

Brustlein-Rathle D., Hediger P, Holz J.: Influence de l'anatomie radiculaire sur le choix de l'ancrage canalaire. Schweiz Monatsschr Zahnmed 1988; 98: 1316-1327.

Caffesse R.G., Smith B.A., Duff B., Morrison E.C., Merrill D., Becker W.: Class II furcations treated by guided tissue regeneration in humans: case reports. J Periodontol 1990; 61: 510 - 514.

Carnevale G., Di Febo G., Trebbi L.: A patient presentation: planning a difficult case. Int J Periodontics Restorative Dent 1981; 1: 50 - 63.

Carnevale G., Sterrantino S.F., Di Febo G.: Soft and hard tissue wound healing following tooth preparation to the alveolar crest. Int J Periodontol Restorat Dent 1983; 3 (6): 37 - 53.

Carnevale G., Di Febo G., Tonelli M.P., Marin C., Fuzzi M.: A retrospective analysis of the periodontal-prosthetic treatment of molars with interradicular lesions. Int J Periodontics Restorative Dent 1991; 11: 188 - 205.

Ehrlich J., Hochman N., Yaffe A.: Root resection and separation of multirooted teeth: A 10-year follow-up study. Quintessence Int 1989; 20: 561 - 564.

Farrar J.M.: Radical and heroic treatment of alveolar abscess by amputation of roots of teeth. Dent Cosmos 1884; 26:79.

Hamp S.E., Nyman S., Lindhe J.: Periodontal treatment of multirooted teeth. Results after 5 years. J Clin Periodontol 1975; 2: 126 - 135.

Hirschfeld L., Wasserman B.: A long-term survey of tooth loss in 600 treated periodontal patients. J Periodontol 1978; 49: 225 - 237.

Isidor F., Karring T.: Long-term effect of surgical and non-surgical periodontal treatment. A 5-year clinical study. J Periodont Res 1986; 21: 462 - 472.

Karlsen K.: Traumatic occlusion as a factor in the propagation of periodontal disease. Int Dent J 1972: 22: 387 - 393.

Knowles J.W., Burgett F.G., Nissle R.R., Shick R.A., Morrison E.C., Ramfjord S.P.: Results of periodontal treatment related to pocket depth and attachment level. Eight years. J Periodontol 1979; 50: 225 - 233.

Knowles J., Burgett F., Morrison E., Nissle R., Ramfjord S.: Comparison of results following three modalities of periodontal therapy related to tooth type and initial pocket depth. J Clin Periodontol 1980; 7: 32 - 47.

Lekovic V., Kenney E.B., Kovacevic K., Carranza F.A.: Evaluation of guided tissue regeneration in class II furcation defects. A clinical re-entry study. J Periodontol 1989; 60: 694 - 698.

Lindhe J., Westfelt E., Nyman S., Socransky S.S., Haffajee A.D.: Long term effect of surgical/non-surgical treatment of periodontal disease. J Clin Periodontol 1984; 11: 448 - 458.

Marin C., Carnevale G., Di Febo G., Fuzzi M.: Restoration of endodontically treated teeth with interradicular lesions before root removal and/or root separation. Int J Periodontics Restorative Dent 1989; 9: 42 - 57.

Nyman S., Lindhe J.: Prosthetic rehabilitation of patients with advanced periodontal disease. J Clin Periodontol 1976; 3: 135 - 147.

Nyman S., Lindhe J.: A longitudinal study of combined periodontal and prosthetic treatment of patients with advanced periodontal disease. J Periodontol 1979; 50: 163 - 169.

Nyman S., Gottlow J., Lindhe J., Karring T., Wennstrom J.: New attachment formation by guided tissue regeneration. J Periodont Res 1987; 22: 252 - 254.

Ross I.F., Thompson R.H.: A long-term study of root retention in the treatment of maxillary molars with furcation involvement. J Periodontol 1978; 49: 238 - 244.

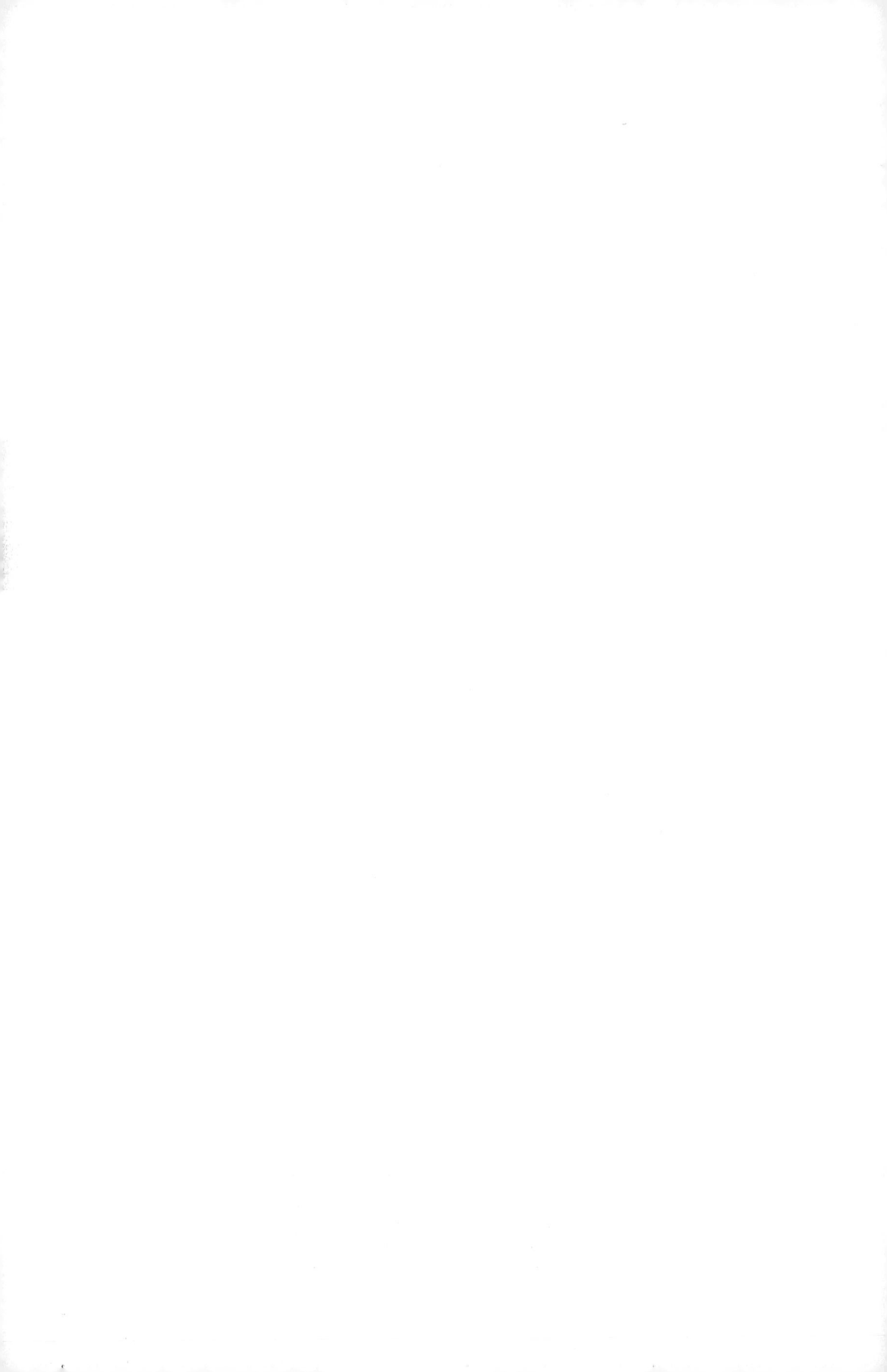

31 Einführung in die Adhäsivprothetik

31.1 Definition

Unter Adhäsivprothetik versteht man ein non-invasives (d. h. keine oder nur minimale Präparation der Pfeilerzähne) prothetisches Prozedere, bei welchem eines oder mehrere Halteelemente aus Metall mittels eines Adhäsivs (spezifischer Zementierungskunststoff) an (weitgehend) karies- und füllungsfreien Pfeilerzähnen am Schmelz befestigt werden (*Marinello* et al. 1991). Der auf diese Weise befestigte Zahnersatz kann festsitzend oder kombiniert festsitzend-abnehmbar sein.
Dementsprechend lassen sich in der Adhäsivprothetik zwei Konstruktionsarten unterscheiden:

1. Adhäsivbrücken zur Versorgung von Schaltlücken im Front- und Seitenzahnbereich (Abb. 386a und b, 387a und b).
2. Extrakoronale Adhäsivattachments für eine Verankerung von abnehmbarem Zahnersatz.

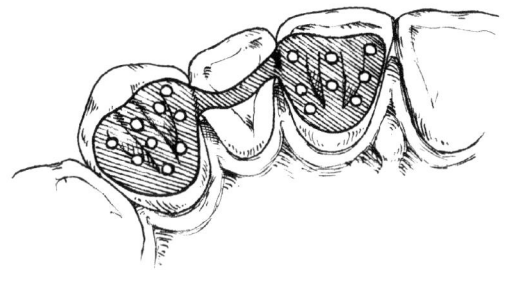

Abb. 386 a Palatinalansicht einer Adhäsivbrücke zum Ersatz eines oberen lateralen Schneidezahns. Die in den Klebeflügeln angelegten konischen Löcher dienten der Retention des Befestigungskunststoffs am Metall (makromechanische Verankerung, heute überholt).

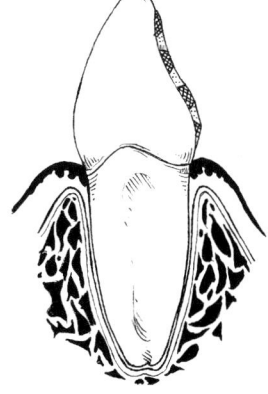

Abb. 386 b Sagittalschnitt durch den Pfeilerzahn einer Adhäsivbrücke und seinen Klebeflügel. Beachte den nach außen divergierenden Verlauf der Retentionsbohrungen!

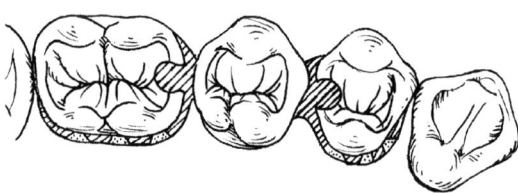

Abb. 387 a Okklusalansicht einer Seitenzahn-Adhäsivbrücke. Um diesen Gerüstverlauf zu ermöglichen, werden leichte Schmelzpräparationen ausgeführt.

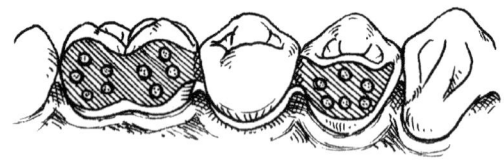

Abb. 387 b Lingualansicht einer Seitenzahn-Adhäsivbrücke mit makromechanischer Verankerung über Gerüstperforationen.

Darüber hinaus gibt es spezielle Anwendungen, wie z. B. parodontale Adhäsivschienungen oder Aufbauten von Führungsflächen an Eckzähnen oder von Kauflächen.

31.2 Geschichte der Adhäsivprothetik

Die Adhäsivprothetik basiert auf der erstmals von *Buonocuore* (1955) dargestellten Möglichkeit, die Haftung von Kunststoff (damals von Acrylaten) an Zähnen mit Hilfe des Anätzens von Zahnschmelz zu erreichen (Säureätztechnik, SAT) – ein Prinzip, das zunächst in der Zahnerhaltung und Kieferorthopädie (Klebung von Brackets) sowie zur Schienung von Zähnen verwendet wurde. In den siebziger Jahren wurden auf diese Weise erstmals künstliche Zähne mittels SAT und den nun vorhandenen Kompositkunststoffen an angrenzenden Pfeilerzähnen befestigt (*Ibsen* 1973, *Portnoy* 1973). Aufgrund des Fehlens einer gegossenen Metallsubstruktur war der Langzeiterfolg einer solchen Versorgung aber beschränkt.

Rochette (1973) gelang es, gegossene perforierte Unterkiefer-Frontzahnschienen aus einer hochgoldhaltigen Edelmetall-Legierung unter Verwendung der Säureätztechnik mittels Komposit über einen Zeitraum von 24 Monaten einzugliedern. Auch stellte er erstmals die Möglichkeit vor, Zähne mittels dieser Methode durch das Einfügen eines Pontics zu ersetzen.

Howe und *Denehy* (1977) griffen diesen Gedanken auf und stellten eine solche, mit Perforationen versehene Konstruktion aus einer NEM-Legie-

rung für den Frontzahnbereich vor, freilich noch gedacht als temporärer Zahnersatz. Präparatorische Maßnahmen an Zähnen wurden noch nicht vorgenommen (Abb. 386a und b).
Livaditis (University of Maryland) präsentierte im Jahre 1980 die erste Adhäsivbrücke (Klebebrücke) für den Seitenzahnbereich (Abb. 387a und b). Dazu erfolgten erstmals Präparationen im Zahnschmelz; die Metallgerüste wiesen aber immer noch die makromechanische Verankerung über Retentionslöcher auf. Seitdem sind die Adhäsivbrücken auch unter dem Namen „Maryland-Brücken" bekannt.
Eine entscheidende Fortentwicklung ging ebenfalls von Wissenschaftlern der Universität von Maryland aus (*Thompson* et al. 1981, *Livaditis* und *Thompson* 1982), die durch elektrolytische Ätzung der verwendeten Nichtedelmetallgerüste eine mikromechanische Verankerung des Befestigungskomposits am Metall erzielten.
Mit der Einführung mechano-chemischer Verbundsysteme gelang es, den Kunststoff-Metall-Verbund und damit die Langzeitprognose von Adhäsivbrücken deutlich zu verbessern.

31.3 Metall - Kleber - Verbund

Definition:
Klebung ist ein Zustand, bei dem zwei Oberflächen durch Grenzflächenkräfte zusammengehalten werden.

In der Adhäsivprothetik werden zwei Klebeverbundzonen unterschieden: Zum einen die zwischen Metalloberfläche und Kleber (Komposit), zum anderen die zwischen Schmelzoberfläche und Kleber (Abb. 388). Mißerfolgsanalysen bei Adhäsivbrücken zeigen, daß viel häufiger der Metall-Kleber-Verbund als der Schmelz-Kleber-Verbund versagt. Ziel einer Vorbehandlung (Konditionierung) des Metallgerüsts ist es, die Haftung des Klebers am Metall zu erhöhen. Neben klinischen und konstruktiven Gesichts-

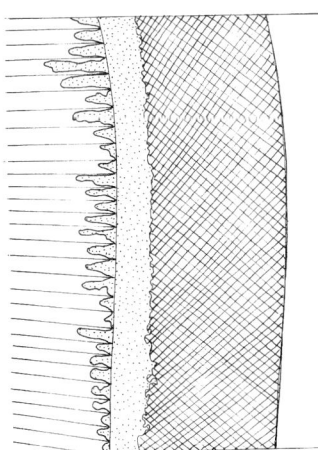

Abb. 388 Prinzipieller Aufbau einer adhäsiven Klebung in der Prothetik: (v.l.n.r.) Schmelz angeätzt, Kleber, konditioniertes Metall.

punkten ist das verwendete Metall-Kleber-Verbundsystem für den langfristigen Erfolg einer Adhäsivbrücke von entscheidender Bedeutung.
In der Adhäsivprothetik lassen sich verschiedene Verankerungsarten und -systeme voneinander unterscheiden (*Marx* 1995, *Ludwig* 1996).
Wurden anfänglich rein makromechanische Verankerungen verwendet (vgl. Abb. 386 und 387), so kam es im Laufe der achtziger Jahre zur Entwicklung und Verwendung mikromechanischer und später auch chemischer Verbundsysteme (Tab. 32, S. 828). Makromechanische Verankerungsarten gelten heute als überholt, aber auch die mikromechanische Verankerung ist heute zugunsten chemischer Verbundsysteme in den Hintergrund getreten. Da vor Aufbringen chemischer Verbundsysteme die Metalloberfläche sandgestrahlt wird, spricht man auch von einer (kombiniert) mechano-chemischen Verankerung.
Das Hauptproblem vieler Klebeverbundsysteme ist ihre mangelnde Wasserbeständigkeit unter Mundbedingungen. Laboruntersuchungen zeigten bei Langzeitwasserlagerung bzw. unter Temperaturwechselbelastung deutlich die Überlegenheit der chemischen Verbundsysteme gegenüber den rein mechanischen Verfahren. Ob sich dies allerdings auch in den klinischen Erfolgsstatistiken niederschlägt, bleibt abzuwarten, da längere klinische Erfahrungen mit solchen chemischen Verbundsystemen noch ausstehen.
Ein weiterer Vorteil der mechano-chemischen Verfahren im Vergleich zur weiterverbreiteten elektrolytischen Ätzung (mikromechanische Verankerung) besteht darin, daß mit diesen außer NEM-Legierungen auch Edelmetallegierungen behandelt werden können. Interessant erscheint in diesem Zusammenhang, daß auch an der Universität von Maryland, wo die elektrolytische Ätzung Anfang der achtziger Jahre entwickelt wurde, diese inzwischen zugunsten chemischer Verbundsysteme aufgegeben worden ist.
Im folgenden werden die Verfahrensprinzipien der wichtigsten Verankerungsmethoden in der Adhäsivprothetik zusammengefaßt.

31.3.1 Makromechanische Methoden

Perforationen: In dem Gerüst werden konische Perforationen angebracht, deren Durchmesser an der äußeren Oberfläche größer ist als an der inneren.

Retentionsnetze: Vorfabrizierte Kunststoff-Wachs-Matrizen mit Netzstruktur werden auf den Gipsstumpf gebracht und mit Wachs überzogen (→ positive Retentionen).

Retentionsperlen: Ausbrennbare Kunststoffkugeln mit 0,2 bis 0,3 mm Durchmesser werden auf den Gipsstumpf gebracht und mit Wachs überzogen (→ positive Retentionen).

Waschkristalle: Kubische Salzkristalle mit 150 bis 250 µm Durchmesser werden auf den Gipsstumpf gebracht, mit Wachs überzogen und anschließend ausgewaschen (→negative Retentionen).

31.3.2 Mikromechanische Methoden

Sandstrahlen: Sandstrahlen mit Aluminiumoxid (Al_2O_3, 50 bis 250 μm Durchmesser) bewirkt eine Reinigung, Aufrauhung und Oberflächenvergrößerung von Metalloberflächen (→ gute Benetzbarkeit).

Elektrolytische Ätzung: Durch Anlegen einer Spannung wird ein Stromfluß erzeugt, wodurch die Oberfläche des in einem Elektrolytbad befindlichen Metallgerüsts angeätzt und gereinigt wird (→ gute Benetzbarkeit).

Chemische Ätzung: Die Ätzung kommt hier durch die Einwirkung chemischer Lösungsmittel zustande.

31.3.3 Mechano-chemische Methoden

Silikatisierung: Aufbringen einer SiO_x-Schicht ($\triangleq$ sehr dünne Glaskeramikschicht) auf Metall mittels Flammenpyrolyse (Silicoater), Einbrennen (Silicoater MD) oder Sandstrahlen (Rocatec). Darauf folgt anschließend die Silanisierung (Abb. 389).

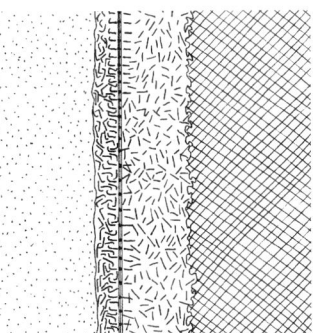

Abb. 389 Schematische Darstellung der Verbundschichten nach Silikatisierung und Silanisierung (v.l.n.r.): Kleber, Silanschicht, Silikatschicht, Metall.

Silanisierung: Aufbringen eines Haftsilans auf die silikatisierte Metalloberfläche. Silane bestehen aus Siliziumatomen mit siliziumfunktionellen (Silanol) und organofunktionellen Gruppen. Durch eine Kondensationsreaktion entsteht eine Si-O-Si-Bindung zwischen der Silikatschicht der vorbehandelten Metalloberfläche und dem Silan. Die organofunktionellen Gruppen können aufgrund ihrer ungesättigten Doppelbindungen eine Polymerisationsreaktion mit den Kunststoffmolekülen eingehen.
Falls nach dem Auftragen des Silans die Restauration nicht innerhalb kurzer Zeit (bis max. 30 Minuten) eingeklebt werden kann, sollte diese hochreaktive Oberfläche durch das Auftragen eines ungefüllten Bondings bis zum Einsetzen geschützt werden.

Verzinnung: Durch elektrolytische Verzinnung entsteht eine chemische Verbindung zwischen Metall und Zinn sowie eine vergrößerte Oberfläche. Anschließend wird die Zinnoberfläche oxidiert und bietet dann als Zinnoxid eine reaktive Oberfläche zur chemischen Bindung des Klebers.

Modifizierte Kleber: Direkte oder indirekte (via Silikatisierung oder Verzinnung) chemische Haftung zwischen speziellen Klebern und der Metalloberfläche. Die chemische Bindung kommt zwischen den Metalloxiden der Metalle und den spezifischen reaktiven Gruppen der modifizierten Kleber zustande. Diese sind z. B. 4-META (4-Methacryloxyethyltrimellitatanhydrid) in Superbond®, MDP (10-Methacryloyloxydecyldihydrogenphosphat) in Panavia® 21 und BPDM (Biphenyldimethacrylat) in All-Bond®.

Tabelle 32 Verankerungsarten und -systeme von Adhäsivbrücken

	System	Art der Verankerung
	Perforationen	makromechanisch
	Retentionsnetze	makromechanisch
	Retentionsperlen	makromechanisch
	Waschkristalle	makromechanisch
	Sandstrahlen	mikromechanisch
	Elektrolytische Ätzung	mikromechanisch
	Chemische Ätzung	mikromechanisch
Oberflächenkonditionierung	Das Sandstrahlen wird in der Regel durch eines der 3 folgenden Verfahren ergänzt	

	Silikatisierung
	  Silicoater®, Silicoater MD®
	  (Kulzer, D-Wehrheim)
	  Rocatec®
	  (Espe, D-Seefeld)
		mechano-chemisch
		(da Flächen vorher sandgestrahlt)

	Verzinnung
	  OVS® (De Trey, D-Konstanz)
	  Kura-Ace®
	  (Nippon, J-Tokio)
	  Ion-Coater®
	  (Eiko Engineering, J-Tokio)
		mechano-chemisch
		(da Flächen vorher sandgestrahlt)

Kleber	Modifizierte Kleber • Panavia® (Kuraray, J-Osaka) • Orthomite Superbond® (Sun Medical, J-Kioto) • All-Bond® 2 Bisco (USA-Ithaca)	mechano-chemisch (da Flächen vorher sandgestrahlt)

Nach Sandstrahlen, Silikatisierung und Silanisierung bzw. Verzinnung können die Adhäsivbrücken mit herkömmlichen Zementierungskompositen auf Bis-GMA-Basis, z. B. Microfill-Pontic® (Heraeus Kulzer, D-Wehrheim), Twinlook (Heraeus Kulzer) eingesetzt werden.

Nach alleinigem Sandstrahlen sollten Adhäsivbrücken demgegenüber nur mittels modifizierten Klebern eingesetzt werden, die eine direkte chemische Verbindung zum Metallgerüst eingehen.

Nicht jedes Verankerungssystem läßt sich gleich gut mit jeder Legierung kombinieren. So eignet sich beispielsweise die elektrolytische Ätzung gut für NEM-Legierungen, schlechter hingegen für edelmetallhaltige Legierungen. Zusammenfassend läßt sich sagen, daß eine Verankerung an NEM-Legierungen und Titan besser, an Hochgold- und Palladium-Basis-Legierungen schlechter möglich ist.

Immer noch werden Neuentwicklungen auf dem Gebiet des Metall-Kunststoff-Verbundes nahezu jährlich von Seiten der Industrie vorgestellt. Allerdings bedeuten solche Neuerungen nicht immer einen wirklichen Fortschritt, wie das 1995 eingeführte Acrylierungsverfahren Kevloc® (Heraeus-Kulzer, D-Wehrheim) zeigte. Bei diesem Verfahren wurde nach Sandstrahlung der Oberfläche eine Acrylnitril-Schicht unter Wärmebehandlung auf die Metalloberfläche aufgebracht, die dann über ein Urethanharz die Verbindung zu Kompositkunststoffen herstellte. Die initiale Haftung des Verbundsystems war sehr gut, versagte aber unter Wasser- und Temperaturbelastung innerhalb weniger Monate (*Heide* 1996).

31.4 Indikationen von Adhäsivbrücken

Die Anwendung von Adhäsivbrücken zur Versorgung von Zahnlücken verlangt eine klare Indikationsstellung mit strenger Patientenselektion (*Holste* und *Kerschbaum* 1994, *Kerschbaum* 1995). Generell können Adhäsivbrücken nach abgeschlossenem Durchbruch der bleibenden Eckzähne, die den Abschluß des transversalen Kieferwachstums markieren, in jeder Altersklasse zum Einsatz kommen. Ist die Indikation bei Jugendlichen eher aufgrund genetisch (Nichtanlage), traumatisch (Totalluxation) oder iatrogen (Lückenbildung nach KFO-Therapie, Extraktionen im Rahmen von kieferchirurgischen Eingriffen) bedingten Fehlens von Front- oder Seitenzähnen gegeben, so liegen die Ursachen bei Erwachsenen häufiger in parodontal verursachten Zahnverlusten.

Die entscheidende Voraussetzung für die Anwendung von Adhäsivbrücken ist die relative Kariesfreiheit der (vitalen) Pfeilerzähne. Uneinigkeit besteht jedoch darüber, ob sie absolut kariesfrei sein sollten oder ob kleinere Füllungen vorhanden sein dürfen.

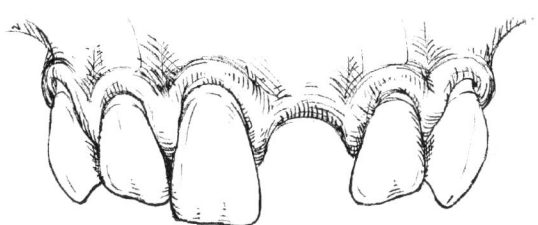

Abb. 390 Die Lückenbreite entspricht der Breite des zu ersetzenden Zahnes. Damit liegen günstige Voraussetzungen für die Gestaltung einer ästhetisch akzeptablen Adhäsivbrücke vor.

Die Größe der Lücke (in mesiodistaler Richtung) sollte der Breite der zu ersetzenden Zahnkrone(n) entsprechen (Abb. 390). Im Falle einer vorgängigenkieferorthopädischen Behandlung zum Zwecke einer Lückenverkleinerung (Multibandapparatur, Positioner) darf die prothetische Versorgung frühestens sechs bis acht Wochen nach Abschluß der aktiv-mechanischen Behandlung beginnen (zu diesem Zeitpunkt sind die nach Entbänderung gelockerten Zähne wieder gefestigt). Ein gut sitzendes Retentionsgerät muß vorhanden sein.
Von ausschlaggebender Bedeutung ist auch die Bereitschaft des Patienten zur Kooperation bezüglich Mundhygiene und Nachsorgeuntersuchungen.

31.5 Kontraindikationen

Trotz Kariesfreiheit der Pfeilerzähne können Gründe vorliegen, die eine Lückenversorgung mit Adhäsivbrücken nicht durchführbar erscheinen lassen.
Eine ungünstige Pfeilerstellung wie Kippung, Rotation oder Elongation der Zähne läßt die Anwendung von Adhäsivbrücken ebenso ungeeignet erscheinen wie Zahnlücken, die breiter sind als die Größe des zu ersetzenden Zahnes (schlechte Ästhetik) (Abb. 391).

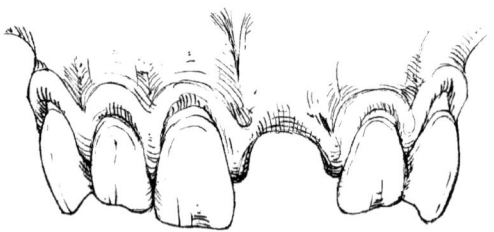

Abb. 391 Die Lückenbreite ist deutlich größer als die Breite des zu ersetzenden Zahnes. Ohne kieferorthopädische Vorbehandlung wäre ein ästhetischer Lückenschluß mit einer Adhäsivbrücke nicht möglich. Eine Einzelimplantatversorgung ist differentialtherapeutisch zu erwägen.

Breite Diastemata und Lücken mit größerer Spannweite stellen ebenfalls eine Kontraindikation dar. Im Seitenzahngebiet sollten nicht mehr als ein Zahn und im Oberkieferfrontzahngebiet nicht mehr als zwei benachbarte Zähne adhäsiv ersetzt werden. Lediglich in der Unterkieferfront können bei geradem Zahnbogenverlauf bis zu vier benachbarte Schneidezähne ersetzt werden.
Bei einem zu geringen Schmelzangebot an den Pfeilerzähnen, wie es bei kurzen klinischen Kronen, vorhandenen Füllungen, Schmelzanomalien oder ausgeprägten Abrasionen, Attritionen oder Erosionen vorkommen kann, wird die für die Klebung verfügbare Schmelzoberfläche oftmals so klein, daß ein ausreichender Halt nicht mehr gewährleistet ist.

Eine unbefriedigende Pfeilerästhetik aufgrund von Verfärbungen, Form- oder Oberflächendefekten sollte durch konventionellen Zahnersatz behoben werden.
Ungünstige okklusale Verhältnisse wie beim tiefen Biß (vor allem Angle-Klasse II/2) oder bei Parafunktionen (Bruxismus, Schliffacetten im zu rekonstruierenden Bereich) lassen eher ein konventionelles prothetisches Vorgehen sinnvoll erscheinen.
Unterschiedliche Zahnbeweglichkeiten stellen ein Risiko für eine Adhäsivbrückenversorgung dar, da mit ungünstigeren Spannungsverhältnissen gerechnet werden muß. Eine Einbeziehung eines weiteren Nachbarzahnes kann jedoch im Sinne einer Parodontalschienung Verbesserung bringen.
Mangelhafte Kooperationsbereitschaft des Patienten, wie sie sich in einer permanent schlechten Mundhygiene oder Nachsorgeunzuverlässigkeit ausdrückt, läßt ebenfalls von einer adhäsiven Versorgung abrücken.
Bei Patienten, die Kontaktsportarten ausüben (z. B. Karate, Eishockey etc.), sollte aus forensischen Gründen eher einer konventionellen Versorgung der Vorzug gegeben werden.

31.6 Langzeitresultate von Adhäsivbrücken

Es gibt eine große Anzahl von klinischen Nachuntersuchungen an Patienten mit eingegliederten Adhäsivbrücken (Übersichten bei *Creugers* und *Van't Hof* 1991, *Marinello* 1991, *Kerschbaum* 1995). Leider umfassen die meisten publizierten Arbeiten nur einen Beobachtungszeitraum von ungefähr zwei bis drei Jahren. Nur wenige Arbeiten können als echte Langzeituntersuchungen bezeichnet werden.
Die weltweit größte klinische Untersuchung über die Erfolgsquote von Adhäsivbrücken ist die multizentrische Beobachtungsstudie der Arbeitsgruppe um *Kerschbaum* (*Kerschbaum* et al. 1988, *Kerschbaum* 1989, *Peters* und *Kerschbaum* 1990, *Haastert* et al. 1993), in der über 2800 Adhäsivrestaurationen erfaßt sind. Nach fünf Jahren Tragedauer beträgt in dieser Studie die primäre Mißerfolgsquote von dreigliedrigen Adhäsivbrücken 33,9 % (*Haastert* et al. 1992). Allerdings ist zu beachten, daß nach dieser Zeit aufgrund von Wiederbefestigungen noch 87,1 % aller Arbeiten im Munde waren. Das primäre Lösen einer Adhäsivbrücke ist also nicht mit deren endgültigem Mißerfolg gleichzusetzen. Als wesentliche Einflußfaktoren für das Verlustrisiko der Adhäsivbrücken erwiesen sich die Pfeilerpräparation, die Gerüstkonditionierung, der Kleber und die Pfeilermobilität: Silicoater-Verfahren und Netzretentionen schnitten besser ab als Sandstrahlung und Ätz-Verfahren. Ebenso war der Erfolg bei präparierten Pfeilerzähnen (gegenüber Nichtpräparation) und bei Anwendung eines Bis-GMA-Klebers (gegenüber 4-META-PMMA) signifikant besser, wie auch bei beidseitig festen Pfeilern (gegenüber einem gelockerten Pfeiler). Waren aber beide Pfeilerzähne gleich beweglich und es wurde präpariert, war kein Unterschied zu festen Pfeilern nachweisbar.

Thompson et al. (1989) haben 91 Adhäsivbrücken nach durchschnittlich 5,5 und 7 Jahren Tragezeit nachuntersucht. Nach 5,5 Jahren waren 11 Brücken (12 %) nicht mehr in situ. Nach 7 Jahren waren vorerst nur 40 Patienten erreichbar, bei diesen hatten sich drei weitere Brücken gelöst. Aufgrund dieser Daten kommen die Autoren zu dem Schluß, daß die voraussichtlich durchschnittliche Lebenserwartung einer Adhäsivbrücke ungefähr 18 Jahre beträgt.

Thayer et al. (1993) berichteten über 85 Adhäsivbrücken, die nach einer Beobachtungszeit von 4,5 bis 15 Jahren nachuntersucht wurden. Innerhalb einer durchschnittlichen Verweilzeit von 7,3 Jahren hatten sich insgesamt 39% der Restaurationen gelöst (4% aufgrund von Traumata). Die Kariesrate der Pfeilerzähne betrug 6%.

Stark et al. (1994) faßten die Ergebnisse von 348 Adhäsivbrücken über einen Beobachtungszeitraum von bis zu 10 Jahren zusammen. Nach 5 Jahren betrug die primäre Mißerfolgsrate der Brücken 47%. Wurden Wiederbefestigungen nicht als Mißerfolg gewertet, sank die 5-Jahres-Mißerfolgsrate auf 33%. In 88% der Mißerfolge trat das Versagen an der Verbundzone Klebstoff-Metall auf.

Creugers et al. (1996) verfolgten 203 Adhäsivbrücken von 183 Patienten über einen Zeitraum von mehr als zehn Jahren. Etwa 16% der Patienten schieden aus der Studie aus. Die elektrolytisch geätzten Adhäsivbrücken wiesen nach gut 10 Jahren Tragedauer im Frontzahnbereich eine Überlebensrate von 57% und im Seitenzahnbereich von 37% auf. Das Zementierungsmedium hatte in dieser Studie keinen statistisch nachweisbaren Einfluß.

In einer Sechjahrsstudie konnten *Rammelsberg* et al. (1995) nachweisen, welchen entscheidenden Einfluß die Präparationstechnik auf den klinischen Erfolg von Adhäsivbrücken hat. Bei 37 Adhäsivbrücken ohne retentive Pfeilerzahnpräparation lag die Überlebensrate nach 6 Jahren unter 50%, während sie bei 115 Brücken mit retentiv präparierten Pfeilerzähnen 95% betrug. Die Überlebensraten von Front- und Seitenzahnbrücken unterschieden sich in dieser Studie nicht.

Obwohl Adhäsivbrücken in den meisten Studien noch eine höhere Mißerfolgsrate als konventionelle Brücken aufweisen, stellen sie bei strenger Indikationsstellung, geeigneter Präparationstechnik und Anwendung moderner Verbundsysteme ein adäquates Therapiemittel dar, das nicht mehr als provisorische, sondern als permanente Versorgung angesehen werden kann.

31.7 Zusammenfassung: Vor- und Nachteile von Adhäsivbrücken

Vorteile:
- geringes Ausmaß der Präparation
- geringe Invasivität
- Anästhesie in der Regel nicht notwendig
- Gefahr einer Pulpairritation auf ein Minimum begrenzt
- Parodontalprophylaxe gewährleistet, da supragingivale Präparationsgrenze
- gute Ästhetik und Kosmetik, da labiale bzw. bukkale Zahnanteile in die Restauration nicht miteinbezogen werden

- provisorische Versorgung entfällt oft, da die Stabilität durch Okklusion gewährleistet ist
- Kosten für den Patienten geringer als bei konventioneller Versorgung, da keine Verblendung der Pfeilerzähne notwendig ist
- Wiederbefestigung möglich
- konventionelle Versorgungs-Alternativen bleiben erhalten

Nachteile:
- beschränkte Indikation (Patientenselektion)
- Verfahren und Materialien ändern sich ständig => Langzeiterfahrungen für die neuen, verbesserten Materialien fehlen
- Ästhetik und Kosmetik (Verfärbungen im Schneidekantenbereich von Front aufgrund gräulichen Durchscheinens der Klebeflügel möglich)
- klinischer Aufwand relativ hoch, vor allem beim Einsetzen

31.8 Tendenzen

Nachteile von Adhäsivbrücken auf metallkeramischer Basis können eine ungenügende Ästhetik aufgrund des Durchscheinens des Metallgerüsts und eine fragliche Biokompatibilität der angewendeten NEM-Legierung sein. Aus diesen Gründen wurden in jüngster Zeit neue Materialien in die Adhäsivbrückentechnik eingeführt. Eine Alternative zu den NEM-Legierungen stellt Reintitan dar, welches sich gut verkleben läßt. Aufgrund des gegenüber NEM-Legierungen verringerten E-Moduls von Reintitan müssen seine Gerüste in einer größeren Stärke ausgeführt werden.

Eine neue Entwicklung stellen Adhäsivbrücken aus Vollkeramik dar, die die beiden Vorteile Ästhetik und Biokompatibilität miteinander vereinen. Erste labortechnische und klinische Anwendungsversuche mit einer neuentwickelten Aluminiumoxid-Keramik (In-Ceram®; Vita, D-Bad Säckingen), die gegenüber herkömmlichen keramischen Massen erheblich verbesserte mechanische Eigenschaften besitzt, weisen vielversprechende Erfolge auf (*Kern und Strub* 1998). Aufgrund der beschränkten Erfahrungen können diese Verfahren jedoch noch nicht als praxisreif betrachtet werden.

31.9 Extrakoronale Adhäsivverankerung

Adhäsiv befestigte, extrakoronale Attachments zur Befestigung abnehmbaren Zahnersatzes wurden erstmals 1986 von *Marinello und Schärer* beschrieben. Hierbei ist das Primärteil eines Geschiebes an dem Adhäsivflügel befestigt. Von Vorteil ist es, wenn ein ausbrennbares Semipräzisionsgeschiebe verwendet wird und so Adhäsivflügel und Geschiebeanteil aus derselben NEM-Legierung gegossen werden können.

- Indikationen:
  Uni- oder bilateral verkürzte und/oder unterbrochene Zahnreihen bei (weitgehend) karies- und füllungsfreien vitalen Pfeilerzähnen.
- Kontraindikationen:
  siehe Abschnitt 31.5 (Ausnahme: Lücken mit größerer Spannweite stellen hier keine Kontraindikation dar).

- Voraussetzungen:
  gute Mundhygiene und Bereitschaft zu Nachsorgeuntersuchungen seitens des Patienten.

Empfehlungen:

1. Semipräzises Geschiebe mit Kunststoffführung wird empfohlen, da auftretende Kräfte leicht abgepuffert werden (z. B. Preci Vertix; Alphadent, B-Antwerpen).
2. Eine Auflagemulde sollte im Klebeflügel eingearbeitet sein. Dies gewährleistet die Übertragung der Kaukräfte direkt auf den Pfeilerzahn und vermeidet exzentrische Belastungen des Geschiebes.
3. Der erste pfeilernahe Ersatzzahn des abnehmbaren Sekundärteils sollte als Pontic gestaltet werden.
4. Die Okklusion sollte in Kunststoff sein.
5. Maximale Extension der Prothesensättel, reduzierte Aufstellung der künstlichen Zähne
6. Nachsorge alle 3 bis 6 Monate.

Trotz der erst relativ kurzen klinischen Erfahrung mit extrakoronalen Adhäsivattachments scheinen sie sich - richtige Indikationsstellung und korrektes Vorgehen vorausgesetzt - zu einer echten Alternative bei der Versorgung des reduzierten Lückengebisses mit abnehmbaren Teilprothesen zu entwickeln. Erste klinische Nachuntersuchungen von mit Adhäsivattachments versorgten Patienten ergaben ähnlich gute oder sogar bessere Erfolgsraten als bei Adhäsivbrücken (*Marinello* 1991). Bisher nicht veröffentlichte Daten der multizentrischen Beobachtungsstudie der Arbeitsgruppe um *Kerschbaum* (persönliche Mitteilung 1997) weisen nach 6 Jahren Beobachtungszeit für Adhäsivattachments eine primäre Erfolgsrate von 78,4% auf. Auch verglichen mit anderen Formen des abnehmbaren Zahnersatzes erscheint diese Erfolgsrate vielversprechend (vgl. Kap. 35, 37 und 38).

Literatur

Buonocore M.J.: A simple method of increasing the adhesion of acrylic filling materials to enamel surfaces. J Dent Res 1955; 34: 849 - 853.

Creugers N.H.J., van't Hof M.A.: An analysis of clinical studies on resin-bonded bridges. J Dent Res 1991; 70: 146 - 149.

Creugers N.H.J., De Kanter R.J.A.M., van't Hof M.A.: Performance of resin-bonded bridges in a ten year clinical trial. J Dent Res 1996; 75: 139, Abstr. No. 969.

Haastert B., Wiethoff B., Arnetzl G., Kerschbaum Th.: Verlustrisiko bei dreigliedrigen Adhäsivbrücken während der Versorgungszeit. Dtsch Zahnärztl Z 1993; 48: 161 - 166.

Heide S.: Der Einfluß verschiedener Reinigungsmethoden auf die Stabilität des Metall-Kunststoffverbundes. Zahnmed. Diss., Freiburg 1996.

Holste Th., Kerschbaum Th.: Konsensus-Papier „Klebebrücken. Dtsch Zahnärztl Z 1994; 49: 213 - 216.

Howe D.F., Denehy G.E.: Anterior fixed partial dentures utilizing the acid-etch technique and a cast metal framework. J Prosthet Dent 1977; 37: 28 - 31.

Ibsen L.: One-appointment technique using an adhesive composite. Dent Surv 1973; 49: 30 - 32.

Kern M., Strub J.R.: Bonding to alumina ceramic in restorative dentistry over up to five years. J Dent 1998; im Druck.

Kerschbaum Th., Pfeiffer P., Marinello C.P., Heinenberg B., Hinz R., Peters S., Reppel P.-D., Behneke G.: Erfahrungen mit Adhäsivbrücken. Eine multizentrische Beobachtungsstudie. 5. Mitteilung: Erfolg nach Wiederbefestigung und Zweitversorgung. Dtsch Zahnärztl Z 1988; 43: 321 - 325.

Kerschbaum Th. (Hrsg.): Adhäsivprothetik - Brücken, Attachments, Schienen, Veneers. Urban & Schwarzenberg, München 1995.

Livaditis G.J.: Cast metal resin-bonded retainers for posterior teeth. J Am Dent Ass 1980; 101: 926 - 929.

Livaditis G.J., Thompson V.P.: Etched castings: An improved retentive mechanism for resin-bonded retainers. J Prosthet Dent 1982; 47: 52 - 58. Ludwig K.: Metall-Kunststoff-Verbundsysteme. In: Eichner K., Kappert H.-F. (Hrsg.): Zahnärztliche Werkstoffe und ihre Verarbeitung. Band 1. Grundlagen und Verarbeitung. 6. Auflage. Hüthig, Heidelberg 1996, S. 251 - 272.

Marinello C.P., Schärer P.: Preliminary report of resin-bonded etched cast attachments for removable partial dentures. J Dent Res 1986; 65: 855 (Abstr Nr. 1165).

Marinello, C.P.: Adhäsivprothetik. Klinische und materialkundliche Aspekte. Habilitationsschriften der Zahn-, Mund-und Kieferheilkunde. Quintessenz, Berlin 1991.

Peters S., Kerschbaum Th.: Bewährung dreigliedriger Adhäsivbrücken. Statistische Kontrolle von 922 Brücken durch ein multizentrisches Adhäsivbrückenregister. Zahnärztl Mitt 1990; 80: 31 - 37.

Portnoy L.L.: Constructing a composite pontic in a single visit. Dent Surv 1973; 49: 20 - 23.

Rammelsberg P., Behr M., Pospiech P., Gernet W., Handel G., Toutenburg H.: Erweiterte Indikation adhäsiver Restaurationen als ästhetische und substanzschonende Alternative zu konventionellen Brücken. Dtsch Zahnärztl Z 1995; 50: 224 - 227.

Rochette A.L.: Attachment of a splint to enamel of lower anterior teeth. J Prosthet Dent 1973; 30: 418 - 423.

Thompson V.P., Livaditis G.J., Del Castillo E.: Resin-bond to electrolytically etched non-precious alloys for resin-bonded prostheses. J Dent Res 1981; 60: 377 (Abstr Nr. 265).

Thompson V.P., Wood M., de Rijk W.: Bonded bridge recalls and Weibull distributions; results averaging seven years. J Dent Res 1989; 68: 920 (Abstr Nr. 427).

Weiterführende Literatur
Adhäsivbrücken

Besimo Ch.: Adhäsivbrückentechnik. Indikationen und Kontraindikationen in der Adhäsivbrückentechnik - eine Standortbestimmung. Schweiz Monatsschr Zahnmed 1990; 100: 325 - 331.

Besimo Ch., Jäger K.: Die Klinik der Adhäsivbrückentechnik - Teil I und II. Schweiz Monatsschr Zahnmed 1986; 96: 1126 - 1136; 1259 - 1272.

Kern, M.: Adhäsivbrücken heute. Quintessenz 1990; 41: 1145 - 1157.

Kern, M., Strub, J. R.: Adhäsivbrücken - Stand und aktuelle Tendenzen. Parodontologie 1: 1990; 55 - 68.

Marinello C., Soom U., Schärer P.: Präparation in der Adhäsivprothetik. Schweiz Monatsschr Zahnmed 1988; 98: 139 - 152.

Marinello C. P., Meyenberg K., Schärer P.: Adhäsivprothetik. Die Inkorporation von adhäsivprothetischen Elementen. Schweiz Monatsschr Zahnmed 1991; 101: 621 - 625.

Wiethoff B.: Indikationen und Kontraindikationen von Adhäsivbrücken. In: Ketterl W. (Hrsg.): Deutscher Zahnärzte-Kalender 1992. 51. Jahrgang. Hanser, München 1992.

Extrakoronale Adhäsivverankerungen

Besimo Ch.: Extrakoronale Adhäsivverankerungen. Extraorale Adhäsivverankerungen in der Modellgußprothetik: Eine ästhetische Erweiterung des geroprothetischen Rekonstruktionsspektrums. Schweiz Monatsschr Zahnmed 1989; 1292 - 1301.

Besimo Ch., Mindszenty E.: Klinische und konstruktive Aspekte der extrakoronalen Adhäsivverankerungen in der Modellgußprothetik. ZWR 1988; 97: 522 - 532.

Kern M.: Adhäsivattachments zur Verankerung von abnehmbaren Zahnersatz. Siebenjährige Bewährung bei einer jugendlichen Patientin. Quintessenz 1998; 49: 7 - 12.

Kleimeier B., Kern M.: Adhäsivattachments - Anwendung bei schwerer Erwachsenenparodontitis. Parodontologie1992; 3: 259 - 270.

Küpper H., Spiekermann H.: Adhäsivprothetische Halteelemente für herausnehmbaren Zahnersatz. Zahnärztl Mitt 1990; 80: 2332 - 2338.

Marinello C. P., Schärer P.: Extrakoronale Adhäsivattachments in der Teilprothetik: klinische Erfahrungen. Int J Periodontics Restorative Dent 1987; 7 (2): 37 - 49.

32 Adhäsivprothetik: Klinischer und labortechnischer Ablauf

32.1 Klinik: Anamnese, Befundaufnahme, Situationsabformung, Gesichtsbogenübertragung, Kieferrelationsbestimmung, Diagnose, Planung

Wie bei der konventionellen prothetischen Versorgung gehören auch zur adhäsivprothetischen Therapie eine umfassende Anamnese, Befundaufnahme, Diagnostik und Planung (vgl. Kap. 4). Besondere Bedeutung kommt den dentalen (Vitalität, Füllungen, Karies der Pfeilerzähne, okklusale Verhältnisse) und parodontalen (Mundhygiene, Blutung auf Sondieren, Sondierungstiefe, Zahnlockerung etc.) Verhältnissen zu. Jeder für eine Adhäsivbrücke in Frage kommende Patientenfall wird vor der Behandlung auf die aufgeführten Kontraindikationen hin überprüft. Zu beachten ist, daß es im Rahmen der Vorbehandlung möglich sein kann, einige dieser Kontraindikationen zu beseitigen (z. B. zu kurze klinische Krone → chirurgische Pfeilerverlängerung).

32.2 Labor: Herstellung von Studienmodellen, Modellanalyse

Besonderer Wert wird auf die Herstellung arbiträr montierter Studienmodelle im Artikulator gelegt (Gesichtsbogen, Zentrikregistrat). An ihnen werden die inter- und intramaxillären Verhältnisse beurteilt. Bei Frontzahnrestaurationen ist die Herstellung eines individuellen Frontzahnführungstellers empfehlenswert

32.3 Klinik: Hygienephase, präprothetische Vorbehandlung, Reevaluation der Vorbehandlung

Die präprothetische Vorbehandlung in der Adhäsivprothetik umfaßt das normale Behandlungsspektrum wie bei konventionellen Versorgungen, wobei auf einige spezielle Punkte besonders geachtet wird.
In der Hygienephase wird evaluiert, ob der Patient zu einer adäquaten Mundhygiene motiviert werden kann.

Die parodontale Vorbehandlung besteht häufig in einer Pfeilerzahnverlängerung (1 bis 2 mm Mindestabstand zwischen Klebeflügel und Gingiva) durch Gingivektomie oder Lappenoperation mit Ostektomie. Dadurch kann das vorhandene Schmelzangebot optimal nach zervikal hin ausgenutzt werden, ohne aber das Prinzip des supragingivalen Klebeflügelrandes zu verletzen.

Vor allem im Oberkieferfrontzahnbereich kann es sinnvoll sein, den Zwischengliedbereich mittels Kammaufbau (körpereigene oder körperfremde Materialien) in eine optimale Form zu bringen. Oft wird erst dadurch die Gestaltung eines hygienefähigen und ästhetischen Zwischenglieds ermöglicht. Kleine kieferorthopädische Maßnahmen, beispielsweise zur Vergrößerung bzw. Verkleinerung der Lücke, zum Aufrichten von gekippten Pfeilerzähnen oder zur leichten Protrusion von Oberkiefer-Frontzähnen können vor der adhäsiven Versorgung indiziert sein.

Okklusale Korrekturen sind vor allem dann sinnvoll, wenn eine zu geringe sagittale Stufe bei einem Abgleiten des Unterkiefers nach ventral vorhanden ist. Hier kann ein Einschleifen der Zentrik ein genügendes Platzangebot für den Klebeflügel schaffen.

2 bis 12 Monate nach der präprothetischen Vorbehandlung erfolgt eine Reevaluation des Falles und gegebenenfalls die Neuanfertigung von Studienmodellen.

32.4 Labor: Diagnostische Präparation, evtl. diagnostisches Wax-up

Nach dem Einfärben des Planungsmodells mit einem Okklusionsspray (Occlu-Spray®; Hager & Werken, D-Duisburg) und Markierung der zentrischen und exzentrischen Kontakte erfolgt eine Vorpräparation der Pfeilerzähne auf dem Gipsmodell. Da die Schmelzreduktionen auf ein Minimum beschränkt bleiben sollten, um den non-invasiven Charakter der Versorgung zu erhalten, werden diese Präparationen vorteilhaft mit einem Parallelometer durchgeführt.

Hilfreich ist hierbei die Anwendung eines intraoralen Parallelometers (Parallel-A-Prep®; Weissman Technology, USA-New York), welches es erlaubt, mittels minimaler Präparation maximale Retention der Klebeflügel zu erreichen (Abb. 392).

In besonderen Fällen ist die Anfertigung eines diagnostischen Wax-ups sinnvoll. In ästhetischen Grenzfällen kann ein solches Wax-up intraoral einprobiert werden und die Entscheidung für oder gegen die adhäsive Versorgung erleichtern.

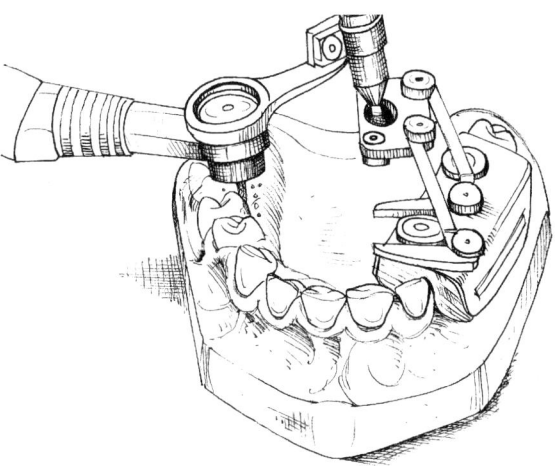

Abb. 392 Das Parallelometer Parallel-A-Prep® wird mit gummielastischer Abformmasse auf dem Planungsmodell befestigt. Nach Festlegung der Einschubrichtung wird eine Probepräparation der Pfeilerzähne durchgeführt (normale Diamanten, Luftkühlung).

32.5 Klinik: Präparation am Patienten

Die Modellpräparation wird möglichst genau auf die Pfeilerzähne des Patienten übertragen, indem das am Modell eingestellte Parallelometer im Mund durch Unterfütterung mit gummielastischer Abformmasse (z. B. Impregum®; Espe, D-Seefeld) befestigt wird (Abb. 393).

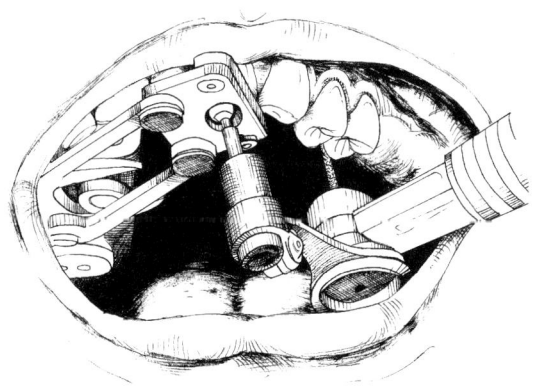

Abb. 393 Durch Unterfütterung des Befestigungslöffels mit gummielastischer Masse wird das Parallelometer im Mund befestigt. Nach Kontrolle der Parallelometereinstellung wird die Probepräparation auf die natürlichen Pfeilerzähne übertragen.

Vorgehen:

1. Anfärben der Pfeilerzahnflächen mit ungiftiger wasserfester Farbe (Abb. 394a und b).
2. Markieren der Zahnkontakte in statischer und dynamischer Okklusion (Abb. 394b).
3. Montage des intraoralen Parallelometers mit gummielastischer Abformmasse (vgl. Abb. 393).
4. Auf den Zahnschmelz beschränkte Präparation von parallelen Retentionsflächen, Rillen und Noppen unter Zuhilfenahme des Mundparallelometers mit feinkörnigen Diamanten (Abb. 394c und d, 395). Bei vorhandenen Füllungen sollten die Klebeflügel diese um mindestens 1 mm überdecken.

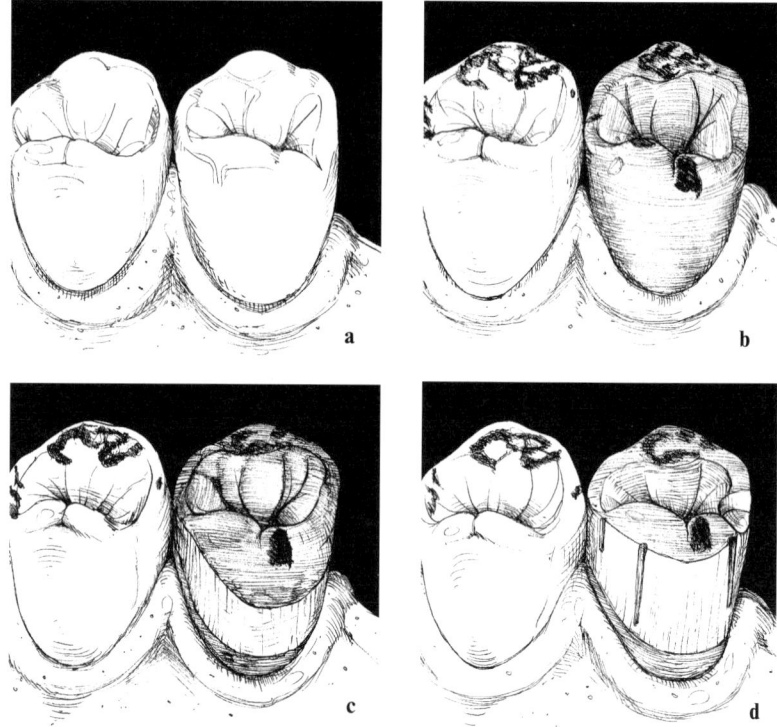

Abb. 394 a bis d Vorgehen und Merkmale einer Adhäsivpräparation im Seitenzahnbereich.
a) Ausgangssituation mit kariesfreiem Pfeilerzahn.
b) Der zu präparierende Pfeilerzahn ist mit wasserfester Farbe angefärbt; die Zahnkontakte in statischer und dynamischer Okklusion sind mit Okklusionsfolie markiert.
c) Pfeilerzahn nach Präparation paralleler Führungsflächen. Da an allen präparierten Stellen die Farbe abgetragen ist, sind die präparierten Zahnflächen gut kontrollierbar.
d) Fertige Pfeilerzahnpräparation nach dem Anlegen von vertikalen Retentionsrillen und einer kleinen okklusalen Auflage.

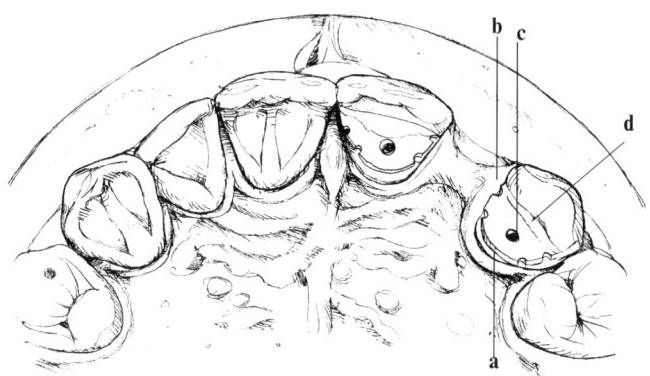

Abb. 395 Merkmale einer adhäsivprothetischen Präparation im Frontzahnbereich: vertikale Führungsflächen (a) und Retentionsrillen (b), Auflagennoppe am Tuberkulum (c), inzisale Abschlußstufe (d).

Die parallelen Führungsrillen, Stufen und (oder) Auflagen bewirken eine definierte Einschubrichtung und Endlage des späteren Brückengerüsts (Widerstandsform). Durch die körperliche Fassung des Pfeilerzahns wird eine mechanische Verankerung der Restauration bewirkt.

Verwendete Instrumente
a) Seitenzähne
   Zum Parallelisieren der Zähne (dadurch Herstellung von Führungsflächen) und zum Anlegen einer leichten Hohlkehle als definierte zervikale Präparationsgrenze kommt ein konischer Torpedodiamant (Präparationssatz Prothetik Nr. 6b; Fig-Nr. 18878K.014), für das Anlegen von approximalen und oralen Rillen ein feiner Diamantseparierer (Nr. 1b; Fig-Nr. 8850.012) und für die Präparation okklusaler Auflagen ein feinbelegter Kugeldiamant (Nr. 9b; Fig.-Nr. 8801.018) zum Einsatz (vgl. Abb. 394).

b) Frontzähne
   Bei Frontzähnen erfolgt eine notwendige Parallelisierung der approximalen und evtl. oralen Zahnflächen mit dem konischen Torpedo (Nr. 6b), die Präparation einer leichten zervikalen Hohlkehle ebenfalls mit dem konischen Torpedo (Nr. 6b), das Anlegen einer Noppe am Tuberkulum sowie approximaler und oraler Rillen mit einem feinen Diamantseparierer (Nr. 1b) und die Präparation einer leichten inzisalen Abschlußstufe (Abstand von der Inzisalkante möglichst 2 mm) mit einem zylindrischen Diamant (Nr. 2b; Fig.-Nr. 8837KR.012) (vgl. Abb. 395).

5. Nach Entfernung des Parallelometers werden mit Hilfe des knospenförmigen Diamanten (Nr. 8b; Fig.-Nr. 8368.023) alle nicht zu parallelisierenden, konkaven Zahnflächen leicht angeschliffen, um die schlecht anätzbare oberflächliche Schmelzschicht zu entfernen.

32.6 Klinik: Definitive Abformung, Gesichtsbogenübertragung, Kieferrelationsbestimmung

Für die Abformung werden Polyäthermassen (z. B. Permadyne®; Espe, D-Seefeld) oder additionsvernetzende Silikone (z. B. President®; Coltène, CH-Altstätten) im individuellen Löffel verwendet. Neben Elastomeren können auch reversible Hydrokolloide (mit konventionellen Löffeln) angewendet werden. Um starke Deformationen des Abformmaterials beim Entfernen aus untersichgehenden Approximalräumen zu vermeiden, können diese im Frontzahnbereich von vestibulär leicht ausgeblockt werden. Auf die Abformung der vestibulären Zahnflächen wird nur bei der Anfertigung von Parodontalschienen, nicht aber bei der Herstellung von Brücken verzichtet, um dem Zahntechniker die Information über Form und Textur dieser Flächen zu erhalten.

Nach der Abformung folgen die Gesichtsbogenübertragung und die Kieferrelationsbestimmung. Falls eine provisorische Versorgung notwendig ist, wird diese herausnehmbar gestaltet (z. B. in Form einer Drahtklammerprothese).

Wenn im Oberkiefer-Frontzahnbereich durch die Präparation die Kontakte in habitueller Okklusion entfernt wurden, empfiehlt es sich, eine provisorische habituelle Okklusion durch Auftragen von Komposit im Unterkiefer wiederherzustellen. Auf diese Weise wird der durch die Präparation geschaffene Freiraum für das Brückengerüst erhalten. Zur Überprüfung der definitiven Okklusion ist bei der späteren Gerüstanprobe das aufgetragene Komposit wieder zu entfernen.

32.7 Labor: Modellherstellung, Modellmontage im Artikulator

Für die Anfertigung der Adhäsivbrücke wird ein ungesägtes Modell aus Superhartgips der Gipsklasse IV angefertigt. Die mit Alginat erfolgte Gegenkieferabformung wird ebenfalls mit Superhartgips (Gipsklasse IV) ausgegossen. Die Modelle werden vom behandelnden Zahnarzt schädelbezüglich mit Hilfe einer zentrischen Bißnahme oder habituell in einen Artikulator artikuliert. Um eine Modelldublierung problemlos zu ermöglichen, sollte ein Magnetsplitcast verwendet werden.

32.8 Labor: Technische Vorgehensmöglichkeiten bei der Herstellung von Adhäsivbrücken

Für die labortechnische Herstellung von Adhäsivbrücken sind zwei Vorgehensweisen möglich:

Bei der direkten Methode wird auf dem Arbeitsmodell eine Wachsmodellation angefertigt, die durch Abheben, Einbetten und Ausbrennen in Metall gegossen wird. Diese Technik ist wie in der konventionellen Kronen/Brückentechnik durch die kritische Phase des Abhebens der instabilen Wachsmodellation gekennzeichnet. Gerade aufgrund der bei Adhäsivbrücken angestrebten großflächigen und einseitigen - also nicht wie bei Kronen zirkulär voll umfassenden – sowie grazilen Modellation ist das Risiko des Verziehens sehr hoch.

Modellationstechniken mit rückstandslos ausbrennbarem Modellationskunststoff (autopolymerisierend oder photopolymerisierend) reduzieren die Gefahr des Abhebeverzugs. Bei Einsatz von Kunststoffen ist wie bei der Verwendung von Wachsen ein gesondertes Augenmerk auf die materialspezifische Schrumpfung zu legen.

Bei der indirekten Methode wird die Wachsmodellation auf einem feuerfesten Einbettmassemodell erstellt und anschließend wie bei der Modellgußtechnik durch Setzen der Gußkanäle und Überbettung mit Einbettmasse eingebettet. Dadurch vermeidet man ein notwendiges Abheben der Modellation, was besonders bei großspannigen Brücken ein Verziehen verhindert. Aber selbst bei der indirekten Methode kommt es zu einem geringen Verzug des Gußobjekts, nämlich während der Erstarrung der flüssigen Schmelze. Dieses Phänomen der Erstarrungsschwindung ist bei NEM-Legierungen stärker als bei hochgoldhaltigen Legierungen ausgeprägt.

32.9 Labor: Modellation des Gerüsts in Wachs

Unabhängig davon, ob auf einem Gipsmodell oder auf einem Einbettmassemodell gearbeitet wird, wird zunächst die Präparationsgrenze vorsichtig eingezeichnet. Diese legt die Ausdehnung des Gußteils fest. Die Wachsmodellation erfolgt bis genau zu dieser fein eingezeichneten Linie (graphitfreien Stift verwenden). Vor dem Einbetten wird die Wachsmodellation sorgfältig geglättet (Instrument) und poliert (weiches Tuch). Das Vergießen von NEM-Legierungen erfordert eine Mindestwachsstärke der Klebeflügel von 0,4 bis 0,5 mm. Da das Ausfließverhalten dieser Legierungen für grazile Gerüstanteile weniger günstig als bei der Verwendung von hochgoldhaltigen Legierungen ist, sind zu dünne Flügelanteile (unter 0,4 mm) zu vermeiden. Dies setzt eine entsprechende Platzanalyse schon bei der Fallplanung voraus. Unterschiedliche Flügeldesigns wie z. B. Gitter- oder Kristallretentionen oder die Gestaltung von perforierten Flügeln sind heute aufgrund der hochwertigen Verbundsysteme mittels Silikatisierung und Silanisierung nicht mehr zu empfehlen. Neben der Flügelstärke ist zu beachten, daß die Verbindung zwischen Zwischenglied und Flügel ausreichend stabil gestaltet wird, da die thermischen Einflüsse bei wiederholten Keramikbränden zu keinem Aufbiegen oder Verzug führen dürfen.

Bei der Brückenzwischengliedgestaltung des Gerüsts sind die Parameter der konventionellen Kronenbrückentechnik zu beachten. Hier nur die wichtigsten Gesichtspunkte als Stichwörter (ausführliche Beschreibung s. Kap. 27): Gestaltung mit oder ohne Girlande, Übergang Metall/Keramik, Unterstützung der Keramik, gleichmäßige Schichtstärke der Keramik. Bei der

Gestaltung des Interdentalraums müssen die ästhetischen und parodontalen Erfordernisse berücksichtigt werden. Der Zugang für Mundhygienehilfsmittel darf nicht beeinträchtigt werden. Ferner muß im Zusammenhang mit der Zwischengliedmodellation die Gestaltung des Interdentalraums den ästhetischen Erfordernissen gerecht werden. Die Auflage des Verblendmaterials soll die Kontur eines natürlichen Zahns wiedergeben, der sich harmonisch in die Zahnreihe einfügt. Dies gilt gleichermaßen für die marginale Auflage des Zwischenglieds im labialen und approximalen Bereich. Eine aus technischen Gründen kaum zu vermeidende Überkonturierung der Klebeflügel, insbesondere im marginalen Bereich, sollte so gering wie möglich bleiben.

Bei der direkten Technik ist darauf zu achten, daß alle Präparationsdetails, wie z. B. Rillen und Retentionsbohrungen, genau in Wachs reproduziert werden. Das Gußobjekt kann nur so detailliert werden, wie die Wachsmodellation es zuläßt. Bei der indirekten Technik ist ein gutes Anwachsen der Wachsränder am Einbettmassenmodell notwendig, weil sonst beim Rüttelvorgang des Einbettens Einbettmasse unter die Modellation zwischen Wachs und Einbettmassenmodell geraten und auf diese Weise zu Ungenauigkeiten führen kann.

32.10 Labor: Einbetten, Gießen, Ausarbeiten

NEM-Legierungen werden in der Adhäsivprothetik aufgrund der grazileren Gestaltungsmöglichkeit (das E-Modul von NEM-Legierungen ist doppelt so groß wie bei hochgoldhaltigen Legierungen) vorgezogen. Als Alternative zu NEM-Legierungen bietet sich Titan an, das besonders in puncto Biokompatibilität, Korrosionsresistenz und Silikatisierbarkeit als geeignet erscheint, augenblicklich aber noch verarbeitungstechnische Probleme mit sich bringt. Zudem liegt das E-Modul von Titan im gleichen Bereich wie das hochgoldhaltiger Aufbrennlegierungen, was bedeutet, daß Titangerüste dicker als NEM-Gerüste gearbeitet werden müssen. NEM ist bei Adhäsivversorgungen derzeit noch der Legierungstyp der Wahl.

Das Anstiften der Gußkanäle und deren Stärke kann je nach NEM-Legierungstyp variieren. Es hat sich gezeigt, daß die Anzahl und der Durchmesser der Gußkanäle wegen der Gußschrumpfung möglichst gering gehalten werden sollte. Bei einer dreigliedrigen Brücke z. B. ist ein Gußkanal mit einem Durchmesser von 3 mm auf dem Zwischenglied für die meisten Legierungen ausreichend (vgl. Kap. 27.4).

Die Paßgenauigkeit des NEM-Gerüsts kann der Zahntechniker mit Hilfe der zu steuernden Expansion der Einbettmasse beeinflussen. Die Steuerung der Expansion kann über die richtige Konzentration der Expansionsflüssigkeit sowie die Mischzeit und den Vorwärmemodus geschehen. Diese Faktoren sind Bestandteile eines geschlossenen Gußsystems, das nur bei richtigem Einsatz und korrekter Verarbeitung der Materialien zu guten standardisierten Gußergebnissen führt.

Das Vergießen der NEM-Legierungen muß aufgrund des hohen Schmelzintervalls mittels Lichtbogen- oder Induktionsschmelzapparatur oder mit der Flamme (Sauerstoff-Acetylen) erfolgen. Eine möglichst geringe

Gußverzugszeit und das Auslösen der Schleuder im richtigen Augenblick sind für das Gußergebnis entscheidend. Dies geschieht durch visuelle Kontrolle: Wenn sich alle Schatten der einzelnen Legierungswürfel aufgelöst haben, sind die Würfel vergießbar (im Gegensatz zu Goldlegierungen entsteht keine konfluierende Schmelze, sondern die Würfel bleiben als solche erhalten.) Die gegossenen Brückengerüste werden an der Luft langsam abgekühlt. Beim Ausbetten darf auf das Gußobjekt keine mechanische Kraft in Form von Schlagen ausgeübt werden. Beim weiteren Abstrahlen der Gerüste ist die Abrasivität des Strahlmittels (Aluminiumoxid 250 µm) zu beachten. Die Ränder der Flügelanteile sind mit größter Vorsicht und schwachem Druck (max. 2 bar) mit dem Sandstrahlgerät von der Einbettmasse zu befreien.

Die gesäuberten Gerüste können anschließend auf einem Zweitausgußmodell auf ihre Paßgenauigkeit hin geprüft werden. Bevor das Gerüst zum ersten Mal auf das Meistermodell plaziert wird, werden die Flügelinnenseiten mit Hilfe des Stereomikroskops auf Gußbläschen hin überprüft. Vorhandene Gußbläschen werden mit einem kleinen Rosenbohrer entfernt. Im Guß reproduzierte Rillen und Retentionsbohrungen, die nun als Positivform vorliegen, dürfen mit dem Bohrer nicht beschädigt oder abgerundet werden, sondern ihre Kontur muß zur Ausnutzung der vollen Retention erhalten bleiben. Bei sauberer Wachsmodellation liegt das Gerüst nun in einem gut passenden Zustand vor. Die Ränder dürfen nicht überkonturiert sein. Das Ausarbeiten der Metallränder erfolgt kontrolliert unter dem Stereomikroskop. Dadurch wird ein unbeabsichtigtes Kürzen des Randes verhindert.

Zur Anprobe werden die sichtbaren Flügelflächen nicht gummiert, da bei späteren Keramikbränden eine Gerüstoxidation auftritt und diese ein wiederholtes Gummieren notwendig machen würde.

32.11 Klinik: Gerüstanprobe und Farbauswahl

Bei der Gerüstanprobe erfolgt die Kontrolle von Paßgenauigkeit, Widerstandsform, Kontur und okklusaler Relation. Die Paßgenauigkeit wird mit Indikatorpaste (Fit-Checker®, GC International, D-Hofheim) überprüft. Das Gerüst darf nur in Einschubrichtung entfernbar sein (nur ein Bewegungsfreiheitsgrad). Die Ränder des Gerüsts sollten sich im zervikalen Bereich deutlich supragingival befinden, im inzisalen Bereich soll das Gerüst möglichst nicht durchschimmern.

Nach Isolation der Pfeilerzähne mit Vaseline wird das Gerüst mit dem Kleber temporär eingesetzt, der auch zum definitiven Einsetzen verwendet werden soll (Abb. 396a und b). Das nun gut fixierte Gerüst wird, falls notwendig, eingeschliffen. In der Front dürfen keine starken Kontakte vorhanden sein (eine Shimstockfolie muß durchziehbar sein). Anschließend erfolgt die Farbauswahl gemäß den Richtlinien für die konventionelle Kronen-Brücken-Prothetik (vgl. Kap. 16). Durch dieses Vorgehen ist gewährleistet, daß die Pfeilerzähne bei der Farbauswahl dieselbe Farbe aufweisen, wie sie später beim Einsetzen der fertigen Brücke durch das eventuelle Durchscheinen des Metallgerüsts bzw. die verminderte Transluzenz ent-

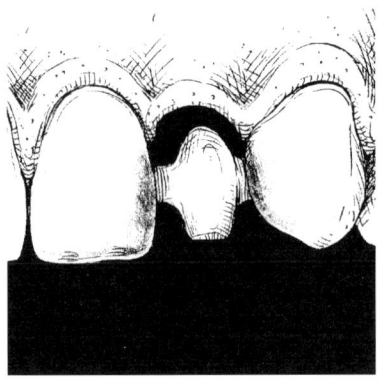 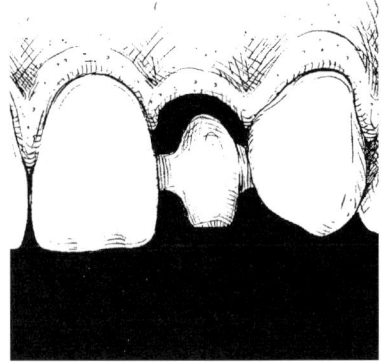

Abb. 396 a und b Gerüstanprobe einer Adhäsivbrücke.
a) Wird das Gerüst ohne Kleber eingesetzt, kommt es in der Regel zu einem deutlichen gräulichen Durchscheinen des Gerüsts, das die Zahnfarbbestimmung verfälscht.
b) Wird das Gerüst mit opakem Kleber eingesetzt, kann das gräuliche Durchscheinen wesentlich vermindert werden und die Pfeilerzähne weisen die Zahnfarbe auf, die sie nach dem definitiven Einsetzen haben werden.

steht. Aufgrund der Isolation der Pfeilerzähne (Vaseline) ist das Gerüst mitsamt Kleber leicht zu entfernen. Durch kurzzeitiges Erhitzen des Gerüsts in der Flamme kann der Kleber leicht von diesem befreit werden.

32.12 Labor: Verblendung von Adhäsivbrücken

Die Verblendung des Gerüsts kann mit Kunststoff oder Keramik erfolgen, wobei letztere bevorzugt wird.
Das zahntechnische Vorgehen der Verblendung ist, bis auf die Farbangleichung, vergleichbar mit der der konventionellen Metallkeramik. Die Verblendung soll:

- einen dauerhaften Verbund zum Gerüst aufweisen,
- eine konvexe Gestaltung der Zwischenglieder (Pontics) aufweisen,
- in ihrer Zahnkontur eine harmonische Gesamtheit mit dem Restgebiß bilden,
- eine hochglanzpolierte Oberfläche zur Gingiva aufweisen,
- dem Oberflächenglanz des Restgebisses angeglichen sein,
- die gleiche Oberflächenstruktur wie das Restgebiß aufweisen,
- mit ihrer Farbangleichung zum Restgebiß auch nach dem Einkleben richtig erscheinen.

32.13 Klinik: Anprobe der Verblendung (Keramik: Rohbrandanprobe)

Bei der Anprobe der Verblendung werden approximale Kontaktpunkte, Paßgenauigkeit, statische und dynamische Okklusion, Kammauflage und Ästhetik überprüft.

Die Restauration kann, wie unter 32.11 beschrieben, zur Überprüfung der farblichen Übereinstimmung mit Kunststoff provisorisch eingesetzt werden. Zur Entfernung des Kunststoffs von der Brücke muß die Restauration in einem Ofen langsam auf ca. 400° C erhitzt werden. Nach dem ebenfalls langsamen Abkühlen läßt sich der Kleber leicht entfernen. Ein Erhitzen in der Flamme würde zu einer Beschädigung der Keramik führen.

32.14 Labor: Fertigstellung

Im Labor folgen die Fertigstellung der Restauration. Im Falle von Keramikverblendungen (was den Regelfall darstellt) wird die Keramik poliert. Das Gummieren und Polieren der Metallanteile außerhalb der Klebeflächen erfolgt anschließend.

32.15 Klinik: Anprobe der fertigen Arbeit

Die fertige Arbeit (Abb. 397) wird nun anprobiert. Nochmals werden die unter 32.13 genannten Parameter überprüft.

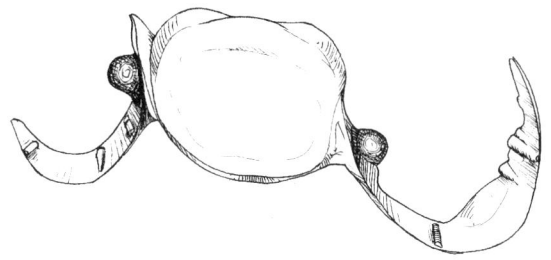

Abb. 397 Basalansicht einer fertigen Seitenzahnadhäsivbrücke. Die vertikalen Retentionsrillen der Präparation müssen sich als positive Metallanteile auf der Innenseite des Brückengerüsts wiederfinden.

32.16 Labor: Metallkonditionierung

Nachdem heute vermehrt mechano-chemische Verbundsysteme zur Verfügung stehen (s. Kap. 31.3), sollten nur noch solche Systeme zum Einsatz kommen. Durch eine sehr einfache Anwendung zeichnet sich der mittels Phosphatmonomer modifizierte Komposit-Kleber Panavia 21 aus, der einen chemischen Verbund zu sandgestrahlten NEM-Oberflächen eingeht. Daher wird im folgenden das Vorgehen bei Anwendung dieses Klebers geschildert.

Beim Abstrahlen der Adhäsivflügelinnenflächen mit Aluminiumoxid (50 bis 110 µm) muß die Verblendung vor dem abrasiven Strahlmittel geschützt werden. Dies kann leicht durch Abdecken der Verblendkeramik mit einer dünnen Schicht autopolymerisierenden Kunststoffs im Sinne von zwei Halbschalen auf der Verblendung (z. B. GC Pattern Resin) erfolgen. Nach Abstrahlen der Metalloberfläche werden die Kunststoff-Halbschalen von der Keramikverblendung entfernt und die Restauration wird für drei Minuten in Ultraschall von Strahlungsrückständen gereinigt (96% Alkohol). Um eine Kontamination der reaktiven Metalloberfläche zu vermeiden, sollte die Adhäsivbrücke ohne Zeitverzug eingeklebt werden (innerhalb einer Stunde).

32.17 Klinik: Eingliederung von Adhäsivbrücken

Nach dem Anlegen des Kofferdams (Abb. 398a) werden die Pfeilerzähne mit fluoridfreiem Bimssteinpulver oder einem Pulverstrahlgerät (z. B. Plaque Sweep®-Gerät; Emda, D-Frankfurt) gereinigt und anschließend getrocknet. Nun wird die Brücke nochmals einprobiert. Dabei wird überprüft, ob die Brücke trotz Kofferdams einwandfrei positioniert werden kann und welche Kraft aufgewendet werden muß, um den Widerstand des Kofferdams im Zwischengliedbereich zu überwinden.
Die Retentionsflächen der Pfeilerzähne werden mit 37 % Orthophosphorsäure in Gelform für 30 Sekunden angeätzt. Dabei werden die Nachbarzähne mit einem Strip geschützt. Anschließend wird die Säure 30 Sekunden mit Wasser abgesprayt und die Zähne gründlich mit Luft getrocknet. Die erfolgte Ätzung imponiert durch ihr kreidigweißes Aussehen.
In Abhängigkeit vom verwendeten Kleber erfolgt das Einkleben der fertigen Arbeit unterschiedlich. Bei den meisten Zementierungskompositen wird zuerst ein Bonding dünn auf das Gerüst und die Zahnflächen aufgetragen und verblasen. Aufgrund seiner niedrigen Viskosität kann der Kleber Panavia® 21 ohne Bonding angewendet werden. Bei Panavia® 21 werden gleiche Stranglängen von Katalysator- und Basispaste während einer halben Minute gründlich miteinander vermischt. Dabei sollte Panavia® 21 großflächig ausgestrichen werden, um ein vorzeitiges Abbinden des unter anaeroben Bedingungen schnell polymerisierenden Klebers zu vermeiden. Danach wird der Kleber in leichtem Überschuß auf die Gerüstinnenflächen aufgetragen und die Brücke mit Fingerdruck in situ gebracht.

Die Brücke wird bis zur Aushärtung des Kompositklebers unter leichtem Druck in der definierten Endlage (Kontrolle visuell und mittels Sonde) gehalten. Überschüsse werden dort, wo sie von der Assistenz erreichbar sind, sofort entfernt (Schaumstoffpellets, Superfloss™ [Oral B, D-Frankfurt], Sonde, Scaler) (Abb. 398b). Bei Panavia® 21 wird ein Polyäthylenglykol-Glyzerin-Gelgemisch (Oxygard® II; Kuraray, J-Osaka) auf die Klebefugenränder aufgetragen, da der Kleber in Anwesenheit von Sauerstoff nicht aushärtet. Aber auch bei allen anderen Kompositklebern wird mit Vorteil ein Schutzgel (z.B. Air Block®; De Trey, D-Konstanz) auf die Klebefuge aufgetragen, welches die Sauerstoffzufuhr während der Polymerisation des Klebers im kritischen Randbereich (Bildung einer unerwünschten Sauerstoffinhibitionsschicht) verhindert. Nach 15 Minuten

Klinik: Eingliederung von Adhäsivbrücken

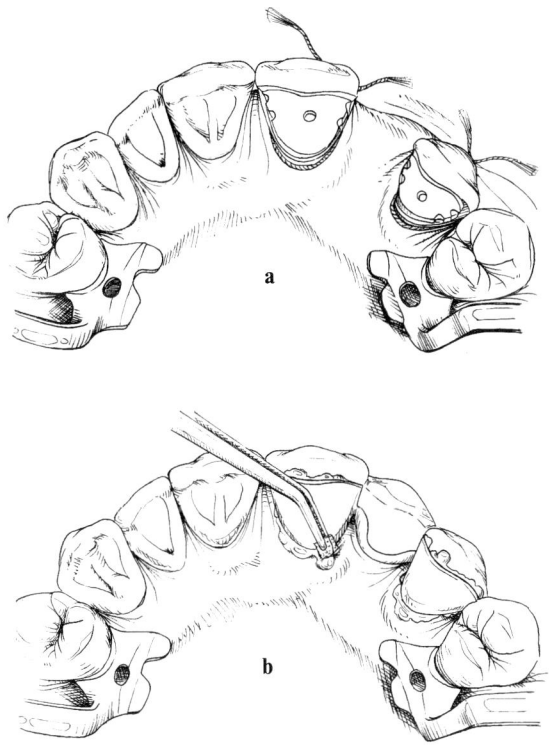

Abb. 398 a und b Einsetzen einer Adhäsivbrücke
a) Okklusalansicht nach Anlegen von Kofferdam. Es sollte darauf geachtet werden, daß die Präparationsgrenze überall frei ist und daß der Kofferdam im Bereich des Zwischenglieds nicht spannt. Dies könnte zu Schwierigkeiten beim Eingliedern führen.
b) Nach dem Einsetzen der Adhäsivbrücke werden von der Assistenz die zervikalen und approximalen Randbereiche sofort von Kunststoff befreit. Anschließend wird ein Gel zum Schutz der Klebefuge aufgetragen, während der Behandler die Brücke in situ hält (nicht gezeichnet).

werden nicht erreichte, grob störende Überschüsse unter Wasserkühlung mit feinbelegten Diamanten entfernt und die Okklusion kontrolliert.

32.18 Klinik: Kontrolle und definitives Ausarbeiten der Ränder

In einer Kontrollsitzung nach 2 bis 3 Tagen erfolgt, sofern notwendig, das definitive Ausarbeiten der Ränder mit feinkörnigen Diamanten, Soflex®-Scheiben (3M, D-Neuss) und Gummipolierern unter reichlicher Wasserkühlung. Nach einer erneuten Mundhygieneaufklärung werden die Pfeilerzähne abschließend fluoridiert.

Der Patient wird über die speziellen Mundhygienemaßnahmen (Superfloss™; Interdentalbürste) zur Reinigung der Adhäsivbrücke aufgeklärt.

32.19 Klinik: Nachsorge

In Anbetracht der immer noch relativ geringen Langzeiterfahrungen in der Adhäsivbrückentechnik sollte jeder Patient in ein funktionierendes Nachsorgesystem aufgenommen werden. In Abhängigkeit von den individuellen Verhältnissen wird jeder mit einer Adhäsivbrücke versorgte Patient im Abstand von jeweils 3 bis 6 Monaten kontrolliert. Dabei ist vor allem auf ein eventuelles (vom Patienten häufig unbemerktes) Lösen eines Klebeflügels (Kariesgefahr), auf Plaqueablagerungen und Karies im Bereich des Klebeflügelrands sowie auf die okklusalen Verhältnisse im Bereich der Klebebrücke (Bruxismusfacetten?) zu achten.
Oft finden sich klinisch Rauhigkeiten, Spalten und Kleberüberschüsse an den zervikalen Rändern der Restauration. Klinische Untersuchungen zeigten eine gewisse Erhöhung parodontaler Indizes an den mit Adhäsivankern versehenen Zähnen im Vergleich zu den unbehandelten Kontrollzähnen, was aber bei guter Mundhygiene ohne klinische Relevanz zu sein scheint.

32.20 Klinik: Wiederbefestigung von Adhäsivbrücken

Nach Entfernung sichtbarer Klebereste von Zahn und Brücke und einer Überprüfung der Paßgenauigkeit der Konstruktion sollte im Labor eine Konditionierung des Metallgerüsts erfolgen. Anschließend wird Kofferdam angelegt und eine Probeätzung (wird es kreidig-weiß?) durchgeführt. Wichtig ist die Entfernung noch verbliebener Klebereste, weil diese Stellen nicht anätzbare Bezirke darstellen.
Das Wiederbefestigen der Adhäsivbrücke erfolgt dann entsprechend dem im Abschnitt 32.17 dargelegten Vorgehen.
Zu beachten ist, daß jede Wiederbefestigung die Passung der Adhäsivbrücke etwas verschlechtert und die Langzeit-Prognose für die Adhäsivbrücke vermindert.
Tabelle 33 faßt den Behandlungsablauf bei Adhäsivbrücken nochmals zusammen.

Tabelle 33 Behandlungsablauf bei Adhäsivbrücken

Klinik	Labor
Anamnese, Befundaufnahme, Situationsabformung, Gesichtsbogenübertragung, Kieferrelationsbestimmung, **Diagnose, Planung**	
	Herstellung von Studienmodellen, Modellanalyse - im Artikulator - im Parallelometer
Hygienephase, präprothetische Vorbehandlung, Reevaluation der Vorbehandlung	
	Diagnostische Präparation, evtl. diagnostisches Wax-up, Herstellung individueller Löffel
Prothetische Phase: Präparation am Patienten, definitive Abformung, Gesichtsbogenübertragung, Kieferrelationsbestimmung	
	Modellherstellung, Modellmontage im Artikulator
	Modellation des Gerüsts in Wachs, Einbetten, Gießen, Ausarbeiten
Gerüsteinprobe, Farbauswahl	
	Verblendung (Keramik: Rohbrand)
Anprobe der Verblendung (Keramik: Rohbrandanprobe)	
	Fertigstellung (Keramik: Glanzbrand)
Anprobe der fertigen Arbeit	
	Metallkonditionierung
Einkleben der Adhäsivbrücke	
Kontrolle und definitives Ausarbeiten der Ränder	
Nachsorge	

32.21 Behandlungsablauf bei extrakoronalen Adhäsivverankerungen

Über das Vorgehen in Klinik und Labor bei der Herstellung von extrakoronalen Adhäsivverankerungen gibt Tabelle 34 Auskunft.

Tabelle 34 Behandlungsablauf bei extrakoronalen Adhäsivverankerungen

Klinik	Labor
Anamnese, Befund, Situationsabformung, Gesichtsbogenübertragung, Kieferrelationsbestimmung, **Diagnose, Planung**	
	Herstellung von Studienmodellen, Modellanalyse - im Artikulator - im Parallelometer Definition der Einschubrichtung - der Elemente an den Pfeilerzähnen - der Teilprothese diagnostisches Set-up der fehlenden Zähne
Hygienephase, präprothetische Vorbehandlung, Reevaluation der Vorbehandlung	
	Diagnostische Präparation, Herstellung individueller Löffel (außer bei Verwendung von Hydrokolloiden)
Prothetische Phase: Präparation am Patienten, definitive Abformung, Gesichtsbogenübertragung, Kieferrelationsbestimmung	
	Modellherstellung, Modellmontage im Artikulator, evtl. Set-up (Aufstellung der Prothesenzähne in Wachs)
Evtl. Einprobe des Set-ups	
	Modellation des Gerüsts in Wachs, Ausrichten und Befestigen des Geschiebe-Primärteils, Einbetten, Gießen
Gerüsteinprobe des Klebeattachments, Anprobe der Wachsaufstellung	
	Herstellung des Modellgusses mit Geschiebe-Sekundärteil
Modellgußeinprobe, evtl. Altered cast-Abformung	
	Erweiterung des Arbeitsmodells (Altered cast), Fertigstellung
Einkleben der Adhäsivverankerungen	
Am folgenden Tag: Kontrolle und definitives Ausarbeiten, Eingliederung der Teilprothese[*]	
Nachsorge	

[*]Die Teilprothese sollte erst am folgenden Tag, wenn die Polymerisation des Klebers vollständig erfolgt ist, eingegliedert werden.

Sachregister

A

A-Silikone	575
Abdrucknahme	57
Abformgipse	579
Abformlöffel	580, 999
-, halbindividuelle	1036
Abformmassen	573
-, Einteilung	574
Abformmaterialien, aseptische	583
Abformmethode, mukodynamische	1036
-, mukostatische	1036
Abformmethoden	581, 1036
Abformtechnik	1148
Abformung	777, 780
-, anatomische	1036
-, definitive	1036
-, drucklose mukodynamische	1037
-, individuelle	1036
-, modifizierte mukostatische	1069, 1071
-, mundoffene	1036
-, mundgeschlossene	1036
Abformungen, Lagerung und Vorbehandlung	710
Abrasion	42
-, bukkale (Totalprothetik)	1047
Abrasionszähne	1055
Abriebfestigkeit (Metalle)	619
Abschluß, implantogingivaler	1135
Abstufung (Ästhetik)	537
Abstützung, halbphysiologische	915
-, physiologische	914
-, sattelferne	915
-, sattelnahe	915
-, unphysiologische	916
Abstützungspolygon	933, 934
Acetylsalicylsäure	378
Achs-Orbital-Ebene	500, 1083
Adamantoblasten	80
Adhäsivattachments, extrakoronale	823
Adhäsivbrücken	823
-, Indikationen	829
-, Langzeitresultate	831
-, Vor-, Nachteile	832
Adhäsivprothetik	823
-, Geschichte	824
Adhäsivprovisorien	548, 550
Affenlücken	78
Ägypten (Geschichte)	44
Ah-Linie	99, 920, 1067, 1072, 1075, 1092, 1103
Air-Scaler	218

Akers-Klammer	941
Akupressur	387
Akupunktur	387
Al_2O_3-Keramik	1133, 1136, 1137
Al_2O_3-Kristalle	648
Alameter	1038, 1088
Alginate	579
Altered-cast-Abformung	948
Aluminiumoxid	1024
Aluminiumoxid-Kristalle	647, 648
Aluminiumoxidkeramik	688, 1121, 1130
Alveolarfortsatz, Kompakta	95
-, Spongiosa	95
Alveolarknochen	95
Alveolarmukosa	98, 189
Alveolenwand	95
Alveoli dentales	124
Ameloblasten	80
Amelogenese	80
Analgetika	378
Anamnese, medizinische	151
Angleichung von Rekonstruktionen an das natürliche Restgebiß (festsitzender Zahnersatz)	697
Angulus oris	96
Ankylosen	318
Anschlag (E-Klammern)	943
Antibiotika	229
Antidepressiva, trizyklische	380
Antike (Geschichte)	38, 39
Antiphlogistika	378
Apex linguae	99
Approximalkontakte	111
Aptyalismus	187
Äquator, prothetischer	939, 943
Äquilibrierung, bilaterale	1061
Araber (Geschichte)	49
Arbeitshaltung	1248
Arbeitsmodell	1001
-, feuerfestes	956
Arbeitsplatzgestaltung	1247
Arbeitsseite (Kieferbewegungen)	138
Arbeitssystematik	1245
Arbeitszug (Scaling)	226
Arcon-Artikulator	500, 501
Arcus alveolaris	124
- dentalis inferior	111
- dentalis superior	111
- palatoglossus	96
- palatopharyngeus	96
Arthralgie	294, 310

Arthritiden, infektiöse	315	Befund	209
–, juvenile rheumatoide	314, 316	–, extraoraler	187
–, metabolische	316	–, intraoraler	187
–, traumatische	314	Befunderhebung	177
Arthritis, juvenile rheumatoide	316	Behandler, fachliches Können	149
–, metabolische	380	Behandlung, endodontische	813
–, rheumatoide	380	Behandlungsbedarf	299
Arthropathien	293	Behandlungskonzept, prothetisches	145
–, Formabweichungen	307	–, synoptisches	145
–, intrakapsuläre Störungen	307	Behandlungsplanung	210
–, Kondylus-Luxation	314	Belastungsabformung, mundoffene	1037
Arthroskopie	360, 390	Belastungslinie	934
Arthro(tomo)graphie	359	BEMA-Katalog	211
Articulatio temporomandibularis	132	Bemühungen, kosmetische	
Artikulation	115	(Geschichte)	45
Artikulatoren	495	Bennett-Bewegung	143
–, Arcon-Typ	499	Bennett shift	143
–, Non-Arcon-Typ	500	Bennett-Winkel	142
–, teilweise einstellbare (teil-		Betätigungen, sportliche	388
justierbare)	496	Bewegungsumfang, eingeschränkter	294
–, volljustierbare	499	Beziehung, intermaxilläre	
Asialie	187	(Totalprothetik)	1035
Ästhetik	60, 521	Biegefestigkeit (Keramik)	632, 647, 651
Attachment, bindegewebiges	189	Bikarbonatspray	230
–, epitheliales	94, 189	Biloc-Geschiebe	966
–, gingivales	94	Bindegewebstransplantat,	
– loss	190	subepitheliales	440, 441
– verlust	1209	bioaktiv	1131, 1134
Ätzung, chemische	827	Biodegradation (Implantat-	
–, elektrolytische	827	materialien)	1138
Aufbauten, gegossene	280	bioinert	1130, 1131, 1132
–, halbkonfektionierte	281	Biokompatibilität (Implantat-	
–, individuell hergestellte	280	materialien)	937, 1129
–, plastische (direkte)	278	Biokop	495
Aufbrennfähigkeit (Metalle)	607	Bipupillarlinie	113, 529, 1077, 1082, 1084
Aufbrennlegierungen	663	Bißlage	118
Auflage, balkonförmige	944	Bißnahme	57
–, kerbenförmige	944	Bißstellung	118
Auflagerungs-Osteoplastik	1112	Blattimplantate	1110
Auflageteller (Artikulator)	1082, 1085	Bleeding on probing	189, 223, 1209
Aufstellung, Anti-Monson-	1052	Bogen, gotischer	140, 1086
–, kammadaptierte	1049	Bohrmaschine (Geschichte)	60
–, überstatische	1047	Bona-Zylinderanker	1014
Aufstellungskonzept nach Gysi	1053	Bonefit-Implantat	1121
– nach Haller	1056	Bonwill-Dreieck	113
– nach Hiltebrandt	1055	– Klammer	941
Augenzähne	104, 539	– Klammer, modifizierte	942
Ausbetten (Gußteile)	764	Brackets	395
– (Totalprothetik)	1096	Brånemark-Implantat-	
Ausgrabungen	43	system	1121, 1158, 1161
Ausschleiftechnik (Provisorien)	548, 550	Breite, biologische	424, 425, 429
Außenanker (Doppelkronen)	979	Brücken	661
Autogenes Training	388	Brückenanker	666
Axiographien	361	–, Einteilung	666
		Brückenkörper	666
B		Brückenpfeiler	666
Back-Action-Klammer	942	–, Aufbau	666
Balancekondylus	143	Brückenzahnersatz, Aufgaben	669
Balanceseite (Kieferbewegungen)	139	–, Einteilung	666
Balkwill-Winkel	113	–, Indikationen	669
Bandkronen	55	–, Kontraindikationen	670
Basallamina, interne	94	Brückenzwischenglied	660

Sachregister

Brückenzwischenglieder,
  falsch gestaltete 219
Bruxismus 305, 362, 370, 371, 372, 379, 389
Buccae 95
Bukkalkorridor 535, 537, 1077, 1092, 1099

C

CAD/CAM-Systeme 685
Canalis mandibulae 125
Candulor-Zähne 1038
Caninisierung 106
Caninus-Papilla-Caninus-Linie 1041
Capsulitis 310
Carnivoren 76
Caruncula sublingualis 99
Catarrhini 74
Cavum oris 63
Cavum oris proprium 63, 97, 98, 99
central bearing point 1087
CeraOne-System 1170, 1172
Charters-Methode 241
Chirurgie, mukogingivale 412
Chlorhexidin(digluconat) 250, 251, 422, 430, 1166
Chlormezanon 379
Chondroidkontakt 1130
Chondroprotektiva 381
Chroma (Farbintensität) 510, 517
Cingulum basale 85
CoCr-Legierungen 935
Commissura labiorum 96
Compliance 148
Computer-Tomographie 359
Condylator 501, 1051, 1080, 1081, 1085
Condyloform-Zähne 1046, 1048, 1051
Conex-Geschiebe 968
Connector, intramobiler 1141
Conod-Anker 1014
Corpus linguae 99
Crampons 59, 1088
Czermak-Räume 89

D

Dauerbiegefestigkeit 618
Dauerfestigkeit 652
Deckgold 784
Defekt, periimplantärer 1195
Defektprothesen, extraorale 1215
-, intraorale 1215
Deflexion 346
Dentalhygienikerin 233
Dentalkeramik 631
Dentallegierungen 599, 603, 607
Dentatus-Artikulator 497, 500
Dentes decidui 82
- lactales 85
Dentin 80, 88
-, Interglobular- 89
-, intertubuläres 89
-, Kanaldichte 88
-, Kanaldurchmesser 88
-, Manteldentin 88
-, Orthodentin 89
-, Primärdentin 89
-, Schichten 88
-, Sekundärdentin 89
-, Tertiärdentin 89
-, Wachstumslinien 89
-, zirkumpulpales 88
-, Zusammensetzung 76
Dentinliquor 88
Dentinogenese 80
Dentinzähne 72, 76
Dentinzwischenbrand 787
Desinfektion von Abformungen 582
Desmodont 93
Desmodontalspalt 93
Deviation 346
Diagnose 207
Diagnostik, psychiatrische 361
-, psychologische 361
Diatorics 1046
Diazepam 379
Diazonien 90
Diclofenac 379
Dicor 676, 689, 698
DIN-Normen (Legierungen) 609
Diphyodontie 73
Disaccharide 256
Diskusprolaps 309, 310
Diskusverlagerung, exzentrisch-
  posteriore 309, 313
-, zentrisch-anteriore 309, 310, 372, 377
Diskusverlagerungen 309, 372
Dislokationsknacken 309
Distalbißstellung 118
Distanzhülsen, abgewinkelte 1174
Distanzosteogenese 1130
Dolder-Steg 1151
Doppelarmklammer mit Auflage 941
Doppelklammer 941
Doppelkronen, klinischer und
  labortechnischer Ablauf 993
-, Langzeituntersuchungen 989
-, mit zusätzlichen Halteelementen 984
-, Nachteile 980
-, Verblendung 986
-, Vorteile 980
Dorsum linguae 99
Drahtklammern 570
Drahtligatur (Geschichte) 48
Drillbohrer (Geschichte) 60
Druckknopf (Implantologie) 1151
Druckknopfverbindung (Implan-
  tologie) 1192
Drüse, Nuhnsche 100
Ductus parotideus 98
- sublingualis major 99
- submandibularis 99
Dünnschichttechnik (Provisorien) 548, 550, 552

Duolock-Geschiebe	966
Duplizidentaten	76
Durchbruchszeiten, bleibende Zähne	85
Durchbruchszeiten, Milchzähne	82
Durchschnittsgesicht	529
Dysfunktionsindex, Anamnestischer	300
-, Klinischer	300

E

E-Klammer	941, 943
Ebene, Campersche	112, 503, 1077, 1078, 1082, 1084
Eckzahn-Führung	121
Eckzähne	104, 105
Eckzahnlinie	1080, 1099
Effekt, gingivaler	535
-, inzisaler	533
-, zervikaler	534
Eigenfaserzement, zelluläres	92
Einbetten (Gußteile)	759
- (Totalprothetik)	1093
Einbettmasse, Expansion	565
Eindringdistanz	954, 955
Eindringtiefe (Gußklammern)	954, 955
Einführungszug (Scaling)	226
Eingliederung (festsitzender Zahnersatz)	797
Einkleben der Patrize (Geschiebe)	965
Einschleifen von Klammerschultern	950
- von Totalprothesen	1059
Einstückgußprothese	919
Einzelabformung eines Kiefers (Totalprothetik)	1036
Einzelbüschelbürste	243
Einzelpfosten (Implantologie)	1220
Einzelzahnimplantate	1156
Einzelzahnversorgung, implantatgetragene	1156
Elastizitätsmodul	936
Elastomere	575
Elefanten	76
Elektromyographie (EMG)	362
Elektrovibratographie (EVG)	362
Elektrozahnbürsten	242
Elfenbein	41
Email (Geschichte)	55
EMG-Biofeedback	388
E-Modul	954
Empress	647, 652, 676, 698, 689
Endgefühl (Funktionsdiagnostik)	348
Endo-Paro-Läsionen	274
Endpfeilerbrücke	667
Entlastung, bukkale (Totalprothetik)	1050, 1061
Entspannungsmethode (Kieferrelationsbestimmung)	1079
Epikutantest (Metalle)	618
Epiprothesen	1115
Epithelansatz	94, 189
Epithelkörperchen, Serressche	80
Epithelreste, Malassezsche	82
Epithelscheide, Hertwigsche	81
Epithetik	1216
Ermüdungstests (Keramik)	648
Ernährung	42
Ernährungsanamnese	258
Ernährungsberatung	258
Ernährungsempfehlungen	263
Erosionen	258
Ersatzkronen	664
Ersatzzahn	661
Ersatzzähne	46
Erstabformung	1036
Eruption	82
Erwachsenenparodontitis	207
EsthetiCone-System	1172, 1173
Etrusker (Geschichte)	45
EVA-System	219, 220, 1211
Exkursionsbewegungen, Bestimmung von	194
Extensionsbrücken	805
Extensionsbrücke, implantatgetragene	1153, 1178
Externa (Salben)	381
Extraktion	266
Exzision, keilförmige	410, 412
-, T-förmige	410

F

Fachhelferin, zahnmedizinische	233
Farbangleichung	511, 516
Farbbestimmung	511, 515, 516
- in der Metallkeramik	517
Farbordnungssysteme	510
Farbringmuster	516
Farbringsysteme	512
Farbvalenzen	506
Faserapparat, supraalveolärer	94
Fasern, dentogingivale	94
-, Desmodontalverlauf	93
-, Sharpeysche	92, 93
-, Tomessche	88
-, von Korffsche	88
Federarm (Gußklammern)	938
Federweg (Gußklammern)	954
Fernröntgenseitenbild	396
Festigkeit, mechanische (Keramik)	652
Fiedelbohrer (Geschichte)	60
Finierbarkeit (Metalle)	620
Fischer-Winkel	142, 503
Fixationsabformung (Doppelkronen)	998, 999, 1000
Fluoridanwendung	252
Flußpferdhauer (Geschichte)	41
Folienkronensysteme (Metallkeramik)	682
Fornix vestibuli	98
Fossa digastrica	125
- mandibularis	133
Fovea mentalis	96
FR-Chip	969
- Ball-System	1117
Fragebogen, Erosionen	259
-, Kariesrisiko	260

Sachregister 857

Frankfurter Horizontale 112
freedom in centric 120
Freiburger Präparations-Set 592, 770, 813, 814, 816, 841
Freiendbrücke 667
Freiendprothesen 913, 921, 923
Freiendsättel 923
Freiheit in der Zentrik 120
Fremdfaserzement, azelluläres 92
Frenula buccae inferioris 98
- buccae superioris 98
Frenulum labii inferioris 98, 99
- linguae 99
Frialit-2-Implantatsystem 1081
Friktionsstifte 985
Front-Eckzahn-Führung 120
Frontzahn-Führung 120
Frontzahnauswahl (Totalprothetik) 1038
Frontzähne 102
Frontzahnführungsteller (Artikulatoren) 500
-, individueller, Herstellung (festsitzender Zahnersatz) 728
Frontzahnprothese 52
Frontzahnstufe, sagittale 193, 346
Frontzahntreppe nach Ackermann 1045
Führungsarm (Gußklammern) 938, 939
Führungsstift (Artikulatoren) 496
Füllungen, insuffiziente 219
Funde, archäologische (Geschichte) 38
-, frühneuzeitliche (Geschichte) 43
Funkenerosionstechnik (Doppelkronen) 985
Funktionsanalyse 356
Funktionsgrenzbereich (Totalprothetik) 1058
Funktionsrand (Totalprothetik) 1058
Funktionsstörungen, Ätiologie 303
-, Behandlungsbedarf 299
-, Definition 293
-, Diagnostik, Anamnese 326
-, Diagnostik, Bildgebende Verfahren 356
-, Diagnostik, Klinische Untersuchung 344
-, Klassifikation 306
-, Leitsymptome 294
-, Mikrotraumen 303
-, Prävalenz 297
-, Stressoren 304
-, Symptome, objektive 295
-, Symptome, subjektive 295
-, synonyme Begriffe 293
-, Therapie, Akupressur 387
-, Therapie, Akupunktur 387
-, Therapie, Aufklärung 370
-, Therapie, definitive okklusale 389
-, Therapie, Kieferchirurgie 390
-, Therapie, physikalische 381
-, Therapie, psychologische 387
-, Therapie, Ruhe und Vermeidung 371
-, Therapie, Schienentherapie 371, 377
-, Therapie, Selbstbeobachtung 370

-, Untersuchungsmethodik 297
Furche, gingivale 189
Furkationen, Bestimmung 191
-, Einteilung 191

G

Gabelklammer 945
Galvanismus 1240
Gangränbehandlung 268, 272
Gebiß, bleibendes 67
-, parodontal stark reduziertes 811
Gebißreduktion, phylogenetische 74
Gebißschaden, kompensierter 903
-, unkompensierter 903
-, völliger 904
Gebißzähne 72
Gebührenordnung für Zahnärzte (GOZ) 211
Gefüge (Metalle) 620
Gelenkbahn 142
-, sagittale 142
Gelenkmobilisation 387
Gelenkzentrik 115
gelockerte Zähne, Schienung 267
Gemischtfaserzement, zelluläres 92
Gerber-Retentionszylinder 1014
Gerüstanprobe (festsitzender Zahnersatz) 782
Gerüst, Aufpassen (Provisorien) 566
Gerüstdesign, schwedisches (Implantologie) 1143
Gerüste, durch Kaltverformung hergestellte 682
-, durch Maschinenfräsung hergestellte 685
-, galvanotechnisch hergestellte 679
-, gußtechnisch hergestellte 677
Gerüstgestaltung (Kronen-, Brückenprothetik) 740
-, (Hybridprothetik) 1016
-, (implantatretinierte und -getragene Suprastrukturen) 1143
Gerüstzeichnung 952
Geschiebe 963
Geschiebebrücken 669
Gesichtsbogen 201, 1023, 1084, 1085
Gesichtsbogen-Stützstift-Technik, kombinierte 1083
Gesichtsbogenübertragung 996
-, arbiträre 201
Gesichtsdrittel 529
Gesichtsprothesen 1215
Gesprächstherapie 389
Gewebekleber 417
Geweberegeneration, geführte parodontale 436, 443
Gewebeverträglichkeit (Metalle) 618
Gingiva, angewachsene 98, 190
-, attached 98, 189, 190
- fixa 98
-, freie 97, 189
- marginalis 97

– propria	98
–, unverschiebliche	98
Gingivabreite	190
Gingivektomie, externe	406, 408
–, interne	406
Gingivitis	207
–, akute nekrotisierende ulzerierende (ANUG)	217
Gingivitisprophylaxe	233
Gingivoplastik	407, 409
Glandula apicis linguae	100
– lingualis anterior	100
– sublingualis	99
– submandibularis	99
Glandulae buccales	98
– labiales	98
– linguales (posteriores)	100
– molares	98
– palatinae	99
Glanzbad, elektrogalvanisches	957
Glaskeramik, gepreßte	689
–, gegossene	688
Glasphase (Keramik)	631
Gleichgewicht, visuelles	523
Glossalgie	174
Glossodynie	174
Glucocorticoide	380
Golddraht (Geschichte)	53
Golddrahtgebinde (Geschichte)	46
Goldener Schnitt	524
Goldfolie (Geschichte)	662
Goldkappen (Geschichte)	661
Goldlegierungen	607
Goldplättchen (Geschichte)	661
Goldsteg, vorgefertigter	1152
Gracey-Küretten	224
Graduation (Ästhetik)	537
Graphittiegel	763
Greiferklammer	945
Grenzlinie, mukogingivale	189
Griechen (Geschichte)	45
Gruppenkontakt (Okklusionskonzepte)	121
Gußklammern, Bestandteile	938
–, Klammerformen	940
–, Nachteile	940
–, Vorteile	940
Gußteile, Herstellung	735

H

Haller-Molaren	1057
Halt einer Totalprothese	1033
Halteklammern	926
Haltungstonus (Kieferrelationsbestimmung)	1078
Haplodontie	73
Harmonie (Ästhetik)	523
Hauptantagonist	116
Hebelarm (Modellgußprothetik)	934
Heilkunde (Geschichte)	37, 51
Hemidesmosomen	94
Hemisektion	431

Herdinfektion	662
Heterodontie	73
Heteromorphie	73
Hirtenstab	1009
HM-Situationsabformlöffel nach Meist	1037
Hochglanzpolitur der Keramik	794
Hochkulturen (Geschichte)	38, 42
Höcker, funktionelle	118
–, nichttragende	118
–, nichtzentrische	118
–, tragende	118
–, zentrische	118
Hohlkehlpräparation	591, 775, 813
Homodontie	72
Hornzähne	72
Hue (Farbton)	511, 513, 517
Hülsen-Stift-Systeme (Hybridprothetik)	1014
Hülsenkronen	664
–, Einteilung	665
Hyaluronsäure	380
Hybridprothese (Implantologie)	1189
–, Gerüstgestaltung	1016
–, Indikation	1013
–, Okklusionskonzept	1018
–, Verankerungselemente	1014
–, Voraussetzungen	1013
–, Indikation	1013
Hydrokolloide	579
Hydroxylapatit	1138
Hydroxylapatitkeramik	1135, 1136
Hygienephase, Ablauf	215
Hypnose	388

I

Ibuprofen	379
Imbrikationslinien	90
immediate side shift	143, 501, 503
Immediatprothesen	569
Immediatprovisorien	550
Implantat, bedingt erfolgreiches	1195
–, fehlschlagendes	1195
– durchmesser	1143
Implantate, enossale	1109, 1220
–, Hygienefähigkeit	1143
–, kombinierte	1112
–, submuköse	1111
–, subperiostale	1111
–, transdentale	1111
–, zahnwurzelförmige	1112
Implantatform	1114
Implantationsplanung	1115
Implantatkopf	1145
Implantatmaterialien	1112, 1129
Implantatmißerfolg	1195
Implantatoberfläche	1114
Implantatpfosten, abgewinkelter	1142
Implantatposition	1142
Implantologie, operatives Vorgehen	1161
–, prothetisches Vorgehen	1170
Implantoplastik	1202

Sachregister 859

IMZ-Implantat	1212	Kauorgan	122
In-Ceram	648, 652, 676, 688, 1188	Kauschlauch (Totalprothetik)	1077
Incisura mandibulae	124	Kauseite (Kieferbewegungen)	138
Individualisierung (Garniturzähne)	929	Kaustabilität, autonome	1030, 1037
–, (Prothesenbasis)	930	Kausystem	122
Indometacin	379	Kautschuk (Geschichte)	53
Infektionsprophylaxe	1253	Kautschukprothesen	913, 1032
Infrawölbung	939, 953	Kegelwinkel	983
Inlaybrücke	662	Kennedy-Klassen	906
Innenanker (Doppelkronen)	979	Keramik	631
Innovationen, technische (Geschichte)	60	–, Auswahl	785
		Keramikoberfläche	796
Instrumente, rotierende	230	Keramikrestaurationen	690
Instrumentiertechnik	1253	Keramiktiegel	763
Insuffizienz, parodontale	904	Keramikzähne	919
Intensivfarben	930	Kerbstellung (Totalprothetik)	1057
Interalveolarlinie	1050	Kerneinbettung (Provisorien)	566
Interdentalbürstchen	243, 249	Kernspin-Tomographie	310, 317, 360
Interdentalpapille	97	Kerr-Rand-Gestaltung	948, 1069, 1070
Interdentalraumreinigung	243	Kieferchirurgie	390
Interdentalstimulatoren	243, 248	Kiefergelenk	132
Interface (Implantatmaterialien)	1130	–, bilaminäre Zone	136
Interglobularräume	89	–, Capsula articularis	136
Interimsprothese	568	–, Caput mandibulae	134
Interimsprothesen	913	–, Discus articularis	132
Interinzisaldistanz, maximale	347	–, Eminentia articularis	132
interkoronal	966	–, Fissura petrosquamosa	133
Interkuspidation, habituelle	115	–, Fissura petrotympanica	133
–, maximale	115	–, Fissura tympanosquamosa	133
Interkuspidationsposition	115	–, Fossa mandibularis	132
Interokklusalabstand	193	–, Gelenkkammern	135
intrakoronal	966	–, Kondylus	132
Inzisalführungstisch	728	–, Lig. laterale	136
Inzisallinie (Ästhetik)	528, 535	–, Lig. mediale	136
Inzisalstift	496, 500, 503, 1082	–, Lig. sphenomandibulare	136
Inzision, keilförmige	428	–, Lig. stylomandibulare	136
–, L-förmige	428	–, Planum praeglenoidale	134
–, T-förmige	428	–, Tuberculum articulare	134
Isodontie	72	–, Tuberculum postglenoidalis	133
Isthmus faucium	96	Kiefergelenke, Untersuchung	349
ITI-System (Implantologie)	1121	Kiefergelenkgeräusche	294, 349
Ivotray-Abformlöffel nach Schwarzkopf	1037	Kieferkammaufbau, geführte Geweberegeneration	438
		–, Interposition	438
J		–, Onlay-Transplantat	439
Jacketkrone	663, 686	Kieferkammprofil	1089
Jodlösung, Schillersche	189	Kieferrelationsbestimmung	203, 952, 996, 1002, 1023
Juga alveolaria	124	–, horizontale	1086
Jungsteinzeit (Geschichte)	42	–, vertikale	1077
		Kippung (Modellgußprothetik)	934
K		Klammerarm, elastischer	938
K-Silikone	575	–, starrer	938
Kältetherapie	381	Klammerprothese	913
Kaltpolymerisate	1032	Klammerauflage	938, 939
Kalziumphosphatkeramik	1138	Klammer, fortlaufende	943
Kalottenaufstellung	1053	Klammerführungslinie	899, 953
Kapillarplexus, subodontoblastischer	87	Klammer, gestielte	943
Kariesprophylaxe	233, 252	–, zusammengesetzte gestielte	943
Kaubelastungen (Keramik)	652	Klammerschulter	938, 940
Kauebene	112	Klammerstiel	938
Kauflächen aus Metall	919	Klebung	825
Kaufunktion, Wiederherstellung	45		

Knochen (Geschichte)	41
Knochenqualität (Implantologie)	1112
Kohlenhydrate	256
Kollagen, mikrofibrilläres	417
Kombinationsprothesen	913
Kompensationsfarben	507
Kompensationskurve, sagittale	114, 1037
-, transversale	1037
Komplementärfarben	507
Kompositionsmassen, thermoplastische	579
Konditionierung	825
Kondylarbahnführung, horizontale	501
-, transversale	501
Kondylare (Artikulatoren)	496, 500
Kondylenbahnwinkel	142
Kondylenposition, zentrische	115
Kondylus, schwingender	143
Koni-Meter	1007, 1008
Konstruktionsmodell (Doppelkronen)	1001
Kontakte, Höcker-Fossa-	118
-, Höcker-Randleisten-	118
Kontaktosteogenese (Implantatmaterialien)	1130
Kontaktposition, retrale	115
Konter (Totalprothetik)	1094
Kontraindikationen, Adhäsivbrücken	830
Kontrolle Differenz IKP - RKP	206
Konuskronen	983
Konuskronen, Haftkraft	983
Konusprothese	913
Konuswinkel	983, 987, 997
Kopfbiß	120
Körnerschicht, Tomessche	89
Korrosion	620, 1242
Korrosionsbeständigkeit (Metalle)	622
Korrosionsfestigkeit (Co-Cr-Legierungen)	937
Korrosionsraten (Metalle)	620
Kosmetik	526
Kostenplan, privater	211
Kraftarm (Modellgußprothetik)	934
Kralle (E-Klammern)	943
Krepitationsgeräusche	317
Kreuzbiß	120
Kreuzbißaufstellung	1050
Kronen	661
Kronenabnehmer	1009
Kronenflucht	541
Kronenränder, abstehende	219
Kronenrandgestaltungen, Metallkeramik	699
Kronensysteme, vollkeramische	692
Kronenzahnersatz, Einteilung	663
-, Indikationen	663
-, Kontraindikationen	663
Krümmungsmerkmal	539, 540, 541
Kryotherapie	381
Kühlrippen (Gußteile)	758
Kulturgeschichte (Geschichte)	37
Kunststoff-Gerüst-Verbund	566
Kunststoffpressen	1096
Kunststoffprothesen	913
Kunststoffverblendung	788
Kunststoffzähne	919
Küretten	223
Kurve, Speesche	114
-, Wilson-	114
Kurzwellen	382, 384
Kurzzeitprovisorien	547

L

Labia oris	95
Labium inferius	96
- superius	95
Laboruntersuchungen, Blut und Harn	361
Lachkurve	1091
Lachlinie	533, 1080, 1099, 1143
Lamina cribriformis	95
- dura	95
Langzeitprovisorien	547
-, laborgefertigt, mit NEM-Gerüst	548
-, Herstellungstechniken	557
-, laborgefertigt, ohne Gerüst	548
-, Materialien	557
-, mit NEM-Gerüst	562
Laser	230
Lateralbewegung, Bennettsche	143
Laterotrusionsseite (Kieferbewegungen)	138
Lebenserwartung	42
Leerlaufseite	139
Legen von Fäden	738
Legierung	618
-, angußfähige	964
Legierungen	619
Legierungsgruppen	617
Lehre, hippokratische (Geschichte)	38
Leichenzähne (Geschichte)	55
Leuzit	631, 634
Ligamentum periodontale	93
Limbus cutaneus	96
- gingivae	97
„Line angle"	227
Linea girlandiformis	98
Lingua	130
Lingualbügel	920
Lingula mandibulae	125
Linien, Owensche Kontur-	89
-, von Ebnersche	89
Linienwinkel	227
Lippenfülle	1077
Lippenschilder, anteriore	1092
Lippenschlußlinie	1080
Lippenstütze	1091
Lochplatte (Teilprothetik)	920
Löffel, individuelle	1022
Löffeleffekt, zervikaler (Provisorien)	550, 551, 553, 559
Löffel, individuelle	1068
Lokalanästhetika	380, 404
Long centric	120

Sachregister

Lost-wax-Verfahren	687
LTI Carbon	1133
Lückengebisse, Einteilung nach Eichner	909
-, Einteilung nach Kennedy	906
-, Einteilung nach Steffel	455, 861, 1263
-, Einteilung nach Wild	909

M

M. buccinator	95, 130
M. digastricus	125, 131
M. genioglossus	125
M. geniohyoideus	125, 131
M. masseter	125, 127
M. mylohyoideus	96, 125
M. omohyoideus	131
M. orbicularis	130
M. orbicularis oris	95
M. pterygoideus lateralis	124, 125, 129
M. pterygoideus medialis	125, 128
M. sternohyoideus	131
M. sternothyreoideus	131
M. stylohyoideus	132
M. temporalis	125, 126
M. thyreohyoideus	131
Magnet-Split-Cast	1001, 1074
Magnetresonanz-Tomographie	360
Magnetverankerungen (maxillofaziale Prothesen)	1220
Mandibula, Angulus mandibulae	123
-, Basis mandibulae	123
-, Caput mandibulae	124
-, Collum mandibulae	124
-, Corpus mandibulae	123
-, Pars alveolaris	123
-, Processus condylaris	124
-, Processus coronoideus	124
-, Ramus mandibulae	124
Margo linguae	99
Maryland-Brücken	829
Massage	382
Materialien, bioaktive (Implantatmaterialien)	1134
Maxillofaziale Prothesen, Abformung	1219
-, Behandlungsablauf	1220
-, Einleitung	1215
-, Funktionen	1217
-, Geschichte	1216
-, Verankerung	1226
-, Werkstoffe	1218
Maya (Geschichte)	49
Mediotrusionsseite (Kieferbewegungen)	139
Mehrkostenberechnung	211
Membran, aus expandiertem Polytetrafluorethylen	436
Mentum	96
Mesialbißstellung	118
Mesiostruktur (Implantologie)	1142
Mesopharynx	96
Meßsystem nach Ney	954
Metall-Kleber-Verbund	825
Metall-Keramik-Verbund	636
Metallbasis	55
Metallgerüste, mittels Sintertechnik hergestellte	681
Metallgußtechnik	662
Metallkeramik, Kronenrandgestaltung	698
Metallkronen, keramisch verblendete	663
Metamerie	509
Metamizol	379
Methode, phonetische (Kieferrelationsbewegung)	1079
Michigan-Schiene	372
Mikromotor	586
Mikrotraumen	317
Mikrowellen	382, 384
Milchgebiß	67
Mineralpaste (Geschichte)	59
Mineralzähne (Geschichte)	59
Minikalotten	1059
Mischimplantate	1110
Mißerfolge von prothetischen Restaurationen	1205
Mittelalter (Geschichte)	39, 51
Mittellinie	1080
Mittelwertartikulator	1023
Mittelwertartikulatoren, nichteinstellbare	496
Modellanalyse	950
Modellanfertigung	57
Modellgußprothetik, klinischer und labortechnischer Ablauf	949
-, Langzeitresultate	945
-, Statik	933
-, Werkstoffkunde	935
Modellpflege	205
Molaren, dritte	108, 110
-, erste	107, 109
-, zweite	107, 110
Molarisation	106
Monophyodontie	79
Monosaccharide	256
Monson-Aufstellung	1051
Montagekontrolle	206
Mörser-Pistill-Prinzip	1037, 1046, 1038, 1049
Mucosa alveolaris	98
Muffel	758
Muffeleinlagen	565
Mukositis, periimplantäre	1197, 1200
mukostatischen Abformung	1037
Multibandapparatur	395
Multimorbidität	151
Mundduschen	250
Mundhygiene	233
Mundöffnung, maximale	346, 347
Mundschutz (Zahnschutz)	1223
-, Anforderungen	1225
-, Aufgaben	1224
-, Definition	1223
-, Herstellungstechniken	1225

–, Materialien	1225	Oberkiefer-Seitenzähne	106
–, mögliche Nachteile	1224	Oberkiefermodell, Montage	204
–, Nachsorge	1227	Objekte, archäologische (Geschichte)	43
–, Typen	1225	Obturatoren	1216
–, Verhaltensmaßregeln	1227	Octa-Sekundärteil	1123
–, Vorteile	1224	Odontoblasten	80
Mundtrockenheit	174	Odontogenese	78
Mundwinkelgerade	527	Öffnungsbewegung	346
Muskelentspannung	388	Okkludatoren	495
Muskelgriffigkeit (Totalprothetik)	923, 1034, 1037, 1059	Okklusalauflagen (Gußklammern)	951
		Okklusion	115
Muskelrelaxantien	379	–, bilateral balancierte	122, 1046, 1060
Muskelrelaxation, progressive	388	–, dynamische	115
Muskulatur, infrahyale	131, 132	–, eckzahngeschützte	121
–, suprahyale	130	–, frontzahngeschützte	120
Myalgie	294	–, habituelle	115
Myoarthropathie	293	–, lingualisierte	1047, 1051
Myopathien, Muskelkontraktur	320	–, polyvalente	1061, 1097
–, myofaszialer Schmerz	319	–, statische	115
–, Myositis	319	–, unilateral balancierte	121
–, Myospasmus	320	–, Zahn-zu-zwei-Zahn-	116
–, reflektorische Muskelschienung	319	–, zentrische	115
Myotonolytika	379	Okklusionsebene	112, 1084, 1085
		Okklusionskonzepte	120, 1018, 1118
N		Okklusionskurve, sagittale	114
N. alveolaris inferior	124, 125	Okklusionstyp	192
N. hypoglossus	130	Oligosialie	187
N. mandibularis	124	Onlay-Transplantat (Kieferkamm-	
N. massetericus	128	aufbau)	442
N. mentalis	124	Opaker- „Washbrand" (Keramik-	
N. pterygoideus lateralis	130	verblendung)	786
N. pterygoideus medialis	128	Opakerbrand (Keramikverblendung)	786
Nachregistrierung	1100	Oropharynx	96
Nachsorgeintervall	1212	Orthopantomogramm	317, 357
Nadelimplantate	1112	Os alveolare	95
Nahrungsmittel	42	Osseointegration	1130, 1133
Nasenblaseversuch	1092	Ostektomie	425
Naßverfahren (Geschichte)	1032	Osteoarthritis	379
Nebenantagonisten	116	Osteoarthrose	358, 372, 380
NEM-Legierungen	565, 607	Osteoidkontakt (Implantat-	
Neonatallinie	89, 90	materialien)	1130
Nervenplexus, Raschkowscher	87	Osteophyten	317, 358
Nervenstimulation, transkutane		Osteoplastik	424
elektrische (TENS)	382	Overbite	115, 193, 345
Neufund, archäologischer		Overdenture	1013
(Geschichte)	49	Overjet	115, 193, 346
Neutralbißstellung	118, 192		
Neuzeit (Geschichte)	51	**P**	
New Attachment	222	Paläopathologie (Geschichte)	38
Ney-Klammern	941	Palatinalband	919
Nicht-Verbundsysteme	688	Palatinalbügel	920
Nichtarbeitsseite	139	Palatum	99
Nn. temporales profundi	127	Palladium-Legierungen	607
Non-Arcon-Artikulator	501	Palpationsempfindlichkeit, Kau-	
Non-Compliance	148	muskulatur	294
Normalbiß	120	–, Kiefergelenke	294
Notfallsituationen, endodontische	216	Pannus	315
		Panoramaschichtaufnahme	321, 357
O		Papilla gingivalis	97
Oberflächenbearbeitung von		– incisiva	98
Keramik, mechanische	793	– interdentalis	97
Oberkiefer-Frontzähne	103	– parotidea	98

Papillae filiformes	100	Plica sublingualis	99
– foliatae	100	Plicae palatinae transversae	98
– fungiformes	100	point centric	120
– vallatae	100	Polierer (Scaling)	230
Papillameter	1072, 1075	Polyäthergummi-Abformmaterial	575,
Papillenblutungsindex (PBI)	211, 235,		1000, 1022, 1179, 1184
	1211	Polymerisation	1096
Paracetamol	378	Polyphyodontie	72
parakoronal	966	Polysaccharide	256
Parallelometer	953, 997	Polytetrafluorethylen	436
Parazonien	90	Polyvalenz (Totalprothetik)	1048
Parodontalabszeß, akuter	216	Pontics (Teilprothetik)	918, 928
Parodontalinstrumente, Schärfen	227	Porzellan (Geschichte)	59
Parodontitis	207	Porzellan-Mantelkrone	662
–, akute nekrotisierende ulzerierende		Posselt-Diagramm	140
(ANUP)	208, 217	Potenz, allergene (Metalle)	618
–, juvenile (lokalisiert/generalisiert)	208	Präameloblasten	80
– marginalis profunda	207	Prädentin	80
– marginalis superficialis	207	Prämolaren, erste	106, 108
–, rasch fortschreitende	207	–, zweite	106, 109
Parodontitisprophylaxe	233	Prämolarisierung	432
Parodontium	90	Präodontoblasten	80
Partieller Zahnersatz, Aufgaben	904	Präparation	840
–, Einteilung	605	–, diagnostische	769
–, Gerüst	918	– einer Tasche (Kieferkammaufbau)	441
–, Gerüstretention	928	Präparationsgrenze, Anzeichnen	724
–, historische Entwicklung	905	Präparationsinstrumente	592
Patientenaufklärung	213	Präparationsmodell	996
Patientenlagerung	1248	Präparationsstumpf, Höhe	587
Patrize, Anlötung (Geschiebe-		–, Oberflächenrauhigkeit	587
prothetik)	965	–, Präparationswinkel	587
–, Einkleben	965	–, Umfang	587
Perforationen (Adhäsivprothetik)	828	Präparationstechnik	548, 550, 585
Periimplantitis	1197	Präzisionsgeschiebe	964
–, Schweregrad	1197	Primärfarben	507
Perikymatien	90	Primärkrone (Doppelkronen)	979
periodontitis, rapidly progressive		Primatenlücke (Totalprothetik)	1048
(RPP)	207	Primatenlücken	78
Periodontium	90	Prinzip, embryogenetisches	
Periotest-Gerät	1202	(Totalprothetik)	1039
perverted centric	120	Probleme, akute, Behandlung	216
Pfosten, beweglicher (Implantologie)	1146	Probond-System	663
–, starrer (Implantologie)	1146	Profil, gerades	530
Pfostenauswahl (Implantologie)	1149	–, konkaves	530
Philtrum	95	–, konvexes	530
Phöniker (Geschichte)	45	Profilgeschiebe	946
Phosphatzement	662	Profilzirkel	1089
Phylogenese der Zähne	72	Proglissement (Total-	
Pilzbefall	1035	prothetik)	1037, 1049
Pins, Setzen der (Sägemodell)	712	progressive side shift	143, 501, 503
Pinseltechnik (Hybridprothetik)	1021	Prophylaxehelferin	233
Plakoidschuppen	72	Proportion (Ästhetik)	524
Planung	177	Prothesen, definitive	913
Planungskarte	210	–, maxillofaziale	1215
Plaque	256	Prothesenkörper	918
Plaque-Index	1209	Prothesenpflege	253
Plaquerevelatoren	235	Prothesenrand, Trimmen	1099
Platamic-Verfahren	663	Prothesenunverträglichkeit,	
Platte, skelettierte	920	psychogene	1235
Plattenapparaturen, herausnehmbare	395	Prothesenzahnbürste	253
Platzhalterlack, Auftragen	725	Prothesenzähne, farbliche	
Plazebowirkung	369, 371	Angleichung	925

Prothesenzahnlänge und Gingivaverlauf	927
Prothetik, maxillofaziale	1215
prothetischer Zahnersatz, Aufgaben	521
Protrusion, äquilibrierte	1060
-, balancierte	1060
-, maximale	348
Provisorien, abnehmbare	549
- bei abnehmbarem Zahnersatz	568
-, festsitzend-abnehmbare	547
-, festsitzende	547
Provokationstest	354
Pseudo-Infraokklusion	314
Pulpa, Austrocknung	586
-, Kernzone	87
-, Randzonen	87
-, thermische Schädigung	586
Pulpektomie	269
Pulver-Wasserstrahl-Geräte	218
Punctum fixum (Muskulatur)	126
- mobile	126
Punkt-Zentrik	120

R

Radix linguae	99
Rahmenbedingungen, wirtschaftliche	149
Raphe palati	98
Rapid-Flex-Klammersystem	955
Raum, negativer (Ästhetik)	537
RDA-Werte (Reinigungspasten)	219
Re-Osseointegration	1199
Reattachment	222
Reevaluation, präprothetische Vorbehandlung	403, 445
Regeneration, bindegewebige	222
Registratkontrolle	206
Registrierschablonen	951, 996, 1001, 1002, 1022, 1075, 1078
Registrierung	1023
Reinigungspasten	218
Relation, zentrale	1086
Reliefgriffigkeit (Totalprothetik)	1034, 1098
Remodellierung (Kiefergelenk)	309
Remontage (Totalprothetik)	1101
Remontageabformungen (Zahnfleischmasken)	726
Remontieren, primäres	1059
-, sekundäres	1001
Reokkludieren	1059, 1096
Replika (Implantologie)	1149
Repositionsknacken	309
Repositionsschiene	377
Resilienzgelenk	972
Resilienzspielraum	971
Resilienzteleskope	981
Resilienztest	354
Resistenz, parodontale	904
Retentionsarm (Gußklammern)	938, 939, 954
Retentionsnetze (Adhäsivprothetik)	826
Retentionsperlen (Adhäsivprothetik)	826
Retentionspuffer nach Gerber	1015
Retentionszylinder	1024
Revolvergebiß	73
Richmond-Krone	662
Richmond-Stiftkrone	662
Rillen-Schulter-Geschiebe	963
Rillen-Schulter-Stift-Geschiebe (RSS-Geschiebe)	963
Rima oris	96
Ring-Deckel-Krone	662
Ringklammer	942
Rißbildung (Keramik)	648
Roach-Klammer	945
Rohbrandanprobe	789
Rollappentechnik (Kieferkammaufbau)	439
Römer (Geschichte)	45
Röntgenaufnahme, schräglaterale transkranielle	357
Röntgentomographie	358
Root Planing	222
Rotation (Modellgußprothetik)	934
-, um eine fronto-transversale Achse	972
-, um eine sagittale Achse	972
Rotationsachse (Modellgußprothetik)	934
Rotationsgerüst nach Krol	926
Rotationsschutz (Implantologie)	1145
Rotlicht	382
RSS-Geschiebe	964
Rückenschutzplatte	1003
Rückgesicht	529
RUM-Position	115, 203

S

Sägemodellherstellung	709
Salben	381
SAM	499
SAM 1	497
SAM 2	498, 500
SAM-Pin-System	717
Sandstrahlen (Adhäsivprothetik)	827
Sandwich-Osteoplastik	1112
Sattelbrücken	668, 669
Sattelteile, zahntragende	918
Saumepithel	189
Scaler	218, 222
-, maschinelle	231
Scaling	222
Schalengerüst, Herstellung im Labor	552
Schalenprovisorien	548, 550
Schalt-Freiend-Prothesen	913
Schaltprothesen	913, 921
Scharniergelenke	972
Scherhöcker	118
Schichttechniken, keramische	785
Schienentherapie	371
Schienungen	46
Schleifgeräte	227
Schleimhaut, mastikatorische	95, 97
-, spezialisierte	100
Schleimhauttransplantat, freies	412

Sachregister

-, keilförmiges	441
Schließungsprothesen	913, 934
Schlotterkamm	1035
Schluckmethode (Kieferelationsbestimmung)	1078
Schmelz-Dentin-Grenze	89
Schmelz-Zement-Grenze	91
Schmelzbüschel	90
Schmelzepithel, äußeres	79
-, inneres	79
-, reduziertes	81
Schmelzfaltigkeit	75
Schmelzlamellen	90
Schmelzmatrix	80
Schmelzorgan	79
Schmelzprismen	89
Schmelzpulpa	79
Schmelzretikulum, epitheliales	79
Schmelzrippen	75
Schmerzen, chronische	296
Schmerztherapie, psychologische	388
Schneeschuhprinzip (Teilprothetik)	923, 934
Schneidezähne, mittlere	103, 104
-, seitliche	105
Schönheitsvorstellungen (Geschichte)	48
Schraubenimplantate	1110
Schraubensysteme (Aufbauten)	282
Schreinemakers-Löffel	1065, 1067
Schutz des marginalen Parodonts	587
Schutzkronen	664
Schwammobturatoren	1217
Schwebebrücken	667, 668
Seitenzähne	105
Seitschub, maximaler	349
Seko(no)dontie	76
Sekretdrainage	662
Sekundärfarben	507
Sekundärkrone (Doppelkronen)	979
Semipräzisionsgeschiebe	964
Septa interalveolaria	124
- interradicularia	124
Set-up	1142
Si-Plast-Träger nach Hofmann	1037
Sicca-Syndrom	174
Siegelwachs (Geschichte)	57
Silanisierung (Adhäsivprothetik)	827
Silberlegierungen	607
Silikatisierung (Adhäsivprothetik)	827
Silikophosphatglas (Implantatmaterialien)	1134
Simplizidentaten	76
Sinterkeramik (Implantatmaterialien)	1133
Situationsabformung	196, 547, 1036, 1067
Situationsmodelle, Herstellung	199
Sjögren-Syndrom	174, 187
Sofortimplantate	1121
Sondierung, transsulkuläre	425
Sondierungstiefe	189
Sondierungszug (Scaling)	226
Sonographie	364
Sounding	419, 425, 427
Spaltbrücken	668, 669
Spätimplantate	1121
Spätmittelalter (Geschichte)	39
Speicheltests	262
-, Fließrate	1212
Spektralfarben	506
Spektrum, farbiges	505
-, optisches	505
Spezialküretten	224
Split-Cast	200, 957, 1001
Sprühdesinfektion	582
Spüllösungen, antimikrobielle	228
- zur Plaquehemmung	250
Stabilisierungsarm (Modellgußprothetik)	938
Stabilisierungselement (Teilprothetik)	918
Stabilisierungsfräsung (Führungsfräsung) (Geschiebeprothetik)	965
Stabilisierungsschiene	372
Stampfhöcker	118
Steg, ausbrennbarer	1152
-, individuell gefräster	1152
Stege	971, 1220
Steggelenk	971, 91014, 1151, 1190
Steggeschiebe	971, 1151, 1190
Stegverbindung	1190
Stereomikroskop	735
Stifte, konische	282
-, zylindrisch-konische	282
-, zylindrische	282
Stiftkronen	661, 664
Stiftzahnbrücken	55, 662
Stiftzähne	661
Stillman-Methode, modifizierte	240
Stopplinie	1090
Störungen, extrakapsuläre	318
-, kraniomandibuläre	293
Strahlensterilisation	583
Streifen, Hunter-Schregersche	90
-, Retzius-	90
Streßbewältigung	388
Stressoren	304
strukturosteotrop	1131
Studienmodelle	361
Stufenpräparation, zirkuläre	770, 773, 809
Stumpflack	736, 997
Stützkronen	664
Stützfeld, parodontales (Modellgußprothetik)	933
Stützlinie (Modellgußprothetik)	933, 944
Stützstift-Registrierung, intraorale	951, 992
Stützstiftführungsteller	1082, 1085
Sublingualbügel	920
Sulcus gingivae	94
- gingivalis	97, 189
- mentolabialis	96
- nasolabialis	96

– transversus menti	96
Sulkusboden	94
Superfloss	243, 246
Suprakonstruktion (Implantologie)	1149
Suprastruktur (Implantologie)	1115
Suprastrukturen, implantatgetragene	1186
Suprawölbung	939
Süßstoffe, künstliche	262
Swager (Metallgerüste)	683
Symbolwert von Zähnen	1231
Symmetrie, dynamische (Ästhetik)	535
Synovitis	310, 315, 316, 317
System, kraniozervikales	122
–, mastikatorisches	122
–, orofaziales	122
–, stomatognathes	122
Systeme, metallkeramische	675, 677
–, vollkeramische	676, 686

T

Tangentialbrücken	668, 669
Tangentialpräparation	590, 813
Tauchbaddesinfektion	583
Teilhülsengeschiebe	963
Teilkronen	662, 664
Teleskopkronenbrücken	662
Tendinitis	319
Tendomyopathien	293
Tendomyositis	319
Terminologie, anatomische	63
Thekodontie	73
Thermographie	364
Tierzähne	41
Titan	610, 938
–, bioinert	1131, 1132
–, strukturosteotrop	1131
–, titanplasmabeschichtetes	1131
Titan-Insert	1124
Titanimplantate, titanplasmabeschichtete	1137
Titanlegierungen	612
Tonsilla palatina	96
Torus palatinus	99
Totalprothetik, Geschichte	1031
Totalprothetikkonzept nach Gerber	1037
Toxizität, lokale	1237
– systemische	1237
Tranquillantien	379
Translation (Modellgußprothetik)	934
–, vertikale(Steg-Gelenk-Prothesen)	972
Transversalband (Teilprothetik)	919
Tricalciumphosphatkeramik (TCP)	1131, 1134
Trisektion	431
Tuberculum Carabelli	107
– labii superioris	95
– mentale	124
Tuberositas masseterica	125, 128
– pterygoidea	128
Tübinger Sofortimplantat	1121

Tunnelierung	430
Turbine	586

U

Überbiß, vertikaler	193, 345, 347, 395
Überprüfung, Paßgenauigkeit, Randlänge	782
Ultraschall	362, 384
Ultraschall-Scaler	218
Ultraschallinstrumente	230
Umlauf (Geschiebeprothetik)	966
Universalküretten	218, 224
Unterfütterung	1062
Unterkiefer	123
–, Beweglichkeit	345
–, Bewegungen	137
– Frontzähne	104
– Seitenzähne	108
Unterkieferersatz	55
Unterkiefermodell, Montage	205
Unterschnittstiefe	954
Untersuchung, intraorale	353
Urzahnformel	74
Uvula palatina	99

V

Vakuum-Brennverfahren	663
Value (Farbhelligkeit)	510, 517
Velum palatinum	99
Veränderungen, artifizielle	40
Verankerungselemente	918, 922
Verankerungskronen	664
Verbinder, großer	918, 919
–, kleiner	918, 921, 938, 940
Verbindung, dentogingivale	94
Verblockung, direkte (Primärverblockung)	670
–, indirekte (Sekundärverblockung)	670
Verbundosteogenese (Implantatmaterialien)	1131
Verbundsysteme, keramische	687
Vergießen (Gußteile)	762
Verhaftung, epitheliale	94
Verlängerungsprothesen	913
Verschiebelappen, apikaler	423
Versorgung, provisorische	267
Verwindungskurve	114
Verzinnung (Adhäsivprothetik)	828
Vestibulum oris	63, 97
Vestibulumplastik	1035, 1114
Videofluoroskopie	361
Vitadur N	648
Vitalexstirpation	268, 269
Volksbücher, zahnheilkundliche (Geschichte)	52
Vollgußkronen	662
Vollkronen	662
Vollporzellankrone	662
Vollprothesen (Geschichte)	55
Vorbehandlung, endodontische	267
–, kieferchirurgische	400
–, kieferorthopädische	393

-, konservierende	277	-, nicht erhaltungswürdige	216
-, oralchirurgische	265	-, „semi-anatomische"	1048
-, präprothetische, Phase I	265	-, unechte	72
-, präprothetische, Phase II	406	Zahnentwicklung, Glockenstadium	78
Vorgesicht	529	-, Kappenstadium	78
Vorwärmen (Gußteile)	760	-, Knospenstadium	78
		Zahnersatz, enossal-gingival getragener	914
W		-, enossal-parodontalgingival getragener	914
Wachskäppchen	736	-, festsitzender	542
Wachsmodell	52, 55	-, halbphysiologischer	915
Wachsprofile	954	-, kombiniert enossal-parodontal getragener	914
Wachsregistrat, zentrisches	202, 951, 952	-, kombinierter	543
Walroßhauer (Geschichte)	41	-, parodontaler	913
Wärmeausdehnungskoeffizient	601, 636, 650, 784	-, parodontal-gingivaler	913
Wärmetherapie	382	-, partieller	56
Waschkristalle (Adhäsivprothetik)	826	-, physiologischer	914
Wax-up	731, 838, 1142, 1149	-, rein enossal befestigter	914
-, additives	731	-, rein gingival getragener	913
-, volles	732	-, Rinderknochen	49
Wechselgebiß, frühes	85	-, totaler	56
-, spätes	85	-, unphysiologischer	916
Weichteilprofil	530	-, Werkstoffe	55
Werkstoffe, dentale, und Plaque-Interaktionen	1243	Zahnfleischepithese, flexible	1143
wide centric	120	Zahnfleischmaske, flexible	725, 1154
Widerstandsarm (Lastarm) (Modellgußprothetik)	934	Zahnformel, Ur-	73
Widman-Lappenoperation, modifizierte	418	-, Bär	77
Wiederanheftung, bindegewebige	222	-, Catarrhini (Cercopithecoidea)	77
Winkelmerkmal	539, 540, 541	-, Elefant	76
Wirkung, toxische (Metalle)	618	-, Feliden (Löwe)	76
Wurzelamputation	433	-, Hasentiere (Kaninchen)	76
Wurzelkanal	661	-, Hominoidea	78
Wurzelscheide	81	-, Hund	77
Wurzelspitzenresektion	435	-, Nagetiere (Maus)	76
Wurzelstiftkappe (Hybridprothetik)	1015, 1024	-, Platyrrhini (Callitrichiden)	77
Wurzelzement, Zusammensetzung	91	-, Platyrrhini (Cebidae)	77
		-, Säugetiere	75
X		-, Unpaarhufer (Pferd)	75
Xerostomie	174, 187	-, Wiederkäuer (Schaf)	75
		-, Wiederkäuer (Schwein)	75
Z		Zahnhalteapparat	86, 90
Zahnarztberuf, Belastungen im	1245	Zahnhölzer	243
Zahnbogen	111	Zahnkeim	79
Zahnbrecher (Geschichte)	39	Zahnkranz, Beschleifen	714
Zahnbrücken (Geschichte)	45	Zahnkünstler (Geschichte)	41, 43
Zahnbürste	236	Zahnleiste, Ersatz-	73, 79, 80
Zähne, bleibende	85	-, generelle	78, 80
-, Anzahl	101	-, laterale	78, 80
-, Höcker	101	-, Milch-	73
-, Okklusionskontakte	117	-, Zuwachs-	73, 79
-, Wurzelkanäle	101	Zahnlockerungen	190
-, Wurzeln	101	Zahnlosigkeit	1029
Zähne, echte	72	Zahnmedizingeschichte	37
-, künstliche	51	Zahnmerkmale, Bogenmerkmal	70
-, menschliche	41	-, Eindellungsmerkmal	72
- mit unkontrollierbaren Schmerzen	216	-, Krümmungsmerkmal	70
		-, Winkelmerkmal	70
		-, Wurzelmerkmal	71
		-, Zahnhalsmerkmal	71
		Zahnpapille	79

Zahnpasta	242	Zementieren	798
Zahnprothesen	45	Zene Artzney (Geschichte)	51
Zahnsäckchen	79, 82	Zinkoxid-Eugenol-Paste	579, 958, 1022
Zahnschema, amerikanisches	69		1070, 1071, 1072, 1103
-, internationales	69	Zinkoxid-Phosphat-Zement	1004
- nach Haderup	68	Zone, kaustabile	1090
- nach Zsigmondy und Palmer	68	Zuckeraustauschstoffe	262
Zahnschmelz	80, 89	Zungenbeinmuskulatur	130
Zahnseide	243, 244	Zungenbrennen	174
Zahnsteinentfernung	217	Zungenmuskulatur	130
Zahnverlust	43, 903	Zwischengliedgestaltung	743
-, Reaktionen auf	1232	Zwölftafelgesetze (Geschichte)	48
Zement, Arten	92	Zylinderimplantate	1100
-, Fasersysteme	92	Zylinderteleskope	981